W0260370

HANDBUCH DER ALLGEMEINEN PATHOLOGIE

HERAUSGEGEBEN VON

F. BÜCHNER   E. LETTERER   F. ROULET

SIEBENTER BAND

REAKTIONEN

ZWEITER TEIL

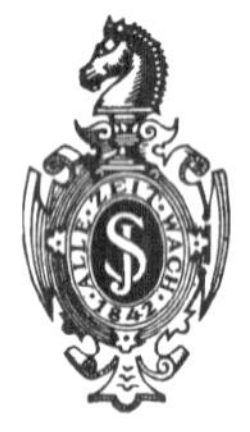

SPRINGER-VERLAG

BERLIN · HEIDELBERG · NEW YORK

1967

ÜBEREMPFINDLICHKEIT UND IMMUNITÄT

BEARBEITET VON

E. E. FISCHEL · E. LETTERER
F. SCHEIFFARTH · L. ZICHA

REDIGIERT VON

F. ROULET

MIT 179 ABBILDUNGEN

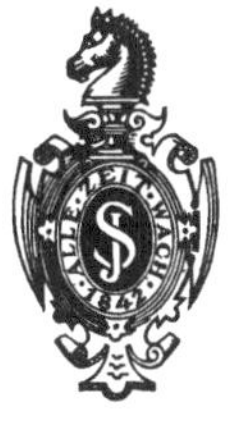

SPRINGER-VERLAG
BERLIN · HEIDELBERG · NEW YORK
1967

ISBN-13: 978-3-642-88549-5   e-ISBN-13: 978-3-642-88548-8
DOI: 10.1007/978-3-642-88548-8

Titel-Nr. 5653

Inhaltsverzeichnis.

Die Morphologie der immunopathischen Reaktionen.

Von

Erich Letterer, Tübingen.

Mit 172 Abbildungen

I. Begriff und Wesen der Allergie.

Ein Kapitel, das im Rahmen der Reizbeantwortung die *morphischen Grundlagen* der *Allergie* als *Immunopathie* zum Thema hat, sollte zu Beginn sagen, was man unterAllergie zu verstehen beabsichtigt: Bekanntlich weichen die *Begriffsinhalte*, die dem Wort *Allergie* zugeordnet werden, nicht unerheblich voneinander ab. Wir sagen hier ausdrücklich Begriffs*inhalt* und nicht *Wesen* der Allergie, denn wir wissen in mancherlei Richtung bis heute nicht, ob das, was wir als Inhalt des Begriffes Allergie zu limitieren bereit sind, Vorstellung oder Wissen bedeutet. In der Tat ist es viel weniger interessant zu wissen, was der Einzelne über Allergie denkt und welches auf Grund seiner Erfahrung und der daraus abgeleiteten Vorstellung *sein* Begriffsinhalt ist, sondern welches das *Wesen* des Phänomens Allergie überhaupt ist.

Die Erfahrung über die Existenz des Phänomens der Allergie ist alt, älter als der aus dem Anfang des 20. Jahrhunderts stammende Name Allergie[1]. Was wir heute als allergische Erkrankung bezeichnen, ist in der Symptomatik bekanntes Erfahrungsgut der Kranken und der Ärzte zugleich, denn schon im Altertum war die Unverträglichkeit gewisser Pflanzenstoffe und Nahrungsmittel für manche Menschen mit der Folge krankhafter meist katarrhalisch-exsudativer Symptome bekannt[2]. In ihrer besonderen Eigenart wurden diese Krankheiten nur deshalb besonders auffällig, weil die größere Mehrzahl aller anderen Menschen bei Kontakt mit den gleichen Stoffen völlig verschont blieb. Man findet solche Zustände als Idiosynkrasie (Ptolemäus) oder Idiosynkrisie, als Idiopathie[3], auch als Antipathie bezeichnet; wir lesen, daß sie vornehmlich für konstitutionell bedingt angesehen wurden[4] und eine individuelle nicht erklärbare Überempfindlichkeit gegenüber bestimmten Stoffen, wie Pflanzen, Blüten, Nahrungsmitteln usw. zu erkennen gaben. Bei der Schwierigkeit, den erst im Laufe des Lebens eintretenden, zumeist stillen und symptomlos bleibenden *Erwerb* solcher Überempfindlichkeiten zu erkennen, lag nichts näher, als die Krankheit — wie gesagt — für konstitutionell bedingt anzusehen. Aber Th. G. Roose schreibt 1801,

Abkürzungen:

AAR (AARR) = Antigen-Antikörper-Reaktion.
Ag (Agg) = Antigen
Ak (Akk) = Antikörper
AAK (AAKK) = Antigen-Antikörper-Komplex (die Wiederholung des letzten Buchstabens
der Abkürzungsformel bedeutet den Plural)

---

[1] v. Pirquet 1906, 1906a und b, 1908.
[2] Schadewaldt 1958, 1960, 1962, Schumacher 1940, 1958, Galen, s. Schadewaldt 1958, 1962, Obtulowicz 1959.
[3] Galen, siehe [4].   [4] Schadewaldt 1958, 1962.

Idiosynkrasien seien unerklärliche Veränderungen im Bau und in der Mischung der Organe des Körpers, besonders des Nervensystems, die angeboren *oder* erworben sein können. Die einfache Beobachtung hatte also doch schon zu der Meinung geführt, daß solche idiosynkrasische Zustände auch zu erwerben seien.

Mit der Entwicklung der experimentellen Pathologie kommt es zum ersten entscheidenden Fortschritt, als P. Portier und Ch. R. Richet 1902 die von ihnen als Anaphylaxie bezeichnete, *erworbene Überempfindlichkeit* gegenüber bestimmten Giften in ihren Experimenten an Hunden durch wiederholte Injektionen von Aktiniengift fanden. Anscheinend in ihren Erwartungen getäuscht, mit wiederholten kleinen Giftgaben ein Tier gegen dieses Gift unempfindlich, also immun machen zu können, weil wiederholte parenterale Verabreichung erhöhte und katastrophenartig ablaufende Giftwirkungen zur Folge hatte, nannten sie diese Erscheinung *Anaphylaxie* (Schutzlosigkeit), während sie eine Schutzwirkung erwartet hatten. 1903 sprach Arthus bei ähnlichen Versuchen an Kaninchen von der Anaphylaxie générale und 1904 und 1906 stellten Th. Smith und R. Otto an mit Pferdeserum vorbehandelten Meerschweinchen die gleiche Erscheinung der Anaphylaxie fest. Als Experimentator hatte E. v. Behring (1923) das gleiche Prinzip gefunden, wenn er an Tieren, die gegen Tetanus immunisiert worden waren, durch Einverleibung kleiner Mengen desselben Toxins deren Tod feststellend, von *paradoxer Reaktion* sprach und dies später als eine „*toxopathische Disposition*" bezeichnete. Es konnte den Forschern von damals noch nicht bekannt sein, daß der Organismus auf dem Weg zur Giftfestigkeit, d. h. der Immunität, gesetzmäßig ein Stadium der Überempfindlichkeit gegenüber dem angewandten Gift durchläuft, und daß diese nur der Ausdruck des noch nicht vollendeten Erwerbes dieser Giftfestigkeit ist[1].

Es ist das Verdienst C. v. Pirquets[2], die wahren Zusammenhänge als erster intuitiv erfaßt zu haben. Hat er sie auch noch nicht in der eben umrissenen Form ausgesprochen, so war er es doch, der in der ersten Publikation zu diesem Thema schrieb: „Immunität und Überempfindlichkeit können aufs innigste miteinander verbunden sein." Unter Hinweis auf Hamburger[3], daß die spezifische Änderung, die ein Tier nach einer experimentellen Erkrankung erleidet, fast ebenso oft eine erhöhte Empfindlichkeit wie eine erhöhte Widerstandsfähigkeit sei, fordert v. Pirquet ein neues allgemeines, nichts präjudizierendes Wort für diejenige Zustandsänderung, die der Organismus durch den Kontakt mit einem organischen lebenden oder leblosen Gift erfährt.

Die klare Zusammenschau führt ihn, den Kliniker und Experimentator zu der Äußerung, daß Tetanus und Diphtherietoxin, Bakterien, Organextrakte und Eiweißsubstanzen sowie die das Heufieber erzeugenden Stoffe unter dem Gesichtspunkt der *erworbenen Überempfindlichkeit* zusammengehören.

„Der Geimpfte, der luisch oder tuberkulös Infizierte, der mit Serum Behandelte verhält sich gegenüber dem nicht Behandelten anders als ein Individuum, welches mit dem betreffenden Agens noch nicht in Berührung gekommen ist; er ist deshalb noch weit entfernt, unempfindlich zu sein. Alles, was wir von ihm sagen können, ist, daß seine *Reaktionsfähigkeit geändert ist*."

Für diesen allgemeinen Begriff der veränderten Reaktionsfähigkeit schlägt v. Pirquet den Ausdruck *Allergie* vor. Stoffe, welche den Organismus durch ein- oder mehrmaliges Einverleiben zu einer Änderung seiner Reaktion diesem Stoff gegenüber beeinflussen, sollen auf seinen Vorschlag *Allergene* heißen. Zu diesen rechnet er zahlreiche Eiweißkörper, die Erreger von Infektionskrankheiten, Gifte der Insekten, die des Heufiebers, die Urticaria erzeugenden Sub-

---

[1] Letterer 1959a, S. 658.   [2] v. Pirquet 1906, Kallós u. Kallós-Deffner 1951.
[3] Hamburger 1905.

stanzen der Pollen, Erdbeeren und Krebse, sowie eine Reihe organischer Substanzen. Gleichwohl wird in einer weiteren Veröffentlichung[1], in welcher ausführlich auf den Allergiebegriff eingegangen ist, vom Autor darauf hingewiesen, daß bestimmte Beziehungen und *Reaktionen zwischen gebildeten Antikörpern und dem injizierten Antigen* für die Auslösung der Allergie bestehen müssen. Aus seinen eigenen und gemeinsamen Arbeiten mit SCHICK[2] entwickelt er die Vorstellung, daß antikörperartige Substanzen das Antigen als körperfremden Stoff gewissermaßen verdauen und die Verdauungsprodukte giftige Wirkungen entfalten. Abgesehen vom eigentlichen Wirkungsmechanismus der Antigen-Antikörper-Reaktion werden also die Erscheinungsformen der Allergie hier schon auf bestimmte *Reaktionsfolgen* zwischen Antigen und Antikörper *zurückgeführt*. v. PIRQUET[1] bezeichnet die *zeitliche Verschiebung der Reaktionen* als den Kern seiner Theorie. Die Reaktionsänderung äußert sich in einer zeitlichen *Änderung*, d. h. in der *Reaktionsgeschwindigkeit*, in einer quantitativen Änderung der *Reaktionsgröße* und schließlich in einer qualitativen Änderung der *Reaktionsart* gegenüber dem Normalzustand. In der genannten ersten ausführlichen Veröffentlichung zur Allergie gibt v. PIRQUET[1] eine auch für unsere heutige Sicht besonders wichtige Einteilung: Er spricht von den drei Gruppen, zeitlich, quantitativ und qualitativ veränderter Reaktionsfähigkeit und rechnet zur ersteren die verstärkte Reaktion als Überempfindlichkeit oder paradoxe Reaktion v. BEHRINGs[3] oder als Anaphylaxie PORTIERs und RICHETs[4], die abgeschwächte Reaktionsfähigkeit hingegen wird als Unterempfindlichkeit und die aufgehobene als Unempfindlichkeit oder Immunität bezeichnet. Wir dürfen annehmen, daß mit dieser Aufteilung der Allergie und insbesondere in der Klassifizierung der quantitativen und qualitativen Änderungen der Reaktionsfähigkeit v. PIRQUETs[5] Konzeption in erster Linie auf die Beziehungen zwischen Antigen und Antikörper ausgerichtet war.

Mit der Klassifizierung der veränderten Reaktionsfähigkeit in zeitlicher, quantitativer und qualitativer Hinsicht wird aber erstmals der Blick auf die *Phänomenologie von Reiz und Reizbeantwortung* gelenkt und mit deren Präzisierung ausgesprochen, daß erworbene Änderungen in der Reizbeantwortung nicht a priori Krankheit zu bedeuten haben, sondern als *Naturphänomen* betrachtet werden wollen, das erst unter einer bestimmten Konstellation seiner bedingenden Umstände zur Krankheit wird[6]. Historisch gesehen liegt hier die große Stunde der Allergie, insofern als sie als Phänomen und nicht nur als Krankheit erkannt wurde, als Naturerscheinung der Reizbeantwortung, als Gesetz einer erwerbbaren Andersempfindlichkeit der Substrate organismischen Lebens in der Folge eines wiederholten qualitativ gleichgebliebenen Reizes[7]. Die hier wirksam werdenden biotechnischen Mechanismen aber können unter bestimmten Konstellationen krankhafte Reaktionen, Schäden und sogar den Tod bewirken. Sie sind also nicht a priori krankhaft, nur ihre zeitliche Einordnung und ihr meist auch quantitativ gewandeltes Verhalten innerhalb des Reaktionsgeschehens bringt die Möglichkeit zu krankhafter Symptomatik mit sich. An keine Stelle paßt der Satz VIRCHOWs[8] besser als hier: „Was wir Krankheit nennen, ist nur eine Abstraktion, ein Begriff, womit wir gewisse Erscheinungskomplexe des Lebens aus der Summe der übrigen aussondern, ohne daß in der Natur eine solche Sonderung bestünde."

Mit der Präzisierung des Begriffes *Allergie* als einer erworbenen veränderten Reaktionsweise (erworbene Andersempfindlichkeit) des Organismus wurde es

---

[1] v. PIRQUET 1905, 1906, 1908.   [2] SCHICK 1906, 1959.   [3] v. BEHRING 1893.
[4] PORTIER und RICHET 1902.   [5] v. PIRQUET 1908a und b.   [6] LETTERER 1958c.
[7] LETTERER 1959a und c.   [8] VIRCHOW 1854.

aus der Sache heraus unumgänglich, eine Abgrenzung und neue Begriffsfassung gegenüber dem Begriff der *Idiosynkrasie* zu finden.

Wir haben oben vermerkt, daß die Erscheinungen, die wir heute als allergische Krankheiten schlechthin bezeichnen, schon im Altertum bekannt waren und unter anderem als Idiosynkrasien bezeichnet wurden. Dieser auf den Vorstellungen einer humoralen Pathologie aufgebaute Begriff wollte darunter eine eigentümliche individuelle Mischung der Säfte verstehen, auf Grund deren es zu abwegigen bzw. andersartigen Reaktionen gegenüber bestimmten Stoffen und Umweltfaktoren komme, welche dem Gesamtkollektiv der Menschen sonst nicht eigen sind. Wie schon gesagt, konnte man nach dem damaligen Stand der Erfahrung das Wissen über die Möglichkeiten, Andersempfindlichkeit zu erwerben, nicht voraussetzen, und so liegt es in der Natur der Sache, daß man die Idiosynkrasie als „gegeben", d. h. als konstitutionell betrachtete. Damit ist schon zwischen der idiosynkrasischen und der allergischen Andersempfindlichkeit die grundsätzliche Unterscheidung gezogen. Zwar handelt es sich in beiden Fällen um veränderte Reaktionsbereitschaft, um eine *Diathese*, die zu überwertigen und damit in der Regel krankhaften Reaktionssymptomen führen kann. Jedoch ist sie im ersten Fall konstitutionell bedingt, im zweiten erworben, wie wir ja auch in der allgemeinen Ätiologie die Begriffe der erworbenen und der konstitutionellen Disposition kennen.

Wir verstehen also unter *Idiosynkrasie* die Tatsache, daß der Einzelne, gemessen am Durchschnitt eines großen Kollektivs von Menschen von vornherein, also schon zum ersten Male in abnormer und zwar überwertiger Weise reagiert. Seine Andersempfindlichkeit ist a priori vorhanden. Verschiedene Individuen reagieren in diesem Fall auf den gleichen Reiz in verschiedener Weise, der eine überhaupt nicht, der andere mit krankhaften Symptomen. Im anderen Falle, dem der Allergie, reagiert der Einzelne auf den wiederholten, aber gleichen Reiz in abnormer Weise[1].

Es unterliegt keinem Zweifel, daß wir uns mit den Erscheinungen und Begriffen der Idiosynkrasie und der Allergie auch heute noch in einer sich dauernd wandelnden Situation befinden. Denn wenn man in früheren Zeiten die Möglichkeit zum Erwerb einer Andersempfindlichkeit überhaupt nicht erkennen konnte, so haben sich in unseren Tagen mit einer exakteren Analyse manche der für primär gehaltenen konstitutionell idiosynkrasischen Andersempfindlichkeiten dennoch als erworben herausgestellt. Dies gilt vor allem für die Möglichkeiten der diaplacentaren Übertragung von Antikörpern, die im Experiment erwiesen ist[2], womit das Neugeborene eine angeborene Allergie besitzt, die für dieses Individuum eigentlich als Idiosynkrasie zu gelten hat. Daher stand Doerr auf dem Standpunkt, daß jeder Idiosynkrasie die spezifische Sensibilisierung gegenüber einem bestimmten Allergen vorausgehe. Aus der einfachen Tatsache aber, daß nicht alle Menschen, die unter gleichen Lebensbedingungen den gleichen Stoffen, wie z. B. einem bestimmten Blütenstaub ausgesetzt sind, idiosynkrasisch werden, sondern immer nur Einzelne, wird gefordert, daß zur Entstehung der Idiosynkrasie bzw. zur Entwicklung einer Sensibilisierung eine individuelle Anlage, eine Diathese, gehöre. Diese aber sei vielfach erblich. Die Erfahrungen, welche die Erbbiologie und -pathologie auf Grund exakter Stammbaumuntersuchungen gemacht hat[3], sowie die vielfachen klinischen und anamnestischen Erfahrungen auf diesem Gebiet zeigen die Unumstößlichkeit dieser Beobachtung. Worin für den Menschen die konstitutionelle und individuelle Anlage letzthin besteht, läßt sich bislang nicht entscheiden.

---

[1] Letterer 1959c.   [2] Doerr 1944.   [3] Hanhart 1957.

Es ist meines Erachtens der Gedanke nicht abwegig, daß die Individualanlage für die Allergie allein darin besteht, daß bei solcher Art belasteten Individuen die natürlichen Zufuhrwege für antigene Reizstoffe (Luftwege, Verdauungskanal, Haut) für eine parenterale Aufnahme weniger dicht als bei Normalindividuen sind, so daß die parenterale Resorption von Sensibilisierungsstoffen leichter möglich wird als bei anderen.

Bis zu noch besser geklärten Einsichten in dieses sehr komplexe Gebiet dürfte es angezeigt sein, auch für den Menschen den Begriff der *Idiosynkrasie* mit dem Inhalt einer *primär* gegebenen unter Umständen auch ererbten und konstitutionell bedingten Andersempfindlichkeit zu limitieren und den Begriff der *Allergie* unter dem Inhalt einer *erworbenen Andersempfindlichkeit*[1] zu verstehen.

Die Erfahrungen der experimentellen Pathologie machen den Schluß unausweichlich, daß auf dem Gebiete der Antigen-Antikörper-Reaktionen (AARR) die erworbene Andersempfindlichkeit auch ohne konstitutionelle Vorbedingung möglich ist. Die gleichen Verhältnisse wird man entgegen andersartigen Meinungen[2] für den Menschen mithin wenigstens zulassen müssen. Auf der anderen Seite gilt für den Menschen, daß für ihn die erworbene Andersempfindlichkeit eine nicht übersehbare Komponente von konstitutionellen und erblich bedingten Anlagen mitenthält.

Vom Gesichtspunkt der allgemeinen Biologie gehört das, was wir heute als Allergie bezeichnen in den Bereich der *Anpassungserscheinungen* des Organismus und seiner Einzelstrukturen. Erst dann, wenn diese Anpassungsreaktionen zeitlich, d. h. im Sinn der biologischen Zeit des Organismus und quantitativ im Sinn der Reizstärken mit dem Ablauf der Lebenserscheinungen nicht entsprechend koordiniert sind, kommt es zu Reaktionen, die wir als krankhaft ansprechen müssen. In seiner Geschichte der Allergieforschung läßt RÖSSLE[3] schon Ansätze zu diesen Gedankengängen erkennen, indem er seinen geschichtlichen Überblick über die Allergieforschung als einen Versuch, die Allergie im Rahmen einer allgemeinen Reizlehre zu betrachten, bezeichnet. Schon 1933 hat er offenbar von ähnlichen Konzeptionen ausgehend, den Begriff der *Pathergie* als eine umfassendere Bezeichnung für ein System, in dem alle Formen der Funktionsänderungen durch Umstimmung eingeordnet werden könnten, begründet. Er nennt die Pathergie krankhafte Änderung der Reizbeantwortung und ordnet in dem folgenden von ihm gegebenen Schema spezifische und unspezifische Änderungen der Reizbeantwortung ein.

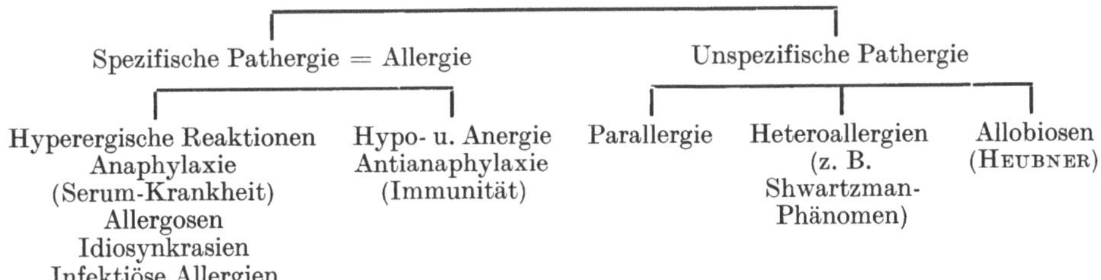

RÖSSLEs Schema der Pathergie (1933 bzw. 1957).

Das Rösslesche Schema schließt auch die volle Immunität mit der Folge einer scheinbaren Anergie ein. Im Text (S. 35/36) führt RÖSSLE aber unter Hinweis auf Früheres aus[3], daß „Anergie" im Hinblick auf die Immunlage des Organismus nur einen symptomhaften Wert und die Anergie bei Immunität vielmehr den Wert einer vervollkommneten Anpassung und Abwehr habe.

---

[1] SCHADEWALDT 1962.   [2] ROST 1958, v. ALBERTINI 1954, PIANTONI 1951.   [3] RÖSSLE 1957.

Damit werden nun zugleich die entstehungsgeschichtlich-dynamischen Beziehungen zwischen Allergie und Immunität deutlich, insofern sie erkennen lassen, daß beide nicht Gegensätze oder wesensmäßig Getrenntes an sich sind, sondern Manifestationserscheinungen des gleichen Phänomens, das biologisch auf den Fähigkeiten der Zellen und Gewebe zu Resorption und Digestion wie zur Bildung und Sekretion von Eiweiß beruht. Reiz, Reizbeantwortung, relative oder vollkommene Anpassung sind die mitspielenden Grundvorgänge an Zellen und Geweben. Auf diesem Weg gelangt der Organismus zunächst zu den phylogenetisch älteren cellulären und dann zu den humoralen Eiweißkörpern, zu den Antigen-Antikörper-Reaktionen an sich und zu ihren *unter Umständen* pathischen Folgen für seine Strukturen oder auch für ihn und seinen Fortbestand selbst. All dies umschließt erscheinungs- und begriffsmäßig das, was wir *immunitäre Reaktionen* nennen, es gehört zu den Erscheinungsformen einer potentiellen Immunität, nicht aber zur Immunität im Sinne der Unempfindlichkeit, d. h. im Sinne des auf dem Wege von Antikörpern und Anpassung erreichten Vollschutzes.

Allergie-Schema nach v. Albertini (1954).

Allergie von Pirquet (1906)

Immunität — nicht pathogene → A-A-Reaktionen ← pathogene — *Anaphylaxie* (Richet, 1902) (akuter Schock)

nach: Abspaltung der Immunität → Allergie-Begriff von heute → Beschränkung auf die pathogenen A-A-Reaktionen

Synonyma:
Überempfindlichkeitsreaktionen
Hyperergie (Hamburger 1910; Rössle 1923)
Hypersensitivity ⎱ (angelsächs.
Hypersensitiveness ⎰ Autoren)

Frühreaktionstypus:
(genannt: *anaphylaktischer Typ*)

Erscheinungsformen:
a) Anaphylaktischer Schock
b) Arthusphänomen (sog. lokale Anaphylaxie)

Beispiele aus der menschlichen Pathologie:
Serumkrankheit
Urticarielle Hautreaktionen
Wurmallergie (Ascaris, Echinococcus)
Asthma bronchiale, Heufieber
Gewisse Arzneimittelallergien (Sulfonamide, Penicillin)

Spätreaktionstypus:
(genannt: *Tuberkulintyp*)

1. *Infektionsallergien:*
Tbk, Bang, Rotz, Streptokokken- und Virusinfektionen (Kuhpocken, Lymphogranuloma inguinale usw.)
Pilzinfektionen (Trichophytie, Epidermophytie, Histoplasmose usw.)

2. *Allergisches Ekzem*

Nach v. Albertini. Die Bedeutung der Allergie für die Pathologie (1954).

Somit ergibt die logische Konsequenz, daß, wie die vollendete Immunität auch deren Erwerb und die hierauf beruhende *Änderung der Reaktionsweise* (= Allergie) nicht als primär krankhaft angesprochen werden kann. Nur die Bedingungen, unter denen die Zelle oder der Organismus ihre Fähigkeit zur

Reaktion manifestieren, sind geändert oder verschoben, woraus krankhafte Zustände im Ablauf dieser Reaktionen resultieren müssen.

Es scheint uns den biologischen Tatsachen besser angepaßt, die sog. *Normergie*, also die durchschnittlich zu erwartende Art und Stärke der Reizbeantwortung zur Grundlage einer Einteilung zu nehmen. Wenn wir mit Normergie die *durchschnittlich bekannte* einfache *Reaktionsweise* der Zellen, Gewebe und Organismen auf einen Reiz bezeichnen, so bedeutet *Allergie* im Sinne von PIRQUET[1], die *erworbene Andersempfindlichkeit*. Diese ist entweder *hyp-ergisch-allergisch* oder *hyper-ergisch-allergisch*, wobei unsere Betrachtung in erster Linie diesem letzteren Bereich gilt.

Es gibt außerdem eine Anergie, die im Falle der erworbenen völligen Reaktionsschwäche als *negative Anergie* bezeichnet wird, während sie als *positive Anergie* der Immunität, d. h. der erworbenen völligen Reaktionsstille einem Reiz gegenüber, gleichsteht.

Diese erworbene Immunität, bei welcher eine Reaktion mit dem Antigen der Vorbehandlung nicht mehr eintritt, ist wesensmäßig etwas anderes als die sogenannte natürliche (primäre) Immunität, die wir als Resistenz bezeichnen[2]. Immunität meint den erreichten vollen Schutz gegenüber den Schadenswirkungen eines Erregers oder eines Giftstoffes. Betrachtet man die Allergie berechtigterweise als immunitäres Phänomen, dann stellt die Anergie als erworbene Immunität die echte, die Allergie aber die paradoxe Immunität[3] dar, entsprechend der oben erwähnten paradoxen Reaktion v. BEHRINGS[4]. Die Aufklärung der paradoxen Reaktion bringt zugleich ein Verständnis für das Wesen der Allergie. Bei der antitoxischen Immunität entsteht ein Toxin-Antitoxin-Komplex, welcher mit seiner Bildung das Toxin seiner Schadenspotentialität beraubt, während die hyperergische Allergie im Sinne der Hypersensitivität auf der Bildung von löslichen Antigen-Antikörper-Komplexen beruht, welche die Eigenschaft, zell- und gewebsschädigend sowie anaphylaktogen zu wirken, besitzen[5]. Gleiches hat v. PIRQUET für die Serumkrankheit schon 1911 angenommen[6], ohne es beweisen zu können. In dieser Tatsache aber liegt der Unterschied zwischen allergischer Hyperergie (= Allergie) und anergischer Allergie (= Immunität) begründet, deren Aufklärung auch *das Wesen der Allergie* entschleiern könnte. Beide Komplexe, der antitoxisch-toxische und der Antikörper-Antigen-Komplex binden Komplement. An der Wirkung des Komplements im einen und anderen Fall könnte es somit allein nicht liegen[7]. In diesem Kapitel, welches der Begriffsbestimmung in erster Linie gewidmet ist, kann diese Frage nur angedeutet werden. In ihrer Lösung liegt aber auch die Lösung der Frage nach dem Wesen der Allergie als immunitäres Phänomen.

In meiner Sicht zerfällt die hyperergische Allergie, mit der wir es vorwiegend zu tun haben, in zwei Gruppen. Ihre erste ist die Antigen-Antikörper-Allergie und diejenige, welche vom Gesichtspunkt der ärztlichen praktischen Tätigkeit aus als Allergie schlechthin angesprochen wird, eben darauf beruhend, daß dem Organismus die Fähigkeit zukommt, nach der Resorption von Fremdstoffen oder Krankheitserregern (*Antigene* oder *Allergene*) abgestimmte, spezifisch genannte *Reaktionsprodukte* von Eiweißnatur zu bilden (*Antikörper*). Sie existieren als *zellständige* und als im Blut *freie* Antikörper. Unter anderem hängt es von der Art der Antigene ab, welche Arten von Antikörpern gebildet werden. Nach dem zweiten Kontakt mit dem Fremdstoff entsteht zwischen dem erneut resorbierten Antigen und dem nach der ersten Resorption als Reaktionsprodukt gebildeten Antikörper eine Bindung zwischen den beiden Stoffen, und die hieraus entstehenden Reaktions- und Reaktionsfolgeprodukte haben die Eigenschaft, krankhafte

---

[1] v. PIRQUET 1906. [2] BIELING 1956. [3] LETTERER 1964. [4] v. BEHRING 1893.
[5] DIXON 1958, 1963. [6] v. PIRQUET 1911. [7] PERNICE (H. SCHMIDT) 1934.

Symptome an Zellen, Geweben oder am Gesamtorganismus entweder momentan oder nach einer gewissen Latenzzeit hervorzurufen. Hierauf beruhen die als *Sofort-* (hyperergisch-anaphylaktische Reaktion) und als *Spätreaktion* (hyperergisch-allergische Reaktion) bezeichneten Phänomene.

Im Sinne von DOERR[1] ist die Spätreaktion die einzige, welche als Allergie oder, wie er es nennt, Idiosynkrasie berechtigt bezeichnet wird, wobei nach seiner Ansicht die Andersempfindlichkeit auf einer *Diathese* beruhend, einer in *jedem Falle abwegigen* Art und Weise der Antikörperbildung als Grundlage für die abnorme Reaktionsfähigkeit entspricht. DOERR[1] betrachtet also schon die Art und Weise der Antikörperbildung, die zur Allergie führt, als abwegig, d. h. als krankhaft, RÖSSLE[2] dagegen spricht ganz allgemein von Pathergien als krankhaften Reaktionsweisen im Sinne von Allergie. In meinem Sinn wäre jede Abweichung von der Normergie in qualitativer, zeitlicher und quantitativer Hinsicht sowohl nach der positiven wie nach der negativen Richtung bei Wiederholung des erstangewandten Reizes als Allergie zu bezeichnen.

Schon v. PIRQUET[3] sieht die Allergie als eine an die Reaktion zwischen Antigen und Antikörper gebundene Erscheinung an, und es ist daher nicht verwunderlich, daß die Mehrzahl der Kliniker, Serologen und Allergologen heute noch weitgehend den Standpunkt vertritt, Allergie habe *nur* etwas mit Antikörpern zu tun, so daß man kurzerhand formulieren könnte: wo es keine Antikörper gibt, gibt es auch keine Allergie. Die große Gruppe der Antigen-Antikörper-Allergien spielt daher auch die wesentliche Rolle auf dem Gebiet der Allergien überhaupt. RÖSSLE[2] bezeichnet diese Allergie als spezifische Pathergie und stellte ihr die unspezifische gegenüber, unter welcher er die sog. Parallergie (hyperergisch-allergische Reaktionen gegenüber verwandten, aber nicht denselben Antigenen der Vorbehandlung), die Heteroallergie (hyperergisch-allergische Reaktionen im Sinne des Shwartzman-Phänomens) und die Allobiosen[4] einreiht.

Meines Erachtens sollte man im Bereiche der Allergien ohne den von HEUBNER[4] vorgeschlagenen Begriff der Allobiose auskommen können, welcher auf alle auf irgendwelche toxischen oder antigenen Stoffe eintretenden Reaktionsänderungen und Nachwirkungen im positiven und negativen Sinne abzielt, aber keine Präzisierung, vielmehr eine Verflachung des Begriffsniveaus mit sich bringt.

Mit dem Schema von RÖSSLE[5] ist schon gleichzeitig zugegeben, daß neben der spezifischen Pathergie, in unserer Sicht Antigen-Antikörper-Allergie genannt, noch andere Erscheinungen allergischer Art bestehen, welche mit Antigen-Antikörper-Bildung nur bedingt oder überhaupt nichts zu tun haben. Dies entspricht vollkommen den biologischen Tatsachen. Denn es gibt neben der großen Gruppe der Antigen-Antikörper-Allergien die zweite, ebenso vielgestaltige, wenngleich nicht so scharf umreißbare, die nicht auf Antigene und Antikörperbildung zurückgeht.

Trotzdem ist sie zu den Allergien im ersterläuterten Sinne zu rechnen, auch ihre Reaktionen sind erworbene Andersempfindlichkeiten auf einen wiederholten Reiz gleicher Qualität. Hierbei wird offenbar der zweite Reiz von den Zellen und Geweben des Organismus nicht in entsprechender Weise ausreguliert, weshalb ich diese Gruppe als *dysregulative Allergien*, ohne irgend etwas vorwegzunehmen, bezeichne[4]. Gehen wir von der einfachen Tatsache aus, daß jeder Reiz an der Zelle oder am Gesamtorganismus eine Reaktion auslöst, so wird notwendigerweise durch denselben eine mehr oder weniger starke Disaequilibrierung im Spiel der Kräfte eintreten, die durch viele kleine Gegenreaktionen wieder ausgeglichen werden muß. Wir bezeichnen diesen Vorgang als *Regulation* im Sinne

---

[1] DOERR, Lit. RÖSSLE 1957, HAHN und GIERTZ 1960.   [2] RÖSSLE 1957.
[3] PIRQUET 1906.
[4] HEUBNER 1929, 1937, THOMAS 1958, LETTERER 1953, 1958a, BOHNSTEDT 1958, SCHNITZER 1959.
[5] RÖSSLE 1933 und 1957.

der Wiederherstellung der gültigen Regel. Regulation ist die Funktion einer höheren Organisationsstufe als es diejenige ist, welche durch den Reiz selbst betroffen wurde, so daß man formulieren kann: Reaktion ist die Funktion reaktionsfähiger Teile, Regulation aber die Funktion eines Ganzen[1]. Dysregulative Allergie wäre somit diejenige, bei welcher die Reaktion auf einen wiederholt empfangenen Reiz infolge einer inzwischen eingetretenen latent gebliebenen Umstimmung nicht ausreguliert und das Kräftespiel somit nicht zur Regel zurückgeführt wird. Auf dieser Grundlage bestehen viele Möglichkeiten zu einer *dysregulativen Allergie*[2].

Im Verein mit der experimentellen Pathologie hat die Biochemie zu Ergebnissen geführt, die es u. U. zulassen werden, zwischen der Antigen-Antikörper-Allergie, der dysregulativen Allergie und auch der Idiosynkrasie eine verbindende Brücke zu schlagen. Auf der Suche nach den stofflichen Grundlagen, welche die der Allergie eigentümlichen Reaktionen im Hinblick auf die Kontraktilität der glatten Muskulatur und die Permeabilitätsstörungen an den Gefäßen bedingen, sind Histamin[3] und histaminähnliche Substanzen, Acetylcholin und Serotonin als die Stoffe erkannt worden, welche die eigentlichen allergisch-hyperergischen Symptome hervorrufen können. Sie spielen im Ablauf der Antigen-Antikörper-Reaktion ihre wichtige, wenn auch noch nicht klar erkannte Rolle und sind bei den typischen anaphylaktischen und allergischen, wie bei den sog. anaphylaktoiden[4] Reaktionen wirksam. Beispielsweise zeigen Ratten nach Injektion von hochprozentigem Dextran (Makrodex) oder von Eiklar und vielen anderen Stoffen[5] anaphylaktoide Reaktionen. Diese sind im vorhin erläuterten Sinn eigentlich idiosynkrasische Reaktionen, anaphylaktoid deshalb genannt, weil sie mit vasculärer Symptomatik wie eine erste anaphylaktische Reaktion verlaufen; idiosynkrasisch, weil sie nicht auf einer Antigen-Antikörper-Reaktion und ihren Folgen beruhen, sondern auf der *unmittelbaren* Freisetzung ähnlicher oder gleicher Stoffe, wie bei der Antigen-Antikörper-Reaktion, dort aber erst sekundär, d. h. nach Antikörperbildung, entstehen. Unter anderem gelten solche Stoffe als Deliberatoren von Histamin und histaminartigen Substanzen aus den Geweben, durch deren Wirkung die anaphylaktoiden Schwellungen entstehen. So spielen in diesem Falle Antikörper und deren Reaktion mit dem Antigen keine Rolle, was auch aus der Tatsache hervorgeht, daß die Reaktion an Schnauzen und Pfoten der Tiere schon wenige Stunden nach der Injektion auftritt. Im einen wie im anderen Fall sind also die H-Substanzen das auslösende Moment, wenngleich der Reaktionsmechanismus ihrer Entstehung verschieden ist. Somit wäre schließlich die Überempfindlichkeit nichts anderes als die Reaktion auf Histamin und histaminähnliche Substanzen, die aus den Zellen und Geweben durch verschiedenste Mechanismen, darunter Antigen-Antikörper-Reaktionen oder Kontakt der Zellen mit makromolekularen Stoffen entstehen und im Endeffekt ein ziemlich gleichartiges Reaktionsbild hervorrufen. ALBUS (1941) spricht in diesem Zusammenhang von einer „histaminempfindlichen Konstitution" des Allergikers, welche der Gesunde bzw. Gesundbleibende nicht hat. Wenn sich diese Theorie (Mangel an Histaminase bei Allergikern im Gegensatz zu Gesunden) tatsächlich als richtig erweisen sollte, so wäre man mit dem Versuch einer Begriffsbildung über die Analyse des allergisch-hyperergischen Zustandes zum Verständnis des *Wesens* der Allergie mit Erfolg vorgedrungen.

Aus Gründen einer zureichenden theoretischen Einordnung, der hier besprochenen Problematik erscheint es notwendig, noch einiges zu den Beziehungen Nervensystem, Reaktionsweise und Allergie zu sagen. Die Potenz zu Reiz und

---

[1] LETTERER 1959.   [2] JIMENEZ DIAZ 1955.   [3] ACKERMANN 1910, 1939, 1940.
[4] JASMIN 1956.   [5] JASMIN 1956, HAHN 1954, ALBUS 1941.

Reaktionsfähigkeit der lebenden Substanz ist eines der Grundphänomene ihres Lebens überhaupt. Schon zu Zeiten Virchows[1] und noch vor ihm bestanden aber hierüber ebenso geteilte Meinungen wie heute. Die Neuralpathologie zur Zeit Virchows vertrat die Ansicht, daß für höher organisierte Lebewesen das Nervensystem die oberste Regulationsstelle sei, von welcher alle Funktionen des Körpers mehr oder weniger als abhängig gedacht werden müßten. Infolgedessen müßten auch krankhafte Vorgänge durch Dysfunktionen des Nervensystems und allein durch diese zu erklären sein. Es ist genügend bekannt, daß ein Nachfolger der Neuralpathologie, Gustav Ricker[2], die primäre Reizbarkeit der Zelle für den Metazoenorganismus ablehnte und in scharfem Gegensatz zu der von Virchow vertretenen Ansicht stand; denn es sei im höher organisierten Lebewesen eben alle Erregung und alle Reaktionsvermittlung an die Existenz und die Tätigkeit eines Nervensystems gebunden. Virchow hat den Neuralpathologen gegenüber mit Recht darauf hingewiesen, daß die Pflanzen, die völlig nervenlos ihr hochorganisiertes Leben führen, solchen Gesichtspunkten nicht anzugleichen seien, und daß zahlreiche niedere Tiere ganz oder teilweise ohne Nerven vollkommen harmonisiert leben. Wir müssen uns bei dem Versuch einer theoretischen Durchdringung der mit der Allergie zusammenhängenden Problematik mit Virchow sowohl gegen die Neuralpathologen wie, wenigstens für diesen Bereich, auch gegen die Rickersche These wenden und schon allein auf Grund der reinen Anschauung die primäre Reizbarkeit der Zelle für sich allein, wie als Bestandteil eines hochdifferenzierten organismischen Vielzellenstaates als naturwissenschaftliche Tatsache vertreten. Meines Erachtens muß eine Allergielehre von heute auf diese und die vorher erläuterten Tatsachen gegründet sein und von hier aus weiter ausgebaut werden. Sie beruht letztlich auf dem Faktum der primären Reizbarkeit der Zellen, Gewebe und Organismen bzw. auf der Potenz zur Reaktion der lebenden Substanz überhaupt[3]. Sie beruht ferner auf dem Phänomen der erworbenen veränderten Reaktionsfähigkeit, auf Grund derer ein zum zweiten Mal angewandter Reiz von gleicher Qualität eine geänderte, zeitlich, quantitativ und qualitativ gewandelte Reaktion erzeugen kann. Die Mechanismen, die für die Veränderung der Reaktion eine Rolle spielen, können verschiedener Natur sein. Einer der wichtigsten und uns heute am besten bekannten ist der Antigen-Antikörper-Reaktionsmechanismus. Für ihn aber ist die Unabhängigkeit vom Nervensystem experimentell erneut erwiesen worden[4].

Schließlich muß eine grundsätzliche Bemerkung angeschlossen werden. Für den, der der Morphologie und ihren Möglichkeiten ferner steht oder auch zu viel von diesen hält, muß gesagt sein, daß die aufzeigbaren Befunde a priori gar nicht in den Bereich der Morphologie gehören; denn Allergie und allergische Reaktionen sind *an sich* als gestaltliche Veränderungen der Zellen und Gewebe aufzeigbar, sie sind aber morphische Folgen primär funktioneller Störungen, denn die Morphe ist weder ein charakteristisches noch gar spezifisches Äquivalent für das, was wir allergischen Zustand oder allergische Reaktion nennen. Reiz und veränderte Reizbarkeit bedeuten etwas von vornherein *Funktionelles*, dem ein gestaltliches Äquivalent nicht zugleich zugeordnet werden kann und die morphischen Veränderungen, die wir unter dem Eindruck allergischer Reaktionen finden, sind daher etwas erst *Sekundäres*.

Fassen wir zusammen, was die Untersuchung des Begriffes *Allergie* heute ergibt: Die Existenz der Allergie in der Form bestimmter allergischer Krankheiten ist seit dem Altertum bekannt. Dem Stand des Wissens entsprechend konnte sie nur als konstitutionelle Besonderheit des Einzelnen aufgefaßt werden.

---

[1] Virchow 1852, 1854, 1858.   [2] Ricker 1921.   [3] Letterer 1953, 1958, 1959a.
[4] Engelhardt und Lendle 1959, Werner 1956, Hansen 1957, S. 129 (Lit.!).

Mit der vertieften Kenntnis der Infektionskrankheiten und den Möglichkeiten ihrer Prophylaxe (Serumtherapie, Antitoxintherapie), mit den erweiterten Einsichten in die Entstehungsvorgänge der Immunität (Anaphylaxie, Arthus-Phänomen) wird es — durch Beobachtung und Experiment — möglich, die Idiosynkrasien als primäre, konstitutionelle, angeborene, von den erworbenen Überempfindlichkeitsleiden abzutrennen. Die letzteren hat v. PIRQUET[1] als Allergien bezeichnet und als ihr Entstehungsmechanismus wurde die im Laufe von Immunisierungsvorgängen sich entwickelnde Antigen-Antikörper-Reaktion bzw. die Einwirkung ihrer Folgeprodukte auf Gewebe, Organe und Organismus angesehen. Die Beobachtung ergibt, daß neben dieser hyperergischen Antigen-Antikörper-Allergie noch eine zweite grundsätzlich reaktionsgleiche Allergie, die sog. dysregulative besteht (z. B. das Shwartzman-Sanarelli-Phänomen), bei der Antigen-Antikörper-Reaktionen keine Rolle spielen.

Die experimentelle Pathologie legt den Gedanken nahe, daß die Symptomatik aller allergischen Reaktionen am Gewebe (Exsudation, Muskelkontraktion, Sekretion, Zellproliferation) auf verwandte Stoffe von gefäß-(capillar)-aktiver Wirksamkeit zurückgeführt werden kann (Histamin, Acetylcholin, Serotonin), die entweder mittelbar (durch Antigen-Antikörper-Reaktion) oder unmittelbar aus den Zellen und Geweben freigesetzt werden (idiosynkrasische, anaphylaktoide Allergie bei Eiklar, Macrodex u. a. makromolekularen Stoffen). Auslösungsmechanismus und Reaktion wären dann von grundsätzlich gleicher Wesensart und nur die Vorbedingungen jeweils verschieden. Damit würden die vorhandenen Termini (Idiosynkrasie, Allergie, Anaphylaxie) nur auf die *Bedingungen* zu allergischen Reaktionen, nicht aber auf deren *Wesen* bezogen werden können[2].

II. Die Substrate der Allergie.

Die Untersuchung der morphischen Erscheinungsbilder der Allergie als immunopathischer Reaktion kann von verschiedenen Punkten aus beginnen. Für den praktisch-klinischen Aspekt, wie vom Gesichtspunkt der *speziellen* Allergielehre aus, wird man mit dem Organismus, d. h. dem Menschen als Ganzem beginnen, um erst dann allergische Reaktionsweisen und auf ihnen beruhende allergiebedingte Krankheitsvorgänge an Organen und Organsystemen zu studieren.

In einer theoretischen Pathobiologie, wie sie das Handbuch der Allgemeinen Pathologie darstellen soll, ist zu versuchen, den umgekehrten Weg zu gehen, nämlich von einer synthesiologisch orientierten cellularen Pathologie[3] aus nach den morphischen Ausdrucksweisen allergischer Reaktionen an den einzelnen Organisations*stufen* des Organismus zu fragen. Der Zelle, den Geweben und Organen wie dem Gesamtorganismus kommt die Fähigkeit zu allergischer Reaktion zu. Dabei verläuft der biotechnische Mechanismus, mit dessen Hilfe der Reiz empfangen und vom gereizten Substrat als Reaktion beantwortet wird, der *Organisationsstufe* des gereizten Objektes entsprechend und muß somit für die Zelle ein anderer als für Gewebe und wiederum ein anderer für Organe und Gesamtorganismus sein. Wie in der allgemeinen Orthologie und Pathologie der Reizbeantwortung[4] überhaupt, dürfen wir annehmen, daß auch hier nur synergistische Einheiten zu allergischer Reaktionsweise befähigt sind, also Zelle, Histion (Pneumonon, Hepaton, Alveolon, Nephron), Organ und Organismus.

Die allergische Reaktion setzt die vorangegangene Umstimmung (Sensibilisierung) der Substrate oder einzelner ihrer Komponenten voraus. Die heute am klarsten zu übersehende Umstimmung ist in einem Fall die Bildung, im anderen

[1] v. PIRQUET 1906.   [2] KÄMMERER, MICHEL, EMRICH 1956.
[3] HEIDENHAIN, s. LETTERER 1959a.   [4] LETTERER 1959a.

die Fixation von Antikörpern am ganzen oder an einem Teil des Substrates. Beide geben die Grundlage der Antigen-Antikörper-Allergie ab. Mit dieser letzteren werden wir uns hauptsächlich befassen, wenn wir im folgenden die Morphologie der allergischen Reaktionen analysieren. Daß außerdem noch andere Arten der Umstimmung möglich sind, die unter Umständen schon lange bevor eine Antikörperbildung effektiv wird (Shwartzman-Sanarelli-Phänomen)[1], zu einer Sensibilisierung führen, ist im ersten Kapitel auseinandergesetzt (dysregulative Allergie). Ist deren Existenz nicht zu übersehen, so ist ihr Wesen noch schwieriger zu deuten als dasjenige der Antigen-Antikörper-Allergien. Auch bei ihnen sind die kleinen und die großen synergistischen Einheiten (Zelle und Gewebe) die substantiellen Träger der Reaktion. Aber da eine nur relativ geringe Zahl von Reaktionsarten zur Verfügung steht, werden sich die Reaktionen trotz verschiedenartiger Sensibilisierungs- und Umstimmungsgründe in den Endbildern ihrer gestaltlichen Ausdrucksformen ähnlich oder gleich sein müssen. Das wird deutlich am Shwartzman-Sanarelli-Phänomen, das sich makroskopisch und mikroskopisch kaum von der akuten anaphylaktisch-hyperergischen Reaktion des Arthus-Phänomens unterscheidet[2].

Man darf daher von der Arbeitshypothese ausgehen, daß dysregulative und Antigen-Antikörper-Allergie im Reaktionsbild sich mehr oder weniger gleichen. Praktische Erfahrung aus der Klinik gibt überdies ein Recht zu derartiger Annahme: Das Asthma bronchiale wird zunächst durch ein bestimmtes Antigen erzeugt und ausgelöst. Es ist bekannt, daß die Auslösung eines Anfalles nicht in jedem Falle durch die erneute Aufnahme des Antigens der Sensibilisierung hervorgerufen werden muß, sondern daß auch andersartige, vorwiegend nervale, unter Umständen auch psychogene Reize bei den zu überwertiger und gestörter Reizbeantwortung einmal disponierten Menschen einen typischen Asthmaanfall hervorrufen können, sofern das Asthma nur erst einmal als Antigenallergie manifest geworden war[3]. Solche Anfälle geben klinisch keine Veranlassung anzunehmen, daß dabei anatomische und funktionelle Veränderungen des Asthmaanfalles, d. h. die muskuläre Konstriktion der Bronchien und die Dyskrinie der Bronchialepithelien nicht in der gleichen Weise auftreten wie bei echtem allergischem Asthma. Die Unterscheidung in Antigen-Antikörper- und dysregulative Allergie bezieht sich daher nur auf die *Gründe*, die zu Sensibilisierung oder zur Auslösung von Reaktionen führen, nicht aber auf die gestaltlichen Eigenschaften der Reaktion selbst.

1. Die Zelle.

Das erste Objekt für die Manifestation allergisch-hyperergischer Reaktionen im oben dargestellten Sinn ist *die Zelle*. Aus Erfahrungen des Experiments ist nicht zu bezweifeln, daß sie als Einzelindividuum zu einer allergisch-hyperergischen Reaktion fähig ist. Von allergischer Reaktion der Zelle schlechthin zu sprechen, ist im Sinne der Antigen-Antikörper-Allergie nur dann korrekt, wenn diese selbst Antikörper gebildet oder Antikörper bzw. Antigen adsorbiert hat oder zelleigene Stoffe die Rolle eines Antigens gespielt haben (cytotoxische Antikörper). In diesem Fall wird die Zelle bei erneutem Hinzutreten des Antigens zum Sitz der Reaktion; diese verläuft zellständig und die Zelle ist *aktiv* in das Reaktionsgeschehen einbezogen.

Die zweite Möglichkeit ist die einer *passiven* Beteiligung der Zelle. Dabei verläuft die Reaktion zwischen Antigen und Antikörper in Gegenwart und in unmittelbarer Nähe der Zelle und erst die dann entstehenden Reaktionsprodukte wirken auf die Zelle ein.

---

[1] Shwartzman-Sanarelli 1928, 1937.   [2] Letterer 1961.   [3] Hansen 1957.

Für den ersten Fall ist also von allergischer Reaktion *der* Zelle zu sprechen, im zweiten von der allergischen Reaktion *an* der Zelle. Es ist nur in wenigen Fällen etwas darüber zu sagen, welche der zwei Möglichkeiten jeweils bei den uns bekannten Reaktionen effektiv ist. Die getroffene Unterscheidung zwischen allergischer Reaktion *der* Zelle und *an* der Zelle, d. h. *des* Substrates und *am* Substrat, gilt sinngemäß auch für die höher organisierten Stufen wie Gewebe, Organe und Organismus. Das Schema von TRETHEWIE vermittelt einen Eindruck, wie sich beispielsweise eine Reaktion zwischen zirkulierendem Antikörper, der an die Zelle adsorbiert ist[1], und dem Antigen abspielt und welche Folgereaktionen zu dem Ganzen hinzutreten[2]. Es ist leicht, dieses Schema auf den Fall der Antikörperbildung durch die Zelle selbst und auch auf denjenigen einer humoralen Reaktion zwischen Antikörper und Antigen zu transponieren.

Wenn wir von der Zelle als Substrat allergischer Reaktionen sprechen, mag es überflüssig sein, zu betonen, daß damit in erster Linie die Zelle als *freie* Zelle zu verstehen ist und viel weniger diejenigen, welche Bestandteil eines Histion oder Organs sind. In diesem Sinn werden *Leukocyten* und *Lymphocyten*, aus den Verbänden der Retothelien und Endothelien sich ablösende *Monocyten*, die zu freien *Wanderzellen* gewordenen und aus *Histiocyten* entstandenen *Makrophagen* und schließlich auch *Erythrocyten* und *Spermatozoen* zu verstehen sein. Daß freie Zellen im Hinblick auf Antigen-Antikörper-Reaktionen als Individuen betrachtet werden müssen, geht u. a. aus der Tatsache hervor, daß die Potenz zu geweblichen Immunreaktionen mit freien Einzelzellen übertragen werden kann.

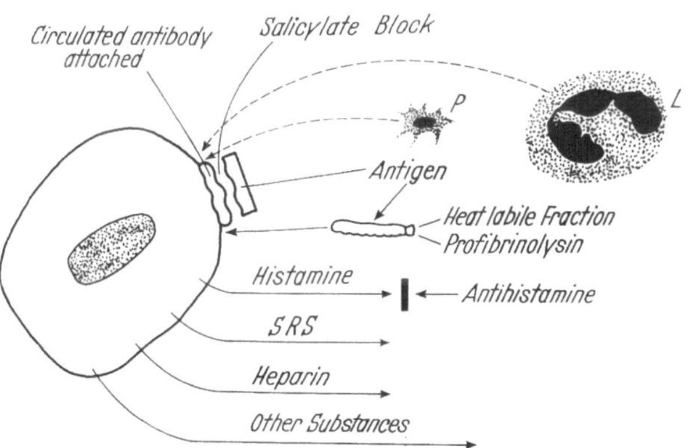

Abb. 1. Schematische Darstellung einer anaphylaktischen Reaktion mit der Anteilnahme von Antigen, Antikörper, Anaphylatoxin, geformten Blutelementen und Salizylat (als blockierende Substanz). Der Antikörper haftet an der Oberfläche der Zelle (besonders fest bei Meerschweinchen). Plättchen (*P*) und Leukocyten (*L*) nehmen mit Schädigung der Zelle an der Reaktion teil. Im sensibilisierten Tier wirkt Profibrinolysin verbunden mit Antigen schädigend auf die Zelle. (Nach TRETHEWIE 1954.)

Experimente von LANDSTEINER, LANDSTEINER und CHASE[3] haben diese Tatsache, die späterhin in vielen Variationen bestätigt worden ist, erstmals erwiesen. Damit zeigt sich, daß die Einzelzelle Antikörper entweder gebildet oder an ihren Zellkörper adsorbiert hat, welche, mit ihr übertragen, reaktionsfähig und in neuen Zellen vermehrungsfähig bleiben. An diesen freien oder frei gewordenen Zellen sind allergisch-hyperergische Reaktionen in vivo und in vitro auslösbar.

Den freien Zellen gleichzustellen ist der *Zellverband* und dessen künstlich nachgebildetes Stadium, die *Zellkultur*. Der Zellverband, an sich frei von Grund- und paraplastischen Substanzen und Gefäßen, kann z. B. als Plattenepithel der Haut als zylinderepitheliale sezernierende Auskleidung innerer Organoberflächen oder als Epithelbelag eines Nierentubulus einer allergisch-hyperergischen Reaktion zugängig sein.

In der Stufenreihe zwischen den freien Zellen und dem Zellverband, der einschließlich der Zellkultur als eine multicelluläre komplexe Phase freier und noch

---

[1] TRETHEWIE 1954. [2] LETTERER 1962, 1962a, 1962b.
[3] LANDSTEINER 1940, 1942, LANDSTEINER und CHASE 1942, CHASE 1945, 1955.

individuell reagierender Zellen angesprochen werden darf, wäre das sog. Reticulo-endotheliale System[1] (*RES*) in den Organen des metazoischen Organismus als Komplexbildung von Zellen anzusprechen, die, in einem oder in mehreren verschiedenen Organene lokalisiert, gleichsinnig und gleichzeitig reagierend, ein Zell*system* darstellen würden. Ich gehe nicht im besonderen darauf ein, daß wir, aufbauend auf der Virchowschen Cellularbiologie und der Heidenhainschen Synthesiologie, von Zellsystemen ganz grundsätzlich nicht sprechen können, denn das Zellsystem wäre gleichbedeutend mit dem Begriff einer synergistischen Einheit[2], wie die Zelle und das Histion. Gleiches gilt sinngemäß für das Helle-Zelle-System[3]. Die Fähigkeit der Reticuloendothelialzellen zur Phagocytose und zur Speicherung negativ geladener Kolloide verbindet diese Zellen auf der Grundlage einer gleichen Funktion offenbar zu einem gleichsinnig arbeitenden „System" an sich individuell selbständiger Zellen. Es zeigt sich aber, daß die Fähigkeit der Zellen zu gleichartiger und gleichgerichteter Funktion des sog. Reticuloendothelialen Systems eine ihnen nicht a priori inhaerente prospektive, sondern nur fakultative Potenz ist. Es zeigt sich weiterhin, daß sie nicht ein festgefügtes und unveränderbares System, eingeschaltet zwischen die Organe, darstellen, sondern Zellen des Mesenchyms, die entsprechend einer besonderen Stufenreihe der Stoffwechselarbeit sowohl unter gesunden wie krankhaften Bedingungen wechselhaft ansprechbar sind[2]. Diese abgestufte Ansprechbarkeit hat ihre Gründe in lokalen, d. h. strukturanatomischen Bedingungen ihres Standortes und in der wechselnden Differenzierung, die Mesenchymzellen überhaupt eigen ist. Nimmt diese beispielsweise von der Reticulumzelle zum Fibrocyten zu, so nimmt die primäre Ansprechbarkeit für Speicherungen dementsprechend ab. So betrachtet, sehen wir also im Reticuloendothelialen (RES) und Reticulohistocytären System (RHS) nicht eine neue oder besondere Realität, sondern das stoffwechseltätige Mesenchym in seiner Gesamtheit, dessen einzelne Provinzen infolge der noch verfügbaren Polyvalenz ihrer Zellen und infolge besonderer Strukturbedingungen ihres Standortes im Gewebe verschieden stark und verschieden schnell in Aktion treten können. Damit ist das RES im Grunde nichts anderes als die lokalistisch eingeengte Vorstellung von der Stoffwechselarbeit der Resorptionsleistung und der Proliferationspotenz des gesamten Mesenchyms überhaupt. Immerhin kann man feststellen, daß antigene und ebenso die verschiedensten nichtantigenen Stoffe in den Zellen des Reticuloendothelialen Systems aufgenommen werden. Hierüber haben experimentelle Untersuchungen mit gekennzeichneten Antigenen, seien sie gefärbt, radioaktiv oder mit Fluorescenzfarbstoffen markiert, Klarheit geschaffen[4].

Die Tatsache, daß Antigene in den Zellen des sog. reticuloendothelialen Systems zur Aufnahme kommen und dort auch offenbar verarbeitet werden, hat zu der Vorstellung geführt, daß dasselbe zwar nicht an der Produktion von Antikörpern, aber an der Vorbereitung derselben mindestens mitbeteiligt ist[5]. Diese Vorstellung bringt das Reticuloendothel in enge Beziehungen zu den Vorgängen bei der Entwicklung der spezifischen Immunität, ihrer möglichen Lokalisation und morphischen Manifestation.

Hier war das RES vorwiegend deshalb zu erwähnen, weil es nicht übergangen werden kann bei einer Besprechung der morphischen Substrate der Allergie in Form der Zelle und des Zellverbandes und gesehen als Komplex mesenchymaler Zellindividuen verschiedener Lokalisation, aber mit gleichartig ausgerichteten Funktionen, zu denen je nach den Umständen die Antigenspeicherung und eine Art partieller Antikörper-vor-produktion gehört.

---

[1] Aschoff 1925,   [2] Letterer 1959.   [3] Feyrter 1934, Büchner 1962.
[4] Nagai und Nakano 1958.   [5] Ehrich 1955, 1956.

2. Das Gewebe.

Die der Zelle und dem Zellverband folgende, nächsthöhere Organisationsstufe ist *das Gewebe*[1]. Sein bestimmendes Merkmal ist die Existenz von *Gefäßen*. Das Gefäß gilt hier im Sinne des Komplexes, den wir Endstrombahn nennen, mit Arteriole, Capillarnetz, Venole[1]. Ein Endstrombahnpaar ist die Blutgefäßgrundstruktur einer Gewebsprimitiveinheit im Sinne des *Histion*[1], und so ist Gewebe als ein beliebig großer Komplex beliebig vieler Histien denkbar.

Zu der synergistischen Einheit Histion gehören außer der Endstrombahn als merkmalgebender Grundstruktur naturgemäß alle anderen Bestandteile des

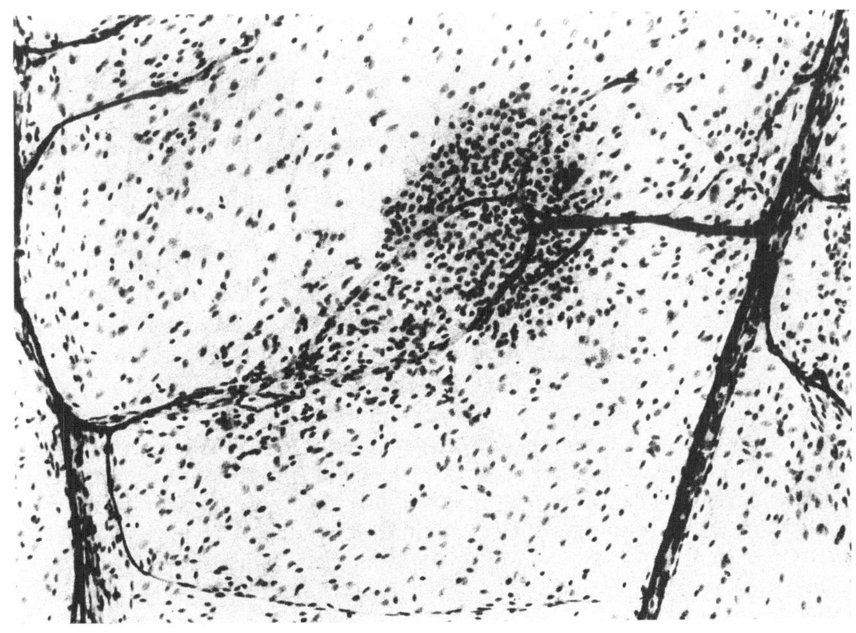

Abb. 2. Beispiel eines Histion. Endstrombahn und Gewebe aus einem menschlichen Netz (Frühgeburt), Arterien und Arteriolenstrecken sind durch alkalische Phosphatase dunkel gefärbt, desgleichen auch zu Beginn der Aufteilung in das Capillarnetz die muskulären Einzelzellen. Lymphohistiocytäre herdförmige Zellansammlung (Milchfleck), Vergr. 120 ×. Präparat Gössner.

Gewebes, also Grundsubstanzen, Fasern, freie und sessile Zellen des Mesenchymnetzes, Parenchymzellen, Nerven und Lymphbahnen.

Alle können entweder unmittelbar im Gefolge einer Antigen-Antikörper-Reaktion reagieren oder in diese sekundär einbezogen werden. Das Gefäß im Sinne der Endstrombahn bedingt aber unter normalen und krankhaften Bedingungen mit seinen Reaktionen jeweils diejenigen des gesamten Histion, also auch diejenigen, die nach einer Antigen-Antikörper-keaktion eintreten.

Für die Betrachtung des Histion und seiner Möglichkeiten zu allergisch-hyperergischer Reaktion gilt, daß der *Teil* im Sinne einer Komponente des Ganzen, in diesem Falle der synergistischen Einheit Histion, potentiell und für sich allein Reaktionsfähigkeit besitzt, während die Funktion des Ganzen der synergistischen Einheit in der Regulation liegt[2]. Für das Histion geht daraus hervor, daß jede seiner Einzelkomponenten für sich in eine hyperergisch-allergische Reaktion einbezogen werden kann, aber das Ganze des Histion diese Einzelreaktionen auszuregulieren die Aufgabe hat. Wird diese Regulation nicht möglich, dann kommt es

[1] LETTERER 1959.　　[2] LETTERER 1959. RICKER 1924.

zur Krankheit, in diesem Falle, um einen Namen zu geben, zur *Allergose* oder *Allergopathie.*

In einer Betrachtung über den Rheumatismus hat Businco[1] ebenfalls die Einheit bzw. Zusammengehörigkeit von Grundsubstanzen und Fasern mit den Gefäßen betont und nennt dies die „histocapillary unit". Im Grunde sind es die gleichen Gedanken, welche mich schon früher zu der Begriffsbegründung des Histion geführt haben[2].

a) Die Gefäße.

Das *Gefäß,* streng genommen hier Capillarnetz und Arteriole ist diejenige Grundstruktur des Gewebes, mit welcher, wie schon gesagt, sich die Reaktion der Zelle von der Reaktion der Gewebe unterscheidet. Die im reticulocytären Gewebe offen beginnende capilläre *Lymphbahn* fügt sich dem Ganzen als ein das Gewebe durchziehendes Drainagesystem ein. Substrat im Sinne der Potentialität zur Reaktion ist streng genommen nur die Endstrombahn mit Capillarnetz und Arteriole, und wenn man so sagen will, die Lymphanfangsbahn. Die übrigen Blut und Lymphe führenden Röhrengebilde sind in ihrer strukturellen Organisation schon für sich selbst Gewebe[3]. Der Besitz eigener Gefäße zu ihrer Ernährung, der Vasa privata, gibt ihnen an sich die Dignität von Geweben; daher sind alle größeren Blut- (und Lymph-)bahnen, die eine Adventitia und Vasa privata besitzen *Blutleitbahnen von Gewebscharakter,* die auf Grund eben dieser Struktur zu einer allergischen Hyperergie fähig sind[4]. Die *Capillare* ist synthesiologisch gesehen[5] ein doppelschichtiger endothelialer und adventitieller *Zellverband,* getrennt durch eine Basalmembran. Ihre nur passiv zu erweiternde Lichtung reguliert den Blutstrom hinsichtlich Menge und Schnelligkeit, ihre Wand, d. h. das Grundhäutchen oder die Basalmembran, reguliert die Permeabilität. In dieser Funktion ist sie abhängig von dem durch die Arteriole geregelten Zustrom, zum Teil auch vom Abstrom durch die Venole, und damit von der Muskulatur dieser Gefäße, wozu auch die contractilen muskulären Einzelzellen im Beginn und Verlauf des Capillargebietes (Sphinctercapillaren) gehören.

Die Endstrombahn hat somit *zwei* verschiedene morphische Substrate, an denen die Folgen einer Antigen-Antikörper-Reaktion sich abspielen können: das Endothel, die Adventitia als celluläre Elemente und ihnen zugehörig die Capillar- oder Basalmembran und als zweites wesentliches Element die contractilen Einzelmuskelzellen der Arteriolen und Sphinctercapillaren[6]. Der Umstand, daß hier Zellen zu einer neuen spezialen Struktureinheit und mit einer zusätzlichen mit spezialen Funktionen ausgestatteten Zelle, der Muskelzelle, vereinigt sind, gibt die Grundlage für ganz neue und weitreichende Wirkungen ab. Zu der neuen Struktureinheit, der Capillare kommt schließlich das Blutplasma als Mediator für die Reaktionseinleitung und für die Reaktionsfolgen.

Wir sehen also, welche grundsätzliche Bedeutung der Einbeziehung der Muskelzelle in die Struktur und dem strömenden Blutplasma innerhalb dieser Struktur, d. h. in der Capillare, zukommt. Die Kontraktionsreaktion der Muskelzellen beeinflußt die Strömung des Blutes, die Reaktion der Endothelien und die Änderung der Blutströmung bewirken die Permeabilitätserhöhung der Capillare, die Ödem- und Exsudatbildung und die späterhin folgende Emigration der Leukocyten. Daraus geht hervor, daß die Folgen der Antigen-Antikörper-Reaktion im *Gewebe* in erster Linie Reaktionen an der *Endstrombahn und ihren Zellen* sind.

Wenngleich große Gefäße, Arterien, Venen und Lymphbahnen, in andere Histien regelmäßig eingebaut sind, so sind sie dort doch nur Staat im Staate,

---

[1] Businco 1959.   [2] Letterer 1953.   [3] Letterer 1957, 1962/63a u. 1962/63b.
[4] Letterer 1961, 1962, 1964, 1965.   [5] Letterer 1959.
[6] Letterer 1959a, Illig 1957, 1961

denn für sich selbst sind sie, wie schon oben gesagt, Gewebe. Ihr besonderer Bau als bradytrophe Gewebe ernährt sie von innen her durch die Endothelschicht noch ohne Gefäße. Hier sind sie also als Teile der Gefäßwand nur *Zellverband*. Von außen her aber werden sie von Vasa vasorum ernährt bis in die Muscularis der Media, hier sind sie somit *Gewebe*. Dies erklärt ihre oft eigentümliche Reaktionsmorphologie[1] im allergisch-hyperergischen Geschehen. Als reagierende Substrate sind sie Histien von besonderer Struktur, als Arterien, Venen und Lymphbahnen sind sie *Blut- und Lymphleitbahnen*.

An der Capillare reagieren außer den glatten Muskelzellen ihr Endothel und wohl auch die Adventitiazellen in eben dem gleichen Sinn. Die *Pericyten* sollen nach neuerer Ansicht keine Kontraktionsmöglichkeit im Sinne einer Capillarlichtungsverkleinerung haben[2]. Immerhin sind sie der aktiven Ablösung von der Capillaraußenwand fähig, denn ihrem Cytoplasma ist, wie dem Cytoplasma überhaupt, eine gewisse Motilität zur Einziehung der verbindenden Zellfortsätze und zur Abrundung des Zelleibes eigen[3]. So kann ihnen auch die Rolle von Einzelzellen im Hinblick auf ihre Mitbeteiligung im allergischen Reaktionsgefüge zukommen.

Das *Grundhäutchen* ist Träger der Permeabilität, die in allen hyperergisch-allergischen Reaktionen am ersten und deutlichsten geändert ist. Seine submikroskopische, auf Grund polarisationsoptischer Untersuchung vorstellbare Struktur besteht aus einem Eiweißmucopolysaccharidlipoidgerüst, in dessen fibrilläre Proteinmicellen Lipoidlamellen inselartig eingebaut sind, wobei dieses Strukturprinzip offenbar für die wandelbare Permeabilität maßgebend ist[4], eine Permeabilität, die wie wir aus Erfahrung schließen müssen, keineswegs in allen Organen die gleiche ist. Das ergibt ein Funktionsvergleich zwischen Niere, Hirn, Lunge, Haut, usw. Die Arteriole der Endstrombahn hat *keine* Vasa vasorum und nur *eine* Schicht von Muskelzellen[5]. Damit ist gesagt, daß die Arteriole kein Gewebe an sich ist, wie es die Arterie und die Vene nach unserer Schilderung und Auffassung darstellt, und sie deshalb zur Funktionseinheit der Endstrombahn gehört. Funktionell mit der Capillare zusammengehörig, spielt die Arteriole im allergisch-hyperergischen Reaktionsgeschehen die größere Rolle, denn sie enthält mit der *glatten Muskulatur* das erstmals mit dem Gewebe auftretende, für die hyperergische Reaktion desselben wichtigste Strukturelement. Ihre schon genannte einschichtige Lage glatter Muskelzellen löst sich capillarwärts in einzeln stehende Muskelzellen auf[2]. Arteriolen dieser Art heißen Metarteriolen[6]. Beide, Metarteriole und Arteriole geben capilläre Gefäße ab, zu denen der Zufluß jeweils von einzelnen Muskelzellen in einer Art Pförtnermechanismus geregelt wird (Sphinctercapillare), jedoch entspringen auch aus der noch mit kontinuierlicher Muskeltapete ausgestatteten Schicht der Arteriole schon Capillaren vom Typ der Sphinctercapillaren. Die Kontraktion der Arteriole der Endstrombahn wie die Einengung der Sphinctercapillare haben somit die Änderung der Kreislaufdynamik in der Capillare, die Verlangsamung der Strömung von der Prästase bis zur Stase und die Änderung der Permeabilität der Capillarwand zur Folge.

Es ist angebracht, mit der glatten Muskelzelle (-faser) als Strukturelement der Gefäße, deren Mitspiel im allergisch-anaphylaktischen Geschehen an noch anderen Gewebsorten zu erwähnen. Vom Daleschen Versuch der experimentellen Pathologie abgesehen, reagiert die *glatte Muskelzelle* der Bronchien und des Darmes anaphylaktisch. Streng genommen ist die Reaktion bzw. die spastische Kontraktion der Muskulatur unter der Einwirkung der Nachfolgesubstanzen einer AAR keine *morphische* Folge derselben mehr, aber sie wird zuweilen doch noch

---

[1] LETTERER 1957.   [2] BARGMANN 1962.   [3] LETTERER 1959a.
[4] NIESSING und ROLLHÄUSER 1954.   [5] BARGMANN 1959.   [6] ILLIG 1957, 1961.

morphisch im histologischen Präparat am Verkürzungszustand der glatten Muskelzelle nachweisbar.

Durch die Ausnutzung einer chirurgischen Intervention an der Lunge von Asthmakranken, bei denen das auslösende Antigen bekannt war, hat sich gezeigt, daß die Bronchialmuskulatur derselben wie im typischen Anaphylaxieversuch reagiert, während eine Normallunge unverändert bleibt. Histamin konnte ebenfalls nachgewiesen werden und Antihistamin war als Antidot wirksam[1]. Die Herzmuskulatur[2], ist ebenfalls zu anaphylaktischer Reaktion befähigt. Isolierter Herzvorhof von mit Eiereiweiß sensibilisierten Meerschweinchen zeigt bei Zusatz des Antigens zur Durchspülungsflüssigkeit starke Frequenzsteigerung und höhere Amplitude. Am Gesamtherzen[3] wird die Coronardurchblutung durch eine AAR infolge Kontraktion der Coronararterienmuskulatur herabgesetzt.

b) Grundsubstanzen und paraplastische Substanzen (Fasern).

Die nächsten Bauelemente im Histion sind *Grundsubstanzen* und die *paraplastischen Substanzen*. Unter ersterer verstehen wir die ungeformte vorwiegend aus Mucpolysacchariden bestehende Grundsubstanz, unter paraplastischer Substanz hingegen alle reticulären, basalen und kollagenen Fasern. Wir betrachten Grundsubstanz und paraplastische Substanz zusammen als Bau-, Funktions- und Reaktionskomplex, denn ihre Orthologie, mehr noch ihre Pathologie, erweisen sie als untrennbar zusammengehörig[4].

Es ist a priori nicht abzusehen, ob und in-wieweit Grundsubstanzen an allergisch-reaktivem Geschehen teilnehmen. Noch viel schwieriger ist zu sagen, in welcher Weise. Dabei muß ein *zweifaches grundsätzlich unterschieden* werden. Wir sehen, daß Einzelzelle oder Zellverband selbst als Antigen fungieren können oder an ihrer Struktur sich nur Antigen-Antikörper-Reaktionsfolgeprozesse abspielen, zu denen sie selbst als Antigen nichts beigetragen haben; d. h. also daß Gewebsbestandteile entweder materiell einen aktiven integrierenden Bestandteil der Reaktion bilden oder nur passiv das Substrat darstellen, in dessen Niveau eine Immunreaktion abläuft. In jedem Fall ist zu fragen, was im Verlauf der Reaktion mit dem Substrat geschieht. Man könnte im ersten, dem aktiven Fall von einer *in-situ-Reaktion* und im zweiten von einer *Milieu-Reaktion* sprechen; dabei gehört der erste Fall in das Gebiet der cytotoxischen Immunität und wenn es sich wie bei der hier zu behandelnden Frage darum handelt, welche Beziehungen zwischen Immunvorgängen und den Grund- und paraplastischen Substanzen bestehen, so kann für den ersten Fall der aktiven Wirkung als Antigen in Analogie zur cytotoxischen Immunität hier von einer histotoxischen gesprochen werden. Die histotoxische Reaktion würde sich auf Grundsubstanz als chemisch definiertes Proteid oder auf Kollagen und Reticulin der Fasern insgesamt oder im einzelnen erstrecken. Wenn man von den Zellen ganz absieht, so muß man die sog. Grundsubstanzen für ebenso antigenfähig ansehen wie diese. Andererseits ist das Verweilen künstlich einverleibter Antigene oder Antikörper im Körper über sehr lange Zeit nachzuweisen, damit wird eine Art potentielles Reaktionsdepot möglich[5].

Pneumokokkenpolysaccharide sind am Menschen 8 Jahre nach der Sensibilisierung noch gefunden worden[6]. In der Maus waren sie noch 6 Monate nach der intravenösen Injektion von fluorescierenden Antikörpern feststellbar. Das bedeutet, daß die Zeit zwischen potentieller Anlage eines Schadens und dessen Auslösung am Substrat sehr lang sein kann. Größere Mengen eines fluorescierenden Proteins werden bei intravenöser Injektion im Bindegewebe zur Ablagerung gebracht[7,8]. Gefärbte oder fluorescierende Proteine wurden ferner in den Herzklappen, an vielen Orten im Bindegewebe, in Reticulumfasern der Lebersinusoide usw. gefunden[9]. Humorale Antikörper können an kollagene und reticuläre Fasern adsorbiert

---

[1] Herxheimer, Schild 1951.   [2] Greef und Bockelmann 1959.
[3] Siess und Linkenbach 1960.   [4] Schallock 1960a.   [5] Campbell und Garvey 1963.
[6] Heidelberger u. a. 1950.   [7] Coons u. a. 1950, 1951, Nagai u. a. 1958.
[8] Latta u. a. 1951.   [9] Mancini 1960.

werden. Die Möglichkeit der Adsorption kann unspezifisch oder spezifisch sein, letzteres dann, wenn die Faser selbst als Antigen gedient hat[1]. Im Falle des umgekehrten Arthus-Phänomens und des Prausnitz-Küstnerschen Versuches wird antikörperhaltiges Serum intracutan eingespritzt, und es ist a priori gar nicht einzusehen, daß der Antikörper in diesem Fall nur an die Zellen und nicht auch an die Fasern und Grundsubstanzen gebunden werden sollte, wie dies ja auch im Experiment mit Eiweißkörpern geschieht.

Damit sollte für Fasern und Grundsubstanzen im Bereich der Substrate für allergische Reaktionen ein Platz gegeben sein.

In der Geschichte der Erforschung der Struktur der lebenden Substanz folgt die Faserlehre der humoralen Lehre und wird endgültig erst durch SCHLEIDEN und SCHWANN von der Zellenlehre abgelöst.

Noch für GLISSON[2] galt die Faser als das eigentliche Lebens- und Funktionselement, und zwar Faser im Sinne eines allgemeinen Strukturelementes und das Faserbildungsprinzip als generelles Aufbauprinzip des Organismus und seiner Gewebe überhaupt. Verschiedenartige Anordnung der primitiven Bauelemente machen die Faser zur Muskel-, Nerven- oder Zellgewebefaser (Zelle hier im Sinne von BICHAT als Hohlraumsystem), welcher als Grundform des Organischen eine bestimmte *Irritabilität* innewohnt mit der Fähigkeit, Reize zu empfangen, kontraktil zu reagieren und die Ausgangsstellung wieder einzunehmen. Diese Faserirritabilität gilt dabei allgemein, nicht etwa nur für Muskelfasern. Das Parenchym aber (der Name besteht schon vor der Zellenlehre SCHWANNs) stützt die Faser und umgibt sie mit einer dünnen Schicht zur Glättung und Abdichtung der von den Fasern gebildeten Gewebe. Der Zustand dieser parenchymatösen Füllmasse wird als „schleimig" bezeichnet. (Parenchyma si diluatur mucilagineum est; S. 176[3].)

Vergleiche sind oft schwierig, aber in der Konzeption ist hier schon vorhanden, was wir als Grundsubstanz und deren mucopolysaccharide Komponente heute kennen.

Das Wesentliche in den Aussagen GLISSONs liegt in der erstmals behaupteten Irritabilität der Faser, womit ihr Lebenseigenschaften zugesprochen werden. Heute hat die Zelle mit dem Cytoplasma in unserer Lehre die Faser abgelöst und die Faser als reizempfängliches Lebenselement ersetzt. Doch es bleibt noch immer die Frage übrig, wieweit es mit der Irritabilität der Reticulum- und der Kollagenfasern bzw. ihrer „Lebendigkeit" steht.

Als *Basalmembran* bezeichnen wir ein Kollektiv von Reticulumfasern, das mit homogener Grundsubstanz zu einer Struktureinheit verbunden ist[4]. Inwieweit Basalmembran und Reticulumfaser als gleichartig anzusehen sind, ob beiden nur ein bestimmtes antigenes Protein gemeinsam ist oder nicht, ist hier nicht zu diskutieren[5, 7]. Für die übrige Orthologie der Grundsubstanzen und Fasern verweisen wir auf entsprechende Lehrbücher[6].

Die Faser kann also als Antigen fungieren und kann Antigene und Antikörper adsorptiv binden; infolgedessen müssen theoretisch auch Antigen-Antikörper-Reaktionen an ihr stattfinden können, womit die Frage entsteht, ob auf Grund solchen Geschehens Veränderungen der Fasern zustandekommen. Mit gelösten Kollagenfasern wie Basalmembranen als Antigen können präzipitierende Antikörper erhalten werden[7]. Die intravenöse Injektion des Antikörpers ergibt dessen isolierte Ablagerung an den Basalmembranen der Glomerula und den Kollagen- und Reticulinfasern so gut wie aller Organe[7].

Zusammenfassend können wir hierzu sagen, daß sowohl Grundsubstanzen, Reticulumfasern wie kollagene Fasern als *mögliche* Substrate für Reaktionen, die in einem Antigen-Antikörper-Geschehen ablaufen, betrachtet werden müssen.

c) Neurale Elemente.

Der Komplex des Histion enthält auch *Nerven* und *Nervenzellen*. Vorwiegend gehören hierher die terminalen Reticulen und die vegetativen marklosen Fasern. Zwar durchsetzen motorische und sensible Faserbündel auf dem Weg zum Receptions- und Erfolgsorgan die Histien. Aber in dieser Form kommt ihnen nur die Bedeutung von *Erregungsleitbahnen* von Gewebscharakter zu. Da zu ihrem anatomischen Bau auch Endo- und Perineurium sowie eigene Gefäße gehören,

---

[1] CRUISHANK und HILL 1953, CRUISHANK 1953, 1959, ROTHBARD and WATSON 1956 bis 1962.
[2] GLISSON 1672, 1677, Berg 1942.   [3] GLISSON 1677.   [4] BARGMANN 1962.
[5] CRUISHANK 1959.   [6] LETTERER 1959, S. 87ff.
[7] ROTHBARD und WATSON 1956—1962, KRAKOWER und GREENSPON 1951, STEBLEY 1961, 1963.

sind sie an sich schon Gewebe von Histioncharakter und einer anaphylaktischen Reaktion für sich allein fähig. Werden sie, was möglich ist, als solche in allergisch-hyperergische Reaktionen einbezogen, so ist der eigentliche Ort ihrer Reaktion nicht das spezifische nervöse Element, d. h. die Nervenzelle, Markscheide und der Achsenzylinder, sondern die Endstrombahn; deren Reaktion wirkt sich sekundär an den nervalen Elementen im Sinne von Kreislaufstörung, Ödem und Entzündung aus und kann in der Folge zu degenerativen Schäden am Nervenlauf führen. Der Schaden an der nervalen Struktur ist in *diesem* Fall also sekundär, als Folge einer anaphylaktischen Gefäßreaktion der nervalen Endstrombahnen. Mit anderen Worten: Das Substrat der allergischen Reaktion ist hier das nervale Histion und nicht das Nervenelement allein. Anders liegen die Dinge bei der autocytotoxischen Allergie. Ist die nervale Zelle selbst das Antigen (wie bei der experimentellen Encephalitis), dann schädigt der cytotoxische Antikörper unmittelbar die Zellen[1].

Die eigenständige Mitwirkung im Sinn allergisch-hyperergischer Reagibilität kann den nervalen Elementen nur in ihren Endapparaten und terminalen Reticulen zukommen, d. h. also, den marklosen, d.h. den terminalen Reticulen und den Ganglienzellen. Feyrter nennt sie die „nervöse Peripherie" als Endigung der Lebensnerven im versorgten Gebiet[2]. Sie gehört im Gewebe des höheren Säugers zu den ubiquitären Einrichtungen[3]. Wir sind heute noch nicht in der Lage, endgültig Feststehendes über Struktur und Funktion der nervösen Endorgane zu sagen[4].

Für unsere Problematik ist die Frage wichtig, ob die nervöse Peripherie (einschließlich oder nicht einschließlich der intramuralen Ganglienzelle) im Sinne der Allergiedefinition („erworbene Andersempfindlichkeit") sensibilisierbar, d. h. umstimmbar ist. Kalbfleisch[5] und sein Lehrer Ricker[6] haben bekanntlich die Allergie einschließlich der geweblichen Hyperergie als eine Folge der Umstimmbarkeit des vegetativen Nervensystems betrachtet, aber sie geben keine Aufklärung über den Mechanismus dieses Vorganges, wenn nicht den, daß eben die Reaktionsänderung des Nervensystems es sei, welche über die Gefäßnerven auf die Durchströmung der Endstrombahn wirke und damit die als allergisch-hyperergisch bekannten Effekte im Gewebe erzeuge[5]. Versuchen wir diesen Dingen vom nur Theoretischen her nachzugehen, so enden sie zunächst an zwei Problemen: nämlich an der Frage der eigenständigen Bildung von Antikörpern durch die hier in Betracht kommenden Zellen, d. h. Ganglienzellen, Gliocyten und reticuläre Zellen der pericellulären Kapsel, Glia der terminalen Endverzweigungen mit ihren Zellen und Schwannsche Zellen; ferner an der Frage der Bildung cytotoxischer Antikörper oder der Bindung anderswo gebildeter spezifischer Antikörper an die genannten Elemente und die (sekundäre) Reaktion derselben mit dem sensibilisierenden Antigen am Ort.

Wenn a priori beides nicht unwahrscheinlich sein muß, so würde doch der positive Fall dem vegetativen System noch nicht die Sonderstellung einräumen, die ihm von Ricker und von Kalbfleisch zugeschrieben wird; denn das gleiche kann nachgewiesenermaßen auch an anderen cellulären Bauelementen des Organismus der Fall sein.

Nach Kalbfleisch (1937) ist es allein das Strombahnnervensystem, welches im sensibilisierten Tier die veränderten Kreislauffunktionen bewirkt, womit a priori diese Art allergischer Hyperergie der dysregulativen zuzuzählen wäre.

---

[1] Pallacios 1962 u. Pette.   [2] Feyrter 1951.
[3] Stöhr 1954, Reiser 1943, Boecke 1940, Riegele 1928, de Castro 1951 (dort Literatur).
[4] de Castro 1951, Feyrter 1951, Herzog 1951.   [5] Kalbfleisch 1937.
[6] Ricker 1921.

Dies einmal als richtig unterstellt, wäre dennoch der von ihm gezogene Schluß nicht gestattet, daß es das Nervensystem allein ist, welches sensibilisiert werden und infolgedessen reagieren könne. Das Nervensystem bleibt immer nur Hebelarm, über den der an der Strombahn auftretende Reiz zur Kreislaufstörung wird, und es ist mit nichts zu beweisen, daß das Nervensystem durch den Kontakt mit einem Allergen in einen Zustand höherer und geänderter Empfindlichkeit (Sensibilisierung) versetzt wird und daß hierauf das Wesen der Gewebsüberempfindlichkeit überhaupt beruht. Sind einmal Antikörper im Gewebe gebildet, so kann der Kontakt des Nervensystems mit Antigen-Antikörper-Komplexen und deren Nachfolgeprodukten *über* das vegetative Nervensystem die Strombahn erregen und deren Funktion ändern. Wenn eine Möglichkeit solcher Art a priori gar nicht bestritten werden soll, so bleibt es doch sehr fraglich, ob sie mit der vorgetragenen Ausschließlichkeit Gültigkeit hat. Zudem gibt es noch andere Stoffe und Reizqualitäten, welche die Strombahn über das Nervensystem bei erstem oder wiederholtem Kontakt erregen oder lähmen, weshalb wir ja zu der Aufstellung des Begriffes der dysregulativen Allergie gegenüber der Antigen-Antikörper-Allergie gekommen sind[1]. Was wir aber präzis bestreiten, ist der Schluß KALBFLEISCHs, daß es *ausschließlich* die am Nervensystem geschehene Umstimmung sei, welche Allergie bedeute. Neuere Versuche[2] über die Beziehungen des vegetativen Nervensystem zu allergisch-hyperergischen Reaktionen haben gezeigt, was zu erwarten war, daß sowohl mit experimentell operativer wie pharmakologischer Ausschaltung desselben allergische Reaktionen in ihrem Ablauf keineswegs gestört werden.

3. Die Organe.

Die Analyse der Substrate der Allergie ist mit dem „*Gewebe*" im Eigentlichen erfüllt. *Organe*, die man an sich als Komplexgebilde von Histien auffassen kann, sind als solche auch zu isolierten Reaktionen befähigt, aber sie sind im strengen Wortsinn *nicht* mehr *Substrate*, sondern *Manifestationsorte* der Allergie, d. h. Orte, innerhalb deren die bekannten Substrate als Bausteine dieser Histienkomplexe besonders und bevorzugt ansprechen. Diese Feststellung beinhaltet einen doppelten Sinn. Die Experimentalpathologie zeigt, daß bei verschiedenen Tieren im allgemeinen im anaphylaktischen Schock jeweils ein Organ in bevorzugter Weise mit seinen Substraten antwortet. Unter diesen steht die glatte Muskulatur an der Spitze. So sind es beim Hund die glatten Muskeln der Lebervenen, bei Meerschweinchen die Bronchien, die Muskulatur der Pulmonalgefäße bei Kaninchen[3]. Mit diesen in solchen Organen fast isoliert zur Erscheinung kommenden Störungen wird, sofern sie nicht ausgleichbar sind, die Gesamtfunktion des Organismus unwiederherstellbar gestört. Für die seltenen Fälle eines anaphylaktischen Schocks des Menschen scheint zuzutreffen, daß, wenn überhaupt im allgemeinen Kollaps ein Organ überwiegt, dann auch die Lungen im Vordergrund stehen. Dies besagt jedoch nur, daß im allgemeinen anaphylaktischen Schock, im Spektrum der Gesamterscheinungen ein Organ besonders stark betroffen als „Schockorgan" an der Spitze des schließlich fatalen Geschehens steht. Hierfür sind in erster Linie strukturspezifische und der jeweiligen Tierspecies phylogenetisch eigentümliche Verhältnisse maßgebend.

Hingegen betrifft die eigentliche *Organallergie*, die in der Symptomatik allergischer Krankheiten deutlich wird, etwas anderes. Hier sind Organe und Organsysteme mehr oder weniger isoliert gegenüber einem Allergen in spezifischer Weise empfindlich geworden und reagieren mit krankhafter, funktioneller oder morphischer Symptomatik, wie die Haut (mit Ekzem), das hämatopoetische System

---

[1] LETTERER 1956.   [2] ENGELHARD und LENDLE 1959.   [3] HANSEN 1957 (S. 129).

(mit hämolytischen Anämien, Thrombopenien und Leukopenien), die Lunge (mit Asthma bronchiale), der Intestinaltrakt (mit alimentärer Allergie), die Nieren (mit infektallergischer Nephritis) usw. Der Weg zur Organallergie hat enge Parallelen zu den Gesetzen des Infektes und der Infektionskrankheit, d. h. zu der dort auftretenden sog. Organmanifestation, die zum Teil morphisch-strukturell, zum Teil funktionell bedingt ist. Zumeist hat das sensibilisierende Allergen schon im ersten Kontakt das später reagierende Organsystem unmittelbar berührt, wofür die Gründe im Funktionellen und in der besonderen topischen Exposition des Organs dem Allergen gegenüber zu suchen sind. Das trifft für die Pollen der Atemluft hinsichtlich Nase und Lunge, für bestimmte Nahrungsallergene für den Darm, für die Infektallergie des Typhus abdominalis ebenfalls für den Darm[1], bei chemischen Reizstoffen für die Haut, bei Seruminjektionen für das Gefäßsystem zu. Der Kontakt ist in diesen Fällen a priori durch die Funktion des Organs und die Art des Allergens gegeben, wobei es zu einer betont lokalen Sensibilisierung bestimmter Organgewebe kommt. Die Sensibilisierung durch das Allergen erstreckt sich daher naturgemäß auf das Gewebe des primär betroffenen Organs, aber auch, wie Testmethoden an der Haut zeigen können, auf den Gesamtorganismus, ein Zustand, den man der Generalisation bei der Infektionskrankheit gleichsetzen kann. Bei dem die allergische Reaktion nun auslösenden zweiten und weiteren Kontakt mit dem Allergen bleibt der Kontaktweg in der Regel der gleiche. Das Organ reagiert, obwohl im Gesamtorganismus eine generelle Sensibilisierung inzwischen eingetreten ist, aus lokalen Gründen wiederum zuerst und am stärksten, weil es infolge der jeweils besonderen Art des Allergenweges mit ihm zuerst und am intensivsten zusammentrifft[1]. Die Histien der Organe besitzen überdies spezielle *Parenchymzellen*, welche den jeweils besonderen Charakter der Organgewebe ausmachen. Auch sie können zu Substraten der Allergie werden, wenn sie Antikörper entweder binden und dann in einen Reaktionsprozeß mit dem entsprechenden Antigen eintreten oder passiv von den Folgen einer in ihrem Milieu sich abspielenden Reaktion betroffen werden. Dabei spielt sich die Reaktion oft in der mesenchymalen Komponente des Histion ab, z. B. der Niere (Glomerulum), während die Mehrzahl der parenchymalen Zellen epithelialer Natur ist und primär unberührt bleibt. So ist häufig die Reaktion der Parenchymzellen eine sekundäre[2].

4. Der Organismus.

Im allgemeinen *anaphylaktischen Schock* wird nun der *Organismus* genereller Manifestationsort der allergischen Reaktion. Auch für diese Art ist das letzthin wesentliche Substrat die glatte Muskulatur, über welche die Reaktion an der Endstrombahn des Gefäßsystems und an den neuromuskulär gesteuerten Anteilen der Organe zustande kommt. Im Gegensatz zu den allergischen Organreaktionen muß für den anaphylaktischen Schock das Allergen dem sensibilisierten Organismus so zugeführt werden, daß es auf dem Blutweg mit dessen Geweben generell in Berührung treten kann. Dabei muß der Blutweg als Zuführungsweg nicht unumgänglich primär benutzt werden, denn es genügt — eine entsprechend hohe Sensibilisierung vorausgesetzt — unter Umständen auch eine rasche Resorption des Allergens über genügend breite Resorptionsflächen ins Blut. So kann es nach intraperitonealer, subcutaner oder intravesicaler[3] Applikation in den Gesamtkreislauf gelangen und zur Schockauslösung führen. Den *geweblichen* Manifestationen der Allergiereaktionen gehen im Gesamtorganismus *humorale* voraus, mit Sturz der Leukocyten, Veränderung des Bluteiweißes, Abfall des Blutdruckes (Widals hämoklasische Krise)[4].

---

[1] Letterer 1943, 1959, 1961.   [2] Steiner 1961.   [3] Siess 1950.   [4] Widal 1914.

Die grundlegend und prinzipiell andersartige Situation des anaphylaktischen Schocks besteht eben darin, daß mit der Beteiligung des Gesamtorganismus als Manifestationsfeld zugleich auch die Gesamtheit seiner nervalen, humoralen und vasculären *Regulationsmechanismen* in Tätigkeit tritt, die im Gegenspiel des parasympathisch-sympathischen Systems und der humoral-inkretorischen Regulation sowie der peripheren und zentralen Kreislaufregulierung ihre Realität haben. Der anaphylaktische Schock des Organismus unterscheidet sich von der allergischen Reaktion der Zellen, Gewebe und Organe dadurch, daß der dem Organismus eigene Synergismus aller seiner Teile, d. h. sein organismisches Prinzip mit dieser Reaktion aufgehoben wird und mit ihr auch die der Reaktion folgende Regulation. Kann die bei solcher genereller Reaktion an vielen Einzelorten des sensibilisierten Organismus eingetretene Reaktion durch die automatisch einsetzende Regulation der nervalen, humoralen und vasculären Mechanismen nicht mehr zur Norm zurückgeführt werden, dann geht der Organismus im anaphylaktischen Schock, d. h. an einem allergiebedingten Verlust seiner Regulationsmöglichkeiten über den Weg des Kollapses infolge einer deletären Störung seiner Blutmengenverteilung mit meist asphyktischen Symptomen verschiedener Art zugrunde.

III. Klassifikation und Qualitäten der Reaktion.

Wenn wir davon ausgehen, daß die allergische Phänomenologie als erworbene Andersempfindlichkeit eine Sondergruppe der spezifischen Immunitätsphänomene des Organismus darstellt und daher mit der Entwicklung und Ausbildung spezifischer Schutzmechanismen einhergeht, so ist damit auch eine entsprechende Einordnung getroffen; Immunitätsphänomene sind für den hochorganisierten Säuger grundsätzlich zu Schutzphänomenen im Sinne der Immunität als erworbenem *Voll*schutz *geworden.* Mit dieser Feststellung aber kann das, was man der Allergie als Überempfindlichkeit gemeinhin zuordnet, nämlich den *Schaden* für das Substrat, an dem sie sich abspielt, nicht gleichgesetzt werden. Zwar ist der allergisch-hyperergische Substratschaden nicht ein Schaden a priori, sondern entsteht nur besonderer Umstände wegen, die als solche ein vorzeitig zur Manifestation gezwungenes Immunitätsphänomen, d. h. die allergische Reaktion, hervorrufen. Dementsprechend ist die allergische Reaktion also eine „vorzeitige und daher mißglückte Immunreaktion", eine Immunopathie, womit keineswegs die Tatsache beeinträchtigt wird, daß dem Organismus an sich die Fähigkeit zukommt, mit seinen Zellen sog. Antikörper gegen sog. Antigene zu bilden und mit Hilfe dieser Antikörper in den Zustand mehr oder weniger vollkommenen Schutzes zu gelangen. Diese Eigenschaft aber ist eine „durchaus orthobiotische Funktion, die ihre letzte und phylogenetisch viel ältere Wurzel in der Fähigkeit der Zellen zur Resorption, Remotion und sezernierenden Produktion von Stoffen von Eiweißcharakter hat"[1].

Zur „Immunopathobiose im Sinne der Antigen-Antikörper-*Allergie* werden diese Erscheinungen erst dann, wenn ihre regelhaften Bedingungen abgewandelt und der Reaktionsablauf sich gestaltlich, zeitlich, quantitativ und qualitativ verschiebt"[1]. Damit ist gesagt, daß Allergie im Sinne von Anders- und Überempfindlichkeit also keineswegs a priori einen Schaden, die Katabiose, bedeuten *muß*, sondern primär und entstehungsgeschichtlich in den Bereich der Anabiose gehört, in dem sie unter gegebenen Umständen auch verbleibt, je mehr der Organismus sich der vollen Immunität nähert. Ich bemerke, daß ich mit dieser Darstellung meine eigene Sicht in die Dinge gebe, welche sich auf zahlreiche aus

---

[1] LETTERER 1962 b, S. 84.

den verschiedensten Regionen der allgemeinen Biologie stammende Beobachtungen gründet und in der ich mich mit zahlreichen Forschern einig weiß[1]. Es bestehen indes auch andere Meinungen[2]. Es ist jedoch an dieser Stelle weder Gelegenheit noch Veranlassung, des weiteren auf diese Problematik einzugehen. Wir haben hier in erster Linie die Frage nach der Qualität der AAR zu prüfen, um mit Hilfe morphologischer Analytik zu einer ihrem Wesen entsprechenden biologischen Einordnung zu gelangen. Immunität, die auf dem gleichen Weg erworben wird wie die allergische oder anaphylaktische Hyperergie (s. Kapitel I), bedeutet sehr oft Reaktionsstille überhaupt. Weder das (belebte) Antigen, noch

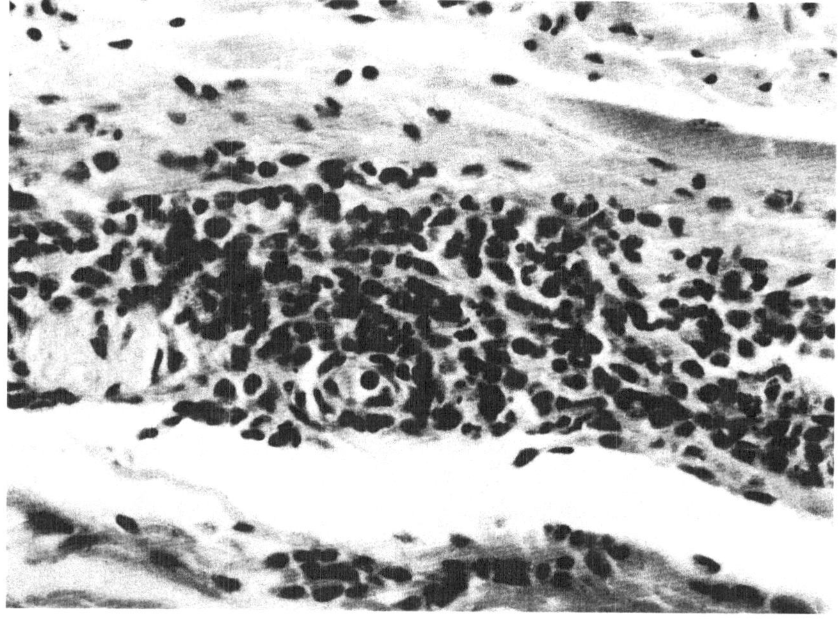

Abb. 3. Verschiedenartige Zellreaktion bei verschiedener Reizstärke, gemessen an der Titerhöhe des Antiserums. Verschiedene Arthus-Phänomene, angelegt an der Kaninchenhaut. Titer 4500, 0,2 cm³ intrakutan, Verdünnung 1:500, Reaktion nach 24 Std, relativ viele Leukocyten, aber auch schon zahlreiche Monocyten und Eosinophile.

die durch dasselbe bewirkte Reaktion des Organismus an sich führen dann zu irgendwelchem Schaden. Indes bleibt wichtig, von welchem Bezugssystem man ausgeht, denn auch in dieser Sicht bleibt Immunität als Vollschutz etwas immer Relatives; in einem immunen Organismus können, wenn Antigen und Antikörper zusammentreffen, viele Zellen unbemerkt im Verlauf einer Immunreaktion zugrunde gehen und doch bleibt der Organismus frei von Gesamtreaktionen eben als Ausdruck der erworbenen Immunität seiner Gesamtheit.

Ob die AAR als eine schadhafte oder nicht schadhafte Reaktion, mit anderen Worten anabol oder katabol abläuft, ist eine Frage der *Reizstärke*, die von der Art des Zusammentreffens des sensibilisierten Substrates der Zellen und Gewebe von ihrem Sensibilisierungsgrad und von der Art und Stärke des Antigens der Vorbehandlung abhängt. Wenn hohe Reizstärken sich mit Sicherheit katabol, als Agglutination, Lyse und Nekrose an den Zellen, als entzündlich-exsudative Kreislaufstörung oder granulierende Entzündung an den Geweben auswirken,

[1] Letterer 1962 b, S. 84.
[2] v. Albertini 1957, 1954, Doerr 1929, 1947, Letterer 1962 b.

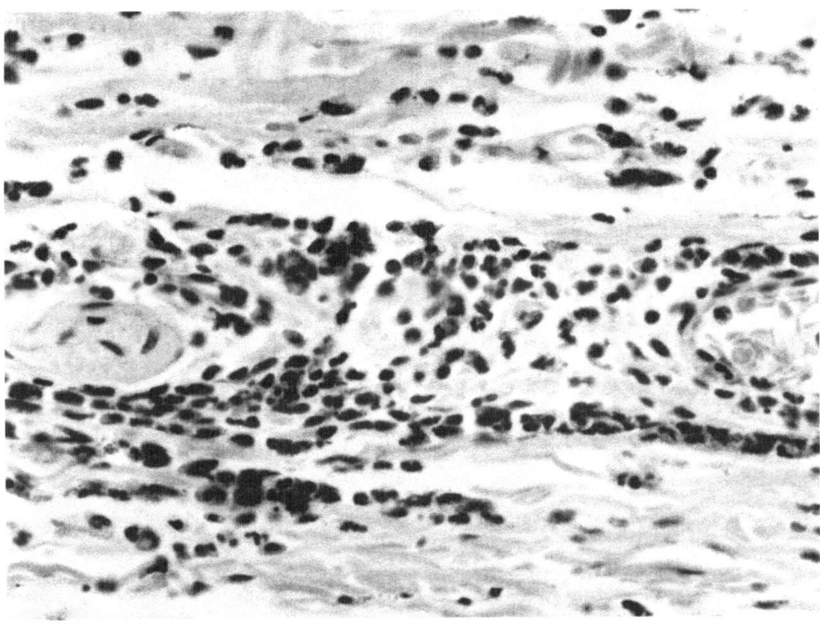

Abb. 4. Dasselbe Tier wie in Abb. 3, Verdünnung 1:1000, noch immer Leukocyten sichtbar.

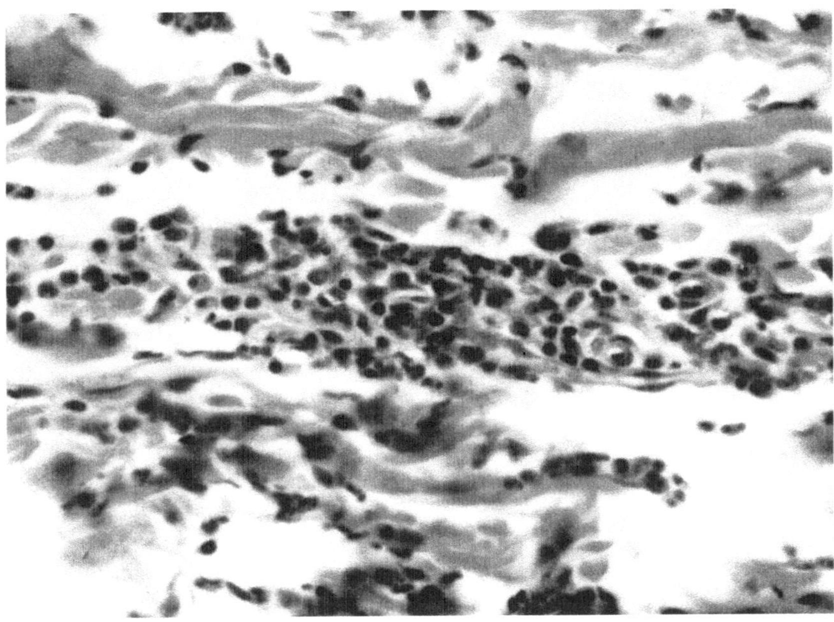

Abb. 5. Dasselbe Tier wie in Abb. 3 und 4, Verdünnung 1:10000, deutliches Zurücktreten der Leukocyten und Überwiegen der monocytären Zellen.

so können geringe Reizstärken unter Umständen doch auch aktivierende Folgen haben. PERLMANN konnte Eizellen durch gegen sie gerichtete Antikörper zur Teilung bringen[1]. Dazu gehört z. B. die Steigerung der Eigenmotilität der Zelle, etwa

---

[1] PERLMANN 1957.

des Cytoplasmas der Leukocyten, die Kontraktion der glatten Muskelfibrillen, die verstärkte Phagocytose[1]. An sich hängt die Reizstärke von der Menge der gebildeten Antikörper ab, was sich bei präzipitierenden Antikörpern experimentell dadurch zeigen läßt, daß das gewebliche Bild eines Arthus-Phänomens mit laufender Verdünnung des Antikörpers sich von der exsudativen zur proliferativen, bzw. von der leukocytären zur histiomonocytären Reaktion wandelt[2] (Abb. 3—6). Ohne andere Momente auszuschließen, bleibt die Menge der Antikörper, gemessen an der Titerhöhe, bestimmend für die Größe der „Reizstärke"[3]. Dabei spielt wie gesagt die Qualität der Antikörper, ob frei oder zellständig, ob Hetero-, Iso- oder

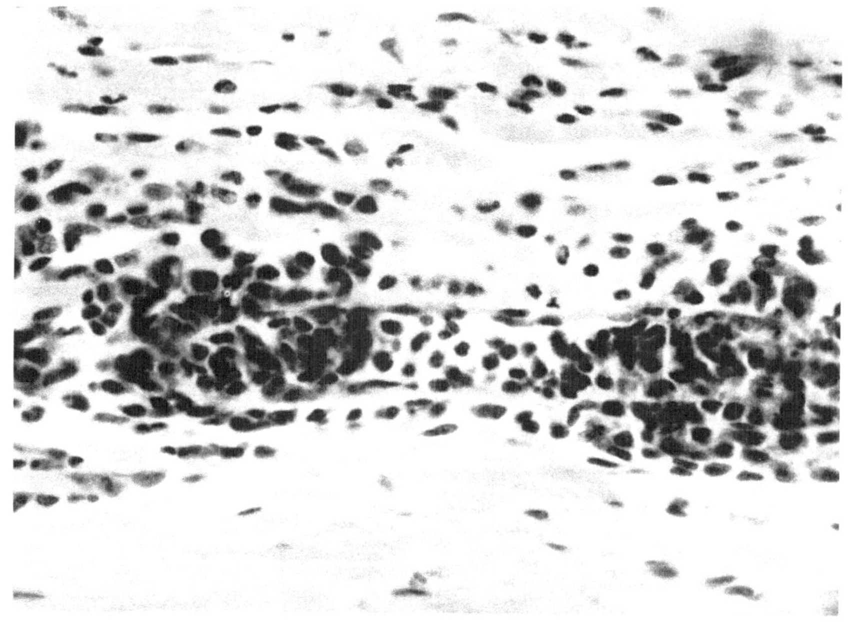

Abb. 6. Vor einem Jahr Sensibilisierung mit Rinderserum bis zum Titer von 1:10000. Jetzt beträgt der Titer nach einem Jahr null. Verdünnung 1:500, 0,2 cm³ intrakutan, nach 24 Std. Zahlreiche monocytäre Zellinfiltrate, sehr spärliche Leukocyten.

Autoantikörper, *keine* Rolle. Ricker hat in seinen Kreislaufstudien immer darauf hingewiesen, daß nicht die Qualität des Reizes, sondern nur seine Stärke es sei, welche die Art der Reaktion bedinge.

So gesehen ist die häufig verbreitete Meinung, daß eine hyperergische Reaktion a priori einer Schadensreaktion, also einem katabolischen Vorgang, gleichzusetzen sei, unrichtig. Nicht nur die Art der Reaktion, auch ihr gesamtes morphisches Gesicht hängen letzthin von der Reizstärke ab, aber es versteht sich von selbst, daß hierzu auch die wechselvolle oder topisch verschiedene Primärempfindlichkeit des Substrates und vieles andere mehr gehört[1, 4]. An sich kann vorausgesetzt werden, daß, wie bei vielen anderen Reaktionen auf einen Reiz, auch die anaphylaktisch-allergische Reaktion mit einer anabiotischen Phase beginnt, um erst bei Zunahme der Reizstärke in die katabiotische oder Schadensreaktion umzuschlagen.

---

[1] Letterer 1962a und b, Becker und Fischer 1957, Fischer, Vogt und Herrschaft 1963.
[2] Letterer 1958c und d.
[3] Munder 1964 (s. bei Fischer und Haupt 1965).
[4] Gram u. Böhmig 1960.

Die wesentlichen Primärreaktionen spielen sich dabei — wenn man die Zelle als Substrat betrachtet — an der Oberflächenmembran derselben ab und viele Reaktionen verlaufen zunächst wie gesagt, ohne violente Irritation des Substrates und oft mit einer Aktivierung desselben; erst wenn mit der Steigerung und Summation der Reize eine Regulation nicht mehr möglich ist, resultiert ein irreversibler Schaden. Oder anders ausgedrückt: Erst der Verlust der Regulation auf Grund starker Reaktion führt zum Schaden. OPITZ hat ein Schema von Strukturprinzipien der lebenden Substanz entworfen, das geeignet ist, die verschiedenen Grade der Empfindlichkeiten der Substrate verständlich zu machen,

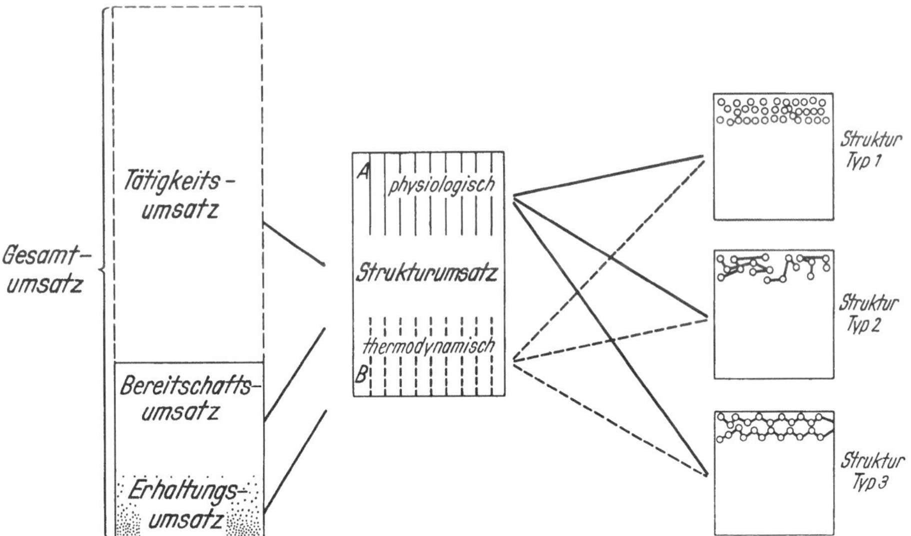

Abb. 7. Schema der Zellenergetik. Im Gesamtumsatz lassen sich Tätigkeitsumsatz, Bereitschaftsumsatz und Erhaltungsumsatz voneinander abgrenzen. Der Strukturumsatz spielt bei allen Umsatzarten eine Rolle. Es kann ein physiologisch bedingter Anteil (A) von dem thermodynamisch bedingten (B) abgetrennt werden. Der Strukturumsatz läßt sich unter thermodynamischen Gesichtspunkten in drei Strukturtypen aufgliedern. Nach E. OPITZ und D. LÜBBERS, Allgemeine Physiologie der Zell- und Gewebsatmung. Handbuch der Allgemeinen Pathologie, IX/2, Seite 450.

indem er einen Erhaltungs-, Bereitschafts- und Tätigkeitsumsatz annimmt, auf Grund dessen die verschiedenen Strukturtypen in verschieden hohem Grade anfällig sind.

Wir schließen also aus der bisherigen Analyse, daß Antikörperbildung eine orthische Funktion der Zelle ist (Mesenchymzelle), die auf ihrer generellen Potenz zur sezernierenden Eiweißbildung beruht[1]. Auf diese Weise entstehen auch die Antikörper als sezernierte oder zellständig gebliebene Zellprodukte von Eiweißcharakter spezifischer Art.

Der erneute Kontakt zwischen dem durch Resorption und gestufte Digestion aufgenommenen und die Antikörperbildung induzierenden Antigen mit dem gebildeten Antikörper ist an sich ein aus den jeweiligen Umwelt- und Innenweltzuständen sich ergebender Vorgang. Die darauf folgende Reaktion der Zellen und Gewebe muß weder krankhaft noch schadhaft sein. Sie hängt von der entstandenen Reizstärke und diese wiederum von örtlichen und quantitativen Qualitäten und vor allem von zeitlichen Bedingungen ab. Die Reizstärke aber setzt, wenn der durch sie applizierte Reiz nicht äquilibriert werden kann, eine pathische Reaktion mit der Folge eines Schadens am Substrat, der, wie die weitere

---

[1] LETTERER 1959, 1962a und b.

Analyse zeigen wird, degenerativ, destruktiv, exsudativ oder proliferativ entzündlich an Geweben sein kann.

Eine nächste Frage für das weitere Verständnis unserer Untersuchung ist die nach der nahezu verwirrenden Vielfalt der morphischen und funktionellen Manifestationen der Allergie. Unter welchem einigenden Gesichtspunkt kann man beispielsweise das Arthus-Phänomen oder die Tuberkulinreaktion, die Morphe der Infektallergie bei Typhus, bei Tuberkulose oder Lues, bei Endokarditis oder fieberhaftem Rheumatismus, betrachten, wie hängen postinfektiöse und autocytotoxische Antigen-Antikörper-Reaktionen zusammen, welche Gesetzlichkeiten spielen bei der Transplantationsimmunität, der Parabiose, der Immuntoleranz und der Tumorimmunologie ihre die Morphe der Erscheinungen prägende Rolle? Alle gehen sie in ihrer Gesamtheit auf dieselben Wirkungsprinzipien der Immunkörperbildung und ihre auf erneutem Antigenkontakt beruhenden Folgen zurück, im Einzelfall aber doch immer wieder unter verschiedener Morphe erscheinend.

Es besteht ein größerer Komplex von Begleitursachen. Diese sind zu sehen in der Verschiedenheit der Antigene und ihrem wechselnden Reinheitsgrad, in den verschiedenen Zuführungswegen und Tierspecies, in zeitlichen und quantitativ wechselnden Grundlagen, schließlich im variablen Zustand des Individuums Mensch hinsichtlich seiner genetischen Konstitution und gewisser in der Vorgeschichte erworbener dispositioneller Faktoren. Ein so inhomogener Gesamtkomplex beeinflußt das gestaltliche Bild in nicht immer voraussehbarer Weise. Davon abgesehen ist es dennoch die *Struktur des Terrains*, auf dem die Reaktion abläuft, welche die Morphe derselben bestimmt, d. h. die jeweilige *Organisationsstufe des* lebenden *Substrates*, spielt für die Morphe der Reaktionen[1] eine mitbestimmende Rolle.

Die auf der Heidenhainschen Synthesiologie[2] beruhende Betrachtungsweise des Organismus als eine über Zelle, Gewebe und Organ zum Gesamtorganismus sich gestaltende konstruktive Einheit aus in sich gleichen Strukturteilen wechselnder Menge, Mischung und Anordnung erscheint uns hier nicht nur als eine gedankliche Konstruktion, sie wird zur Realität und gibt uns eine Idee für die verschiedenartige Reaktionsfähigkeit der gestaltlichen Substrate und für die Gesetzmäßigkeit ihrer Reaktionsantworten. In dieser Sicht erkennt man, daß die Reaktionsgrundphänomene der Primitivstrukturen an den höher organisierten Einheiten sich als grundsätzlich gleich wiederholen und daß die Verschiedenheit der Reaktionsbilder der Morphe allergischer Reaktionen in erster Linie aus der komplexen strukturellen Beschaffenheit der reagierenden Substrate zu verstehen ist. Auf diese Weise löst sich die morphische Vielfalt der Reaktionen der Einzelsubstrate und ihrer Komplexgebilde auf zu einer von der Zelle bis zum Gesamtorganismus in sich einheitlichen Reaktionsweise. Ob sie nur Zellen und Zellkomplexe, Gewebe, Organe oder den Gesamtorganismus erfaßt, d. h. nur lokal sich abspielt oder den Organismus als Ganzes betrifft, die Reaktionsmechanismen und Grundphänomene bleiben immer die gleichen und ihre Verschiedenheit ist nur Spiegelbild einer immer komplexer gewordenen Struktur.

Ohne zunächst auf zu viele Einzelheiten einzugehen, ergibt sich, wenn wir entsprechend unserem Kapitel II, in dem die Skala der Substrate besprochen wurde, nach den *Grundreaktionen* an der *Zelle* fragen, daß diese zunächst eine *Oberflächenmembranreaktion* ist, gleichgültig, ob diese Zelle sensibilisiert, d. h. schon einmal mit einem Antigen in Kontakt war oder nicht, ob sie selbst Akk gebildet oder solche adsorbiert hat oder ob sie selbst als Antigen diente. Schließlich kann sie sich als inerte Zelle in einem humoralen Milieu, in dem eine AAR

---

[1] Letterer 1962b.   [2] Heidenhain 1925, Letterer 1959, 1962b.

abläuft, befinden[1]. In jedem Fall wird die Zelloberfläche das primäre Reaktionsfeld sein, und der Anfang der Reaktion liegt in den molekularen Bereichen der
Zellmembran. Je nach deren Struktur wird sich auch die Reaktionsempfindlich-
keit verhalten, welche besonders im letzten der Eventualfälle auch die Größe
Null haben kann (s. oben, OPITZ, Abb. 7, S. 450). Nach SCHÄFER[2] wird an der
Zelloberfläche im Augenblick einer jeden Erregung unter gleichzeitiger Struktur-
umwandlung der Lipoidmembranmoleküle Acetylcholin freigesetzt. Außerdem
soll Acetylcholin selbst auf die Membran mit Freisetzung wiederum von Acetylcholin wirken. Das würde zweierlei bedeuten: nämlich, daß die Erregung theoretisch nur *einer* Zelle genügt, um
eine und x andere Zellen ebenfalls
in Erregung zu setzen, und daß
ferner Acetylcholin, das in der
Dynamik der allergischen Reaktionen als Mediator eine Rolle
wie das Histamin spielt, schon
bei ganz unspezifischen Reizungs-
vorgängen freigesetzt wird, somit
also keinerlei „spezifische" Bedeutung für die Allergie selbst hat.
Das Wesen der „allergischen" Reaktion könnte dann eigentlich nur
darin bestehen, daß die Freisetzung der Mediatorstoffe eine
quantitativ besonders hohe ist. Mit
Erregung der Zellmembran tritt
nun eine „Wolke"[2] von Natriumionen in die Zelle ein und Kaliumionen verlassen dieselbe. Damit
wird ihre Permeabilität in Richtung Zellinneres und umgekehrt
stark erhöht und unter Umständen
zerstört. Unsere besondere Betrachtung der allergisch-anaphylaktischen Reaktion der Zelle

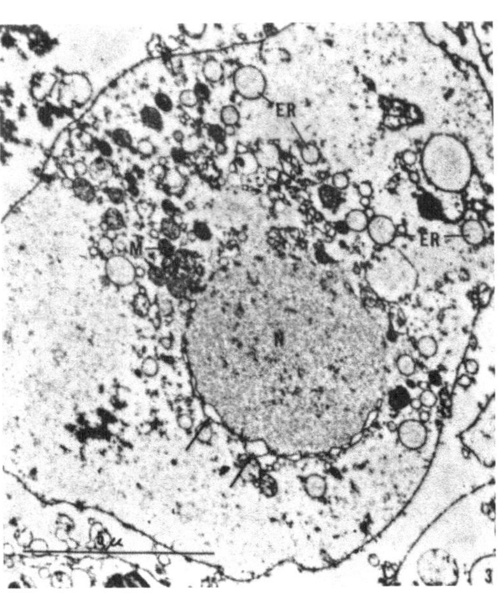

Abb. 8. Krebstumorzelle, Behandlung mit Antikörper und
Komplement in vivo. Der Wassereinstrom in die Zelle dehnt
alle membranumgebenen Teile. Die periphere Zellmembran
ist intakt. M = Mitochondrien, N = Nucleus, ER = Endoplasmatisches Reticulum. Die Pfeile deuten auf die lokal
zu kleinen Cysten erweiterte Kernmembran. Aus: BURTON
und GOLDBERG, 1963

wird ergeben, daß dieser Reaktionsgrundmechanismus durchaus derselbe für alle
Arten der Reizung ist. „Spezifisch" ist also nicht der Mechanismus der Reizungs-
folgen, sondern nur derjenige der Reizungs*auslösung.* Die Zelle hat aber außer der
Oberflächenmembran auch im Zellinnern noch verschiedene Orte der gleichen
Schadensmanifestationsmöglichkeiten. Die Wirkung eines Stoffes ist an der Zelloberfläche mit ihren hydrophoben und hydrophilen Lipoideiweißlamellen dieselbe wie
an den konstruktionsgleichen Strukturen im Zellinnern. Auch im Inneren der Zelle
existieren ähnlich oder gleich gebaute Doppelmembranen als Grundstrukturen
der Mitochondrien, der Lysosomen, des Golgi-Apparates, des endoplasmatischen
Reticulums und des Kerns. Was an der Oberfläche sich abgespielt hat und
unter Umständen die Oberflächenmembran zu durchdringen vermochte, kann
dieselben Wirkungen und Zerstörungen im Innern haben[3]. Daher ergibt sich,
daß wie eben gesagt, dieses Ablaufschema der Reizreaktion Allgemeingültigkeit
für verschiedenste Reizqualitäten hat und hier ein Reaktionsgrundmechanismus
vorliegt, der nur durch die Stärke des Reizes bis zum Zellschaden, aber nicht
durch seine Qualität sich variiert.

[1] SORKIN 1962.   [2] SCHÄFER 1957.   [3] LETTERER 1961, 1962a und b.

Unter diesen Reizen rangiert nun auch der durch AAR entstandene. Damit wird aber verständlich, daß die Qualität der Immunkörper oder die Art des zuvor wirksam gewordenen Antigens gar keine Rolle spielt, sofern nur das erstmals angewandte Antigen bei der Wiederholung das gleiche bleibt. *Nur* darauf beruht das „Spezifische" der Reaktion. Vergleiche zwischen toxischen Schäden an Einzelzellen und solchen mit cytotoxischem Serum haben an gleichen Objekten ergeben, daß grundsätzliche Unterschiede zwischen banalen toxischen Schäden an der Zelle, wie sie durch anorganische und organische Gifte, Schwermetalle, bakterielle Toxine, dyshorische Schäden usw. erzeugt werden und Schädigungen durch Immunkörperreaktionen vom Morphischen her nicht bestehen, daß schließlich aber dennoch im Verlauf des Schadensvorganges signifikante Unterschiede zwischen allergischen und toxischen Zellschäden evident werden. Hat der toxische Stoff die Zelloberflächenmembran soweit angegriffen, daß er ins Innere vordringen konnte, so sind Zerstörungen am Ergastoplasma und den Mitochondrien bzw. an deren Membranen die Folge, es kommt infolge der Dysionie zum Eintritt von Wasser in die Zelle und zu Verlust durch Ausströmen von Ribosenucleotiden aus derselben, zur fettig-nekrobiotischen Dekomposition und sog. trüben Schwellung, zu Quellung und Entquellung des Cytoplasmas, zur Chromatolyse, zur Pyknose und Gerinnung desselben[1].

Der Verlauf einer immunoallergischen Reaktion an der Zelle zeigt demgegenüber zwar dieselben morphischen Manifestationen, aber ein *biphasisches* Verhalten, insofern als zunächst *nur* die Oberflächenreaktion anläuft und eine Mitreaktion des Zellinneren mit Zerstörungen an demselben in der eben geschilderten Form nur dann eintritt, wenn *Komplement* an der Reaktion mitbeteiligt ist[2]. Komplement macht die Zellmembran funktionell durchlässig, ohne sie morphisch zu zerstören und gestattet dem Antikörper-Antigen-Komplement-Komplex den Zutritt ins Zellinnere, wo er wiederum die gleichen Zerstörungen wie irgendwelche banalen Gifte[3] an der Oberfläche anrichtet.

Untersuchungen von H. Fischer u. Mitarb.[4] haben erneut ergeben, daß erst das Komplement in seiner Verbindung mit dem Antikörperglobulin dasselbe zum Gift für die Zelle mit der schon geschilderten Wirkung gewöhnlicher Giftstoffe macht. Neue elektronenoptische morphische Befunde bestätigten dies zunächst an Erythrocyten[5]. Unter der Wirkung cytotoxischer Antikörper schwellen Einzelzellen auf und färben sich mit Zugabe von Trypanblau an. Jedoch ist hierzu Komplement notwendig[6].

Im Sinn der allgemeinen Pathologie sind diese Schäden schwere Zellstoffwechselschäden (*Dystrophien*) verschiedener Qualität und verschiedenen Grades, beginnend mit Verteilungsstörungen von Kalium und Natriumionen und Wasser mit den Folgen der sog. *vacuolären Degeneration* des Cytoplasmas und *körniger Trübung*. Da die Organellen der Zelle bzw. deren Doppelmembranen zerstört werden, wird der Energiestoffwechsel blockiert, der Enzymstoffwechsel entsteuert, enthemmt und schließlich aufgehoben; die Zelle geht unter Strukturabbau zugrunde. Somit kommt es zu einer graduell zunehmenden hydropisch-hydrodynamischen Dystrophie der Zelle, die dysenzymatisch-lytisch zum *Zelltod* führt. Während ein Teil der Veränderungen noch lichtmikroskopisch zu erfassen ist, wird ein anderer erst im Elektronenmikroskop sichtbar, das gilt auch für die erste Phase der Reaktion an der Zelloberfläche. Die gestaltliche Form der Ober-

---

[1] King u. a. 1959, Goldberg und Green 1959.
[2] Goldberg und Green 1959, Goldberg 1963.
[3] Letterer 1961, 1962a und b.
[4] Fischer, Vogt und Herrschaft 1963, Fischer und Haupt 1964.
[5] Borsos, Dourmashkin und Humphrey 1964.   [6] Gorer 1960, Gorer und O'Gorman 1956.

flächenreaktion ist die Agglutination, die sich elektronenoptisch als Fortsatz- und Blasenbildung kundgibt und zahlreiche feine lange und dünne pseudopodienartige Fortsätze der Zelloberflächenmembran entstehen läßt, welche sich gegenseitig zu agglutinierendem Kontakt vernetzen[1]. Mit Ferritin- oder fluoresceinmarkierten cytotoxischen Antikörpern[2] ist nachzuweisen, daß die Antigen*orte* für diesen Antikörper in den Membranen der Zelloberfläche und in denen der Zellorganellen liegen und der Antikörper an diesen Stellen gebunden wird. Das macht verständlich, warum im Fall immunallergischer Zellreaktionen die erste Phase im Gegensatz zu der Wirkung einfacher Gifte ohne Fortsetzung bleiben kann; denn der Antikörper (oder je nach der Situation auch das Antigen) wird zunächst an bestimmten Orten der Zelloberfläche abgebunden und fixiert, und der gebildete Antigen-Antikörper-Komplex wird erst durch die Verbindung mit Komplement zum toxischen Komplex und so befähigt, die Membranen zu durchsetzen, ins Innere der Zelle und der Organellen vorzudringen, und damit die *Lyse* der Zelle zu vollziehen[3].

Indes ist der Zellschaden wie schon gesagt, nicht die alleinige oder etwa unausbleibliche Folge einer immunoallergischen Reaktion. Die gleiche Reaktion, quantitativ abgestimmt kann auch die Zelle *aktivieren* und *anabol* auf ihre Funktionen wirken. Das gilt insbesondere für die sensibilisierte Zelle, die bei einem wiederholten Kontakt mit dem Antigen der Vorbehandlung mit gesteigertem Volumen- und numerischem Wachstum, mit Mitose, Riesenzellenbildung[4], erhöhter Phagocytose und gesteigerter, innerer und lokomotorischer Motilität[5] reagieren kann.

Die Verschiedenheit der Reaktion kann, vom Grad der Reizstärke abgesehen, auch in der Verschiedenheit des Substrates begründet sein. Dies haben besonders deutlich experimentelle Befunde von GRAM und BÖHMIG (1960) gezeigt, welche beschreiben, daß bei mit Streptokokkenantigenen wiederholt behandelten Tieren Leukocyten in großer Menge zugrunde gehen, wobei das Cytoplasma der Zelle lysiert wird und zahlreiche „nacktkernige" Granulocyten auftreten. Daneben aber hebt am gleichen Tier eine in Lunge, Leber, Niere usw. sehr deutliche mesenchymale Proliferation an, die zu einer recht erheblichen Histiocytenvermehrung führt. Die gleiche Reaktion, bewirkt vom gleichen Antikörper, hat also im gleichen Tier zur gleichen Zeit den Untergang zahlreicher Granulocyten zur Folge und die rasche Vermehrung ortsständiger mesenchymaler Zellen (Histiocyten), d. h. einmal einen katabolen, das andere Mal an einer anderen Zellart einen anabolen Effekt. FISCHER u. Mitarb. haben gezeigt, daß Leukocyten bei Behandlung mit AgAk-Reaktionsfiltraten gesteigerte Atmung haben, während Ascitestumorzellen unter gleichen Bedingungen vermindert atmen. Es spielt also auch die Zellart und ihre Funktion eine Rolle[6].

Gegenüber der Zelle und dem Zellverband, welche, von der möglichen anabiotischen Phase abgesehen, mit den genannten dystrophischen Schäden und schließlich Nekrobiose, Nekrose und Lyse reagieren, ist die dem Histion, d. h. dem Gewebe eigene Reaktion die *Entzündung*. Diese Reaktion ist gebunden an die Existenz der Endstrombahn und innerhalb der anaphylaktisch-hyperergischen Reaktionsweise an *ein* Bauelement der Endstrombahn, an die Muskelfaser bzw. die Muskelzelle. Ihre Reaktion (Kontraktion) zusammen mit derjenigen der

---

[1] BESSIS und TABUIS 1954, HAYASHI 1955, GREEN, BARROW u. GOLDBERG 1959, LECOMTE 1959.

[2] GOLDBERG und GREEN 1959, 1962, HIRAMATO, GOLDSTEIN und PRESSMAN 1960.

[3] LETTERER 1962. [4] EYQUEM 1958, WAKSMAN 1958, SVEJCAR und JOHANOVSKY 1962.

[5] GELL 1959.

[6] FISCHER, VOGT und HERRSCHAFT 1963, FISCHER und HAUPT 1961, MUNDER, FERBER und FISCHER 1965.

Endothelien ändert die Durchströmung in graduell und gegensinnig verschiedener Weise (Hyperämie, Peristase, Prästase, Stase). Wenn auch die entzündliche Reaktion unlösbar an das Substrat Endstrombahn gebunden bleibt, so werden naturgemäß doch auch Grundsubstanzen, Fasern, Basalmembranen und Zellen des Histion gleicherweise einbezogen. Zu ihnen gehören Histiocyten, Fibrocyten, Fibroblasten, Monocyten, Plasmazellen und Mastzellen. Diese fixen Zellen des Histion reagieren entweder mit Hyperplasie, Metaplasie und Proliferation oder mit destruktiv-degenerativen Reaktionen; die Grundsubstanzen mit Depolymerisation und Polymerisation und davon abhängiger Wandlung ihrer physikalisch-chemischen Struktur. Dadurch können von der akuten exsudativen bis zur primär granulierenden chronischen alle Formen der Entzündung als Folge von AARR auftreten; führend als Symptom bleibt im Fall der anaphylaktischen Reaktion die Entsteuerung der Capillarbahnfunktion mit ihren Folgen. Früh- und Spätreaktion unterscheiden sich dementsprechend auch im gestaltlichen Bild der Reaktion, indem der anaphylaktischen Phase die Exsudation angehört, während der allergische verzögerte Typ vermehrt die Erscheinungen der proliferativen Phase bietet. In diesem Fall tritt die Capillarfunktion mehr oder weniger gegenüber den anabolen Zellfunktionen zurück, welche wieder mehr bei den granulierenden Reaktionen in den Vordergrund treten.

Wenn wir bei den Geweben nun vorwiegend morphische Veränderungen als Äquivalent der Reaktionen antreffen, so sind es bei allergischen *Organreaktionen* die funktionellen, die zum Ausdruck allergisch-hyperergischer Störungen werden, wie bekannte Krankheitsbilder, z. B. Asthma bronchiale, die allergischen Intestinalkrisen, der Beginn der Nephritis, die Migräne u. a. mehr zeigen. Auch hier stehen die kontraktilen Reaktionen der Muskulatur wieder im Vordergrund und bestimmen die vorwiegend funktionellen Störungen, wie sie auch im anaphylaktischen Schock die Hauptrolle spielen.

So ist zu sagen, daß das Gewebe vorwiegend entzündlich (anaphylaktisch oder allergisch und in Früh- oder Spätreaktionen) reagiert, das Organ je nach seinem Bau schon viel weniger entzündlich und mehr funktionell mit der Menge seiner kontraktilen Muskelelemente, der Organismus im Schock nur mehr mit den verschiedenen Provinzen seiner glatten Muskulatur.

Man erkennt also, daß die so verschiedenartig erscheinenden morphischen und funktionellen Symptomenbilder der Immunreaktionen in eben dieser Verschiedenheit nur die variable Struktur der Substrate, an denen sie ablaufen, wiedergeben und die klinisch *verschiedenen* Krankheitsbilder alle auf *gleichgeartete* Reaktionen, cellulärer, geweblicher oder organgebundener Art, zurückführbar werden.

Die Zelle reagiert, sofern sie nicht in ihren Lebensfunktionen (Atmung, Stoffwechsel, Wachstum, Motilität) aktiviert wird, bei stärkeren Reizen im Sinn der *Dystrophie*, das Gewebe im Sinn der *Entzündung*, teils der proliferierenden, teils der exsudativen, der Organismus mit aktivierten und späterhin auch *gestörten Funktionen* seiner Organe (vor allem des Kreislaufes) bis zu schließlichem Versagen und Tod.

IV. Die Morphe der Reaktionen.

A. Die Reaktionen der freien Einzelzelle.

a) Zum Begriff der freien Einzelzelle.

Die freie Zelle, die wir hier als erstes Reaktionsobjekt meinen, führt innerhalb der Blut- und Lymphbahnen und als Gewebswanderzelle ihr Eigendasein. Sie hat sich aus den Grundnetzen gelöst, wandert in Blut und Lymphe in Gewebelücken, auf inneren Oberflächen oder in Sekreten als Einzelzelle. Daher nennen wir sie die *freie Zelle*. Die Gewebszelle ist ihr gegenüber mehr oder weniger der ent-individualisierte Bestandteil eines großen Komplexes gleichartiger, untereinander verbundener Zellen, eingehüllt in ernährende und verbindende Grundsubstanz, gegliedert und geschieden durch Fasersysteme, mit denen sie in hin- und rück-läufigen Beziehungen steht, gespeist von einem Nahrungs- und entschlackt von einem Spülungsstrom aus den Netzen der Blut- und Lymphcapillaren.

Zu den freien Zellen gehören Erythrocyten, Leukocyten, Monocyten und Makrophagen, Lymphocyten, Plasmazellen, Mastzellen, die exfoliierten Endothel-zellen, die Spermatozoen und die Exsudat-tumorzellen.

Da im Gewebe freie Zellen schwierig zu beobachten sind, kommt der experi-mentellen Beobachtung der explantierten Zelle in der Kultur ihre besondere Be-deutung zu. Auch das einzellige Infusor, in diesem Fall als Zellmodell benutzt, ge-hört hierher.

Erst im vergangenen Dezennium hat eine *Immuncytologie* sich zu entwickeln begonnen, die vorwiegend ihren Anstoß von klinischen Fragestellungen, d. h. von der Immunhämatologie her erhalten hat. Immerhin ist erwähnenswert, daß Rössle die Frage der Immunität der freien Einzel-zelle mit Untersuchungen am Infusorium schon sehr frühzeitig aufgegriffen hat[1]. Aus jüngster Zeit liegen gute und als Quellenwerk vorteilhaft zu benutzende zusammenfassende Arbeiten vor[2]. Die theoretische Analyse der Beziehungen der Antikörper und ihrer Reaktionen zu den Zellen muß sowohl von den Antikörpern wie von den Zellen aus gesehen werden. Dabei ist es eine wichtige aber auch über-raschende Feststellung, daß alle Anti-körper, die freien präzipitierenden und die zellständigen sowie die *cytotoxischen*,

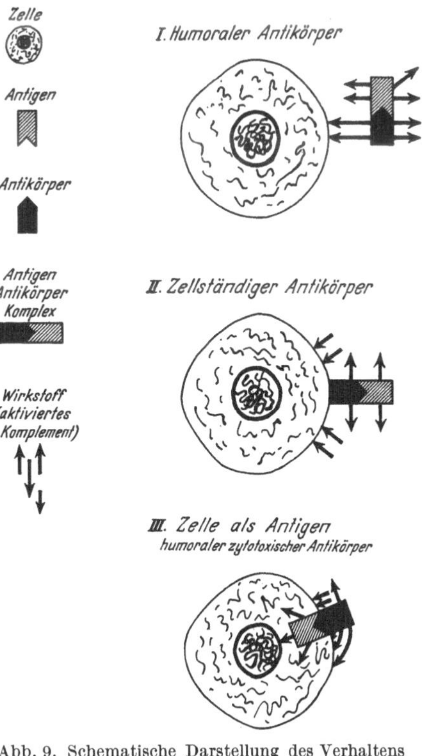

Abb. 9. Schematische Darstellung des Verhaltens einer AAR und ihrer Produkte gegenüber der Zelle unter verschiedenen Situationen (siehe Letterer, 1962).

unter ihnen sowohl *komplette* wie *inkomplette* oder blockierende Antikörper[3] mor-phisch zu den *gleichen* Reaktionsfolgen an Zellen und Geweben führen können.

Cytotoxisch heißt ein Antikörper dann, wenn Zellen und Zellextrakte als Antigen zur Sensibilisierung verwandt wurden und der dann entstandene humorale Antikörper mit den in den Zellsubstanzen enthaltenen Antigenen reagiert. Dieser Fall ist eine Art umgekehrte Anaphylaxie. Zellständig ist ein Antikörper dann, wenn er nicht ins Blut von der ihn bildenden Zelle sezerniert wird. Diese Art Antikörper (allergische) gehört ebenfalls den γ-Globulinen (Reagine)[4] an. „Zellständig" kann theoretisch ein Antikörper auch dann sein, wenn er an sich den freien Antikörpern angehört, aber die ihn bildenden Zellen ihn *noch* nicht abgestoßen haben. Es ist schwierig zu sagen, ob und wann dieser Fall praktisch eintritt. „Zellständig" kann schließlich ein anaphylaktischer Antikörper sein, wenn er aus dem Serum, bzw. dem flüssigen Zellmilieu an Zelloberflächen adsorbiert wurde[5] (Cytophiler Antikörper von Sorkin,

---

[1] Rössle 1909, 1905.   [2] Waksman 1958a, Scheiffarth-Frenger 1961.
[3] Hummel 1955.   [4] Augustin, Conolly, Lloyd 1963. Stanworth 1963.
[5] Sorkin und Boyden 1959, Boyden und Sorkin 1960, 1961, Sorkin u. Boyden 1959, 1962, Steffen 1963.

Coombs-Test, Steffen-Test, Boyden-Test)[1]. Das ist auch der Fall bei der passiven cutanen und der passiven Anaphylaxie (PCA und PA)[1].

Der Ausdruck „zellständig" ist somit vieldeutig, aber seine Variationen sind nicht etwa an der Verschiedenheit der Reaktion erkennbar.

Von der Art der Antikörper abgesehen, gibt es für die freie Einzelzelle mehrfache Möglichkeiten des Einbezogenwerdens in eine AAR. Im Fall der Bildung anaphylaktischer, d. h. präzipitierender Akk, findet bei Zusatz des Antigens der Vorbehandlung die Reaktion humoral statt.

Sowohl Leukocyten vom Schwein wie Ascitestumorzellen der Maus werden durch den enteiweißten Serumextrakt, in dem zuvor eine AAR humoraler Akk stattgefunden hat, zu Zellquellung und Cytoplasmadestruktion und zur Sistierung der Atmung, gemessen an der Bildung von Milchsäure, gebracht[2]. Damit ist im Modell gezeigt, daß Zellen durch einen bei der AAR entstehenden Faktor (der sich aus dem in der Reaktion verbrauchten Serumkomplement herleitet und C'-Cytolysin genannt wird) durch Quellung und nachfolgende Lyse zugrunde gehen. Der Vorgang ist allein im Hinblick auf den AAK spezifisch, er bedarf des Komplements, und die humoral entstandenen Stoffe wirken sich an der cytoplasmatischen Organisation ganz beliebiger Modellzellen aus. Es besteht also *keine* Zellspezifität, menschliche Leukocyten, Myelocyten oder Thrombocyten werden in gleicher Weise geschädigt. Allerdings wird die Reaktion nur mit eiweiß*freiem* Serumextrakt signifikant positiv; offenbar wird das C'-Cytolysin im Vollserum durch Eiweißbindung wieder weitgehend inaktiv.

Es bleibt abzuwarten, ob und inwieweit es nachweisbar werden wird, daß diese bei einer humoral ablaufenden AgAk-Serumreaktion freigesetzten Stoffe, als unmittelbar zellschädigende Prinzipien in Frage kommen. Denn beliebige inerte Zellen aus einem *nicht* sensibilisierten Organismus reagieren in einem aus Antigen und Antiserum als Reaktionssubstrat verwendeten System, im allgemeinen *nicht*. Nur Erythrocyten, die Antigene oder Antikörper adsorbiert haben, also „sensibilisiert" wurden, können reagieren[3]. Besitzt die freie Zelle aber zellständige (allergische) Akk, die sie gebildet oder adsorbiert hat oder wurden Zellen selbst als Antigen benutzt (cytotoxische Immunität), dann findet die Immunreaktion in jedem der drei Fälle an ihrer Oberfläche statt.

b) Die Erythrocyten.

Es ist wie schon gesagt eine Eigentümlichkeit der Allergologie, daß sie sich gerade um die Zellen und ihre ersten Reaktionsbilder als Manifestation von AARR bis in die jüngste Zeit hinein relativ wenig bemüht hat. Die Zellreaktion wurde zunächst nur zu klinischen Testzwecken benutzt. Erst die fortschreitende Analyse der Problematik hat mehr und mehr an die Zelle und ihr morphisches Verhalten gegenüber Immunreaktionen herangeführt[4]. Eine Ausnahme bildet der Erythrocyt, dessen Immunagglutination und -lyse schon länger zur Darstellung bestimmter Immunreaktionen benutzt wurde. Seitdem Jules Bordet[5] sich als erster dieser Reaktionen bediente, sind zahlreiche neue und verfeinerte Methoden in die diagnostische Arbeit eingeführt worden[6]. Für den Erythrocyten, der Antikörper nicht bildet, kommt nur die Adsorption von Antigenen oder Antikörpern an seine Oberfläche, sowie die Möglichkeit, selbst als Antigen oder als Autoantigen zu fungieren, in Frage.

Der Antikörper bewirkt an der Zelloberfläche des Erythrocyten drei *sichtbare* Erscheinungen: *Agglutination, Lyse und Opsonierung*. Die letztere ist zwar nur an ihrer Folge, der Phagocytose der roten Blutzelle durch andere Zellen zu erkennen. Unter Umständen nimmt der Erythrocyt nach der Einwirkung des

---

[1] Ovary 1958, Hill und Habermann 1954, Ponder, Bessis, Brika u. a. 1952, Rebuck 1953, Boyden 1964.
[2] Fischer u. a. 1963.   [3] Steffen 1963, Gell und Coombs 1963 (Literatur).
[4] Scheiffarth und Frenger 1961, Letterer 1961, 1962.
[5] Bordet und Gengou 1901.   [6] Coombs 1945, Steffen 1955, 1963, Boyden 1951.

antierythrocytären Antikörpers Kugelgestalt (Spärocytose) an, weil die an seiner Oberfläche sich abspielenden Membrandurchlässigkeiten den Ein- und Austritt von Flüssigkeit gestatten[1].

Die Entstehung der *Sphärocytose* wird als eine irreversible Kontraktion der Erythrocytenoberflächenmembran erklärt, und ist eine der Hämolyse vorangehende morphische Umgestaltung derselben[2].

Im Modellversuch bewirkt z. B. Antihuhnkaninchenserum an Hühnererythrocyten bei Komplementzusatz rasch einsetzende Hämolyse und Agglutination. Die Kerne der Hühnerblutkörperchen lassen markante Strukturveränderungen[3] unter Austritt von Chromatin erkennen, ferner wird Kernsubstanz aus der Zelle ausgestoßen, schließlich kommt es zu Verdickung der Kernmembran, zu basophiler Granulierung des Cytoplasmas, zu Pyknose und Lyse.

Diese Veränderungen lassen sich besonders gut studieren, wenn der Versuch in Hühnerplasma angestellt und Agglutination damit verhindert wird[4]. In vivo läßt sich die Agglutination im Capillarmikroskop nach Zusatz von antierythrocytärem Serum beobachten, die schon nach Verabreichung ganz geringer Mengen und sogar früher als in vitro eintritt[5].

Der *Opsonierung* der Zellen *folgt* die *Phagocytose* derselben in den Sternzellen und Sinusoidendothelien der Leber und Milz sowie in Leukocyten[6]. Die in vielen Fällen leicht zu übersehende Reaktions-Kinetik läßt erkennen, daß celluläre und humorale Prinzipien eng miteinander verknüpft sind. Die Opsonierung wird bewirkt von einem humoralen Stoff, der im Plasma sensibilisierter Tiere auftretend beschleunigte Phagocytose von Bakterien und Zellen bewirkt[7]. Die Phagocytose opsonierter Erythrocyten zeigt im Phasenkontrastmikroskop, daß sowohl Teile wie ganze Erythrocyten aufgenommen bzw. von Plasma umflossen und intracellulär lysiert werden. Agglutinierte Zellen werden *nicht* mehr phagocytiert. Die Stärke der Phagocytose steht in keinem direkten Abhängigkeitsverhältnis vom Titer der Immunhämolysine und des Komplements, jedoch bestehen hierüber verschiedene Aussagen[8].

Die *Agglutination* ist gleichfalls ein Oberflächenphänomen, bei dem elektronenoptisch erweisbar ist, daß der Niederschlag des Antikörpers die Haftung der gegenseitigen Oberflächen bewirkt. Agglutinierte Erythrocyten haften durch längere fadenförmige Fortsätze, die von ihrer Oberfläche ausgehen, aneinander[9], bevor sie voll agglutinieren und lysieren. Da die Oberfläche des Erythrocyten dank seiner Struktur zu Adsorptionen besonders geneigt ist, werden nicht allein Antikörper von derselben gebunden. Diese Tatsache wird für zwei Vorgänge insofern wichtig, als mit oder ohne Tanninvorbehandlung der Erythrocyten dieselben als Adsorbens für Globuline und Antikörperglobuline angewandt werden und aus einem entsprechenden Medium eines Antiserums in dem die Erythrocyten suspendiert sind, das Antigen oder der Antikörper zur Manifestation einer AAR an die Zelloberfläche gebunden werden kann. Als die adsorbierenden Elemente in der Oberfläche des Erythrocyten werden die Phosphatide oder Polysaccharide seiner Membran angesehen[10]. Hier tritt also der vorhin genannte Fall ein, daß eine Normalzelle mit der Oberfläche aus einem Ag- oder Ak-System einen Funktionsstoff adsorbiert und dadurch zum Substrat einer AAR wird. Die Folge ist Agglutination und anschließend bei Komplementgegenwart Lyse. Zahlreiche Stoffe können ohne antierythrocytäre Wirkung zu haben, Allergennatur besitzen,

---

[1] BANTI 1913, DAMASCHEK und SCHWARTZ 1938 u. a., s. bei SCHEIFFARTH und FRENGER 1961.
[2] SCHEIFFARTH und FRENGER 1961, LETTERER 1961, 1962.   [3] BESSIS und BRICKA 1950.
[4] LUMSDEN 1958.
[5] DAY und PERRY 1950, WASASTIERNA 1951. Siehe bei SCHEIFFARTH u. FRENGER 1961.
[6] BESSIS 1954, ZINKHAM und DIAMOND 1952. Siehe SCHEIFFARTH u. FRENGER 1961.
[7] BOYD 1956.   [8] SCHEIFFARTH-FRENGER 1961, SCHUBOTHE 1955, BESSIS 1954.
[9] BESSIS und BRICKE 1950.   [10] GRABAR 1958, BOYDEN 1951.

und antikörperbedingte erworbene hämolytische Anämien hervorrufen, indem
körpereigene Erythrocyten das Substrat für antierythrocytäre Auto-Antikörper
abgeben und die auf ihnen ablaufenden Reaktionen die roten Blutkörper in
der Folge zerstören[1].

Auch *Thrombocyten* können durch eine AAR geschädigt werden; d. h. es kann
ein AAK an die Thrombocyten fixiert werden, wodurch diese zur Agglutination
kommen[2].

c) Die Leukocyten.

Die Beziehung von Leukocyten zu Immunphänomenen sind im Vergleich zu
Erythrocyten nicht weniger komplex. Auch hier können immunbiologische
spezifische mit unspezifischen Prinzipien interferieren (Plasmafaktoren) und zu
gleichen Phänomenen, nämlich Agglutination und Zelluntergang mit Nekrose

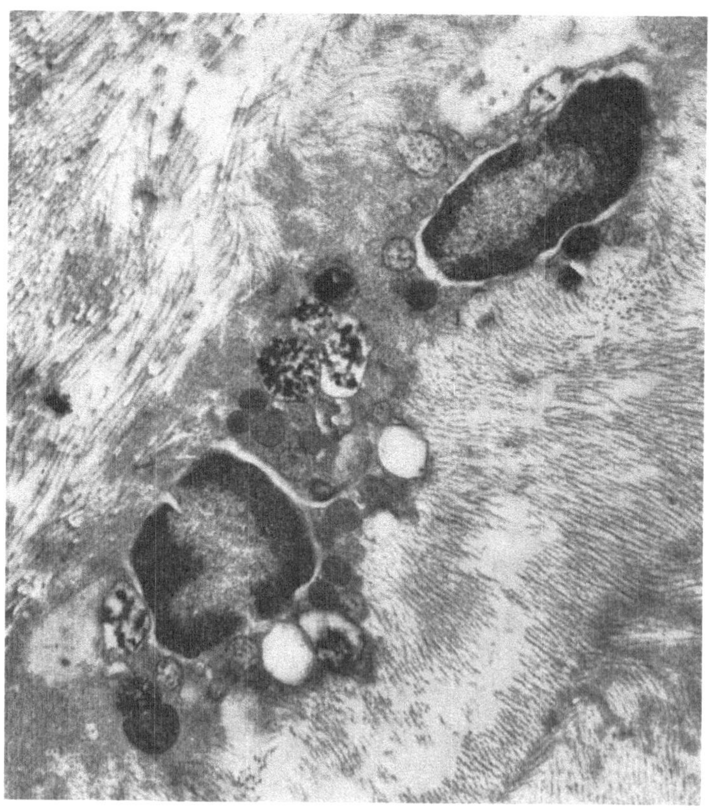

Abb. 10. Lytische Veränderungen eines neutrophilen Leukocyten in einem Präzipitationsherd in der Cornea
(Arthus-Phänomen). 12 Std nach Injektion. Schwund der Zellmembran, Cytoplasmaverdichtungen, Ver-
breiterungen des perinucleären Raumes, Blasenbildung. Aufnahme Shirasawa.

und Lyse führen. Der Agglutination folgt, sofern Komplement nicht gegenwärtig
ist, der Zelltod und erst in dessen Gefolge die Lyse (Nekrolyse). Diese Art der Lyse
beruht auf enzymatischer Autolyse und auf der Lyse eines zuvor mehr oder
minder koagulierten Cytoplasmas[3]. Agglutination wird durch Immunkörper bewirkt, aber es gibt noch zahlreiche andere, u. a. auch physikalische Gründe für

---

[1] Scheiffarth und Frenger 1961.   [2] Miescher und Straessle 1956.   [3] Müller 1955.

dieselbe[1]. Ist Komplement vorhanden, so tritt Lyse ein. Dies entspricht einer echten Immuncytolyse, sie gehört unter den Lysephänomenen zur Heterolyse.

Während alle Klassen von Antikörpern Agglutination von sensibilisierten und nicht sensibilisierten Leukocyten hervorrufen können, welcher die Lyse folgt[2], existiert im Normalblut eine regelhafte in vitro-Leukocytolyse, die durch Gegenwart reagierender Immunkörper verstärkt und beschleunigt wird. Dadurch steigt der für diese Beobachtung berechnete Cytolyse-Quotient[3].

Die Steigerung der Cytolyse im Blut von sensibilisierten Tieren und Menschen nach Zusatz des Antigens[4] hat als morphisches Substrat den „kugeligen segmentierten Granulocyt", dessen Kern keine Strukturzeichnung mehr zeigt und

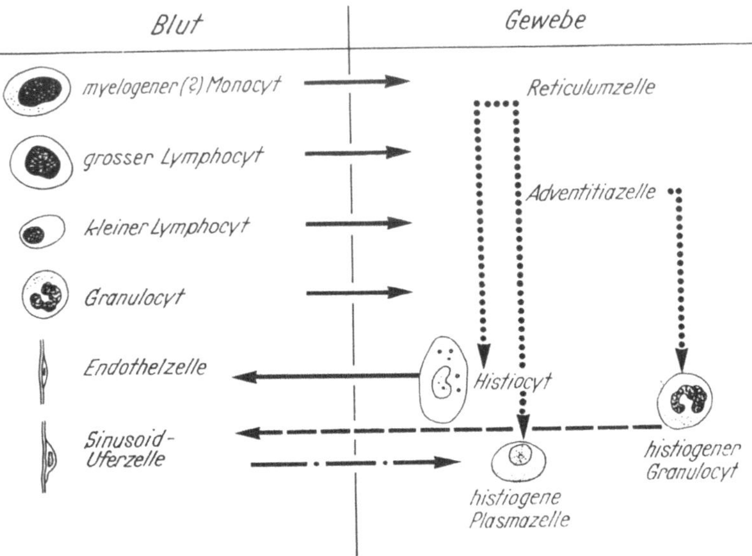

Abb. 11. Schematische Darstellung der im Blut und Gewebe vorkommenden Zellen und deren Möglichkeiten aus dem Blut ins Gewebe oder aus dem Gewebe ins Blut zu wandern. Nach LETTERER, Allgemeine Pathologie 1959, S. 106, Thieme, Stuttgart.

dessen Cytoplasma ausgedehnte Vacuolisierung aufweist. Diesen Veränderungen, die in Lyse enden, geht *keine* Agglutination voraus. Die gleiche Beobachtung ist auch bei Tuberkulinsensibilität gemacht worden. Dabei sind die Granulocyten besonders fragil[5].

Die Auswertung der Literatur gelingt nicht immer ganz eindeutig insofern, als unter „Leukocyt" häufig auch andere weiße Blutzellen verstanden wurden (Monocyten, Lymphocyten) und die Unterscheidung von Granulocyten nicht immer zweifelsfrei möglich ist. Erst in neueren Arbeiten wird schärfer zwischen Granulocyten als den eigentlichen Leukocyten und den Lympho- und Monocyten unterschieden.

Die Situationen, die für die freie Einzelzelle auftreten können, unter denen sie in den Ablauf einer Immunreaktion gelangt, sind schematisch in der folgenden Abbildung dargestellt.

Bei der Sensibilisierung gegenüber Tuberkulin tritt in der ersten Phase bei Zufügung von Tuberkulin zu Leukocyten die Lyse ein. Späterhin, in einer zweiten Phase, entwickelt sich ein humoraler Antikörper, welcher die Cytolyse verhindert,

---

[1] SCHMIDT 1951. [2] WAKSMAN 1958, s. S. 389. [3] BERDEL und WIEDEMANN 1952.
[4] WERNER und WACHHOLZ 1958.
[5] Ausführliche Literatur bei WERNER und WACHHOLZ 1958.

bzw. die Zelle vor den deletären Folgen des Kontaktes mit dem Antigen schützt (allergische Stufenreaktion)[1].

Es muß zwischen natürlichen und Modellversuchen unterschieden werden. Zu den letzteren gehören alle Modellansätze, bei welchen *normale* (inerte) Granulocyten oder Lymphocyten von nicht durch ein Antigen sensibilisierten Tieren zur Anwendung kommen und der Einwirkung eines Immunserums und dem entsprechenden Antigen ausgesetzt wurden. Dies ist z. B. der Fall bei der vor einigen Jahren entwickelten Degranulierungsreaktion der Basophilien von Shelley und Juhlin (1961)[2]. Basophile Leukocyten (auch solche von Kaninchen) geben ihre zuvor toluidinblau-gefärbten Granula unter Umständen in „explosiver" Weise unter Ruptur der Zelloberfläche und Untergang der Zelle ab.

Das tritt dann ein, wenn sie (technisch auf verschiedene Weise) mit Antigen und dem entsprechenden Patientenserum oder dem des sensibilisierten Tieres in Kontakt gebracht werden. Die Reaktion soll für komplette und inkomplette Akk Gültigkeit haben und Histamin aus den Zellgranula deliberiert werden.

Ein weiterer Fall ist die Anwendung antileukocytärer cytotoxischer Sera, die auf normale Granulocyten einwirken. Diese Situation entspricht dem natürlichen Fall der Entstehung von Autoantikörpern gegen Leukocyten, deren Reaktionen Immunleukopenien zur Folge haben können[3].

Aus allem geht hervor, daß sowohl celluläre wie plasmatische bzw. humorale, spezifische wie unspezifische Faktoren in den Reaktionssystemen eine oft schwer oder überhaupt nicht zu übersehende Rolle in vivo und in vitro spielen. Wie weit Summationseffekte spezifischer und unspezifischer Faktoren interferieren, läßt sich nicht immer sagen. Zum Beispiel bedarf die übliche Immunleukolyse an Zellen, die von sensibilisierten Tieren stammen, nur $1/_{100}$ derjenigen Antigenmenge, die sonst bei Anwendung normaler Leukocyten benötigt wird[4]. Bei Entzündung existiert im Plasma ein Globulinfaktor, der Leukocyten agglutiniert; er ist durch Cortison zu hemmen. Wir kennen aus der Allgemeinen Pathologie des Kreislaufs und der Thrombose die Bedeutung von Leukocytenagglutinaten für den Beginn derselben[5]. Auf diese Weise kann die *Fernthrombose* bei entzündlichen Zuständen eine weitere Erklärungsmöglichkeit finden. Die vorangehende „Sensibilisierung" des Organismus durch Infekte und die dann folgende Häufigkeit von Thrombosen und Embolien ist eine lang bekannte, wenn auch nicht immer anerkannte Tatsache[6]. Die neueren Beobachtungen über die fördernden Einflüsse der Agglutinabilität von Leukocyten durch milieubedingte AARR oder durch Autoimmunagglutination der Leukocyten liefert einen neuen Beitrag zu der alten Lehre.

Im Arthus-Phänomen spielt die Agglutination der Plättchen und Leukocyten eine integrierende Rolle für die Auslösung des Phänomens[7].

Es erübrigt sich zu sagen, daß in Parallelität zu den für den Erythrocyten beschriebenen Umständen auch der sensibilisierte wie der normale Leukocyt infolge der Aktivität seiner Zelloberfläche humoral gebildete Akk oder in seiner Umgebung auftretende Antigene binden kann und die so „sensibilisierte" Zelle fähig wird, mit dem hinzutretenden Reaktionsstoff zu intervenieren[8]. Wie weit hierzu unspezifische Plasmafaktoren treten, hängt von jeweiligen Verhältnissen ab. Erste Befunde über sog. leukocytocide Erscheinungen stammen von Be-

---

[1] Berdel, Rubner und Wiedemann 1954, Rubner und Buddecke 1957.
[2] Shelley und Juhlin 1961, Shelley 1962, Shelley und Juhlin 1962, Kravis u. a. 1965.
[3] Walford 1960, Miescher 1959.
[4] Miescher 1955, 1956, Miescher u. Strässle 1956, Miescher 1961, Hartmann 1958, Hartmann und Schreck 1958.
[5] Letterer 1959 (Lehrbuch).   [6] Dietrich 1932.   [7] Humphrey 1953.
[8] Literatur s. Scheiffarth und Frenger 1961.

obachtungen im anaphylaktischen Schock[1]. Seitdem sind sie bei vielfachen Gelegenheiten bestätigt worden. Historisch sind die Wirkungen des anaphylaktischen Antikörpers auf Leukocyten älter als die Erkenntnis, daß auch der allergische zellständige gleiche Folgen haben kann. Grundsätzlich verhalten sich zirkulierende Akk des Serums, Globulin-Akk, Tbc-Protein, Ovalbumin, Tuberkulin, Haptene und Arzneimittelproteinkombinationen sowie cytotoxische Akk gleichsinnig.

Die *morphischen* Folgen der AARR an Granulocyten, Lymphocyten, Monocyten, Fibrocyten und an anderen Einzelzellen werden im Hinblick auf die Zelle wie auf die Agg und Akk als grundsätzlich gleichartig beschrieben. Wir greifen nur Beispiele heraus. Auf Leukocytolyse bei Existenz von freien Antikörpern wurde eben schon verwiesen[2]. In vitro zeigen Leukocyten von Tuberkulosekranken sowohl licht- wie elektronen mikroskopisch nach Zusatz von Tuberkulin zum Blut der Kranken Veränderungen. Die hochsensibilisierte Zelle verliert ihre Dendriten, ihre Begrenzung wird diskontinuierlich, im Cytoplasma entstehen Vacuolen, rasch werden Granula ausgeschwemmt, aufgelöst oder verklumpt. Die Kernmembran wird unscharf, am längsten bleiben die Nucleolen erhalten.

Chromatolyse kann auch bei intakter Zelle schon eintreten, das Chromatin verliert seine tinktionellen Unterschiede und wird aus dem Kern ins Cytoplasma ausgestoßen. Die zunehmende Hydradation des Cytoplasmas führt zur Quellung wie zur Zunahme der Brownschen Molekularbewegung. Aus ihrer Trägerstruktur freigesetzte Enzyme beschleunigen die Auflösung der Zelle.

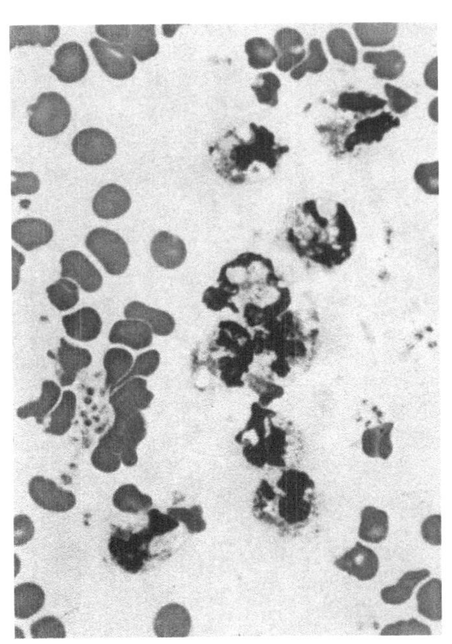

Abb. 12. Leukocytolyse im Milieu einer AAR. Aufnahme A. VOGT.

Physikalisch ist dieser Zelltod der Zerstörung eines gut äquilibrierten kolloidalen Systems zu vergleichen[3]. Bei der Tuberkulinleukolyse sollen in erster Linie die neutrophilen Leukocyten beteiligt sein[4], viel stärker als die kaum reagierenden Basophilen und Lymphocyten. Die Neutrophilen enthalten mehr Glykogen als die Basophilen. Der Glykogengehalt des Leukocyten aber fällt während der Entwicklung der Leukolyse schnell ab. Das interessante Phänomen der Klasmatose, eine eigentümliche Art der Abschnürung kleiner Cytoplasmabezirke von der Zelle, die an sezernierenden Plasmazellen beobachtet wird, scheint im Fall der Tuberkulinallergie der Neutrophilen ein Symptom der Dystrophie zu sein. In den klasmatotischen Randbezirken der Zelle entsteht eine besondere Verdichtung des Glykogens, welches bei der Abschnürung mit in den sequestrierten Teil abgegeben wird[5].

---

[1] ARTHUS und BRETON 1903, BIEDL und KRAUS 1909, RÖSSLE 1914, WIDAL 1914, SCHILLING 1925, GRAM und BÖHMIG 1959, 1960, SCHRÖDER 1934, ABELL und SCHENK 1938, ROCHA E SILVA 1950, STETSON 1951, WAKSMAN 1954, STRÄSSLE und MIESCHER 1958.
[2] WERNER und WACHHOLZ 1958. [3] BASSERMANN 1954. [4] FRADKIN 1962.
[5] THIERY 1960.

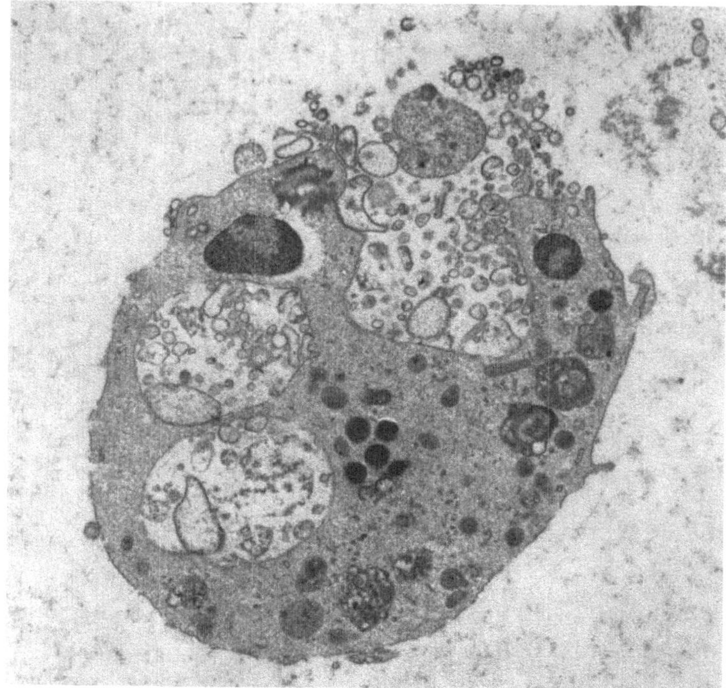

Abb. 13.

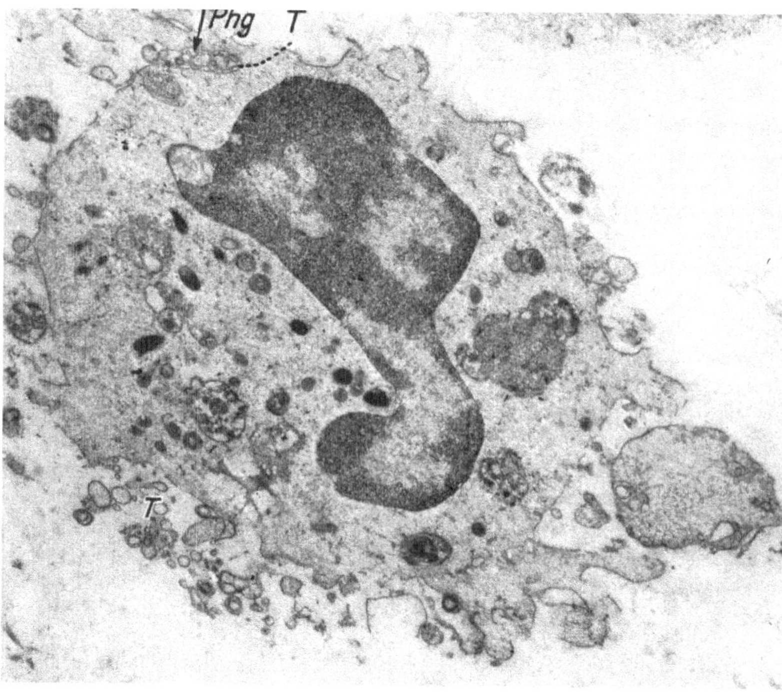

Abb. 14.

Abb. 13 u. 14. Weitere Beispiele der Zellaktivierung und Zellschädigung aus einem Reaktionsherd einer Tuberkulinreaktion. Vacuolenbildung und Phagocytose (*Phg* Phagocytose, *T* Zelltrümmer) in Leukocyten. Bilder und Experimente Shirasawa.

Gegenüber Tuberkulin reagierende Leukocyten sensibilisierter Kaninchen zeigen mit ihrer beschleunigten und erhöhten Absterberate auch ein indikatives Verhalten für Nekrobiose und Nekrose in der Anfärbbarkeit mit Kongorot und Nilblau[1], eine Methode, die vor vielen Jahren (mit Kongorot und Trypanblau)

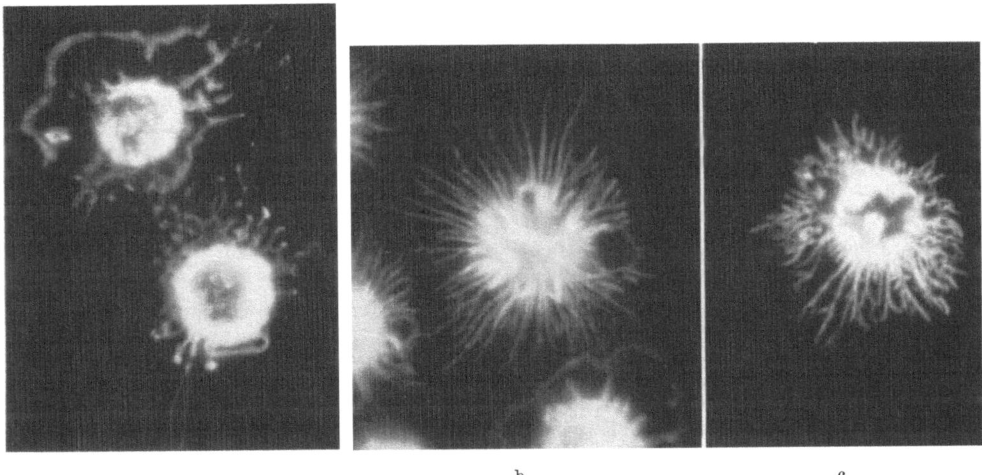

Abb. 15. Verzögerte Form der Tuberkulinleukolyse. Dunkelfeldvitalpräparat. a Durch die Zellschwellung ist die Grenzmembran eingerissen, Zellinhalt ist ausgeschwemmt, Kern erhalten. b und c Endzustände des gleichen Vorganges. Deutliche Darstellung der während der Reaktion entstehenden Schäden. Nach BASSERMANN, 1954.

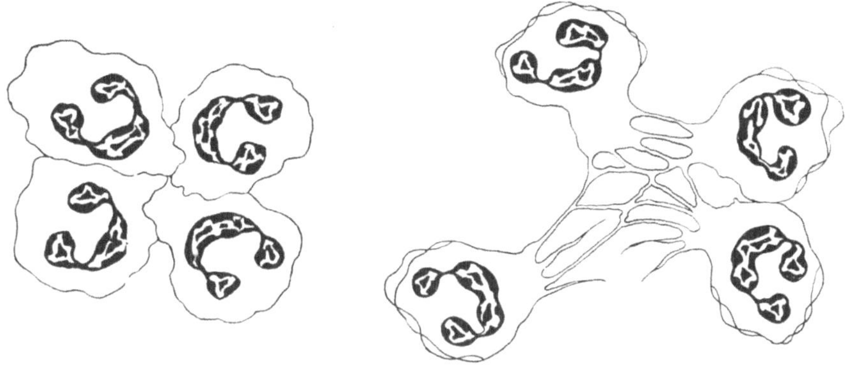

Abb. 16. Schematische Darstellung von vier agglutinierten Leukocyten. Einige Minuten nach der Agglutination streben die Zellen danach, unter Ausbildung langer Filamente sich zu trennen. Nach einer Filmaufnahme von BESSIS und TABUIS, 1954.

zur Identifizierung absterbender exfoliierter Zellen schon benutzt wurde (Seyderhelmsche Lösung).

Mit human-antileukocytärem Kaninchenserum erhält man an den zugesetzten Leukocyten eindrucksvolle Bilder der Reaktion[2]. Die Leukocyten liegen mit den Flächen aneinander und lassen Pseudopodien, die sich gegenseitig abstoßen, entstehen. Trotzdem bleiben sie durch lange Fäden miteinander verbunden. Elektronenoptisch sind an der Zelloberfläche feine fadenförmige Fortsätze zu sehen, mit denen die Leukocyten sich gegenseitig vernetzend agglutinieren. Durch scheinbare Wasseraufnahme bläht die Zelle sich auf, das Cytoplasma geht in den

---

[1] JOHANOVSKY 1959.   [2] BESSIS und TABUIS 1954, DAUSSET 1954, STEFFEN 1958.

Solzustand über, die Granula sind in starker Bewegung. Der Kern verliert an Volumen. Der Granulocytenkern behält aber seine gelappte Form, während der Monocyt sich rundet. Scheinbar komprimiert Zellödem den Kern. Wenige Minuten später nimmt sein Volumen wieder zu, die Nucleolen werden sehr dunkel. Die stark bewegten Mitochondrien wandeln sich durch Schwellung zu großen Blasen. Nach etwa 12 min platzt die Kernmembran, Chromatin tritt ins Cytoplasma, am Ende bleibt eine amorphe Masse mit einigen „tanzenden" Granula zurück.

Das Verhalten der weißen Blutzelle ist eine brauchbare Stütze für die Ansicht, daß die AAR auch *anabole* Folgen haben kann. Der Energiestoffwechsel, Wachstum, Zellvermehrung und Motilität[1] können unter der Auswirkung der AAR Steigerungen erfahren. Das wichtigste Phänomen für den Granulocyten (und Monocyten) ist für diesen Fall die *Phagocytose,* die mit Zell*stoffwechsel* und O_2-Verbrauch, sowie mit der *cytoplasmatischen* und der *lokomotorischen Motilität* eng verbunden ist. Über die Zusammenhänge zwischen Stoffwechsel, Phagocytose und Motilität berichten die unten angeführten Arbeiten[2].

Phagocytose von Kokken führt im Modellversuch zum Anstieg des Sauerstoffverbrauches, der nach ihrer Beendigung noch weiter ansteigt[3]. Leukocyten von sensibilisierten Tieren phagocytieren um ein Vielfaches mehr[4]. Phagocytierte Tusche steigert den O_2-Verbrauch viel weniger. Leukocyten, in deren Milieu eine AAR stattgefunden hat, steigern deutlich O_2-Verbrauch[3] und Milchsäurebildung. Ascitestumorzellen hingegen nicht. Antileukocytäres Serum von Kaninchen steigert bei Hunden den Phagocytoseindex. *Kleine* Mengen des Serums stimulieren die Phagocytose, während größere sie hemmen. Gleiches hat Metschnikoff schon 1899 angenommen[5]. Histamin und Serotonin steigern die Phagocytose von Rattenleukocyten.

Die phagocytäre Aufnahmetätigkeit für markiertes Humanalbumin durch Bauchhöhlenleukocyten von Meerschweinchen steigt beträchtlich, sobald im Milieu der Zellen eine AAR (Serumantikörper) sich abspielt[6]. Die Reaktion steigert also auch die Phagocytose.

Leukocyten von gegen Tuberkulose sensibilisierten Tieren zeigen bei Tuberkulinzusatz Steigerung der Atmung und Glykolyse[7]. Desgleichen steigen die Phosphorylierungsenzyme an[8]. Jedoch zeigt der Zusatz von Antigen zu Gewebekulturen sensibilisierter Tiere keine O_2-Steigerung, keine Dehydrasen und Oxydasenverstärkung[9]. Demgegenüber sind die Ergebnisse mit Serumantikörpern vielfach widersprechend[10]. In großer Zahl angestellte Versuche lassen auch heute noch kein endgültig klares Bild gewinnen. Vielfach spielt der mehr oder weniger ungeklärte „Plasmafaktor" eine komplizierte Rolle, welcher als humoraler Faktor im Plasma sensibilisierter Tiere auftretend, die Resultate insofern beeinflußt, als es sich mit ihm um einen unspezifischen Wirkstoff handelt[11].

Geringe Dosen Tuberkulin sollen nach Calmette[12] in der Bauchhöhle tuberkulöser Meerschweinchen leukocytäre Exsudate mit stark gesteigerter phagocytärer Aktivität hervorrufen; hohe Dosen hingegen hemmen die Phagocytose. Häufiger wird dem Tuberkulin allerdings hemmende Wirkung zugeschrieben; doch spielt offenbar die Dosis eine ausschlaggebende Rolle.

Die *Migration* tuberkulose-sensibilisierter Leukocyten wird durch Tuberkulin als Manifestation der *Zellmotilität* gesteigert. Aktivität, Atmung und Glykolyse phosphorylierender Enzyme sind vermehrt, der bakteriostatische Effekt sensibilisierter Zellen steigert sich[13]. In anderen Versuchen aber trat Hemmung ein[14].

---

[1] Letterer, Lehrbuch 1959.
[2] Mudd and Mudd 1933, Fritze 1953, Bazin u. a. 1953, Ludany u. a. 1951, 1955, 1958, Beck und Valentine 1953, Becker und Fischer 1957, Becker, H. Munder u. Fischer 1958, Delaunay (Literatur) 1962.
[3] Keller und Sorkin 1965, Becker und Fischer 1957, Becker, Munder u. Fischer 1957, Fischer und Haupt 1965.
[4] Schröder 1934.   [5] Metschnikoff 1899, 1900.   [6] Sorkin 1959, 1962.
[7] Dittmar und Sixel 1954.   [8] Mauer 1952.   [9] Follis 1948, 1953.
[10] Holst 1922, Meyer und Loewenthal 1927, Aronson 1933, Buckley u. a. 1949, Langner 1950, Siess 1953, Merchand und Chamberlain 1952.
[11] Lindlar und Vogt 1962.   [12] Calmette 1923.
[13] Keibl und Spitzy 1951, Waksman 1958a und b, Juhascz-Schäffer 1928.
[14] Rich und Lewis 1927, 1932.

Hühnerleukocyten *wandern* unter dem Einfluß verschiedener Immunseren verstärkt aus ihrem Nährplasma in Richtung auf den Reaktionsherd aus, aber in zu hohen Konzentrationen kommt es zur Agglutination der Leukocyten und zur Hemmung der lokomotorischen Aktivität. Die Art der Sera, ob hämolysierend, agglutinierend, präzipitierend, inaktiviert oder nicht, spielt keine Rolle[1]. Ein löslicher Serumfaktor konnte ausgeschlossen werden. Histamin und Serotonin sind ohne Wirkung auf die Migration der Leukocyten. Hingegen wird aber auch von Hemmung der Migration berichtet[2]. Mit der Exfoliation der Zellen nimmt das Depot des Leukocyten an Glykogen zu; es kann, wie Stoffwechselversuche zeigen, anaerob verbraucht werden und dem intracellulären Kohlenhydratstoffwechsel kommt für Phagocytose wie für Migration eine wichtige Rolle zu[3].

Offenbar wird von der phagocytierenden Zelle Glykogen rascher abgebaut, wobei alkalische und saure Phosphatase aktiviert werden. Ohne den exakten Beweis führen zu können, ist der vorsichtige Schluß gestattet, daß die Steigerung des Stoffwechsels zum rascheren Verschleiß energieliefernder Stoffe und am Ende

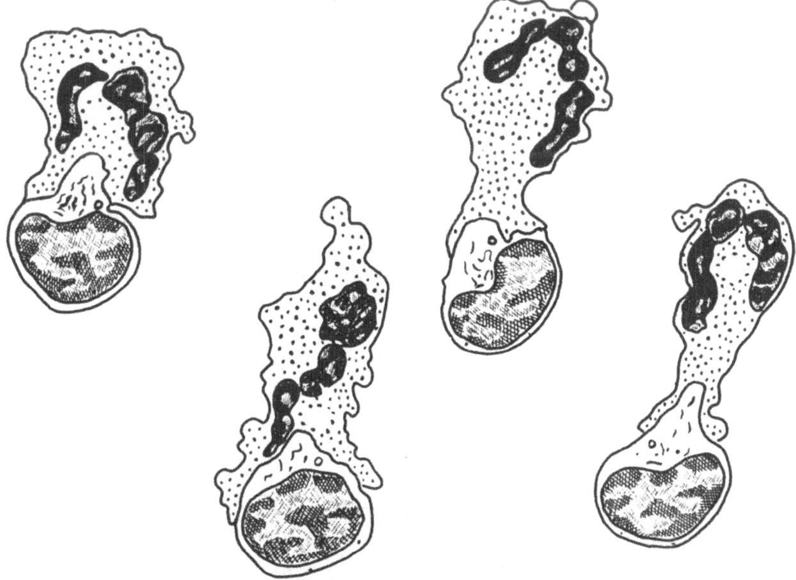

Abb. 17. Schematische Zeichnung eines Granulocyten, der vor sich einen Lymphocyten schiebt mit dem Versuch, denselben sich einzuverleiben. Bild von BESSIS und TABUIS, 1954.

zu Strukturabbau führt[4]. Schon 1929 haben CROMWELL u. a. das Auftreten von Vacuolen in Monocyten, Leukocyten und großen Lymphocyten beobachtet, sowohl in vivo wie in vitro wenn die sensibilisierten Tiere das homologe Serum (Antigen) erneut i.v. erhielten bzw. dieses den Blutzellen in vitro zugesetzt wurde. Sie deuten die entstehenden Vacuolen mit guten Gründen als Verdauungsvacuolen von Präzipitation[5].

Die phagocytären Phänomene der Leukocyten erhalten noch einen besonderen Aspekt durch Versuche mit antileukocytärem (cytotoxischem) Serum, welche als erste Modellversuche auf diesem Gebiet zum Problem der Lupus erythematodes-Zelle (LE-Zellen) überleiten. Ergebnisreiche Versuche mit antileukocytärem Serum an normalen Leukocyten sind auch mit filmischer Darstellung der Abläufe unternommen worden. Der Ablauf der Untergangsbilder, welche die durch das leukocytotoxische Serum geschädigten Granulocyten bieten, kann als generell

---

[1] MEIER und SCHÄR 1955.   [2] WAKSMAN 1958a.
[3] LUDANYI u. a. 1958, BECKER, MUNDER u. FISCHER 1958, CHASE 1945.
[4] FASSKE und THEMANN 1959.   [5] CROMWELL und CENTENO 1929.

beispielhaft für die Wirkung einer mit cytotoxischem Serum erzeugten AAR angesehen werden und zugleich dafür, daß zunächst eine anabole Reaktion ausgelöst wird (Steigerung der Phagocytose durch Opsonierung). Unveränderte oder „vom Antiserum wenig betroffene" Leukocyten (oder Monocyten) phagocytieren die stärker betroffenen, die trotz allem noch „große Vitalität" zeigen können; vorwiegend aber werden unbewegliche Formen von noch beweglichen phagocytiert, indem ein Teil der Zelle vom Phagocyten umschlossen und der Zellkörper des Leukocyten in diesen hereingezogen wird. Der Rest kann amputiert werden, der aufgenommene Teil wird innerhalb von 15 min verdaut.

Wird leukocytotoxisches Serum in vivo intravenös injiziert, so entstehen außer der Leukopenie reichliche Leukocytenagglutinate, die durch Verstopfung der Lungengefäße zum Schock führen können[1]. Die Sinusendothelien der Leber, Milz und Lymphknoten phagocytieren dann zahlreiche Kerntrümmer. Das spricht dafür, daß der phagocytose-fördernde Faktor (Opsonin) ein humorales Prinzip ist, welches durch die AAR entsteht und sowohl an der Leukocytenzelle, welche in diesem Fall als Antigen fungiert hat, wie an anderen zur Phagocytose fähigen Zellen angreift[2]. Die in der Lunge zurückgehaltenen

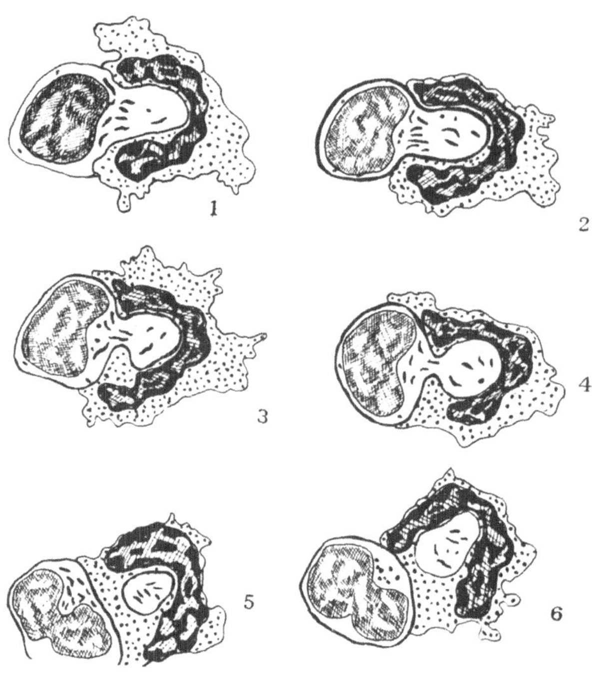

Abb. 18. Segmentale Abschnürung eines Teiles eines Lymphocyten durch einen Granulocyten. Bild von Bessis u. Tabuis, 1954.

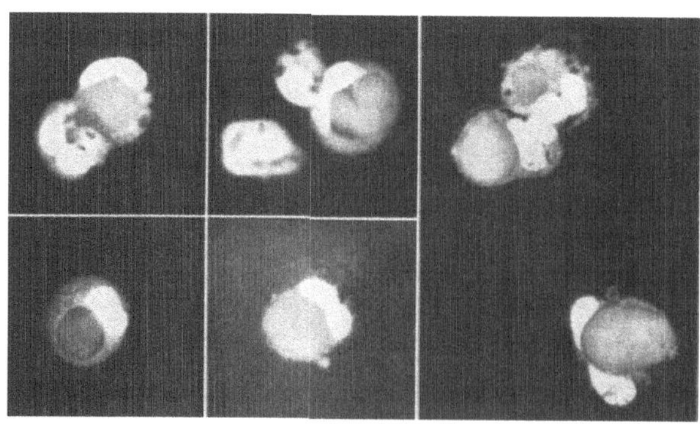

Abb. 19. Ultramikroskopische Studie von supravital mit Akridin-Orange gefärbten Zellen bei der Entstehung eines LE-Phänomens. Die Leukocytenkerne imponieren als stark lumineszierende Körper. Ihnen gegenüber sind die phagocytierten Leukocytenkerne dicht und dunkel. Hergestellt durch Inkubation von Leukocytensuspensionen oder Mischungen von isolierten Kernen mit lebenden Leukocyten und starkem LE-Serum. Marmont, 1958.

Leukocyten werden durch humorale und celluläre Einwirkungen ihres Cytoplasmas entkleidet und es besteht die Möglichkeit, daß im Anschluß daran durch Ver-

---

[1] Elster u. a. 1957.   [2] Bessis und Tabuis 1954, Robineaux 1958.

arbeitung der nackten Kerne sich antinucleäre, d. h. DNS-Antikörper entwickeln, in deren Gefolge wiederum LE-Zellen entstehen können.

Das Phänomen der LE-Zelle steht in engem Zusammenhang mit unserer hier behandelten Problematik, insofern als bei dieser Erkrankung ein antinucleäres Prinzip im Serum auftritt, welches gegen Leukocytenkerne gerichtet, diese homogenisiert und zur Phagocytose durch andere Leukocyten führt[1].

Die Entdeckung dieses Phänomens hat zu erfolgreicher experimenteller Nachbildung desselben geführt[2], wobei ein mit der LE-Zelle zwar identisches Endbild erzeugt werden kann, über deren dynamische Identität der Entstehung aber noch nichts Endgültiges auszusagen ist[3].

Es ist a priori nicht abzulehnen, daß eine voll intakte Zelle, in deren Milieu eine in diesem Fall durch AgAk-Einwirkung beschädigte Zelle auftritt, von der intakten Zelle beseitigt wird. Das hat im Endeffekt den Anschein einer Aufräumungsaktion, wesensmäßig entspricht der Vorgang einer Opsonierung der phagocytierten Zelle und gilt sowohl für die leukocytotoxische wie für die antinucleäre Antikörperreaktion. Aber es wäre dann schwer zu verstehen, warum andere phagocytierende Zellen wie Endothel- bzw. Sinusendothelzellen nie als LE-Zellen bei Lupus erythematodes gefunden werden, sondern immer nur Leukocyten als Ausgang für die LE-Zelle. Das

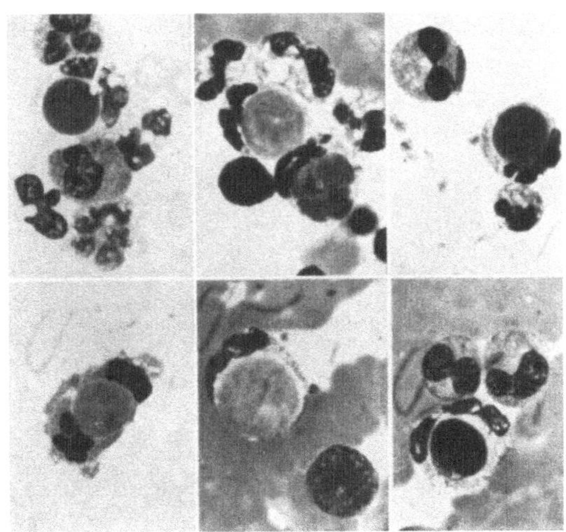

Abb. 20. Verschiedene Beispiele der Zellzerstörung durch LE-Zellen. Homogenisierung und Lösung von Kernchromatin der phagocytierten Kerne. Die Leukocytenkerne sind gut erhalten und gut färbbar und heben sich kräftig gegen die phagocytierten homogenisierten Kerne ab. Nach MARMONT, 1958.

Phänomen bleibt auf die Leukocyten in Blut und Knochenmark beschränkt. Das sollte bedeuten, daß die Leukocyten in irgendeiner Weise „spezifisch" in den LE-Phänomen-Vorgang eingeschaltet sind. Möglicherweise bildet sich bei der AAR zwischen Kern und Antikernstoffen ein humorales leukocytotropes spezifisches Opsonin, welches die Phagocytose auslöst. Aber die Antikernstoffe müssen die Granulocytenzelloberfläche durchdringen, um zum Kern der Zelle vorzudringen und die entstehende Oberflächenirritation könnte dann phagocytoseauslösend wirken. Indes scheint diese Art der Phagocytose sehr spezifisch zu sein, denn die Lebendbeobachtung des Vorganges ergibt im Gegensatz zu den Modellexperimenten, daß *nur* Kernsubstanzen und kein Cytoplasma von den Granulocyten phagocytiert wird[4]. Abseits von aller Problematik um die Genese des Erythematodes wird aus dem Formenkreis seiner Erscheinungen für unsere Betrachtung hier wichtig: Die *Immunophagocytose*, die zu den *anabolen* Immunreaktionen der Leukocyten gehört und durch einen antinucleären, gegen die

---

[1] HARGRAVES et al. 1948, 1949, KLEMPERER u. a. 1950, MARMONT 1959.

[2] MIESCHER und STRÄSSLE 1958, SCHEIFFARTH und FRENGER 1956.

[3] HARGRAVES et al. 1949, 1949, KLEMPERER u. a. 1950a, HASERICK u. a. 1949, 1950, MARMONT 1952, 1957, 1958, MIESCHER und STRÄSSLE 1958, SELIGMANN 1958, ROBINAEUX 1958, SCHEIFFARTH und FRENGER 1961.

[4] ROBINEAUX 1958, DEICHER, HOLMAN, KUNKEL 1959.

Leukocytenkerne gerichteten Antikörper ausgelöst wird. Bei seinem Kontakt mit dem Antigen wird der Kern „homogenisiert". Diese Kernhomogenisierung und spätere Lysis entspricht etwa den Schadensbildern, die mit cytotoxischen Seren in vitro zu beobachten sind[1].

Neue experimentelle Befunde sprechen den *Eosinophilen* speziell phagocytäre Eigenschaften für AAKK zu[2]. Davon abgesehen, nimmt der eosinophile Leukocyt eine Sonderstellung im Bereiche der allergischen und anaphylaktischen Hypersensitivität ein. Trotz vielfacher Bemühungen ist der Anfangspunkt, seine Bedeutung aufzuklären, bislang nicht gefunden. Abgesehen von anderen Gründen, die zur geweblichen oder Bluteosinophilie führen können, tritt (im Experiment) bei Zuführung eines Antigens Eosinophilie auf und regelmäßig zeigen anaphylaktische wie allergische Reaktionszustände die mehr oder weniger starke Zunahme der Eosinophilen in Blut und Gewebe. Daraus geht hervor, daß sie nicht erst als Reaktionsfolge einer AAR erscheinen, sondern *mit* dieser nur noch *vermehrt* aufkommen. Spritzt man einem Patienten mit allergischer Hyperergie (Atopie) das Antigen seiner Überempfindlichkeit in die Haut, so finden sich in der rasch entstehenden Quaddel zahlreiche Eosinophile[3]. Die Mitwirkung von Histamin wurde für möglich gehalten[4], spätere Untersucher negieren dies[5].

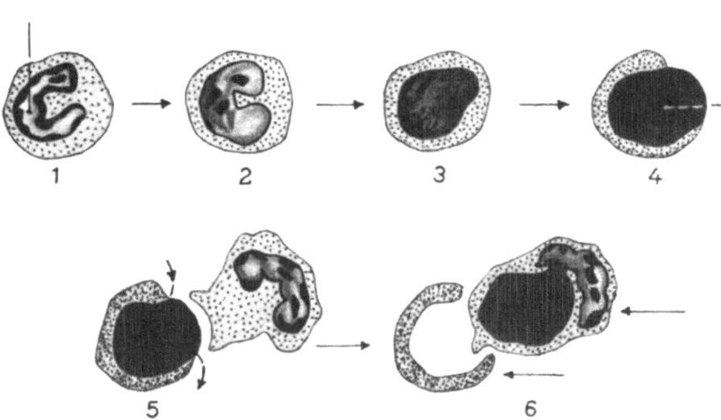

Abb. 21. Einwirkung des LE-Faktors auf einen normalen Leukocyten ↓ (1). Stufenweise fortschreitende Lösung des Kernes (2—4). Lysierter Kern wird von normalem Leukocyten phagocytiert (5); sein Cytoplasma wird abgetrennt; es entsteht die LE-Zelle (6). (Nach Robineaux, 1958. I. Int. Symp. Immunopathology, S. 424).

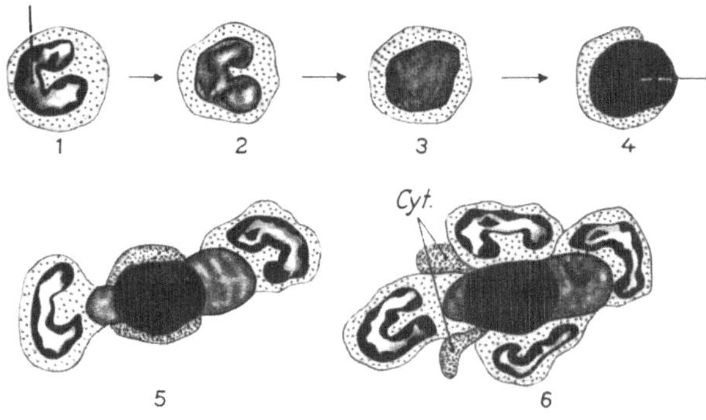

Abb. 22. Einwirkung des LE-Faktors auf normalen Leukocyten ↓ (1). Fortschreitende Chromatolyse (2—4). Ruptur der Kernmembran (5). Phagocytose des lysierten Kernes unter Abtrennung des Cytoplasmas durch mehrere normale Leukocyten (6). Aus Robineaux, 1958. I. Int. Symp. Immunopathology.

Immerhin ist die Annahme berechtigt, daß mit einer AAR Stoffe erzeugt werden, welche Eosinophile anlocken oder entstehen lassen[6] (eosinophiler Faktor). Dabei wird auch eine resorptive Eosinophilie als Folge der Aufsaugung lipoider Stoffe von der echten anaphylaktisch allergischen unterschieden[7]. Auch die passive Anaphylaxie hat diese Folge[8]. Auf Grund scheinbar überzeugender Experimente ist die Ansicht propagiert worden, daß die Eosinophilen bei der Antikörperbildung wenigstens initial beteiligt seien[9], bis jetzt konnte diese Ansicht keine Unterstützung finden. Über die Herkunft der Eosinophilen bestehen ebenfalls getrennte Meinungen. Immer-

[1] Marmont 1958, 1959.   [2] Sabesin 1963.   [3] Berger und Lang 1930, Kline u. a. 1932.
[4] Berger und Lang 1930 und 1931.   [5] Campbell 1945, Speiers 1955, 1958.
[6] Samter 1949, 1953, 1955.   [7] Marti, Esselier, Morandi 1954, 1957.
[8] Berger und Lang 1930, Redd und Vaughan 1955.   [9] Speirs 1955a und b, 1956.

hin sind die meisten Autoren der Ansicht, sie stammen aus dem Knochenmark[1], nur vereinzelt wird angenommen, daß sie ortsständig gebildet werden[2].

d) Die Lymphocyten.

Der Gewebslymphocyt des lymphadenoiden Gewebes und der Lymphknoten wird erst unter dem Aspekt des „Gewebes" zu besprechen sein. Aber die Lymphocytenzelle im Blut, ihrer Herkunft nach aus den lymphatischen Bildungslagern stammend, spielt in der Spätreaktion eine Hauptrolle. Als deren Paradigma gilt die Tuberkulinreaktion. Das wesentliche Phänomen ist die Immunlymphocytolyse[3], welche in der Symptomatik der schon geschilderten Immunleukolyse gleichsteht. Die Morphe der Reaktion besteht in ziemlich rasch einsetzender Lysis der Lymphocyten; im Gegensatz zu den Granulocyten, die mit Vacuolisation im Cytoplasma und Kernverformungen reagieren, soll der Lymphocyt monocytoide Formen annehmen[3]. Seine an sich schon geringe Motilität kann dann noch weiter herabgesetzt sein. Über transitorische Stadien geht er rasch in Lyse über. Die Gegenwart von Komplement erscheint notwendig. Diese Art Lymphocytolyse kann anscheinend nicht in unmittelbare Beziehung zu den tuberkulinbedingten Zellschäden in Zellkulturen von tuberkulösen Spendertieren gesetzt werden. Die Dynamik der Lymphocytolyse könnte zwei Möglichkeiten haben. Entweder enthält die sensibilisierte Zelle einen sessilen von ihr gebildeten oder von ihr adsorbierten Ak (intrinsic) und das Antigen kommt von außen hinzu (extrinsic) oder Ak und Ag sind beide extrinsic. Daß der Lymphocyt (unter Umständen seine Vorstufen) Akk bildet bzw. enthält, ist vor einigen Jahren in eindrucksvollen Untersuchungen sowohl durch Antigenfixation an der Zelle wie auch mit tritiummarkierten Zellen gezeigt worden[4]. Schon FAVOUR, dem sehr exakte Untersuchungen über die Immuncytolyse mit Tuberkulin zu danken sind, diskutiert über einen unspezifischen Plasmafaktor, der für die Lyse verantwortlich sein soll[5]. Zahlreiche spätere Untersuchungen mit anderen Antigenen und Tuberkulin sprechen für diese Ansicht[7]. Das Phänomen hat auf Grund der Arbeiten von FAVOUR vielfache und modifizierte klinische Anwendung gefunden[8] (Cytolysefaktor[6]). Sogar Urinleukocyten von Tbc-Kranken verhalten sich gleichsinnig[9]. Eine gute Analyse der Reaktion in vitro, wobei der sog. Plasmafaktor ausschließbar wird, hat kürzlich JOHANOVSKY gegeben. Der Reaktion zwischen Zelle und Antigen (Lymphocyten und Tuberkulin) folgt Hautentzündung und Fieber, während die Zellen in zumeist degenerativer Weise geschädigt werden. Die drei Stufen lassen sich getrennt beobachten[10]. An den Lymphocyten sind unter Umständen auch anabole Erscheinungen festzustellen. In der Transplantathistologie wird berichtet, daß Lymphocyten Gewebstransplantate angreifen und lösen können[11]. Es heißt ferner, daß die Injektion von lebenden Zellen humorale Immunität, die von toten dagegen celluläre *und* humorale erzeuge[12].

e) Die Monocyten (Makrophagen).

Unter der Bezeichnung Monocyt soll nach der neuen Terminologie[13] die zirkulierende Zelle verstanden werden, während als Histocyt die amöboid be-

---

[1] NEUMANN und KREIS 1954.   [2] LENDRUM 1944, VOORHORST 1959.
[3] WAKSMAN und NATOLNY 1958, WAKSMAN und BOCKING 1954, METAXAS-BÜHLER 1955, WITTE 1950, WAKSMAN 1959, CHASE u. a. 1955.
[4] NOSSAL 1959.   [5] FAVOUR 1957.   [6] WAKSMAN 1958a.
[7] WERNER und WACHHOLZ 1958, BERDEL und WIEDEMANN 1952, FAVOUR 1957, WAKSMAN 1958.
[8] BERDEL und WIEDEMANN 1952.   [9] KANZLER 1952.   [10] JOHANOVSKY 1960.
[11] WAKSMAN 1960.   [12] BRENT 1958.   [13] FAGRAEUS 1960.

wegliche Gewebezelle gemeint ist. Der zirkulierende Monocyt ist infolge seiner prozentual geringen Zahl für sich allein kaum ein Objekt besonderen Studiums für Folgen der AAR. Dennoch wurde er als freie Exsudatzelle nicht selten im Experiment benutzt, um Manifestationen einer AAR an oder mit ihm zu verfolgen. Die Ergebnisse sind zwiespältig, ohne daß die Gründe bislang eindeutig zu erkennen sind. Der in der Kultur gehaltene, meist aus künstlich erzeugten Bauchhöhlenexsudaten gewonnene Monocyt kommt vom normalen oder sensibilisierten (Serumanaphylaxie oder Bakterienallergie) Tier und kann zur Testung auf serumanaphylaktische Reaktion (Sofort-Typ) oder bakteriell-allergische Reaktion verwendet werden (verzögerter Typ)[1].

Hayashi berichtet über Zellveränderungen an Bauchhöhlenmonocyten von Tieren (Kaninchen), die gegen Bovin-Serum sensibilisiert sind, während andere bei der anaphylaktischen Hyperergie keine Zellveränderungen fanden. Die Zellen wurden in festem Plasma gehalten. Bei Zusatz des Antigens der Vorbehandlung soll momentan Zellschwellung und auffallende Degeneration in einer Form, die als Immunzellschaden für die Granulocyten schon beschrieben ist, eintreten.

Die Cytoplasmafortsätze verschwinden, die Zelle rundet sich ab, wenn die Zellgranula zuvor mit Neutralrot oder Janusgrün angefärbt werden, so entfärben sie sich unter dem Einfluß des Immunserums; Cytoplasma und Kern färben sich dann diffus an; der Kern schwillt, um später zu schrumpfen. Im Cytoplasma entsteht ein „fädiges Netzwerk", das als Zeichen für Zelltod angesehen wird[2]. Auch klinische Beobachtung spricht dafür, daß eine Parallelität zwischen Leukocyten und Monocyten in der Reaktionsmorphologie bestehen könnte, denn auch in der hämoklasischen Krise Widals zeigte sich, daß das Absinken der Leukocyten als Folge einer AAR im Blut von einer parallelen und proportionalen Verminderung der Monocyten begleitet wurde[3].

Im flüssigen Medium[4] erkennt man zusätzlich, daß *nach* den Veränderungen im Cytoplasma zunächst die Entfärbung der Mitochondrien und Golgikörperchen eintritt, deren Strukturen etwa 1 Std nach der Entfärbung in unregelmäßige Granula zerfallen. Die filamentösen Bildungen im Cytoplasma werden als geronnene Ribonucleinsäure angesprochen[5]. Verwendet man mit Kongorot markiertes Antigen (als Azoprotein C, das auf ein Molekül Protein 20 Moleküle Kongorot enthält)[4], dann findet sich nach Zugabe des markierten Antigens zu der Kultur *sensibilisierter* Exsudatmonocyten dieses als granuläre oder diffus vernetzte tingierte Substanz in den wie oben geschilderten veränderten Zellen. *Nicht* sensibilisierte Zellen sollen das Eiweiß nur in Form grober Granula aufnehmen.

Die phagocytären Eigenschaften der Monocyten werden durch AAR gesteigert[6] und die AAR in der Zelle führt mit der Steigerung des fermentativen Stoffwechsels zur Abgabe einer Protease[7].

Diesen Versuchen stehen neueste Beobachtungen entgegen[8], welche ihrer Anlage nach auf eine scharfe Trennung der Serumhypersensitivität und der Zellhypersensitivität abzielen: durch Glykogeninstillation in die Bauchhöhle von Meerschweinchen wurde ein Makrophagen-Exsudat erzeugt. Die Tiere waren gegen Eialbumin einerseits bis zur Arthus-Hypersensitivität und mit BCG bis zur Tuberkulinhypersensitivität präpariert. Injektion von Eierantigen verminderte die Zahl der Monocyten im Exsudat nicht, hingegen führte Tuberkulin zu einem kritischen und signifikanten Absturz der Monocyten im Bauchhöhlenexsudat. Wenn in diesen Befunden von Boyden leider cytomorphologische Berichte fehlen, so lassen sie doch den Schluß zu, daß Serumanaphylaxie sensibilisierte Zellen nicht, Tuberkulinallergie sensibilisierte Zellen aber schädigt und bestätigen

---

[1] Hayashi 1955, 1956a—d, Nelson und Boyden 1963, Kalkoff 1966.
[2] Lewis und McCoy 1922.   [3] Pirquet und Schick 1951, 1959,
[4] Hayashi, Takashi, Matsumoto 1955.   [5] Monné 1948.
[6] Sorkin und Boyden 1959, Gelzer und Suter 1959.   [7] Hayashi u. a. 1960.
[8] Nelson und Boyden 1963.

alte Ergebnisse von RICH und LEWIS (1932). Die Diskrepanz zu den ebenfalls sehr diffizilen Untersuchungen der japanischen Forscher (HAYASHI) ist zunächst nicht aufzuklären.

f) Die Spermatozoen.

Nach den Blutzellen steht noch die Spermie als menschliche bzw. Wirbeltier-Einzelzelle zur Diskussion. Serologisch ist die Antikörperbildung gegenüber den Spermienstoffen eine schon lang bekannte, theoretisch und praktisch wichtige Erscheinung. LANDSTEINER[1] und METCHNIKOFF fanden als erste 1899 unabhängig voneinander in Serum und Peritonealflüssigkeit Antikörper bei Tieren,

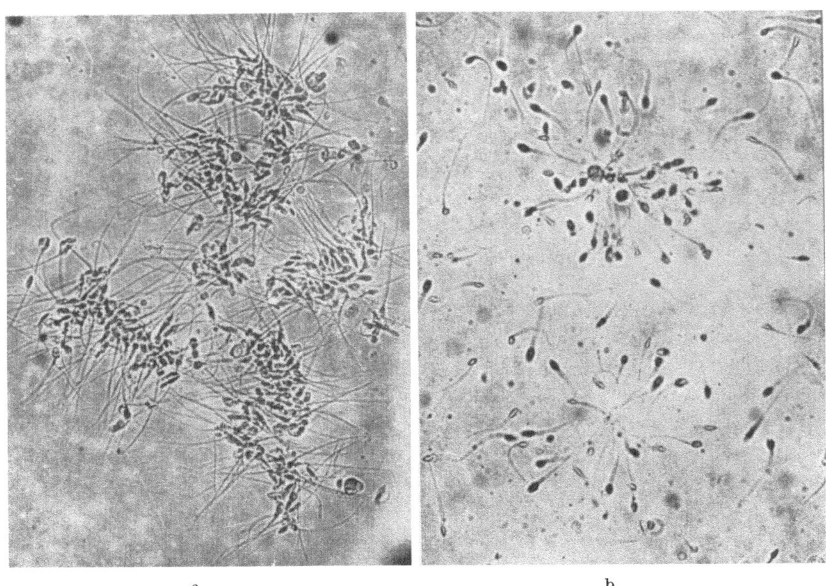

a   b

Abb. 23a und b. a Spermienagglutination von Kopf zu Kopf. b Spermienagglutination von Schwanz zu Schwanz. Nach RÜMKE, 1958.

welche mit Spermien anderer Tierarten behandelt waren. Ebenfalls schon frühzeitig wurde die Möglichkeit der Autoantikörperbildung gegen arteigene Spermien gefunden[2], die vom praktischen Gesichtspunkt der Sterilisierung durch Spermaimmunität ihr Interesse fand[3].

Dabei war es bei 19 von 20 Frauen möglich, durch Injektion von Sperma des Ehegatten Antikörper zu finden, welche die Bewegung von Spermien des Ehegatten und auch anderer Männer aufhob. Nach der Cohabitation kommt es im Experiment nicht allein zur Immobilisation der Spermien, sondern u. U. auch zu Kontraktionen des Uterus, offenbar in einer dem Schultz-Daleschen Versuch[1] entsprechenden Weise. Hodenzellen und Spermien lassen sich in der Zellkultur bis zu 5 Monate und länger züchten und deren intravenöse Injektion an der Spenderspecies (Meerschweinchen) ruft dort die Bildung von autocytotoxischen Antikörpern hervor, die zur Entwicklung einer ausgedehnten Aspermatogenese an dem betroffenen Tier führt. Die Einverleibung von 10—12 Millionen Spermien genügt, um Ak-Bildung zu induzieren. Die Existenz allergischer Antikörper kann an der Kontraktion eines Ileumpräparates gezeigt werden[4].

Die Spermien enthalten in Köpfen und Schwänzen verschiedene Antigene und erzeugen präzipitierende und agglutinierende Antikörper, die am Ort des Antigens wirksam werden, Kopf- oder Schwanzagglutination bewirken oder

---

[1] LANDSTEINER 1899, METSCHNIKOFF 1928.
[2] METSCHNIKOFF 1899, 1900, METALNIKOF 1900.   [3] BASKIN 1932.   [4] KATSH 1958, 1962.

beides[1]. Bis zu Lysephänomenen kommt es jedoch nicht, auch wenn Komplement in dem System vorhanden ist. Das Antispermienserum wirkt nicht hämolysierend auf körpereigene Erythrocyten. Weitere morphische Veränderungen an den Spermien sind nicht studiert, desgleichen ist auf aktivierende Symptome an den Spermien nicht geachtet worden.

Unter 1627 Patienten aus sterilen Ehen zeigten 3,1% positive Reaktionen gegenüber eigenen Spermien und unter 102 Patienten mit Azoospermien waren 4,9% positiv. In diesen Fällen kann die Azoospermie auf eine immuncytolytische Wirkung zurückgeführt werden; jedoch bleibt in vielen Fällen die Art und Weise des Übertrittes der Spermien ins Blut unbekannt. Hammelspermatozoenserum tötet dem Tier intravenös beigebrachte Spermien ab, in die Bauchhöhle injiziert ist es unwirksam. Entgegen den oben gemachten Angaben[1] hat es in diesem Fall antierythrocytäre Wirkung. Diese, sowie die Spermienagglutination wurde durch Komplementinaktivierung aufgehoben[2].

g) Freie Tumorzellen, isolierte Organzellen und Infusorien.

Die Beobachtungen über Immuncytolyse an freien menschlichen und tierischen Blutzellen werden durch Modellexperimente ergänzt, die an *Tumorzellen, Gewebekulturen* und *Infusorien* ausgeführt sind. Insbesondere die Ascites-Tumorzelle

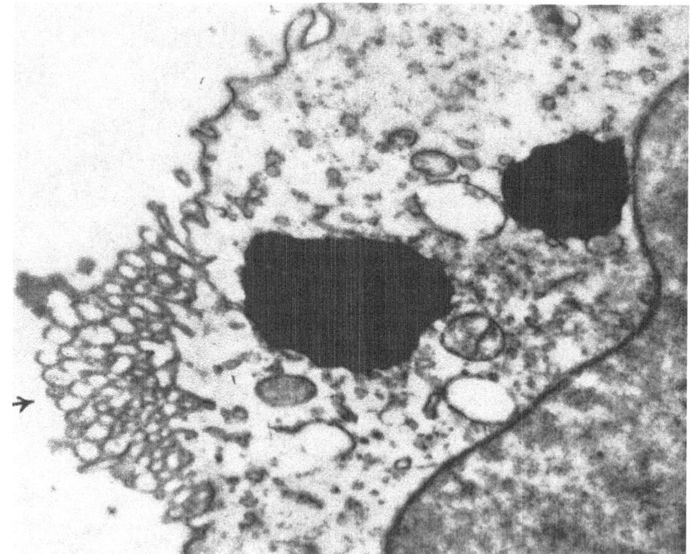

Abb. 24. Elektronenoptisches Bild der Oberflächendigitationen einer Zelle als Reaktion auf Anwendung eines cytotoxischen Antiserums. Nach Goldberg und Green, 1959.

von Krebs aus Ehrlich-Stämmen wie auch Hefe-Zellen und menschliche Amnionzellen[3] fanden Verwendung. Die Versuche beziehen sich auf heterologe[4] und auf homologe[5] Antikörper. Beide verhalten sich gegenüber den Substratzellen gleichartig.

Aus neuen Arbeiten der Gruppe Goldberg geht als *wesentlich* für die immuncytologischen Reaktionen an Tumoreinzelzellen hervor, daß die auch elektronenoptisch sehr eindrucksvoll demonstrierten immunopathischen Zellschäden im Grunde von denen mit banalen chemischen Noxen erzeugten in der Morphe sich

---

[1] Rümke 1954, 1958.   [2] Moxter 1900.
[3] Goldberg und Green 1959, Colter u. a. 1957, Ellem 1957, 1958.
[4] Kalfayan 1953, Gorer u. a. 1956, Schreck u. a. 1956, Terasaki 1959.
[5] Lepow u. a. 1960.

nicht unterscheiden. Wie auch an anderen Zellen sind es Oberflächenreaktionen an der Zellmembran, bei denen die schon an Leukocyten beschriebenen Digitationen und Invaginationen auftreten, und welche die Zellen zur Agglutination führen. Die Orte der Adhärenz der Zellen einerseits, der Fixation der Antikörper an der Oberfläche andererseits sind indes nicht ubiquitär, sondern lassen sich durch Ferritinmarkierung des Antikörpers als feine Einzelpunkte im Cytoplasma lokalisieren[1]. Die Autoren betrachten die Digitationen an den Zelloberflächen noch als *normale* Bewegungseffekte der Zellmembran und nicht als Schadensmanifestation[2].

Bei Abwesenheit von Komplement wird am Zellinnern keinerlei Veränderung beobachtet. Kern und Zellorganellen bleiben unberührt von strukturellen Schäden. Es ist bekannt, daß Antikörper, die an Zelloberflächen gebunden werden, keine Strukturschäden der Membran oder Beeinträchtigungen des Zellstoffwechsels bedingen müssen. Säugetierzellen können sogar in Medien mit nicht unbeträchtlichen Konzentrationen von Zellantikörpern wachsen[3], ohne an Lebensfähigkeit einzubüßen.

Mit dem Hinzutreten von Komplement wird die Situation grundlegend gewandelt; aus entsprechenden Versuchen geht hervor, daß Komplement (s. auch das C′-Cytolysin Fischer)[4] einen Membranschadensstoff bedeutet, mit dem die Zellmembran und die nach Eintritt in die Zelle späterhin erreichte Doppelmembran der Mitochondrien und des Kerns nicht nur ultrastrukturell als zerstört erscheinen, sondern mit ihrer Lyse zugleich schwere Veränderungen im Zellinnern bis zur Totalzerstörung eintreten.

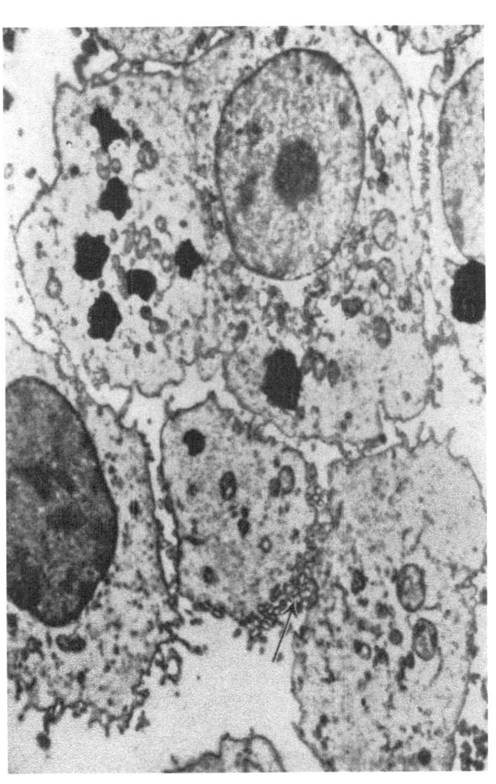

Abb. 25. Agglutination von Zellen als Folge einer AAR. Nach GOLDBERG und GREEN, 1959.

Wie schon gesagt, verläuft mit chemischen Agentien der Mechanismus der Permeabilitätsstörung im Grundsätzlichen gleichartig und der Verlust von Kalium aus der Zelle ist auch dort das erste Merkmal beginnenden Zellschadens. Er tritt sogar am Erythrocyten[5] schon ein, bevor irgendwelche Mengen von Hämoglobin die Zelle verlassen haben. Versuche mit Schwermetallionen zeigen das gleiche[6]. Aus der Zellumgebung tritt Natrium in die Zelle ein, die Änderung der osmotischen Druckverhältnisse führt infolgedessen zur Aufnahme von Wasser mit folgender Zellschwellung. Die Autoren[6] nehmen an, daß in der Zellmembran kleine „Löcher" entstehen, durch welche Ionen, Aminosäuren und Ribonucleotide entrinnen können. Denn setzt man dem Suspensionsmedium eine genügende Menge von Albumin zu, um den kolloidosmotischen Druck zu äquilibrieren, so kann, wie die chemische Analyse der ausgetretenen Stoffe erweist, der Durchtritt von Makromolekülen aus der Zelle inhibiert

---

[1] GOLDBERG und GREEN 1959.　　[2] GREEN und GOLDBERG 1960.
[3] GOLDSTEIN und MYRVIK 1958, QUERSIN-THIERY 1958.　　[4] HAUPT und FISCHER 1962.
[5] DAVSON und DANIELLI 1938.
[6] PONDER 1947, ÖRSKOV 1935, DAVSON und PONDER 1940, GREEN und GOLDBERG 1959, 1960.

werden. Hypertonische Zuckerlösung kann die Zellschwellung solange verzögern, als sie Zeit benötigt, ein isotonisches Gleichgewicht zwischen dem Außenmedium und dem Zellinnern herzustellen.

Öffnungen in der Zellmembran sollen präexistente normale Bildungen sein, die infolge der Zellschwellung bei Immunreaktionen besonders stark gedehnt werden. Die aus den Zellen dadurch ausgetretenen Ribosomen mit einer Größe von 150 Å lassen einen Schluß auf die Größe der Öffnung in den Membranen zu und können nach ihrem Austritt aus der Zelle durch Auszentrifugieren aus dem zellfreien Suspensionsmedium wieder gewonnen werden.

Der Verlust von Zellbestandteilen führt zu schweren Stoffwechselbeeinträchtigungen der Zelle. Mit der Zellsubstanz gehen Enzyme zugrunde; C^{14} kann nicht mehr als Glycin eingebaut werden, wenn die Zelle durch Ak und Komplement beschädigt ist[1]. Die atmungsanaerobe Glykolyse und der Sauerstoffverbrauch sind gestört, andererseits bleibt die Succindehydrogenase, die in den Mitochondrien lokalisiert ist, trotz der Einwirkung von AAKK erhalten. Zusatz von Makromolekülen zum Medium der Zellen kann den Austritt von Eiweiß aus der Zelle nach der Ak-Komplementbehandlung verhindern.

Aus der Summe der Beobachtungen kann der Schluß gezogen werden, daß der durch die AAR erzeugte *Permeabilitätsschaden* die Zell*membran* als den Ort zu erkennen gibt, an dem die für die *cytotoxische* Antigenität maßgebenden Antigene sitzen[5]. Lösliche Cytoplasmaeiweiße oder abgetötete Zellen haben keine Antigenwirkung mehr[2]. Die Anwendung von Trypanblau als Zusatz zu den Zellkulturen gestattet, Grad der

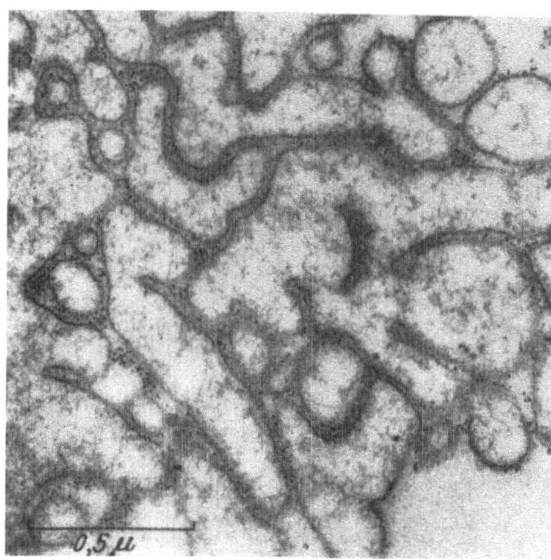

Abb. 26. Haftung von Ferritinteilchen an den Oberflächendigitationen einer Zelle nach Anwendung von Immunferroglobulin. Nach Easton, Goldberg und Green, 1962.

Schädigung und Absterberate annähernd exakt zu bestimmen[3]. Dabei wird der Grad der Komplementwirkung an der Trypanblaudiffusion in die geschädigten Zellen gemessen.

Der cytotoxische Antikörper kann in seiner zellschädigenden Wirkung auch mit der Methode von Algire in der intrakorporalen Diffusionszellkammer studiert werden.

In diesen intraperitoneal gelagerten kleinen Kunststoffkammern mit einer zellundurchlässigen für Protein, in der Molekülgröße von Antikörpern, aber durchlässigen Membran (Millipor) werden Zellen kultiviert und in die freie Bauchhöhle Mäuseisoantikörper gegen den in der Kammer befindlichen Zellstamm gegeben. Diese wurden von genetisch unterschiedlichen Mäusen durch Präparierung mit Gewebe oder Tumorzellen hergestellt. Die Reaktion zwischen Zellen kann durch Aufnahme von Trypanblau und diffuse Anfärbung der Zelle sofort sichtbar gemacht werden[4].

Versuche, lebende Tumorzellen an ihrer Oberfläche Eiweiß adsorbieren zu lassen, um sie dann Tieren zu injizieren, welche gegen dieses Eiweiß immunisiert waren in der Erwartung, daß die so behandelten Tumorzellen zugrunde gehen würden, waren erfolglos. Der Gedanke hat im Prinzip schon mit Erythrocyten, im Coombs-Test und im Dubos-Test Anwendung gefunden. An Tumorzellen

---

[1] Flax 1956, Bickis 1959, Colter u. a. 1957.   [2] Colter u. a. 1957, Brent 1958.
[3] Amos und Wakefield 1958 und 1959, Lepow und Ross 1960.
[4] Amos und Wakefield 1959, 1958, Algire u. a. 1957, 1958.
[5] Taylor, Culling und McDonald 1966.

aber ließ er sich nicht realisieren; sie zeigten im Wirt ungehemmtes Wachstum[1]. Es gelingt auch nicht, die oben geschilderten permeabilitätsgesteuerten cytotoxischen Veränderungen an Tumorzellen, als Modell durch einen anaphylaktischen, also nicht cytotoxischen Serumantikörper mit Komplement und homologem Antigen zu erzeugen, also beispielsweise Ascites-Tumorzellen, Kaninchenantialbumin und Komplement gegen bovines Serumalbumin als Antigen. In einem derartigen System bleibt die Tumorzelle unbeschädigt. Die Reaktion findet im Suspensionsmilieu statt, die Reaktionsstoffe werden gegenseitig abgebunden, das freigewordene Komplementcytolysin tangiert die Zelle aber nicht und die sog. Mediatorstoffe haben derartige Wirkungen ebenfalls nicht[2]. Die Berichte sind allerdings hinsichtlich der Resultate verschieden, was sich z. T. daraus erklärt, daß die Versuchstiere, die verschiedenen

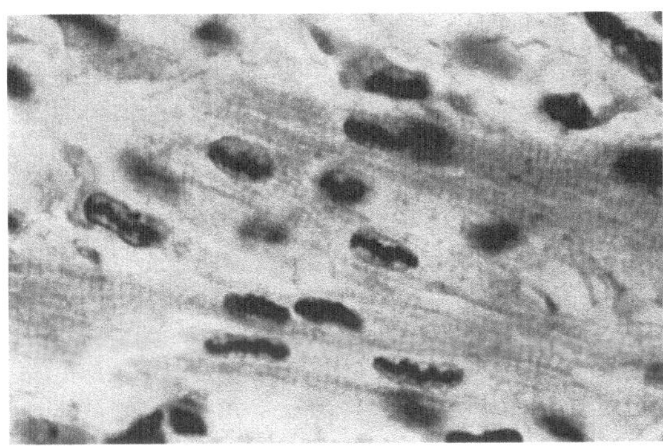

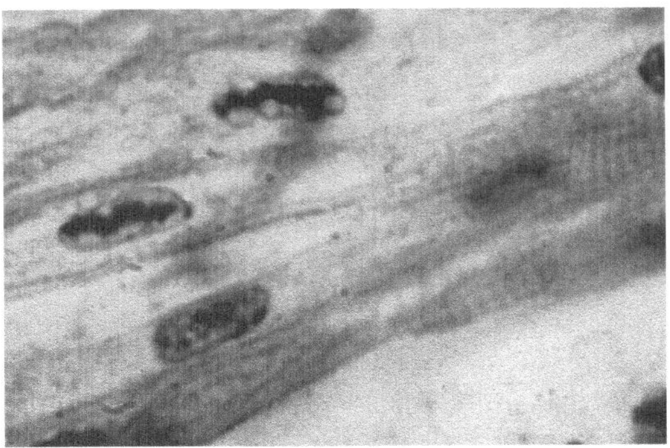

Abb. 27 und 28. Immunopathische Kernschäden in rheumatischen Granulomen als Beispiel für celluläre und nucleäre Schäden.

Abb. 27. Axial getroffene Kerne von Muskelfasern, welche das Bild der sogenannten Anitschkow-Zellen zeigen (Caterpillar-cells). Unter der Einwirkung einer AAR nimmt der Kern der Zelle eine raupenartige Struktur an. Das Endresultat ist zu verstehen als Wasserabgabe und Wasseraufnahme, Quellung, Vacuolenbildung und Schrumpfung des Chromatins. Nach MURPHY 1963.

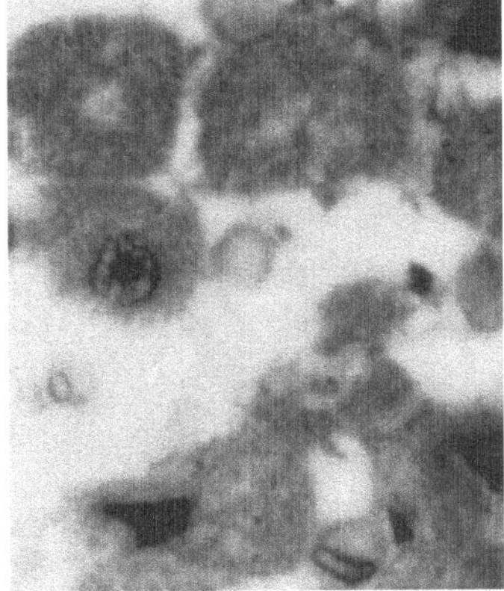

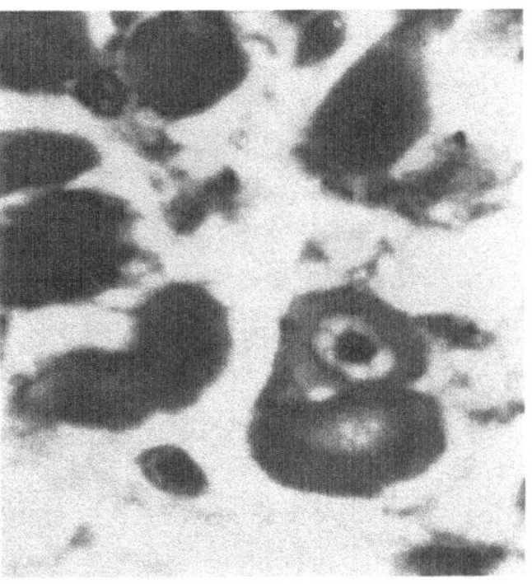

Abb. 28. Die gleichen Muskelfaserzellen sind auf diesen Schnitten im Querschnitt getroffen und geben die „Eulenaugenfigur" der Kerne wieder. Auch hier ist zu bemerken: Schrumpfung des Chromatins, Vacuolenbildung im Inneren des Kernes und Schwellung des Kernes durch Wasseraufnahme. Diese Veränderungen können als Äquivalent für experimentell erhaltene Zell- und Zellkernschäden betrachtet werden[3]. Sämtliche Bilder stammen aus sogenannten Aschoff-Körperchen menschlicher Herzen bei rheumatischem Fieber. Nach MURPHY, 1963.

---

[1] LEPOW und ROSS 1960a und b, ROSS und LEPOW 1960.   [2] JOHANOVSKY 1959.
[3] MURPHY und BECKER 1966.

Serumantigene und auch die Komplemente bei den Versuchstieren unterschiedlich sind[1].

Wie weit der cytophile Antikörper eine Rolle spielt, ist noch nicht klar. Ich halte es für möglich, daß man mit seiner Existenz einiges aufklären kann, wenn man es mit morphischen Untersuchungen an den Zellen kombiniert.

Die Tumorzelle reagiert nur dann, wenn sie selbst als Antigenspender beteiligt war, was aus den gegebenen Schilderungen der Antigen*orte* in der Zelle verständlich ist (cytotoxische Immunität)[2]. Normale Kulturmonocyten reagieren in einem System, welches Ag und Ak enthält, nicht[3]. Die Analyse bisheriger Ergebnisse zeigt, daß die Zellen zuvor „sensibilisiert" sein müssen, d. h. eine celluläre Immunität *erworben* haben, damit sie in einen Reaktionsvorgang eintreten. Dabei bleibt es zunächst völlig ungeklärt, was dieses „Sensibilisiert-sein", d. h. der Besitz cellulär gebildeter Antikörper bedeutet. Bei der cytotoxischen Immunität sind es *primär* die Antigenorte der Zellmembran, welche die Reaktion mit dem Antikörper herbeiführen, aber diese Anordnung ist der Fall der umgekehrten Anaphylaxie, bei welcher der Antikörper zum Antigen bzw. zum Antigenort kommt. Setzt man zu einer Kultur inerter Zellen oder zu Ascites-Tumorzellen einen beliebigen Antikörper (bovines Antialbumin) und fügt dann das Antigen (bovines Albumin) zu, so entsteht an der Zelle *keine* Änderung.

h) Immunität und Überempfindlichkeit von Infusorien (Paramaecium).

Untersuchungen an Infusorien sind nicht neu. Rössle hat die Frage nach der Immunität (nicht ihrer Hypersensitivität) der Zelle schon bald angeschnitten. Seine im Jahre 1904[4] erstmals unternommenen Versuche bedienten sich der Paramaecien als Einzelzellen. Mit ihnen gelang es, am Kaninchen ein cytotoxisches Antiserum zu erzeugen. Von einem vorübergehenden Erregungszustand abgesehen, entstehen Bewegungsstörungen und Agglutination, welche die Infusorien oberflächenklebrig macht, so daß sie häufig aneinander hängen bleiben aber untereinander nicht agglutinieren. Gleichzeitig kommt es zu Lähmungserscheinungen. Die einzelnen Individuen können gegen das Cytotoxin *Giftfestigkeit* erwerben. Spätere Forscher haben diese Ergebnisse bestätigt und erweitert[5], insbesondere auch im Hinblick auf die Wirkung von Komplement, ohne welches nur Agglutination, mit ihm aber Lyse sich einstellt. An den Cilienspitzen entstehen kleine Bröckchen eines gelatinösen Materials, welche ein Zusammenkleben der für die Bewegung nötigen Cilien bewirken. Dabei läßt sich fluorescenzoptisch zeigen, daß Antikörper in den Klümpchen vorhanden sind. Der Cilienstamm bleibt frei von Antikörpern, woraus hervorgeht, daß die Antigene im Paramaecium wie in den Säugetierzellen nur an bestimmten Orten der Zelloberfläche lokalisiert zu sein scheinen. Nach anderer Ansicht soll das Antigen an das Medium abgegeben werden und als Antikörperkomplex nur an den Cilienenden niedergeschlagen werden.

i) Der Zellverband als Zell- oder Gewebekultur.

Die Beobachtung von AAK-Auswirkungen an freien Einzelzellen lassen sich folgerichtig und mit Erfolg auf die Zellkultur übertragen, die ihrer biologisch-strukturellen Stellung nach als „Zellverband" anzusprechen ist. Es ist zu erwarten, daß der Zellverband sich nicht anders verhält als die Einzelzelle.

---

[1] Waksman 1958.   [2] Pressman 1949, 1950.   [3] Rich und Lewis 1932.
[4] Rössle 1905 1909.
[5] Jollos 1921, Beale 1954, 1957, Sonneborn 1937—1951. Masugi 1927, Robertson 1934, Finger 1957.

Mehr oder weniger darf man auch die Kultur explantierter Gewebe noch zum Zellverband rechnen, da in der Kultur ja bekanntlich die jedem Gewebe typische Struktur infolge des ungleichmäßigen Wachstums der einzelnen, das Gewebe zusammensetzenden Zellarten reichlich abgewandelt wird, Gefäße häufig fehlen und die funktionellen Beziehungen der Zellen zu den Grundsubstanzen, Fasern und Gefäßen in keinem Fall „gewebegleich" werden. Der Ausdruck Gewebekultur ist daher vom Sachlichen aus nur cum grano salis zu nehmen und der Terminus Explantat vorzuziehen.

Das Explantat bietet den Vorteil gleichzeitiger Beobachtung verschiedener Zellen und gestattet daher unter Umständen die vergleichende Betrachtung. Hier sei angefügt, daß man es für aussichtsreich halten muß, die Diffusionskammer-Methode von ALGIRE[1] auf Fragen der Immunologie auch über die speziellen Folgen der Transplantationsimmunologie hinaus anzuwenden. Die experimentelle Immunologie bezieht sich an der Gewebekultur in erster Linie auf das Problem der Antikörperbildung in Kulturen und erst in zweiter Linie auf das der Reaktionsmorphe. Vielfach bestätigte Erfahrung zeigt, daß die Kultur aus Zellen von einem inerten Organismus, der von einem Antigen noch nicht berührt wurde, *keine* Antikörper bildet. Allgemeingültiges Prinzip bleibt somit, daß die Antikörperbildung in der Zelle induziert werden muß, solange diese noch zum Gesamtorganismus gehört; so gesehen beruht also Antikörper*bildung* auf einem *generell organismischen Prinzip*, von dem die Zelle die Potenz zur Ak-Bildung nur empfangen, aber nicht selbstschöpferisch beginnen kann, und so folgt daraus, daß der Vorgang der Ak-Bildung ein „Zweistufenakt" sein muß[2]. Es existieren zwar Mitteilungen in der Literatur, aus welchen auf eine Antikörperbildung in der Gewebekultur geschlossen werden könnte (Hämolysine[3]), aber man kann schwerlich Einzelergebnisse als repräsentativ für die Tatsache einer primären Antikörperbildung in Kulturzellen halten. Die Erkenntnisse über den Transferfaktor als den ersten Schritt zur Induktion einer Antikörperbildung erleichtern die Annahme eines Zweistufenaktes. Eine Reihe von Literaturzitaten über die Antikörperbildung in Gewebekulturen findet sich bei HÖPKE[3] (1954).

Im Grundsätzlichen stimmen Beobachtungen an in der Kultur gezüchteten Zellen hinsichtlich ihrer Reaktion mit dem Antigen der Vorbehandlung mit denen an freien Einzelzellen überein. Aber von vornherein ergibt sich eine *Dreiteilung* der Versuchsanordnung, wobei der *cytotoxische Antikörper* die eindrucksvollsten Ergebnisse zeigt. Bei diesem Versuch liegt der zuerst reagierende Zellantigenort, wie wir gesehen haben, in der Membran der Zelloberfläche, und der Kontakt mit dem Antikörper ist somit tunlich einfach.

LUMSDEN sowie EHRLICH haben Kulturen von Fibroblasten embryonaler Hühnerherzen und von Herzmuskelfragmenten u. Cornea als Antigen bei Kaninchen zur Antikörperbildung benutzt und das so gewonnene Antiserum mit Komplement zugesetzt. Der Erfolg entspricht etwa dem der Versuche von GOLDBERG und seiner Gruppe. Was LUMSDEN u. EHRLICH[4] noch mit dem Lichtmikroskop beschrieben, haben GOLDBERG und LATTA[5] mit dem Elektronenmikroskop bestätigt und erweitert.

Funktionell gesehen stellen die Zellen in der Kulturschale sehr schnell ihre Bewegung ein, das Zell*wachstum* ist retardiert, wenn nicht aufgehoben: bei den Herzmuskelfragmenten bleibt die rhythmische Kontraktion eigentümlicherweise erhalten. Morphisch trägt die Zellkultur in Parallelität zur Einzelzelle signifikante Merkmale des Schadens mit Verlust der Oberflächenstruktur, der Fortsätze, Schwellung und Schrumpfung und kongruente Veränderungen am Zellkern[6]. Vacuolenbildung im Cytoplasma ist häufig, Fettphanerose wurde nie beobachtet. Es bleibt ferner außer allem Zweifel, daß einzelne Zellen resistent erscheinen und nach geringerer Schädigung auch wiederherstellbar sind[4].

[1] ALGIRE 1957, 1958.   [2] JORDAN 1940, GRABAR 1961.   [3] HÖPKE 1954.
[4] LUMSDEN 1958, 1959, EHRLICH und HALBERT 1961, TAYLOR 1965.
[5] LATTA 1959, LUMSDEN 1958.   [6] SEELICH und STOCKINGER 1953.

Die Wirkung homologer und heterologer Cytotoxine und die Wirkung von Isoantikörpern an den Zellen hat Jahn[1] an Kulturzellen geprüft. Die Sensibilisierung geschah mit Serum, Zellen und Organbrei. Die immunisierten Tiere sind die Spender für die kultivierten Gewebe, denen das Serum mit den Isoantikörpern zugeführt wurde. Die Schädigung an der Zelle wurde in vier Grade eingeteilt:

1. Verdrängung des Kerns und Auftreten feiner Fetttropfen.
2. Abrundung der Zelle und Auflockerung der Randzonen.
3. Beginnender Zellzerfall.
4. In diesem Stadium sind alle normalen Zellen geschwunden.

Getestet wurden Zellen von Jensen-Sarkom, von Niere und Milz. Es zeigt sich, daß Nierenepithel und Makrophagen unter gleichartigen Versuchsbedingungen etwa gleich starke Reaktionen haben.

Synthesiologisch gehören die Epidermis und der Epithelzellenbelag der Schleimhäute zum „Zellverband". Sowohl an der Basalzellenschicht der Epidermis wie der Darmschleimhaut sind Aufquellung und Vacuolenbildung in der Zelle zu finden, als Manifestation von AAR[2].

Wie schon im Kapitel der Reaktionsmorphologie der Einzelzelle berichtet, sind die Ergebnisse aus der Hand der einzelnen Autoren divergent. Während über den Erythrocyten, Lymphocyten und Leukocyten weniger Zweifel herrschen (siehe dort), beginnen dieselben bei den Makrophagen und Monocyten; über Parenchymzellen ist fast nichts bekannt. Nur am Plattenepithel der Epidermis sind bei Kontaktekzem ähnliche Befunde bekannt[3]. Die hyperergisch-anaphylaktische Allergie mesenchymaler Zellen und Gewebekulturen, wie sie Hayashi schildert, bleibt strittig. Würde sie zutreffen, dann müßte man annehmen, daß *während* der Sensibilisierung ein Stoff in der Zelle gebildet oder deponiert wurde, der die Entschlüsselung der Reaktion mit dem zugefügten Antigen der Vorbehandlung möglich macht. Manche nehmen an, dieser Stoff sei der homologe von der Zelle gebildete Antikörper[4]; andere sind, wohl mit Recht, der Meinung, Monocyten produzieren keine Antikörper[5]. Für diesen Fall müßte der Antikörper an anderer Stelle gebildet und als freier Antikörper aus dem Blut von den Monocyten bzw. den RES-Zellen in vivo aufgenommen werden oder etwas Ähnliches vorhanden sein wie der bei der cellulären Übertragung der verzögerten Hypersensitivität wirksam werdende „Transferfaktor"[6]. Das ist a priori nicht sehr wahrscheinlich.

Die neueren Ergebnisse über den bei Serumsensibilisierung entstehenden sog. cytophilen Antikörper lassen seine Interferenz bei der Reaktion mit dem zugefügten Antigen und auf diese Weise morphische Reaktionsfolgen ebenfalls als möglich erscheinen[7]. Schließlich bleibt noch die Möglichkeit, daß ein gleichzeitig entstandener den Reaginen zugehöriger Ak an den Zellen des sensibilisierten Tieres schon haftete und die Reaktion bedingt. Kuhns und Pappenheimer[8] haben frühere Beobachtungen[9] bestätigt, daß die Sensibilisierung mit Serum zur gleichzeitigen Bildung von *drei* verschiedenen Antikörpern führt: einem sensibilisierenden reaginartigen zellständigen, einem nicht sensibilisierenden und *nicht* präzipitierenden und drittens zu einem präzipitierenden.

Unter diesem Aspekt müssen auch die divergierenden Ergebnisse betrachtet werden, die sich heute zur Mehrzahl dahin aussprechen, daß Gewebsexplantate von Tieren mit anaphylaktischer Sensibilität keine Reaktion gegenüber dem sensibilisierenden Antigen zeigen[10]. Indes dürften standardisierte Reihenversuche notwendig sein, um diese Diskrepanzen aufzuklären.

---

[1] Jahn 1953.
[2] Werner 1953, Harrison 1965, Waksman 1960, Rosenau und Moon 1962.
[3] Werner 1953, Waksmann 1960a.   [4] Hayashi 1956.
[5] Ehrich, Harris und Mertens 1946, Ehrich 1945, 1946.
[6] Lawrence 1960.   [7] Boyden und Sorkin 1960, 1961.
[8] Kuhns 1953—1955, Kuhns und Pappenheimer 1952.
[9] Prausnitz und Küstner 1921.   [10] Aronson 1931, Meyer und Loewenthal 1927.

Sorkin[1] hat nur Aktivierung des Antigenabbaues durch nicht sensibilisierte Zellen gefunden. Zu ähnlichen Ergebnissen gelangten Vogt und Lindlar[2] in unserem Laboratorium. Morphische Betrachtungen fehlen leider in Sorkins Arbeit.

Halpern[3] hat an der Dünndarmmuskulatur gezeigt, daß Antikörperglobulin (aber auch normales) vom lebenden Darm gebunden wird und mit dem nachfolgenden Antigen reagiert, wobei Histamin freigesetzt wird und dieses eine sofortige anaphylaktische Kontraktion bewirkt. Durch Austausch des Antikörperglobulins gegen Normalglobulin kann die Reaktion verhindert werden. In diesen Experimenten herrscht somit eine völlig unspezifische Heterologie, (Hühneralbumin, Kaninchenantikörper, Meerschweinchendarm) die trotzdem zum funktionellen Erfolg führt. Komplement ist dabei unnötig. So ist es meines Erachtens außer Zweifel, daß hier *zwei Linien* eines *anaphylaktischen* Experiments vorliegen, eine morphische, Komplement benötigende, vielleicht teilweise unspezifische und eine funktionelle, histamingebundene, *ganz* unspezifische. Die Versuche von Halpern ermutigen, auch an der normalen Gewebezelle (in ähnlicher Weise wie dies für den Erythrocyten möglich ist) die Adsorption von Ak-Globulin zu versuchen und das homologe Antigen zusammen mit Komplement einwirken zu lassen, um damit die schon aus anderen Ansätzen bekannten lytisch-osmotischen Zellstrukturschäden, die den funktionellen Störungen der Zelle ja vorausgehen müssen, zu erreichen.

Im Hinblick auf diese Untersuchungen Halperns, mit denen es offensichtlich leicht gelingt, Antikörperglobulin an lebendes Gewebe zu binden, um dann die Muskulatur reagieren zu lassen, ist es auffallend, daß in Gewebekulturen die glatte Muskulatur eines sensibilisierten Tieres *keine* Reaktion bei Zusatz des homologen Antigens zeigt[4]. In eigenen Experimenten ist es uns nicht gelungen, an lebenden Mäusen, denen nach intravenöser Verabreichung von Antialbumin-Ak nachfolgend Albumin verabreicht wurde, einen Zellschaden an Zellen, welche die beiden Stoffe aufgenommen hatten, zu erzeugen. Manchmal trat aber tödlicher anaphylaktischer Schock ein, d. h. Histamin muß in diesem Fall doch freigesetzt worden sein. In den Sternzellen der Leber war der Ak fluorescenzoptisch nachweisbar. Strukturell blieben die Zellen aber nach der Zugabe von homologem Antigen intakt. Der in der Zelle aufgenommene oder besser gesagt, im Zellinnern entstandene AAK setzt also keinen Schaden mehr, wohl deshalb, weil sich das Komplement außerhalb der Zelle befindet. Über die Wirkung von Serumeiweißantikörpern auf autochthone Zellen bei Zufügung von Antigen kann ein Versuch Auskunft geben, der in unserem Laboratorium gemacht wurde[5]. Genügend hoch sensibilisierte Tiere erhielten die (minimale) Erfolgsinjektion in die Cornea. Makroskopisch, licht- und elektronenoptisch sichtbare Präzipitate wurden von zugewanderten Leukocyten phagocytiert. An den Zellen der Cornea erzeugte oder hinterließ die Reaktion keinen morphischen Schaden, der in den Bereichen der elektronenoptischen Dimensionen feststellbar gewesen wäre. — Fluorescenzmikroskopisch war in den Corneazellen kein Antikörper festzustellen.

Zu diesem Teil der Untersuchungen über die Wirkung von AAKK auf Zellkulturen, Einzelzellen und Explantate ist zu sagen, daß die Literatur keineswegs eindeutige und gleichlaufende Ergebnisse bringt. Während die Reaktion an Monocyten und mesenchymalen Gewebezellen zwiespältig bleibt, ja vollkommen Gegensätzliches ergibt, sollen Leukocyten übereinstimmend durch anaphylaktische Serumantikörper gestört werden[6]. Milzexplantate und Blutzellkulturen (buffy coat) lassen keinerlei Schaden mit serumanaphylaktischem Antigen erkennen[7]. Es wurden die verschiedensten Gewebe geprüft, darunter Explantate von subcutanem Bindegewebe sensibilisierter Tiere, Milz, Lymphknoten, glatte Muskulatur und schlagende embryonale Herzmuskulatur[8]. Aber schon Waksman meint,

---

[1] Sorkin 1959.　　[2] Vogt und Lindlar 1962.　　[3] Halpern u. a. 1962.　　[4] Barg 1932.
[5] Shirasawa 1966a.　　[6] Waksman 1958.　　[7] Rich 1940, 1951.
[8] Benda, Locker und Rissel 1954, Barg 1932, Meyer und Loewenthal 1927.

daß wohl nicht alle Zellen gleichartig seien[1], zudem ja auch die verschiedenen Tiere und Sera verschieden sind. Gründe genug, um mit neuen Methoden und auf gleichgearteter Grundlage neue Experimente zu besserer Aufklärung zu beginnen.

Viel eindeutiger, wenn auch keineswegs in ihren inneren Zusammenhängen voll durchschaubar, ist die verzögerte Hypersensibilität (allergisch-hyperergische Hypersensibilität). Die Antigene, welche sie erzeugen (Tuberkelbakterien, Bakterien- und Kokkenproteine, Haptene), sensibilisieren bis auf epitheliale Parenchymzellen alle Zellen des Organismus, und es ist, wie schon beschrieben, darüber hinaus möglich, diese celluläre Überempfindlichkeit mit lebenden Zellen (Leukocyten, Monocyten usw.) von einem Tier auf ein anderes zu übertragen. Als Überträger wird der sog. *Transferfaktor* angesehen, der mit diesen Zellen übertragen wird[2]. Auf diese Weise geschieht es, daß weiße Blutzellen, Splenocyten, Lymphknotenexplantate, kultivierte Bauchhöhlenmonocyten, die einem sensibilisierten Tier entnommen und gezüchtet wurden, bei Zusatz des Antigens der Sensibilisierung die schon oben beschriebenen morphischen Schadensmerkmale zeigen (sog. verzögerte Hypersensitivität). Quantitativ abgestufte Empfindlichkeiten dem Antigen gegenüber werden dabei erkennbar, insofern als Makrophagen sehr stark, Fibrocyten und Granulocyten ebenfalls noch deutlich, Lymphocyten aber weniger mit Cytolyse reagieren. Epithelzellen aus der Haut[3] mit Tuberkulose sensibilisierter Tiere sollen wie auch Corneaepithel und Parenchymzellen aus Niere und Leber *nicht*[4] reagieren.

B. Die Reaktionen der Gewebe.

Die nächsthöhere Organisationsstufe nach der Zelle ist (s. Kap. II) das Gewebe. *Gewebe* ist als beliebig großer Komplex beliebig vieler und verschiedener Histien zu definieren.

Wie schon dargestellt, bestimmt in der Regel das Gefäß mit *seinen* Reaktionen diejenigen des gesamten Histion. Dadurch ist die AAR im Gewebe von derjenigen an oder in der freien Zelle grundsätzlich unterschieden, wenn auch jeweils alle seine Einzelkomponenten sich in verschieden starkem Grade beteiligen. Der praktische Fall für eine solche Reaktion ist die experimentelle passive cutane Anaphylaxie (PCA)[5], wobei ein begrenzter Teil von Hautgewebe, anzusehen als ein beliebig großer Komplex beliebig vieler Histien, unabhängig (*passive* Anaphylaxie) vom Gesamtorganismus als *Einzel*bezirk, unter Führung seiner Endstrombahn reagiert. Die Reaktionsfähigkeit der Endstrombahn ist in diesem Fall auf *den* Hautbezirk beschränkt, der durch die *künstliche* Vorbehandlung sensibilisiert wurde und nicht wie in der aktiven cutanen Anaphylaxie des Arthus-Phänomens den gesamten Organismus betrifft.

Somit erstreckt sich unsere Frage nach den morphischen Erscheinungen der AAR des Histion angesichts der Gesamtreaktion desselben in erster Linie zwar auf das Gesamthistion, aber wir haben schon im Kapitel der Substrate der Allergie (II, S. 15ff.) erläutert, wie der Teil, d. h. hier die Einzelkomponente des Histion potentiell für sich allein Reaktionsfähigkeit besitzt, während das Gesamthistion in erster Linie die Reaktionen seiner Einzelkomponenten ausreguliert und auf diese Weise den Synergismus der Gesamteinheit Histion manifestiert. Mit anderen Worten, nicht alle Einzelteile des Histion (Grundsubstanzen, Fasern, Zellen und Gefäße) treten auf einmal in eine Reaktion ein; die eigentliche Reaktion beginnt

---

[1] Waksman 1958.   [2] Lawrence 1960.   [3] Heilman und Feldman 1944.
[4] Cruishank 1951, Everett 1952, Jakoby und Marks 1953, Mayer und Heidelberger 1946.
[5] Ovary 1958.

an ein oder zwei Grundelementen, etwa der Endstrombahn des Histion; von hier aus wird sie zur Gesamtreaktion des Histion. Das wird umso deutlicher, je mehr wir in Betracht ziehen, daß eine AAR am Kollagen der Fasern oder — mit ihren

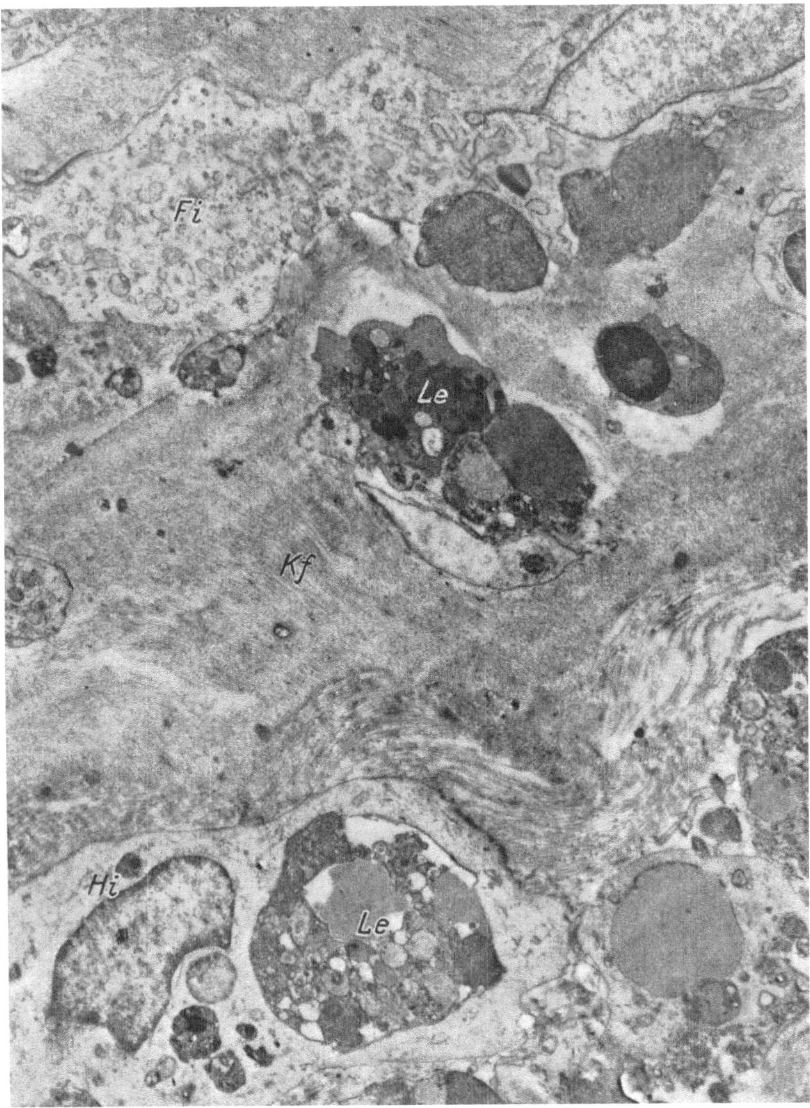

Abb. 29. Phagocytierender Histiocyt und zugrundegehender neutrophiler Leukocyt. 72 Std nach Antigen-Verabreichung in der Cornea bei einem sensibilisierten Tier, Phagocytose von Antigen-Antikörper-Präcipitaten. Bild SHIRASAWA. *Fi* Fibrocyt, *Le* Leukocyt, *Hi* Histiocyt, *Kf* Kollagenfaser.

Folgeprodukten — an den Muskelzellen, den Capillaren und Arteriolen oder an bestimmten Zellantigenorten beginnen kann und es dann von der Stärke und Qualität der Reaktion der jeweiligen Struktur des Histion abhängt, wie das Ganze schlußendlich aussieht.

Unsere Analyse muß sich daher noch einmal mit Zellen, den mesenchymalen und parenchymalen des Histion befassen, und zwar solchen, die fest in dessen

Baubestand gehören; das betrifft fixe Bindegewebszellen und, sofern es sich um ein Organ handelt, auch Parenchymzellen.

Die erste Gruppe umfaßt Histiocyten, Reticulumzellen, Plasmazellen, Lymphocyten, Mastzellen, Fibroblasten und Fibrocyten. Wir schließen Lymphocyten und Plasmazellen hier ein, da sie sich unter Umständen aus weniger differenzierten Vorstufen (Hämocytoblasten) der fixen Gewebezellen differenzieren können. Wenngleich die Möglichkeit, daß sie aus der Blutbahn in das Gewebe einwandern, ebenfalls besteht. Auf den verschiedenen Gebrauch der Terminologie im Hinblick auf die Morphe und Genese dieser Zellen können wir nicht eingehen. Den noch unabgeklärten Standpunkt läßt ein Blick in die Literatur nur zu deutlich erkennen, beispielsweise verweisen wir auf einige Quellen[1].

Wenn wir die Gruppe der genannten Zellen zusammen betrachten, — die Einzelbehandlung würde zu viele Wiederholungen bringen müssen —, so ist zu sagen, daß der Reiz, der von einer AAR ausgehend eine Reaktion bedingt, genau besehen, keinerlei spezifische Morphe besitzt und nur in Stärke und zeitlichem Ablauf in gewisser Weise sich unterscheidet. Die wesentliche Funktion der meisten dieser Zellen (Mastzellen und Plasmazellen ausgenommen) bleibt, nachdem der Reiz wirksam geworden ist, *Resorption* und *Digestion* der Antigene und AAKK. Bald tritt Mobilisation, Vergrößerung (Hyperplasie) und Vermehrung (Proliferation) der Zellen hinzu[2]. Diese *celluläre* Reaktion ist vorwiegend ein Phänomen der *Spätreaktion*, während die *Frühreaktion* zu Beginn eine ausgesprochene *vasculäre* Reaktion ist. Es ist nicht die Nekrose der sensibilisierten Mesenchymzellen, insbesondere der Histiocyten und Makrophagen, welche die AAR charakterisieren, wie Rich und seine Mitarbeiter annahmen[3], vielmehr ruft das Antigen in der Spätreaktion (delayed-Type) eine Stimulation der Histiocyten zur Proliferation und Ausbildung von Makrophagen und eventuell Riesenzellen hervor[4]. Sie entwickeln sich, wie Gell zeigte und später Waksman bestätigte, aus perivasculären (venösen) Zellproliferaten und haben erhöhte durch das Antigen induzierte phagocytäre und lytisch auf das Antigen gerichtete Eigenschaften[4].

1. Zellen.

a) Fibrocyten, Histiocyten, Makrophagen, RHS (Reticulohistiocytäres System).

Der erstmalige Kontakt mit einem Antigen wird im allgemeinen auch im Histion mit einer recht blanden Reaktion beantwortet. Immerhin gehen die Fibrocytenzellen des Bindegewebes in die gereizte oder sensibilisierte Form über[5], schwellen an, der Kern wird hell und groß, das im Volumen vermehrte Cytoplasma löst sich aus der Verbindung mit den ortsständigen Zellen, und die Zelle wird zu einer amöboid beweglichen Gewebszelle, dem *Histiocyten*[6], bzw. im Sinne von Metchnikoff zum *Makrophagen*[7]. Dieser Entwicklung parallel löst die Reticulumzelle sich aus dem reticulären Grundnetz, um zur basophilen Reticulumzelle zu werden[8]. Ihrem Wert nach betrachtet sind Mobilisation, Resorption und Proliferation dieser primär fixen Zellen Manifestationen einer anabolen Reaktion und nur unter dem Eindruck einer AAR tritt sie verstärkt — unter Umständen sogar mit Riesenzellbildung aus mesenchymalen Zellen — aber im Prinzip nicht anders auf. Ob und wann eine solche Reaktion zum Schaden führt, hängt von

[1] Bargmann 1962, Büchner 1962, Fagreaus 1960.
[2] Gell 1957, 1961, Letterer 1962a und b.
[3] Rich und Follis 1940, Rich und Lewis 1932.
[4] Gell 1957, 1959, Waksman 1958a—c, 1960, 1961.   [5] Möllendorf 1926.
[6] Bargmann 1962, Büchner 1962, Fagreaus 1957, 1960.   [7] Metschnikoff 1899, 1900.
[8] Fagreaus 1960.

den Reiz- und Konzentrationsstärken ab (s. Kap. III), die im Spiel sind. Im allgemeinen wird, wie schon besprochen, die *nicht* sensibilisierte Zelle des funktionierenden Histion (Fibroblast, Reticulumzelle, Histiocyt, Makrophag) durch eine in ihrem Milieu ablaufende passive AAR nicht geschädigt, und die einzige Folge ist die gesteigerte Stoffaufnahme, die Steigerung der Phagocytose, Speicherung und Pinocytose. Diese Funktionen führen bindend zur Zellvergrößerung an Kern und Cytoplasma und zur Zunahme der basophilen Substanzen in der Zelle (basophile Reticulumzelle). Es erübrigt sich, zu bemerken, daß den Zellen des sog. RES und RHS im Bereich eines Histion keine spezifische Funktion für die

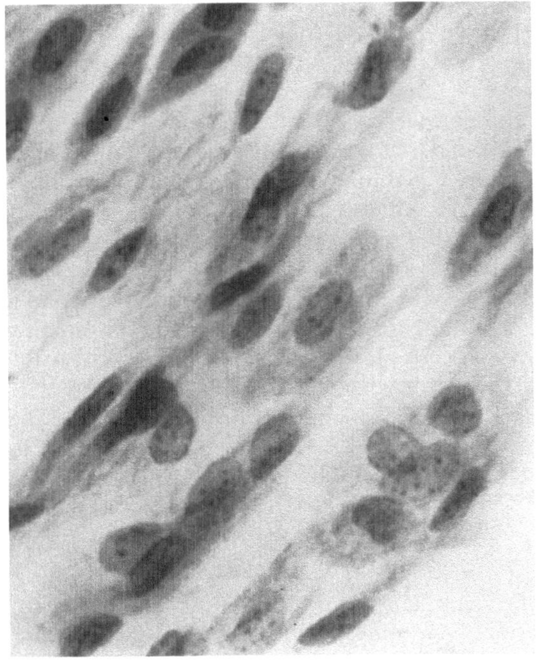

Abb. 30. Beispiel von Fibrocyten. Häutchenpräparat aus der Rückenhaut der Maus. LETTERER, 1959, S. 104.

Reaktion zwischen Ag und Ak oder für die Ausprägung der Reaktionsbilder zukommt. Sowohl das „engere" Reticuloendotheliale System (RES) wie das „weitere" Histioreticulocytäre System (RHS) ist im Komplex eines Histion existent. Endothel und Adventitiazellen können zum ersteren, Reticulum- und histiocytäre Zellen zum zweiten gezählt werden. Morphisch, infolge verschiedenartiger Topographie, verschiedener Entwicklungsstadien und verschiedener Funktionen oft sehr unterschiedlich, kommt ihnen jedoch allen die gemeinsame Zugehörigkeit zum proliferierenden und der Aktivierung fähigen Mesenchym zu, womit es sich aber nicht um ein „System" von Zellen im Sinn eines wohlabgestimmten Synergismus seiner Elemente handelt, sondern nur um eine „Stufenreihe der Ansprechbarkeit für Stoffwechselarbeit verschiedener Art unter orthischen und pathischen Bedingungen"[1]. Auf diese Weise hat das sog. RES bestimmte Aufgaben der Antigenresorption und angeblich der primären Verarbeitung desselben (Transferfaktor), aus welchen Vorstufen dann Pro-Plasmazellen und reife Plasmazellen die Antikörper bereiten. Hier interessiert die

---

[1] LETTERER 1959.

Antikörperbildung nur am Rande, vielmehr aber die Frage, ob und in welcher Weise die RES- und RHS-Zellen durch eine Antigen-Antikörper-Reaktion tangiert werden. Die sog. secondary response (Booster-Effekt) sollte im Prinzip einer gesteigerten Speicherungstätigkeit entsprechen, wie man sie auch findet, wenn etwa zuerst Casein und nach einigem Abstand Farbstoff oder ein zweites Protein parenteral verabreicht werden[1]. Das zum zweiten Mal verabreichte Antigen wird einem schnelleren Verarbeitungsprozeß bzw. Vorbereitungsvorgang zur Antikörperbildung unterworfen. Auf unsere eigenen vorerwähnten Versuche, die Kupffersche Sternzelle im Verlauf einer experimentellen AAR in ihren reaktiven Abwandlungen zu prüfen, wird hier nochmals hingewiesen (S. 57).

Sensibilisierte Zellen des RHS steigern ihre phagocytäre und speichernde Funktion[2] ohne Schaden für sich selbst und Histiocyten eines aktiven (Titer 1:50000) oder passiven (Titer 1:300000) Arthus-Phänomens speichern um ein vielfaches mehr an Eiweiß in großkugeligen Komplexen gegenüber einer sehr feinkörnigen und viel geringeren Speicherung eines heterologen Antigens allein[3]. Das Eiweiß läßt sich mit Germanin auch färberisch darstellen[4]. Daraus darf mit großer Wahrscheinlichkeit geschlossen werden, daß die grobkörnige Speicherung der Aufnahme von AAKK entspricht[3]. Histamin steigert die phagocytäre Aufnahme von Eiweiß in granulärer Form[5]. In eigenen Experimenten konnten wir am Arthusphänomen in den Histiocyten und Makrophagen des Bindegewebes fluorescenzoptisch sowohl das Antigen wie den Antikörper und auch das Komplement nachweisen, ohne daß im Laufe einer Stunde an entsprechenden Parallelpräparaten an Kern und Cytoplasma ein morphisch faßbarer Schaden feststellbar geworden wäre[5]. Das würde zusammengefaßt und unter Berücksichtigung der früher für die freie Zelle gegebenen Ausführungen heißen, daß an den mesenchymalen Zellen des Histion eine AAR zu vorwiegend anabolen Veränderungen führt und ein dystrophischer Zellschaden zwar eintreten kann, aber nicht muß und letzteres wohl vorwiegend von der Stärke des entstandenen Reizes abhängt.

b) Plasmazellen.

Die Bildung von Akk im strömenden Blut durch die dort zirkulierenden weißen Blutzellen (nicht Granulocyten) haben neuere Untersuchungen gezeigt[6]. Shirasawa (Tübingen) konnte an der Cornea subcutan sensibilisierter Kaninchen elektronenoptisch eine Cytolyse (Membrancytolyse) von Plasmazellen zeigen. Diese Plasmazellen waren nach Reinjektion von Antigen (Pferdeserum) in die Cornea wahrscheinlich als Einwanderungszellen vom Limbus her anzusehen. Hier wirkt sich also der Kontakt antikörperproduzierender Plasmazellen mit dem hinzugetretenen Antigen im Sinne der Cytolyse aus[7]. Um die Plasmazelle selbst liegt ein mehrschichtiges Problem, das sich mit ihrer Herkunft und Entstehung und mit ihrer Funktion und ihren Beziehungen zur Antikörperbildung, schließlich mit ihrem Schicksal bei Kontakt mit einem Antigen befaßt.

Für die aktuelle Problematik des Histion und seiner Zellen als Aktionsbasis für eine AAR interessiert nur Herkunft und Schicksal der Plasmazelle. — Daß sie den früheren Vorstellungen von Maximow[8] entsprechend aus umstrukturierten Lymphocyten sich herleitet, kann nach den Ergebnissen der elektronenoptischen Studien kaum mehr angenommen werden[9]. Hingegen muß die Plasmazelle als

[1] Siegmund 1930, Oeller 1924, Schittenhelm und Erhard 1925, Domagk 1925, Benacerraf 1959.
[2] Siegmund 1922, 1923, 1925. [3] Jancsó 1955. [4] Jancsó-Jancsó Gábor 1952, 1954.
[5] Letterer 1962. [6] Hulliger und Sorkin 1965, Sorkin und Landy 1965.
[7] Shirasawa 1966. [8] Maximow 1927, 1928.
[9] Bernhard und Granboulan 1960, Thiéry 1960.

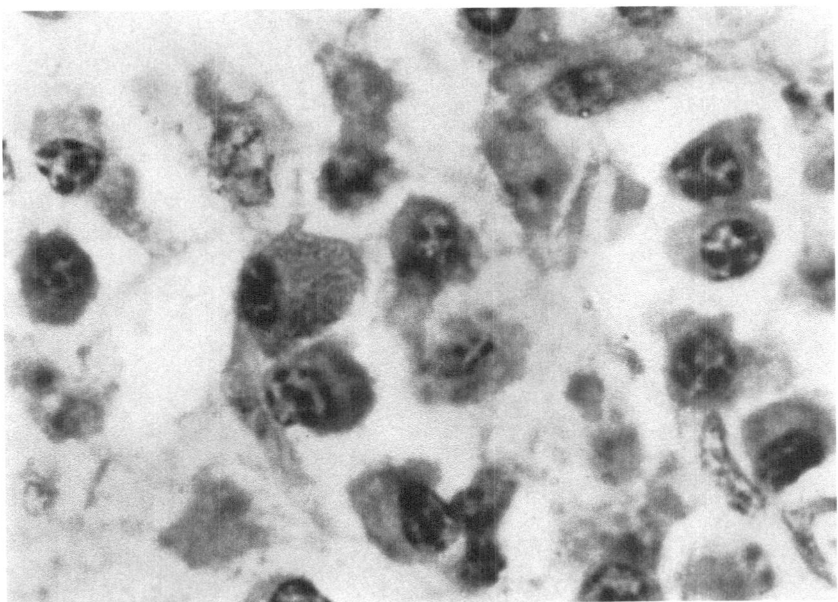

Abb. 31. Plasmazellinsel aus einer Excision der Vaginalschleimhaut. Plasmacelluläre Entzündung. Vergrößerung 1800 ×. Fibrinfärbung.

der hochentwickeltste Typ der eiweiß- und antikörperbildenden Zelle angesehen werden, die ihre Herkunft je nach dem Ausmaß der an das Gewebe gestellten Ansprüche aus verschiedenen morphisch und funktionell einander sehr ähnlichen Zellen nimmt, d. h. aus der fibroblastisch-monohistiocytären und reticulocytären

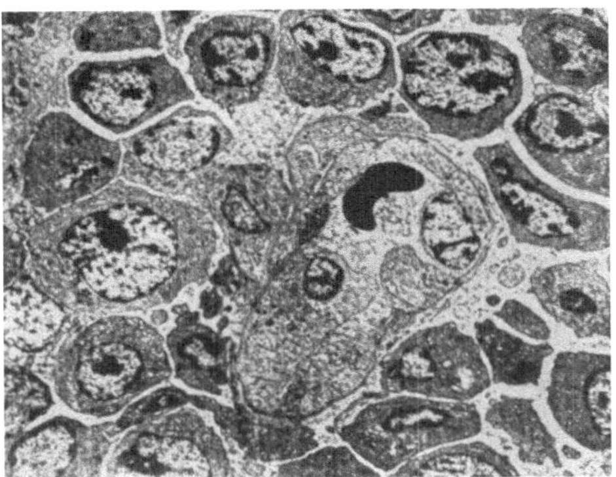

Abb. 32. Plasmocyteninsel, um eine Capillare gelagert. Nach I. P. Thiéry, 1960. Rattenlymphknoten.

Zelle. Wie früher bei den Blutzellen, so bestehen auch für die Plasmazellen differente Meinungen, d. h. ob sie sich nur von einer Zelle in direkter Linie ableiten oder ob mehrere Stammzellen angenommen werden dürfen, denen dann natürlich auch die Potenz der Antikörperbildung zugeschrieben werden müßte.

Es ist recht interessant zu sehen, daß in früheren Stadien der Antikörperbildung offenbar eine „synergistische Einheit" in der Form der Plasmocyteninseln oder perivasculärer Zellinseln eine Rolle spielt, bestehend aus wenigen, spärlich zu

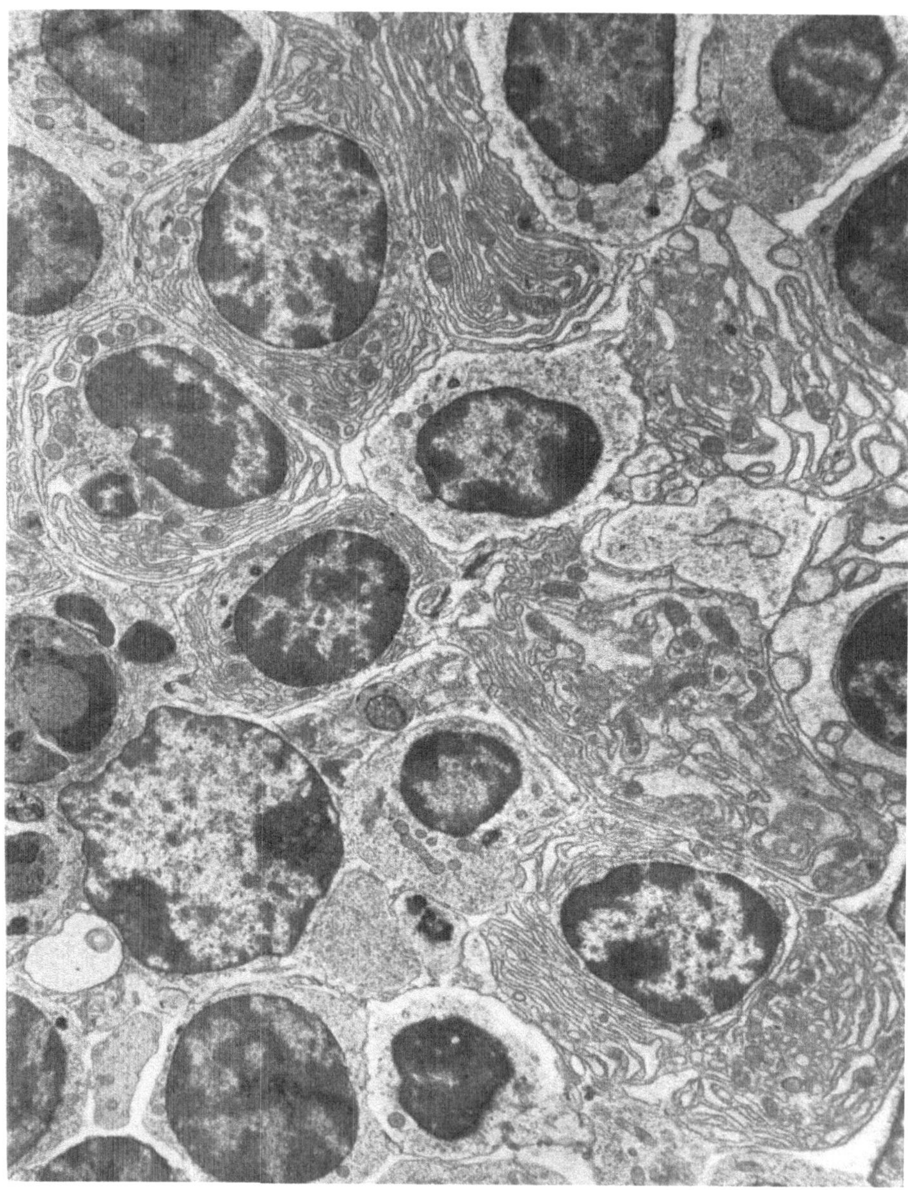

Abb. 33. Ein Areal von Plasmazellen aus der Milz bei experimenteller Amyloidose. Die Differenzierung der Plasmazellen ist verschieden weit vorgeschritten. Aufnahme Caesar. 6670fache Vergrößerung.

nennenden Histiocyten und zahlreichen verschieden weit entwickelten Plasmazellen oder kleinen Capillaren mit Adventitiazellen und denselben Plasmazellen in ihrer unmittelbaren Umgebung. Dabei verbleibt aber der Histiomonocyt auf seinem ursprünglichen Stand, ohne sich an der sekretorischen Eiweißbildung der Plasmazelle zu beteiligen[1]. Nach anderer Ansicht soll auch diesem die Potenz

---

[1] Thiéry 1960, Undritz 1950, Maximow 1928, Gell 1959, Gowans, Gesner, McGregor 1960.

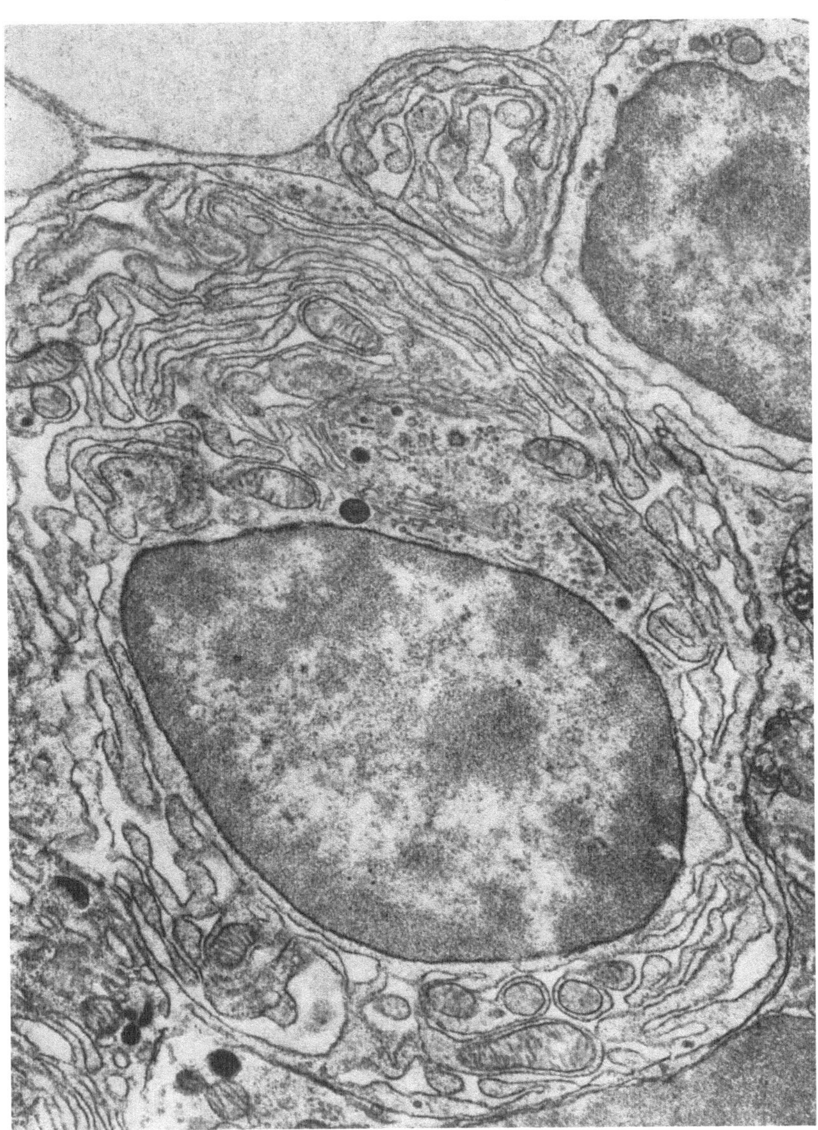

Abb. 34. Plasmazelle aus der Milz nach dreiwöchiger Caseininjektion bei der Maus zur Erzeugung einer Amyloidose. Ausgedehntes und stark gefülltes endoplasmatisches Reticulum. 1570fache Vergrößerung. Aufnahme CAESAR.

der Ak-Eiweißbildung zukommen, zugleich mit der Umwandlung in Plasmazellen[1]. Ob die kleinen Lymphocyten nicht zu Plasmazellen werden, wenngleich sie Akk bilden oder enthalten wird verschieden beurteilt[2].

So ist manches noch unabgeklärt. Historisch ist wichtig, daß vor FAGRAEUS (1912) RENN der Erste war[3], welcher den Plasmazellen die Funktion, Antikörper zu bilden, zuschrieb, und daß in den morphischen Studien von THIÉRY[4] vieles

[1] MAXIMOW 1927, 1928.
[2] NOSSAL 1959a und b, EHRICH 1956, 1960/61, HARRIS und HARRIS T. N. u. a. 1954 a, b, c.
[3] RENN 1912.   [4] THIÉRY 1955, 1957, 1958.

aus den Plasmocytomstudien von Apitz zu finden ist[1]. Für unser Problem, d. h. die *Folgen* der AAR, liegt der Beginn erst am Ende der eben skizzierten Problematik, mit der präzisen Frage nach dem Schicksal der Plasmazelle unter dem Eindruck einer AAR. Wenn man davon ausgeht, daß in der Plasmazelle spezifische γ-Globulin-Akk gebildet und gestapelt sind[2], so wäre zu erwarten, daß zwischen solchen Zellen und dem homologen Antigen eine Reaktion mit entsprechenden Folgen eintritt, wie der antinucleäre Antikörper mit dem in der Zelle lokalisierten Kernantigen in umgekehrter Weise reagiert. Die hochentwikkelten Plasmazellen lassen, wie die kinematographischen Aufnahmen von Thiéry

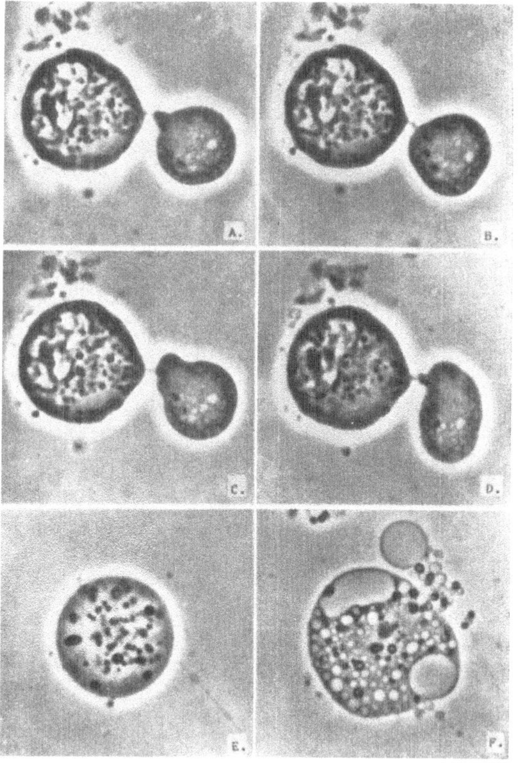

Abb. 35. Klasmacytose an Plasmazellen. Phasenkontrast. Rattenlymphknoten. (A—D) aufgenommen in kurzen Intervallen. Die Abstoßung eines Cytoplasmafragments von einer jungen Plasmazelle (E) ist deutlich zu sehen. Beginn der Lyse des abgestoßenen Cytoplasmateiles (F) Beendigung der Lyse und Ausstoßung zahlreicher kleiner Vacuolen. Nach Thiéry 1960.

zeigen, mehrfache und verschiedene Rückbildungsformen erkennen, die schließlich alle in einer Lyse des Cytoplasmas enden. Man kann sie als spontane Lyse bezeichnen, ohne über ihre Dynamik etwas zu wissen oder fragen, ob nicht eine gewisse Antigenresorption und das Zusammentreffen mit dem noch „zellständigen" Antikörper diese Lyse in Gang gebracht hat. Es ist aus histologischen Beobachtungen an Organen sensibilisierter Tiere genügend bekannt, daß in der ersten Hälfte der Sensibilisierungszeit zahlreiche Plasmazellen in Milz, Lymphknoten und anderen Mesenchymorten auftreten, um dann mit dem Erscheinen erster Antikörper zu verschwinden oder wenigstens zahlenmäßig sehr reduziert zu

---

[1] Apitz 1955.   [2] Mellors und Nowoslawski 1961.

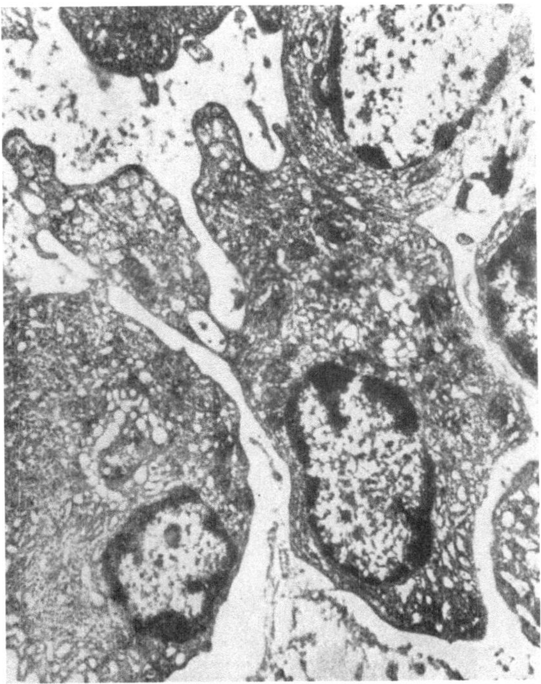

Abb. 36. Beispiel einer Klasmacytose an Plasmazellen. Elektronenoptisch aufgenommen. Rattenlymphknoten. Bild von THIÉRY, 1960.

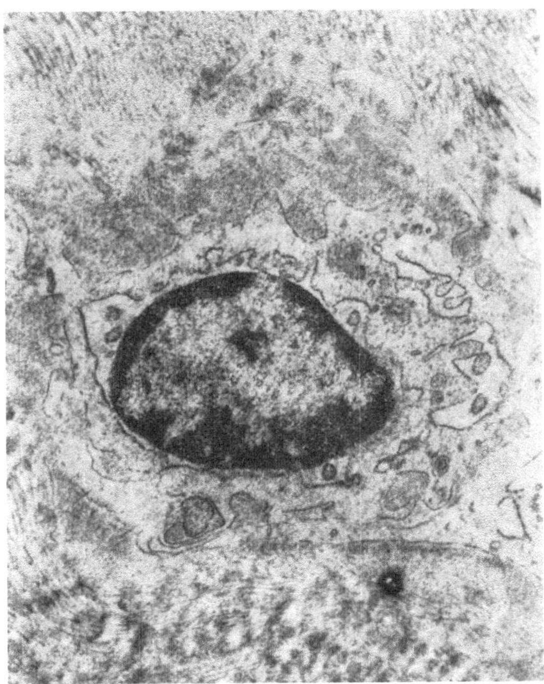

Abb. 37. Beginnende Lyse einer Plasmazelle in einem 12 Std alten Arthus-Phänomen in der Cornea des Kaninchens. Starke Abhebungen der Kernmembran. Aufnahme SHIRASAWA.

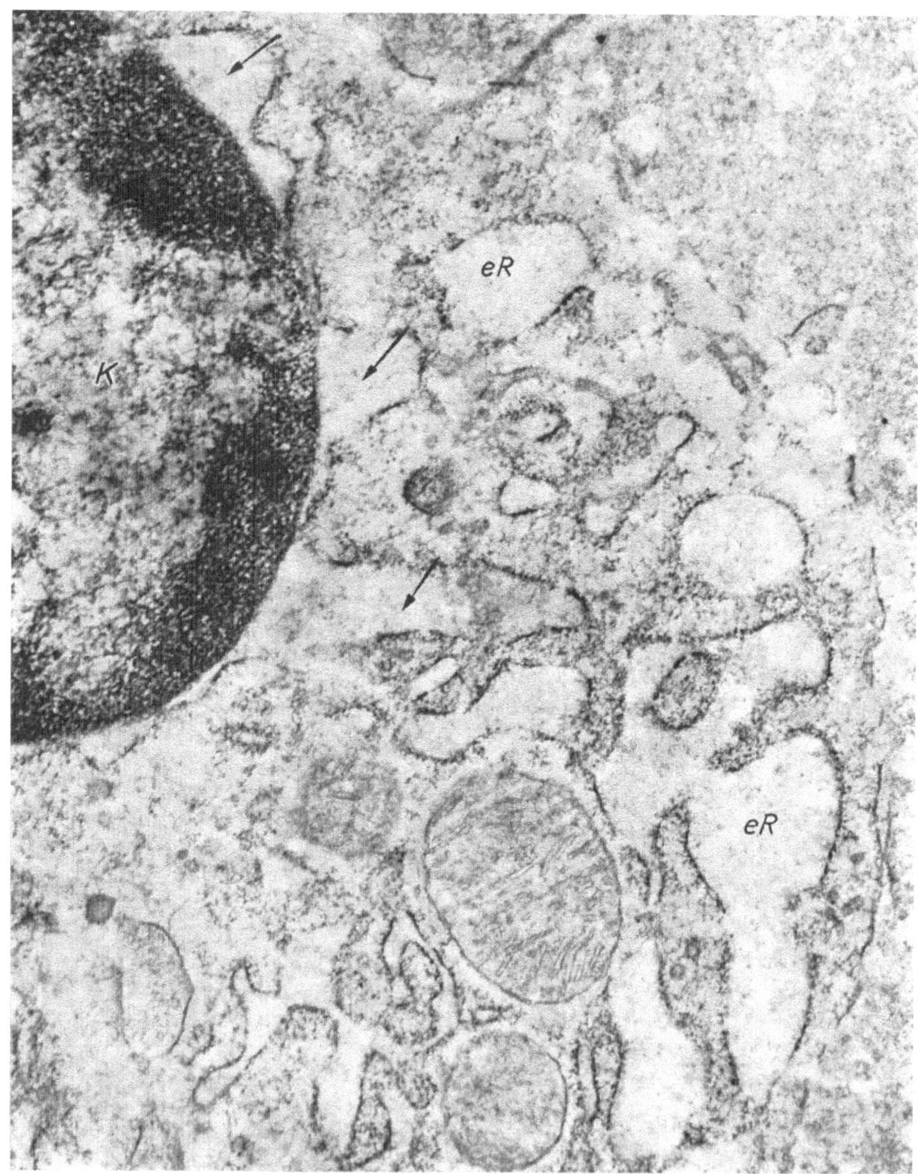

Abb. 38. Lytische Veränderungen eines Plasmoblasten in einem Arthus-Phänomen der Cornea, 12 Std nach Injektion (Shirasawa). *eR* ergastoplasmatisches Reticulum, *K* Kern, aufgeblähte perinucleäre Zisterne.

werden[1]. So könnte die Arbeitshypothese aufgestellt werden, daß die Lyse der Plasmazellen keine spontane, sondern eine durch erneuten Antigeneinstrom induzierte ist.

Davon unabhängig sind andere durch sehr gute Abbildungen belegte Modalitäten, unter denen die Plasmazelle rückläufig werden kann, d. h. das Platzen der endoplasmatischen Zisternen oder der Zellmembran mit Abgabe von flüssigem

---

[1] Moeschlin 1951, Langevoort und Mitarbeiter 1963.

oder granuliertem Eiweiß, die Klasmacytose und anderes. Daneben existiert noch die Kondensation des neu gebildeten Stoffes zu Russel-Körperchen und man muß bei der Vielfalt dieser Symptomatik fragen, ob sie sich in ihrer Dignität nicht

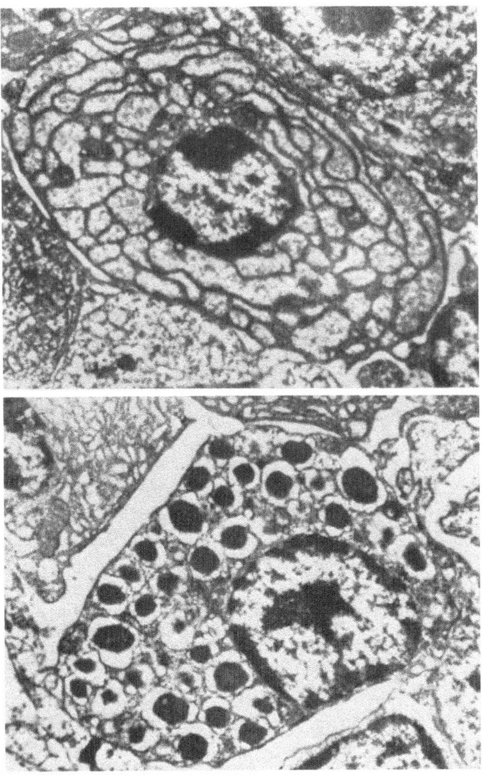

Abb. 39. Kondensation eines plasmacellulär gebildeten Eiweißvorrates in der Zelle. Oben: Ausgedehnte ergasto-plasmatische Schläuche. Unten: Plasmazellen mit kondensiertem Eiweiß, sogenannte Russell-Körperchen. Nach THIÉRY.

doch wesentlich unterscheidet und nur die Lysis ein Symptom einer AgAk-Wirkung ist. Wir haben bei unseren Amyloidversuchen (Casein-Amyloidose) häufig sehr viele Plasmazellen in der Milz gefunden, aber niemals Zeichen einer Lyse trotz prall gefüllter oder geplatzter endoplasmatischer Zisternen.

c) Mastzellen.

Neben der Plasmazelle existiert im Histion eine zweite „reagierende Zelle" mit besonderer spezialisierter Funktion: die *Mastzelle*[1]. Auch ihr kommt eine betonte und gut charakterisierte Aktivität im Rahmen einer AAR des Histion zu. Die Mastzelle, ihrer Genese nach eine mesenchymale, dem Histiocyten ähnliche Zelle, existiert in allen Wirbeltierbindegeweben, ihr Auftreten hat dort als ubi-quitär zu gelten. Sie wird als Mastzelle auf reticulo-histiocytäre Zellen zurück-geführt[2]. Ihre zahlreichen Granula enthalten unter anderem zwei gut charak-terisierte Stoffe, Heparin und Histamin, unter Umständen auch Serotonin.

---

[1] BENDITT und LAGUNOFF 1964.
[2] REMY 1961, GUSEK 1961, NIEBAUER 1959, 1963.

Mengen und Vorkommen wechseln mit der Species. Ratten- und Mäusemast-
zellen enthalten Serotonin, die von anderen Tieren (Hund, Rind) und Mensch
nicht[1].

Heparin ist zuerst von Jorpes u. Mitarb. in den Mastzellen als metachromatisch reagierender Stoff in den Zellgranula erkannt worden[2]. Damit besaß man auch zugleich eine Methode
der morphischen Darstellung des Heparins, die für den Serotoninnachweis noch fehlt[3]. Die
zunehmende Metachromasie des Heparins beruht auf einer Sulfurierung desselben, während
der Zellreifung[4]. Der metachromatische Effekt soll an etwa 50 in entsprechendem Abstand
im Molekül des Heparins gelagerten SOH_3-Gruppen gebunden sein[5]. Bekanntlich wird der
größte Teil des im Organismus deponierten Histamins in den Mastzellen gefunden[3]. Der
Gehalt an Histamin im Gewebe entspricht quantitativ der Menge der Mastzellen in demselben.
Die Gründe, die für eine Bindung von Histamin an Heparin sprechen, haben Schauer
und Wehrle kürzlich dargestellt. Als schwache Base kann auch das Serotonin an Heparin
gebunden sein. Bestimmte Agentien führen zur Freisetzung der Mesenchymgranula aus der
Zelle und unter Umständen zur Zerstörung der Zelle. Dabei wird in graduell verschiedener
Weise Heparin wie Histamin freigesetzt. Lösungen von Reinecke-Salz $[Cr(NH_3)_2(CNS)_4]NH_4$

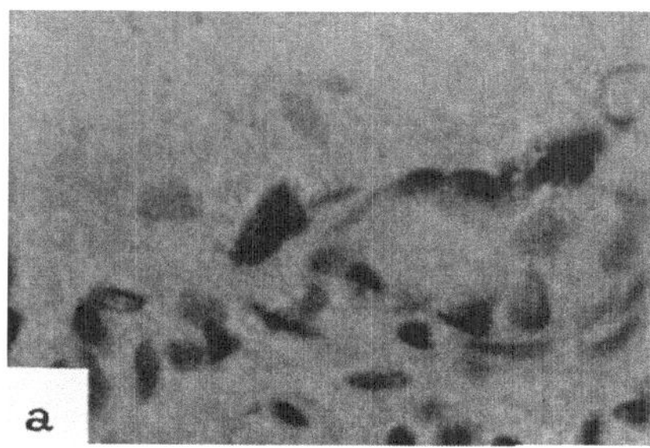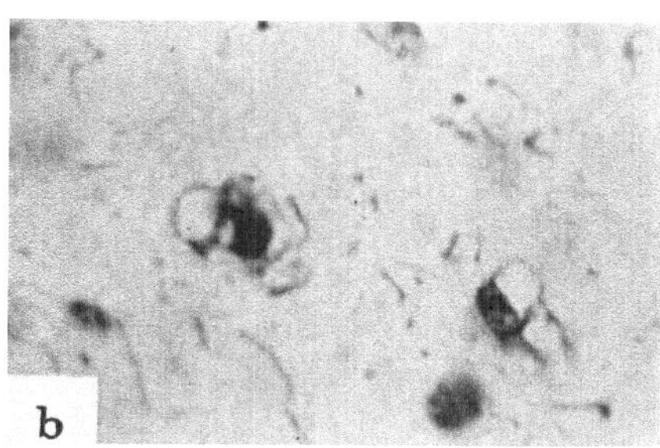

Abb. 40a u. b. a Zwei Mastzellen im Bindegewebe menschlicher Haut. Färbung 0,5%ige wässerige Lösung von
Toluidinblau. Granula in den Mastzellen metachromatisch gefärbt. b Hautbindegewebe, Mensch nach An-
wendung von Cortison. Starke Degranulierung der Mastzellen und Vacuolisation des Cytoplasmas. Nach
G. Asboe-Hansen, in Connective Tissues. 5. Conference 1954. Edit. Charles Regan, 1954. New York.

präzipitieren Histamin und eignen sich somit zum *morphischen Nachweis*; es entsteht
ein kristallinischer Niederschlag, der in den Mastzellen des Gewebes einen deutlichen
polarisationsoptischen Effekt gibt (Rattenmesenterium). Die nachfolgende Diazotierung
des Gewebepräparates führt das Histamin in einen allerdings nur kürzere Zeit haltbaren
hellroten Farbstoff über. Auch mit Eosin sind die Granula nach Reineckatbehandlung im
Schnitt anfärbbar. Mastzellengranula enthalten von Heparin, Histamin und eventuell
Serotonin abgesehen, auch Enzyme, die sich zum Teil histochemisch darstellen lassen. Dazu
gehören die Leucylaminopeptidase, die Adenosintriphosphatase, die sauren und alkalischen
Phosphatasen und die γ-Glucuronidase; ferner ist ein ähnliches Ferment[6] in den Mastzellen
beschrieben worden, welches histochemisch bei Ratte, Maus, Kaninchen, Mensch, Hund,
nachweisbar ist[7]. Es ist aber auch hier, wie bei allen bisherigen Enzymvorkommensnachweisen
zu beachten, daß zwischen den einzelnen Species nicht unerhebliche Unterschiede bestehen[8].
Die Enzyme in den Mastzellen werden, wie vergleichende Untersuchungen an fetalem Ratten-
gewebe zeigten, im gleichen Augenblick nachweisbar wie die Granula der Zellen. Saure Mucopolysaccharide werden als PAS-färbbare Granula in der zweiten Schwangerschaftshälfte nachweisbar[9].

Die experimentelle Pathologie zeigt, daß eine Reihe von Agentien, die unter
sich chemisch sehr verschiedenartig sind, zu einer mehr oder weniger schnellen
Degranulierung der Mastzellen führt. Unter ihnen steht das Eiklar und die
chemische Verbindung 48/80 an erster Stelle. Auch Cortison hat einen de-

---

[1] Lembeck 1962, Thiéry 1960.   [2] Jorpes, Holmgren und Wilander 1937, 1953.
[3] Schauer und Werle 1957, 1958.   [4] Jorpes u. a. 1953.
[5] Riley 1953, 1955, 1957, 1959, Riley und West 1953, 1955, Feldberg und Talesnik
1953, Graham u. a. 1955.
[6] Benditt und Arase 1959.   [7] Gomori 1953.
[8] Eder und Schauer 1959, 1960, Gössner 1958.   [9] Schauer und Eder 1962.

granulierenden Effekt[1]. *Antigen-Antikörper-Reaktionen* haben den gleichen Effekt und führen zu einem „explosionsartigen" Verlust der Mz-Granula. Morphisch verlaufen die Veränderungen der Mz bei der Degranulierung in eben derselben Weise wie die Umwandlung und schließliche Zerstörungen der Zellstruktur nach AgAk-Wirkung. Es kommt zu Membranschädigungen an den Zellen, zu Aufquellen des Cytoplasmas, zu Verlust der Mitochondrien und zur schließlichen Lyse der Zelle. Nach BECKER 1956 ist die Mitwirkung von Komplement an der *Mastzellendestruktion* anzunehmen, welches somit auch durch andere Stoffe als nur eine AAR aktiviert werden würde. Sehr wahrscheinlich wirken die Mastzellenzerstörer indirekt über die Aktivierung eines

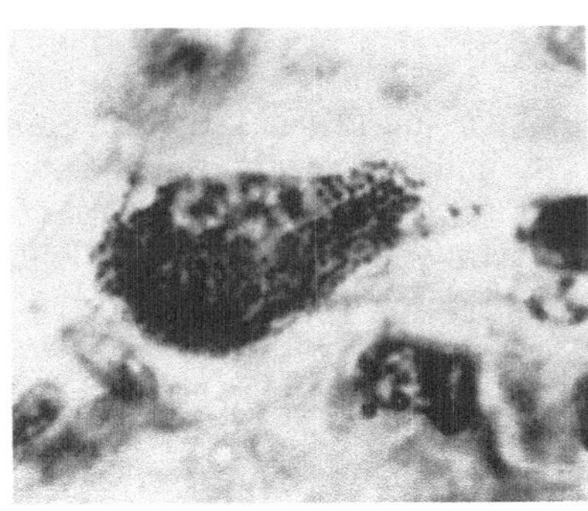

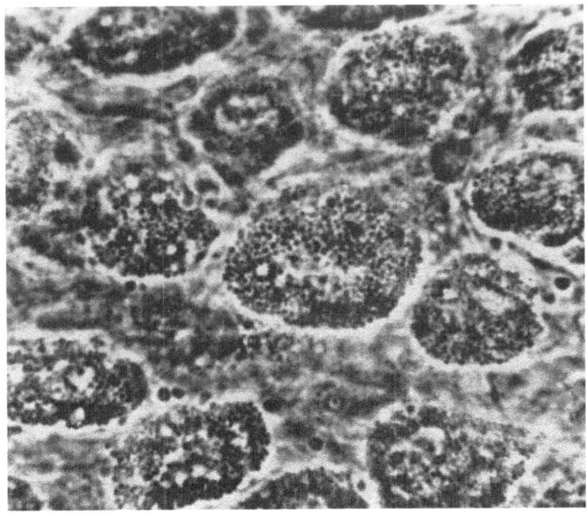

Abb. 41.   Abb. 42.

Abb. 41. Mit Kresylviolett gefärbte Gewebsmastzelle. Gegenüber dem noch hellen Kern Haufen stark dunkler Granula im Cytoplasma. Vergrößerung 1400 ×. Nach LETTERER, 1959, S. 108.

Abb. 42. Phasenkontrastaufnahme von Mastzellen aus dem Omentum majus der Maus. Aufnahme und Präparat ZOLLINGER, Freiburg.

zellständigen die Zellmembran perforierenden Enzyms[2]. Mit dem Austreten der Granula aus der Mz werden die Mucopolysaccharide granulär oder diffus im Gewebe verteilt, durch Metachromasie noch nachweisbar, und Granula werden unter Umständen phagocytiert. Histamin wirkt auf die Capillarwand mit Verstärkung der Permeabilität derselben, auch steigert es die Phagocytosetätigkeit der Leukocyten[3]; die Abgabe von Histamin ist (z. B. im durchspülten Lungenpräparat) durch Colchicin zu inhibieren[4]. Die AAR, welche zur Auslösung eines Asthmaanfalles führt, veranlaßt in der Schleimhaut der Bronchien einen Abfall in der *Zahl* der Mastzellen[5].

Man stellt bei vergleichenden Biopsien der Bronchialschleimhaut von Asthmatikern und Nicht-Asthmatikern in einer hinreichenden Zahl mikroskopischer Felder fest, daß der Asthmatiker nur 26% nicht degranulierte Mz hat gegenüber dem Nicht-Asthmatiker mit 55%, und daß der erstere unter 100 Zellen 73 degranulierte Zellen hat gegenüber 44 des Nicht-Asthmatikers[5].

2. Grundsubstanzen und Fasern.

a) Grundsubstanz.

Nach den Zellen wenden wir uns in der Reaktionsanalyse des Histion den *ungeformten Grund- und fibrillär-paraplastischen Substanzen* und ihrer *Reaktions-*

---

[1] KELLER 1957, 1961, 1962, 1963, REMY 1961, ZBINDEN u. a. 1959.
[2] HÖGBERG und UNVÄS 1957, SCHAUER und WERLE 1957.   [3] LUDANY und VAJDA 1951.
[4] MUGLER u. a. 1953, TRETHEWIE 1955.   [5] SALVATO 1962.

morphologie zu. Wie schon im Kapitel der „Substrate" erläutert, sind Grundsubstanz und paraplastische Substanz als ein einheitlicher Bau-, Funktions- und Reaktionskomplex zusammen zu betrachten. Ihre Orthologie und Pathologie erweisen sich als eng zusammengehörig[1].

Im Vergleich zu den gegebenen Möglichkeiten sind die tatsächlichen Kenntnisse, wann und wie AARR in die Biologie und Pathologie der Grundsubstanzen eingreifen, spärlich. Physikalisch-chemisch können Antigene oder Antikörper von Grundsubstanzen adsorbiert werden. Sowohl das adsorptive Haften, wie eine schließliche Desintegration der Grundsubstanz wären a priori für möglich zu halten, und manche an sich ganz unzusammenhängende Beobachtungen können diese Vorstellungen unterbauen[2]. In enger Nachbarschaft hierzu liegt das Problem der *fibrinoiden Degeneration*, auf das noch näher eingegangen werden soll. Unter dem Gesichtspunkt einer primären Grundsubstanzaufquellung als Beginn der fibrinoiden Degeneration wäre sie nicht als Faser-, sondern als Grundsubstanzerkrankung anzusehen[3].

Eine weitere Frage ist die *histotoxische Immunität* (im gegensätzlichen Sinn zur cytotoxischen Immunität zu verstehen). Grundsubstanzauflösung unter Zunahme ihres Polymerisationsgrades müßte zur Bildung von Autoantikörpern gegen MPS führen; gebildete Antikörper aber können mit neugebildeter MPS-Substanz Komplexbildungen eingehen, welche deren biologische Normalbedingungen stören. Vorerst liegen alle diese Möglichkeiten noch auf dem Gebiet der Theorie, da die Antigenfähigkeit der MPS nicht weit genug aufgeklärt ist. Die enge Gemeinschaft von Grundsubstanz, Fasern und Zellen läßt die Beteiligung der einen oder anderen Komponente nur ungenügend erkennen. Anabole oder katabole Einflüsse werden jeweils die Gesamtheit der „Betriebsgemeinschaft" treffen. — Glykoproteide sind an sich schwache Antigene. Zwar ist mit Mucinen und Chondromucoid Antikörperbildung erzielt worden[4]. Es ist aber nichts bekannt, wie weit sich Gewebemucoide zur Autoantikörperbildung eignen. Auto-Antimucoide könnten zur Desintegration von Grundsubstanzen und damit generell des Bindegewebes führen. Es liegt nahe, daran zu denken, daß Erkrankungen des Bindegewebes ihren primären Schaden in der Grundsubstanz haben[5], insbesondere dann wenn man behauptet, daß im Bereich allergischer Phänomene Präcipitationen der Grundsubstanz eintreten, Polymerisation oder Präcipitate in ihr vorkommen[6].

Dynamisch läßt sich der Stoffwechsel der Mucopolysaccharide in der Grundsubstanz am Schwefeleinbau in die Chondroitinschwefelsäure messen; das gesamte Mesenchym der Organe läßt unter den verschiedensten Reizen eine immer gleiche Reaktion in der Form beschleunigten und verstärkten Einbaues von Schwefel (radioaktiv geprüft) erkennen. Nach einer längerdauernden Sensibilisierungsphase (20mal in 80 Tagen je 2 cm³ Pferdeserum) zeigen die Tiere einen um gut das doppelte gesteigerten Einbau von S^{35} in die Chondroitinschwefelsäure der Organbindegewebe; nur die Muskulatur steht etwas zurück[7]. Toxische, infektiöse, allergisierende und Röntgenstrahlenreize haben alle den gleichen Effekt einer erhöhten Umsatzgeschwindigkeit von S^{35}. Mit der gleichen Technik angestellte Untersuchungen am Arthus- und am Shwartzman-Sanarelli-Phänomen, ergaben den etwa vierfach erhöhten Einbau von S^{35} in die Hautstelle, an der das Phänomen abläuft. Während aber das Arthus-Phänomen eine AAR an der ent-

---

[1] Schallock 1960.
[2] Altschuler und Angevine 1949, 1951, Meyer 1947, Bensley 1934.
[3] Letterer 1959 a.   [4] Rajka 1959, v. Godin 1939.   [5] Hauss 1962.
[6] Altshuler und Angevine 1949, 1951, Gersh und Catchpole 1949.
[7] Hauss 1960, 1961, Junge-Hülsing 1960, 1961, 1962.

sprechenden Hautstelle darstellt, ist das Shwartzman-Sanarelli-Phänomen ein Reizsummationseffekt an eben der gleichen Hautstelle[1]. Der Erfolg, hinsichtlich des Schwefeleinbaues bleibt in beiden Fällen der gleiche und spricht somit generell für Stoffwechselsteigerung überhaupt.

Histochemisch wird zu Beginn der Arthus-Entzündung starke Zunahme der Metachromasie beobachtet. Sie wird als Erfolg einer Proteolyse angesehen (Polymerisation), wofür spricht, daß die Proteolyse zu hemmen ist, wonach die Metachromasie ausbleibt[2]. Die hier wirksame Protease soll bei Zusatz von Antigen der Vorbehandlung aus Bindegewebszellen entstehen[2]. Dabei werden Glykoproteide abgespalten, erkennbar an der Zunahme der PAS-Reaktion und außer-

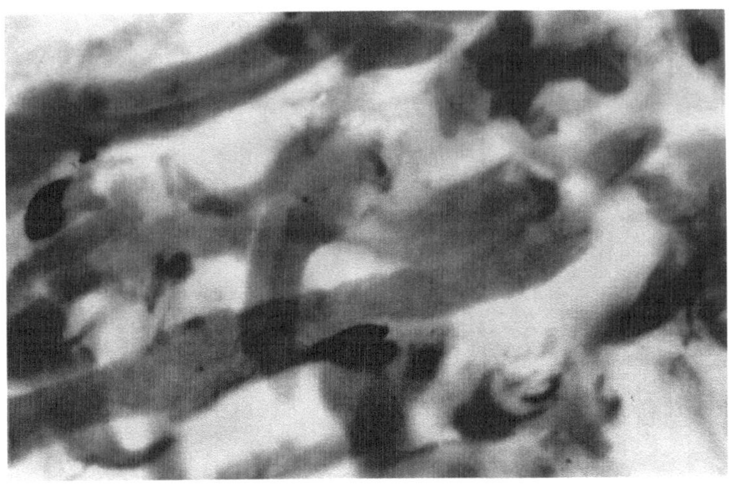

Abb. 43. Kleiner Herd von kollagenen Fasern aus der Unterhaut des Kaninchens innerhalb eines Arthus-Phänomens. Eiklar 24 Std, Titer 1:200000. Deutlicher Verlust der Säurefuchsinfärbung im Laufe der van-Gieson-Färbung.

dem die MPS polymerisiert, was zur Metachromasie führt[3]. Außerdem beeinflussen Corticosteroide und ACTH generell den Polymerisationsgrad der MPS in der Grundsubstanz[4]. Die Kollagenfasern nehmen „fibrinoide" Färbbarkeit mit Masson-Lichtgrün an[5].

Neue Untersuchungen haben die Grundsubstanz zu immunologischen Vorgängen bei der Silikose in Beziehung gebracht. Modellversuche machen es wahrscheinlich, daß unter dem Einfluß von Siliciumdioxyd Eiweißkörper des Blutplasmas eine Komplexverbindung eingehend zum Antigen werden und auf der Oberfläche der Kollagenfasern, d. h. im Milieu der Grundsubstanz niedergeschlagen, die bekannte Hyalinisierung bewirken. Die Faser selbst wird dadurch nicht verändert. Nach tryptischer Verdauung hyalin degenerierter Fasern aus Staubgranulomen läßt sich die elektronenoptische periodische Struktur unverändert darstellen[6]. Wenn die italienischen Forscher recht behalten, läge hier ein Beispiel einer AAR unter Mitwirkung der Grundsubstanz vor[7].

An einem frischen Arthus-Phänomen lassen sich als Vorläufer der fibrinoiden Degeneration an den Kollagenfasern drei verschiedene Abwandlungen der

---

[1] HEINLEIN 1948.   [2] KASAI 1959, KAWASE 1959.
[3] ALTSHULER und ANGEVINE 1949, 1951, GERSH und CATCHPOLE 1949.   [4] TOKUDA 1959.
[5] BAHRMANN l.c. 1937.
[6] PROBST und RATZENHOFER 1955, RATZENHOFER und PROBST 1953, RATZENHOFER und SCHAUENSTEIN 1951.
[7] MOTTURA 1958, PERNIS 1958, VIGLIANI 1958, 1959, VIGLIANI und PERNIS 1958, GALE 1951.

Färbbarkeit feststellen, welche gewisse histochemische Rückschlüsse nach unseren Untersuchungen gestatten. Erstens: herdförmiger Verlust der Färbbarkeit von kollagenen Fasern mit Säurefuchsin im Laufe der van Gieson-Färbung. Zweitens: Auftreten einer positiven PAS-Reaktion an den gleichen Fasern. Drittens: Erscheinung einer Metachromasie an der gleichen Faser. In dieser Phase ist

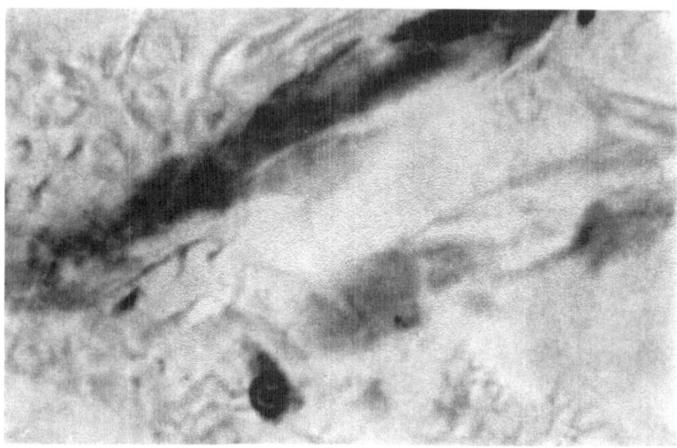

Abb. 44. Gleiches Tier und gleicher Reaktionsort, jedoch Färbung mit Kresylviolett. Man erkennt deutliche Zunahme der Metachromasie.

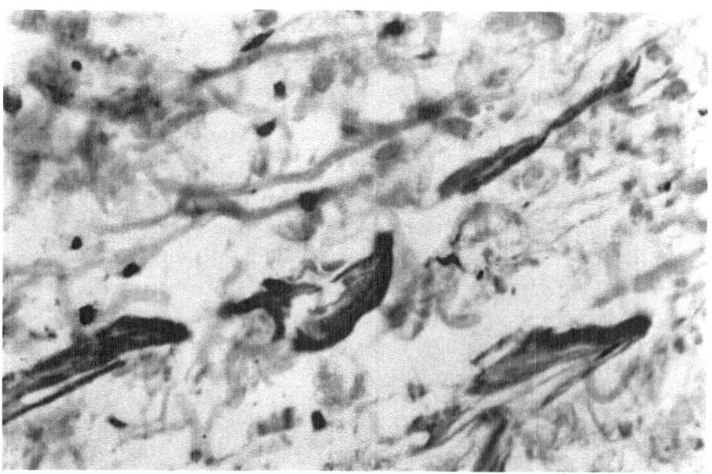

Abb. 45. Gleiche Stelle des gleichen Tieres, jedoch PAS-Reaktion. Man sieht gegenüber den unveränderten Fasern den positiven Ausfall dieser Reaktion (Kohlehydratgruppe).

noch keine Zunahme der versilberbaren Fasern (Fibrillen) nachzuweisen; vielmehr ist die Versilberung an den Fasern negativ[1].

Während die bisher geschilderten Vorgänge in der Grundsubstanz mehr oder weniger lockere Beziehungen zu AARR haben und unsere Kenntnisse über die Grundsubstanz, ihre Antigenfähigkeit und ihr Verhalten einer AAR gegenüber lückenhaft sind, werden bei der *Amyloidose* sowohl genetisch wie topisch Beziehungen zur Grundsubstanz offenbar. — Da genügend Gründe vorhanden sind,

---

[1] Letterer 1962 b.

bestimmte Formen von amyloidem Eiweiß für einen im Gewebe abgelagerten Anti-gen-Antikörper-Niederschlag zu halten[1], ist es angezeigt, dessen Beziehungen zur Grundsubstanz zu besprechen, insbesondere da eine der sog. typischen Farb-reaktionen, die Metachromasie, der amyloiden Substanz eine Reaktion der Grund-substanz ist. Elektronenoptische Untersuchungen haben für das als Amyloid ab-gelagerte Eiweiß die früher schon lichtmikroskopisch erkannte intercelluläre Ablagerung bestätigt und dahin erweitert, daß das Amyloid kein Hyalin, also „strukturlos" ist, sondern ein fibrilläres Eiweiß darstellt. Dies gilt vom elektronen-optischen Gesichtspunkt für alle Amyloidarten[2].

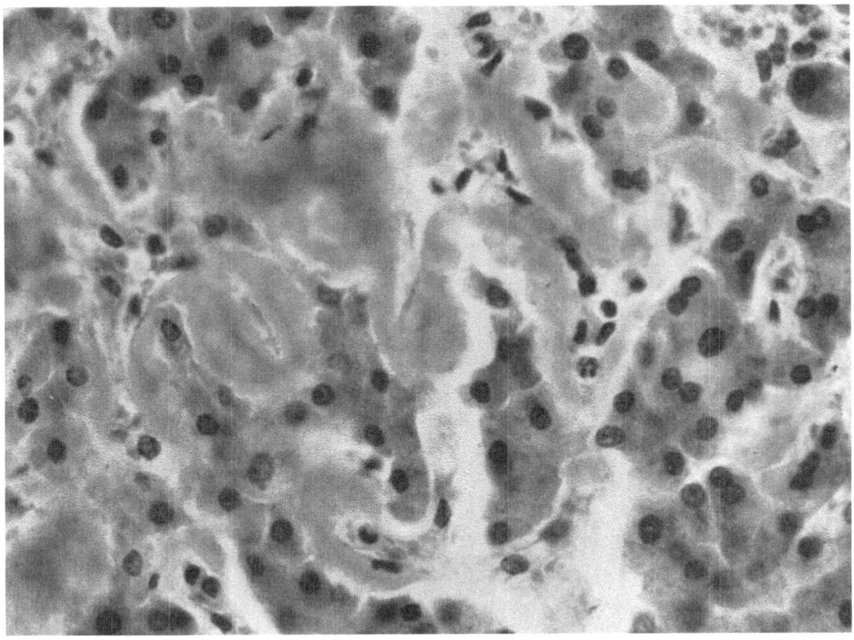

Abb. 46. Amyloidablagerung in der Leber. Die fortgeschrittene Atrophie der Leberzellen und Leberzellbalken und ihr Ersatz durch amyloide Massen ist gut zu erkennen. 240 × vergrößert. Nach LETTERER, 1959, S. 232.

Die Bedeutung des *Amyloids* für die Pathologie wie für dieses Handbuch im besonderen ist eine durchaus bivalente. In früheren Zeiten wurde nach dem damaligen Stand des Wissens die Amyloidose zu den Störungen des Eiweißstoff-wechsels gerechnet; es galt die Vorstellung, daß zum Abbau und zur Ausscheidung anstehendes körpereigenes Eiweiß, vor allem Eiter und Exsudate, die nicht ausge-schieden werden können, in der Form von Amyloid in den Geweben zur Ablage-rung gelangen. Die Frage nach der chemischen Natur des amyloiden Eiweiß-körpers und die histotopographischen und makromorphen Verhältnisse seiner Ablagerung in den Organen waren neben den verschiedenen histochemi-schen Reaktionen das vorwiegende Interesse der morphologischen Patho-logie, und dabei lag es nahe, die Amyloidose als eine *Stoffwechselstörung* auf dem *Gebiet* des *Eiweißstoffwechsels* zu betrachten, wenngleich um diese Zeit über die Dynamik derselben praktisch nichts als unbewiesene Theorien zu erfahren waren. So erscheint es sowohl vom historischen wie vom aktuellen Standpunkt aus be-rechtigt, dem Amyloid als einem krankhafterweise im Gewebe abgelagerten Eiweiß-stoff einen Raum im Kapitel der Pathologie des Eiweißes wie schon immer auch

[1] SCHNEIDER, G. 1964. [2] CAESAR 1960, 1961, 1963, COHEN und CHALKINS 1959.

noch heute einzuräumen, daneben aber den neuen Gegebenheiten der Genese des Amyloids Rechnung zu tragen, mit welchen wir in ihm die Folgeerscheinungen einer *Immunopathie* im Sinne der Entgleisung oder Überproduktion von Akk bzw. eine präzipitierende AAR im Gewebe sehen. Es ist das Eigentümliche des Problems Amyloid, daß die Art seiner Abhandlung fast ausschließlich durch die Art der Vorstellung über seine Entstehung, welcher der jeweilige Beschreiber zuneigt, bestimmt wird. Nachdem längere Jahre die immunopathische Anschauung führend war, machen sich neuerdings experimentelle und biochemische wie histochemische Beobachtungen geltend, welche die Immunopathie für das Amyloid ablehnen und der Eiweißstoffwechselstörung den Vorzug geben[1]. Betrachtet man die Amyloidose als Entgleisung der cellulären Eiweißbildung, d. h. als Paraproteinose im Sinne von Apitz oder Teilum[2], so gehört sie noch immer zu den *Eiweißstoffwechselstörungen*, während sie unter dem Gesichtspunkt einer zu krankhaften Höhen getriebenen Immunglobulinbildung den *Immunopathien*[3] und somit dem Bezirk der Morphologie immunitärer Reaktionen zugehörig ist. Die Ambivalenz zwischen Stoffwechsel und Immunologie ist damit evident. Wir verweisen für die Fragen des Stoffwechsels und der Ei-weißbildung auf das ent-

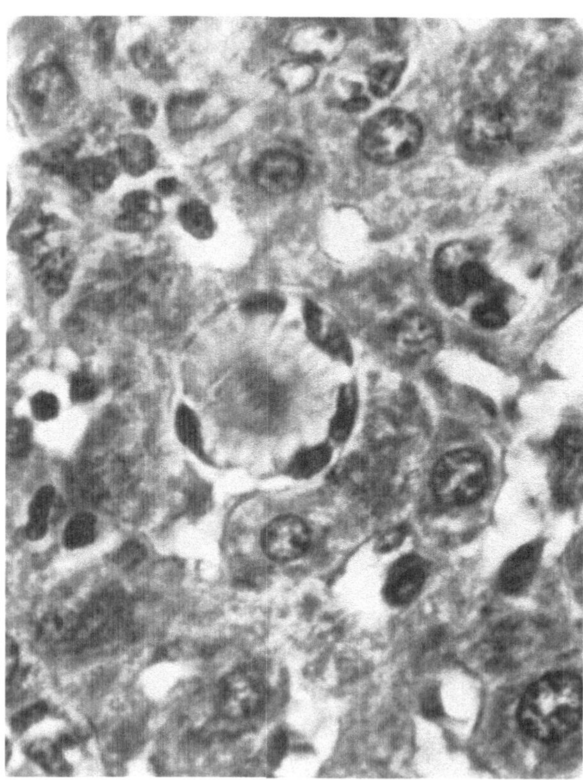

Abb. 47. Amyloide Druse in einem Lebersinusoid, 13 Wochen experimentell mit Caseininjektion behandelt. Präparat Caesar.

sprechende Kapitel dieses Handbuches. Die Anfänge einer Auffassung, welche die Entstehung der Amyloidose im Zusammenhang mit immunitären Reaktionen sieht, gehen zurück auf die Feststellung der Globulin-Natur des amyloiden Eiweißkörpers[4] und auf die Konzeption Loeschckes[5], daß das mit dem Eiter aus zerfallenen Leukocyten anfallende Eiweiß die antigene Substanz abgebe, die zur Ursache für eine Autoantikörperbildung gegen dieses in gewissem Sinne körperfremd gewordene Protein wird. Damit wird zum ersten Mal der Gedanke vorgetragen, die Amyloidose entstehe auf dem Boden einer Autoantikörperbildung bzw. einer Präzipitation von Autoantikörpern. Schon 50 Jahre vor Virchow hat

---

[1] Heller 1958, Cohen und Calkins 1965, Benditt 1962, Benditt und Lagunoff u. a. 1962, Benditt und Eriksen 1964, Cohen 1965.
[2] Apitz 1940a—c, Randerath 1947, Krücke 1959, Letterer 1958, Teilum 1954, 1956, 1964, 1952, 1966.
[3] Schneider 1964.   [4] Letterer 1925, 1926.   [5] Loeschcke 1927.

Abb. 48. Mäuseamyloid. Elektronenoptische Darstellung bei 42250facher Vergrößerung. Die sich gegenseitig lebhaft durchflechtenden Bündel der filamentösen Strukturen sind gut zu erkennen. Aufnahme CAESAR.

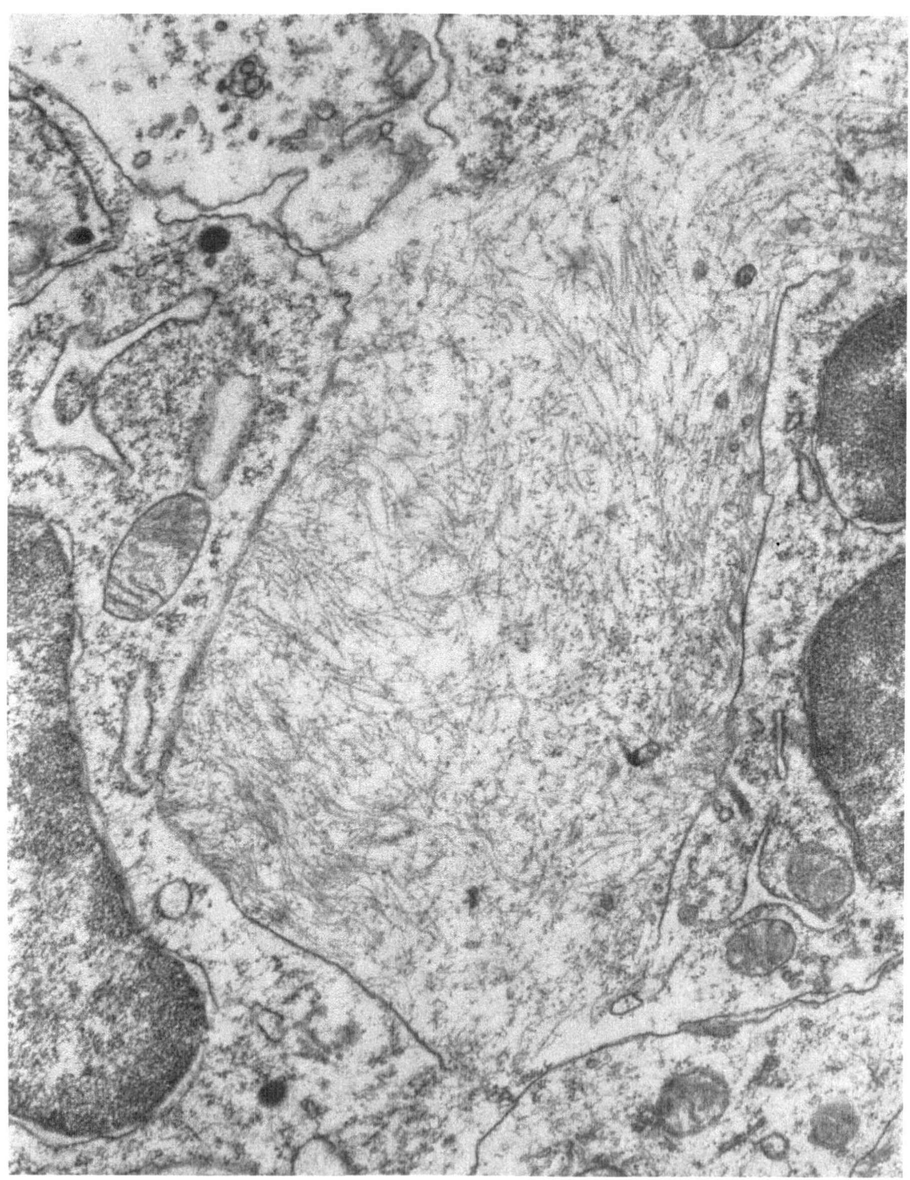

Abb. 49. Mäusemilzamyloid. Elektronenoptisch, Endvergrößerung 26000 ×. Amyloidfilamente zwischen zwei Reticulumzellen. Orginal auf 8:7 verkleinert. Aufnahme Caesar.

Vetter[1] die Hypothese vertreten, daß die damals noch als wächserne oder speckige Entartung angesprochene Organamyloidose einer Präzipitation humoraler Stoffe zwischen die Gewebespalten ihre Entstehung verdanke. Hofmeister sprach das Amyloid ebenfalls als ein Antikörperpräzipitat an[2]. Seit Loeschcke die Autoimmunhypothese der Amyloidose ausgesprochen hatte, ist der Gedanke nicht mehr zur Ruhe gekommen[3], ohne aber bis heute eine alle Mangelpunkte überwindende und vollkommen befriedigende Beweisführung zu finden.

[1] Vetter 1803.   [2] Hofmeister 1920.   [3] Strukov 1963.

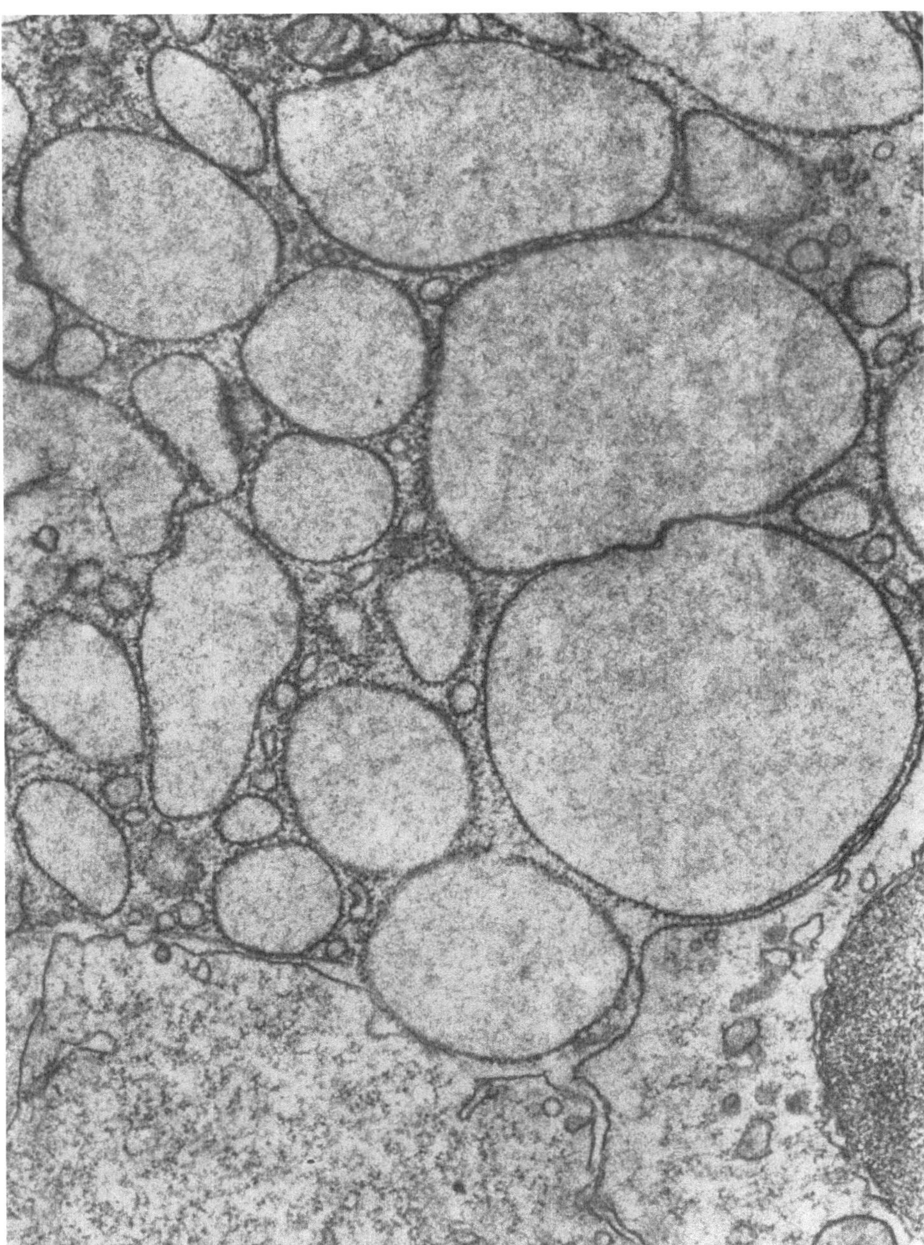

Abb. 50. Teil einer Plasmazelle aus der Milz einer mit Casein behandelten Maus. Experimentelle Amyloidose. Große Ergastoplasmavacuolen. Links ist die Zellmembran defekt und es besteht eine Kontinuität zwischen cytoplasmatischem Raum und dem Zellinterstitium. Aufnahme CAESAR. 65000fache Vergrößerung.

In eigenen Untersuchungen wurde gezeigt[1], daß die Sera amyloidkranker Tiere arteigene leukocytäre und Organzellenextrakte präzipitierende Stoffe enthalten. Eine wesentliche Stütze schien die Hypothese durch den Nachweis von Komplement in der amyloiden Substanz mit Hilfe des fluorescierenden antikomplementären Serums zu erfahren[2]. Die tech-

---

[1] LETTERER 1934.　　[2] VOGT und KOCHEM 1960.

nischen Vorbedingungen für diese Untersuchungen, nur lebendfrisches und unfixiertes Material verwenden zu können, engen den Kreis der möglichen Untersuchungen etwas ein, so daß noch nicht alle Amyloidarten (typisches, Paramyloid, lokales Amyloid usw.) in der gleichen

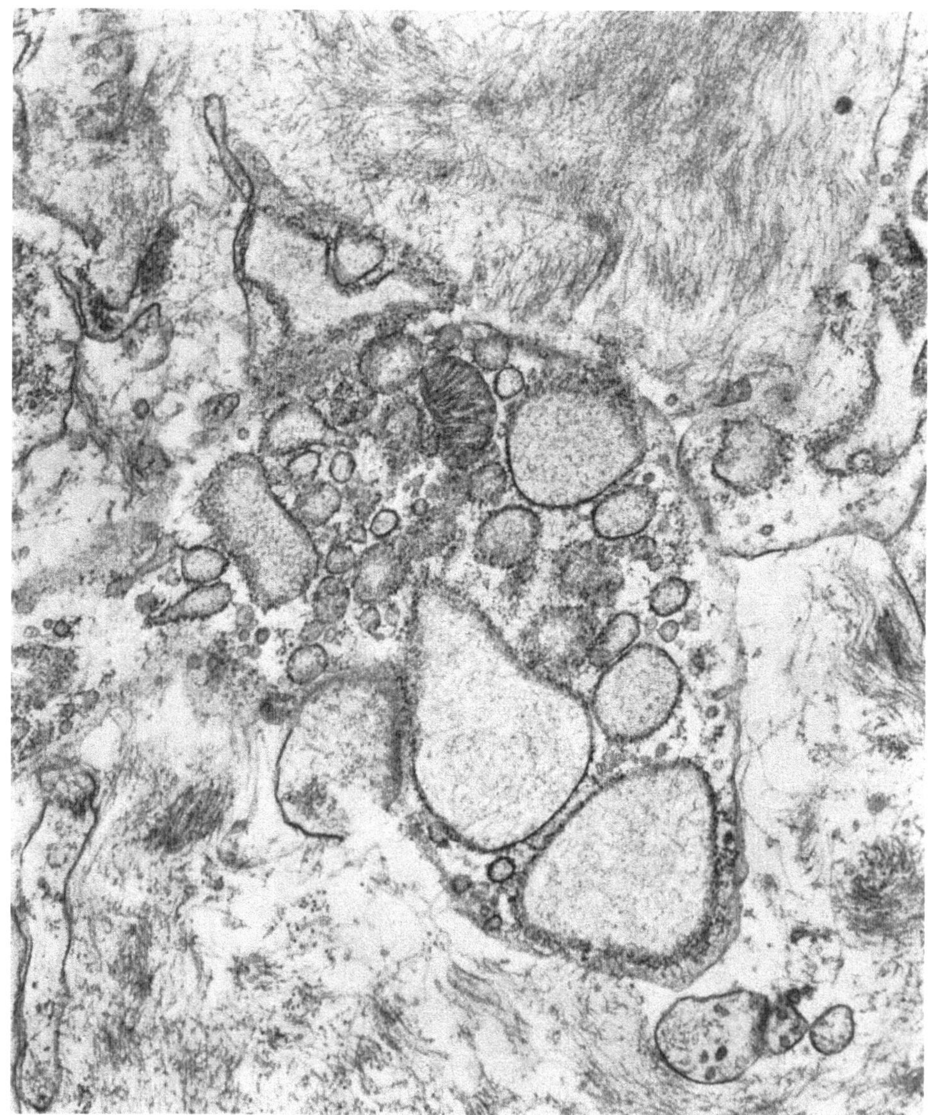

Abb. 51. Mäusemilz mit experimentellem Amyloid. E-optische Aufnahme einer Plasmazelle mit ergastoplasmareichem Cytoplasma und Ausschleusung von Ergastoplasmabestandteilen in das Interstitium. Dort ist faserige Amyloidsubstanz abgelagert. Aufnahme Caesar. 26 000fache Endvergrößerung.

Weise untersucht werden konnten, wie dies für die elektronenoptische Analyse der Amyloidsubstanz möglich gewesen ist[1]. Das experimentelle Mäuseamyloid und das typische Amyloid des Menschen (Sagomilz, Schinkenmilz, auch das lokale Hautamyloid haben wir mit positivem Resultat untersucht), enthalten gut nachweisbares Komplement[2]; damit erscheint die Annahme berechtigt, daß in der amyloiden Substanz ein AAK vorliegt; die Existenz von γ-Globulin ist — ebenfalls durch fluorescenzoptische Methodik — schon vor dem Komplement-

---

[1] Caesar 1960.   [2] Kochem 1962, 1966, s. Letterer 1962a und b, Vogt und Kochem 1960.

nachweis gelungen[1] und konnte auch von uns bestätigt werden. Wir konnten außerdem in der Amyloidsubstanz histoserologisch im entsprechenden Fall Casein und Streptokokkenantigen, die beide als Amyloiderzeuger Verwendung gefunden hatten, nachweisen, in keiner Amyloidsubstanz aber Leukocytenantigene[2]. Da jedoch bekannt ist, daß aggregierte oder in bestimmten Graden denaturierte Globuline ebenfalls Komplement binden können[3], so kann der positive Komplementnachweis bislang nicht oder nur mit Einschränkung als Beweis dafür betrachtet werden, daß die amyloide Abscheidung im Gewebe einem AAK entspricht. Auch soll Komplement mit normalem Globulin unter geeigneten Bedingungen reagieren[4]. Somit muß vorerst noch als möglich unterstellt werden, daß das im Amyloid nachzuweisende Komplement sekundär an dieses adsorbiert werden kann.

Ein weiterer Punkt, der gegenüber der Bedeutung der AAR bei der Amyloidentstehung noch kritische Zurückhaltung erfordert, ist die Tatsache, daß die üblicherweise mit einer Antigenantikörperbildung im Gewebe einhergehende, entzündlich exsudative oder proliferative Reaktion hier immer fehlt. Lichtmikroskopisch wie elektronenoptisch zeigt sich eindeutig, daß das Zusammentreffen von Ag und Ak zu Mikropräcipitatbildungen führt, die zum Teil von Leukocyten phagocytiert werden[5], und daß die entzündliche Reaktion unausbleiblich ist. Demgegenüber entstehen um Amyloidabscheidungen nie entzündliche Reaktionen. Der Bau von AgAk-Präcipitaten ist völlig kompakt und ohne alle Struktur und gibt keine Kongorotfärbung[6], während die Amyloidsubstanz lichtoptisch hyalin kongorotpositiv, durchscheinend und elektronenoptisch filamentös strukturiert ist[7].

Diese filamentöse Struktur findet sich gleichartig in allen Amyloidarten und -orten und ist somit von Entstehungsweise, Alter und Topik völlig unabhängig.

Unabhängigkeit der filamentösen Struktur der Amyloidsubstanz von Ort und Entstehungsursachen erscheint in einem noch anderen Licht mit dem Auftreten von „Amyloidstrukturen" mit fibrillärem Aufbau in den Drusen der Alzheimerschen senilen Plaques. Die dort vorhandenen Herde geben wie schon lange bekannt[8], Polarisationsdoppelbrechung und positive Kongorotfärbung. Jetzt ist zusätzlich nachgewiesen, daß die zwischen den Zellen liegende Substanz filamentöse Struktur hat[9].

TERRY u. Mitarb. bezweifeln daher nicht die wahre Amyloidnatur dieser Fibrillen. Hingegen sind LUSE und SMITH der Meinung, daß Kongorotfärbung und polarisationsoptisches Verhalten nur Ausdruck einer bestimmten physikalischen Struktur sind und nicht spezifisch für Amyloid im chemischen Sinn dieser Substanz[10].

Nach GUEFT[11] ist die Amyloidfibrille häufig doppelt konturiert, wobei die Kongorotreaktion aus der physikalischen, nicht der chemischen Natur der Fibrillen abgeleitet wird, ebenso die Jodreaktion. Einige Fibrillen zeigen elektronenoptisch Helixstrukturen. Auch dieser Autor spricht sich für die celluläre Sekretion der Fibrillen aus, welche an der Oberfläche von Endothelien oder Histiocyten (nicht Plasmazellen!) gebildet werden sollen und ins Innere der Zellen hineinreichen. Letzteres erscheint dann als intracellulare Lagerung oder Bildung.

Die Globulinnatur (γ-Globulin) der Amyloidsubstanz wird neuerdings abgelehnt und Amyloid als ein Peptid[12] oder als Scleroprotein[13] angesprochen. Markiertes (Ferritin) Antimenschengammaglobulin soll sich nicht mit isolierten Amyloidfibrillen verbinden[14]. Demgegenüber stehen wieder neuere Befunde, welche auf Grund serologischer Untersuchungen an menschlichem Untersuchungsgut die immunitäre Genese der Amyloidose bejahen[15].

In einer homogenen Kittsubstanz liegen zahlreiche ungeordnete Bündel, z. T. auch parallel gepackt, einzeln oder sich mehr oder weniger stark durchflechtend; ihr Durchmesser läßt

---

[1] MELLORS und ORTEGA 1956, KOCHEM 1963, VAZQUEZ und DIXON 1956, CALKINS u. a. 1958.

[2] KOCHEM 1963.

[3] DAVIS, KABAT, HARRIS und MOORE 1944, HALPERN und FRICK 1962, ISHIZAKA 1959, 1960, 1963a und b.

[4] HEIDELBERGER 1948, TSCHIZAKA u. a. 1959, 1960, KOCHEM 1966.

[5] MOVAT 1962, CAESAR 1963, SUIRASAWA 1966.   [6] SCHINDLER 1944.

[7] CAESAR 1960, COHEN und CALKINS 1959, SHIRAHAMA und COHEN 1965.

[8] DIVRY 1927, 1934.   [9] TERRY, GONATAS und WEISS 1964.

[10] LUSE und SMITH 1964, GHIDONI und GUEFT 1962, GUEFT und GHIDONI 1964.

[11] GUEFT 1963, PIRANI 1964.   [12] BENDITT u. a. 1962.   [13] GUEFT u. a. 1964.

[14] SINGER und SCHICK 1961, PAUL und COHEN 1962, 1963, CATHCART u. a. 1964, weitere Literatur s. COHEN 1964, S. 209.

[15] STRUKOW 1963, MUCKLE 1964.

sich ziemlich konstant mit etwa 100 Å bestimmen, die mittlere Länge mit 3600 Å bei 9650 Å größter und 460 Å geringster Längenausdehnung. Das in den sinusoiden Organen gefundene Amyloid (Milz und Leber) enthält nicht selten einzelne oder in kleinen Gruppen auftretende Thrombocyten (Caesar, Abb. 49 u. 50)[1].

Diesen zu Zweifeln an der Realität der AgAk-Theorien Anlaß gebenden Unterschieden zwischen AgAk-Präcipitat und Amyloidabscheidung stehen andererseits Beobachtungen an Plasmazellen gegenüber, die *für* eine AgAk-Genese sprechen. In der Milz, dem besten Beispiel für elektronenoptische Studien der experimentellen Amyloidose, entstehen unter der amyloidkrankmachenden Behandlung (laufende Caseininjektionen) zahlreiche *Plasmazellen* mit reich entwickeltem

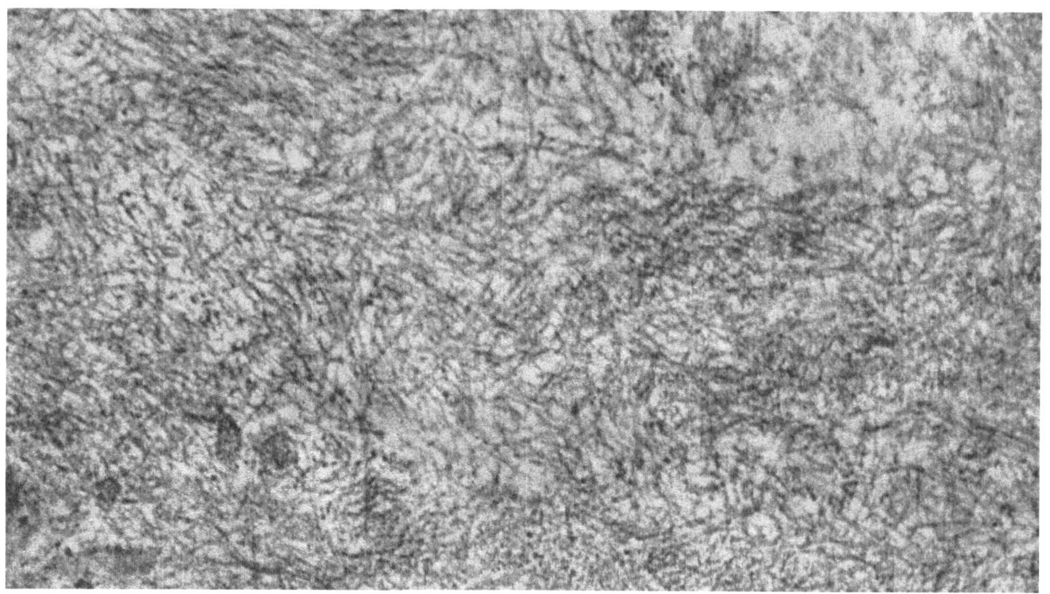

Abb. 52. Feinfaserige Amyloidsubstanz im Glomerulum bei fortgeschrittener Nierenamyloidose des Menschen (Sekundäramyloidose bei chronischer Osteomyelitis). 48 750fache Vergrößerung. Aufnahme Caesar.

ergastoplasmatischem Reticulum, dessen Schläuche sich im Laufe der Behandlung zu Zysternen ausweiten[1]. Ihr Inhalt ist in feinen kleinen Wolken verteilt, und allenthalben ist zu erkennen, daß Ergastoplasmazisternen platzen und der Inhalt durch die ebenfalls rupturierte Zellmembran in die unmittelbare Umgebung der Zelle sich ergießt. *Dann* erst entsteht das oben geschilderte Bild des fibrillären Amyloids im Milieu einer strukturlosen Kittsubstanz. Bei keiner Gelegenheit unter zahlreichen Beobachtungen war es möglich gewesen, fibrilläres Amyloid schon *in* der Zelle zu finden[1]. Die von anderer Seite gegebene Interpretation[2] elektronenoptischer Bilder von angeblich intracellulär gebildeten Amyloidfasern konnten wir bislang nicht bestätigen. Cohen u. Mitarb. haben aber neuerdings eine nichtfaserige Vorstufe des Amyloids in der Zelle (Endothelzelle) an Explantaten gezeigt (1965). Unsere eigenen Befunde decken sich hingegen ganz mit den früheren von Cohen und Calkins[3]. Es liegt nahe, in der weitgetriebenen sekretorischen Eiweißbildung der Plasmazellen das Äquivalent einer sehr hohen Anti-

[1] Caesar 1960.
[2] Battaglia 1961, Sorensen u. a. 1964, Heefner u. a. 1962, Cohen, Weiss und Calkins 1960, Cohen, Gross und Shirahama 1965, Gueft und Ghidoni 1964, Cohen 1965.
[3] Cohen und Calkins 1960.

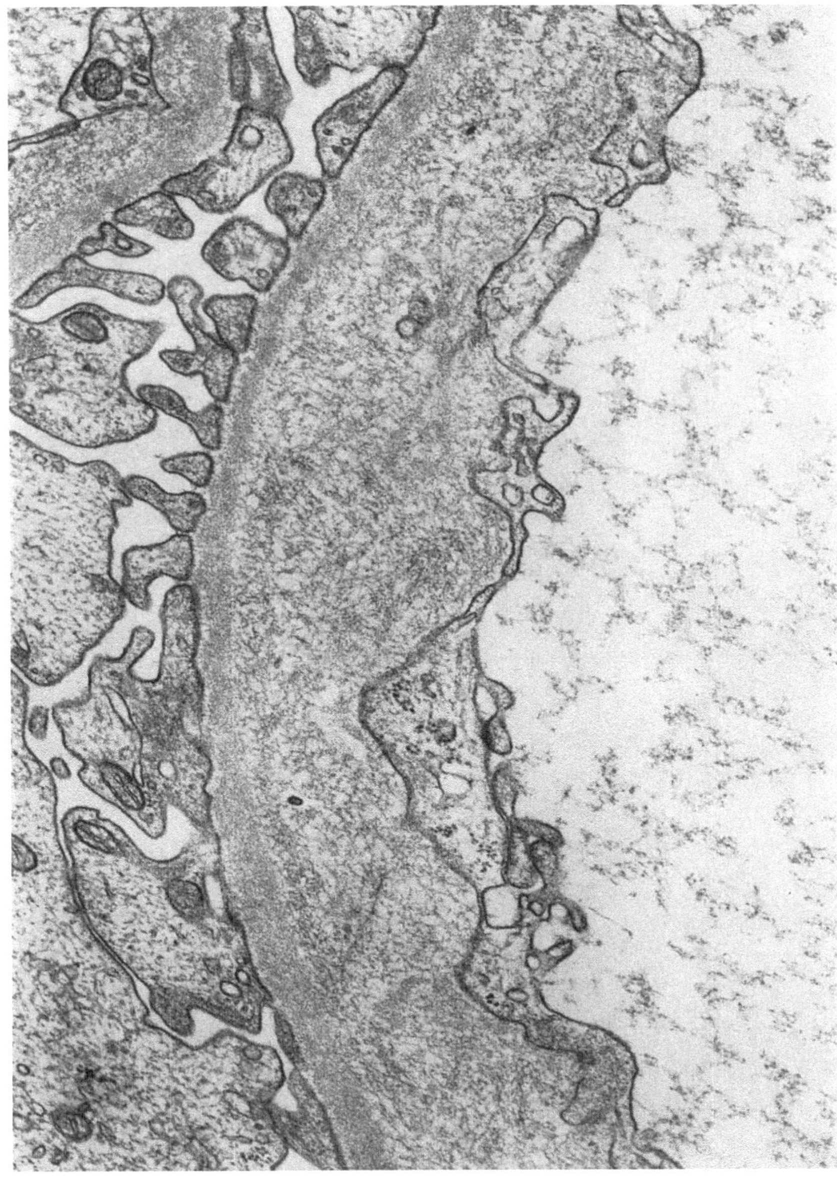

Abb. 53. Amyloid in der Niere eines Goldhamsters. Filamentöse Ablagerung von Amyloidsubstanz auf der endothelialen Seite der Basalmembran. 32 500 × vergr. Aufnahme CAESAR.

körperbildung zu sehen und anzunehmen, daß der Ak, der aus der Zelle durch Ruptur ihrer inneren und äußeren Wandelemente austretend, zu einer fibrillären Gelifikation kommt. Physikalisch gesehen, ist derartiges möglich[1]. Die γ-Globulin- und Plasmazelltheorie der Amyloidose findet eine starke Stütze in der Aleuten-Krankheit der Nerze. Diese ist eine generalisierte Amyloidose, verbunden mit

---

[1] THIELE 1964, SORENSEN u. a. 1964 (s. dort Literatur u. Nr. 34—36 WANGH, NUTTIN, JAGGI 1944—1950).

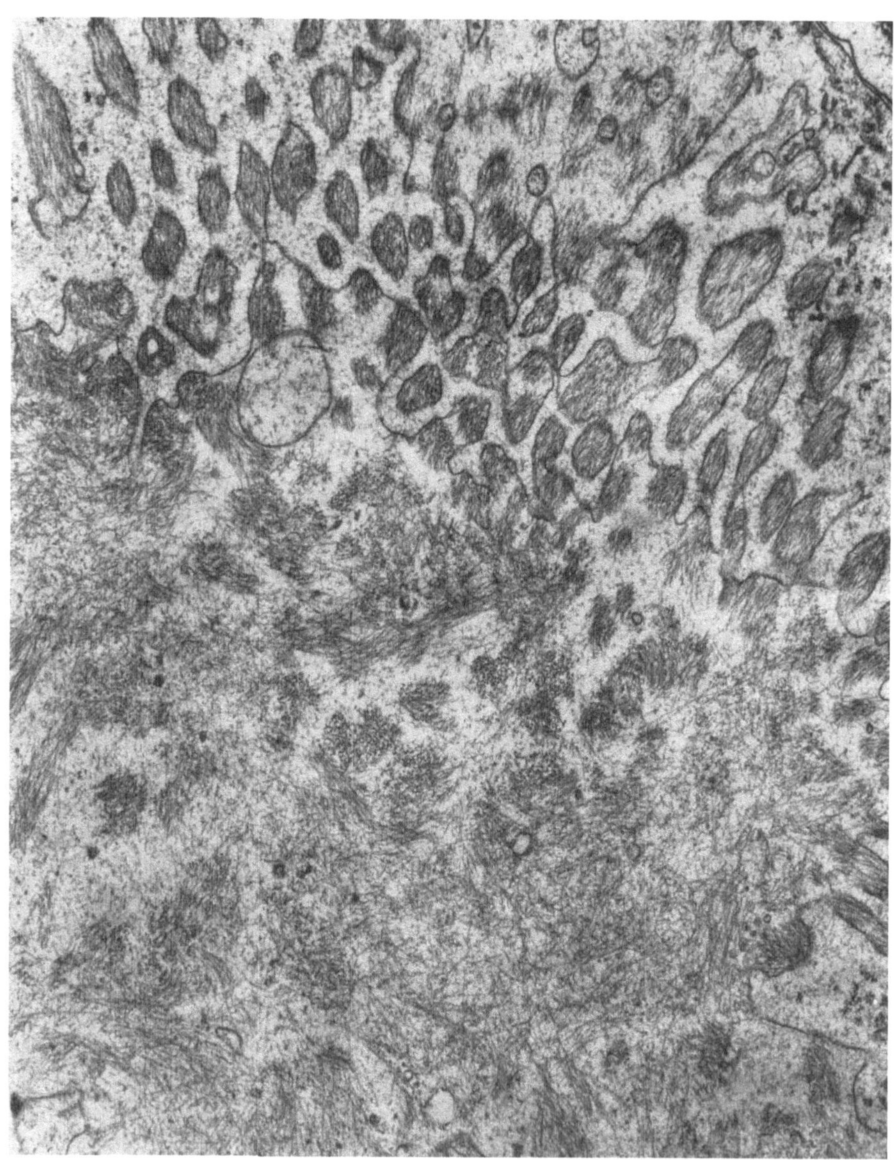

Abb. 54. Elektronenoptische Aufnahme einer Amyloiddruse aus einer Mäuseleber. Ein Teil der Druse ist mit seinen ausstrahlenden radiären Amyloidfaserbündeln eng mit der Oberfläche einer Kupffer'schen Sternzelle verzahnt. Aufnahme Caesar. 12500 ×.

einer systematisierten Plasmazellhyperplasie und hoher γ-Hyperglobulinämie. Die Plasmazellhyperplasie ist mit zellfreien Organpreßsäften auf gesunde Tiere übertragbar. Als Nebenbefund wird nicht selten eine Periarteriitis nodosa gefunden[1]. Neuerdings nehmen Cohen und seine Mitarbeiter allerdings auf Grund von Beobachtungen von Milzexplantaten an, daß die Amyloidfibrillen von endothelialen Zellen vorgebildet und unmittelbar daraufhin auf der Zelloberfläche

---

[1] Trautwein 1963, Leader, R. W. 1963, Christensen und Rask-Nielsen 1962.

abgelagert werden[1]. Soeben hat die Arbeitsgruppe CALKINS-WITEBSKI-MILGROM[2] über serologische Befunde an der Amyloidsubstanz berichtet, aus denen hervorgeht, daß einwandfrei, aber in wechselnder Menge Globulin in der Amyloidsubstanz gefunden wird (Antiglobulin-Konsumption- und „mixed agglutination"-Test). Die Menge des Gammaglobulins in der Amyloidsubstanz steht aber nicht mit der Quantität des Amyloids in den Organen in unmittelbarer Relation. Die Autoren ziehen vorsichtigerweise noch keine bindenden Schlüsse auf den Amyloidbildungs- und Abscheidungsvorgang.

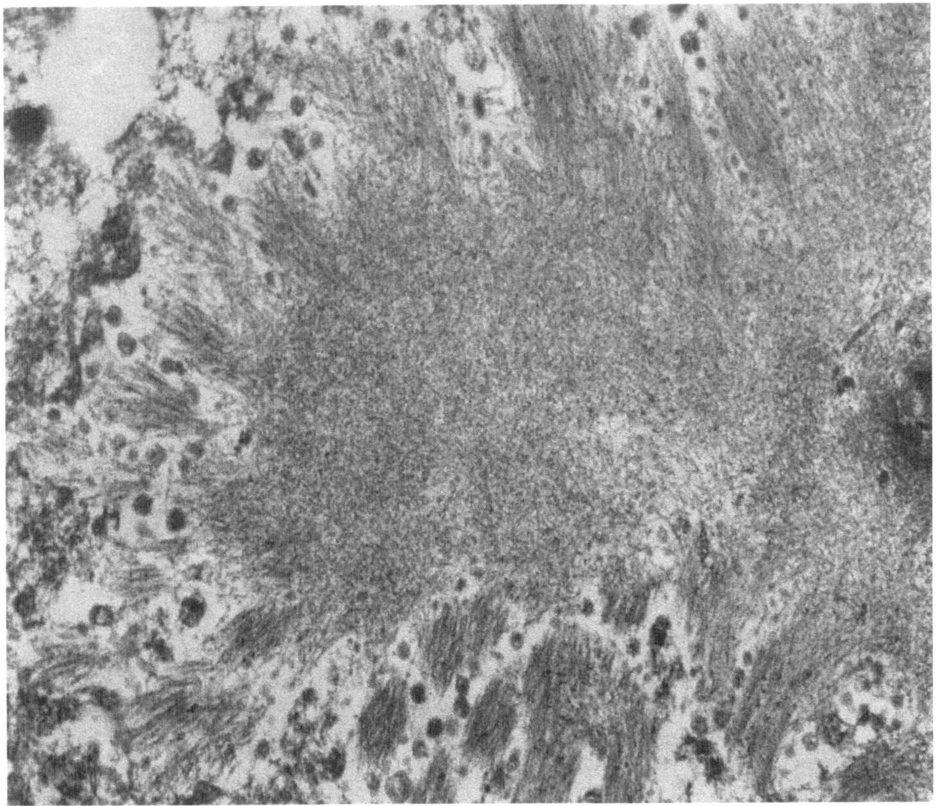

Abb. 55. Amyloiddruse in der Zunge eines Menschen bei Paramyloidose infolge eines Plasmocytoms. 48 750 × vergr., gering verkleinert. Aufnahme CAESAR.

Nimmt man eine immunitäre Genese der Amyloidose an, so kann es sich eigentlich nur um Autoantigene, die aus Zellen oder Geweben stammen, handeln. Auch mit Nichtproteinen[3] ist Amyloid zu erzeugen, ferner durch Ligatur einer Niere, der Milz, eines Hodens oder auch mit steril implantierten Organstückchen. Parabiose heterocygoter Mäuse, bei denen man die Parabiose Intoxikation durch geeignete Mittel (Milzexstirpation oder 6-Mercaptopurin) verhindert hat, führt bei beiden Partnern zur Amyloidose[4].

---

[1] COHEN, GROSS und SHIRAHAMA 1965.
[2] SCHULTZ, CALKINS, MILGROM, WITEBSKY 1966.
[3] LETTERER 1934, 1962a und b, ZSCHIESCHE, W. 1964.
[4] LETTERER 1963, ARRAS und THIERFELDER 1962, WALZ, MAYER und VOGEL 1964, MAYER und WALZ 1965.

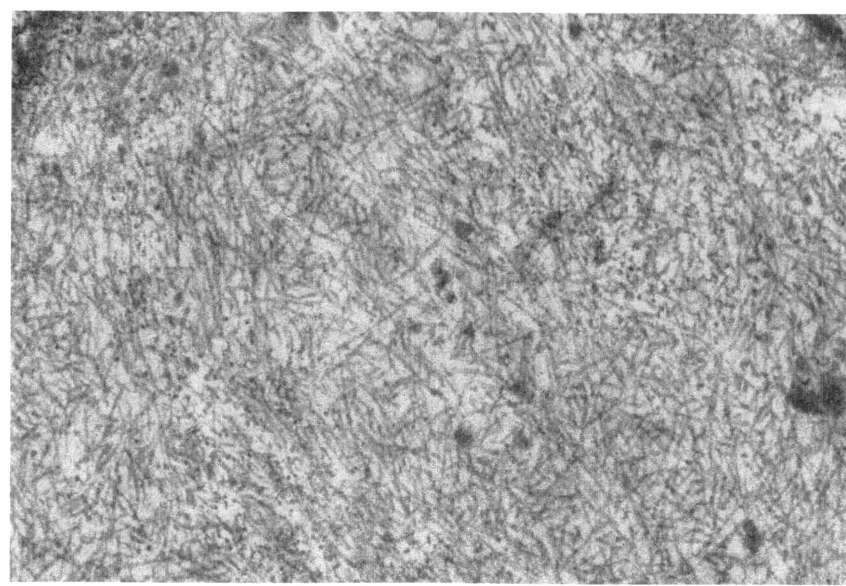

Abb. 56. Greisenamyloid aus dem linken Herzvorhof. 85jähriger Mann. 32400fache Vergrößerung. Aufnahme
Caesar. Man sieht die gleiche filamentöse Struktur im Greisenamyloid wie bei den anderen Amyloidarten.

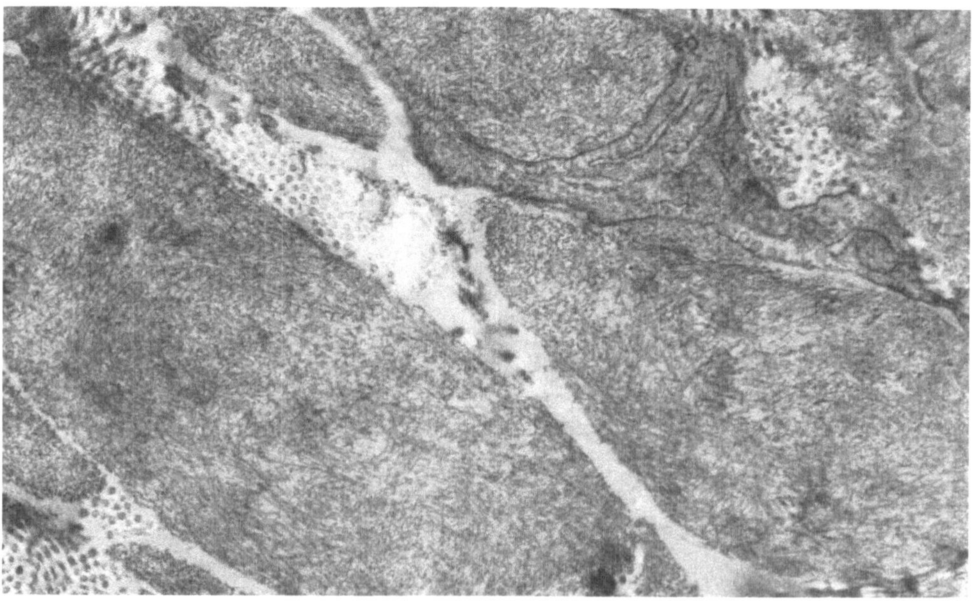

Abb. 57. Amyloidfaserbündel bzw. -faserfilze bei Amyloidosis cutanea. Präparat Holz, Freiburg i. Br.
Aufnahme Caesar.

Hier sind noch Ergebnisse unserer eigenen Experimente zu erwähnen, die im Augenblick noch keine zureichende Deutung gestatten. Sie zeigen, daß die Amyloidose, wenn
sie experimentell mit Casein und Freundschem kompletten Adjuvans erzeugt wurde, bei
einem Parabiosepaar homocygoter Herkunft mit voll durchgängiger Parabiose auf dasjenige Tier beschränkt bleibt, welches zur Erzeugung von Amyloid einer krankmachenden

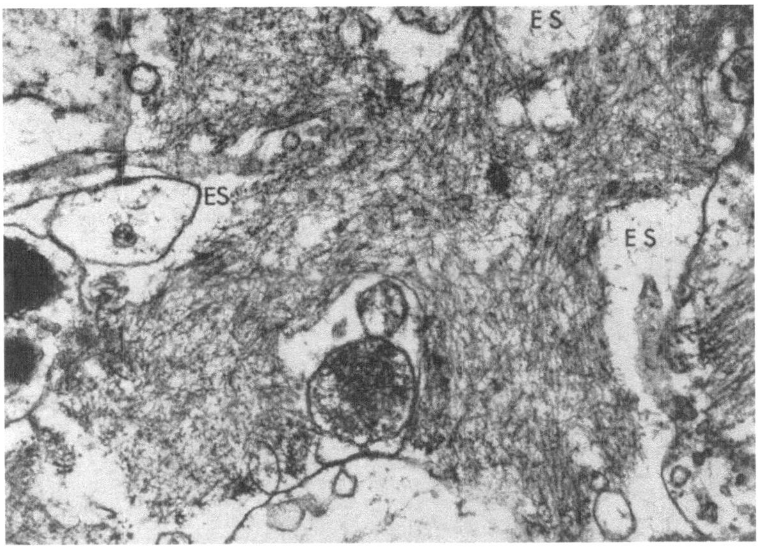

Abb. 58. Extracellulär gelegener amyloider seniler Plaque bei Alzheimer'scher präseniler Demenz. „ES" bedeutet extracellulärer Raum. Nach TERRY, GONATES und WEISS, 1964.

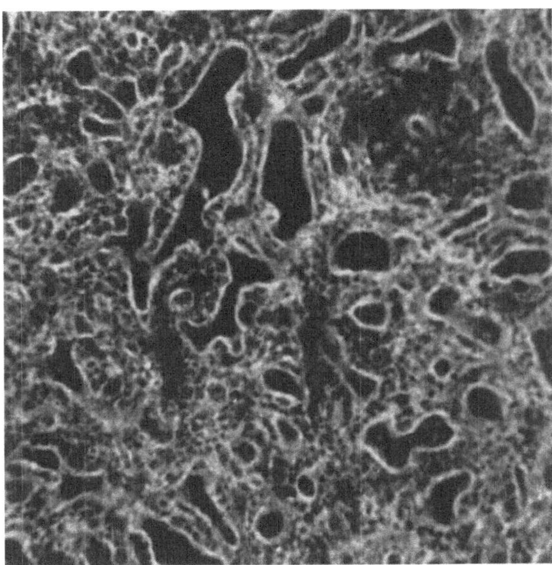

Abb. 59. Nachweis von Komplement in komplementbindenden Komplexen in der Schinkenmilz. 29jähriger Patient. Chronisch-eitrige Siebbeinzellenentzündung. Komplementbindung nach KLEIN und BURKHOLDER.

Casein-Adjuvansbehandlung unterzogen worden war. Dabei wurde mit radioaktivem ^{51}Chrom, welches komplett an die Erythrocyten gebunden wird, nachgewiesen, daß der Kreislauf durch die Hautbrücke zwischen beiden Parabionten voll durchgängig ist. Trotz vierwöchentlicher und längerer Dauer des Experimentes blieb der unbehandelte Partner der Parabiose frei von Amyloid[1]. In gewissem abgewandelten Sinn bekommt also auch hier in der Parabiose jedes Tier seine eigene Amyloidose, und die Krankheit ist auf dem Blutweg innerhalb von 4 und 8 Wochen nicht auf ein gesundes Parabiosetier zu übertragen.

[1] LINKE und KUNI 1966. K. KRETSCHMER 1966.

Die Parabioseintoxikation, die man als Histoinkompatibilität betrachtet und die außerdem zur Bildung von Isoagglutininen führt, kann, wie wir gefunden haben, durch Milzexstirpation vor der parabiotischen Vereinigung bei beiden Partnern verhindert werden. Es wird aber nicht verhindert, daß die Parabionten eine sog. falsche Parabiose entwickeln, d. h. sie stoßen sich nicht ab, haben aber infolge einer Gewebsunverträglichkeit am H_2-locus in der Gewebsbrücke der parabiotischen Vereinigung ziemlich vehemente hyperergische Entzündungen mit fibrinoider Degeneration, Nekrose usw., welche zu einer vollkommenen Blockierung des gemeinsamen Kreislaufes führen. Diese nekrotisierende Gewebsschädigung wird die Quelle der Autoantigenbildung, welche dann zur Amyloidose jeweils beider Partner führt. Sie haben also keine gemeinsame Amyloidose, sondern jedes Tier hat seine *eigene* Amyloidkrankheit bekommen, wie jeder in der Pseudoparabiose seinen eigenen Kreislauf hat[1].

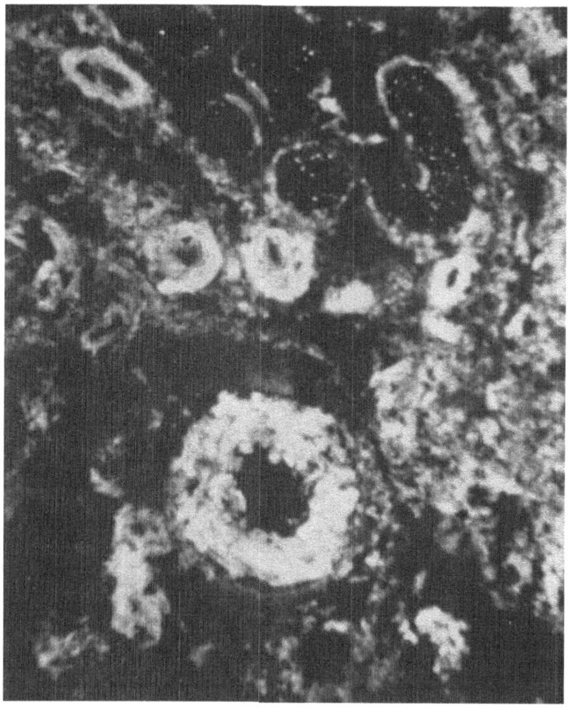

Alle diese Beobachtungen sprechen für die *Autoantikörper-Genese* des Amyloids[2]. Spärliche Versuche mit postnataler Thymektomie oder postnataler Antigenverabreichung mit nachfolgender Immuntoleranz sind aber bislang noch nicht zu entscheidenden Ergebnissen gekommen[3]. Zudem ist die Art des Antigens auch damit noch nicht sichergestellt. Vieles könnte auf die Leukocyten als Antigenquelle deuten. Manche Antigene kommen in verschiedenen Zellen und verschiedenen Organen zugleich vor, und so kann von organ- oder zellspezifischen Antigenen nur mit Zurückhaltung gesprochen werden. Aus dem Experiment ist bekannt, daß auch Caseininjektion zu starken Leukocytenanstiegen führt, aber wir konnten kein Leukocytenantigen in der Amyloidsubstanz finden[4].

Abb. 60. Nachweis komplementbindender Komplexe in einer Amyloidose der Haut eines 46jährigen Patienten. Präparat Holz, Hautklinik Freiburg.

Die Frage, welche Arten von Antikörpern, d. h. humorale oder zellständige, Bedeutung für die Amyloidose haben, ob nur eine Art oder beide zusammen, ist bislang nicht zu entscheiden. Die Morphe der Plasmazellen, ihr gehäuftes Auftreten in Milz und Lymphknoten sowie ihre engste räumliche Nachbarschaft zum Amyloid sprechen für einen *humoralen* Antikörper. Es spricht ferner dafür, daß die guten Präcipitinbildner, Maus und Kaninchen, im Experiment leicht Amyloid entwickeln, während die schlechten, Ratte und Meerschweinchen, dies nicht tun. Es gibt kein Amyloid der Ratte oder des Meerschweinchens.

---

[1] Eichwald 1959, Letterer 1963.   [2] Sutherland u. a. 1965, Good, R. A. 1964.
[3] Letterer und Kretschmer 1966, Pierapoli und Clerici 1964, Rohde 1965.
[4] Kochem (unveröffentlicht) 1962.

Aus der Paramyloidose, die bei multiplem Myelom nicht selten ist, kann hier ein Beweis für die AgAk-bedingte Abscheidung der Amyloidsubstanz nicht entnommen werden. Es gibt dafür keine Antigenquelle. Somit muß für die Plasmocytom-Amyloidose auch eine andere Art der Amyloidabscheidung gelten, die wir in einer *Gelifikation* der in hoher Konzentration gebildeten Globuline sehen möchten. Nehmen wir aber nun an, daß das Plasmocytom-Amyloid kein AAK ist, so sollte auch keine Komplementbindung eintreten. Ein von uns vor einigen Monaten obduzierter Fall von Paramyloid *hatte* aber positive Komplementbindung, wenngleich kein Plasmocytom[1].

Im Verlauf der amyloidkrankmachenden Behandlung von Mäusen ist mit gleichbleibender Regelmäßigkeit zu finden, daß schon nach relativ kurzer Zeit im Mesenchym vieler Organe, vorwiegend Leber, Lunge, Niere, kleinherdige Zellproliferationen auftreten, die aus Histiocyten, Monocyten, Plasmazellen und Leukocyten in wechselnder Zusammensetzung bestehen (s. Abb. 62 und 63). Sie begleiten die großen Gefäße entweder in Form schmaler Zellsäume oder als kleinfleckige Zellinseln und haben für jedes Organ ihre besondere Ansiedlungsart, deren Schilderung hier unnötig ist. Auch entwickeln sich in den Lebersinusoiden von den Sternzellen ausgehende Proliferationen der gleichen Art. Tiere, welche unter der gleichen Behandlung diese Zellherde nicht entwickeln, bekommen kein Amyloid. Diese „Zellherde" haben große Ähnlichkeiten mit den als peri-

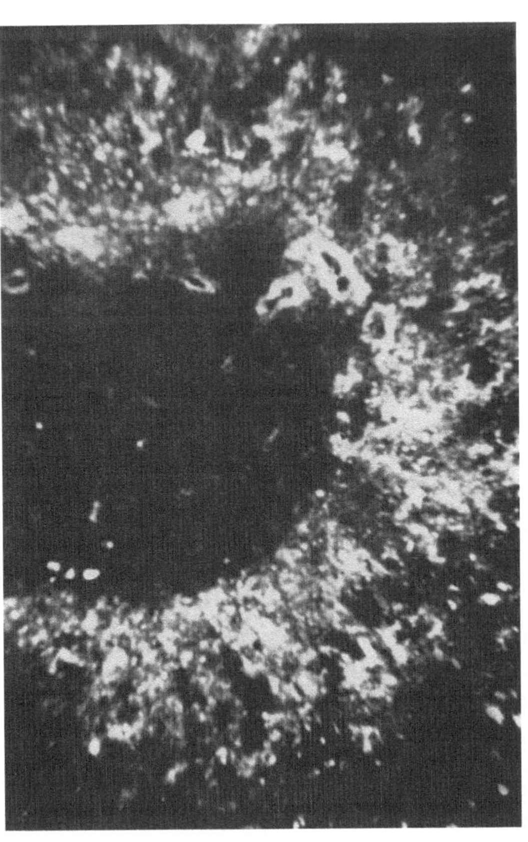

Abb. 61. Frisches Mäuseamyloid, Komplementreaktion nach KLEIN und BURKHOLDER. Präparat KOCHEM. Stark fluorescierende Lichtintensitäten im Gebiete der Amyloidablagerungen.

vasculäre Zellinseln von GELL[2] beschriebenen, die er als das morphische Äquivalent einer ersten Antikörperbildung durch Zellen ansieht. Er bezeichnet das als „perivascular island reaction".

Folgt man den Vorstellungen von GELL, so müßten diese Herde als Manifestation einer zellständigen Antikörperbildung angesehen werden[3]. Dann würde aber im Fall der Amyloidose die humorale wie die celluläre Antikörperbildung vertreten sein, wie zu vielen anderen Gelegenheiten auch. Die Tatsache, daß als sog. Grundkrankheit eine ganze Reihe von Ursachen für die allgemeine Amyloidose genannt werden, spricht für die Annahme, daß nicht allein die Leukocyten es sein können[4], welche als Autoantigenquelle in Frage kommen.

[1] KOCHEM (unveröffentlicht) 1963.   [2] GELL 1959.   [3] ZSCHIESCHA 1965.
[4] LOESCHCKE 1926.

Chronische Eiterungen aller Art, kavernöse Tuberkulose, Lues dritten Grades, chronische rheumatoide Arthritis[1], Hämophilie mit Blutergelenken bzw. alten Hämatomen, Lymphogranulom, Tumoren u. a. mehr sind sämtlich Grundkrankheiten, die zur Amyloidursache werden können, wobei die Tuberkulose heute noch die letzte große Restrolle spielt[2]. Denn infolge der neuzeitlichen Therapie wird die allgemeine Amyloidose immer seltener. Nimmt man hinzu, daß Serumpferde, -schafe und -ziegen, die lang zur Gewinnung hochwirksamer Immunseren behandelt wurden, an allgemeiner Amyloidose erkranken, so kann hier mit großer Wahrscheinlichkeit die Amyloidose im Zusammenhang mit den Immunglobulinbildungsprozessen gesehen werden. Der Immunglobulinbildungsprozeß erscheint daher aus vielen Gründen als die Matrix der Amyloidbildung.

Histochemisch fällt der hohe Gehalt an Kohlenhydraten, d. h. an sauren Glykoproteiden, in der Amyloidsubstanz auf, ein Bestandteil, der als signifikant

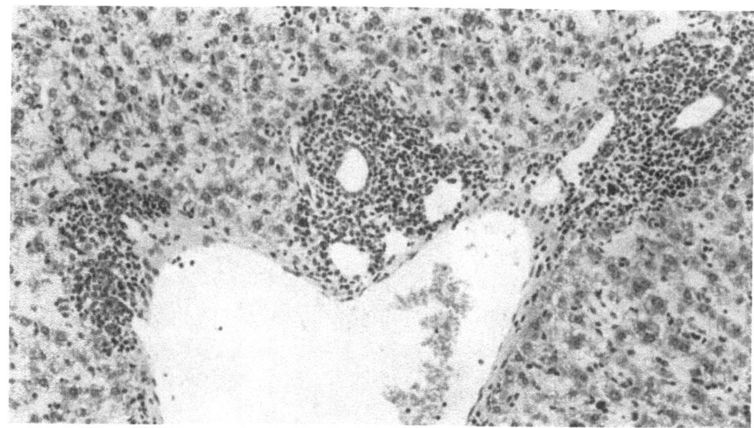

Abb. 62. Leberzellherde in einer Mäuseleber nach 41 Injektionen von Casein.

für Immun-γ-Globuline angesehen wird[3]. Insbesondere gilt dies für die β_{2A}- und β_{2M}-Globuline, die in den Seren hochimmunisierter Tiere vermehrt sind, und die sich durch besonders hohen Kohlenhydratgehalt auszeichnen[3].

Im Serum von Kranken und im Experiment wurde bei amyloidogenen Zuständen, d. h. Eiterungen, zerfallenden Tumoren und bei laufenden Caseininjektionen eine signifikante Steigerung des Serum-Hexosamin gefunden. Ein untersuchter Amyloidfall ergab einen Serumwert von 295 mg-% bei Amyloidose gegenüber Werten von 80—127 im Normalfall[4]. Die Kohlenhydratanteile der Immunglobuline und ihre Erhöhung in diesen gegenüber Normalserum, hat Schultze tabellarisch zusammengestellt[5].

Es finden sich neben Hexosen und Hexosaminen auch Pentose und in diesem Zusammenhang erscheint es aufschlußreich, daß es überdies gelang, Fucose in der Amyloidsubstanz des Menschen aufzufinden[6]. Die Tatsache, daß die Amyloidsubstanz der peptischen Verdauung nicht zugänglich ist[7], weist noch mehr auf Ähnlichkeiten derselben mit Immunglobulinen hin, denn auch antikörperhaltende Globuline verhalten sich meistens resistent gegenüber Pepsin, eine Eigenschaft die u. a. auch zur Reinigung derselben benutzt wird.

Unsere Auffassung, daß die Amyloidose einer AgAk-Abscheidung im Gewebe entspricht, hat viele Pluspunkte für sich; aber sie bleiben Indizbeweis, solange

---

[1] Frenger, Goetz und Scheiffarth 1959, s. auch Skelton 1952, Unger 1948, Lush 1947, Fingerman 1943.
[2] Härtter 1949.   [3] Isliker 1957, Schultze 1958, Schneider 1964, Larsen 1957.
[4] Schneider 1964.   [5] Schultze 1958, 1960.   [6] Lindlar 1962.   [7] Hannsen 1908.

nicht die anscheinende Heterogenität der verschiedenen Amyloidarten (generelles
Amyloid, Paramyloid, lokales Amyloid), und der verschiedenen, zur Amyloidose
führenden Ursachen unter einem gemeinsamen Gesichtspunkt widerspruchslos
gesehen werden können. Was das letztere betrifft, so läßt sich bei allen eine mehr
oder weniger enge Beziehung zur Bildung von Globulinen von Immunkörper-
beschaffenheit finden[1]. In anderen Fällen ist die Bildung von Globulinen mit
hohem Molekulargewicht erwiesen, wie bei multiplem Myelom und bei Mittelmeerfieber mit Amyloid[2]. Aber es kann nicht verschwiegen werden, daß auch
mehrere Fälle von Amyloidose bei Hypo- und Agammaglobulinämie bekannt sind[3].

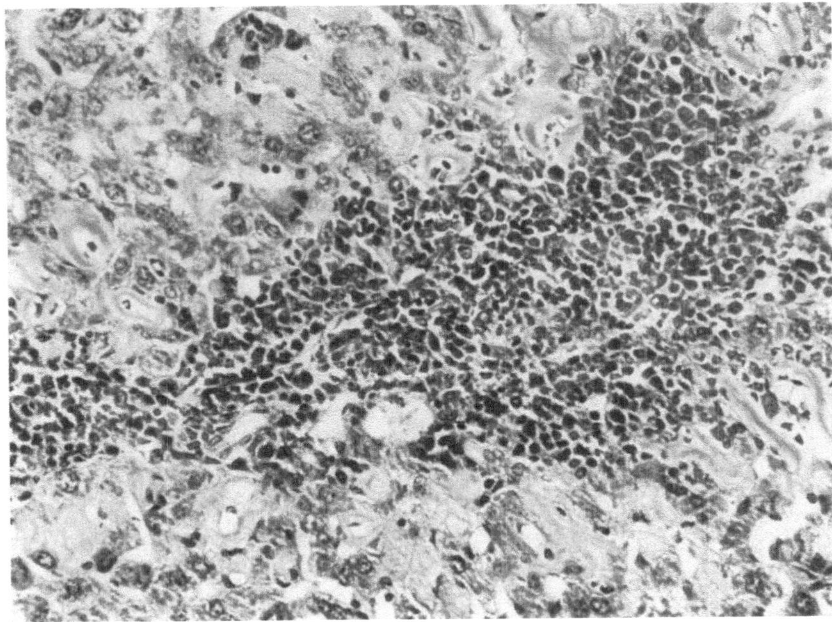

Abb. 63. Leberzellherde in einer Amyloidleber nach Parabiose. Präparat MAYER. 45tägige Parabiose heterozygoter
Tiere.

Im Augenblick kann nicht entschieden werden, auf welche Weise hier das Amyloid
zustande kommt. Gewisse Mengen von Antikörpern werden bekanntlich auch
von solchen Individuen gebildet, die fast keine Globuline haben[4]. Hierzu sollten
histochemische und elektronenoptische Untersuchungen der Amyloidsubstanz und
serologische der Serumglykoproteide von vielen Fällen vorliegen.

G. SCHNEIDER[5] hat nach allen inzwischen gewonnenen Erkenntnissen meines
Erachtens überzeugend ausgeführt, daß die von mir früher vertretene Ansicht,
das Amyloid werde nur am Ort seiner Entstehung abgeschieden, nicht mehr auf-
recht zu erhalten ist. Man muß vielmehr annehmen, daß beides der Fall sein kann.
Am experimentellen Amyloid der Milz ist elektronenoptisch in der Tat zu zeigen,
daß es am Ort seiner Entstehung abgelagert wird[6], während dies wohl auch für
die Leber Gültigkeit hat, ist es für die Niere mindestens fraglich. Im Glomerulum
liegt das Amyloid auf der Basalmembran zwischen dieser und dem Endothel und
wird dort offenbar durch die größere Dichte der Basalmembran zurückgehalten.

[1] LETTERER 1925, 1934, LÖSCHCKE 1927, SCHNEIDER 1964.
[2] SOHAR, GAFNI u. a. 1963. [3] SCHNEIDER 1964, TEILUM 1951, 1952, 1956, 1964.
[4] GOOD, KELLY u. a. 1962. [5] SCHNEIDER 1964. [6] CAESAR 1960, CALKINS 1963.

Gleiches gilt für das peritubuläre Amyloid der Goldhamsterniere[1]. Für das Paramyloid ist, soweit es sich um lymphoreticuläre Organe handelt, die Abscheidung der von den Zellen gebildeten γ-Globuline am Ort der Entstehung höchst wahrscheinlich. Vor allem gilt dies für das Knochenmark, während andere Orte, wie Herz, Gefäßwände usw. das amyloide Eiweiß offenbar noch auf dem Blutweg zugeführt bekommen, um es dann in der engeren Nachbarschaft der fibrillären Strukturen im Gewebe abzuscheiden. Dasselbe ist für das Altersamyloid und für das lokale Amyloid der Fall. Das elektronenoptische Bild zeigt, daß die Abscheidungsform überall die gleiche ist, d. h. die einer feinfibrillären Struktur in einer homogenen Kittsubstanz. Mit anderen Worten würde dies heißen, daß das Prinzip, welches das präamyloide Eiweiß aus dem Sol in den Gelzustand überführt, *keineswegs* in *allen Fällen* ein Antigen sein muß,

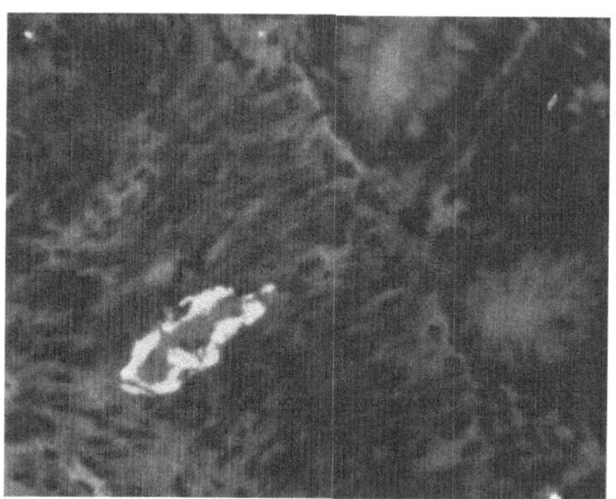

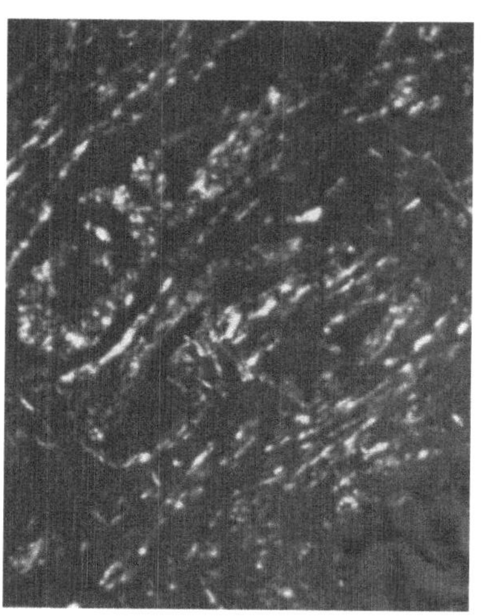

Abb. 64. Rectumbiopsie. Sekundäre Amyloidose bei Lungentuberkulose. Perireticuläres Amyloid (Arteriole). Aufnahme und Präparat von Missmahl, Tübingen.

Abb. 65. Rectumbiopsie. Primäre Amyloidose, perikollagenes Amyloid. Aufnahme und Präparat von Missmahl, Tübingen.

welches das in größerer Menge vorhandene Immunglobulin zur Abscheidung bringt. Das Altersamyloid und das Paramyloid des Herzens haben elektronenoptisch die gleiche Struktur wie das menschliche Sagomilzamyloid, das Milzamyloid der Caseinamyloidose und der Parabiose[2]. Das Parabioseamyloid dürfte das stärkste Beweisstück für die Autoantigen- und Autoantikörpergenese der Amyloidose sein. So ist also im Hinblick auf alle Arten von Amyloidvorkommen zu sagen, daß die Immunreaktion allein das Abscheidungsbild nicht bestimmt. Der Hauptgrund für die so charakteristische fibrilläre Abscheidungsweise muß daher zum größeren Teil in der chemischen Konstitution *oder* der physikalisch-chemischen Struktur des Immunglobulins liegen. Beim Verlassen der Zelle geht es unmittelbar in die fibrilläre Struktur über, ohne daß offenbar andere Umstände eine wesentliche Rolle dabei spielen.

Nach den Untersuchungen von Missmahl[3] aus unserem Arbeitskreis, die zeitlich noch vor den von Caesar erhobenen Befunden liegen, stehen die reticulären wie die kollagenen Fasern in bestimmten Beziehungen zur Abscheidung des amyloiden Eiweißes, die wir zeitweise für ursächlich für die Ablagerung und den Ablagerungsort gehalten haben[4]. Die polarisationsoptischen Untersuchungen

---

[1] Caesar 1963.
[2] Hall und Hall 1958, Arras und Thierfelder 1962, Walz, Mayer und Vogel 1964, Letterer 1963, Mayer und Walz 1965, Linke und Kuni 1966, Williams 1964.
[3] Missmahl 1953—1958.   [4] Letterer 1958e.

hatten ergeben, daß alle Arten von Amyloid Form- und Eigendoppelbrechung positiven Charakters zeigen, wobei die Doppelbrechung der Amyloidsubstanz auf maskierte Fasern zurückgeht. So war es vorstellbar, daß die Faser, bzw. die *erkrankte* Faser, den extracellulären Beginn der Amyloidablagerung bedeuten würde[1]. Aber die elektronenoptischen Befunde haben nun doch ergeben, daß dies den primären Tatsachen nicht entspricht[1].

Schon nach etwa 10 Injektionen von Casein zeigen die reticulären Fasern eine Zunahme der Doppelbrechung um das zwei- bis dreifache der durchschnittlichen Norm, wie sie mit Hilfe der Gangunterschiedsbestimmung feststellbar ist[2]. Nach etwa 20 Injektionen kommt es zur mikroskopisch erkennbaren Amyloidablagerung in den Organen. Es war daher anzunehmen, daß die Zunahme der Faserdoppelbrechung signifikant für die Amyloidablagerung sei.

Die Reticulumfaser hat eine sehr schwache Doppelbrechung, die auf die senkrecht zum Fibrillenverlauf angeordnete Einlagerung von Lipoiden zurückzuführen ist. Unter dem Einfluß von Cortison schwinden die Lipoide, gleiches tritt aber auch ein bei amyloidkrankmachender Behandlung. Dabei aber wird an Stelle des geschwundenen Lipoides Eiweiß in die Faser eingelagert und die Doppelbrechung verstärkt[3]. SCHNEIDER[4] hat in Anlehnung an diese Befunde die Vorstellung entwickelt, daß die an Glykoproteiden reichen Eiweißkörper der noch flüssigen Amyloidsubstanz, d. h. der Immunglobuline in den Kittsubstanzen der Fasern wie in einem „Gradierwerk" hängen bleiben, um mit diesen Polymerisationen einzugehen. Die Fasern enthalten als einen Lipoidhauptbestandteil Myristinsäure und außerdem neuraminsäurehaltige Mucoproteide.

Durch gerichtete Anordnung sind die Elementarfibrillen in regelmäßigen Abständen miteinander verkittet, welche zu einer „gleichmäßigen und feinvernetzten Struktur mit Maschen und Lücken" führt[5]. Auf diese Weise sind auch die ultrastrukturellen Grundlagen für die Amyloideinlagerung in die Faser gegeben. Auch die Zwischenfaserräume können mit Globulinen aufgefüllt werden und das zunächst im Solzustand befindliche Amyloid wird dann an dem schon abgelagerten in den Gelzustand übergehen.

Konzidiert man die hiermit gegebene Hypothese, dann würde verständlich werden können, daß die Globuline des Paramyloids auch ohne eine Antigen-Antikörperintervention nur auf Grund ihrer hohen Molekülgröße und unter der Mitwirkung der Grundsubstanzfasereinheiten abgeschieden werden. Dann würden sie im Knochenmark als dem Ort ihrer primären Bildung auch zuerst zur Ablagerung kommen.

Für alle anderen Orte (Gefäßwände, Herz, Niere), die als Ablagerungsstätten für Paramyloid gelten, wäre die Mitwirkung der ortsständigen Fasern anzunehmen. Einer ähnlichen Erklärung wäre die allgemeine Amyloidose, die als Endzustand des Mittelmeerfiebers eintritt, zugängig, insofern als im Serum ein Glykoproteid von β_{2M}-Charakter auftritt und dessen Ausfällung in den Geweben nach den gleichen Prinzipien erfolgen könnte[6].

Auch für das Altersamyloid des Herzens[7] kommt eine AAR nicht in Frage. Vergleichende Untersuchungen der Plasmaproteine haben gezeigt, daß die Globulinfraktion und ihre Labilität im Alter zunimmt. Unter Anwendung des Vergleiches mit einem „Gradierwerk" kann auch hier die Hypothese vertreten werden, daß es physikalische Kräfte sind, welche an den Fasern das Appositionswachstum der Amyloidablagerungen bewirken.

Im Verlauf seiner über Jahre erfolgten polarisationsoptischen Untersuchungen über das Amyloid kam MISSMAHL[8] zu einer strikten Unterscheidung von zwei Amyloidarten, die der früher üblichen, zwischen einer allgemeinen oder sekundären und der primären oder Paramyloidose insofern genau entspricht, als die erstere die *perireticuläre,* die andere die *perikollagene* Ablagerungsweise zeigt. Paramyloidose wäre somit identisch mit perikollagener Ablagerungsform. An diesen Tatsachen ist wohl kein Zweifel mehr, aber es ist noch keineswegs zu übersehen, in welcher Beziehung die Fasertopographie zur Ursächlichkeit des Amyloids überhaupt und zu der selektiven Ablagerung steht.

[1] CAESAR 1960, 1963.   [2] MISSMAHL 1953—1958.   [3] MISSMAHL 1953.
[4] SCHNEIDER 1964.   [5] SCHMITZ-MOORMANN 1961, SCHNEIDER 1964.
[6] SCHNEIDER 1964, SHACHTER-MANY u. a. 1961.   [7] HÜSSELMANN 1955, SCHWARTZ 1965.
[8] MISSMAHL 1959, SOHAR, GAFNI u. a. 1963, KRÜCKE 1959.

Einer besonderen Erwähnung bedürfen auch die Befunde von Teilum (1952); er hat im Verlauf der amyloidkrankmachenden Behandlung (Casein) in der Milz die signifikante Zunahme pyroninophiler Zellen gefunden, die wir voll bestätigen können. In ihrer Umgebung lagert sich im Laufe von wenigen Wochen Amyloid ab. Als einer der ersten schloß er daraus, daß die lymphoreticulären und reticuloendothelialen Zellen, die sich zum Teil auch in Plasmazellen umwandeln, die cellulären Produzenten von Amyloideiweiß seien. Diese Annahme ist durch elektronenoptische Befunde bestätigt worden[1]. Geringe Mengen von Cortison sollen nach vorausgegangener Verabreichung von Casein rasch die Abscheidung von Amyloid in einer plasmacellulär transformierten Milz bewirken, während Ascorbinsäure diesen Effekt verhindern soll.

Schneider[2] konnte mit Cortison in höheren Dosen Amyloidentstehung bei Mäusen vollkommen verhindern. Die γ-Globuline waren fast völlig aus dem Blutplasma geschwunden. Teilum sieht in dieser Hemmung eine Schädigung der Eiweißsynthese und die Amyloidbildung als Manifestation dieser Schädigung bzw. Erschöpfung an[3]. Beweise hierfür werden sich nicht ohne Schwierigkeiten erbringen lassen.

Systematische Untersuchungen über die Beeinflussung der Antikörperbildung durch cytostatische Stoffe zeigten, daß die ursprüngliche hemmende Wirkung von Cortison oder anderen cytostatischen Stoffen von einer neuen und unter Umständen besonders markanten Steigerung der Antikörpersynthese gefolgt wird, d. h. eine Hyperimmunisierung löst die ursprüngliche Hemmung ab[4]. Versuche mit Mercaptopurin, die caseinerzeugte Amyloidose sowie die Amyloidose nach Nierenligatur (einseitig) zu unterdrücken, scheiterten in unserem Laboratorium ebenfalls. Nach anfänglicher Hemmung entstand Amyloid später als ohne Mercaptopurin, aber in größerer Menge[5]. Damit können die Befunde von Teilum ihre Erläuterung auch in unserem Sinne finden, d. h. das Amyloid kann ohne Zwang als die *Folge einer Hyperimmunisierung* und als *Abscheidung von Immunglobulin* angesehen werden.

Die hier gegebenen Ausführungen über das Amyloidproblem im Hinblick auf seine Immunogenese, d. h. seine Herleitung von hochmolekularen Globulinen, seine submikroskopische Struktur und seinen Abscheidungsmodus ergibt für unsere Sicht, daß das Amyloid ein glykoproteidhaltiges hochmolekulares Globulin darstellt, welches auch ein Antikörpereiweiß sein kann[7]. Für seine immunitäre Ableitung von Autoantigenen spricht vieles. Die Abscheidung kann durchaus einem AAR-Prozeß entsprechen, wofür auch der Gehalt der Amyloidsubstanz an Komplement spricht. Im Falle des Paramyloids ist aber eine AAR unwahrscheinlich, viel mehr spricht für eine *Gelifikation* gleichartiger Globuline aus dem Sol in den Gelzustand im Gewebe.

b) Die Fasern.

Über die *geformten* paraplastischen Substanzen, Reticulum- und Kollagenfasern ist hinsichtlich ihrer eigenen Antigenität mehr bekannt als über ihr Verhalten im Bereich einer AAR. Im ersten Fall, wenn die Fasern, bzw. die in ihr enthaltenen Antigene, als solche wirken[6], entwickelt sich ein Antikörper, der analog zu dem cytotoxischen Antikörper als *fibrotoxischer* bezeichnet werden kann. Neuere Untersuchungen haben auch einige Erkenntnisse über Beziehungen injizierter Fremdeiweiße zu den im Gewebe existenten Fasern erbracht. Somit erscheint von Bedeutung die Antigenität bzw. Autoantigenität der Fasern selbst, ihre Adsorptionsmöglichkeit für Fremdeiweiße (eventuell für Fremdstoffe über-

---

[1] Caesar 1960.   [2] Schneider 1952.   [3] Teilum 1952, 1966, Strukow 1964.
[4] Stender 1963.   [5] Käfer 1964, J.-D. Tübingen, van Stiprian 1965, J.-D. Tübingen.
[6] Steffen u. a. 1962a und b.   [7] Janigan 1966.

haupt) und ihr Verhalten im Verlauf einer in ihrem Milieu bzw. an ihnen selbst ablaufenden AAR. Die gestaltlichen Veränderungen können von der gleichen und im einzelnen nicht unterscheidbaren Art sein. Eindrucksvoll zeigen neuere Modelluntersuchungen, daß große Mengen eines fluorescierenden Proteins nach intravenöser Injektion im Bindegewebe zur Ablagerung kommen können[1].

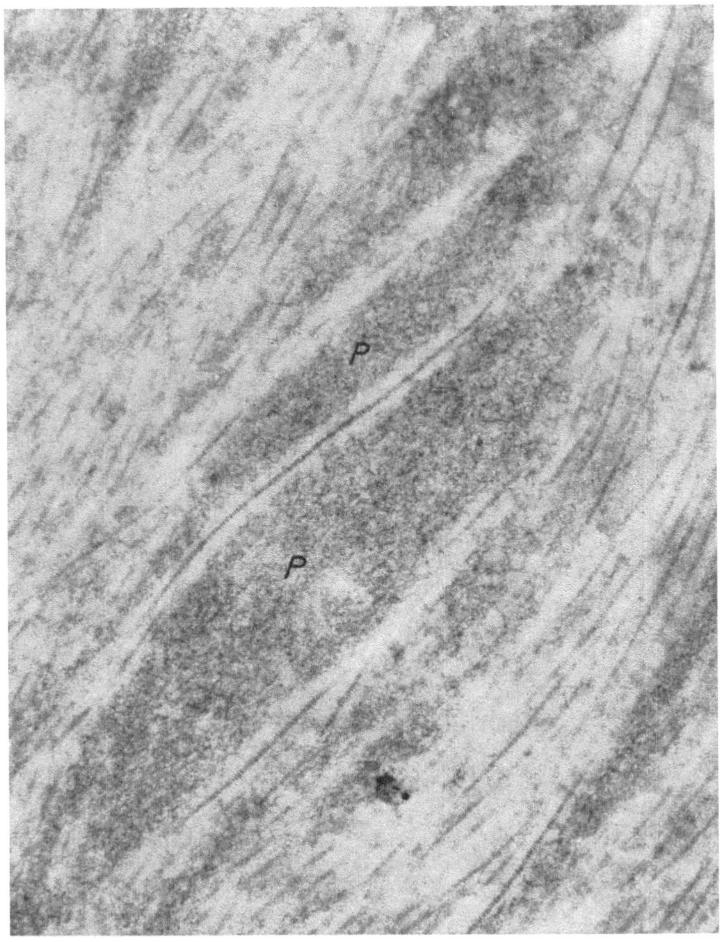

Abb. 66. Abgelagerte Antigen-Antikörper-Präcipitate (*P*) zwischen Kollagenfasern in der Cornea. Arthus-Phänomen an der Cornea. 12 Std Dauer. Präparat und Bild SHIRASAWA.

Gefärbte oder fluorescierende Proteine wurden in den Herzklappen, an vielen Orten im Bindegewebe und an den Reticulumfasern der Lebersinusoide wiedergefunden[2].

In gleicher Weise werden humorale Antikörper an kollagene und reticuläre Fasern adsorbiert. Dabei besteht die Möglichkeit der unspezifischen und der spezifischen Adsorption, letzteres dann, wenn die Faser selbst als Antigen gedient hat. Dies müßte in allen den Fällen eine Rolle spielen, in denen Gesamtorganextrakte als antigenes Material gedient haben und fibrotoxische Antikörper

MANCINI 1961.   [2] LATTA, GITLIN und JANEWAY 1951.

gebildet wurden (Masugi-Nephritis). Daher kann z. B. bei der Masugi-Nephritis der fluorescierende Antikörper außer in der Basalmembran des Glomerulum auch in der Schilddrüse und der Lunge gefunden werden, weil in der Komposition der Basalmembran ein Antigen ubiquitär vorhanden ist, welches mit einem gegen diese gerichteten Antikörper generell reagiert[1]. Experimente über die Bedingungen der Masugi-Nephritis ergeben, daß die eigentliche antigene Substanz in den Basalmembranen überhaupt gelegen ist[2].

Dafür kann auch die Beobachtung sprechen, daß die entzündlichen Erscheinungen in der Niere, d. h. im Glomerulum, erst dann auftreten, wenn der „cytotoxische" Antikörper an die Faser gebunden ist, was man durch fluorescenzmikroskopische Untersuchungen

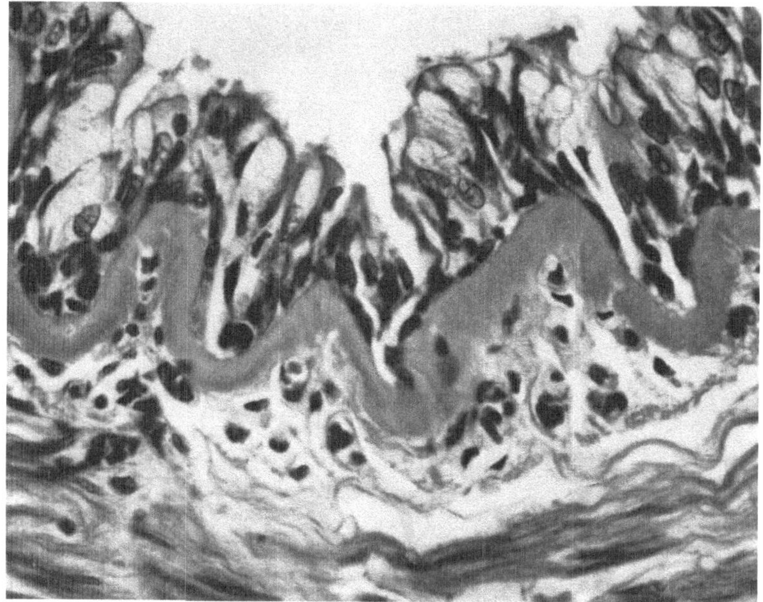

Abb. 67. Verdickung der Basalmembran in einem Bronchus bei Asthma bronchiale. Becherzellenartiges Zylinderepithel mit vacuolärer Schleimbildung. 480fache Vergrößerung.

kontrollieren kann[3]. Ein geläufiger Befund an den Basalmembranen bei Asthma bronchiale ist deren Verdickung im asthmatischen Anfall, besonders bei Tod im Anfall, wobei wir aber nicht wissen, ob dies in unmittelbare Beziehung zu einer AAR gebracht werden kann[4].

Schon allein aus den obengenannten Experimenten dürfte mit Klarheit hervorgehen, daß das Masugi-Experiment wenig für das Verständnis der spezifischen Dynamik der menschlichen Glomerulonephritis bedeuten kann. Im Grunde spielt die Basalmembran bei der menschlichen Glomerulitis nur die Rolle einer Gleitschiene, auf der sich das AgAk-Geschehen abspielt.

Im Verlaufe eines anaphylaktischen Schocks sollen die Reticulumfasergerüste sich akut verstärken, wobei die Autoren annehmen, daß die Schockgifte, auf die Grundsubstanzen einwirkend, diese depolymerisieren[5]. Eigene Versuche in dieser Richtung ergaben bei akutem und vor allem bei wiederholtem chronischem Histaminkollaps zunehmende Verstärkung des Silberfasergerüstes in Leber und Milz[6]. 5-Hydroxytryptamin (Serotonin) hat bei länger dauernder Einwirkung Zunahme des perivasalen kollagenen Bindegewebes zur Folge, der

[1] Pressman 1950, Cruishank 1959, Taylor, E. u.a. 1961, 1965.
[2] Krakower u. a. 1951.   [3] Vogt und Kochem 1961a und b.
[4] Letterer 1957.   [5] Simonin und Delaunay 1951.   [6] Taeger 1959.

ein starkes perivasales Ödem vorausgeht[1]. Dabei kann meines Erachtens noch nicht diskutiert werden, inwieweit die Fibrose unmittelbare Einwirkungsfolge auf die Faser oder Ödemfolge oder beides ist. Versuche in vitro über die Wirkung von Histamin auf Kollagenfasern ergeben bemerkenswerte Schwellung derselben[2]. Die Säurequellung der Fasern durch Änderung des pH ist anscheinend ein von der Histaminschwellung unterschiedlicher Vorgang, denn Natriumsalicylate verhindern die Histaminschwellung der Fasern, können aber die Säurequellung derselben nicht aufhalten.

Im Hinblick auf die therapeutische Wirkung der Salicylate erscheint diese Beobachtung nicht unwichtig. Ob Basalmembran und Reticulinfasern gleich oder beiden nur bestimmte antigene Proteine gemeinsam sind, soll hier nicht diskutiert werden[3].

Die Faser kann also Antigen und Antikörper adsorptiv binden, wie AARR an ihr stattfinden können. Ob und welche Veränderungen an den Fasern zustandekommen, wenn Faserantikörper mit dem Faserantigen in situ reagieren oder — im anderen Fall — adsorbierte faserfremde Antigene und deren Antikörper im Bereich der Faser in Reaktion treten, ist unbekannt. Dieser letzte Fall trifft zu, wenn wir wie oben von perireticulärem und vom perikollagenen Amyloid sprechen[4]. Zum mindesten in enger Nachbarschaft, wenn nicht innerhalb der Substrukturen der Fasern lagert sich auch der amyloide Eiweißkörper ein; daher kann die Amyloidose auch als eine Reticulopathie oder Kollagenopathie angesprochen werden. Letzteres ist der Fall bei primärer Amyloidose, ersteres bei sekundärer und auch bei familial mediterranean fever (FMF). Die sekundäre Amyloidose ist eine Gefäßkrankheit, die mit subintimaler Ablagerung des Amyloids beginnt und sich über die Gefäßwand ausdehnt, die primäre beginnt in der Adventitia und geht den umgekehrten Weg.

Kollagenfasern sind ebenso, wie oben von den Reticulumfasern vermerkt, antigenfähig. Mit Rattenschwanzsehnen läßt sich ein komplementbindender Ak

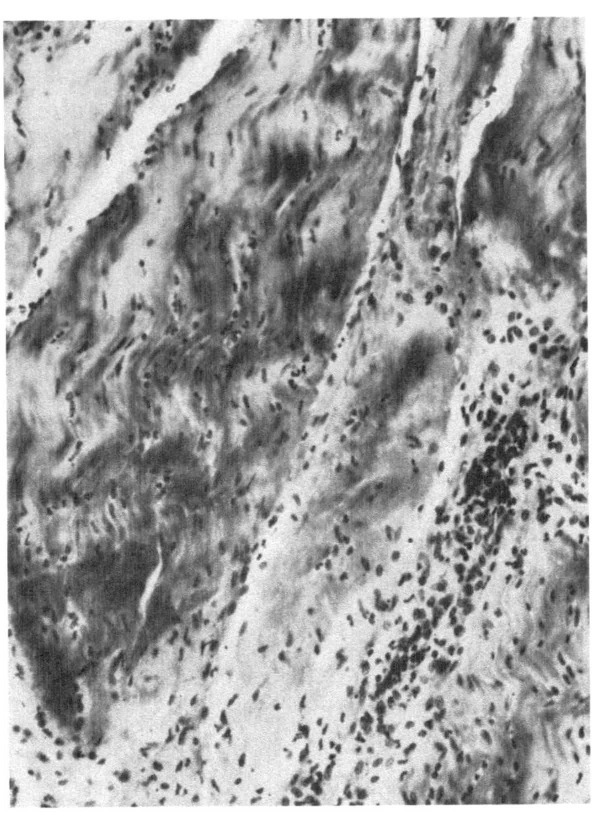

Abb. 68. Fibrinoide Degeneration bei Rheumatismus. Bindegewebe der Gelenkkapsel. 175fache Vergrößerung. Lymphohistiocytäre Infiltrate und Verquellung des Bindegewebes.

---

[1] EDER und SCHAUER 1959.   [2] FABIANYI u. SZEBELHELYI 1949.
[3] CRUISHANK 1959.
[4] MISSMAHL 1959, 1964, MISSMAHL und GAFNI 1963, MISSMAHL und SOHAR 1963, RUKAVINA u. a. 1956, HELLER u. a. 1961, SOHAR, GAFNI u. a. 1963.

gewinnen. Kollagenlösungen aus Rattensehnen bilden bei Zusatz von Normalserum Fasern aus, während spezifisches Antiserum diese Faserbildung verhindert[1]. Es müssen also an den Proteinmolekülen durch den Ak die Molekülaggregation zur Faserbildung verhindernde Umwandlungen (Blockierungen) vor sich gehen.

Wenn AARR im Niveau des Histion ablaufen, trifft die Kollagenfaser nicht selten eine Umwandlung, die Klinge „Verquellung" genannt hat[2]. Wie sich in vielfachen Versuchen gezeigt hat, ist die Verquellung aber keine spezifische Folge einer AAR[3]. Der Verquellung kann die fibrinoide Degeneration der Kollagenfaser folgen und ihr Erscheinungsbild läßt deutlich erkennen, daß man von Grundsubstanz und Fasern nur als einer biologischen Einheit sprechen kann, was oben schon deutlich betont wurde.

Drei Objekte bringen uns konvergierend zu dem gleichen Problem der *fibrinoiden Degeneration*; d. h. die Morphe der AAR in Geweben, die Grundsubstanz und die

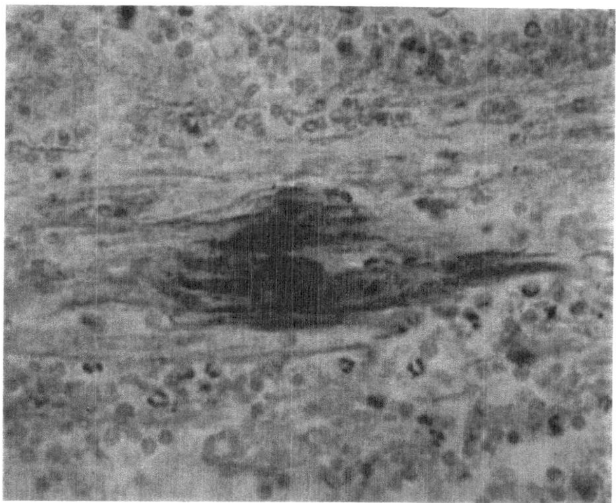

Abb. 69. Fibrinoide Degeneration des Bindegewebes in einem Arthus-Phänomen. Starke Homogenisierung der Faserbündel. Hämatoxylin-Eosin-Färbung.

Kollagenfaser. Ich verweise hinsichtlich der Historie des Begriffes und der Schilderungen der Entstehung und des Zustandbildes der fibrinoiden Degeneration auf die Literatur und auf meine eigene schon gegebene Darstellung des Problems[4]. Kurz vorwegnehmend ist zum ersten zu sagen, daß die fibrinoide Degeneration zwar eine häufige Begleiterscheinung der AAR ist, aber nicht deren spezifisches Äquivalent[4], zum zweiten und dritten, daß sowohl Grundsubstanz wie Faser zusammen von ihr betroffen werden. Die ersten Erscheinungen liegen sogar in der Grundsubstanz, und, wie oben schon betont, hatte man den Schein des Rechtmäßigen für sich, die fibrinoide Degeneration des Bindegewebes als primäre Grundsubstanzerkrankung anzusprechen[4]. Klinge betrachtet die fibrinoide Degeneration als aufquellende Verklumpung der zwischen den Fibrillen gelegenen Kittsubstanz und Eindringen von flüssigem Eiweiß und Fibrinogen zwischen die Fasern[5]. — Zum dritten ist zu sagen, daß die Schädigung der Kollagenfaser oder ihr Untergang *nicht* als sicher erwiesen gelten. Sehr oft wird trotzdem von fibrinoider Nekrose gesprochen. Diese bleibt trotz der drei genannten Feststellungen morphisch wie morphogenetisch und in ihrer pathogenetischen Signi-

[1] Watson, Rothbard und Vanamee 1954.   [2] Klinge 1933.   [3] Werner 1938.
[4] Letterer 1959.   [5] Klinge 1930.

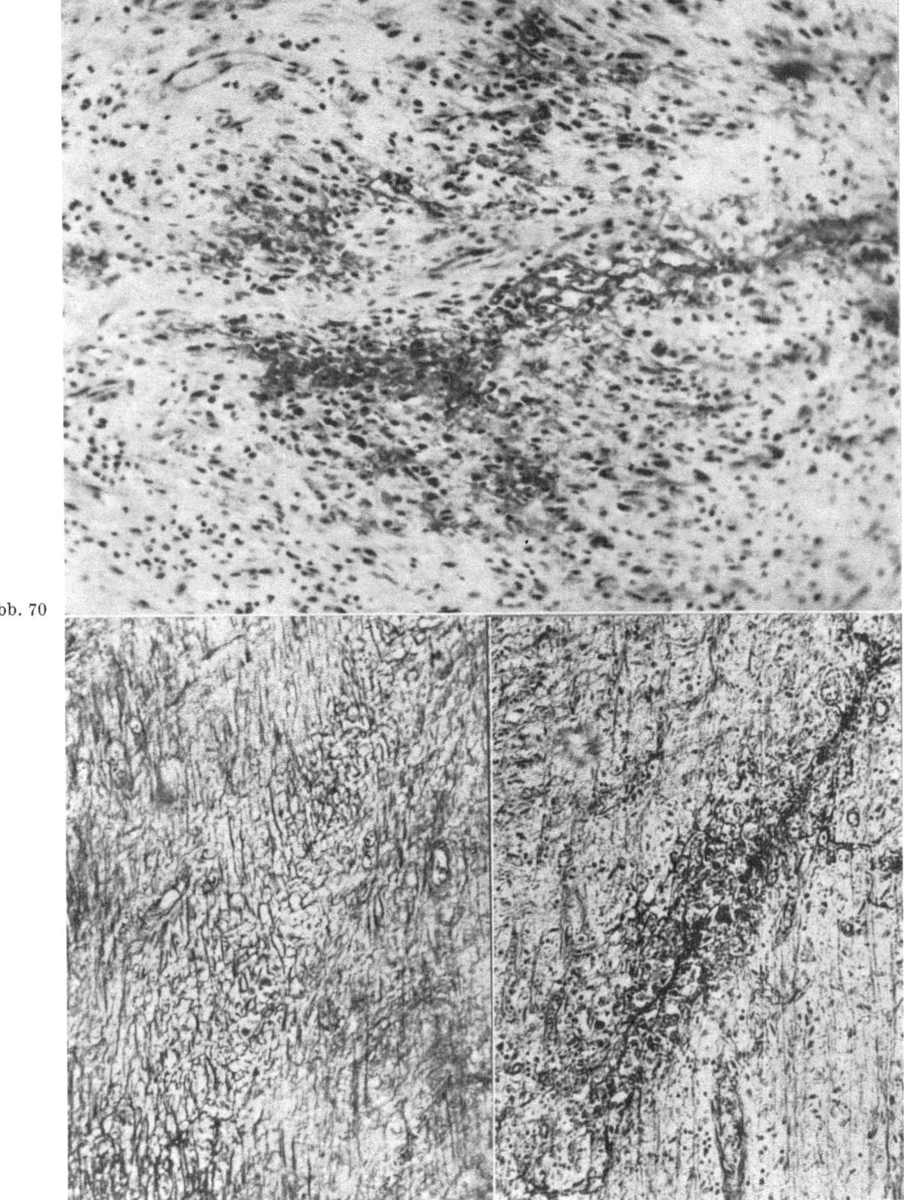

Abb. 70

Abb. 71

Abb. 70. Klingesches Frühinfiltrat, fibrinoide Degeneration des kollagenen Bindegewebes. 200fache Vergrößerung nach V. ALBERTINI (1962).

Abb. 71. Linkes Bild: Streifenförmiges rheumatisches Frühinfiltrat mit Versilberung. Die von oben nach unten laufenden Kollagenfasern sind durch einen diagonallaufenden Streifen unterbrochen und in silberpositive Fibrillengitter aufgelöst. Rechtes Bild: Das gleiche Objekt mit PAS-Färbung. Beide Bilder 100fache Vergrößerung. Nach V. ALBERTINI (1962).

fikanz eine noch durchaus diskutable Erscheinung in der Pathologie der Gewebe und ihr diagnostischer Gebrauch geht weit über das hinaus, was sie an festgefügtem Tatsachenmaterial zu bieten hat.

Wir schätzen den Ausdruck fibrinoide Nekrose an sich nicht. Tot wird nur etwas, was zuvor gelebt hat. Im Sinn der Zelle lebt die Faser *nicht*, wird also auch nicht nekrotisch. Zwar steht außer Zweifel, daß mit einer vollendeten fibrinoiden Nekrose auch die Zelle in ihrem Milieu zugrundegeht; somit kann man nur sagen: Nekrose *mit* fibrinoider Degeneration.

Aus Gründen systematischer Ordnung in meiner Darstellung unterlasse ich es, an dieser Stelle die Frage der Existenz und Berechtigung der sog. Kollagenosen zu

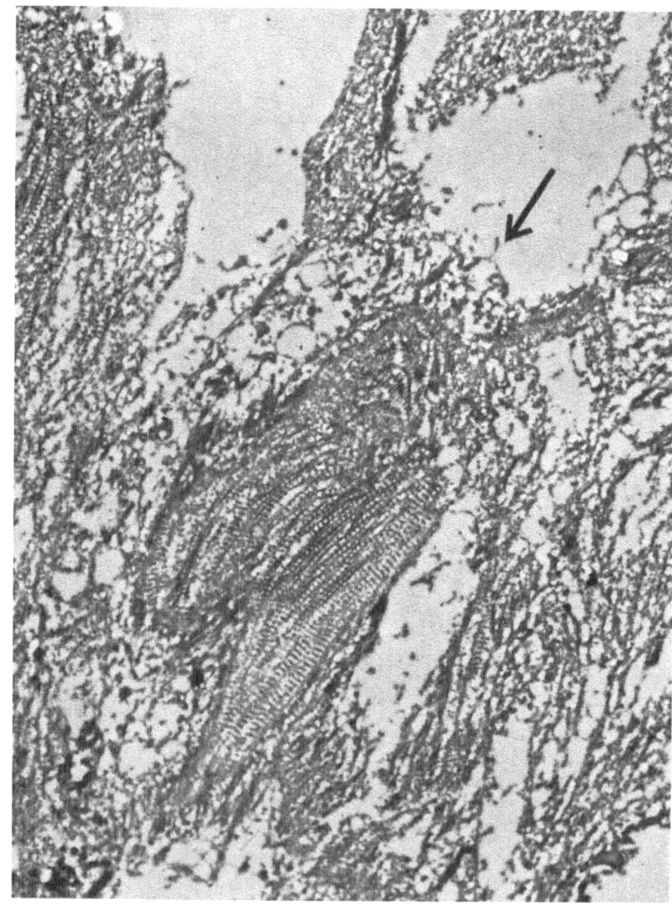

Abb. 72. Elektronenmikroskopischer Nachweis der Auflösung der kollagenen Fibrillen im Aschoff-Knötchen zu strickleiterartiger Umwandlung der Fibrillen. 8000fache Vergrößerung, nach v. Albertini (1961).

diskutieren. Das notwendige wurde in früheren Stellungnahmen schon gesagt[1]. Hier interessiert in erster Linie der morphische und morphogenetische Befund der fibrinoiden Degeneration sowie deren Beziehung zur AAR überhaupt. Aus den vielen in der Literatur erschienenen Abbildungen und Beschreibungen ist zu ersehen, daß bei weitem nicht alles fibrinoide Degeneration ist, was als solche beschrieben und abgebildet wird und daß ferner die fibrinoide Degeneration nicht nur vorzüglich eine Krankheit des kollagenen Bindegewebes ist oder sein kann. Letzteres wird vor allem bei der Periarteriitis nodosa deutlich. Da der Anteil an Kollagenfasern in Venen- und Arterienwänden gegenüber den muskulären und elastischen Fasern wesentlich zurücksteht, so müssen, im Hinblick auf die Ausdehnung der fibri-

---

[1] Letterer 1959.

noiden Degenerationsherde auch andere Bauelemente mitergriffen werden, d.h. glatte Muskel- und elastische Fasern. Daher liegt dieser Veränderung, wenn sie Gefäße befällt, nur zum sehr geringen Teil eine Erkrankung der Kollagenfaser zugrunde, darüber hinaus ist aber häufig von den Kriterien einer fibrinoiden Degeneration in diesen Herden gar nichts zu finden, sondern nur der Zustand einer

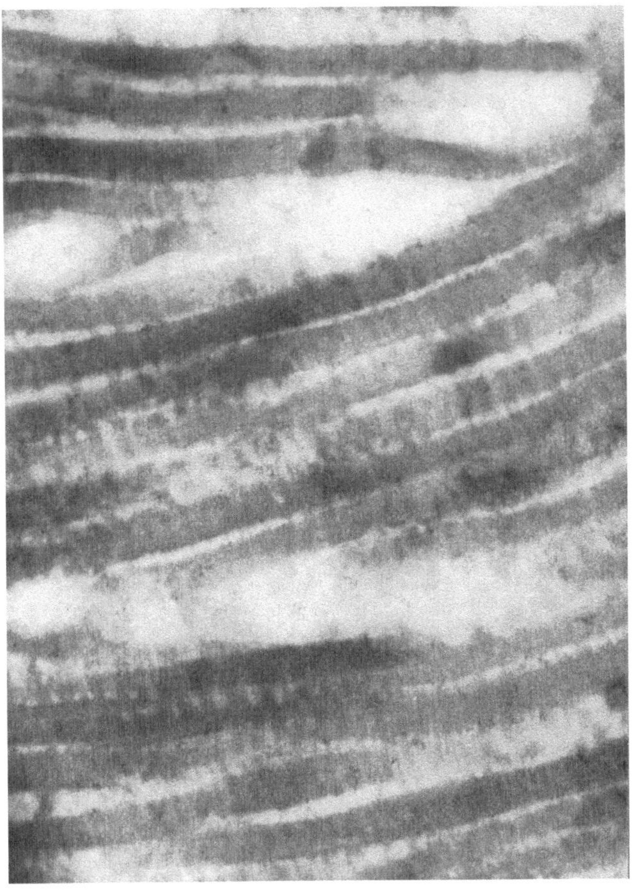

Abb. 73. Detailbild aus Abb. 72 an der Stelle des Pfeiles. Beginn der strickleiterartigen Umwandlung der kollagenen Fibrillen mit Erhaltung der normalen Perioden. Bildung eines feinkörnigen Detritus. Abbildung nach V. ALBERTINI. Vergrößerung 60 000fach, 1961.

hyalinen Nekrose, welche sich offenbar an diesen Stellen aus der fibrinoiden Degeneration entwickeln kann[1].

Seitdem NEUMANN (1880) erstmals diese eigentümliche Veränderung des Bindegewebes beschrieb, hat das Interesse der Histologen an ihr nicht aufgehört, wiederbelebt durch die Arbeiten von KLINGE, der die fibrinoide Degeneration im Rheumagranulom als Folge eines durch AAR hervorgerufenen Gewebsschadens erstmals an diesem Objekt beschrieb, der sie gleichermaßen im Arthus-Phänomen fand und sie daher als einen spezifischen Schaden des kollagenen Gewebes im Gefolge einer AAR gedeutet sehen wollte[2]. KLEMPERER fand fibrinoide Degeneration als Histopathologe in einer Reihe von Krankheitsbildern noch

---

[1] SPIER 1961.   [2] KLINGE 1930.

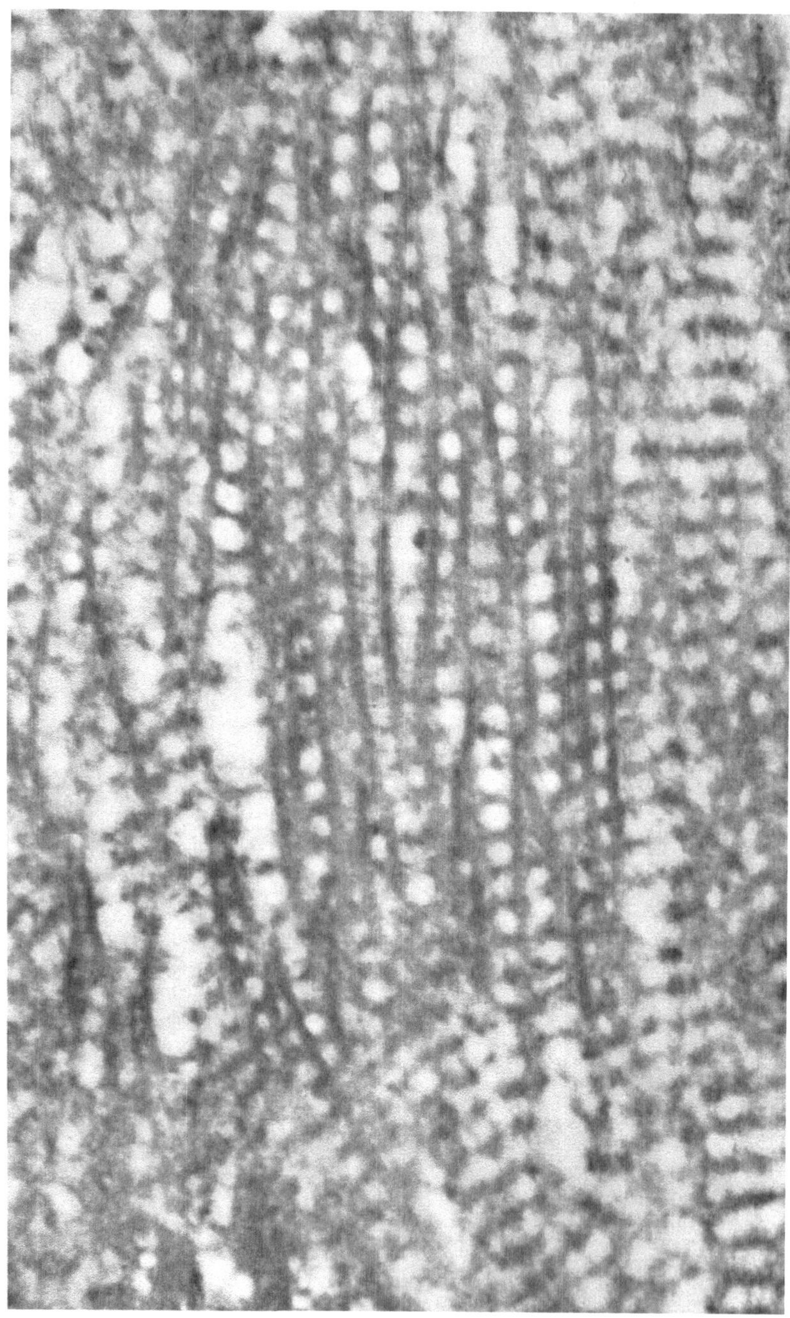

Abb. 74. Starke Vergrößerung eines Ausschnittes aus Abb. 72. Darstellung der strickleiterartigen Umwandlung der Fibrillen. 60000fache Vergrößerung, nach V. Albertini.

unklarer Genese an vielen und ganz verschiedenen Orten des Bindegewebes, und da man sich scheinbar darüber im klaren glaubte, daß die fibrinoide Degeneration am kollagenen Bindegewebe sich abspielt, so war es nicht weit zu der Konzeption,

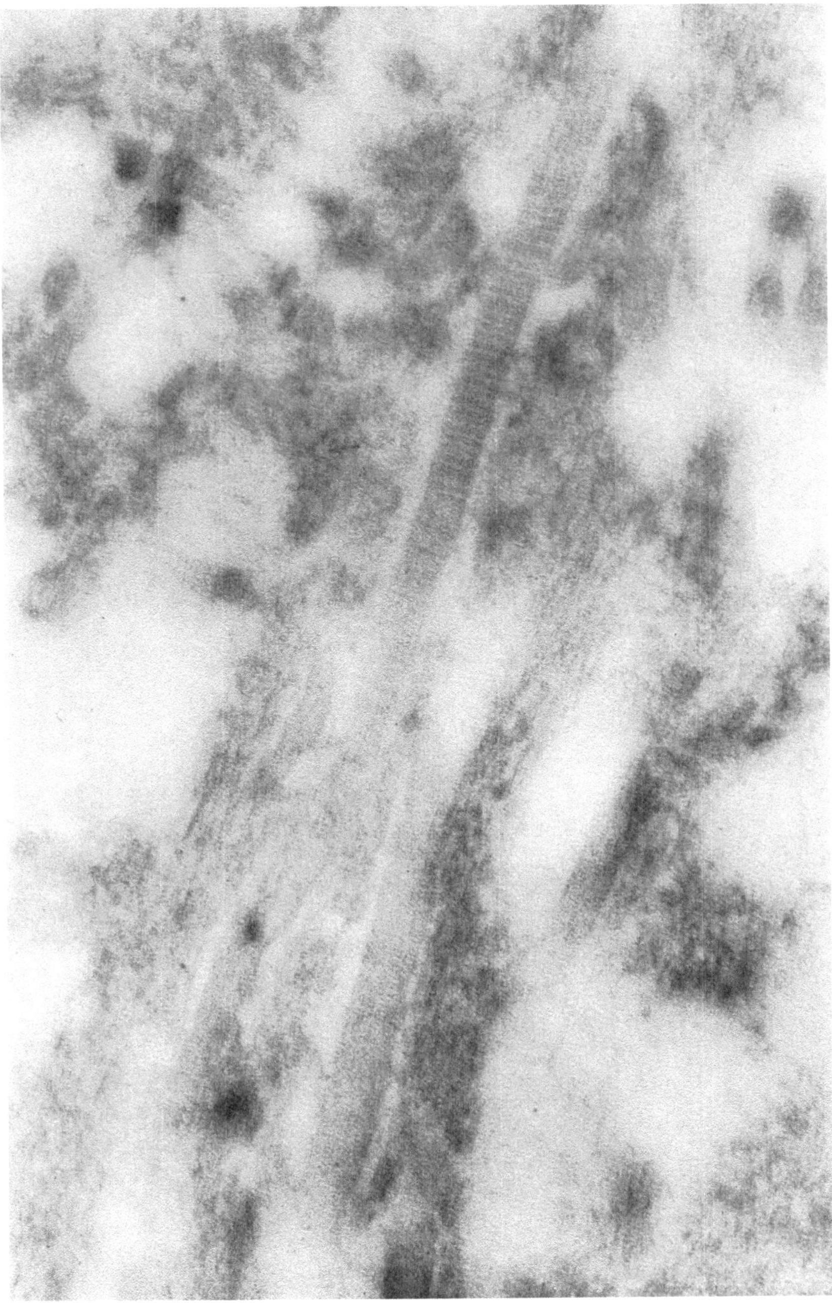

Abb. 75

Abb. 75 u. 76. Detailbilder von Untergangsformen der kollagenen Fasern aus einem Herd mit fibrinoider Degeneration nach V. ALBERTINI. 120 000fache Vergrößerung.

eine Reihe recht verschiedenartiger Krankheitsbilder auf Grund des ihnen gemeinsamen Phänomens der fibrinoiden Degeneration vom rein morphischen Gesichtspunkt aus zusammenzufassen und sie mit der Bezeichnung „*collagen*

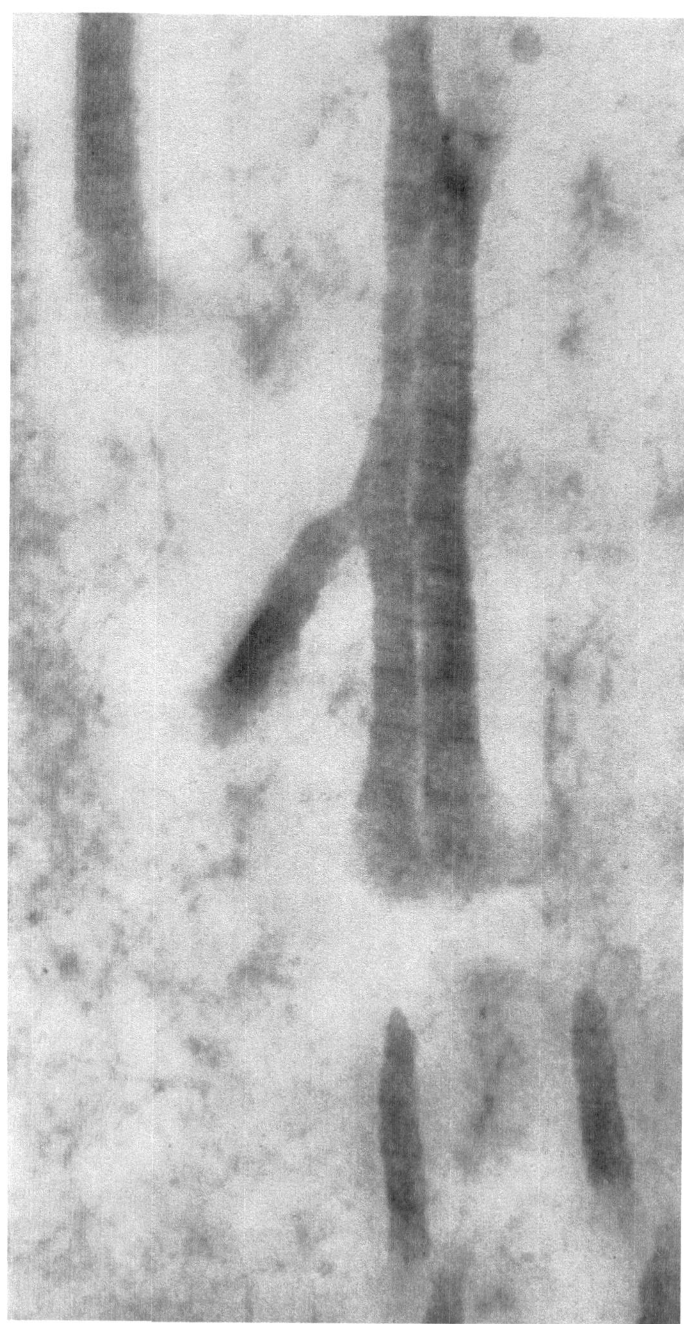

Abb. 76. Legende siehe Abb. 75.

disease" zu etikettieren[1]. Obschon Klemperer deutlich genug zum Ausdruck gebracht hatte, daß mit dieser seiner Bezeichnung keinerlei Vorgriff auf irgend-

[1] Klemperer 1950.

eine ätiologische Klärung der hier zusammengefaßten Krankheitsbilder geschehen
sein sollte, fand seine Konzeption begeisterte Aufnahme bei den Klinikern, die
angesichts der vielfachen ätiologischen, mehr noch aber ätiogenetischen Unklar-
heiten über dieses Kollektiv von Krankheiten sich durch den Morphopathologen
auf die rechte Fährte gebracht glaubten. Der Glaube, daß der Pathologe in der
Lage sei, durch eine subtile Analyse morphischer Zustände dem Kliniker nicht
nur über die Zugehörigkeit eines Krankheitsbildes, sondern darüber hinaus auch
gleichzeitig über dessen Ätiologie etwas zu sagen, ist immer größer, als es den
Tatsachen in Wirklichkeit entspricht. So waren die Pathologen im Gegensatz
zu den Klinikern wenig erfreut über den neuen, oft Verwirrung stiftenden Terminus der Kollagenkrankheit.

Unter dem Aspekt des viel mehr lokalen als generalisierten Geschehens an
der Kollagenfaser verzichten wir hier auf Beziehungen, welche diese Konzeption
zu der schon von BICHAT erstmals ausgesprochenen Idee einer *Systemkrankheit*
— in diesem Fall — des Bindegewebssystems aufzeigt. Unsere Aufgabe im Augenblick ist es, die Beziehungen der fibrinoiden Degeneration zur AAR klarzulegen.
Ist die fibrinoide Degeneration, wie KLINGE u. a. behaupten, eine allergie- bzw.
hyperergiebedingte Schädigung des kollagenen Gewebes und kann sie als spezifisch für diese angesehen werden? Schließt die Zugehörigkeit zu anaphylaktisch-
hyperergischen Reaktionen andere Ursachen der fibrinoiden Degeneration aus?
Seit KLINGEs Forschungen geht die Neigung vielfach dahin, dies anzunehmen.
Aber man kann mit aller wünschenswerten Klarheit sagen, daß diese Ausschließlichkeit *nicht* besteht. Unter den Ursachen, die zur fibrinoiden Degeneration
führen, ist die AAR nur eine von vielen. Krankheiten, welche im kollagenen Bindegewebe oder im Gefäßsystem Herde von fibrinoider Degeneration aufweisen, sind
zwar a priori dafür verdächtig, einen immunopathischen Vorgang im Sinne einer
AAR in ihrer Entstehungsgeschichte zu haben, aber dieser Satz ist nicht in dem
Sinne umkehrbar, als jede fibrinoide Degeneration einem hyperergisch-allergischen Reaktionsmechanismus ursächlich verbunden ist. Es ist zu untersuchen,
warum dies so ist und welche *Gemeinsamkeiten* in der kausalen und morphischen
Entstehung der fibrinoiden Degeneration die hyperergiebedingte und die *nicht*
hyperergiebedingte fibrinoide Degeneration besitzen. Hierzu gehört es, festzustellen, welchen Begriffsinhalt die fibrinoide Degeneration neben den kausalen
Bedingungen im morphischen Tatsachenbestand hat. Die Frage ist leichter
gestellt als beantwortet, und es ist sub specie der AAR nicht unsere Sache, eine
nach allen Richtungen gehende Analyse der fibrinoiden Degeneration durchzuführen. So greifen wir heraus, was für unsere Gesichtspunkte wichtig ist, d. h.
erstens die Tatsache, daß schon aus den ersten Untersuchungen und den ihnen
folgenden eindeutig hervorgeht, daß fibrinoide Degeneration *verschiedenste Ur-*
sachen haben kann[1].

Zum *zweiten* treffen wir die Feststellung, daß es offenbar verschiedene Arten
von Fibrinoid gibt; denn die präzisen Untersuchungen verschiedener Autoren
mit verschiedenen Methoden kommen einmal zu dem Schluß, daß in den fibrinoiden Degenerationen regelmäßig Fibrin zu finden sei[2], während andere die
Existenz von Fibrin nicht bestätigen oder für nicht wesensbestimmend für die
fibrinoide Degeneration halten[3].

---

[1] NEUMANN 1880, RICKER 1901, KLINGE 1930, GERLACH 1923, BAHRMANN 1937, WU 1937,
MOVAT u. a. 1956, 1960, MOVAT und MORE 1956, v. ALBERTINI 1953, 1961, v. ALBERTINI und
VOGEL 1961, W. W. MEYER 1950.

[2] MOVAT 1956, v. ALBERTINI 1961, SINGER und WISLOCKI 1948, EHRICH 1957, GROSSER 1925,
W. W. MEYER 1950, 1947, LETTERER 1959a und d, EGER 1959.

[3] KELLGREN, ASBURY, REED und BEIGHTON 1951, PEARSE 1952, KLEMPERER und POLLAK 1941,
ALTSHULER und ANGEVINE 1949, MONTGOMERY und MUIRHEAD 1953, OKABAYASHI 1951.

In der Analyse ergibt sich, wie schon zu bemerken war, die Notwendigkeit, die Kollagenfaser als ein Kollektiv von Mikrofibrillen, eingebettet in Grundsubstanz zu betrachten. Die Fasereinheit ist als ein Mehrfaches von Mikrofibrillen wiederum eingeschlossen in Grundsubstanz und steht in lebendiger Beziehung zu den Fibrocytenzellen[1]. Es trennen sich nun die Meinungen über die Entstehung der fibrinoiden Degeneration insofern, als die einen die fibrinoide Degeneration als Folge eines *Primärschadens* an der Kollagenfaser und der Grundsubstanz betrachten[2], die anderen sie „nur" als *Sekundäreffekt* einer lokalen oder generalisierten Noxe am Bindegewebe ansehen wollen[3]. Primäreffekt (intrinsic) insofern, als nur die fasereigenen Bestandteile, also Grundsubstanz und Fibrillen, eine Änderung und Schädigung erfahren, während Sekundäreffekt (extrinsic) dahin zu verstehen wäre, daß auf dem Wege der Saft- und Blutströmung zusätzlich noch bestimmte Stoffe in die Fasereinheiten einströmen, um dort abgelagert zu werden. Praktisch ist die Trennung nicht immer exakt durchzuführen, jedoch liegt immer auf einer der beiden Seiten der Betrachtungsweise das wesentliche Übergewicht und als Hauptursache gilt jeweils die *Hypersensitivity*. Dabei wird eine Trennung in eine solche gegenüber Serum-, gegen bakterielle und andere Antigene nicht gemacht.

Die Aufteilung der Analyse der fibrinoiden Degeneration in Primär- und Sekundäreffekte (intrinsic und extrinsic) erhält eine überzeugende Bestätigung, wenn man die Entwicklung von Forschung und Begriffsbildung überprüft. Neumann schildert die fibrinoide Degeneration als einen Vorgang, der bei *entzündlichen* Zuständen seröser Häute, des Endokards, der Synovialhäute, am Rißrand einer rupturierten Aorta beobachtet wird, wobei die Kollagenfaser ihr *eigenes* Fasereiweiß in einen dem Fibrin ähnlichen Stoff umwandle. Dieser Schluß wurde auf Grund der Picrokarminfärbung gezogen, eine für die heutige Histochemie etwas primitive Methode, mit der man noch des Glaubens war, daß gleicher Farbeffekt auch gleiche chemische Beschaffenheit voraussetzen lasse. In der Sicht Neumanns und unter Verwendung Virchowscher Lehren von der Degeneration wäre das Fibrinoid der Kollagenfaser eine Faserdegeneration. Ricker hält das Fibrinoid für gelöstes Fasereiweiß[4].

Es war ein wesentlicher Schritt voran, als Klinge (1930 u. 1933) bei seinen Untersuchungen über den Rheumatismus und das Arthus-Phänomen erneut auf die Erscheinung der fibrinoiden Degeneration stieß und den Entstehungsmechanismus als eine Verklumpung der zwischen den Fibrillen gelegenen Kittsubstanz infolge Eindringens von flüssigen Blutplasmaeiweißkörpern zwischen die Faserfibrillen deutete. Daß dabei auch Fibrin unter diesen Eiweißkörpern sich befindet, ist ebenso verständlich wie der Umstand, daß seine Menge wechseln kann. Da Klinge Herde von fibrinoider Degeneration auch im Rheumagranulom, im Bindegewebe der Haut, im Aschoffschen Rheumagranulom des Herzmuskels und im Arthus-Phänomen des Kaninchens gefunden hat, ferner experimentell bei der Serumkrankheit artgleiche Veränderungen an den *Blutgefäßen* der Tiere ubiquitär gefunden wurden, so lag der Schluß nahe, daß der — wie er es nannte — rheumatische Gewebsschaden als ein generelles Symptom für hyperergische Schädigung kollagenen Gewebes zu gelten habe. Die Entwicklung dieses fibrinoiden Gewebsschadens deutete Klinge auf Grund von zeitlich und graduell abgestuften Beobachtungen dahin, daß zunächst die schon genannte „Ver-

---

[1] Schallock 1960.
[2] Altshuler und Angevine 1951.
[3] Letterer 1959a und d, Movat 1956, Ehrich 1957, v. Albertini 1961, Singer und Wislocki 1948, Grosser 1925, W. W. Meyer 1947, 1950, Eger 1959.
[4] Neumann 1880, Marchand 1896, Ricker 1901, Letterer 1959a.

quellung" des Bindegewebes eintritt, welcher die fibrinoide Degeneration der Fasern folgt. Im Hinblick auf die „Verquellung" ist auf einen oft begangenen Irrtum hinzuweisen, insofern man bei der experimentellen Anaphylaxie des Arthus-Phänomens nach derselben sucht. Die Klingeschen Angaben verleiten dazu, sie dort für ein häufiges Vorkommnis zu halten. Das Gegenteil ist der Fall[1]. Nach meinen Erfahrungen ist sie exquisit selten. Was häufig ist, ist das Ödem, das ohne Zweifel in seiner Hauptausdehnung als entzündliches Ödem, also als Exsudat anzusprechen ist. Trotz dieser Tatsache ist die fibrinoide Degeneration im Arthus-Phänomen selten und es scheint, daß ihre Entstehung auch von örtlichen Gegebenheiten abhängt, was auch ARATAKE bestätigt[2]. Die Unterscheidung ist nicht schwierig, insofern als Verquellung eine Sache der Faser selbst, bzw. ihrer MPS-Substanzen ist, während entzündliches Ödem (Exsudat) zwischen den Fasern in großen Bezirken liegt. Dabei hängt es von der Aktivität des Exsudates und von der Örtlichkeit der Faser ab, in welchem Ausmaß sie „fibrinoid" wird[1].

Wesentlich bleibt, daß durch ein „von außen" (extrinsic) wirkendes Agens, dessen Auslösung im vorliegenden Fall die AAR mit ihren Folgen ist, die Desintegration der Faser beginnt. Während lichtmikroskopisch über die ersten Klingeschen Ergebnisse hinaus klärende Erkenntnisse nicht zu erzielen waren, hat die Histochemie und die Elektronmikroskopie zu weiteren, in ihrer Deutung aber auch noch zwiespältigen Anschauungen geführt.

Elektronenoptisch ist Fibrinoid vielfach untersucht worden, wozu die Kollagenfaseruntersuchungen am Arthus-Phänomen hinzuzunehmen sind[3]. Die Aussagen sind widersprechend zwischen völlig negativen Befunden und der Angabe dezidierter Faserveränderungen. Wenn wir die letzteren zuerst nehmen, so geben die Arbeiten von v. ALBERTINI (Rheumagranulom) und von ARATAKE (Arthus) die ersten gut begründeten positiven Befunde an kollagenen Fasern bei fibrinoider Degeneration. Die sog. Faserschwellung im Anfang der fibrinoiden Degeneration ist realiter ein intermikrofibrilläres Ödem der Kollagenfaser mit der Folge einer fibrillären Dissoziation derselben. Dadurch nimmt die interfibrilläre „Substanz" zu und Glykoproteide sind natürlicherweise damit vermehrt. Die PAS-Reaktion ist verstärkt, weil Globuline abgeschieden wurden, welche Glykoproteide enthalten. Es kommt außerdem zu Abscheidungen amorpher Massen, zum Teil auf und in der Faser, zum Teil als balkiges Netzwerk zwischen diesen. Sie sind nicht zu entfernen mit Hyaluronidase, aber lösen sich mit Fibrinolysin. Damit sind sie als Abscheidung von Fibrin identifiziert. Dieser Zustand der Fasern entspricht einem Stadium des Arthus-Phänomens, in welchem die sero-fibrinöse Entzündung schon voll entwickelt ist, und wir gehen kaum fehl, wenn wir auch das „interfibrilläre Ödem" als Exsudat bzw. als „Insudat" in die Faserräume zwischen die Mikrofibrillen ansehen; mit ihm kommt es gleichzeitig zur Abscheidung von Fibrin, zum Auftreten von Glykoproteiden, zu amorpher Desintegration der interfibrillären und perifibrösen Grundsubstanzen. Während ARATAKE (1960) Verlust der Faserperiodizität oder Zerfall der Faser nicht feststellen kann, hat v. ALBERTINI in den fibrinoiden Herden im Rheumagranulom des Herzens und bei Rheumatismus nodosus Faserzerfall bis zu unkenntlichem Detritus der Kollagenfaser mit elektronoptischen Bildern belegt. Doch bleibt es trotzdem unklar, inwieweit unspezifische Regressionen hier eine Rolle spielen. Sowohl Grundsubstanz wie Fasern zeigen „körnigen Zerfall". Ihnen gehen mit homogenen „strickleiterartigen" Verbindungen zwischen den Fasern ähnliche Veränderungen voraus wie sie ARATAKE beschreibt.

Wenn wir Fibrocytenzelle, Fasern und Grundsubstanz als eine Baueinheit betrachten und den Untergang der Zelle mit einbeziehen, so kann man im

---

[1] LETTERER 1959a.   [2] ARATAKE 1960.   [3] RICH 1953.

präzisen Sinne einer allgemeinen Pathologie mit Recht von einer Fasernekrose sprechen. Eine Bestätigung der Ergebnisse von v. Albertini und Vogel[1] findet sich in den Arbeiten von Amano. Auch er beschreibt elektronenoptisch die „Dissoziation" der Fibrillen mit dem Verbleiben feiner Verbindungsbrücken, welche sich in fadenförmige Verbindungsbrücken aus amorpher Substanz umwandeln, ähnlich den „Strickleiter"-Systemen von v. Albertini. Die letzteren werden von Amano als Mischung von Fibrin und Serumproteinen angesprochen. Wolpers kam (am Arthus-Phänomen) ebenfalls zu der Feststellung von Fibrin in den kollagenen Fasern, welche in ihrer Periodenstruktur unverändert, im ganzen aber verbreitert waren. Deshalb schließt er auf Veränderungen an den Grundsubstanzen.

Die Silberimprägnation ergab elektronenoptisch *nach* der Behandlung mit Hyaluronidase eine Schwärzung der Mikrofibrillen durch feine, mehr oder weniger regelmäßig gelagerte Silberkörnchen also dann, wenn die sie umgebende Grundsubstanz entfernt war. In der Terminologie von Schwarz[2] und der Beschreibung von Aratake müßte es sich also um eine unregelmäßige Außenversilberung handeln. In kollagenen Fasern aus rheumatischen Hautknoten und Herzmuskelgranulomen nehmen die MPS um die Fasern zu und zeigen deshalb verstärkte Ablagerung von Silberkörnchen (unregelmäßige Außenversilberung). Im Fibrinoid ließen die Fasern gewisse Änderungen ihrer periodischen Struktur erkennen.

Erstmals hat bei anaphylaktischer Hyperergie Rich[3] morphische Veränderungen an der Kollagenfaser elektronenoptisch dargestellt. Von der damals noch nicht ganz befriedigenden technischen Vollkommenheit abgesehen, decken sie sich mit den oben geschilderten späterer Autoren. Im Fibrinoid der sog. Kollagenkrankheiten waren die Befunde nie so deutlich zu erhalten. Röntgenspektrographisch hat Kellgren Fibrinoid aus Rheumaknötchen untersucht[4]. Frische Knoten zeigen ein noch unverändertes Spektrogramm, während das Kollagen sich später desorientiert und in eine amorphe Masse umwandelt. Über negative elektronenoptische Befunde an gleichen Objekten berichten einige andere Autoren. Aus all dem scheint hervorzugehen, daß es mehr oder weniger eine Chance des glücklichen Suchens und Findens, der Entstehungszeit bzw. des Alters der fibrinoiden Degeneration zu sein scheint, zu welchen Befunden man kommt. Die „Weite" des elektronenoptischen Raumes macht das Auffinden geeigneter Stellen von fibrinoider Degeneration in einem Präparat gegenüber den lichtmikroskopischen Verhältnissen ungleich schwieriger[5].

Für das Verständnis der fibrinoiden Degeneration erscheint uns heute die reelle Anwesenheit von Fibrin im Niveau der fibrinoiden Degeneration wesentlich. Es reagiert mit PAS positiv und gibt histochemische Reaktionen für Tyrosin, Tryptophan, Cystin und Cystein. Mit Trypsin und Fibrinolysin wird es verdaut, während Kollagen davon unberührt bleibt. Auch von Hyaluronidase bleibt Fibrinoid unberührt. Stufenweise Untersuchungen experimentell erzeugten Fibrinoids lassen einen gewissen Wandel insofern erkennen, als in den ersten Stadien einer frischen serofibrinös-insudativen Entzündung wechselnde Mengen von Fibrin in den Herden gefunden werden können. Erst späterhin verdichtet und verklumpt sich das Fibrin, alle Zeichen des Fibrinoids annehmend. Die Mucopolysaccharide der Grundsubstanzen quellen auf und präzipitieren. Diese Umwandlungen sind quantitativ und qualitativ im Einzelfall recht verschieden, so daß sehr wechselvolle sog. fibrinoide Zustände möglich sind[6].

---

[1] Amano 1955, v. Albertini und Vogel 1961, Wolpers 1950, Aratake 1960.
[2] Schwarz 1959.   [3] Rich 1953.   [4] Kellgren 1957, 1951.
[5] Gross 1950, Gale 1951.   [6] Schallok 1960.

Gleichzeitig oder in unmittelbarer Folge kommt es zu einer Abspaltung der Glykoprotein- und Proteinkomponenten von den Mucopolysacchariden, Metachromasie und PAS-Reaktion nehmen zu. Diese Feststellung setzt voraus, daß mit oder sehr bald nach der serofibrinösen Insudation in die kollagenen Fasern dort eine enzymatische Lyse einsetzt, welche, einhergehend mit einer Depolymerisierung der Grundsubstanzen, zu einer Abspaltung der Glykoproteide aus dem Mucopolysaccharidkomplex führt. In der Zellkultur wie in frisch erzeugten Arthus-Entzündungen existiert ein Euglobulin (Fibrinolysin), welches diese Proteolyseeigenschaften besitzt[1]. Zudem besitzen frische entzündliche Exsudate proteolytische Wirkungen[2]; wenn der Aktivator für das Fibrinolysin nicht schon mit dem Blutplasma zugleich in die Faserbezirke eintritt, kann er aus dem Gewebe selbst stammen[3]. Vorwiegend im Gebiete der Venolen und in enger Verbindung mit deren Endothel hat TODD[4] fibrinolytische Aktivitäten histologisch nachgewiesen. Diese tryptische Aktivität entzündlicher Exsudate kann sehr groß sein, denn selbst derbe Staublungenschwielen können von eindringenden Exsudatmassen wieder gelöst werden[5]. Durch die Fermentaktivität der Exsudate oder der Zellen werden Mucopolysaccharidkomplexe gespalten und die Fasern ihrer Grundsubstanzhüllen entkleidet; daraufhin können sie unter Umständen zugrundegehen.

Mit *mikrofluorescenzoptischen Methoden* konnte in Herden von fibrinoider Degeneration gleichzeitig Fibrin und γ-Globulin, aber kein Albumin gefunden werden. Es sind Herde von fibrinoider Degeneration bei Rheumatismus febrilis, Periarteriitis nodosa, Lupus erythematodes, Thrombocytopenischer Purpura, Shwartzman-Phänomen und experimenteller Serumkrankheit untersucht worden, sämtlich mit dem positiven Erfolg eines Fibrin- und γ-Globulinnachweises im Gewebe oder in den Gefäßwänden. Jedoch fällt auf, daß das Vorkommen beider Eiweißkörper nicht gleichmäßig in allen Proben zu finden ist. Zuweilen ist die Menge des γ-Globulins auffallend gering gegenüber dem Fibrin oder umgekehrt. Damit ist zunächst gezeigt, daß das Fibrin der fibrinoiden Degeneration bei den genannten Gelegenheiten aus dem Blutplasma stammt, was man ebenso für das γ-Globulin annehmen muß. Über den Mechanismus, wie diese Eiweißkörper ins Gewebe gelangen, ist Bindendes nicht auszusagen. Inwieweit durch AgAk-Prozesse gesteuerte Durchlaßmöglichkeiten durch die Endothelschranke eine Rolle spielen, bleibt unklar. Daß solche Insudationen allein infolge lytischer Fähigkeiten des Exsudates möglich sind, kennen wir von der serösen Entzündung („Entleimung" RÖSSLEs). Eine weitere Frage ist die der Bedeutung der γ-Globuline im Gewebe. Dürfen sie — wie andernorts — auch hier als Antikörper-γ-Globuline angesehen werden, die am Ort der Antigene sich niederschlagen und haben die Globuline eine Bedeutung für die Entstehung des Fibrinoids?

EHRICH hat durch Überprüfung der erreichbaren Fälle von angeborener Agammaglobulinämie gezeigt, daß auch bei Menschen mit dieser humoralen kongenitalen Anomalie Krankheiten von der Art der rheumatischen Arthritis, des Lupus ery., und der Sklerodermie beobachtet worden sind[6]. Da angenommen werden darf, daß diese agammaglobulinämischen Fälle histomorphisch gleiche Bilder hinsichtlich der fibrinoiden Degeneration entwickeln, so kann das γ-Globulin in Begleitung des Fibrins und Fibrinoids keine Bedeutung für dessen Entstehung haben.

Wir stellen also fest, daß das „Fibrinoid" in den Gewebsherden bei fibrinoider Degeneration reelles Fibrin ist, und seine Herkunft aus dem Blutplasma stammt. Es tritt im Laufe einer insudativen Entzündung in die Gewebe ein und ist von

---

[1] HAYASHI u. a. 1960.   [2] MASSHOFF 1949, RÖSSLE 1943, 1944.
[3] BELLER und GÖSSNER u. a. 1962.   [4] TODD 1962.   [5] MASSHOFF 1952.   [6] EHRICH 1957.

relativ reichlichen Mengen von γ-Globulin begleitet. Das insudierte Fibrin wird aber nicht abgebaut oder gelöst, sondern macht im Gewebe einen Verdichtungsprozeß durch, der mit einer Narbe endet[1].

Wenn schon das Fibrinoid relativ weitgehende Verschiedenheiten zeigen kann, und die Gegenwart von Fibrin einziges einigendes Merkmal darstellt, so kommen noch örtliche Verschiedenheiten im Auftreten hinzu, die das Bild einer fibrinoiden Degeneration auch damit keineswegs einheitlicher gestalten. Quantität und Qualität des Fibrinoids, die sekundären Wirkungen der Insudation und der Fibringerinnung modifizieren es mehr als die eigentlichen verursachenden Faktoren.

Die ersten Schilderungen des Fibrinoids bezogen sich ausschließlich auf das *Kollagen*. Inzwischen haben sich aber im Bestand der Pathomorphologie wie schon oben gesagt so viele Orte und Gelegenheiten gefunden, an denen fibrinoide Degeneration beobachtet wird, daß ihr Geltungsbereich histologisch gesehen das gesamte mesenchymale Fasersystem einschließlich der glatten Muskulatur umfaßt. Dabei sind die lichtmikroskopischen und tinktoriellen Eigenschaften der fibrinoiden Degeneration, opake Beschaffenheit, Lichtbrechung und Acidophilie (Eosin) an diesen Stellen evident die gleichen. Nur macht der Lupus erythematodes und manchmal auch die Periarteriitis durch basophiles Verhalten (Hämatoxylin) eine Ausnahme. Tinktoriell ergibt die fibrinoide Degeneration „rot" mit Trichrom, „blau" mit Azan, „gelb" mit v. Gieson, „purpur" mit PAS und „positiv" für saure MPS. In diesen Fällen entscheidet also die Farbreaktion und nicht der Standort des Kollagens.

Bei Periarteriitis, experimenteller Serumkrankheit, manchmal auch bei diabetischer Glomerulosklerose finden sich sog. „hyaline Nekrosen", also *struktur-los* gewordene Bezirke, welche zur Unterscheidung vom kollagenen Hyalin (v. Gieson-Rot) sich wie Fibrinoid verhalten, mit v. Gieson sich gelb färben und eosinophile Acidophilie und starke Argentophilie zeigen. Doch kommt färberischen Kriterien nur ein relativer Wert zu. Da Kollagen vielfach gar nicht vorhanden ist, so kann nur ein anderes allen gemeinsames Substrat als pathogenetisches Fundament in Frage kommen. Wir sehen auf Grund aller bislang vorliegenden alten und neuen Analysen hierfür die Fibrininsudation einerseits, die ihr folgende lytisch-enzymatische Desintegration der Grundsubstanzen und die dann folgende Präzipitation andererseits an. Vom Ende her das Ganze überschauend, kann man wohl sagen, daß jede der bisher geäußerten Theorien ein Stückchen Realität enthält. Doch der Name Kollagenose wäre nur für einen Teil der befallenen Substrate und nur für lokale Veränderungen berechtigt; für die generelle Grundsubstanzerkrankung haben wir weder Beweis noch brauchbare Namen. Ausschlaggebend für den Gesamtvorgang bleibt die *Beteiligung des Fibrins* und das Ganze wäre eine *insudative enzymatische Fibrinopathie*, ein humoraler Durchtränkungsvorgang bindegewebiger und vasculärer Strukturen, dessen Wesen mehr vom durchtränkten als vom durchströmenden Medium abhängt, bei dem dem infolge entzündlicher Reize aus den Capillaren ausströmenden Fibrin und den proteolytischen Fermentaktivitäten des Exsudates die führende Rolle zukommt. In der Folge entsteht Desintegration der Kittsubstanzen mit Demaskierung der Fibrillen und Aufspaltung der Grundsubstanzen in ihre Bestandsgruppen. Dadurch frei gewordene Kohlenhydratgruppen gehen färberisch-histochemisch mit Silbernitrat eine Bindung ein und die Faser wird deshalb argentophil[2].

Der ausschlaggebende Faktor ist die *Permeabilitätsstörung* der Capillare. Hier liegt der Angelpunkt der Genese der fibrinoiden Degeneration und die

---

[1] Gitlin, Craig, Jeneway 1957, Dixon 1957, Ehrich 1957, Vasquez und Dixon 1958.
[2] Schwarz und Dettmer 1954.

Erklärung, wieso sie als Folge so verschiedenartiger Ursachen eintreten kann. Die durch entzündliche Reize traumatischer, toxischer, aktinischer und allergischer Natur irritierte Endstrombahn ergießt ein serofibrinöses Exsudat ins Gewebe, welches die Faser insudiert und die Grundsubstanz enzymatisch abbaut.

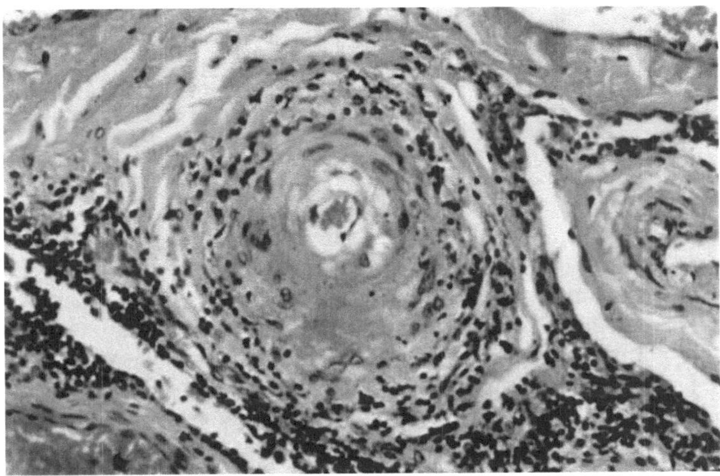

Abb. 77. Kleine Arterie in einem Fall von Periarteriitis nodosa. Thymusdrüse. 200fache Vergrößerung. Fibrinoide Insudation in den inneren Schichten der Arterie, seröse Imbibition des Endothels mit Abhebung desselben Nach LETTERER (1962).

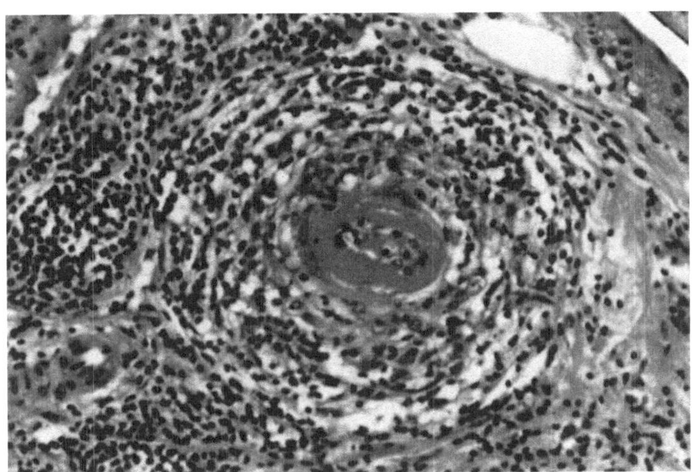

Abb. 78. Hyaline Nekrose bei einer Periarteriitis nodosa. Biopsiepräparat einer Appendix. Intimale und muskuläre Schichten stark hyalinisiert. PAS-Färbung.

Der Vorgang der Insudation von Faserstrukturen ist an sich nichts Außergewöhnliches. Auch die sog. hyaline Degeneration kollagener Faserbündel, reticulärer Fasern und Basalmembranen ist im Prinzip der gleiche Vorgang, dem aber im Gegensatz zur fibrinoiden Degeneration die dann folgende enzymatische Aufspaltung und Denaturierung der befallenen Substrate fehlt[1]. So wird es verständlich, daß fließende Übergänge von der einfachen hyalinen Faserumwandlung

---

[1] LETTERER 1959a.

ohne Strukturschaden, bei der auch die elektronenoptische periodische Faserstruktur erhalten bleibt, bis zur fibrinoiden Degeneration mit und ohne Faserschaden bestehen, in der gleichen Form, wie es zwischen Transsudat und Exsudat fließende Übergänge gibt. Das „Hyalin-Fibrinoid" der diabetischen Glomerulosklerose ist dafür ein gutes Beispiel[1].

3. Die Endstrombahn und ihre AAR im Histion.

Wir verweisen zunächst auf das über die Endstrombahn im Kapitel II der „Substrate" und Kapitel III der „Qualität der Reaktion" Gesagte. Die dort gegebene Darstellung läßt schon erkennen, daß die Endstrombahn als wesen- und merkmalhafter Bestandteil des Histion dem Reaktionsbild der AAR die bezeichnenden Linien aufprägt. Nicht zu vergessen, daß Morphologie als absolute Erscheinung keinerlei Spezifität der AAR wiedergibt, diese vielmehr ihr Erscheinungsbild nur im Funktionellen darbietet, im Arrangement der Einzelkomponenten der Morphe und der zeitlichen Komposition derselben. Die Grundzusammensetzung der Endstrombahn ist — wie ebenfalls in Kapitel II schon dargestellt — durch Arteriole, Capillarnetz und Venole gegeben; die Komponenten dieser Strukturteile sind Endothelzelle, glatte Muskelzelle, Basalmembran, Adventitiazelle. Diese Einzelelemente, sensibilisiert oder nicht sensibilisiert, zeigen unter dem Eindruck einer AAR das schon früher präzisierte Verhalten. War vorerst die Analyse des Verhaltens dieser Einzelstrukturen wichtig, so wird für das Verständnis der Gewebsreaktion im Sinn des Histion jetzt die Gesamtkomposition der Einzelreaktionen für die Prägung des Gesamtreaktionsbildes von signifikanter Bedeutung. Für das Histion als Wirkungsfeld der AAR ist eine völlig neue Situation gegenüber der Zelle allein geschaffen, denn dessen gesamte Dynamik wird von der Endstrombahn her bestimmt. „Gezündet" wird diese Reaktion aber an zwei Stellen der Endstrombahnstruktur: dem Endothel und der Muskelzelle (s. Kapitel II, „Struktur"). Beider Verhalten muß sich an der Gesamtfunktion der Endstrombahn im Sinne der Durchströmungsänderung auswirken. Das Endothel kann bis zur Verlegung der Capillarlichtung schwellen, die Muskelzelle kontrahiert sich und verengert das Lumen des Blutgefäßes, sei es als Einzelmuskelzelle der Capillare, sei es als Muskeltapete der Arteriole. Aus der bisherigen Analyse der AAR des Histion ist für die *Klassifizierung* wie für die *Qualität* der Reaktion hinreichend Genaues zu entnehmen.

Was sich am Histion abspielt, wird im Rahmen der AAR erstmals als *Entzündung* offenbar, sofern man als signifikantes Begriffsmerkmal der Entzündung die Beteiligung von Blutgefäßen im Sinne von Endstrombahnen und für den Begriff des Gewebes das Histion als synergistische Bindegewebsgrundeinheit anerkennt[2]. Die Form der Entzündung aber kann alle Variationen, gebunden an die Art und die Stärke der wirkenden Ursache, eingehen: von der serösen zur serös-fibrinösen und hämorrhagischen; die leukocytäre wird in diesen Bereichen nicht beobachtet; hingegen können nekrotisierende Entzündungen im Laufe eines hyperergischen Reaktionsbildes wohl auftreten. Tritt die vasculäre Komponente im hyperergischen Entzündungsbild zurück, so überwiegt die celluläre Reaktionsweise als sog. proliferierende Entzündung, die bis zur granulierenden Entzündung sich ausdehnen oder a priori als solche beginnen kann. Auf die von mir postulierte Unterscheidung der primär granulierenden von der sekundär granulierenden als Reparationsvorgang sei in diesem Zusammenhang hingewiesen[3].

---

[1] Bergstrand 1959, Koss 1952.   [2] Letterer 1956, 1959a und d.
[3] Letterer 1956a, 1962a, Fassbender 1963.

Für die *Qualität* der Reaktion ist zu entnehmen, daß sie im Anfang ausgesprochen *anabolen* Charakter trägt. Erst die Stärke der Reaktion entscheidet schließlich darüber, ob und in welchem Maße eine katabole Reaktion sich anschließt; sie aber hängt von der vasculären Symptomatik ab, d. h. wie weit der lokale Kreislauf der Endstrombahn intakt bleibt, gestört bzw. blockiert wird. Dementsprechend entsteht Nekrose als extreme Folge der Kreislaufstörung, fibrinoide Degeneration und Nekrose als Folge der Permeabilitätsstörung der Endothelschicht der Arteriolen und der Wand der Capillaren. Diese Veränderungen sind vor allem der Sofortreaktion eigen, während die anabolen und katabolen Zellreaktionen viel mehr die Charakteristika der verzögerten Reaktion sind. Beide Reaktionsarten sowie auch die eventuellen Folgen sind in vorangehenden Kapiteln 2—4 besprochen. Den katabolen Schaden dürfen wir in der Überspannung einer Stoffwechselfunktion (Speicherung) mit nachfolgendem Tod der Zelle oder in Agglutination und Lyse erblicken (s. früher S. 31). In jedem Fall aber ist die Reaktion des Histion als AAR immer „Entzündung", sei sie Früh- oder Spätreaktion, nur mit dem Unterschied einer mehr vasculären Betonung in dem einen, einer vorwiegend cellulär proliferativen im anderen Fall. Vertreten sind immer beide Komponenten, wenn auch mit verschiedenen Stärkegraden und verschiedenen Folgeerscheinungen.

Der vielleicht vorübergehenden Beschleunigung des Blutstromes folgt die Verlangsamung, insbesondere im Capillargebiet und dem der Venole. Hier sind alle Maximen der allgemeinen Pathologie der Endstrombahn und ihrer Folgen gültig, wie wir sie im Sinne von GUSTAV RICKER heute anzuwenden haben und aus vielfältigen Gelegenheiten kennen[1]. Strömungsänderung aber ändert als nächste Folge auch die Permeabilität der Gefäße. Die Stärke der Permeabilitätsstörung ist meßbar an der Diffusion eines vor der Reaktion in die Blutbahn injizierten Farbstoffes. Damit wird klar, daß die Endstrombahn nicht allein in ihren Strukturelementen und deren funktionellen Wandlungen, sondern auch im Hinblick auf ihren *Inhalt* zu betrachten ist, um das Reaktionsbild der AAR voll zu verstehen. Blutplasma und Blutzellen als Gehalt und bewegtes Element der Endstrombahn gehören mit zu ihren jeweiligen Bestandteilen (stabile und labile). Mit der Änderung der Permeabilität ändert sich Qualität und Quantität des Blutplasmas, es kommt zur Liquor- (Fibrinogen, Globulin) und zur Zelldiapedese und die Blutzellen selbst nehmen an der Reaktion teil. Das trifft zu für die Leukocyten und Blutplättchen, die infolge Änderung ihrer Oberflächenpotentiale verkleben und Thrombocyten- und Leukocyten-Mikrothromben entstehen lassen, welche die eben schon aus Gründen der Muskelzellkontraktion genannte Capillarlichtungs- und Strömungsänderung weiterhin verstärken. Adventitiazellen lösen sich von der Außenseite der Gefäße und werden zu Wanderzellen, Monocyten und Makrophagen bilden sich um zu Riesenzellen oder proliferieren zu kleinen Zellgruppen. Ihnen gesellen sich ortsständige fibrocytäre und histiocytäre aus den Fasernetzen sich lösende Zellelemente zu und treten als sog. perivasculäre Zellinseln[2] auf, welche resorbierend, phagocytierend, unter Umständen in späteren Phasen antikörperbildend tätig sind. Aus Histiocyten und Reticulumzellen können durch Zelltransformation Plasmazellen sich bilden. Schon gleich zu Beginn der cellulären Umwandlungen steht die Reaktion der Mastzellen mit Degranulierung des Cytoplasmas und möglicherweise dem Untergang der Mastzelle.

Die bisher gegebene Schilderung der AAR hat sich ausschließlich mit dem Paradigma des Bindegewebshistion befaßt; dabei kann schon erkannt werden, daß die AAR eine vorwiegend mesenchymgebundene Reaktion ist. Das enthebt

---

[1] LETTERER 1959a.   [2] GELL 1959.

nicht der Frage nach dem Schicksal der Parenchymzellen in den spezifischen Organhistien, wie Niere (Nephron), Leber (Hepaton), Herz und führt damit unmittelbar zu der Frage der isolierten Organallergie, deren Existenz oder Nicht-existenz.

Mit den bisherigen Feststellungen über die AAR des Histion hat sich unsere Schilderung lediglich auf die mesenchymalen Anteile desselben bezogen. Da in den spezifischen Organhistien jedoch auch beträchtliche Anteile von Parenchym-zellen vorliegen, ist die Frage nach dem Schicksal derselben im Ablauf einer AAR am Histion vordringlich. Die Erscheinungen, die auf cytotoxischer Immunität, bzw. auf organspezifischen Antikörpern und ihrer Reaktion mit homologen Parenchymzellen eines Organs beruhen, bleiben zunächst außer Betracht. Es steht nur die Frage an, wie weit Parenchymzellen neben und mit den mesen-chymalen Reaktionen vasculärer und cellulärer Natur im Histion beteiligt sein können. Hierauf ist eine präzise Antwort bis heute nicht zu geben, da experi-mentell nicht feststeht, wie weit Organparenchymzellen im Laufe einer einfachen Serum- oder Proteinsensibilisierung (für Sofort- oder verzögerte Reaktion) sensibilisierbar sind. Dafür fehlen uns systematische experimentelle Unter-suchungen, die allerdings nicht geringen Schwierigkeiten begegnen dürften, da der Versuch *nur* signifikant ist, wenn die Reaktion an den jeweils isolierten Zellen ausgeführt wird. Solange sie noch in organischer Beziehung zu Endstrombahnen stehen, können von diesen produzierte Mediatorstoffe die Reaktion bewirken. Dieser Verdacht besteht z. B., wenn ein isolierter Meerschweinchenherzvorhof aus einem mit Eiereiweiß sensibilisierten Tier auf Zusatz des Antigens zur Um-gebungslösung mit einer Kontraktion antwortet[1].

Bis weitere Beweismomente erbracht sind, besteht mehr Wahrscheinlichkeit für die Annahme, daß die Beteiligung von Parenchymzellen im Ablauf von AARR sekundärer Natur ist, wie die fibrinoide Degeneration ein Effekt gestörter Permea-bilität der Capillare ist. Da Parenchymzellen Antikörper nicht bilden, so könnten sie dieselben vor der Reaktion gebunden haben, wie dies ähnlich auch bei der Spätreaktion der Fall sein kann. — Die Mitreaktion der Leber, welche bei verschiedenen allergischen Schockzuständen an der Störung der Leberfunktions-proben erwiesen ist, ist ebenfalls als Folge einer primärvasculären Reaktion anzu-sehen, die zur serösen Entzündung und sekundärer Leberzellstörung führt[2].

Es ist in vorangehenden Kapiteln schon ausgeführt, daß als Nerven im Sinne mitfunktionierender Bestandteile eines Histion nur die autonomen Nerven in Frage kommen. Über ihre mögliche Beteiligung ist mit der Diskussion der An-sichten Kalbfleischs in früheren Abschnitten (Substrate) das Nötige gesagt. Für das Histion als synergistische Einheit spielt der autonome Nerv eine die Reaktion steuernde Rolle (Vagotonie und Sympathicotonie), aber keine durch vorangegangene „Sensibilisierung" mögliche essentielle Rolle für Auslösung oder Ablauf der Reaktion. Morphische Äquivalente fehlen völlig. Indes sollte nicht vergessen werden, daß bedingte Reflexe eine der Form nach hyperergische Reak-tion des Gewebes auslösen können[3]. Für das Asthma bronchiale sind aus der Tonuslage von Sympathicus und Parasympathicus sich ableitende Auslösungen eines Anfalles ebenfalls bekannt[4].

Auf anderem Gebiet liegen die auto-allergischen Reaktionen der Parenchyme, bei denen die Parenchymzelle nicht in eine AAR einbezogen wird, was nach den gegebenen Ausführungen höchstens in sekundärer Weise der Fall ist, sondern mit Teilen ihres intakten oder abgewandelten Cytoplasmas oder ihrer Kern-chromatinsubstanzen zum Antigenlieferanten für einen Auto-Antikörperbildungs-

---

[1] Greeff und Bockelmann 1959. [2] Fornet, B. in Rajka 1959, Steiner 1961.
[3] Koslowski 1940, Werner 1957. [4] Gell und Coombs 1963.

prozeß wird. Dann entstehen cytotoxische Antikörper, deren zellschädigende Wirkung an der Zellkultur (s. Kapitel Zelle), wie im Experiment (autoallergische Encephalitis, autoallergische Orchitis, Transplantatreaktion) zu erweisen ist; hierauf wird nochmals zurückzukommen sein. Für die Rolle der Parenchymzelle im Histion bei der Reaktion gegenüber einem beliebigen Antigen kommen sie nicht in Betracht.

Wir haben an der Einzelzelle, sei sie freie Einzelzelle, mobile oder fixe Gewebezelle, die Manifestation einer AAR bis hinein in das elektronenoptische Bild als ein Geschehen erkennen können, welches die Oberflächenmembran zu bestimmten Umgestaltungen veranlaßt und, sofern Komplement in der Reaktion mitspielt, diese vorübergehend oder endgültig durchlässig werden läßt. Daraus kann ein Durchlässigkeitsschaden werden, der den Eintritt von Schadensstoffen in die Zelle wie den Austritt von Zellbestandteilen bewirkt. Je nach seinem Ausmaß ist er reparierbar oder führt zu tödlichen Folgen für die Zelle. Dabei ist es für die allgemeine Sicht wichtig, daß auch im Histion das *Schadensbild*, das im Gefolge einer AAR eintritt, keineswegs den Charakter des Spezifischen trägt, sondern auch durch andere Stoffe, die gar nichts mit Antigenen oder Antikörpern zu tun haben, in einer seinem Wesen nach gleichen Weise erzeugt werden kann[1] (s. Kapitel II und IV). Spezifisch bleibt nur die Art der Verursachung des Schadens. Diese Primitivreaktion, wenn wir sie einmal so benennen, bleibt im Grunde überall gültig, wo AARR ablaufen; der unvoreingenommene Beobachter wird die Frage stellen, auf welche Weise die so außerordentlich wechselvollen Manifestationsbilder einer AAR sich erklären, die wir in morphischer und funktioneller Form (klinisch und experimentell) vorfinden. Diese Verschiedenheit ist nur aus der Struktur des Terrains zu erklären, auf dem die Reaktion abläuft, und wird durch einen Komplex von weiteren Komponenten variiert, der in der Art des Antigens, des Individuums und seiner Eigenschaften und der zeitlichen und quantitativen Zuführungsweise des Antigens usw. beruht[2].

Die Strukturunterschiede des Terrains sind es in erster Linie, welche das Bild der Reaktion prägen und so wird die *Morphe des Reaktionsortes zum Gesetz*, welches den *Ablauf* und das Erscheinungsbild der *Reaktion bestimmt*.

Vasculäre und celluläre Reaktion.

Sehen wir ohne allzu viele Einzelheiten, die die Generallinie der Betrachtung nicht selten verdüstern, die AARR der Gewebe im großen Ganzen der Histionstruktur, so lassen sich unschwer zwei Reaktions*typen* erkennen, die man als *vasculären* und als *cellulären* Typ, oder mit der heute üblichen Terminologie als Arthus-Reaktion und als Tuberkulinreaktion, als Sofortreaktion und als verzögerte Reaktion bezeichnet. Beide gehören dem Phänomen der Entzündung an, einmal mehr die Reaktion der Endstrombahn, zum anderen die der Zellen aufzeigend. Die Unterscheidung vasculär und cellulär ist eine ausgesprochen morphische Einteilung, welche auf genetische Gesichtspunkte, auf das Antigen und seine Natur, wie auf den chemischen oder pharmakologischen Dynamismus, der zur Auslösung der Reaktion führt, zunächst völlig verzichtet. Man darf sich als berechtigt ansehen, diese scheinbar stark vereinfachende Einteilung als Grundgerüst aufzustellen, und damit sozusagen zu den „Müttern" sich zurückzufinden (Goethe Faust II), weil alle anderen Versuche, zu einer die ganze Phänomenologie der Reaktionen ohne Widersprüche abdeckenden Einteilung zu kommen, ebenfalls nicht befriedigen. Der Vorteil ist, daß zeitliche Kriterien, die man in der Morphe nicht sieht, ebenso ausscheiden, wie chemische und pharmakologische und man

---

[1] LETTERER 1961.   [2] LETTERER 1962a und b.

gehalten ist, die gemeinsamen morphischen Kriterien eines Reaktionsbildes auf ihre gemeinsame — oder verschiedenartige — funktionelle Bedeutung zu untersuchen. Wie überall ist auch hier die Isomorphie nicht gleichbedeutend mit der Isogenie eines Reaktionsphänomens, da die Vielzahl der Ursachen und ihrer Varianten einer nur beschränkten Möglichkeit der gestaltlichen Substrate, sich in Reaktionsbildern auszuwirken, gegenübersteht.

Die neue Einteilung, welche Gell und Coombs in ihrem ausgezeichneten neuesten Buch[1] geben, kann mit den dort charakterisierten Typen den Morphologen nicht befriedigen, weil die Morphe der Reaktion ausschließlich auf die Zelle als ganz allgemeines morphisches Substrat bezogen wird, ohne die Strukturen des Gewebes als mitbestimmend für das Bild der Reaktion zu berücksichtigen. Dazu werden für den jeweiligen Reaktionstyp ganz heterogene Kriterien herangezogen. Die Tatsache, daß sog. „toxische" AAKK für die Auslösung des Arthus-Phänomens gültig sein sollen[2], wird als genügend erachtet, auch die Serumkrankheit unter den sog. Arthus-Typ (toxic complex syndrom Type III-reaction) einzureihen. — Immerhin wird nicht bestritten, daß die Coombs-Gell-Einteilung der „allergischen" Reaktionen ein brauchbares Schema für die klinische Klassifizierung der Symptomatik bedeutet.

1. Vasculäre Reaktion im Histion.

Im Bereiche der experimentellen Pathologie, welche Art der Auslösung und Ort einer Reaktion unter Umständen gezielt anwenden kann, begegnet man dem vasculären Typ, einer AAR in besonders reiner Form. Im bioptischen Experiment

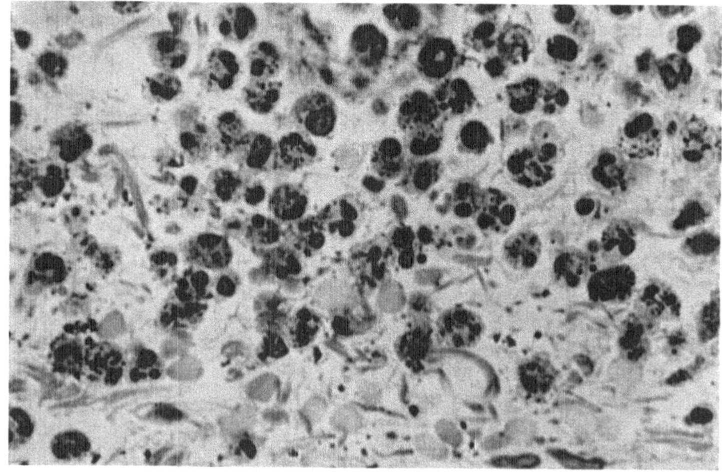

Abb. 79. Lichtoptische Darstellung von Antigen-Antikörper-Präzipitaten in Leukocyten. Arthus-Phänomen von 5 Std Dauer. Zahlreiche Leukocyten haben Präzipitate phagocytiert. Giemsa-Färbung. Aufnahme und Präparat Caesar, s. Zt. Tübingen.

am Frosch gibt es dafür zwei Gelegenheiten. Die erste ist der bekannte Versuch von Fröhlich (Rössle 1932) am Mesenterium des sensibilisierten Frosches. Man kann die Mesenterialgefäße ebenso als Endstrombahngefäße betrachten wie an anderen Orten und findet darin ein gutes Beispiel eines Histion mit Endstrombahnkreislauf und den vasculären Typ der Reaktion im anaphylaktischen Hyper-

<hr>

[1] Gell und Coombs 1963.
[2] Dixon u. a. Lit. in Weigle 1961, Cochrane, Weigle u. a. 1959, Dixon 1963.

ergieversuch. Ich habe in diesem Handbuch (Bd. VII/1) die bestehenden Experimentalbeispiele schon besprochen, einschließlich meiner Beobachtung an der Endstrombahn des Nephrons im Glomerulum[1] (S. 545). Neu hinzu treten die Beobachtungen von JJISHIMA, auf die wir später noch einmal zurückkommen[2].

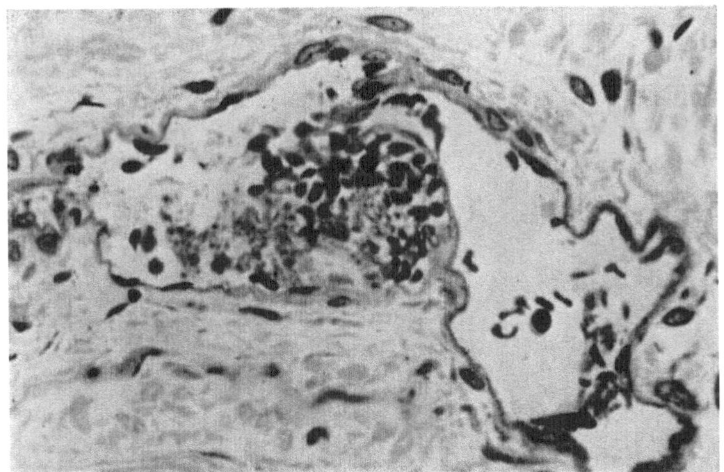

Abb. 80. Arthus-Phänomen an einer Kaninchenlippe von 70 min Dauer. Kleine Schleimhautvene, in ihr zahlreiche Leukocyten, welche Präzipitate phagocytiert haben. Präparat und Aufnahme CAESAR, s. Zt. Tübingen.

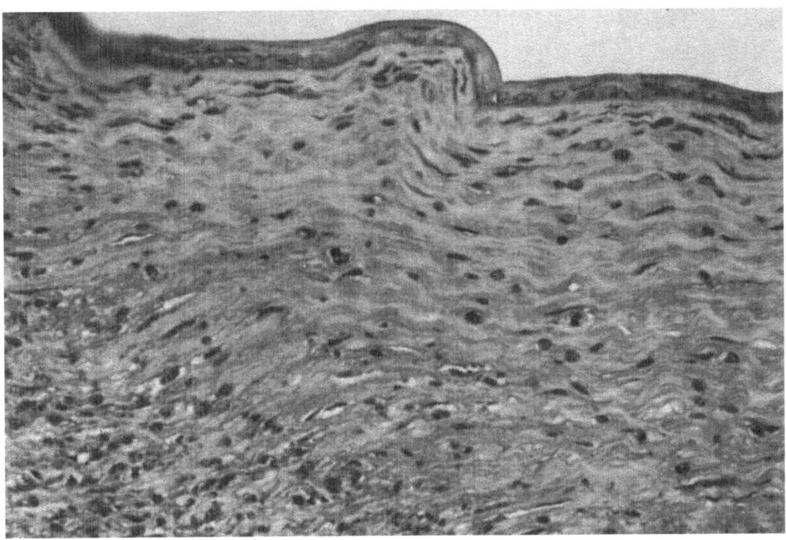

Abb. 81. Arthus-Phänomen an der Cornea. Lichtmikroskopisches Bild. 5 Tage nach der Injektion des präzipitierenden Serums. Masson-Trichrom-Färbung. Etwa in der Bildmitte, von links nach rechts laufend, ein Präzipitationsring.

Am Hautgewebe wird der vasculäre Typ der Reaktion am eindeutigsten vertreten durch die sog. passive cutane Anaphylaxie[3] (PCA). Sie ist in ihrer Phänomenologie und Verursachung von OVARY sehr genau bearbeitet und ihre Morphe deckt sich mit derjenigen der Reaktion auf Histamin. Präzipitierendes Kaninchen-

---

[1] LETTERER 1956. [2] IIJIMA 1957, HORSTMANN 1955, STRUCK 1955, HAYDON 1962.
[3] OVARY 1958.

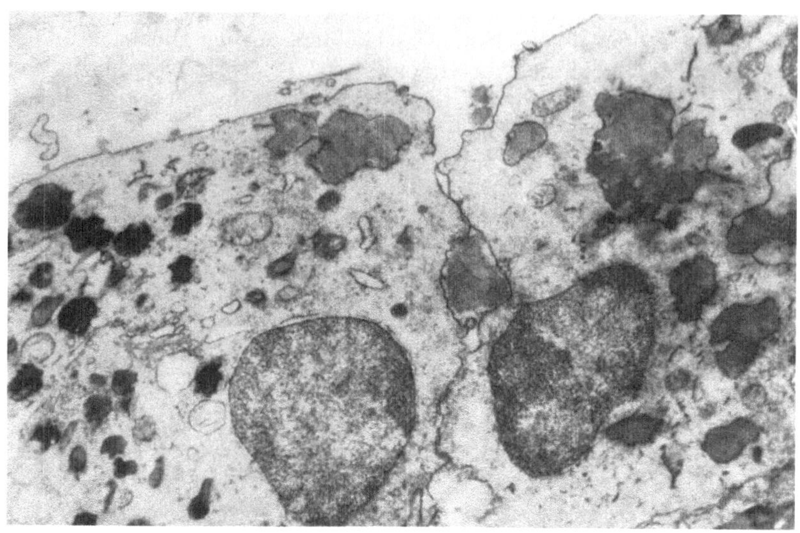

Abb. 82. Elektronenoptisches Bild von Leukocyten aus einem Arthus-Phänomen an der Kaninchenlippe. 5 Std nach Injektion des präzipitierenden Serums. Zwei Leukocyten, welche Präzipitate phagocytiert haben, außerdem ein Präzipitat zwischen zwei Leukocyten gelegen.

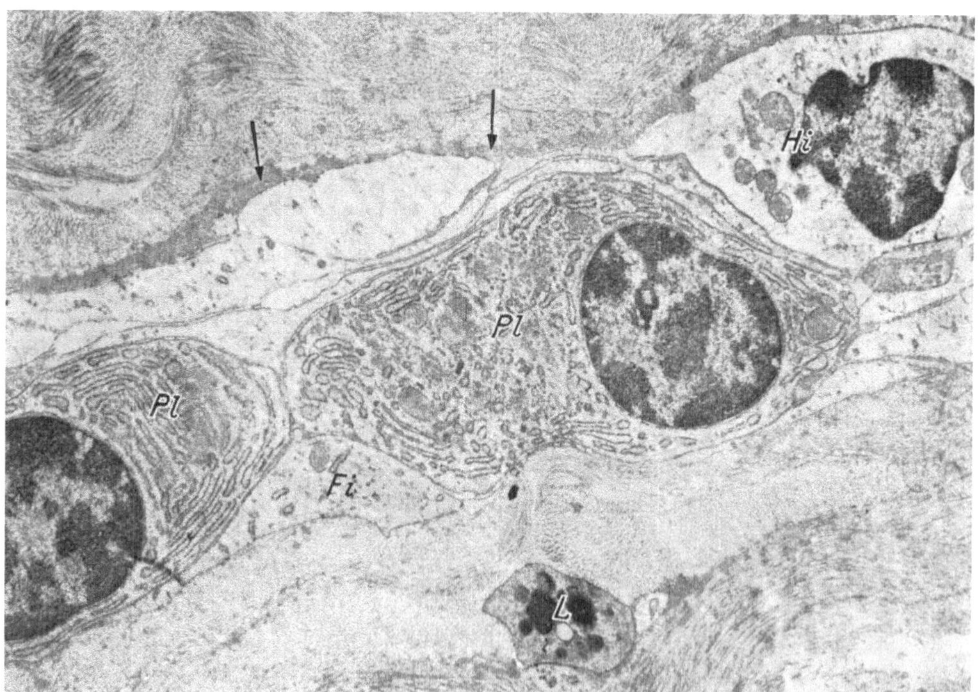

Abb. 83. Aus einem Arthus-Phänomen an der Cornea nach 6 Std Dauer. *Pl* Plasmoblast; *Hi* Histiocyt; *L* Teil eines neutrophilen Leukocyten; *Fi* Ausläufer von Fibrocyten. Die Pfeile deuten auf Präzipitate.

Anti-Ei-Albumin wird intracutan bei Ratte oder Meerschweinchen injiziert und das Antigen wird mit einer kolloidalen Farbe nach einer Latenzzeit intravenös verabreicht. Antihistamin kann die Reaktion der Haut blockieren.

Histologisch finden sich am Ort der Reaktion deutliche Gefäßerweiterung der Capillaren und Venolen, reichliche polymorphe Leukocyten innerhalb und auch außerhalb der Gefäße, geschwollene Endothelien mit viel Farbstoffspeicherung (Tusche). Es wäre zu erwarten, daß auch AAKK auftreten, die mit Fluorescenz, radioaktiv oder elektronenoptisch erfaßt werden könnten. Die Rolle des Komplements für die Reaktionsauslösung erscheint noch nicht eindeutig[1]. Man ist geneigt anzunehmen, daß die Sofortreaktion eine ,,in vivo Komplementbindungsreaktion" darstellt unter Beteiligung von *zellgebundenem* Antikörper, Antigen und Komplement. Zeitlich gesehen kann hier von Sofortreaktion gesprochen werden. Reaktionssubstrat sind die Endgefäße und ihre Endothelien. Die Reaktion ist sehr flüchtig, hinterläßt also keinen stärkeren Gewebsschaden und so liegt eine AAR in ziemlich reiner Form der *Sofortreaktion* vor.

Eine diesem Bild entsprechende Reaktion findet sich bei der menschlichen allergischen Urticaria und dem Prausnitz-Küstnerschen Versuch. Die morphischen Befunde an Hautexcisionen sind gut bekannt[2].

Der Mechanismus dieser vasculären Primitivreaktion ist dem Typ I von COOMBS und GELL gleichzustellen. Antigen oder Antikörper sind fixiert an die Zelloberfläche, bei Hinzutritt des einen der beiden Reaktionskörper auf dem Blutwege kommt es zur Histaminfreisetzung aus den Zellen und zur Gefäßreaktion. Dabei ist es gänzlich gleichgültig, ob es sich um Reagine oder um präzipitierende Antikörper handelt[3].

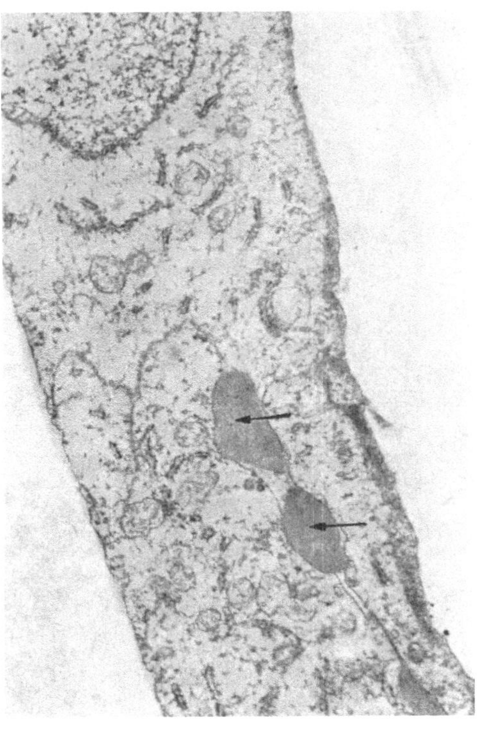

Abb. 84. Antigen-Antikörper-Präzipitate zwischen Endothelzellen. 8 Tage nach Injektion in die Cornea. 15 000fache Vergrößerung, Bild und Präparat SHIRASAWA.

Die nächste Reaktion vom vasculären Typ ist das *Arthus-Phänomen*. Alle Einzelheiten darüber sind schon früher in diesem Handbuch behandelt[4]. Gegenüber der PCA ist wesentlich, daß seine Auslösung gebunden ist an die Existenz eines zirkulierenden Ak im Blut des sensibilisierten Tieres und daß das Hinzutreten des die Reaktion auslösenden Ag in der Form eines nicht zu schnell resorbierbaren Gewebsdepots stattfindet. Der Zeitfaktor als Einwirkungszeit an ein und derselben Stelle ist für den Erfolg wichtig. Von allen Variationen und Umkehrungen des Versuchs kann hier abgesehen werden.

Kurze präzise Angaben über den Gesamtsachverhalt bringt OVARY[5], vor allem auch die Unterschiede zwischen PCA und Arthus. Für ersteres ist die Latenzzeit mit etwa 48 Std nach der hautpräparierenden Injektion wichtig, während welcher das Antigen *zellständig* wird, gleichgültig ob es sich um Reagine oder Präcipitine handelt. Für letzteres ist grundlegend, daß der Antikörper (als

---

[1] OSLER 1958.　　[2] SPIER 1961, WERNER 1951.　　[3] OVARY 1958.　　[4] LETTERER 1957.
[5] OVARY 1958, COOMBS und GELL 1963.

auslösender Stoff) in den Blutgefäßen *zirkuliert.* Daraus erklären sich die zeitlichen Unterschiede der cutanen Anaphylaxie und des Arthus, jene in *Minuten,* diese in *Stunden* entstehend. Die Stärke des Phänomens ist im Arthus-Phänomen immer abhängig von der Menge der zirkulierenden Akk bzw. dem „Titer". Auf

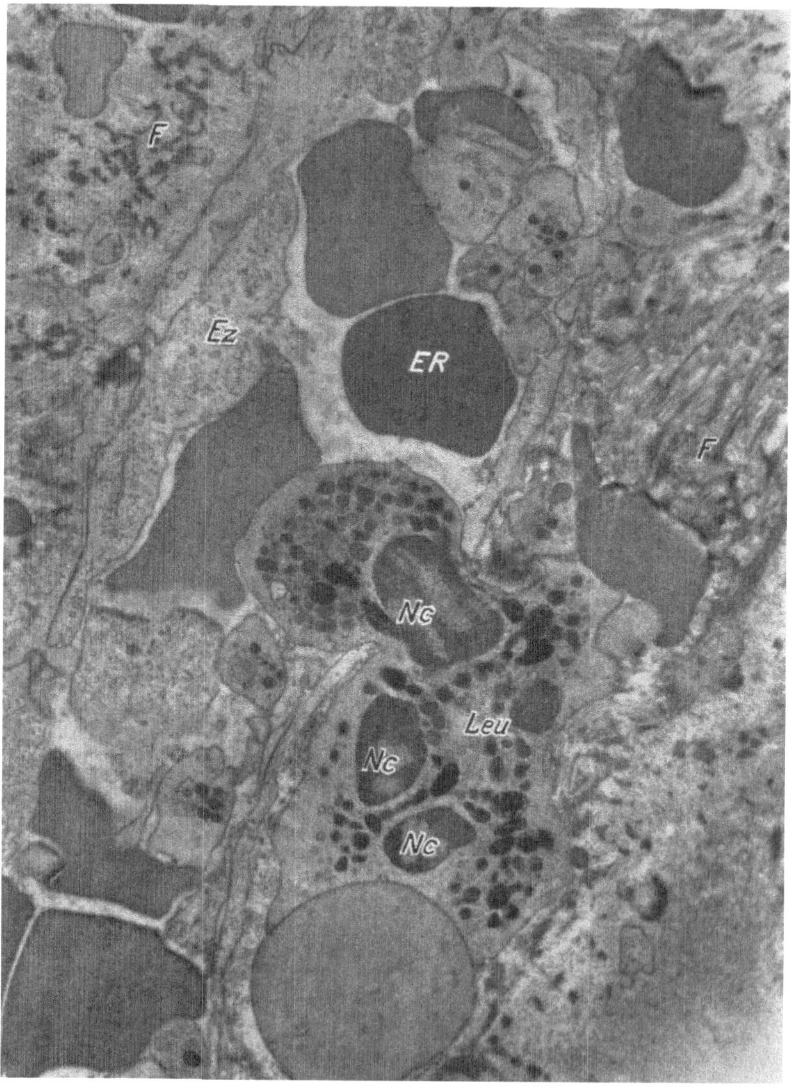

Abb. 85. Aus einem 5 Tage alten Arthus-Phänomen aus der Peripherie der Cornea. Capillarneubildung und Auswanderung von Leuko-, Erythro- und Thrombocyten. Bezeichungen: *Er* Erythrocyten, *Ez* Endothelzelle, *Nc* Kern des auswandernden Leukocyten, *Leu* Leukocyt, *F* Fibrin.

die Unterschiede der Menge der notwendigen Reaktionsstoffe (Ag, Ak) zur Reaktionsauslösung für beide Phänomene sei besonders verwiesen.

Morphologisch kann für beide von einem vasculären Typ der Reaktion gesprochen werden, aber die Art ihrer Entstehung ist eine völlig andere und *daher* wiederum eine andere Morphe des Gesamtbildes. Das PCA bezieht sich auf nur wenige Endstrombahnbezirke bzw. Histien, deren Endothelien und perivasale Zellen die primär reagierenden Substrate sind. Mit der Freisetzung von H-Substanzen beginnt die Aktion der muskulären Elemente. Nervenfasern spielen bei der Auslösung der Reaktion keine Rolle[1]. Die Dilatation der Gefäße und die Permeabilitätsänderung der Capillaren mit mehr oder weniger Ödem schließen sich an.

Im Arthus-Phänomen dagegen zirkuliert der Ak im Blut und den Gewebsspalten. Das Gewebe erhält ein Depot von Antigen, welches wohl in jedem Fall

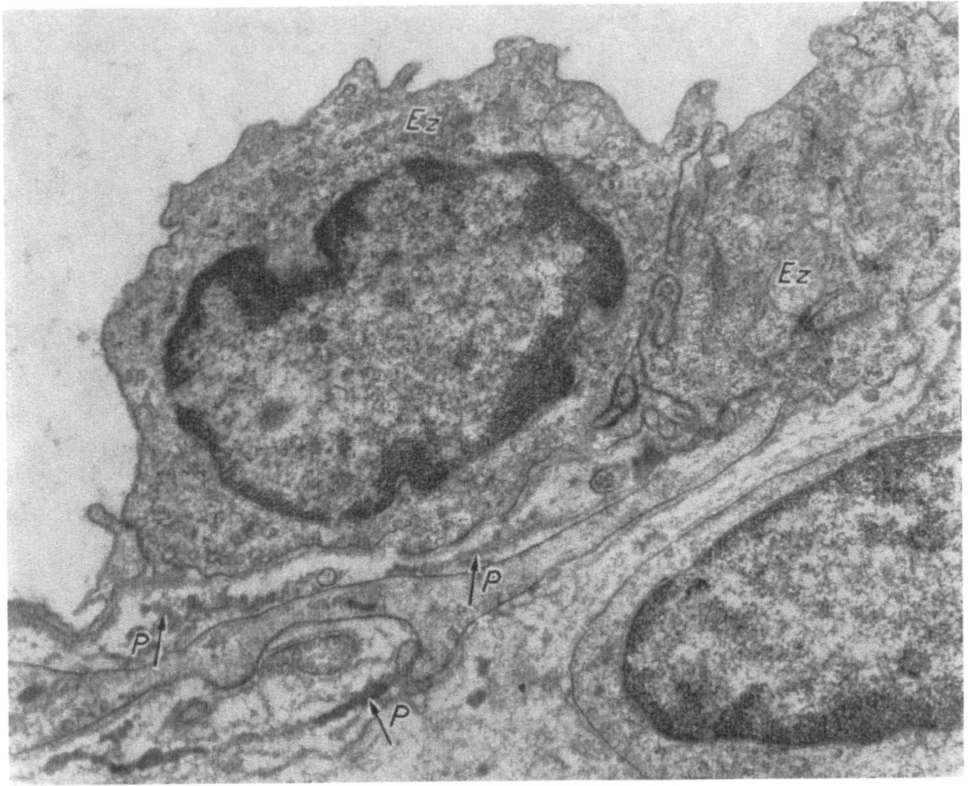

Abb. 86. Aus einem Arthus-Phänomen an der Cornea des Kaninchens. Ablagerung elektronendichter Präzipitate zwischen Basalmembran und Basis der Epithelzellen, sowie zwischen den Epithelzellen selbst. (*P* mit Pfeil zeigt die Lagerstätten der Präzipitate.) *Ez* Epithelzelle, 3 Std nach Injektion in die Cornea eines sensibilisierten Tieres. Präparat und Aufnahme Shirasawa.

genügt, einen Ag-Überschuß zu gewährleisten. Zwischen Ag und Ak kommt es unter diesen Umständen zu Bildung von Komplexen im Ag-Überschuß, die eine lokalisiert „toxische" Wirkung für das Gewebe haben sollen. Die Interferenz von Komplement bei diesem Vorgang ist wahrscheinlich[2]. Hierzu sind die Beobachtungen von K. u. M. Rother bedeutsam, welche sie an einem Kaninchenstamm mit erblichem Komplementdefekt machen konnten[3]. Diese Tiere entwickeln kein Arthus-Phänomen[4], und Transplantate werden länger toleriert und unter Umständen gar nicht abgestoßen[4]. Die AAKK zusammen

---

[1] Ovary 1958, Coombs und Gell 1963.
[2] Coombs und Gell 1963, Weigle 1961, Osler 1961.
[3] Rother und Rother 1961.   [4] Rother und Rother 1964, 1963.

mit Komplement können sichtbar, also morphologisch nachgewiesen werden
mit Immunfluorescenz, mit radioaktiven Eiweißkörpern und schließlich elektronenmikroskopisch[1]. Quantitativ, vom Ak her gesehen, ist die Stärke der
Reaktion abhängig vom Titer, das Reaktionsfeld des Arthusphänomens selbst

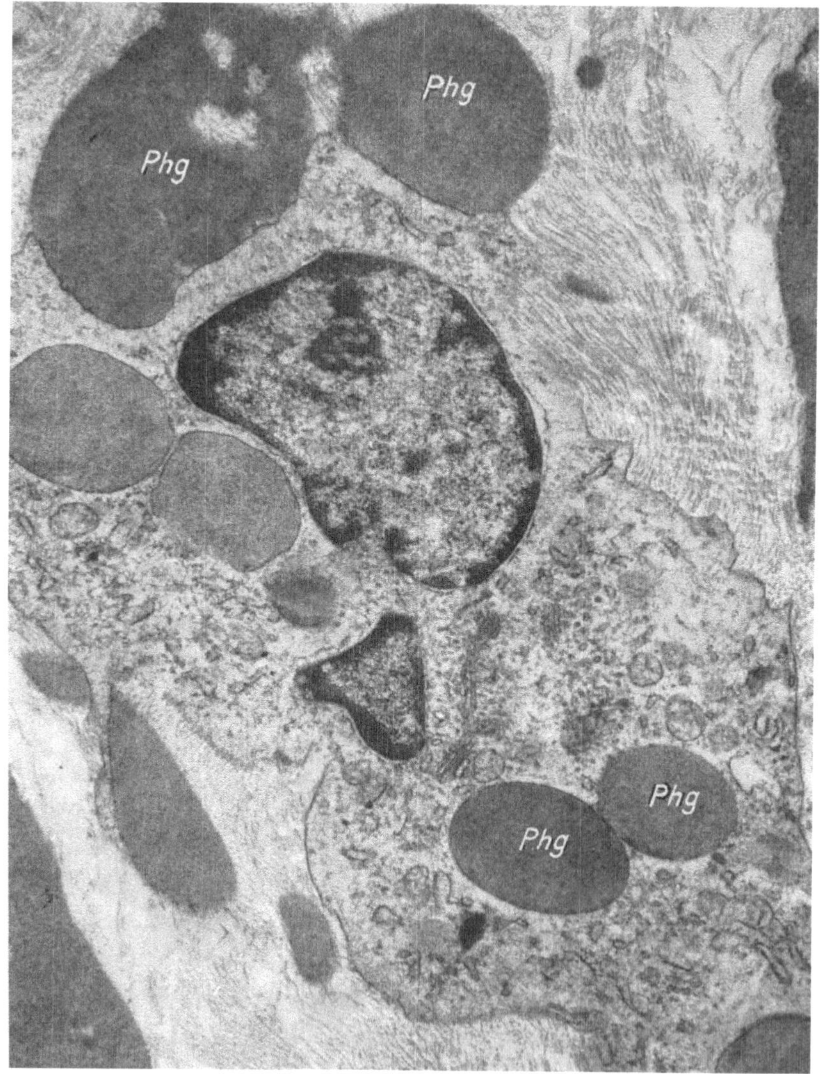

Abb. 87. Aus einem Arthus-Phänomen an der Cornea. Phagocytierende Histiocyten. Antigen-Antikörper-Komplexe innerhalb der Zelle gelegen. *Phg* phagocytierter Antigen-Antikörper-Komplex. Teilweise liegen die Komplexe auch außerhalb der Zellen zwischen Zellen und Kollagenfasern. Aufnahme Shirasawa, 72 Std nach Injektion. Vergrößerung 18000fach.

ist a priori um ein vielfaches größer als bei der PCA und der Hauptort, an dem die
Primärreaktion statthat, ist der intravasale Raum, wenngleich nicht zu bestreiten
ist, daß auch in der Gewebslymphe Antikörper sich befinden. Infolge dessen muß
von dem im Gewebe sich durch Diffusion verbreitenden Antigendepot zwingend

[1] Letterer-Kochem 1962a, Caesar 1963, Shirasawa 1966, Movat 1962.

eine viel breitere Wirkung ausgehen, die nicht an den Zellen wie im PCA, sondern humoral an den vorwiegend intravasalen Entstehungsorten der AAKK die Primärstelle ihrer Wirkung hat. Hinzu tritt dann die Bindung einer oder mehrerer Komponenten von C′. Es läßt sich morphologisch zeigen, daß die AAKK nicht nur Leukocyten anlocken, sondern auch von diesen phagocytiert werden[1]. Eine unmittelbare Zellschädigung durch AAKK ist weder an Leukocyten noch an Endothelien mit morphologischer Methodik zu erweisen. — Aber der Durchtritt

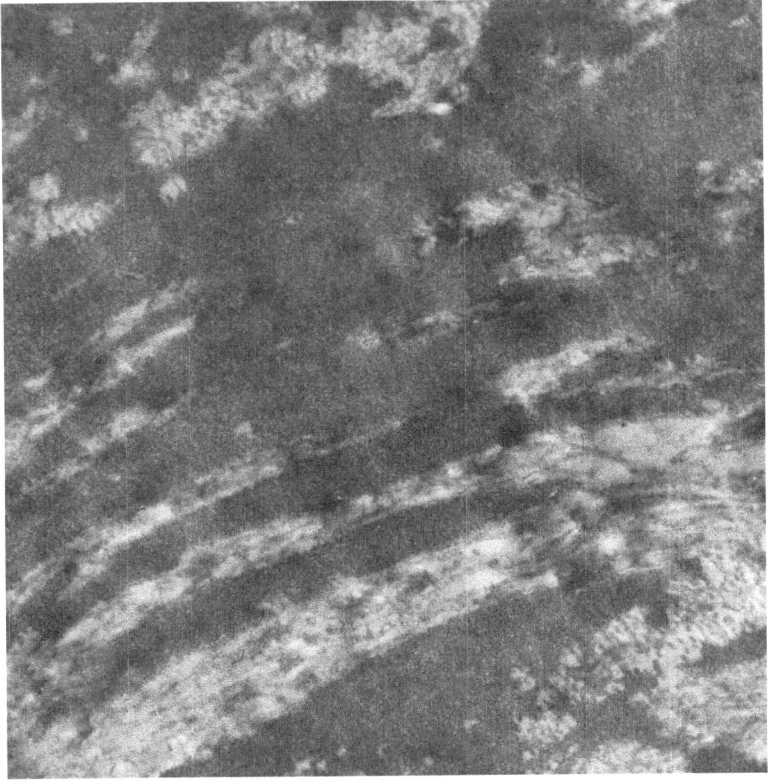

Abb. 88. Wolkig verdunkelte Kollagenfaserschichten in einem Arthus-Phänomen an der Cornea, entnommen nach 20 Tagen, entstanden durch interfibrilläre Präzipitatablagerungen. 39 000fache Vergrößerung. Bild und Präparat SHIRASAWA.

von Komplexen zwischen den Endothelien und durch die Gefäßwand als Zeichen erhöhter Permeabilität ist nachweisbar. Die naturgegebene, viel größere Ausbreitung des Prozesses bringt es mit sich, daß eine weit größere Zahl von Arteriolen, zugehörigen Capillaren und Venolen in ihn eingeschlossen wird. Arteriolen kontrahieren sich, Capillaren und Venolen werden dilatiert gefunden, und es liegt nahe, anzunehmen, daß rein hämodynamische Momente zu einem entsprechenden Anteil nach der Kontraktion der Arteriole und derjenigen der Sperr- und Pförtnerzellen der Capillaren an der Gefäßdilatation ursächlich beteiligt sind. Die Kontraktion der muskulären Zelle wird im Arthus-Phänomen des Kaninchens aber nicht durch Histamin bewirkt[2]. Hierauf einzugehen, kann sich unsere rein morphologische Studie versagen.

[1] CAESAR s. dieses Handbuch, Bd. VII/2, Abb. 79.
[2] OVARY 1958.

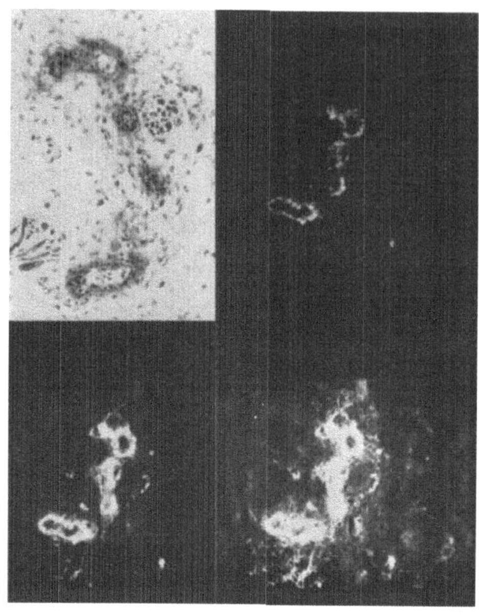

Abb. 89. Antigen, Antikörper und Komplement an Gefäßen in einem Arthus-Phänomen. Kleine Arterie aus einem Arthus-Phänomen der Kaninchenhaut 4 Std nach Injektion. Links oben: Hämatoxylin-Eosin: wolkig-hyaline Verdickung der Gefäßwände. Links unten: Antikörpernachweis mit Fluorescenz. Rechts oben: Komplement, nachgewiesen mit antikomplementärem Serum. Rechts unten: Antigennachweis. Sämtliche Nachweise an unmittelbar aufeinanderfolgenden Schnitten. Aufnahme und Präparat KOCHEM, s. Zt. Tübingen.

Die Experimentatoren des Arthus-Phänomens haben bezeugt, daß zum echten Arthus-Phänomen die Hämorrhagie gehört; schwache Reaktionen können sie vermissen lassen. Es ergibt sich die Frage, ob die Blutung Folge einer cytotoxischen Schädigung oder ein Kreislaufphänomen ist. Sicher ist sie, wie manche annehmen, nicht nur ein Zeichen der Schwere der Reaktion[1]; denn die allgemeine Pathologie der Endstrombahnen lehrt[2], daß die pathische Erythrodiapedese sowohl im prä- wie im poststatischen Zustand eintreten kann und der Grad der Stromverlangsamung deren Voraussetzung, aber nicht deren höchst möglicher ist. Dieser führt zur Leukodiapedese. Zudem können *nicht* präzipitable Akk keine hämorrhagische Arthus-Reaktion hervorrufen[3]. Die Vorbedingungen für die Blutung sollen nach APITZ die gleichen sein wie für das Shwartzman-Phänomen[4]. Dort bedeuten sie aber einen Endothelschaden und haben nach seiner

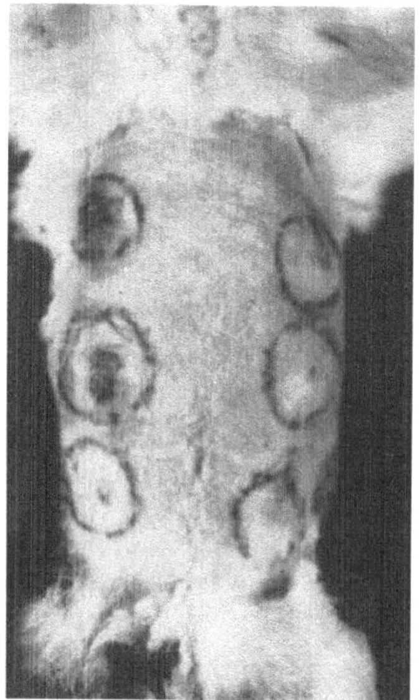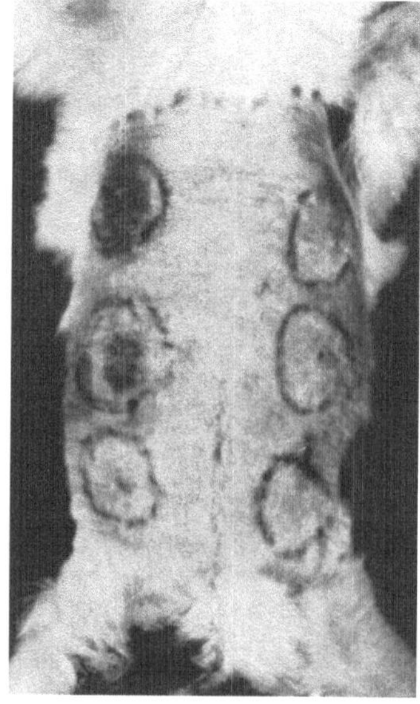

Abb. 90. Intravenöse Absättigung mit Antigen an einem in Abständen gesetzten Arthus-Phänomen. Links: Injektionsstellen vor der Absättigung. Rechts: 16 Std nach der Absättigung. Man sieht, daß das Phänomen nach der Absättigung nicht weiterschreitet. Nach A. VOGT (1960).

---

[1] SPIER 1961.   [2] LETTERER 1959.   [3] BENACERRAF und KABAT 1950, KUHNS 1953.
[4] APITZ 1933.

Schilderung nichts mit Kreislaufphänomenen zu tun. Notwendig für das Zustandekommen der Blutung ist lediglich, daß die Reaktionsauslösung intravasculär stattfindet. Insofern bestehen enge Parallelen zwischen beiden Erscheinungen[1]. Während die PCA naturgegeben rasch abklingt, verstärkt sich die initiale Reaktion des Arthus-Phänomens laufend in den ersten Stunden nach ihrer Auslösung, weil immer neue Ak-Mengen mit dem Kreislauf zugeführt werden, die den Reaktionsherd um das Antigendepot immer größer werden lassen. Das Fortschreiten ist abzustoppen durch Desensibilisation des Tieres mit entsprechenden Mengen von Antigen auf dem Blutweg[2]. Auch dies ist geeignet für die Annahme, daß der Reaktionsbeginn intravasculär liegt. Das Herdinnere verfällt der zunehmenden Anämisierung, Nekrose und Schorfbildung wiederum aus vasculären Gründen, weil — oft schon makroskopisch erkennbar — die zuführenden Gefäße durch Ödem komprimiert, die Venen aber thrombosiert sind. Eine subtile Beobachtung gestattet eine noch weitere Analyse der intravasalen Vorgänge. Denn in der Ohrkammer[3] oder bei aufgeklappter Hautunterfläche am Versuchstier[4] läßt sich feststellen, daß zu Beginn sehr bald Plättchenthromben in den Venen entstehen, Leukocyten an den Gefäßwänden kleben, und in wenigen Minuten die kleinen Gefäße durch zusammengeklumpte Partikel aus Leukocyten und Plättchen verstopft sind. Es entsteht Stase, Thrombose und Hämorrhagie. Die Veränderungen

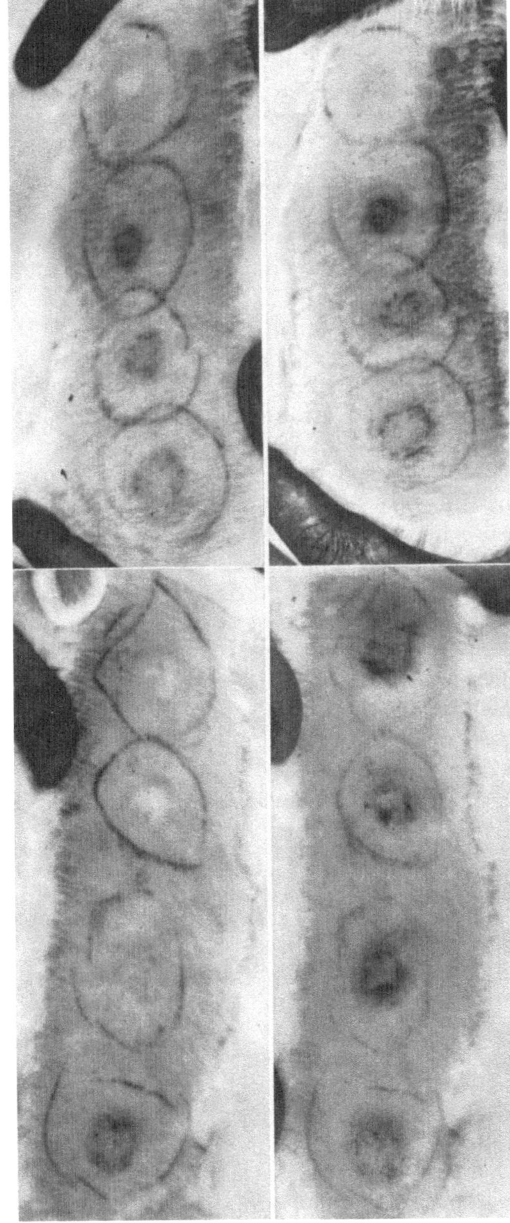

Abb. 91. Injektionsstellen am Rücken eines Kaninchens zur Erzeugung eines Arthus-Phänomens gegen zwei verschiedene Antigene. Das sowohl gegen Humanalbumin als auch gegen Rinderglobulin sensibilisierte Tier zeigt links die Herde vor der intravenösen Absättigung mit Humanalbumin, rechts die Herde 18 Std nach der Absättigung. Auf der oberen Bildhälfte wurde mit Humanalbumin intracutan injiziert, auf der unteren mit Rinderglobulin. Während diejenigen mit Rinderglobulin sich weiterentwickeln, werden die mit Humanalbumin gesetzten Phänomene durch die intravenöse Absättigung gehemmt. Nach A. Vogt (1960).

---

[1] Apitz 1933. [2] Vogt 1960. [3] Ahern, Barclay und Ebert 1949.
[4] Benacerraf und Kabat 1950.

an der Oberfläche von Zellen, in deren Milieu eine AAR abläuft, sind schon bei den Leukocyten als Einzelzellen besprochen. Es werden oberflächenaktive Stoffe aktiviert, welche die Oberflächen der Zellen klebrig und agglutinabel machen[1].

Humphrey hat den schon 25 Jahre alten Versuch von Gerlach wiederholt, das Arthus-Phänomen am leukocytenfrei gemachten Kaninchen zu studieren. Er fand korrespondierend zum Abfall der Leukocyten ein Ausbleiben des Ödems und vor allem der hämorrhagischen Reaktion. Humphrey hat seine Versuche nur mit dem passiven Arthus-Phänomen ausgeführt. Gerlach stellt nur das Fehlen der Leukocyten in der entzündlichen Reaktion fest. Ödem und Nekrose entwickelt sich ebenso wie am Normaltier. Besonders deutlich wird die Schwellung der Endothelien, Adventitiazellen, Fibro- und Histiocyten.

Der Deutung Gerlachs, daß die Reaktionen *zellständig* ablaufen, wird man allerdings heute nicht mehr zustimmen können. Alles zusammen bedeutet, daß die intravasale Bindung von AAKK sich in erster Linie am geformten Inhalt der Blutgefäße auswirkt und zur Mikrothrombenbildung führt. Die dadurch hervorgerufene Kreislaufschädigung im Sinn der Stromverlangsamung wird verstärkt durch unmittelbare Einwirkung der gebildeten Komplexe auf die Gefäßwand und deren Ablagerung unmittelbar auf und in ihr und führt zu Ödem, Hämorrhagie und sog. „Verquellung" des Bindegewebes. Wir haben diese und ihre negative Signifikanz für den anaphylaktisch-hyperergischen Formenkreis schon bei der Faser besprochen. Das gleiche gilt für die fibrinoide Degeneration und die Frage der Einwirkung einer AAR auf die Struktur der Kollagenfaser. Im allgemeinen sind die Herde der fibrinoiden Degeneration sehr klein innerhalb eines Phänomens. Ihr Verhalten haben wir im Abschnitt fibrinoide Degeneration beschrieben. Die elektronenoptischen Beobachtungen von Rich u. Mitarb. konnten wir wie auch Movat nicht bestätigen[2]. Auch die AAR an der Cornea läßt die kollagenen Fasern völlig intakt[3]; hier stehen unsere Befunde im Gegensatz zu denen von Germuth[4]. Eine eigentümliche Beobachtung mit Verlängerung der Auslösungszeit des Arthus-Phänomens hat Kessler beschrieben[5].

Wenn man an einer Extremität eines serumsensibilisierten Tieres für längere Zeit eine Abschnürungsischämie herbeiführt, wird ceteris paribus die Entstehung des Arthus-Phänomens an der Haut dieser Extremität signifikant verlangsamt. Unter Benutzung bekannter Tatsachen muß man wohl annehmen, daß die intradermale Ausbreitung des Antigens der Vorbehandlung in der Haut durch die vorangegangene Ischämie verlängert wird (Farbstoffe?), die Ischämie vielleicht auch einen nicht bemerkten allgemeinen Komplementsturz bedingt hat.

Eine sehr merkwürdige Beobachtung hat Teizo Mitsui an Hautstücken sensibilisierter Kaninchen, die dem getöteten Tier entnommen und bei Körpertemperatur inkubiert wurden, beschrieben. Vorher war das Antigen der Vorbehandlung in diese Hautstücke subcutan injiziert worden. Histologisch fanden sich nach 20 Std deutliche mononucleäre Zellen und Histiocyten, keine Leukocyten. Diese Zellen, die vorwiegend perivasculär liegen, können ihre Herkunft den Umständen entsprechend nur von ortsständigen Zellen genommen haben[6].

Es wird mit guten Gründen geltend gemacht, daß im Verlauf eines Arthus-Phänomens Situationen eintreten können, welche auch eine PCA entstehen lassen, nämlich dann, wenn das Antigen oder der Ak Gelegenheit hatte, phagocytiert bzw. an die Zellen gebunden zu werden, um dann erst mit ihren Homologen zu reagieren[7]. Es ändert dies nicht sehr viel an der Situation des Arthus-Phänomens und erweist lediglich, daß die AAR nach dem Arthus-Typ nicht immer völlig einheitliche Züge trägt.

---

[1] Letterer 1962b, Hartmann 1958, Hartmann und Schreck 1958, Humphrey 1955, Gerlach 1923, 1925.
[2] Rich, Voisin und Bang 1953, Movat 1962, Aratake 1960.   [3] Shirasawa 1966a.
[4] Germuth 1962.   [5] Rotter 1960.   [6] Teizo Mitsui et al. 1958.   [7] Ovary 1958.

Gleiches gilt, seitdem GELL und HINDE[1] nachgewiesen haben, daß nach einer gewissen Latenzzeit (die von GELL angegebene Latenzzeit von 8 Std erscheint nach meinen Erfahrungen reichlich kurz) eine monohistiocytäre Reaktion und Zellproliferation einsetzt, welche dem Typ der Spätreaktion gleicht. Es würde diese Reaktion dem oben genannten cellulären Typ angehören und sozusagen das Ende der AAR bedeuten, bevor das Ganze in die Reparation und Heilung übergeht. Darüber wird noch beim cellulären Typ zu sprechen sein. — Die Deutung dieser zweifellos gut fundierten Beobachtung ist nicht einfach, wie vorwegnehmend hier gesagt sei. — Wenn man das Antigen, welches intracutan den sensibilisierten Tieren verabreicht wird, stark verdünnt und Tiere mit annähernd jeweils gleichem Titer auswählt, so verschwinden mit fortschreitender Antigenverdünnung die Leukocyten immer mehr aus dem Reaktionsherd, um den monohistiocytären Zellen Platz zu machen. Ödem, Hämorrhagie werden gering, Nekrose fehlt. Es ist zu fragen, ob es sich da-

mit nur um die Manifestation einer stark gemilderten *Reizstärke* handelt, in deren Gefolge nur monohistiocytär ausgestaltete Resorptionserscheinungen auftreten, oder ob AAKK überhaupt nicht mehr gebildet werden und infolgedessen eine Reaktion des Antigens mit einem zellständigen Antikörper auftritt, die bekanntlich in geringem Maße bei jeder Sensibilisierung 'mit einem zur Bildung präzipitierender Antikörper führenden Antigen interferiert[2]. Dies soll hier nicht entschieden werden[3].

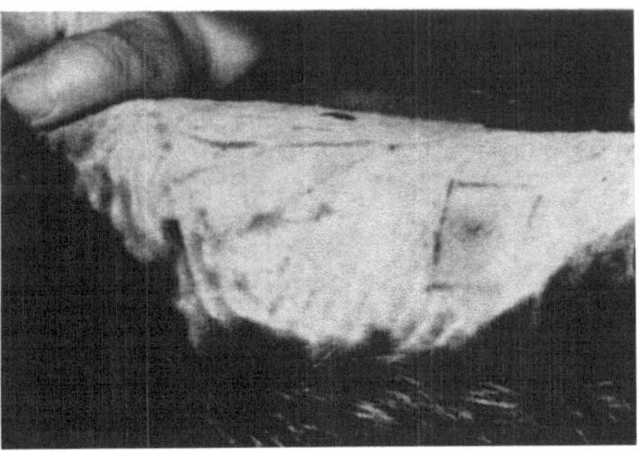

Abb. 92. Shwartzman-Phänomen an der Haut eines Kaninchens, erzeugt mit 25 γ Coli-Endotoxin.

Wenn wir die allergischen Reaktionsweisen der Gewebe nur auf die AgAk-Allergie beschränken wollen, so wäre mit der Besprechung der PCA und des Arthus-Phänomens und seiner diversen Umkehrungen der vasculäre Typ der AAR im Gewebe durchgesprochen. Betrachten wir aber Allergie als *erworbene Andersempfindlichkeit* und konzidieren der dys*regulativen Allergie* neben der Antigen-Antikörper-Allergie ebenfalls einen Platz als biologisches Phänomen[4], so wäre als weiteres Phänomen auch das Shwartzman-Sanarelli-Phänomen zu besprechen, das ebenfalls einen sehr dezidierten vasculären Reaktionstyp darstellt, der morphogenetisch auffallende Ähnlichkeiten mit dem Arthus-Phänomens aufweist.

Dabei kann man, dem heutigen Stand des Wissens entsprechend, mit weitgehender Sicherheit sagen, daß AARR bei der Entstehung eines *Shwartzman-Phänomens* (Sh-Ph) keine Rolle spielen[5]. Andererseits — wenn wir nur vom Morphischen ausgehend das Erscheinungsbild des Sh-Ph betrachten und alle genetischen Gesichtspunkte außer acht lassen — ist kein Zweifel, daß Dynamik der Entwicklung und schließliche Morphe des Sh-Ph dafür sprechen, dieses den vasculären Typen einer erworbenen Andersempfindlichkeit der Gewebe anzugliedern.

Damit wird die Diskrepanz zwischen morphischer und genetischer Betrachtungsweise pathischer Zustandsbilder erneut offenbar, die zu bejahen der erste Schritt auf dem Weg zum Verständnis derselben ist und zugleich ein Hilfsmittel,

---

[1] GELL und HINDE 1951, 1954.   [2] PAPPENHEIMER und FREUND 1959, GELL 1959.
[3] Siehe OVARY 1958.   [4] LETTERER 1959a und c, SCHNITZER 1959.
[5] THOMAS 1959, APITZ 1933.

zu einer einheitlichen Betrachtungsweise der Erscheinungen vorzudringen. Denn alles gehört auf dem Gebiet der Reizbeantwortung zu dem verwunderlichen Phänomen einer erworbenen Änderung in der Beantwortung gleichartiger Reize, wobei eine einmal gegebene Struktur der Substrate für diesen Reaktionsablauf auch bei verschiedenen Ursächlichkeiten keine große Variation zuläßt.

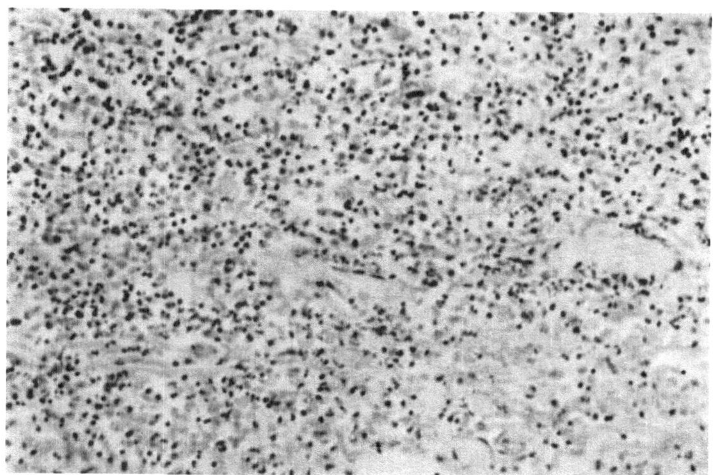

Abb. 93. Histologischer Schnitt des eben gezeigten Herdes. Hämatoxylin-Eosin.

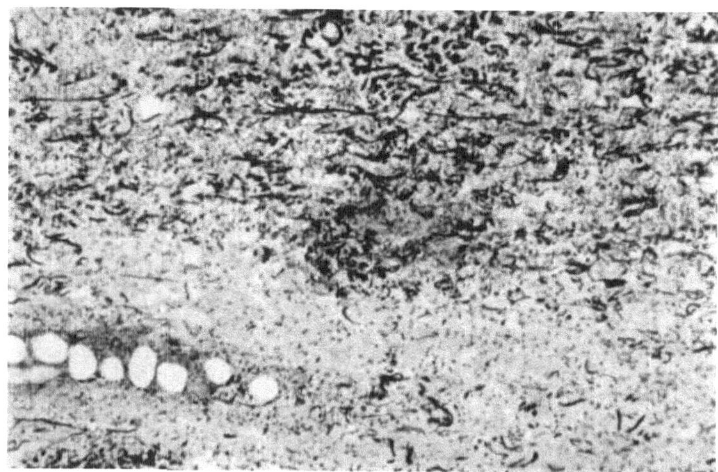

Abb. 94. Das gleiche Bild wie Abb. 93 im van Gieson-Präparat. Hier ist die reichliche Blutung zwischen den kollagenen Fasern gut zu sehen.

Im Jahre 1937 beschrieb G. Shwartzman das nachmals nach ihm benannte Phänomen einer lokalen Gewebsreaktivität; eine geringe Menge Endotoxin eines beliebigen gramnegativen Bakterienstammes wird intracutan in die Bauchhaut eines Kaninchens eingespritzt. 24 Std später wird ein Vielfaches des gleichen oder eines anderen Toxins intravenös gegeben. Erfolg: Schwere hämorrhagische Nekrose an der Primärstelle. Man kann den Versuch modifizieren und beide Dosen intravenös geben, dann entsteht das generalisierte Sh-Ph mit hämorrhagischen Nekrosen und doppelseitiger Rindennekrose in den Nieren. Diese Beobachtung wurde schon 1924 von Sanarelli gemacht[1]. Daher spricht man auch vom Shwartzman-Sanarelli-Phänomen.

---

[1] Sanarelli 1924.

Verglichen mit dem Arthus-Phänomen ist die Art der Auslösung der Reaktion eine völlig unspezifische. Der Stamm als Toxinspender kann während des Versuches gewechselt werden, auch ist das Phänomen mit Glykogen, Stärke, Agar, Dextran auszulösen. Für die verschiedenen Toxine ist ein Lipopolysaccharid die wirksame Substanz[1]. Auch Serumproteine erzeugen, entsprechend angewandt, ein Sh-Ph. Daraus kann bestimmt entnommen werden, daß die Reaktion völlig unspezifisch und keineswegs an die auslösende Substanz gebunden ist. Sie ist vielmehr an die Vorbehandlung (Vorbereitung, APITZ; Präparation, THOMAS) und an die auf dem Blutweg vollzogene Auslösung der Reaktion mit Einhaltung eines bestimmten Zeitintervalls gebunden. Dies erinnert in etwa an die umgekehrte Anaphylaxie mit der Bindung des ersten Reaktionsstoffes an die Zellen und die Auslösung auf dem Blutweg. APITZ[3] hat in seiner sehr eingehenden Studie zum Sh-Ph schon 1935 eine erschöpfende Analyse mit einem Vergleich zum Arthus-Phänomen gegeben. Aus ihm ist abzulesen, daß beide Phänomene substratgebundene Gewebsreaktionen sind. In beiden Fällen muß die Reaktionsauslösung vom *Gefäß* her kommen, in beiden Fällen spielt die Gefäßwandendothelzelle eine entscheidende Rolle, an ihr begegnen sich die beiden Reaktionsstoffe, der präparierende vom Gewebe und der auslösende vom Gefäßlumen her. Demgegenüber weisen neue Versuche von TAICHMAN[2] u. a. präzis auf die primäre Bedeutung der Zellen, in diesem Fall der Leukocyten und Makrophagen bzw. der in ihnen enthaltenen Granula und deren Fermente (Proteolyse!) hin. Die Wiederholung der Toxingabe führt zu einem Summationseffekt[3] der zunächst nur elektronenoptisch nachzuweisenden Schäden an den Zellgranula und damit auch zum makroskopisch manifestierten Schaden am Gewebe. Im Arthus-Phänomen wird erst der Komplex von Ag und Ak wirksam. Er ist der eigentliche Reaktionsstoff und kann dem Endotoxin in diesem System gleichgesetzt werden. Bislang fehlt es noch an Versuchen mit AAKK bei entsprechender Latenzzeit und Dosierung, einen positiven Shwartzman-Versuch auszuführen. Diese Hinweise sollen nur dazu dienen, vom Reaktionsstoff abgesehen, die große *dynamische* Ähnlichkeit zwischen beiden Phänomenen aufzuzeigen.

Aber man erkennt auch mikroskopisch eine auffallende Ähnlichkeit im geweblichen Bild. Die Leukocyten verklumpen miteinander in der gleichen Weise und erfüllen die kleinen Venen zugleich mit Plättchenthromben[4]. Die präventive Gabe von Heparin kann die Entstehung des Sh-Ph ebenso verhindern, wie der Versuch am leukocytenfrei gemachten Tier negativ verläuft[5]. Die histologischen Bilder beider Phänomene können so große Ähnlichkeiten annehmen, daß sie ohne Kenntnis der Vorgeschichte nicht unterscheidbar sind[6]. Die einmalige Injektion eines Endotoxins soll eine Hautreaktion bewirken, die der verzögerten Reaktion weitgehend gleicht[7].

Bei einer Gegenüberstellung der beiden vasculären Phänomene Arthus und Shwartzman muß man nach dem augenblicklichen Wissensstand und in Anbetracht dessen, daß biologische Reaktionen in gegenseitiger Abgrenzung wohl überhaupt nie über die eigentlichen Grundmechanismen hinaus separiert und als für sich spezifisch angesehen werden können, den Standpunkt vertreten, daß im Arthus-Phänomen Komponenten des Shwartzman-Phänomens und umgekehrt vertreten sein können[8]. Wir kommen bei der Tuberkulinreaktion hierauf nochmals zurück.

Die besprochenen, als vasculäre Manifestationen einer *allergischen Reaktion* (für das Sh-Ph gilt das nur mit Einschränkung) im *Gewebe* auftretenden drei

---

[1] WESTPHAL u. a. 1958, THOMAS 1958.   [2] TAICHMAN u. a. 1965.
[3] HEINLEIN 1948.   [4] THOMAS 1959.
[5] BOHLE und KRECKE 1959, HEINLEIN 1948, APITZ 1935.   [6] LETTERER 1961.
[7] GELL und HINDE 1951, 1954, STETSON 1951.   [8] TAICHMAN u. a. 1964.

Phänomene, sind in erster Linie Objekt der experimentellen Immunologie und Pathologie, die, richtig angewandt, Licht in noch unklare Gesetzlichkeiten der Immunitäts- und Allergielehre bringen können, aber auch die Frage nach Äquivalentbildern in der menschlichen Pathologie nicht unterdrücken lassen. Vergleiche der Entstehung und der Zustandsbilder lassen den Schluß zu, daß die Urticaria der PCA gleichzusetzen ist. Vergleichende klinische und histologische Untersuchungen am Menschen, die Werner angestellt hat und mit denen am Tier verglich, sind histologisch mehr dem Arthus-Phänomen milder Ausprägung angenähert[1], gleichgültig ob sie als Früh- oder Spätreaktion bezeichnet werden. Grundsätzlich gilt für alle diese histologischen Testergebnisse, daß sie als vasculäre Reaktionen vom Endstrombahntyp anzusehen sind. Immerhin sind diese Formen als *klinische* Spontankrankheiten bekannt.

Das Sh-Ph unterliegt nicht der Gefahr, am Menschen künstlich bzw. durch Kunstfehler erzeugt zu werden. — Hingegen kennt man eine größere Reihe von Todesfällen bei spontan entstandenem generalisiertem Phänomen[2]. Das Arthus-Phänomen hingegen ist auch am Menschen ein künstlich erzeugter Zustand, entstanden im Selbstversuch (Gerlach) oder durch Kunstfehler[3].

2. Die celluläre Reaktion im Histion.

Der vasculären Reaktion als der Reaktion der Endstrombahn und ihrer Folgen steht die der zweiten Gruppe gegenüber, die *celluläre*. Ihrem histologischen Verhalten nach könnte man sie *Proliferationsreaktion* nennen. Wenn mit der vasculären Reaktion die Endstrombahn im Zentrum des Geschehens steht, so hier die Zelle mit einer zunächst anabolen, später unter Umständen katabolen Reaktionsweise. Es muß wohl kaum betont werden, daß dieses Einteilungsprinzip relativ ist, insofern das führende Symptom der Reaktion im Histion den Namen gibt; denn die synergistische Einheit reagiert als Ganzes, und nur die *Umstände*, welche die Reaktion auslösen (d. h. die Reizstärke), bedingen das Hervortreten der einen oder der anderen Reaktionskomponente bzw. den Wechsel in der Beteiligung des Reaktionssubstrates; das bedeutet nicht, daß der andere Teil von der Reaktion ausgeschlossen ist. Beide Formen tragen den Charakter der Entzündung, die eine hat das exsudative, die andere das zelligproliferative Erkennungsmerkmal in der Führung.

Es ist Brauch geworden, von Früh- oder Spätreaktion zu sprechen; ich lasse es dahin gestellt, ob für den morphologisch Denkenden diese Bezeichnung für gut gilt, d. h. wirklich signifikant ist; es gibt viele Gründe gegen sie. Die Literatur über die Spätreaktion (SR), im angelsächsischen Schrifttum *delayed hypersensivity* genannt, hat heute nicht mehr übersehbare Dimensionen, ein deutliches Zeichen der ungeklärten Situation. Während der Arthus-Typ der AAR bis auf die noch nicht sicheren biochemischen Mechanismen genetisch und morphisch ziemlich klar liegt, sind der Morphe der Spätreaktion und ihrer Entstehung nur widersprechende und wenn es hoch kommt, gleichberechtigt erscheinende Deutungen zu entnehmen. Gell gibt eine gute allgemeine Definition für die Gewebsüberempfindlichkeit vom verzögerten Typ: „eine *immunologisch* spezifische entzündliche Reaktion, welche einige Stunden benötigt, um ihren Höhepunkt zu erreichen und bei *Abwesenheit* von Antikörpern (gemeint sind präzipitierende) des üblichen Typs verläuft." Das Phänomen führt — wenngleich nicht zwingend — zur Hyperämie und Induration oder nur zu einem dieser Symptome, muß makroskopisch nicht notwendig sichtbar werden, ist durch Mesenchym- oder weiße Blutzellen

---

[1] Werner 1951, 1953.   [2] Bohle und Krecke 1959.
[3] Gerlach 1923, Siegmund 1943.

des Phänomenträgers auf ein inertes Tier übertragbar, mit Corticoid aber nicht mit Antihistamin zu unterdrücken[1], was mehr der Wirkungsweise dieser Pharmaka als dem Wesen der Reaktion entspricht.

Es hat nicht an Versuchen gefehlt, die Morphologie der SR durch subtile morphische Analyse aufzuklären, in der Hoffnung, damit entscheidende Kriterien zur Unterscheidung gegenüber den anderen Typen zu gewinnen. Es ist nicht verwunderlich, daß dies nicht gelingt, eine Tatsache, die dem Morphologen und dem mit den relativ primitiven Reaktionsweisen der Zellen besser Vertrauten nicht übermäßig erstaunlich ist;

weniger jedenfalls als dem in zu starkem „Spezifitätsglauben" Verhafteten[2], der in der jeweils chemischen Natur des Antigens des Rätsels Lösung sucht. Ausschlaggebende Grundlage für die Entstehung des Phänomens der SR ist die Sensibilisierung und die Auslösung, ein zweizeitiger Akt in ebensolcher Weise wie für die vasculären Reaktionen. Sensibilisierend in Richtung vasculärer Reaktionen sind Serumeiweißkörper und ähnliche Proteine. Damit entstehen präzipitierende Antikörper. Die Auslösung ist Effekt des im Blut zirkulierenden Antikörpers und seiner Reaktion mit dem im Gewebe meist durch künstliche Manipulationen existent gemachten Antigen der Vorbehandlung. Für die Spätreaktion ist eine weit größere Zahl von Stoffen, die sensibilisierend wirken können, angeboten[3]. Leibesstoffe der Bakterien und Kokken, Pilze, Viren, Protozoen und Würmer enthalten Stoffe, die für eine SR sen-

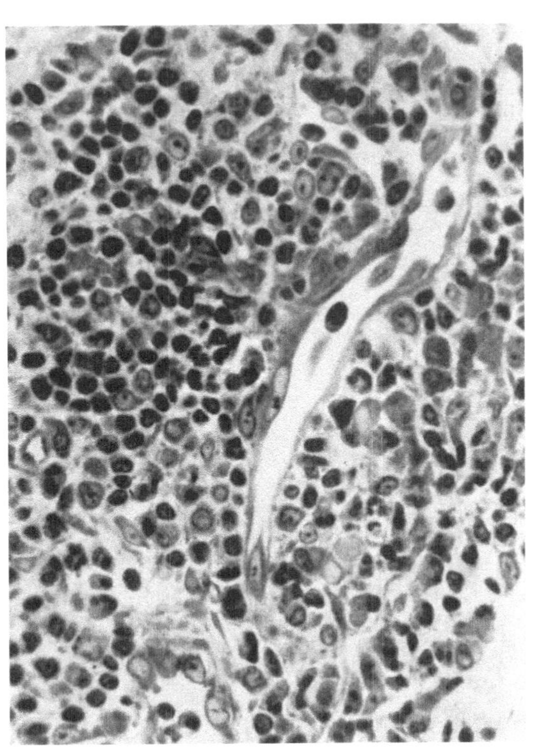

Abb. 95. Zellinfiltration am Limbus einer Kaninchencornea. 24 Std nach Tuberkulininjektion. Perivasculär-mononucleäre Zellansammlung. Zahlreiche lymphoide Zellansammlungen links von dem kleinen Gefäß.

sibilisieren, darüberhinaus das sog. Adjuvans, wenn es versetzt ist, mit abgetöteten Mykobakterien, ferner Antigen-Antikörper-Komplexe in *kleinsten* Mengen und in Exzeß des Antikörpers. Chemische Verbindungen von niederem Molekulargewicht, die Amino- oder Sulfhydrylgruppen von Eiweiß binden können (Kontaktsensibilisierung), sowie chemische Verbindungen als Haptene, ganz minimale Mengen von Proteinantigenen in den ersten Tagen der Sensibilisierung, Gewebsantigene bei der Transplantatabstoßung und bei der experimentellen Organautoallergie[4] wirken in gleicher Weise sensibilisierend für SR. Schließlich ist es die Meinung vieler Serologen, daß eine gewisse Sensibilisierung für Spätreaktion jeder Serumsensibilisierung parallel läuft[5].

---

[1] GELL und BENACERRAF 1961, (Übersicht mit Literatur) SPIER 1961.   [2] LETTERER 1959.
[3] GELL 1959, GELL und BENACERRAF 1961, PAPPENHEIMER und FREUND 1959.
[4] WAKSMAN 1960a.   [5] PAPPENHEIMER und FREUND 1959, GELL 1959.

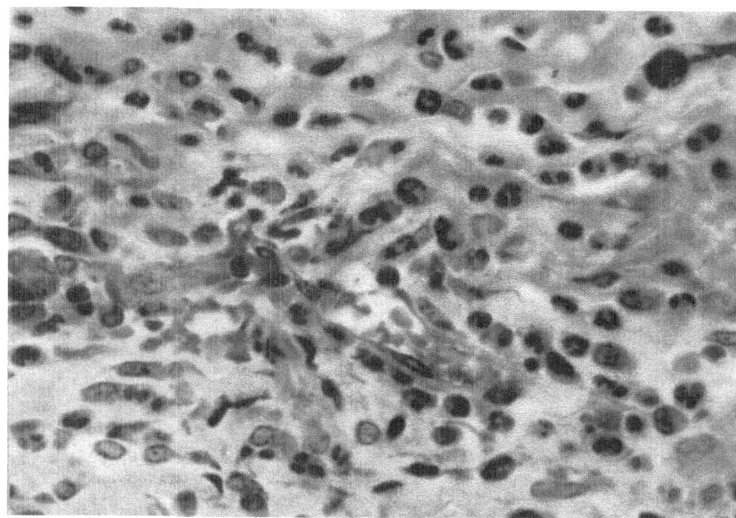

Abb. 96. Frühe Zellreaktion am Limbus eines gegen Tuberkuloseerreger sensibilisierten Meerschweinchens. 6 Std nach Injektion. Giemsa-gefärbter Vestopalschnitt. Leukocyteninfiltration um ein kleines Gefäß, geringe mononucleäre Infiltration. 480fache Vergrößerung.

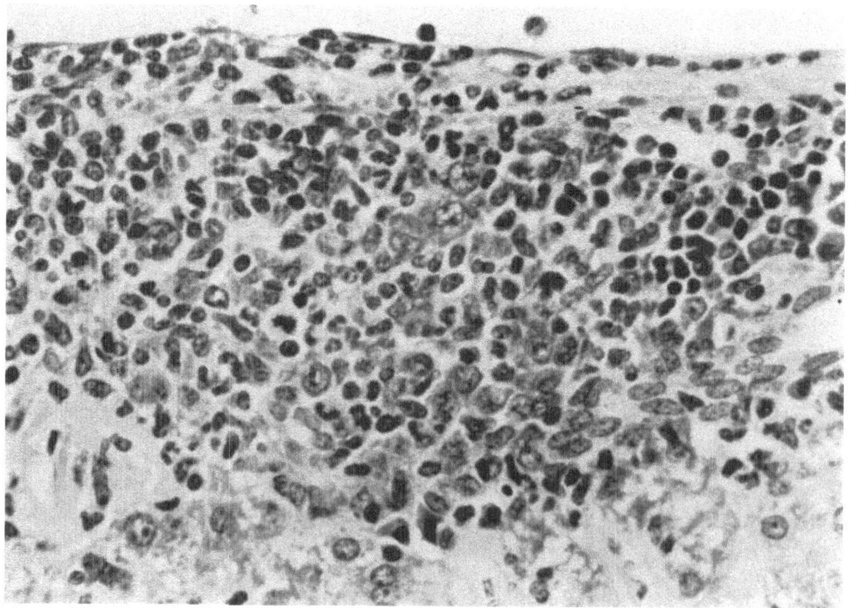

Abb. 97. Zellherde in der Leber bei experimentellem Amyloid durch 41 Caseininjektionen. Dichte monocytäre und histiocytäre Zellinfiltrate im Mesenchym der Leber (Maus).

Alle diese Sensibilisierungen haben bei Auslösung der AAR den gleichen Reaktionstyp der sog. Spätreaktion, d. h. der cellulären Reaktion. Der Ausdruck AAR ist hier mit etwas Zurückhaltung zu benutzen; denn es ist ein Charakteristikum der SR, daß ein mit der Sensibilisierung entstandener Antikörper im Reaktionsfeld nicht nachweisbar ist; wenigstens nicht außerhalb der Zellen.

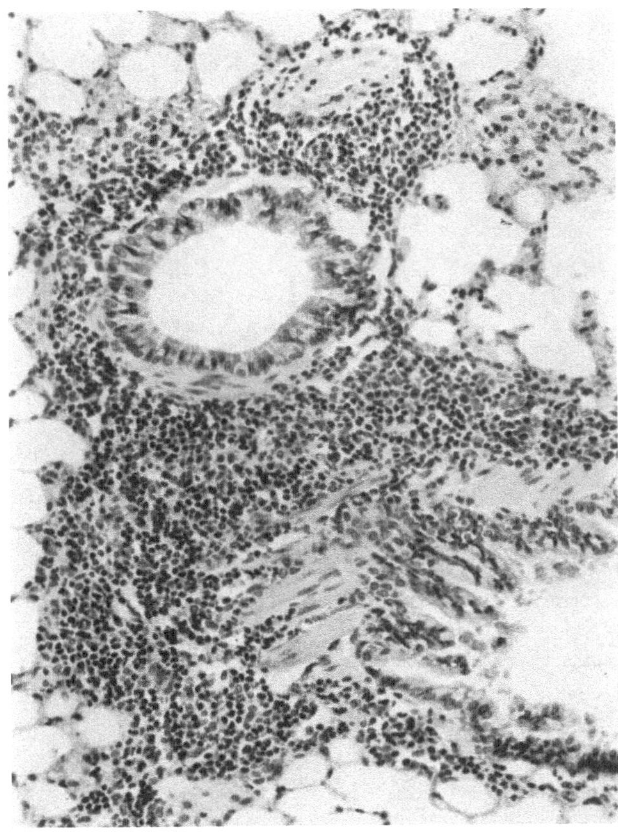

Abb. 98. Histiomonocytäre Zellinfiltrate in der Lunge im Caseininjektionsversuch zur Amyloiderzeugung. 65 Injektionen.

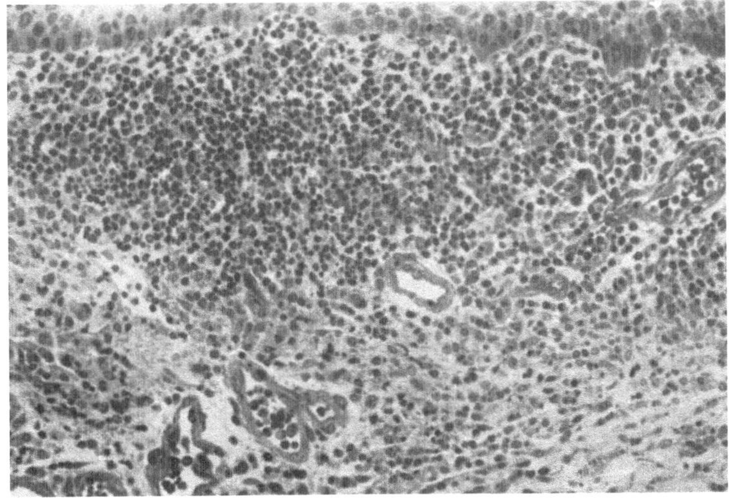

Abb. 99. Kaninchenauge 48 Std nach Injektion von Tuberkulin bei einem sensibilisierten Tier, lymphoide Zellansammlung. Bild und Präparat SHIRASAWA. Desgleichen die vorangehenden Abbildungen.

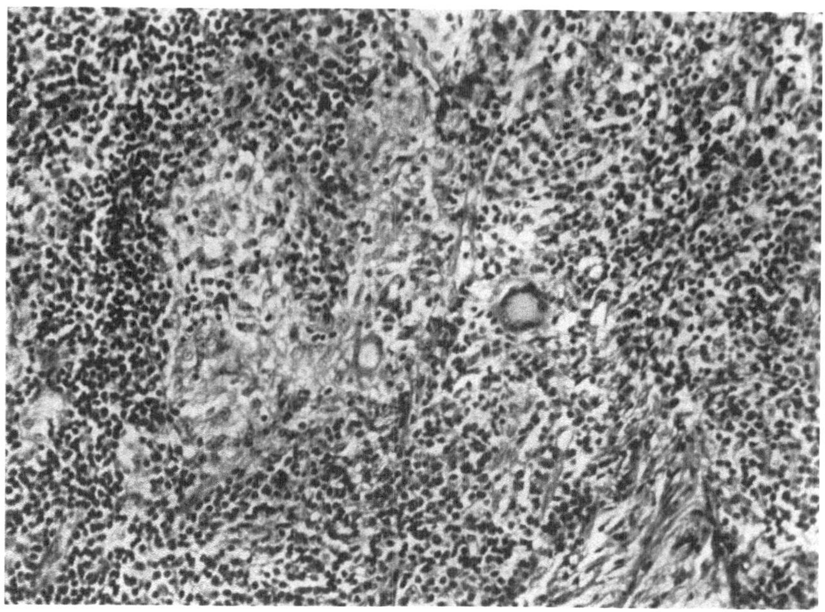

Abb. 100. Tuberkulinreaktion nach Mendel-Mantoux. 46jährige Frau. Excision am 9. Tag der Testung. Epitheloidzellige Knötchen und Riesenzellen, umgeben von lymphocytären Herden. Präparat der Universitäts-Hautklinik Tübingen, Gottron.

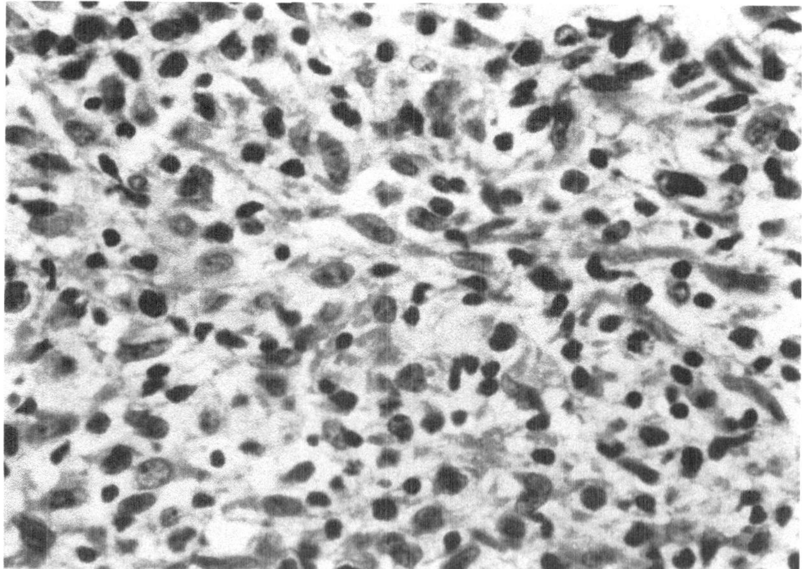

Abb. 101. Starke Vergrößerung aus Abb. 100.

Gillissen ist es neuerdings gelungen, in den Lymphocyten und Peritonealzellen, mit denen auch die Sensibilität übertragen werden kann, komplementbindende Antikörper nachzuweisen[1].

---

[1] Gillissen 1963.

So viel zunächst als Grundlage zum Verständnis der Morphe der Reaktion. Oft unterscheidet sich schon der Akt der Sensibilisierung der beiden Typen insofern, als Serum und reine Proteine bei der ersten parenteralen Resorption keinerlei oder nur ganz blande Reaktionen hervorrufen, während die Sensibilisierung mit bakteriellen und anderen Proteinen mikroskopisch schon zu resorptiv entzündlichen Reaktionen führen kann. Klinisch und makroskopisch bleibt sie oft symptomlos. Es kommt zur Resorption und Digestion des Fremdstoffes als Leistung mesenchymaler Zellen. Die Stoffverarbeitung durch diese führt zu dem Zustand, in dem wir die Zelle „sensibilisiert" nennen und der sie in den Stand setzt, mit

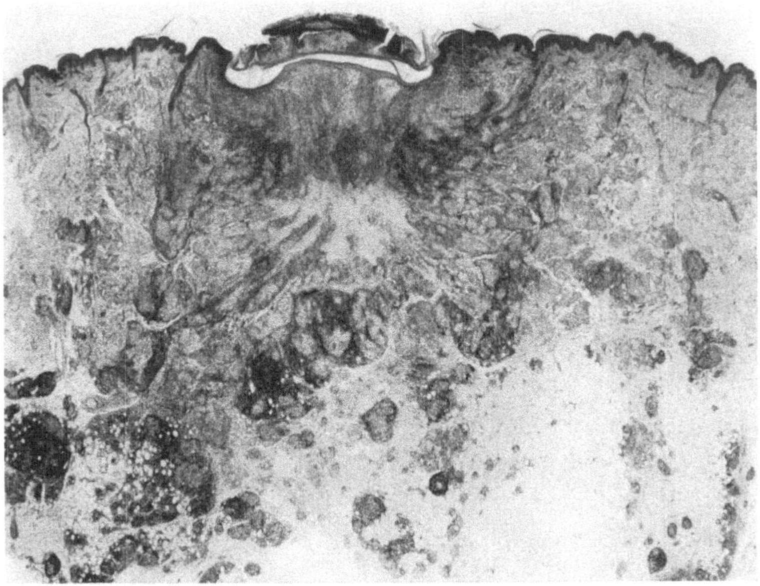

Abb. 102. Excision einer knapp 5 Wochen bestehenden Impfreaktion nach Calmette-Guérin. 8jähriger Junge. Präparat der Universitäts-Hautklinik Tübingen, GOTTRON.

erneut herangeführten Allergenen der gleichen Natur zu reagieren. Die Neuverarbeitung kann, wenn erstmals eine größere Allergenmenge verabfolgt wurde, aus „Restbeständen" desselben stammen, wobei für die Zelle als Mikro-Gesamtorganismus betrachtet, die gleichen Verhältnisse vorliegen wie für den Makro-Gesamtorganismus bei der Serumkrankheit. Die Antikörperbildung ist schon angelaufen, wenn die Resorption noch nicht vollendet ist. Folglich ist für die Zelle der Fall der AAR gegeben. Das kann sich in wenigen Tagen entwickeln.

Das *morphische Substrat* für diesen Vorgang, der als erste Manifestation einer Reaktion angesehen wird, ist die *perivascular island-reaction*[1]. (S. 113 und 127) Eine Zellreaktion als solche lange bekannt und als Resorptions- nud Digestionserscheinung, d. h. als Aktivität der Zellen gedeutet, erhält in diesem Licht sensu strictu eine signifikante Bedeutung für die AAR und Ak-Bildung. Die Zellinseln sind meist um kleine Venen gelagert, bestehen aus mononucleären Zellen verschiedener Größe und verschieden breiter Ausdehnung. Das nicht selten basophile Cytoplasma gibt häufig positive PAS-Reaktion. Daß diese Zellen ihre Herkunft *aus* der Blutbahn haben[2], bezweifle ich. Meines Erachtens ist ihre

[1] GELL und HINDE 1954.   [2] GELL 1959.

Umwandlung aus ortsständigen Histiocyten und reticulären Zellen wahrscheinlicher. Ihre Menge ist eine Funktion der Reizhäufigkeit und- stärke, sie können in einigen Tagen zu dichten Infiltraten werden. Sie wachsen vielfach perivenös und können auch angrenzende Organparenchymzellen zum Schwund bringen und

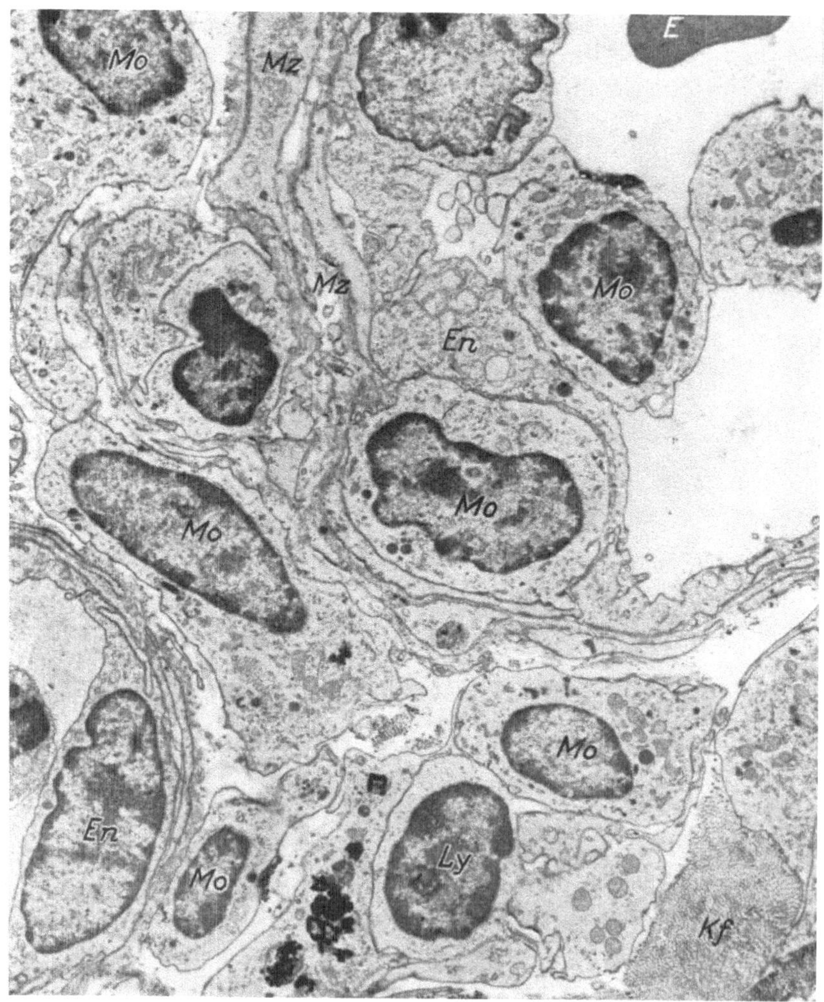

Abb. 103. Emigration von Monocyten, 24 Std nach Versuchsbeginn. Tuberkulinsensibilisiertes Kaninchen. Injektion in die Cornea. Relativ kleine Monocyten, an Zellorganellen noch armes Cytoplasma. Monocyten nachzuweisen im Lumen, in der Gefäßwand und außerhalb derselben. Bezeichnung: *Kf* Kollagenfaser, *Mo* Monocyt, *Ly* Lymphocyt, *En* Endothelzelle, *Mz* Muskelzelle, *E* Erythrocyt.

deren Resthöhlen ausfüllen (z. B. in der Leber). Auf diese Weise entwickeln sich bei den einzelnen Reaktionen mehr oder weniger ausgedehnte Zellrasen aus Mono- und Histiocyten, und das Zellbild wechselt innerhalb der einzelnen Allergenqualitäten wohl in gewisser Weise, aber keineswegs so, daß daraus irgendetwas Bezeichnendes für die Species des Reaktionsstoffes abgelesen werden könnte (s. Abb. 95 ff.). Das wird besonders deutlich bei Vergleich der einzelnen Testreaktionen am Menschen. Nur zwischen allergischer und anaphylaktischer Reaktion gibt es morphische Unterschiede.

Die allergischen Reaktionen des Menschen als Hautteste lassen zudem deutlich erkennen, daß die Gefäße im Sinne der Entzündung mitbeteiligt sind, es kommt zu Leukocytenaustritt und serösen Exsudaten. Auch die Beteiligung der eosinophilen Leukocyten ist stärker[1]. Die vergleichenden Untersuchungen von WERNER geben eine gute Basis für derartige Beobachtungen ab. Da wir aus Untersuchungen in vitro bei allergischer Reaktion neben den anabolen Reaktionen die *Cytolyse* schon kennen[2], welcher die cytotoxische Reaktion des Antigens vorausgeht, ist es kein Wunder, wenn Zelluntergang als Nekrose und Lyse in wechselndem Ausmaß beobachtet werden kann[3]. Die Entstehung von Nekrosen innerhalb einer

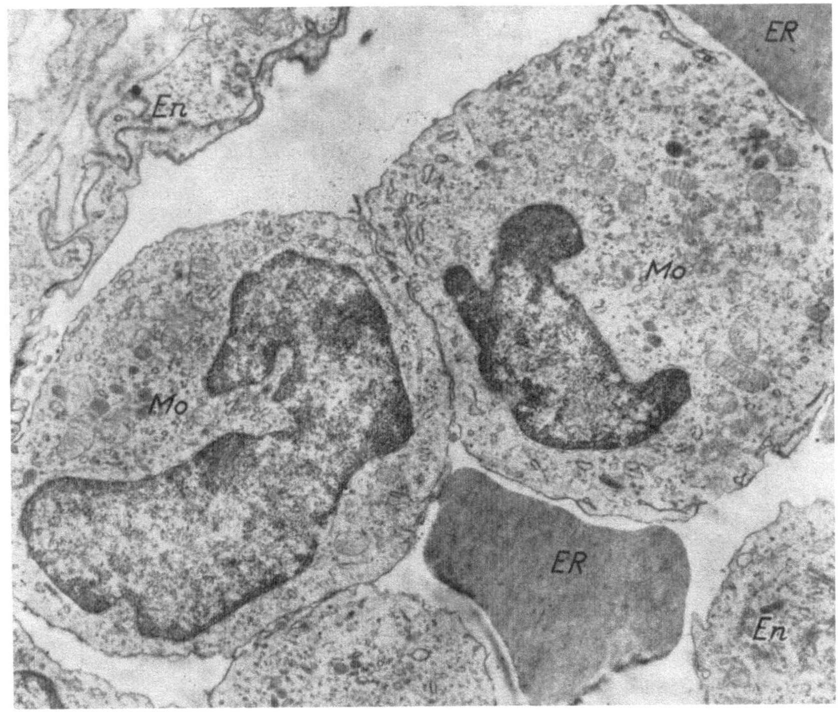

Abb. 104. Zwei typische Monocyten aus einer Gefäßlichtung. 6 Std nach Tuberkulininjektion, bei einem sensibilisierten Tier. Bezeichnungen: *Er* Erythrocyt, *Mo* Monocyt, *En* Endothelzelle.

allergischen Reaktion vom cellulären Typ sowie die Beteiligung von Leukocyten ist ganz offenbar eine Frage der Dosis; dies in zweierlei Richtung: Hinsichtlich der Höhe der eingetretenen Sensibilisierung und hinsichtlich der Menge der reaktionsauslösenden Antigendosis. Dafür sind auch Beispiele bei der Analyse der solitär cellulären Reaktion zu finden (s. dort Abhängigkeit der Lymphocytolyse von der Dosis des Antigens). Aber auch die geweblichen Reaktionen führen zu dem gleichen Ergebnis[4]. Ja, es wird dann sogar fraglich, wie weit der einfache toxisch-nekrotisierende Effekt mit dem einer Allergiereaktion konkurriert[5]. Die Gefäße beteiligen sich verschieden stark mit Dilatation und Kontraktion (Capillaren und Arteriolen) im Sinne der entzündlichen Kreislaufstörung, immer aber steht ihre Beteiligung weit hinter dem vasculären Typ zurück. An den Gefäßendothelien wird indes eine weitere Zellreaktion

---

[1] WERNER 1953. [2] LURIE 1939, 1942, 1958. [3] NELSON und BOYDEN 1960, 1963.
[4] WAKSMAN 1960a. [5] LETTERER 1961.

deutlich: Örtlich oder generell kann die Aktivierung des Endothels der Capillaren und Venen als Zellschwellung und Neigung zu Phagocytose deutlich werden, insbesondere, wenn experimentell ein Farbkolloid injiziert wird. Diese Aktivierung endothelialer, aber auch monocytärer Zellen zur Phagocytose ist für die

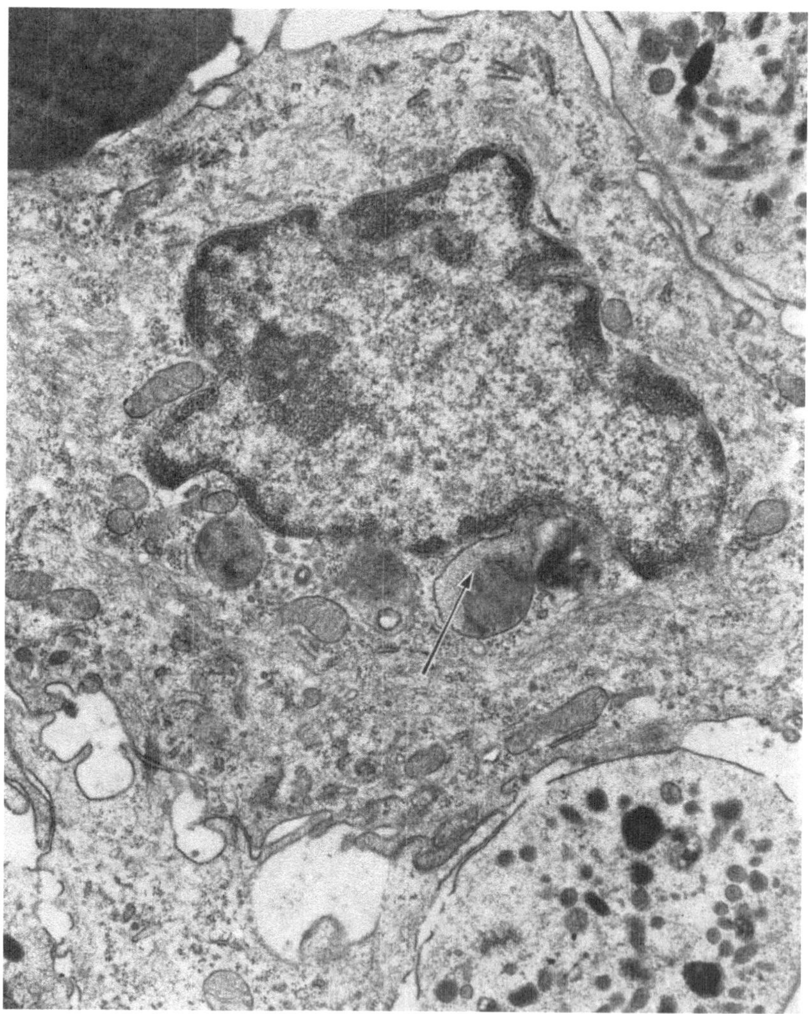

Abb. 105. Epithelzellen am Limbus der Cornea, 24 Std nach Injektion von Tuberkulin bei einem sensibilisierten Tier. Verdichtetes Cytoplasma, kernnah entstandene Vacuolen (Pfeil) mit osmiophilem Inhalt. Eine Vacuole steht mit der Membran des Kernes in direkter Beziehung. Erweiterte Intercellularräume.

ersteren besonders bezeichnend, da sie normalerweise nicht vorkommt. Unter dem Eindruck eines erneuten Kontaktes des Antigens mit den schon vermehrten Mesenchymzellen kommt es zur Aktivierung derselben und der Endothelzellen, einer Aktivierung, die sich für die schon sensibilisierte Gewebezelle in Schwellung, Stoffwechselsteigerung und Teilung kundtut[1]. Die aktivierte Endothelzelle kann sich unter dem Eindruck dieser Aktivierung ablösen und zur freien Blutzelle

---

[1] Gell 1959.

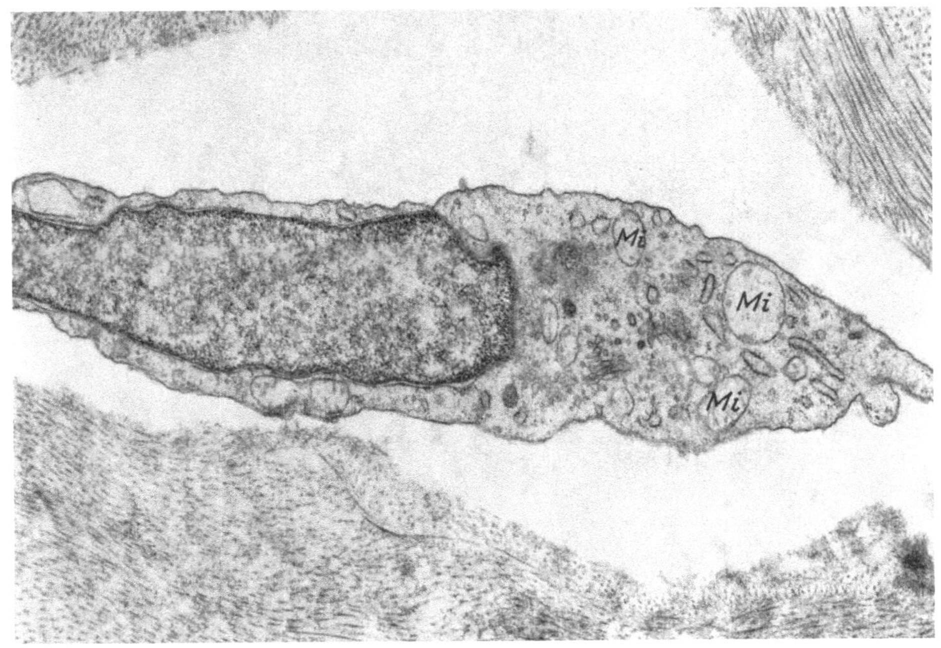

Abb. 106. Schwellung der Mitochondrien in einem Fibrocyten, 48 Std nach Injektion.

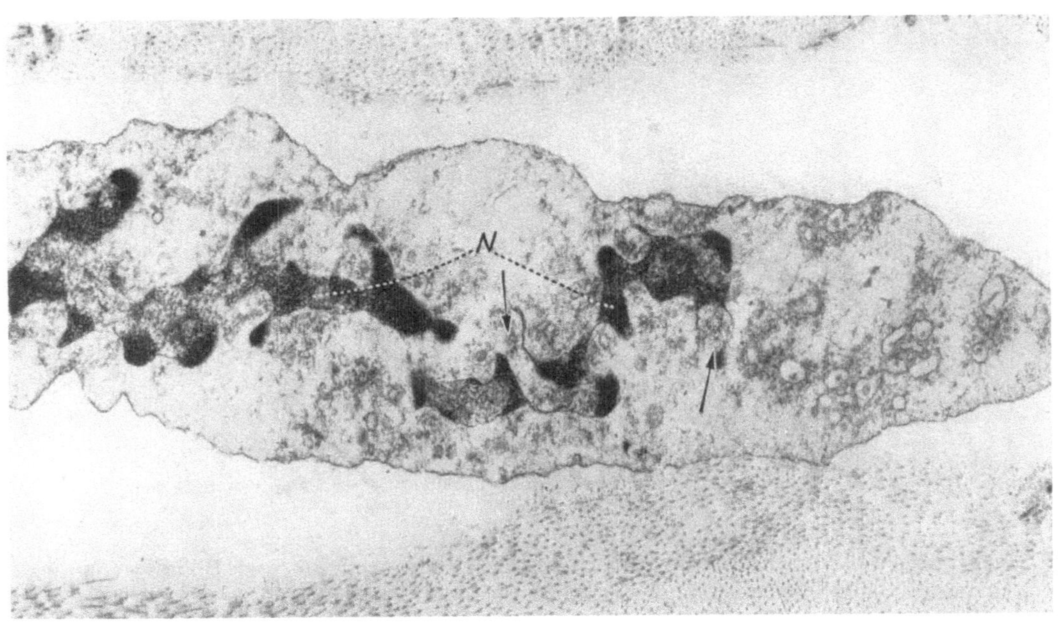

Abb. 107. Nekrotischer Fibrocyt. Kollabierter Zellkern. Unregelmäßig gefaltete Kernmembran. Kommunikation zwischen Nucleoplasma (N) und Cytoplasma. Kleine Lösungsvacuolen im Cytoplasma. 24 Std nach Versuchsbeginn, Meerschweinchencornea.

werden oder in das Gewebe auswandern. Dem Histologen ist genügend bekannt, daß alle diese Veränderungen, die hier als AAR vom vasculären Typ auftreten, vieldeutig sind und nicht nur hier vorkommen. — Deshalb können

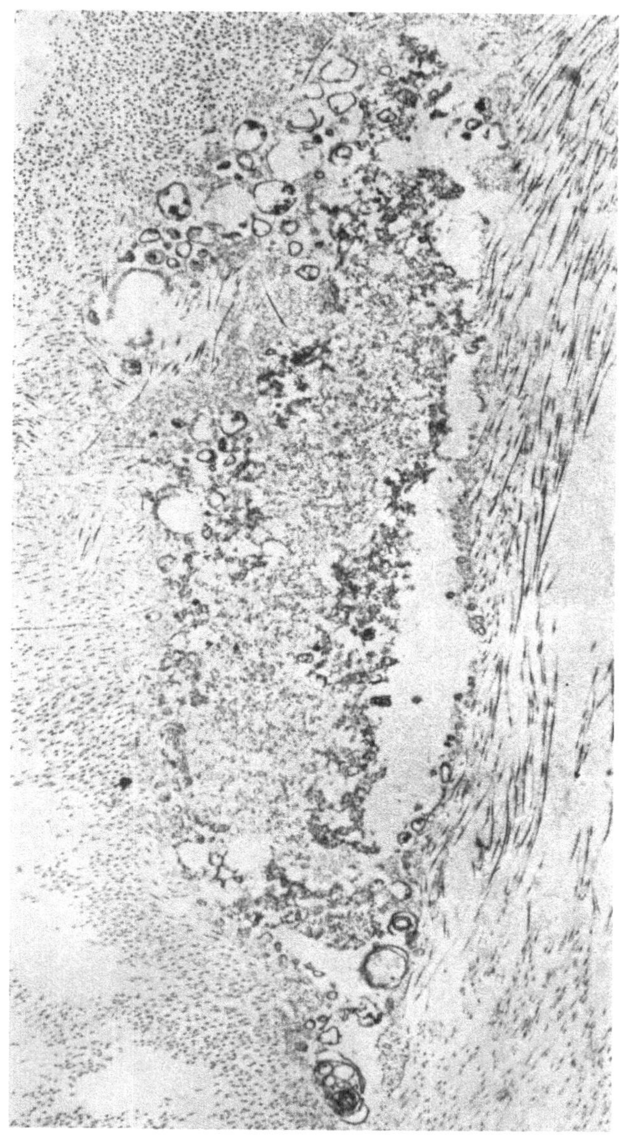

Abb. 108. Zelltrümmer eines Fibrocyten, der durch Lyse zerstört ist. 24 Std nach Versuchsbeginn. Kaninchencornea. 15 000fache Vergrößerung.

sie nur jeweils im Rahmen des gesamten Eiweißresorptions- und Bildungsvorganges in ihrer ursächlichen Bedeutung eingeschätzt werden. Es wird Aufgabe der Cytochemie und Histochemie sein, die Grundlagen dieser Stoffwechselsteigerung mit der Folge der Hyperplasie der Zelle und der Proliferation derselben zu spezifizieren und in Korrelation dazu auch die submikroskopische

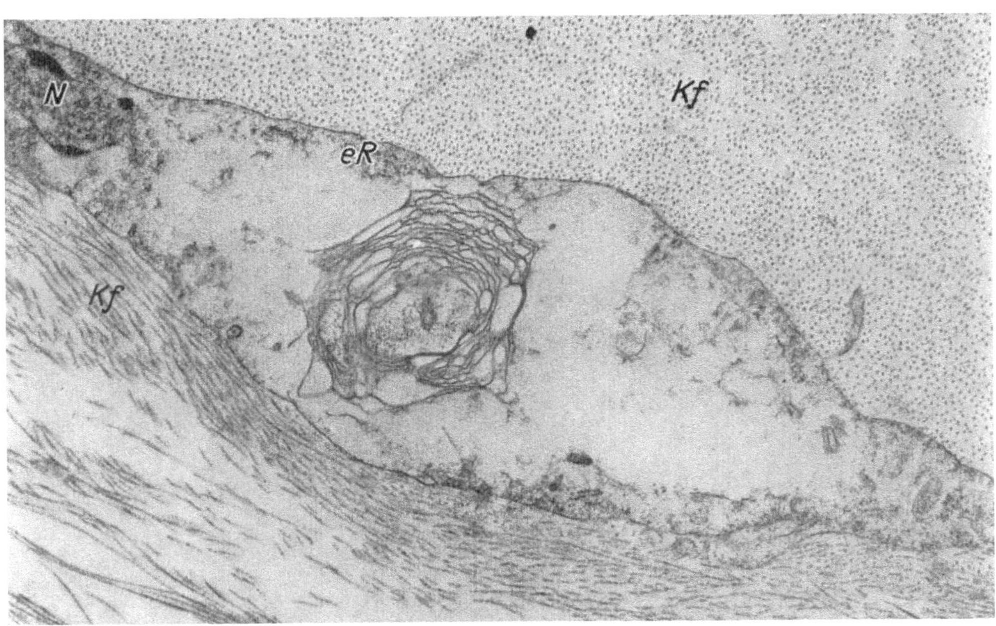

Abb. 109. Myelinfigur im Cytoplasma eines Fibrocyten. Nahezu strukturloses Cytoplasma. Reste des endoplasmatischen Reticulums (*Kf* Kollagenfasern, *N* = Kern, *eR* = ergoplasmat. Reticulum), 24 Std nach Injektion in die Cornea eines sensibilisierten Kaninchens. 20 000fache Vergrößerung.

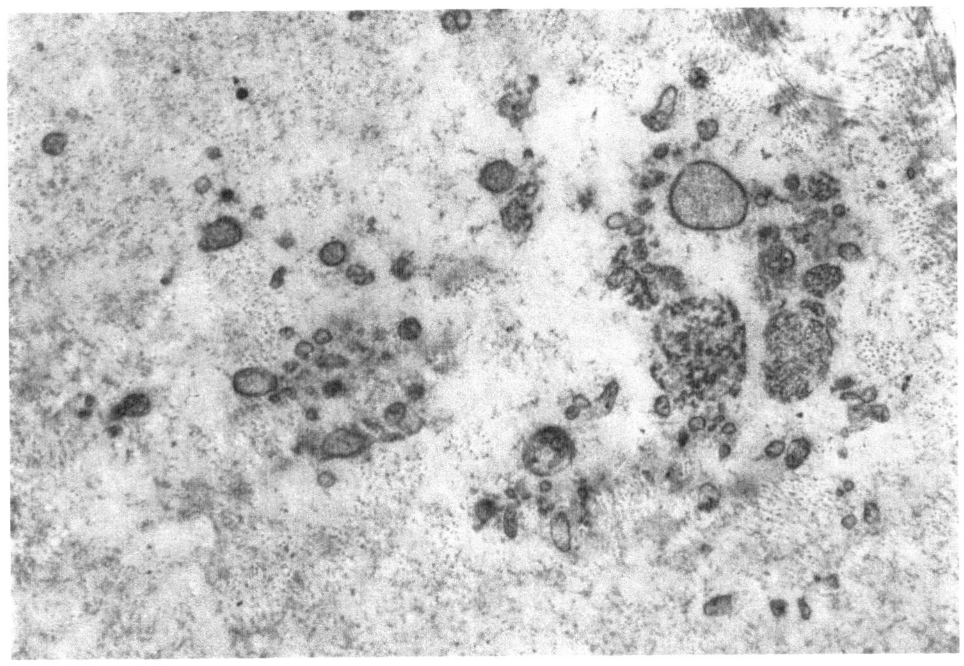

Abb. 110. Fibrocyt in Lyse. Meerschweinchencornea, 48 Std nach Injektion. Fast totale Zerstörung aller Zellbestandteile.

Morphologie der sensibilisierten in die AAR einbezogenen Zelle nochmals zu über-
prüfen[1].

Auch für die Mitreaktion der Gefäße ist die Frage der Dosis (Reizstärke) zweifellos mit ausschlaggebend. Denn von ihr hängt weitgehend die Reaktion der Endstrombahn ab, die reaktionsgebundene Beteiligung der Capillaren im Bereich
einer Tuberkulinreaktion als Beispiel des cellulären oder Spättyps geht aus
Versuchen hervor, in denen erwiesen wird, daß die Permeabilität (gemessen an

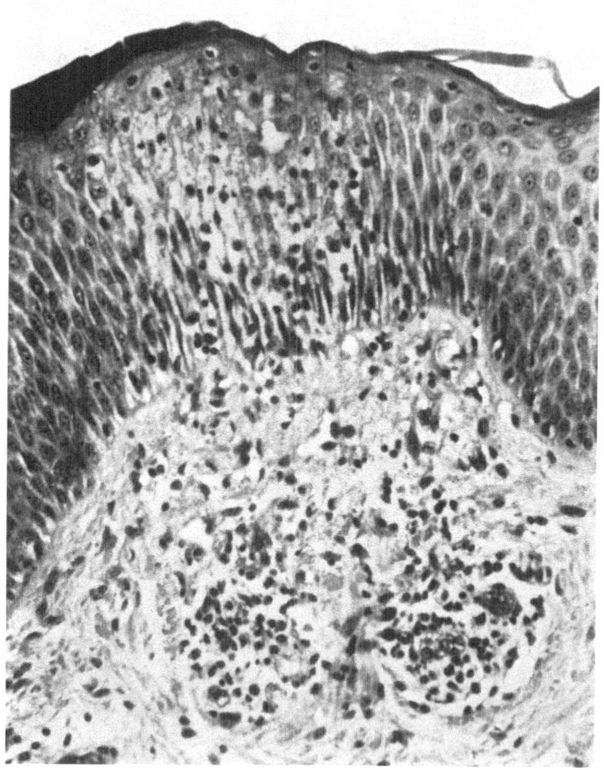

Abb. 111. Akutes Eczema vulgare status spongiosus. Allergische Arzneimittel-Reaktion auf Salbe. Präparat der
Universitäts-Hautklinik Tübingen, Gottron.

der Farbstoffdiffusion für Evansblue) der Capillaren eine Folge der Spätreaktion
ist, die auch mit Zellen aber nicht mit Serum übertragen werden kann[2]. Er-
weiterte Studien über das Shwartzman-Phänomen führten außerdem zu der
Vorstellung, daß innerhalb der Spätreaktion auch diesem eine Mitwirkung zu-
kommen könnte; denn das Tuberkulin hat Endotoxineigenschaften (siehe die
Wirkung auf die Endothelien)[3] und trifft in der Reaktion auf eine ,,vorbereitete"
Stelle; außerdem kann auch eine Beteiligung der Gefäße im Sinne einer Arthus-
Reaktion möglich sein, wenn das Tuberkulin Proteine enthält, welche zirkulierende
Antikörper entstehen lassen[4].

Die auf Krankheitserregerstoffe rückführbaren Allergien vom cellulären Spättyp haben hinsichtlich ihrer gestaltlichen Beschaffenheit im Grundsätzlichen

[1] Gusek 1959, 1962, 1964, Kuse und Gusek 1966.   [2] Voisin und Toullet 1960.
[3] Gell 1959, Stetson, Schlossmann und Benacerraff 1958.
[4] Stetson 1955, Freund 1956.

alle das gleiche Bild, d. h. die Hyperplasie, Proliferation sensibilisierter mesenchymaler histiolymphocytärer Zellen, geringe Beteiligung einer entzündlichen
Kreislaufstörung der Endstrombahn. Das schließt nicht aus, daß die Beteiligung
von Nekrose, Hyperämien und Blutungen verschieden stark sein kann. In der
Tuberkulinallergie ist die Entwicklung von Epitheloidzellen und manchmal auch
Riesenzellen, sogar eine noduläre Anordnung der Zellproliferate nicht selten. Die
heutige große klinisch diagnostische Bedeutung der Testreaktionen beruht auf
der durch den Erreger gesetzten Umstimmung der Gewebe des befallenen Organismus und der Entwicklung einer Hypersensitivität vom cellulären bzw. Spättyp[1].

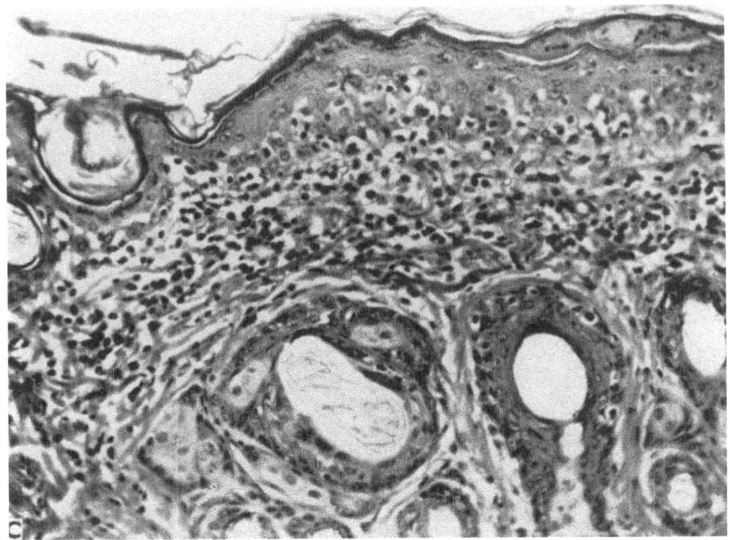

Abb. 112. Kontaktallergie gegenüber 2,4-Dinitro-chloro-benzol an der sensibilisierten Meerschweinchenhaut.
24 Std nach Applikation des Allergens. Starke Infiltration von lymphohistiocytären Zellen in die Epithelschicht
und die Subcutis. Blasige Auftreibung der Epithelien. Nach B. H. WAKSMAN (1960).

Unsere praktisch klinischen, serologischen und immunologischen Kenntnisse
sind vielfach weiter entwickelt als unser Wissen über die Natur der Spätreaktion
selbst. Darüber wird weiter unten nochmals zu sprechen sein.

Der Typ der Spätreaktion ist aber nicht nur eine Erscheinung der Gewebe-
reaktion als *Infektallergie*. Es sind zahlreiche andere Zustände bekannt, bei denen
der Immunmechanismus der Spätreaktion für die Entwicklung charakteristischer,
aber ganz verschiedener Erscheinungen, gültig ist. Hierzu gehört die *Kontaktallergie* der Haut[2], wobei bestimmte Stoffe der Epidermisepithelien sich mit
exogenen Allergenen zu Antigenen verbinden. Diese führen zur Sensibilisierung
der Haut (generell) und der erneute Kontakt des Antigens mit der Epidermis läßt
eine monohistiocytäre Proliferation entstehen mit den auffallenden Eigenschaften
der Zerstörung der Epidermiszellen durch Histiocyten und Monocyten. WAKSMAN
hat experimentell und histologisch diese Vorgänge in den einzelnen Stufen verfolgt;
frühere Beobachtungen am Menschen stammen von WERNER (1951 u. 1953)[3]. Dabei
kommt es zu einer höchst auffälligen Erscheinung, welche des weiteren Studiums
bedarf und die eine eigentümliche Parallele in der Entwicklung sog. LE-Zellen
aus Leukocyten hat. Einzelne Epidermiszellen, die anscheinend das Antigen enthalten, blähen sich auf und werden von heranwandernden Histiocyten angegangen.

---

[1] GELL und COOMBS 1963. [2] HAŠEK, LENGEROVA und HRABE 1961.
[3] SPIER 1961, WAKSMAN 1954, 1960, WERNER 1953.

Der Histiocyt muß daher Eigenmotilität besitzen. Er dringt in die Epithelzelle ein, an der Stelle seiner Ablagerung in der Zelle entwickelt sich eine Vacuole, welche einen oder mehrere Histiocyten enthält. Daraufhin wird der Kern zerstört und pyknotisch, die Zelle geht zugrunde. Es ist nicht völlig auszuschließen, daß gelegentlich auch Lymphocyten an dieser „Aktion" sich beteiligen. Aus den Schilderungen von Werner geht hervor, daß er an humanen Testproben offenbar Gleichartiges in Form des Auftretens von schlecht gefärbten „Zellballons" schon früher beobachtet hat (l.c. S. 429). Er führt sie auf intracelluläres Ödem zurück.

Die Existenz von spezifischen Gewebeantigenen des Einzelindividuums (H_2-Antigene) wird zur Grundlage der Gewebsunverträglichkeit bei der *Trans-*

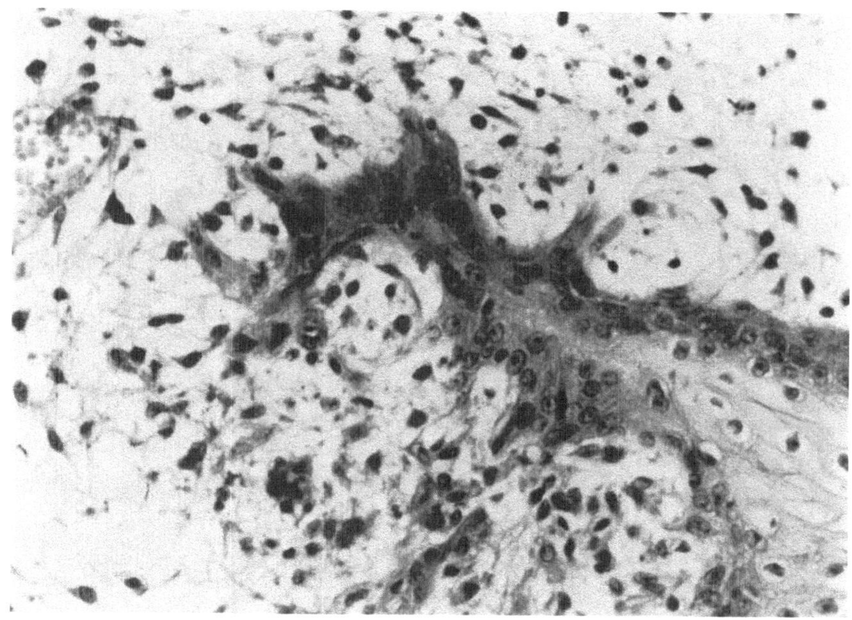

Abb. 113. Hauttransplantation, 3 Wochen alt, nach Verbrennung am Oberschenkel. Reverdin-Lappen. Durch Histiocyten und makrophage Rundzellen betriebene Resorption der Epidermiszellen.

plantation von Geweben und Organen bzw. der Abstoßung des Transplantates nach relativ kurzer Zeit, d. h. wenn sich die sog. Transplantationsimmunität[1] entwickelt hat. Auch hier spielt der sensibilisierte Histiocyt die ausschlaggebende Rolle für die Transplantatabstoßung, wenngleich auch humorale Antikörper nachgewiesen wurden[2,3]. Ein heterologes Zellgewebstransplantat, welches in eine Filterkammer eingeschlossen und peritoneal versenkt wird, bleibt erhalten, wenn es durch die Poren nur humoral ernährt wird. Können Mesenchymzellen durch die Poren eindringen, so wird das Transplantat zerstört[4]. Mit den Fortschritten der Immunologie ist die Transplantationsforschung zu einem großen neuen Spezialgebiet geworden[5]. In der allgemeinen Pathologie und Chirurgie spielte sie in früheren Jahren nur die Rolle einer Art Appendix an das Gebiet der Regeneration insofern, als man die verbesserte Regeneration von Knochen- und Hautdefekten dadurch erreichte. Knochen heilt anfänglich ein, um später schrittweise resorbiert und durch eigenen ersetzt zu werden. Auch Tierknochen können

[1] Hašek, Lengerova und Hrabe 1961.   [2] Górer 1960.
[3] Waksman 1960, Kretschmer und Perez-Tamayo 1961.
[4] Algire u. a. 1957, Woodruff 1955, 1957.   [5] Schmidt 1959.

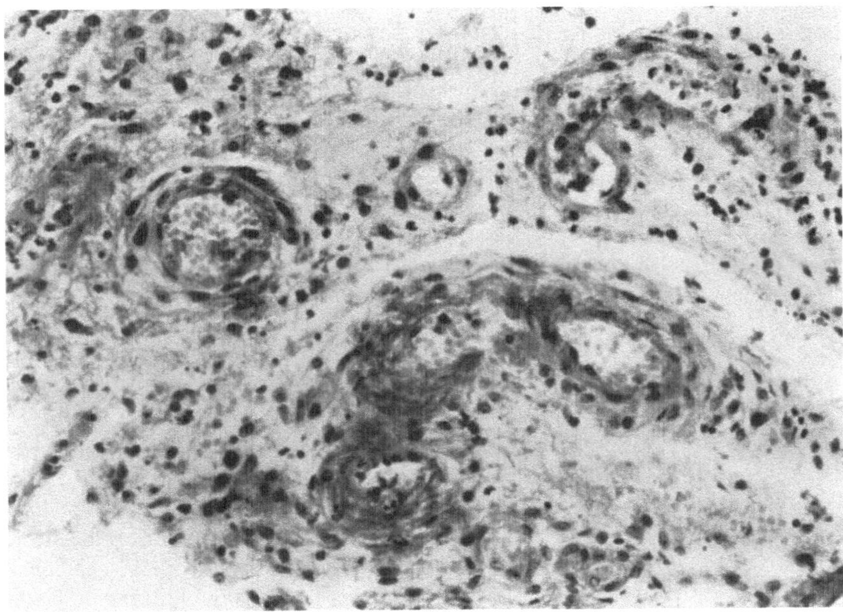

Abb. 114. Gleiches Präparat wie Abb. 113. Ödem und fibrinoide Herde in der Umgebung von kleinen Gefäßen und in der Wand derselben. Aus dem subepithelialen Gewebe eines Reverdin-Lappens.

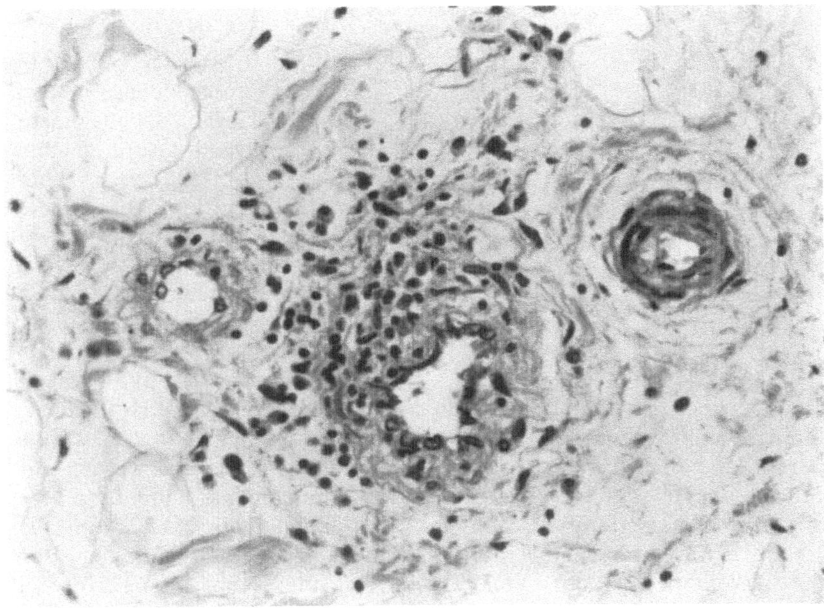

Abb. 115. Gleiches Präparat wie Abb. 113. Kleine Arterie und Vene. An der Vene perivasculäre Zellinsel: Das morphische Substrat für Antikörperbildung (perivascular island-reaction). Daneben eine Arteriole mit fibrinoiden Einlagerungen.

vorerst angenommen, um später erst fortlaufend resorbiert zu werden. — Homoioplastisch transplantierte Haut erlebt im allgemeinen das Schicksal der Abstoßung. Homoioplastische Gefäßstücke werden im Laufe der Zeit nekrotisch, können aber organisiert und strukturgleich ersetzt werden. Homoioplastische Organübertragung gelingt nicht. Es ist das Ziel der Ersatzchirurgie, homoioplastisch übertragene Organe durch geeignete Nebenmaßnahmen zur Einheilung und Funktion zu bringen. Dieses Ziel verlangt ein subtiles Vertrautsein mit den Grundlagen und Gesetzen der Immunitätsvorgänge; insbesondere der Existenz und den Eigenschaften der Gewebeantigene. Es verlangt ferner die Unterscheidung der Autoallergie gegenüber den Autoantikörpern. Letztere sind zirkulierende Antikörper,

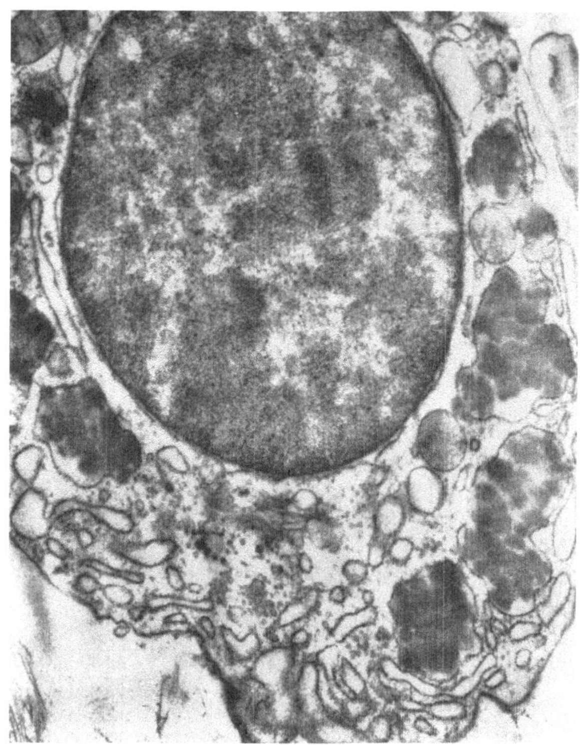

Abb. 116. Plasmazelle aus der Subcutis aus einem Hauttransplantationsherd. Die Plasmazelle zeigt Aktivierung und endoplasmatische Cysternen, welche ein elektronendichtes Material enthalten. Nach Wiener, Spiro und Russell (1964).

diese Sensibilisierungsvorgänge von Zellen gegen Gewebeantigene *ohne* die Bildung freier Antikörper. Zumeist ist beides vergesellschaftet im gleichen Prozeß. Aber das eigentliche pathogene Element ist die celluläre Reaktion vom Spättyp, und es ist für Gewebe noch nicht zu übersehen, inwieweit humorale Autoantikörper, d. h. solche, die gegen autologe Gewebebestandteile als die entsprechenden Antigene gerichtet sind, auch gewebliche Schäden hervorrufen können.

Aus den fast jetzt schon unübersehbar gewordenen Einzelbeobachtungen und ihrer Deutung scheint sich ein Komplex von Reaktionstypen herauszuschälen, welcher gebunden ist 1. an die Reaktionen der freien zirkulierenden Zellen, rote wie weiße und 2. an Gewebe, d. h. Histien. Diese reagieren a) mit vasculärem Reaktionstyp bei zirkulierenden Antikörpern, b) mit cellulärem Reaktionstyp bei cellulärer Sensibilisierung. Die Reaktionen unter 1. kommen dadurch zustande, daß Antikörper aus dem Blut an die Zelloberflächen adsorbiert werden und die Zellen agglutinabel werden; Hinzutreten des Komplements kann Lyse erzeugen. Die vasculäre Reaktion unter 2a ist ein Arthus-Phänomen, unter 2b ein bis jetzt nicht klar zu durchschauender Vorgang, den man — folgt man den Beschreibungen von Waksman (1960) — fast als Kanibalismus der sensibilisierten Zelle ansprechen müßte. Andere Autoren sprechen die Transplantatabstoßung als cytotoxischen Effekt an[1]. Hier hat eine subtile cytomorphische, cytochemische, immunochemische und enzymatische Forschung einzusetzen.

Es ist nicht unsere Sache, eine spezielle Transplantationslehre und alle darin eine Rolle spielenden Immunitätsphänomene darzustellen. Auch hier ist

---

[1] Merill 1959.

unser Anliegen nur, die *Morphe* der AARR zu erfassen, soweit sie mit Transplantation und dem Schicksal von Transplantat und Wirt zusammenhängen. Ein Autotransplantat der Haut wird vom dritten Tag an vascularisiert und heilt mit einer geringen Bildung von Granulationsgewebe ein; hingegen zeigt das Heterotransplantat vom fünften oder sechsten Tag an massive Infiltrationen von Lympho- und Histiocyten, und die Epidermiszellen gehen, nicht unterscheidbar von dieser, Veränderungen ein wie bei der Kontaktallergie. Es entstehen große und multiple Vacuolen, in denen jeweils Histiocyten liegen. Die Zellen gehen zugrunde und die Residuen werden resorbiert. Die mono-histiocytäre Infiltration nimmt bis zum zehnten Tag und länger zu, Leukocyten werden fast immer vermißt, jenseits der Transplantatgrenze werden im Fettgewebe kleine Rundzellen und Plasmazellennester gebildet; das Transplantat wird, soweit es in der Epidermis liegt und nekrotisch wurde, demarkiert, z. T. resorbiert. Auffallenderweise bleiben die kollagenen Fasern unverändert. Manchmal wird auch das ganze Transplantat rasch nekrotisch und von Granulationsgewebe unterminiert. In diesen Fällen sollen Plasmazellherde häufiger sein. Zusammengefaßt spielen also für die Abstoßung eines Transplantates *nicht* die Leukocyten, sondern Monohistiocyten die führende Rolle. Der Abstoßungsvorgang gehört damit zum cellulären Typ der Immunreaktion. — Diese sehr kursorische Darstellung, welche in der Hauptsache der Klassifizierung der Immunphänomene dienen soll, richtet sich nach den neueren experimentellen Ergebnissen (WAKSMAN 1960). Darüber hinaus gibt es eine große Zahl besonderer Einzelheiten, die in Sammelreferaten zum Problem der Transplantation zusammengetragen sind[1]. Die Transplantationssensibilität kann mit Lymphknotenzellen übertragen werden, die regionalen Lymphknoten reagieren am stärksten und sind die bestgeeigneten für die Übertragung[2] (s. auch LAWRENCE, Übertragung mit leukocytärem Extrakt). Indes, da es sich um celluläre Immunität handelt, ist das gesamte Mesenchym, d. h. das lymphoreticuläre Gewebe als sensibilisiert anzusehen. Während frühere Autoren die Transplantatabstoßung als *nur* cellulär bedingt ansahen (delayed), mehren sich die Stimmen und Experimentalergebnisse, die sich für eine Mitbeteiligung von echten Antikörpern (humoralen) aussprechen[3].

Wenn man die *Parabiose* als gegenseitiges Transplantat zweier Tiere betrachtet, wird es verständlich, daß die für Transplantation gültigen Gesetze auch bei der Parabiose ihre Bestätigung finden. Inzuchtreine Tiere mit gleichen Gewebsantigenen am H_2-locus lassen sich mit Erfolg beliebig lange parabiotisch vereinigen. Genetische Differenzen aber führen entweder zur Parabioseintoxikation[4] auf Grund der Bildung von Iso-Agglutininen oder zur „falschen" Parabiose[5], d. h. der Blockierung der gemeinsamen Gefäßverbindung durch allergisch-hyperergische Reaktion mit fibrinoider Nekrose an den Gewebebrücken. Obgleich auch hier zahlreiche monohistiocytäre Infiltrate in den Brücken auftreten, ist nach eigenen Untersuchungen eine nicht geringe Komponente humoraler Antikörper in der Parabioseabstoßung beteiligt[6]. Das wird verständlich, wenn man die Parabiose als eine „organismische Transplantation" betrachtet, bei welcher nicht nur Gewebsantigene, sondern auch Serumantigene beider Individuen ausgetauscht werden. Hinzu kommen die cytotoxischen Reaktionen, welche durch den Austausch von Blutzellen bewirkt werden. — So entsteht eine sehr variationsreich zusammengesetzte immunbiologische Situation und immunopathische Reaktion, welche noch dadurch bereichert wird, daß beide Tiere an einer Amyloidose ziemlich regelmäßig erkranken. In den lockeren Mesenchymen und den

---

[1] BRENT 1958. [2] LAWRENCE u. a. 1960. [3] KRETSCHMER und PEREZ-TAMAYO 1961.
[4] NISSEN 1923, SIMONSEN 1953, 1957, 1962. [5] EICHWALD u. a. 1959.
[6] WALZ, MAYER und VOGEL 1963, 1964, MAYER und WALZ 1965, LETTERER 1963.

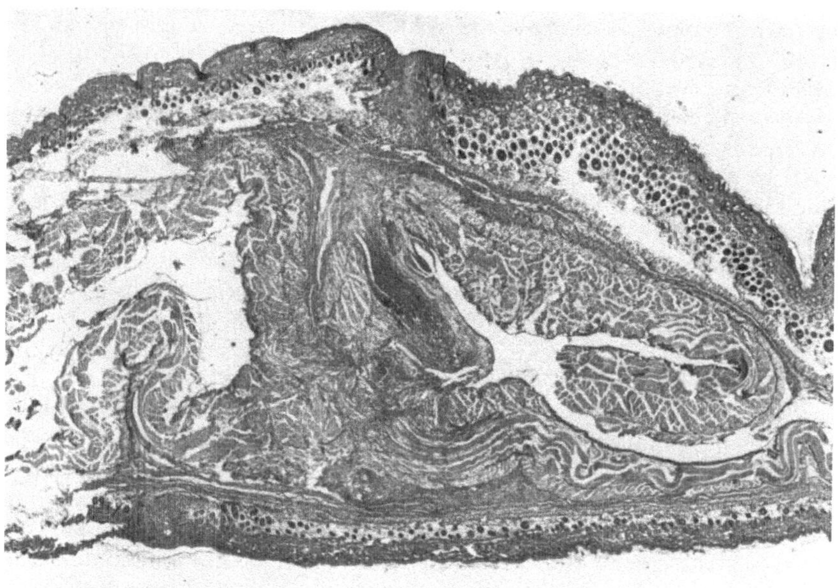

Abb. 117. Parabiose zweier homocygoter Tiere nach 18 Tagen, Hautbrückenpräparat. Reaktionslose Einheilung.

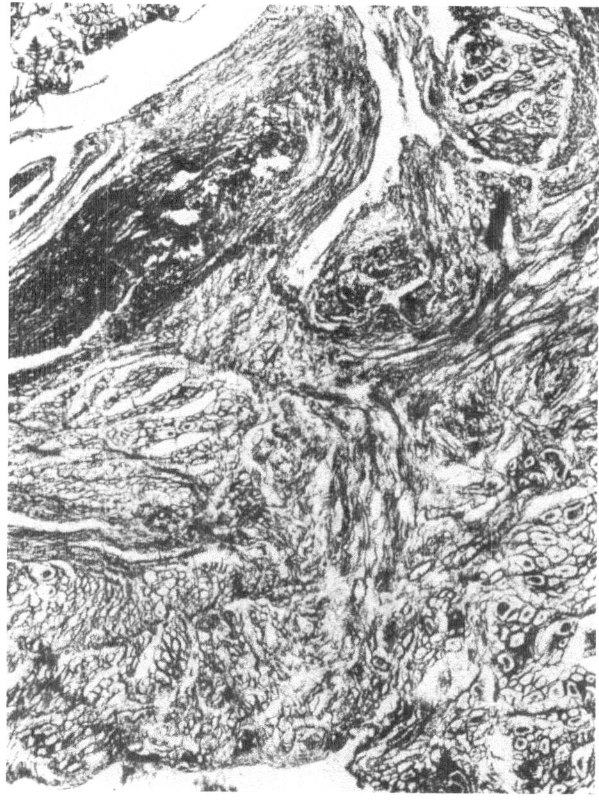

Abb. 118. Gleiches Präparat wie Abb. 117. Silberimprägnation der Fasern. Diese zeigen eine gute Verbindung der beiden Seiten.

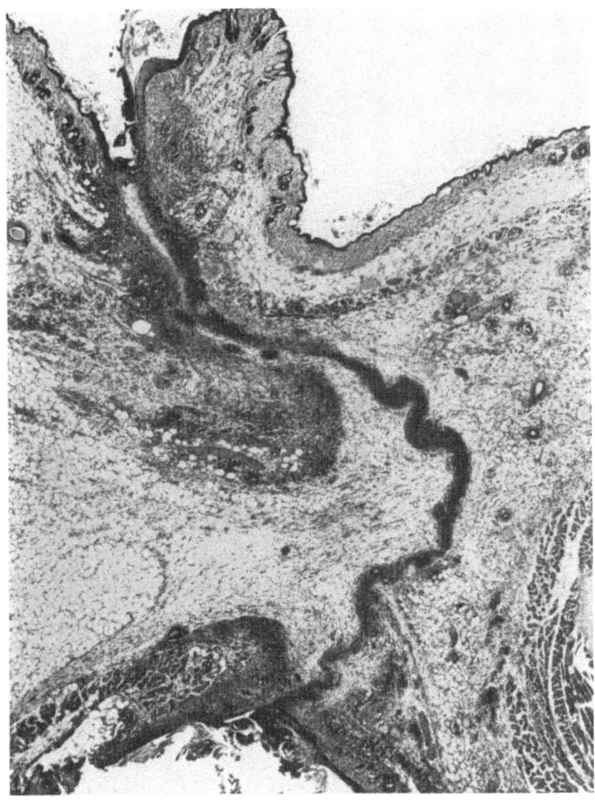

Abb. 119. Sogenannte falsche Parabiose zwischen zwei heterocygoten Mäusen 13 Tage nach der Vereinigung. Breiter, fibrinoider Streifen über die ganze Länge der Vereinigungsflächen. HE-Färbung. Herdförmige, entzündliche Infiltration.

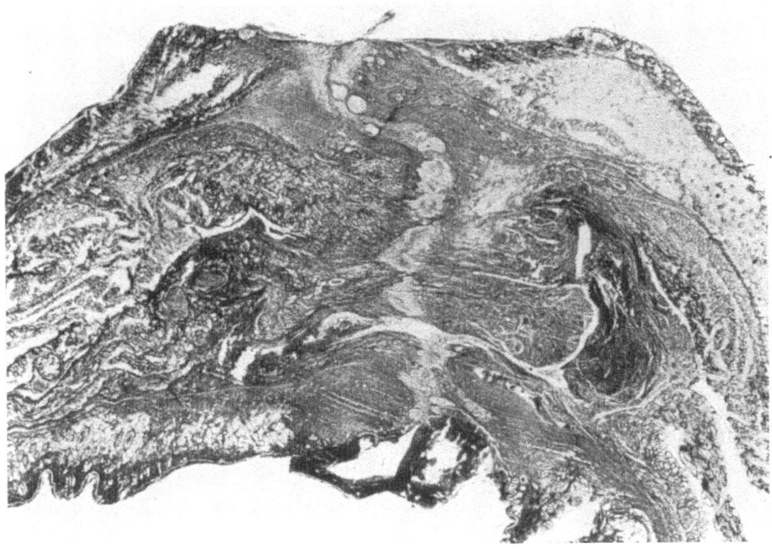

Abb. 120. Parabiose zweier heterocygoter Tiere nach 31 Tagen. Silberdarstellung der Fasern. Es zeigt sich an der Berührungsstelle der beiden Parabionten beginnende Lösung und Untergang der Fasern.

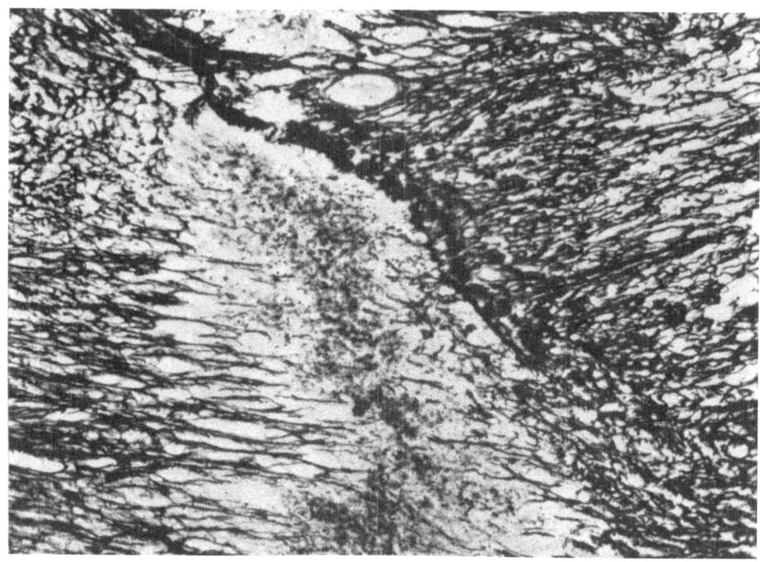

Abb. 121. Gleiches Bild wie Abb.120. Starke Vergrößerung. Silberimprägnation. Man erkennt an der Berührungsstelle Verlust und Auflösung der Fasern.

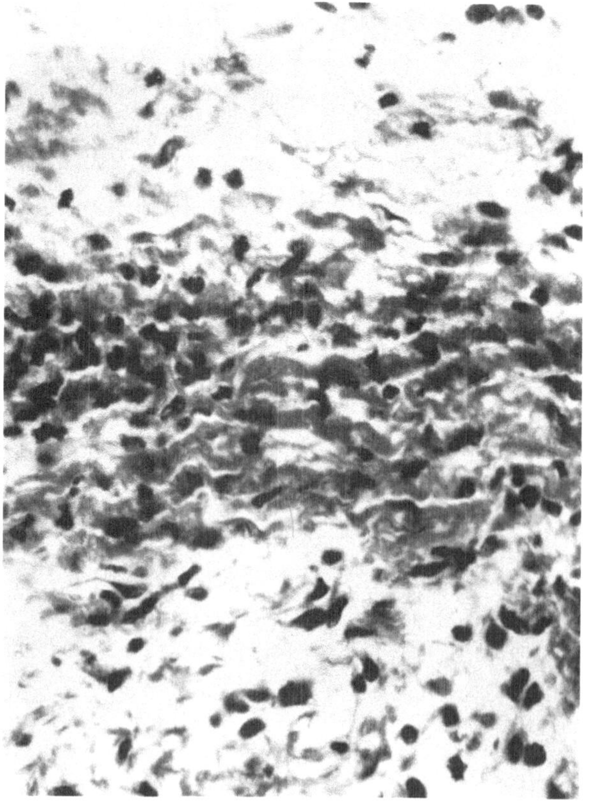

Abb. 122. Parabiose zwischen zwei heterocygoten Mäusen von 13 Tagen Dauer. Fibrinoide Verquellung in der Vereinigungsstelle. Starke Vergrößerung aus Abb. 119.

Sinusoidräumen entwickeln sich besonders dichte Infiltrate von monohistiocytären Zellen in paracapillärer und paravenöser Anordnung, für die Amyloidose ein regelmäßiger, hier aber besonders starker Befund. Man könnte auch sie als Ausdruck des cellulären Typs der Immunreaktion betrachten (Leber, Lunge, Niere, Herz). Im Gebiet der Hautbrücken sind in einer Anordnung, wie sie auch der Lokalisation im Arthus-Phänomen entspricht, d. h. in den Randgebieten der Herde an der Grenze zum Normalgewebe viele Plasmazellen und Proplasmazellen vorhanden[1]. Die Ähnlichkeit mit dem Arthus-Phänomen ist augenscheinlich. Streng genommen gehören diese Beobachtungen an der Parabiose nicht mehr zu den

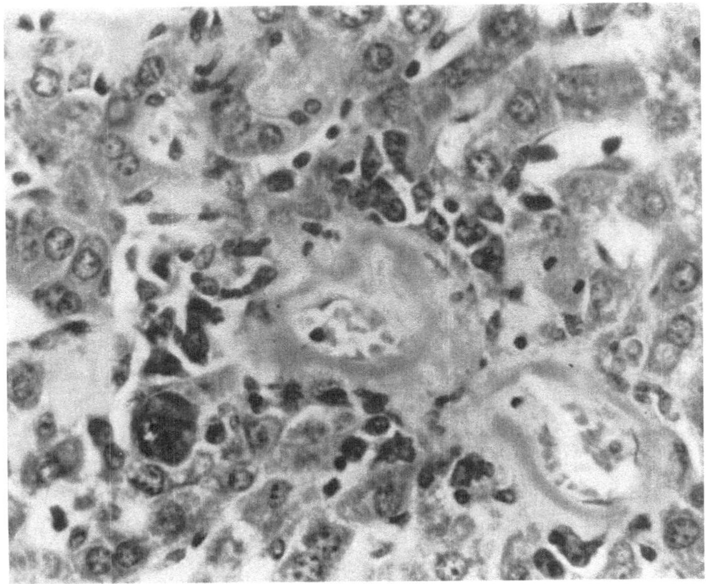

Abb. 123. Leberamyloid perivasculär gelagert mit zahlreichen geschwollenen Kupfferschen Sternzellen, einer Riesenzelle und Plasmoblasten. Heterocygote Parabiose nach 42 Tagen.

Immunreaktionen der Gewebe, welche mit der Transplantation beendet sind; ebenso wie die eigentümlichen *Graft versus Host-Reaktionen* und das *Runting*, die wir bei den Organismusreaktionen noch zu besprechen haben[2].

Die vielseitigen Umstände, die zu dem Bild der cellulären Reaktion der AAR im Gewebe führen, lassen vor allen anderen Fragen als erste und Hauptfrage die nach *der Beziehung der beiden Reaktionstypen* zueinander stellen. Beide sind Gewebsreaktionen, beide gehören biologisch dem Bild der Entzündung an, einmal die vasculäre, einmal die celluläre Komponente der entzündlichen Reaktionen mehr oder weniger ausschließlich zeigend. Für die vasculäre Reaktion ist sicher, daß nur bei ihr präcipitierende Akk, wenn auch nicht ausschließlich nachgewiesen werden können. — Die Serologie spricht bei der SR von Reaginen, welche zellständig bleiben und nicht als humorale Ak existieren. Handelt es sich nun bei diesen allergischen Akk um grundsätzlich anderes oder können sie Vorstufen für die anaphylaktischen Akk sein?

Es ist nicht unsere Sache in einem Artikel, der der Morphologie vornehmlich gewidmet sein muß, den gesamten Fragenkomplex nach für und wider zu entrollen. Er gipfelt letztlich in einer Formulierung, die wir von der Entstehung der

---

[1] GELL und HINDE 1951, 1954, DIENES und MALLORY 1932.　　[2] SIMONSEN 1962.

weißen Blutzellen genügend kennen; unitarisch oder dualistisch? Zwei verschiedene Prinzipien, oder geht das eine aus dem anderen hervor? Was kann die Morphologie zur Klärung beitragen? Wir sind uns bewußt, daß die Korrelierung morphischer und serologischer Erscheinungen noch immer zu Trugschlüssen führen kann und wohl erst dann zum Ziel kommt, wenn es gelungen ist, markiertes Ag-Eiweiß elektronenoptisch als in Reaktion befindlich mit dem in der Zelle gebildeten Reaktionsstoff zu finden[1].

Die Tatsache, daß mit Serumantigen oder gleichartigem Eiweiß unter Zusatz von Freundschem Adjuvans am Meerschweinchen, sowohl die Früh- wie die Spätreaktion erzeugt werden kann und das gleiche Antigendepot nach 15 min die typische vasculäre Reaktion zeigt, welche nach 6—8 Std in eine nicht von der üblichen Tuberkulinreaktion unterscheidbare celluläre Reaktion übergeht, ist zwar von grundsätzlicher, aber noch nicht entscheidender Bedeutung[2].

Morphologisch-cytologische Untersuchungen könnten den unitarischen Gesichtspunkt durchaus unterstützen. Schon Dienes[3] hat beobachtet, daß Frühstadien der Serumsensibilisierung mit einer monohistiocytären Reaktion beginnen, was Gell[4] nachdrücklich bestätigt und daß in etwa 20 Std alten Arthus-Reaktionen in den Randgebieten des Phänomens zum zweiten Mal mononucleäre Zellen in größeren Mengen auftreten, die nach Tagen in echte Plasmazellen überwechseln. All dies kann, was Gell auch ohne irgendwelche Zweifel annimmt, dafür gelten, daß die Erstreaktion im Sinne der cellulären verläuft, solange bis die mononucleären Zellen sich in Plasmazellen umgebildet haben. Am Ende der AAR beginnt eine aus dem Herdantigen stammende örtliche Neubildung von AKK wiederum auf derselben Linie. — Zur Stützung dieser Ansicht haben Gell[5] und später Tramaine[6] durch passive Übertragung von Zellen der „delayed" Reaktionszone aus dem Arthus-Phänomen die Spätreaktion übertragen können. Er deutet dies dahin, daß die erste Verabreichung von Antigen mit Resorption und Digestion desselben beantwortet wird und deren morphischer Ausdruck hierfür die histiomonocytäre Reaktion ist, eine Anschauung, die der von mir geäußerten voll entspricht. Im Anschluß daran entstehen bei fortdauerndem Antigenreiz Plasmazellen mit der Bildung von Präcipitinen. — Pappenheimer und Chase[7] sind bis heute Antipoden der unitarischen Anschauung und bezeichnen die Meinung, daß die Spätreaktion ein präliminärer Zustand der Sofortreaktion sei als vorerst nicht bewiesen und als eine, wenngleich attraktive, Hypothese. Waksman[8] vertritt den vermittelnden Standpunkt, indem er eine alternative Reaktion der einmal sensibilisierten Zelle (durch die Bildung oder Aufnahme des Transferfaktors) postuliert, die beide Arten der Antikörperbildung eingehen und vielleicht eine Konzentrationsfrage des Antigens sein könne. Im übrigen muß zu diesem Problem auf die bestehende Literatur verwiesen werden.

3. Die primär granulierende Reaktion.

Die unspezifische Entzündung hat Stadien und Formen[9]. Aus der Fülle der Erscheinungsbilder zeichnet sich ein akutes exsudatives, in unserem Sinn vasculärer Typ zu nennendes Stadium, gegenüber einem anderen ab, in dem die vasculäre Komponente mehr oder weniger zurücktritt gegenüber der Hyperplasie der Zellen, die mit Zunahme des Zellvolumens als einfache und mit Zunahme der Einzelzellen als numerische Hyperplasie zu bezeichnen ist, also mit Zellneubildung einhergeht; in der allgemeinen Pathologie proliferierende Entzündung

---

[1] Steffen und Rosak 1963.   [2] Metaxas-Metaxas und Bühler 1954.
[3] Dienes 1932.   [4] Gell 1959.   [5] l.c. Seite 56.   [6] Tramaine und Jeter 1955.
[7] Pappenheimer und Chase 1959.   [8] Waksman 1960.   [9] Letterer 1959a.

genannt, sprechen wir von dieser Erscheinung bei der AAR vom cellulären Typ der Reaktion.

Die akute Entzündung hat die Möglichkeit des raschen Abklingens oder bei fortbestehender Ursache des Überganges in die chronische. Aber es ist nicht zwingend, daß jeder proliferierenden Entzündung ein akutes Stadium vorausgeht. Sie kann als solche schon beginnen, und es ist dann eine Frage der Reaktions*lage* des Organismus und der Reiz*stärke* der Ursachen, bis zu welchem Grade der Proliferation sie sich fortentwickelt oder unter Umständen auch noch vorübergehend vasculäre (Exsudation) Symptome hinzufügt. Vom Ausmaß der Zell-

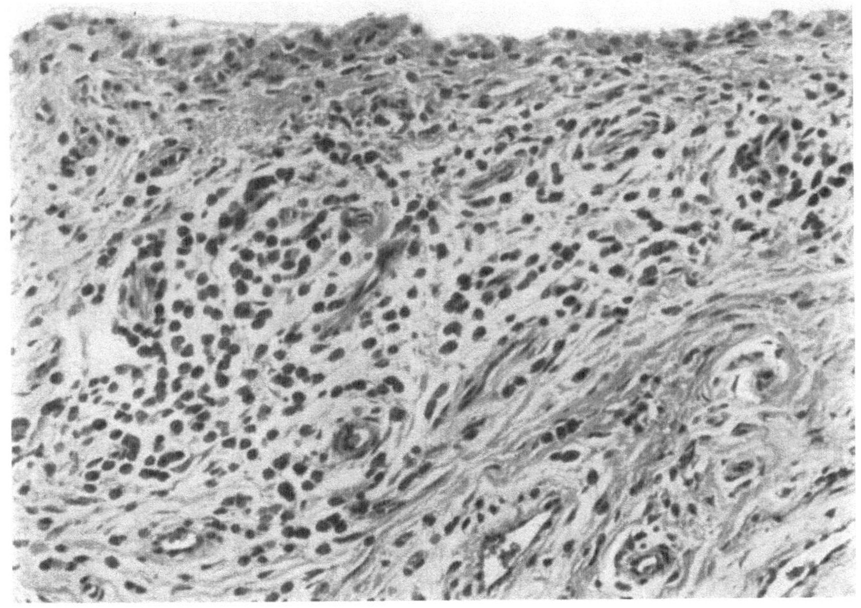

Abb. 124. Primärgranulierende Entzündung. Histiomonocytäre Zellinfiltrate und Plasmazellen. Die Infiltrate meist um die Gefäße gelagert. Keine Leukocyten, wenig Lymphocyten. Neubildung von Gefäßen. Aus einer Kniegelenkskapsel bei chronischer, rheumatischer Entzündung.

proliferation hängt es ab, ob der capillare Blutgefäßbestand ausreicht, die neugebildeten Zellen zu ernähren, bzw. ob die resorptiven und digestiven Aufgaben, die dem reagierenden Gewebe zufallen, unter Umständen die Neubildung von *neuen Histien* veranlassen. Mit dem Neuauftreten bzw. der Neubildung von Gefäßen und den dazu gehörigen mesenchymalen Zellen sprechen wir von granulierender Entzündung[1].

Wenn wir einen primär granulierenden Typ der Reaktion im Lauf der AAR postulieren, so erscheint es tunlich, auch zu präzisieren, welche Kriterien wir einer sekundär granulierenden entzündlichen Reaktion zuschreiben. Es ist dies relativ einfach zu sagen, denn alle Granulationsgewebsbildungen, welche zur Reparation führen, sind sekundär granulierende Typen. Wenn es also im Verlauf einer Arthus-Reaktion zu Nekrosen und Demarkation derselben kommt, dann muß durch Granulation der Defekt ersetzt oder eine Nekrose durch Organisation (resorptivgranulierende Entzündung) ausgewechselt werden. Diese Vorgänge gehören in den Bereich der sekundär granulierenden Reaktion und haben mit einer AAR nicht das Geringste zu tun. — Ich habe in diesem Handbuch die hier in Rede

---

[1] Letterer 1959a.

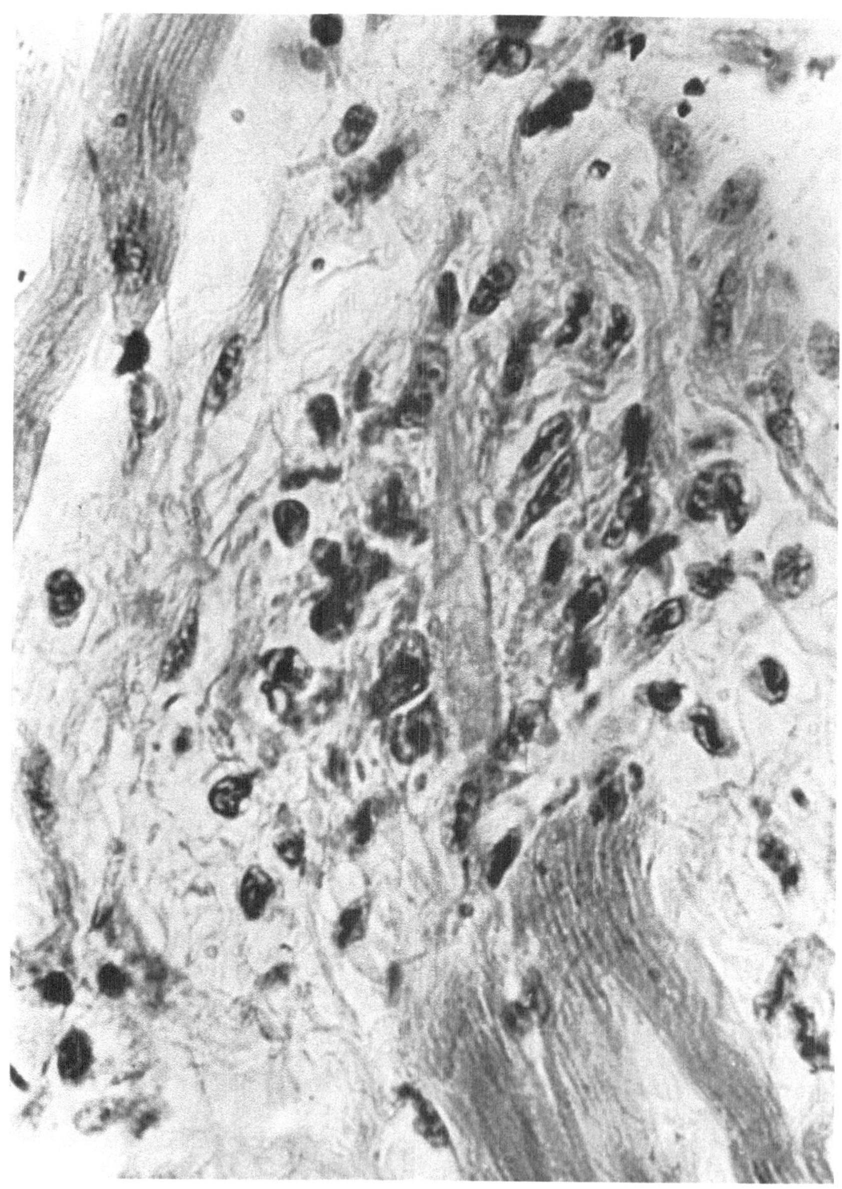

Abb. 125. Zentrale Muskelfaserfragmente in einem rheumatischen Granulom des Herzens. Präparat und Bild
Fassbender.

stehenden Zustände schon einmal in extenso im Rahmen der Besprechung der
allergisch-hyperergischen Entzündung erläutert; dieses Kapitel (VII/1) bezog sich
nur auf die entzündlichen Reaktionen, während alles andere, d. h. die gesamte
Morphe der AARR uns für diesen Handbuchteil überlassen blieb. Aber es liegt
in der Natur der Sache, daß die beiden Handbuchteile sich hier nun am gleichen
Objekt wieder begegnen müssen, nachdem sie allerdings ganz verschiedenartige
Wegstrecken durchgemacht haben (s. Handbuch, Bd. VII/1, S. 531 ff.). Begriff und

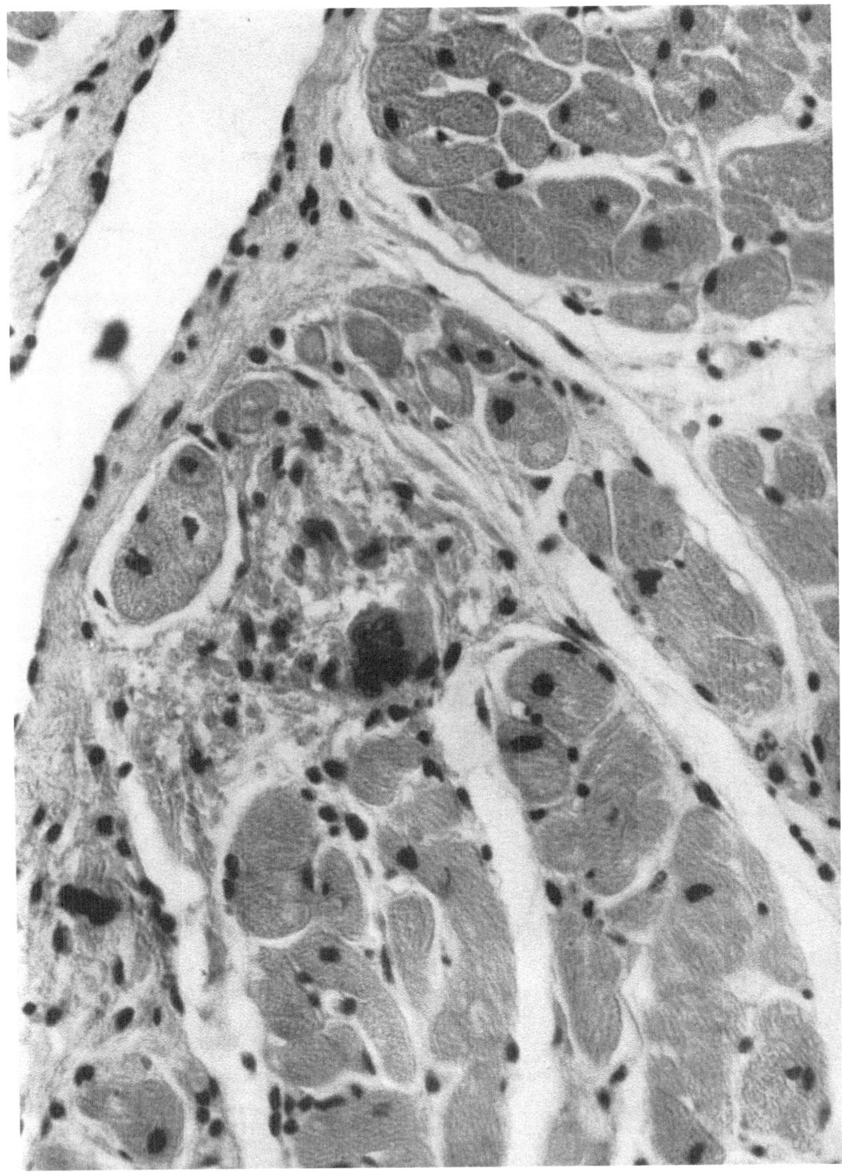

Abb. 126. Muskelaggressive Form der rheumatischen Entzündung im Herzen. Rundes, myogenes Granulom mit myogener Riesenzelle. Präparat und Bild FASSBENDER.

Beispiel für die primär granulomatöse hyperergische Entzündung sind dort in genügender Breite dargelegt.

Unter dem jetzt gültigen Gesichtspunkt einer theoretischen und pragmatischen Analyse der AAR, sofern diese sich mit den Reaktionen des *Gewebes* im Hinblick auf dessen Primitivelement, das Histion, befaßt, sind noch einige Zusätze nötig. Wenn wir von der Tatsache der Bildung neuer Histien bei einer granulierenden AAR des Gewebes ausgehen, so kann dies praktisch *zweierlei* umfassen.

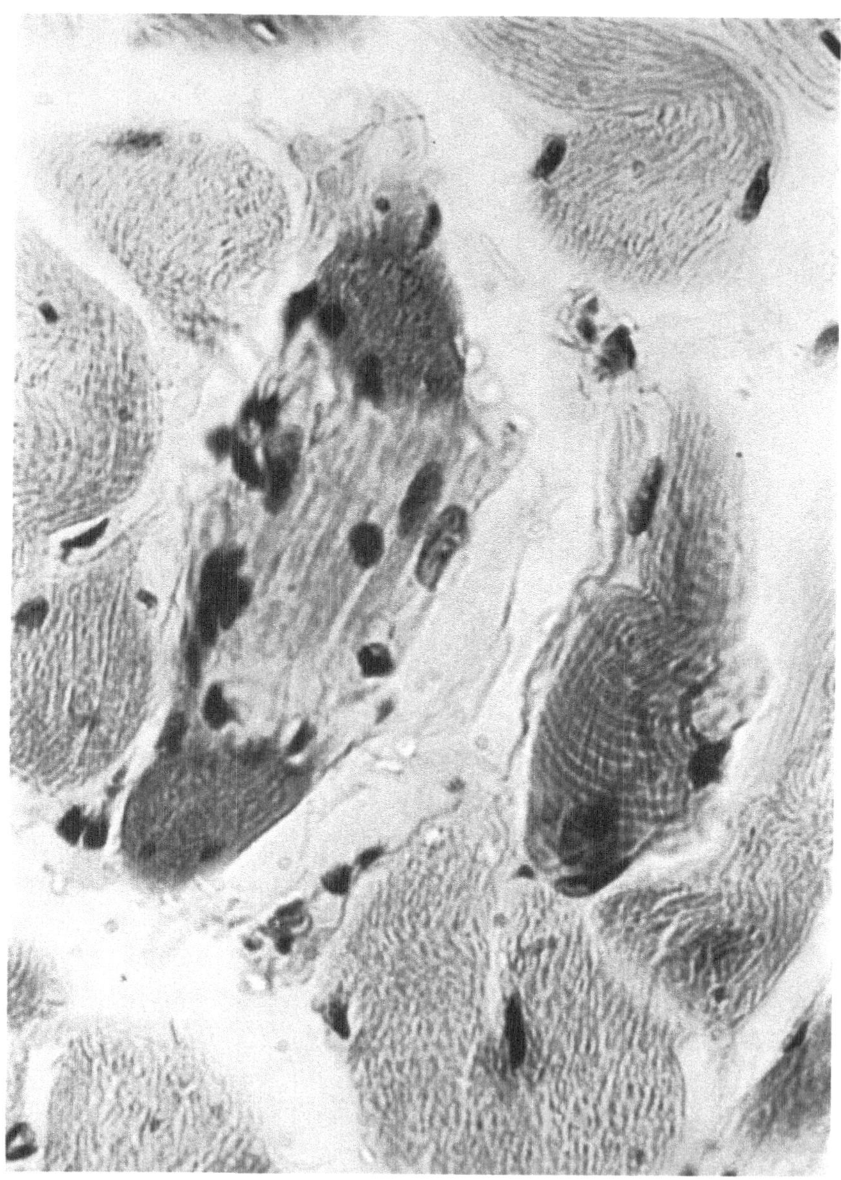

Abb. 127. Muskelaggressive Form der rheumatischen Entzündung. Skeletmuskel. Herdförmiger Untergang von Myofibrillen. Präparat und Bild Fassbender.

Monohistiocytäre Zellen, eventuell mit mesenchymalen Riesenzellen untermischt, treten entweder als volumenmäßig stark vergrößerte oder zahlenmäßig vermehrte Elemente in den präexistenten Histien des Gewebes auf; wird die Grenzzahl von Zellen erreicht, welche vom Capillarnetz des Histion bzw. von der dieses Netz versorgenden Arteriole noch ernährt werden kann[1], dann müssen entweder neue Histien gebildet oder mindestens muß eine stärkere Capillarisierung

---

[1] Letterer 1956a.

ausgebaut werden. Es sind die gleichen Verhältnisse im kleinsten, die im Makrobereich der Organe die Grenzen des kritischen Herzgewichtes bzw. die Grenze zwischen einfacher und numerischer Hyperplasie des Herzmuskels bedingen[1]. Dies trifft vermutlich für sehr viele Gelegenheiten der AAR zu, wobei bei exakter Analyse der Verhältnisse eigentlich als primum movens ein cellulärer Reaktionstyp, der sich in einen granulierenden umwandelt, vorliegt. Trotzdem gehört das Ganze zum Bild einer primär granulierenden Reaktion, weil die granuläre Reaktion nicht der Ausbesserung eines Defektes, sondern der Ausformung eines Resorptions- und Reaktionsgewebes dient. — Daß dieses Gewebe unter Umständen an seinem Sitz auch einmal einen Schaden erzeugt, tut hier nichts zur Sache. Im allgemeinen wird man aber mit der primär granulierenden Reaktion nur bei sehr protrahierten Verläufen (d. h. geringer Reizstärke) rechnen können.

Die zweite Möglichkeit wäre die sofortige Entstehung von neuen Histien im Gebiete einer AAR, wobei ein entstehendes Zellproliferat gleichzeitig von der Neubildung von Gefäßen begleitet wird. Diese Erscheinung würde im striktesten Sinn den Begriff der primär granulierenden hyperergischen Reaktion repräsentieren und

____

[1] LETTERER 1959a.

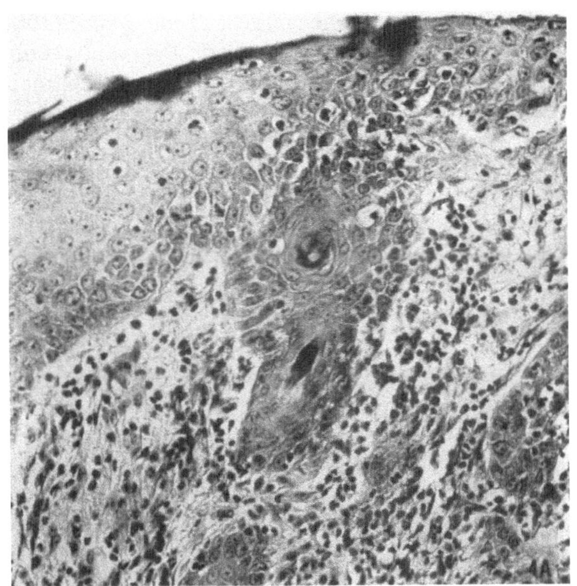

Abb. 128.

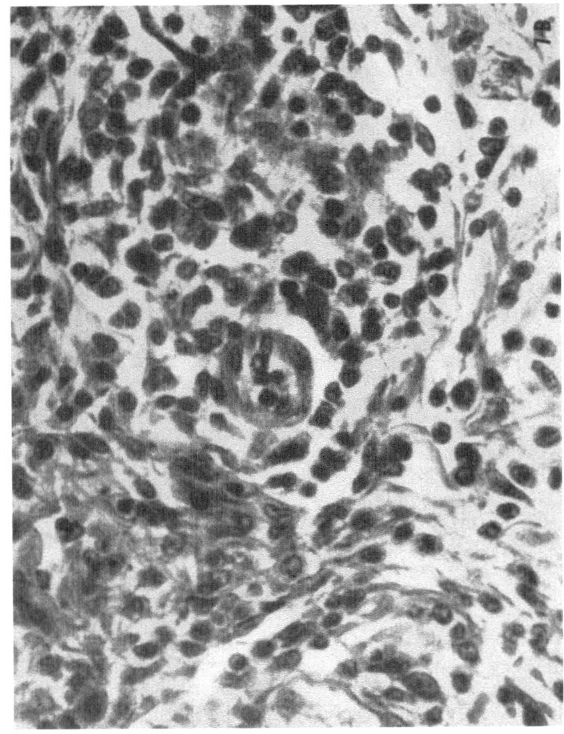

Abb. 129.

Abb. 128 u. 129. Sogenannte Adjuvanskrankheit erzeugt mit Freundschem kompletten Adjuvans. Chronische, primär-granulierende Form der Entzündung. Massive mononucleäre Reaktion, vorwiegend um die Gefäße. Schwache und starke Vergrößerung eines Probeschnittes aus der Haut. Nach PEARSON, WAKSMAN und SHARP (1961).

bedeuten, daß sehr geringe Mengen von Antigen bei sehr hoher Sensibilisierung die Reaktionsgrundlage bilden. Eine *quantitative* Immunhistologie dürfte eine reizvolle Aufgabe der zukünftigen Forschung sein.

Die aus Beispielen der Literatur zu entnehmende, durch eigene Beobachtung verbreiterte Konzeption vom Bestehen einer primär granulierenden AAR wurde durch vergleichende Beobachtungen an Herzohren operierter Kranker weiterhin unter Beweis gestellt[1]. Fassbender konnte durch seine Herzohruntersuchungen zeigen, daß das rheumatische Granulom in drei Formen je nach der Immunlage des Krankheitsverlaufes auftritt, und daß vor allem das proliferierende Granulom durchgehend ohne Begleitung anderer Granulome auftritt. Dieses Granulom ist somit signifikant für eine bestimmte Art von Immunitätslage und verläuft *ohne* vorausgehende exsudative und zu Fibrinoidentstehung führende Symptomatik. Mit dieser Beobachtung Fassbenders dürfte die Existenz einer primär granulierenden (und proliferierenden) Entzündung als AAR erwiesen sein. In dieser Form ist die Granulomatose des Herzmuskels als die relativ leichteste Form der rheumatischen Myokarditis zu betrachten und es trifft für sie die erste der oben erwähnten Möglichkeiten primärer Granulomatose zu.

Der exsudative Typ mit Fibrinoid und der myogene Typ mit Untergang von Muskelfasern gehören der Sofortreaktion und ihren Folgen an. Unter Berücksichtigung der systematischen Arbeiten von Murphy über die myogenen Zellen im rheumatischen Granulom gewinnen Fassbenders Arbeiten zusätzlich an Bedeutung (s. Kap. IV, Zelle, Muskel, S. 53)[2]. Ohne gegen den Sinn unserer vorzüglich dem Allgemeingültigen gewidmeten Darstellung verstoßen zu wollen, seien noch einige Beispiele aus der speziellen und experimentellen Pathologie zur Exemplifizierung des geschilderten dritten Reaktionstyps genannt.

Während das akute rheumatische Fieber als eine Infektallergie angesehen werden muß, bei welcher hyperergische Erscheinungen vom exsudativen Typ, insbesondere an den Gelenken, an Herzklappen und Herzmuskel sich abspielen, gehört die Gewebsreaktion des primär chronischen Gelenkrheumas zu den Repräsentanten des primär granulierenden Typs[3].

Im Experiment konnte Klinge die rheumatische Gelenkentzündung nachahmen durch langanhaltende Injektionen kleinster Serummengen ins Gelenk. Damit kommt es zu chronischen entzündlichen Proliferationen von vorwiegend monohistiocytärem Zelltyp. Exsudative Erscheinungen werden in diesem Stadium vermißt[4]. Ein besonders eindrucksvolles Modell für die primär chronische granulierende Entzündung und ihre experimentelle Pathologie haben Waksman und Pearson in letzter Zeit zu benutzen begonnen. Sie fanden, daß die Injektion von Freundschem kompletten Adjuvans schon allein eine Sensibilisierung der Versuchstiere erzeugt, die der cellulären Spätreaktion angehört und cellulär übertragen werden kann. Dabei entsteht ebenfalls eine chronische primär granulierende Form der Entzündung u. a. in den Gelenken, auch ohne daß dieselben besonders mit Adjuvans behandelt wurden[5]. Auch knotenförmige Granulome in der Haut und den Ohren treten auf. Bei dieser Form der Reaktion überwiegt von vornherein das primär granulierende Element.

Hingegen bilden die Experimente von Movat ein deutliches Gegenstück zu denen von Pearson. Movat sensibilisierte Kaninchen mit Serum und erzeugte ziemlich starke Gelenkbeteiligung. In vollem Gegensatz fand sich hierbei eine stark exsudative Entzündung, welche u. U. in eine chronisch resorptive überging[6]. Diese Befunde gehören meines Erachtens zur experimentellen Serumkrankheit und werden uns dort nochmals beschäftigen. Wenn in den Versuchen von Waksman und Pearson der Tuberkuloseerreger mit seinen Leibessubstanzen maßgebend mit im Spiel ist, so wäre abschließend noch an den Tbc-Rheumatismus Poncet zu erinnern, der wohl mit Recht auf eine Hypersensitivität der Gelenke gegenüber den Leibessubstanzen der Mykobakterien zurückgeführt wird[7], die chronisch granulierende Entzündungen hervorrufen. An sich neigt die proliferative celluläre Reaktion

---

[1] Fassbender 1963.   [2] Murphy 1960, 1963.
[3] Werner, in Hansen 1957, Anderson 1957.   [4] Klinge 1933.
[5] Waksman 1960a, Pearson 1959.   [6] Movat 1956.   [7] Poncet und Leriche 1909.

der Tuberkulinhautreaktion nach Abklingen des Allergens Tuberkulin zur Heilung und Resorption. Es ist wohl eine Frage der Dauer der Einwirkung, ob es auch zu granulierenden Prozessen kommt. Dies anzunehmen, ermutigt die Beobachtung lang protrahierter Tuberkulosen, bei denen eine Hyperergie sich entwickeln kann, wobei die Endothelien der Gefäße wuchern und zu fibrösem Verschluß führen, wie im Fall einer streptomycinbehandelten Miliartuberkulose der Meningen[1].

C. Die Organe und ihre Reaktion.

Mit der Besprechung der AAR am Histion ist die allgemeine Morphologie derselben in ihren Grunderscheinungen dargestellt. Neues über die Art der AgAk-Reaktionsfolgen hinaus, wie wir sie an den beiden synergistischen Einheiten der *Zelle* und dem *Histion* kennen, kann naturgemäß eine Morphologie der AAR an den Organen nicht mehr erbringen; auch in ihnen, die als Komplexe aus mehr oder weniger spezifizierten Histien aufgefaßt werden müssen, spielen sich die Reaktionen nicht in anderer Weise als am isolierten Histion oder der freien Einzelzelle ab. Die noch festzustellenden Unterschiede können sich nur auf diejenigen beziehen, die durch die wechselvolle Struktur und Funktion der jeweiligen Organe bestimmt werden. Da die Reaktion letzthin etwas Funktionelles bedeutet und somit a priori ein morphisches Äquivalent nicht besitzt, wird sich also nur die Folgeerscheinung der Reaktion am Substrat derselben in gestaltlicher Form manifestieren, diese aber wird in enger Abhängigkeit von der Struktur und Funktion des Organs stehen. Daraus wird, was die Erfahrung lehrt, verständlich, daß sich die allergischen Reaktionen der Organe und Organsysteme in ihren Immunreaktionen und den davon abhängenden Immunopathien außerordentlich verschieden verhalten können. Die funktionsabhängige Struktur der Organe bestimmt auch zu einem großen Teil die *Lokalisation* einer AAR an ein bestimmtes Organ, denn Ag und Ak sind ubiquitär im Organismus vorhanden, und die Lokalisation des Reaktionsprozesses muß weitgehend von der Struktur und Funktion der Bauelemente des Histion abhängen.

Eine spezielle Darstellung der Reaktionssymptomatik an allen einzelnen Organen würde so viel wie eine spezielle Immunpathologie der Organe und Organsysteme bedeuten, welche nicht im Konzept unseres Auftrages liegt. Unsere Aufgabe ist es vielmehr, in gleicher Weise wie die der Allgemeinen Pathologie überhaupt, in der Fülle der Einzelerscheinungen die allgemeinen Gesetzlichkeiten zu erkennen und ihre Existenz und Manifestation an den Verschiedenheiten der besonderen Substrate zu analysieren. Das heißt, wir betrachten nun allergische und anaphylaktische Reaktionsweisen an Organisationsstufen der Metazoen, die wir im synthesiologischen Sinn als *Organ* bezeichnen (Zelle — Gewebe — *Organ* — Organsystem — Organismus).

Somit wird eine gewisse Auswahl unter den Organen genügen, um die allgemein gültigen Regeln der Reaktionsmorphe im Niveau von Organen darzustellen. Es sei von diesem Punkt aus noch einmal zurückverwiesen auf die Kapitel „Organe" am Eingang zu diesem Handbuch, in denen versucht wird, Entstehung, Verlauf und Ende einer Krankheit aus mitbestimmenden Faktoren der Struktur derselben zu verstehen (s. Bd. III/2: Die Organstruktur als Grundlage der Organleistung und Organerkrankung).

Ein Vergleich von gesichert allergischen und anaphylaktischen Reaktionsmechanismen und darauf beruhenden Krankheitszuständen des Menschen mit den Ergebnissen auf den Gebieten der morphischen Allergieforschung ergibt für den unvoreingenommenen Beobachter, daß zwischen dem *Menschen als Kranken* und den aus der experimentellen Allergologie und Immunologie

---

[1] Letterer 1950 und 1955.

gewonnenen Erkenntnissen nicht unerhebliche Unterschiede bestehen; es gelingt dem Experimentator, von wenigen Ausnahmen abgesehen, so gut wie nie, eine Krankheit, dem Vorbild am Menschen entsprechend, künstlich nachzubilden. Zwar kann man durch Aufstellung von Krankheitsbedingungen Zustände erzeugen, welche bestimmten Krankheitsbildern des Menschen höchst ähnlich, unter Umständen morphisch völlig gleich werden, aber sie entsprechen letzten Endes doch nicht voll der Krankheit, die am Menschen besteht oder bestand. Es ist auf keinem anderen Gebiet der experimentellen Pathologie die Gefahr der Irreführung durch morphisch gleiche Bilder (auf dem Weg von Analogieschlüssen) größer als in der Immunpathologie. Das Experiment hat in der Immunpathologie seinen durch nichts zu ersetzenden Wert, aber es bleibt immer etwas Künstliches im Vergleich mit dem von der Natur gegebenen Vorbild der eigentlichen Krankheit. Das wird mit keinem Beispiel deutlicher als mit dem der sog. experimentellen Masugi-Nephritis. Was man dort erzeugt, kann in allen Qualitäten einer menschlichen Nephritis entsprechen, und dennoch ist die menschliche Nephritis genetisch etwas ganz anderes als die experimentell erzeugte.

Weniger als die Ursache selbst gilt hier das Prinzip, daß für alle Organe die *Lokalisation* einer AAR entschieden wird von deren *funktionsbedingter Struktur.*

Die Frage nach der Lokalisation einer Krankheit ist das noch mit den meisten Rätseln behaftete Problem der Allgemeinen und der Speziellen Ätiologie überhaupt. Ein wesentlicher Teil des Lokalisationsprinzips wird von den eben genannten strukturellen und funktionellen Gegebenheiten bestimmt. Für die Organlokalisation kommen als wichtige Punkte Herkunft und Natur der Antigene und die Art der Antikörper zu bestimmender Bedeutung. Exogene Antigene finden den Weg zum Organismus durch den Intestinaltrakt, über die Respirationswege und über die Haut. In solchen Fällen entscheidet der *Ort des ersten* Kontaktes zugleich über die Lokalisation der AAR. Zu den *exogenen* Antigenen gehören die unbelebten chemischen Halb- und Vollantigene und die bakteriellen Erreger, deren Vermehrungsfähigkeit im Organismus ein wichtiges Moment für die Wandlung und Lokalisation allergischer Phänomene ist. Denn der Erreger als Antigen kann sich nach dem ersten Kontakt dauernd weiter vermehren und wird so zum endogenen Allergen und zum ursächlichen Moment für den Zustand der *Infektallergie.* Die schon mit dem ersten Kontakt beginnende Sensibilisierung wird durch die aus der Vermehrung der Erreger im Organismus entstehende weitere Antigenlieferung zur fortdauernden Sensibilisierung führen. Mit ihr entwickelt sich und steigt die Antikörperbildung gegenüber dem Erreger und gibt schließlich zur AAR Anlaß. Wenngleich die Sensibilisierung ein generalisiertes Geschehen im Organismus ist, und uns in ihren Folgen somit bei der Besprechung der Reaktionen des Gesamtorganismus noch einmal beschäftigen wird, so spielt die Infektallergie auch für die Lokalisation einer AAR eine betont dirigierende Rolle. Im Grunde gibt es keine Infektionskrankheit ohne infektallergische Phänomene und Bild und Verlauf der Krankheit selbst werden im wesentlichen von der Infektallergie und ihren Äußerungen bestimmt, die sich im Bereich der Infektionskrankheiten als die *Organreaktion* auf allergisch-hyperergischer Basis erweist. Zu den häufiger vorkommenden Infektallergien gehören die chronischen durch Streptokokken hervorgerufenen Infekte der Endokarditis und Nephritis, der akute und chronische Gelenkrheumatismus und die Myokarditis[1].

Bakterielle Antigene führen zur Bildung von Reaginen u. u. U. auch inkompletten Akk. Präcipitierende Akk gegen bakterielle Erreger sind selten. Daher gehören die AARR der Organe vorwiegend zum Typ der Spätreaktion

---

[1] Letterer 1953, 1963.

(cellulärer Typ der Reaktion). Die Existenz von Antikörpern bei bakteriellen und anderen Infekten mit der Ausbildung einer Infektallergie ist zugleich die Grundlage zahlreicher *diagnostischer Testmethoden* geworden, die je nach der Krankheit am infizierten Organismus oder in vitro angestellt werden. Schick- und Dick-Test, Bang-Reaktion, Tuberkulinreaktion, ferner in vitro-Teste wie Agglutininreaktionen, Boyden-Test, Coombs-Test, der Prausnitz-Küstnersche Versuch und viele andere mehr wären hier zu nennen[1].

Ein die Lokalisation einer AAR bestimmender Umstand ist die Tatsache der Bildung von cytotoxischen Autoantikörpern. Die vielumstrittene Tatsache der Autoantikörperbildung hat ihre Befestigung darin gefunden, daß serologische und andere Methoden ihre Existenz außer Zweifel gestellt haben[2]. Trotzdem scheint immer noch zu gelten, daß normale Zell- und Gewebsbestandteile a priori antigene Eigenschaften nicht entwickeln können und dieser Fall nur dann eintritt, wenn durch Einflüsse exogener Natur die Zell- und Gewebeantigene in gewisser Hinsicht abgewandelt und damit körperfremd werden. Diese Antikörper zeigen häufig Kreuzreaktionen gegenüber dem entsprechenden Normaleiweiß der Gewebe und Zellen, so daß es nicht nötig wird, daß das abgewandelte Zell- und Organeiweiß im Verlauf der Reaktion selbst als Antigen fungiert. Das wird höchst wichtig für die hier zu behandelnden Fragen der Lokalisation, denn die entstandenen zirkulierenden Autoantikörper reagieren, sofern die Umstände hierzu gegeben sind, mit den Geweben und Zellen, welche die entsprechenden autogenen Gewebe- und Zellantigene beherbergen. Auf diese Weise entstehen cytotoxische und histotoxische Reaktionen und dies besonders, wenn Komplement in den Reaktionsvorgang eintritt. Die Arten der Reaktion können allen früher geschilderten entsprechen und die Reaktion wird an der Stelle bzw. an dem Organ verankert, welches die entsprechenden zur Sensibilisierung und Antikörperbildung führenden Antigene besitzt bzw. geliefert hat. Es muß dabei in Erwägung gezogen werden, daß manche Antigene in den Zellen und Geweben verschiedener Organe gleichzeitig und auch regelhaft vorkommen können. Ein Beispiel für das natürliche Vorkommen dieses Prinzips ist das Forsman-Antigen und der gegen dasselbe entstehende heterophile Antikörper gegen Schweineerythrocyten[3].

Die Intervention von Gewebs- und Zellautoantikörpern wird auch für die Chronifizierung von krankhaften Prozessen entzündlicher und infektbedingter Genese angenommen[4] und spielt eine teils klare, teils unklare Rolle bei chronischer Polyarthritis und chronischer Nephritis, bei Erythematodes, bei Lebercirrhose und anderen chronisch entzündlichen Krankheiten. Konstitutionelle und Erblichkeitsfaktoren können für organgebundene AAR eine mitbestimmende Rolle spielen, wobei manche Organe eine besondere Bevorzugung erkennen lassen. Wie weit dieser Tatsache eine vom Durchschnittstyp abweichende Morphe der Organe entspricht, ist bislang nicht zu übersehen. Es ist jedenfalls nicht a priori feststehend, daß die konstitutionelle und erbliche Anlage zu bestimmten allergisch-hyperergischen Reaktionsbildern ganz allein im Funktionellen begründet liegt. Es sind eklatante Unterschiede hinsichtlich allergisch-hyperergischer Reaktion bei gleichen Bedingungen auch von einzelnen Tierarten bekannt[5].

a) Lunge. Der Asthmaanfall als Beispiel einer hyperergischen Organreaktion.

Der *asthmatische Anfall* der Lunge bei Asthma bronchiale wird nach allgemeiner Ansicht als eine anaphylaktisch-hyperergische Reaktion der Lunge bzw. der

---

[1] GELL und COOMBS 1963.   [2] MÜLLER 1962 S. 62 ff.
[3] FORSSMAN 1911, WILSON und MILES in TOPLEY und WILSON 1948.
[4] HOFF 1958, PFEIFFER 1962, KIEF und KOCHEM 1964.
[5] OVARY 1958, FRIEBEL 1954, NOELP und NOELP 1954, CHASE 1961.

Bronchien betrachtet. Trifft dies zu — und autoptische wie bioptische Untersuchung können diese Annahme bestätigen — so ist die Schleimhaut der kleinen Bronchien als das Niveau anzusehen, auf dem die Reaktion abläuft. Der dadurch akut einsetzende Lufthunger führt auf Grund eines Ventilverschlusses der Bronchiolen zur Aufblähung der Alveolen mit verstärkter Inspiration und behinderter Exspiration. Schon diese Tatsache macht es fraglich[1], ob der Krampf der musku-

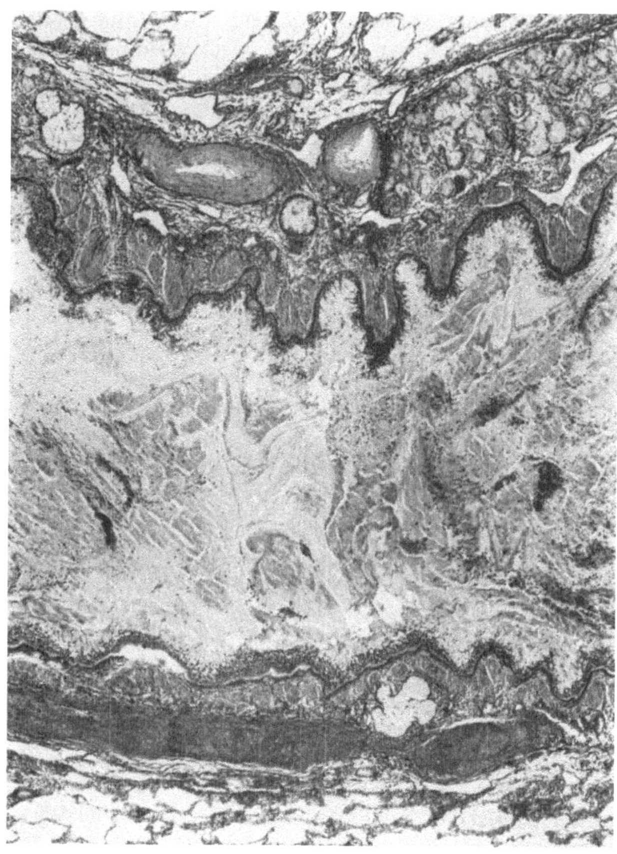

Abb. 130. Längsschnitt eines Bronchus bei Asthma bronchiale mit Schleimstenose. Curschmannsche Spirale im Bronchiallumen. Zahlreiche eosinophile Zellen im Schleim.

lären Bronchien das wesentliche Geschehen der Reaktion ist, denn die akute Blähung der Alveolen geht in ihrer Art auf einen Ventilverschluß zurück, der im Fall der alleinigen Entstehung durch Krampfzustände der Bronchienmuskulatur einen intermittierenden Krampf zur Grundlage haben müßte. Das ist wenig wahrscheinlich. Zudem zeigt die strukturelle Anordnung der Bronchiolenmuskulatur, daß auch durch eine Maximalkontraktion die Bronchiolenlichtung nicht vollständig verschlossen werden kann[2]. Pharmakodynamisch lassen sich durch Histamin und Serotonin starke Kontraktionen der Bronchiolen erzeugen, die aber ohne alle Folgen und Begleiterscheinungen an der Bronchialschleimhaut verlaufen. Sie können dem allergischen Anfall bei Asthma bronchiale nicht gleichgesetzt werden. Der durch Histamin[3] erzeugte Bronchiolenkrampf führt am

---

[1] Frankland (Gell und Coombs) 1963.   [2] Braus 1961.   [3] Halpern 1950, 1942.

Meerschweinchen zu starken asthmaartigen Erscheinungen, die Bronchiolen sind maximal kontrahiert, die Gefäßmuskulatur desgleichen, so daß weder Luftfüllung der Bronchien noch Tuschefüllung der Gefäße gelingt[1]. Demgegenüber besteht die Morphe der asthmogenen Bronchiolenreaktion aus einem Komplex von Erscheinungen, unter denen die Kontraktion der glatten Muskulatur nur einen begrenzten Anteil hat. Die Hypertrophie der Muskelbündel, welche histologisch vielfach erwiesen werden kann[2], ist vorwiegend eine Folge der durch die Schleimverstopfung ausgelösten Kontraktionen. In gleicher Weise hypertrophieren die elastischen Fasern in den peripheren Bronchien asthmakranker Menschen.

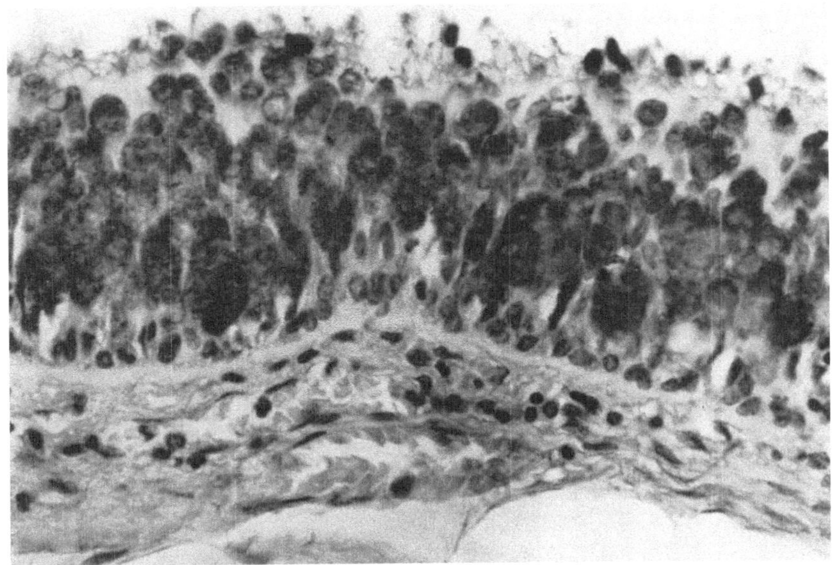

Abb. 131. Hypersekretion der Bronchialschleimhaut bei Asthma bronchiale. Umwandlung sämtlicher Epithelien, mit Ausnahme der basalen Schicht, in Becherzellen. Schleimdarstellung mit Mucicarmin.

Die an der Bronchiolenschleimhaut ablaufende Reaktion ist im Sinne der allergischen Hypersensitivität als vasculäre, d. h. als anaphylaktische Sofortreaktion anzusehen. Sie läßt sich an Meerschweinchen, die mit Eiklar sensibilisiert sind, durch Inhalation des Antigens exakt reproduzieren und gleicht funktionell wie anatomisch dem Asthma des Menschen[3]. Die histologischen Veränderungen am experimentellen Asthma[4] entsprechen im grundsätzlichen den Befunden am menschlichen Untersuchungsgut[5] soweit es von Autopsien aus Asthmatodesfällen und von Bronchobiopsien[6] Asthmakranker stammt. Hiezu gehört das Ödem der Schleimhaut, durchsetzt mit mehr oder weniger vielen Eosinophilen, und die Hyperplasie der glatten Muskulatur und elastischen Fasern; die celluläre Infiltration geht meist *nicht* bis in die Mucosa der terminalen Bronchien. Das bronchiale Epithel wird leicht abgestoßen und findet sich im schleimigen Sekret der Bronchien untermischt mit Eosinophilen.

[1] EICKHOFF 1948.   [2] LETTERER 1957/58.
[3] KALLÓS 1954, FRIEBEL 1954, RATNER 1951, NOELPP-ESCHENHAGEN und NOELPP 1954, HERXHEIMER 1951.
[4] FRIEBEL 1954.
[5] RIVA und PROBST 1950, weitere Literatur bei GIESE, dieses Handbuch, Bd. V/1, S. 514, GOUGH 1961, BOHROD 1954, 1958, GLOOR, F. 1954.
[6] SALVATO 1958, GLYNN und MICHAELS 1960.

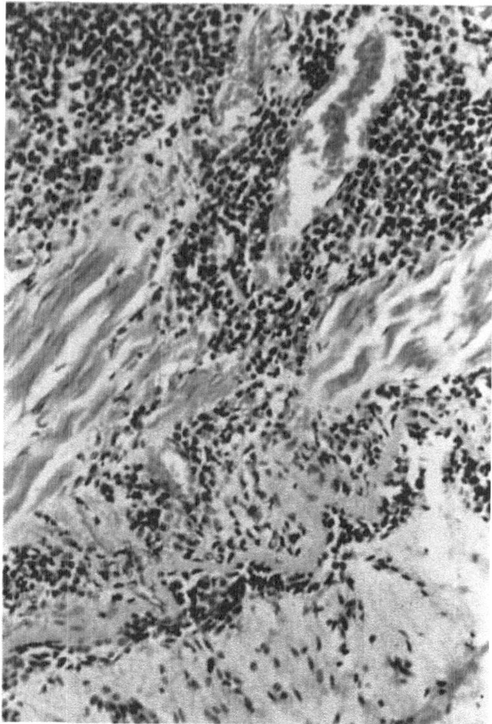

Abb. 132. Massenhafte eosinophile Zellen in einer Bronchialwand und im Bronchiallumen bei Asthma bronchiale.

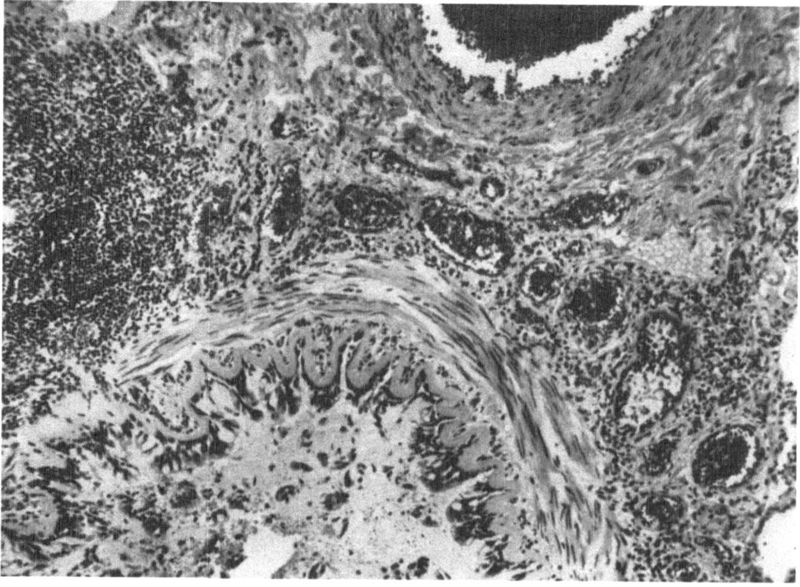

Abb. 133. Quergeschnittener Bronchus. Verdickung der Basalmembran des Bronchus. Starke entzündliche Infiltratbildungen im peribronchialen Gewebe. Links oben ein Plasmazellhaufen.

Eine eigentümliche Beobachtung, die bezeugen könnte, daß diese Abschuppung ein für die Asthmareaktion charakteristischer Befund ist, wird von THOMSON berichtet. Im Ovarium einer asthmatischen Patientin fand sich ein Teratom mit Epithel vom respiratorischen Typ, welches nach einem Anfall die gleiche Abschuppung zeigte wie das Bronchialepithel[1].

Die Hypersekretion eines offenbar sehr viscösen Schleimes aus den bronchialen Drüsen und zugleich die Umwandlung bronchialer Zylinderepithelzellen in Schleimbecherzellen (sog. einzellige Drüsen) in oft erheblichen Ausmaßen ist

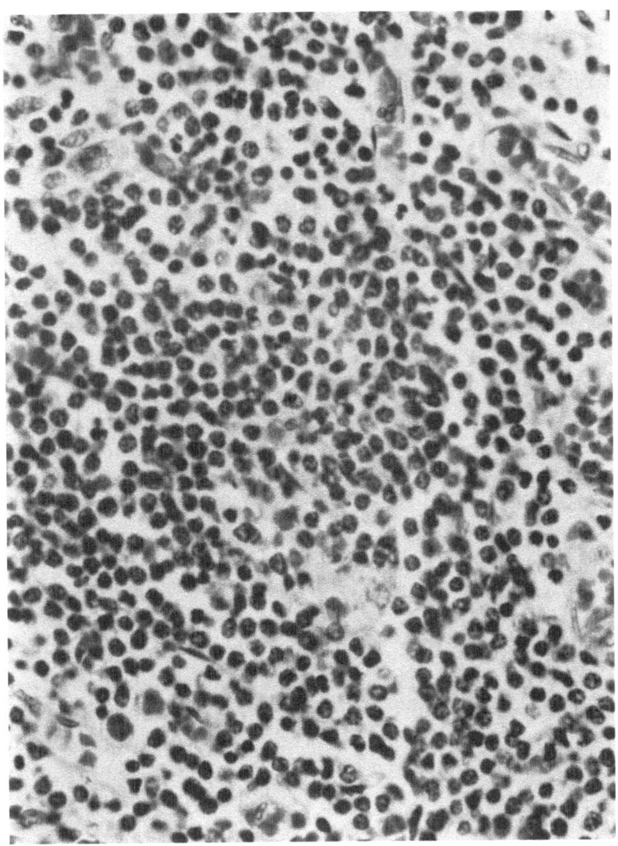

Abb. 134. Starke Vergrößerung des Plasmazellhaufens aus Abb. 133.

das am *stärksten* als Besonderheit *auffallende Symptom* asthmatischer Reaktion. Da die Schleimsekretion eine neural gesteuerte Funktion der Schleimhaut ist, ist zu schließen, daß der Nerv mit in die Reaktion einbezogen ist. Diese auffallende Koinzidenz von Schleimsekretion und hyperergischer Reaktion wird auch am allergischen Schnupfen, besonders aber bei Colitis mucosa beobachtet. Ihr innerer Zusammenhang ist nicht klar. In der Lunge handelt es sich um eine Hyper- und Dyskrinie von Schleim, die gleichzeitig mit der asthmatischen Gesamtreaktion eintritt und von Eosinophilie begleitet ist. Histochemische Untersuchung hat ergeben, daß in diesem Schleim die sauren Mucopolysaccharide vermindert, die Mucoide vermehrt sind. Auf diese Weise wird infolge des viel geringeren Anteils an löslichem Schleim und Zunahme der zähviscösen Anteile ein sehr wenig lösliches Sekret produziert[2].

---

[1] FRIEBEL 1954, THOMSON 1945.   [2] LETTERER 1959a, S. 195ff., SOLVATO 1958.

Das *zweite Hauptsymptom* ist die erhebliche Kreislaufstörung in der Endstrombahn auf allergisch-anaphylaktischer Basis mit Capillarerweiterung, plas-
matischer und roter Stase sowie Ödem des Bindegewebes. Von der Gefäßerweiterung abgesehen kann es zur Bildung kleiner Plasmaseen im Gewebe kommen.
Eosinophile und basophile Leukocyten sowie viele histiomonocytäre Zellen
finden sich im Bindegewebe. Man hat nicht ganz unberechtigt diesen Zustand
die Urticaria der Bronchialschleimhaut genannt. Die Basalmembran der Schleimhaut ist gequollen und verdickt. Naturgemäß führen alle diese Veränderungen zur
Volumenzunahme der Schleimhaut. Bohrod[1] hat gefunden, daß die Volumenzunahme der Basalmembran durch Ablagerung hyaliner PAS-positiver Substanzen zustande kommt, die entweder in der Membran oder auch außerhalb von ihr
abgelagert sind.

Mastzellen nehmen an Zahl und Größe in Schleimhautbiopsien von Asthmatikern ab, d. h. sie haben ihre Granula (Heparin-Histamin) ins Gewebe entleert.
Dies entspricht einer anaphylaktischen Reaktion.

Die aus der Morphe zu ziehenden Schlüsse, sind also die, daß hier eine gewebliche Reaktion an den Histien der Bronchialschleimhaut vom Charakter
einer anaphylaktisch-hyperergischen Reaktion abläuft. Die gleichzeitige Reizung
der Strombahn der Schleimdrüsen führt zu einer paradoxen Hyperkrinie und
Dyskrinie, die, wie schon gesagt, in dieser Kombination für schleimproduzierende
Gewebe signifikant zu sein scheint (Nase, Bronchien, Darm).

Experimentell zeigt sich, daß intraperitoneal sensibilisierte Tiere, denen das
isotop-markierte Antigen auf dem Luftweg als Spray zugeführt wird, dieses Antigen im Bindegewebe der Schleimhaut auffinden lassen[2]. Gleiche Ergebnisse
brachten Untersuchungen mit fluorescierender histoserologischer Methodik[3].

Umgekehrt ergab sich, daß die zu asthmatisch-anaphylaktischer Lungen-
reaktion besonders geneigten Meerschweinchen einen Asthmaanfall bekommen,
wenn das Antigen zur Schockauslösung in den Magen, in die Nase, intracutan,
subcutan oder intramuskulär gegeben wird[4]. Dieses Experiment hat sein voll-
kommenes Gegenstück in der menschlichen Pathologie, welche zeigt, daß die
Lunge als Schockorgan anaphylaktisch auch dann reagiert, wenn nach einer auf
irgendeinem Wege erfolgten Sensibilisierung die Auslösung aerogen oder intestinal
geschieht. Es ist anzunehmen daß auch eine transcutane Auslösung zum Anfall
führen kann[5], oder umgekehrt, wenn der Sensibilisierungsweg über die Lunge,
d. h. die Bronchialschleimhaut ging und die Reaktionsauslösung von der Haut aus
kommt. Wenn Erregerleibessubstanzen als Allergen gewirkt haben, so kann
späterhin Asthma entstehen; für diesen Fall wäre Asthma als Infektallergie,
gebunden an die Lunge, anzusehen[6].

In all diesen Gelegenheiten reagiert also die *Lunge als Organ*, und zwar mit
ihren verschiedenen Gewebsqualitäten gleichzeitig, und deren Reaktionseigen-
tümlichkeiten bestimmen das Gesamtbild der Reaktion: Das Bronchialgewebe
mit terminalen Strombahnen, d. h. Änderung der Strömungsgeschwindigkeit und
der Permeabilität, das Mesenchym mit Zellproliferation, das Epithel mit schlei-
miger Metamorphose, die Drüsen mit qualitativer und quantitativer Dyskrinie, die glatten Muskeln mit Kontraktion. Wenn wir an den Alveolen
Hyperämie und unter Umständen seröse Exsudation ins Lumen feststellen, so
gehört dies mit in das Reaktionsbild der A. pulmonalis bzw. ihrer Endstrombahnen. Die Luftblähung aber und unter Umständen die Schleimaspiration sind

<hr>

[1] Bohrod 1958.   [2] Dixon und Warren 1948, 1949, 1950.
[3] van de Loo 1960.   [4] Noelpp und Noelpp 1954.   [5] Oehling 1963.
[6] Jiminez Diaz 1955, Jiminez Diaz und Arjona 1953, 1954, 1955.

Folgezustände der Reaktion. Aus Bronchobiopsien wissen wir, daß auch die Schleimhaut der größeren Bronchien in einem Asthmaanfall gleichartig reagiert, und es läßt sich a priori nicht sagen, wo der Anfang der Reaktion liegt. Es ist ebenso möglich, sogar wahrscheinlich, daß der Primärreiz am Bronchiolus terminalis liegt und mit diesem die ganze Lungenprimitiveinheit des Acinus und das Gewebe der großen Bronchien in die Reaktion einbezieht, wie umgekehrt die Reaktion an den größeren Bronchien beginnend über den Bronchiolus terminalis sich vom Bronchialschleimhauthistion auf das Lungenhistion, d. h. den Acinus (Pneumonon) fortsetzt. Wichtig bleibt, daß die Reaktion funktionell gesehen eine *synergistische* ist, welche an den bronchialen Histien beginnend, den ganzen Histionkomplex des Acinus ergreift. Dabei kann die Reaktionsauslösung an den Acinus auf verschiedenen Wegen herangetragen werden; aerogen, hämatogen, neurogen. Die Reaktion wird immer dieselbe werden, gleichgültig welche Ursache, welches Antigen die Sensibilisierung bewirkt hat, gleichgültig welcher Auslösungsweg beschritten wurde: Es wird am Acinus der Lunge ein synergistischer Reaktionsmechanismus in Gang gesetzt, der, primär durch eine antigenbestimmte Umstimmung fundiert, nun als vasculäre Sofortreaktion über das ganze synergistische Primitivsystem und dessen Vielfache (eben die Gesamtlunge) abrollt. Klinische Beobachtung und Experiment zeigen, daß hier tatsächlich auf der Basis der Organprimitiveinheit Acinus-Pneumonon eine Organgesamtreaktion vorliegt; das nervöse Asthma ist dem Kliniker eine bekannte Erscheinung und experimentell läßt sich durch bedingte Reflexe am Meerschweinchen, die ein allergisches Asthma einige Male durchgemacht haben, ein Asthmaanfall hervorrufen (Lautzeichen oder Geräusche von konstanter Qualität)[1]. Dabei bleibt die Atemluft natürlich völlig *allergenfrei*. Bekanntlich wirken parasympathische Reize auf die Bronchialmuskeln kontrahierend, auf Blutgefäße erweiternd, auf die Morphologie übertragen also durchaus im Sinn der Asthmareaktion.

Unter Berücksichtigung aller vorgetragenen Punkte kann also ohne Zwang das allergische *Asthma als anaphylaktisch-hyperergische Organreaktion* in der Reihe Zelle — Gewebe — Organ als existent angesehen werden. Vom Gesichtspunkt der Reaktionsmorphe und -dynamik bleibt allerdings *ein* Punkt ungeklärt. Die AAR ist eine Sofortreaktion, die sich auch morphologisch als solche manifestiert. Sofortreaktionen sollen Folgen einer Sensibilisierung mit Antigenen bestimmter Qualitäten sein; Serumeiweiß, lösliche Proteine, usw., während andere Antigene vom Typ der Mykobakterien, der Pilze und anderer Erreger den verzögerten Typ provozieren. Alle diese Ursachen, zu denen noch die hautsensibilisierenden chemischen Stoffe hinzutreten, können nach entsprechender Sensibilisierung die Asthma-Sofortreaktion provozieren. So mag es scheinen, daß nicht allein die Chemie des Stoffes, sondern auch das Substrat eine mitwirkende Rolle für die Art der Reaktion spielt. Hierauf einzugehen, überschreitet die Grenze unseres morphologischen Auftrages.

Die Asthmareaktion ist die für das Organ Lunge charakteristische Organgesamtreaktion. Im Verlauf des anaphylaktischen Schocks kommt es bekanntlich infolge der Kontraktion von Bronchien und Blutgefäßen zu einer mindestens asthmaähnlichen Reaktion der Lunge. Hierauf wird noch zurückzukommen sein.

In der menschlichen Pathologie spielt die Deutung der *lobären Pneumonie als Infektallergie* eine bislang noch immer nicht geklärte Rolle. Morphisch gesehen könnte die Pneumonie als das in der Alveole ablaufende Mikrogeschehen einer vasculären, d. h. Sofortreaktion betrachtet werden; „Anschoppung" und „Rote Hepatisation" entsprechen dem akuten Ödem und der mehr oder weniger starken Hämorrhagie. In das bald fibrinös gerinnende Exsudat mischen sich

---

[1] FRIEBEL 1954, NOELPP und NOELPP 1954.

Massen von Leukocyten, die sich durch Autolyse verflüssigen und heterolytisch das Fibrin lösen. Experimentell ist es nur in Ausnahmefällen gelungen, ein der Lobärpneumonie ähnliches oder gleiches Bild zu erzeugen; es hängt dies wohl damit zusammen, daß die Lunge, um die Reaktion einer Lobärpneumonie zu zeigen, eines bestimmt graduierten infektallergischen Zustandes bedarf und daß das Antigen (der Erreger) einen bestimmten Weg zum Lungengewebe findet, der bestimmt nicht der Luftweg ist. Lauche nimmt dafür den Lymphweg an. Auf das Für und Wider dieser in die spezielle Pathologie der Lunge gehörenden Frage kann hier nicht eingegangen werden. — Bestenfalls ist die Lobärpneumonie eine lokale hyperergische Gewebsreaktion der Lunge auf der Basis einer Infektallergie[1].

Auf die in ihren Zusammenhängen mit allergisch-hyperergischen Reaktionen ebenfalls noch nicht geklärten Zustände *eosinophiler Pneumonien* kann hier nicht eingegangen werden. All diese Zustände, wozu vielleicht noch die Lungenfibrose, die rheumatische Pneumonie und die sog. Kollagenosen gehören könnten (s. Parish), sind Krankheiten *an* der Lunge aber nicht Lungenkrankheiten[2], eine Begriffsdifferenzierung, welche uns noch einmal bei der Niere beschäftigen wird. Lungenkrankheit als Krankheit der Lunge als Organ ist indessen nur das Asthma bronchiale.

b) Das Herz als Manifestationsort allergisch-hyperergischer Organreaktionen.

Die Asthmareaktion ist, wie wir erläutert haben, eine allergische Lungengesamtreaktion, die der Qualität der Reaktion nach zu den Sofortreaktionen gehört. Die Reaktionen am Herzen können, wie uns Morphologie und Experiment lehren, Sofort- und Spätreaktionen sein.

Die Serumkrankheit ausgenommen, die noch zu besprechen sein wird, sind die Herzsofortreaktionen vorwiegend funktioneller Natur. Der vasculären Reaktion mit Störung der Endstrombahndurchblutung und Permeabilitätsänderung der Capillarwand entsprechen die klinischen Beobachtungen am Herzen, die im anaphylaktischen Schock sowie bei akuten Nahrungsmittel- und Arzneimittelallergien[3] gemacht wurden, mit Frequenzsteigerung der Herztätigkeit, EKG-Störungen und den Zeichen eines gestörten Coronarkreislaufes; Herzmuskelnekrosen als Folge eines anaphylaktischen Schocks sind wohl mehr Folge des Kollapses ohne direkte Beziehung zur Sofortreaktion[4].

Indes ist auch das isolierte Herz oder isoliertes Herzmuskelgewebe, sofern es aus einem sensibilisierten Organismus stammt, zur Sofortreaktion fähig. In vitro ergibt der Vorhof von Tieren, die serumsensibilisiert wurden, bei Zusatz des homologen Serums deutliche Frequenzsteigerungen[5]. Das Gesamtherz zeigt bei Durchspülung die gleiche Reaktion, aber auch Verminderung der Coronardurchblutung. Die aus verschiedenen Gründen ausgelöste Herzgesamtreaktion kann vasculärer, muskulärer oder neuraler Natur sein. Inwieweit sie als Myokarditis, Endokarditis oder Vasculitis[6] sich manifestiert, ist im Einzelfall nicht vorauszusehen.

Hier sei als Beispiel einer Herzgesamtreaktion über eine eosinophile Myokarditis nach Arzneimittelallergie berichtet, die mit tödlichem Ausgang 1958 in unserem Institut zur Beobachtung kam. Das Mittel war eine Kombination von Phenyl-chinolincarbonicum, Salizylsäure und Coffein. Erste klinische Erscheinungen nach 6 Tagen (17 Tabletten). Tod nach 18 Tagen. Starkes Hautexanthem. Histologisch: Im Herzmuskel Histiocyten, Rundzellen und Eosinophile. Keine Nekrosen. Keine Blutgefäßbeteiligung, interstitielle Infiltrate außerdem in Niere, Zunge, Haut, Lunge und Leber, aber keine Eosinophilen außer im Herzen[7].

[1] Letterer 1956, Lauche 1928, Parish 1963.
[2] Letterer 1959.   [3] Bock in: Hansen 1957.   [4] Meesen 1954.
[5] Greef und Bockelmann 1959, Siess und Linkenbach 1960.
[6] Kaplan und Clark 1937, siehe Bock in Hansen 1957.   [7] Zeh und Klaus 1962.

Eine Abart der Sofortreaktion, in diesem Fall aber eine celluläre Reaktion gegenüber herzmuskelspezifischen Zellantigenen, ist die cytotoxische Reaktion der Herzmuskelfasern, die als Modell in der Zellkultur gezeigt werden kann, wenn man kultivierte Herzmuskelzellen mit cytotoxischem Antiserum gegen Herzmuskelzellen in Kontakt bringt[1]. Gleiches ist mit homologem Herzmuskelextrakt an damit sensibilisierten Tieren zu beobachten, wenn der Extrakt nach entsprechend hoher Sensibilisierung intravenös verabreicht wird. Dann entstehen

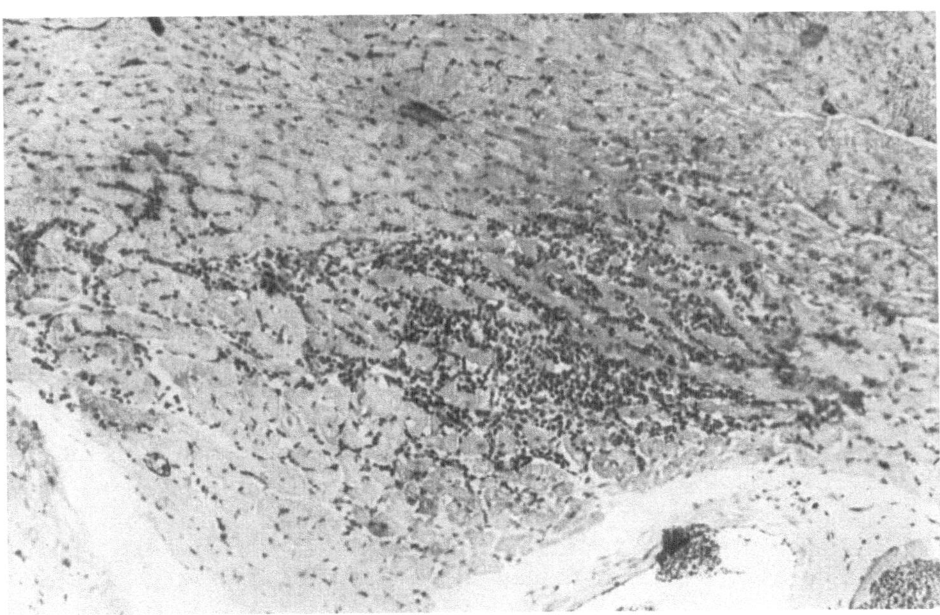

Abb. 135. Myokard eines Kaninchens. Behandelt mit Injektionen von homologem Herzextrakt. Getötet nach 6 Monaten.

degenerative Schäden an Herzmuskelfasern, Nekrosen und in deren Gefolge entzündliche Infiltrate in Form herdförmiger Myokarditis[2] (autoallergische Myokarditis).

Zum Verständnis der allergisch-hyperergischen Reaktionsdynamik am Herzen und der Reaktion des „Herzens als Organ" mit dem Ziel einer unterscheidenden Zuordnung dieser Phänomenologie zu den Begriffen Sofort- und Spätreaktion am Herzen sei nochmals auf deren Charakterisierung unter bezug auf die spezielle Gewebsarchitektur des Herzorgans verwiesen. Die Sofortreaktion entsteht *nur* beim Vorliegen von freien Antikörpern bzw. löslichen oder corpusculären Antigen-Antikörper-Komplexen[3]. Diese selbst oder ihre Nachfolgeprodukte wirken reaktionsauslösend, d. h. entzündlich am Gewebe. Für die Stärke der Reaktion ist ausschlaggebend, wie lange und in welcher Konzentration das Antigen sich am Ort der Reaktion befindet. Deponiert man das Antigen intracutan in einem sensibilisierten Organismus, dann entsteht die Sofortreaktion des Arthus-Phänomens. Wird aber das Antigen auf dem Blutweg also sozusagen „generalisiert" dem sensibilisierten Organismus angeboten, so liegen die Vorbedingungen für den anaphylaktischen Schock vor, es bilden sich AAKK im strömenden Blut. Derartiges kann bei der intestinalen, über den Chylus geleiteten Allergie der Fall

---

[1] LUMSDEN 1957.   [2] JAFFÉ 1949, 1959, CAVELTI 1947, MUTH 1953, KOZMA 1962.
[3] DIXON 1963.

sein oder bei Arzneimittelallergien. Die Resorbierbarkeit eines Vollantigens ins Blut scheint auch bei intestinaler Aufnahme desselben gegeben[1]. Dann aber entsteht die alte und immer wieder neue Frage, wie und warum die Reaktion an einem bestimmten Organ lokalisiert wird.

Der Begriff „Spätreaktion" ist mit einigen Zwiespältigkeiten belastet. Man findet sog. Spätreaktionen nach der *Zeit* des Reaktionseintrittes, nach der Ursache (Serum oder bakterielle Antigene), nach dem Zell- und Gewebsbild (vasculär, leukocytär, monohistiocytär) klassifiziert. Ohne Zweifel gelingt es mit dieser Klassifikation nicht immer, einen bindenden Schluß auf die Art der Reaktion zu ziehen, zudem können die beiden Hypersensitivität erzeugenden Mechanismen nebeneinander vorhanden sein und daher eine unterscheidende Trennung oder

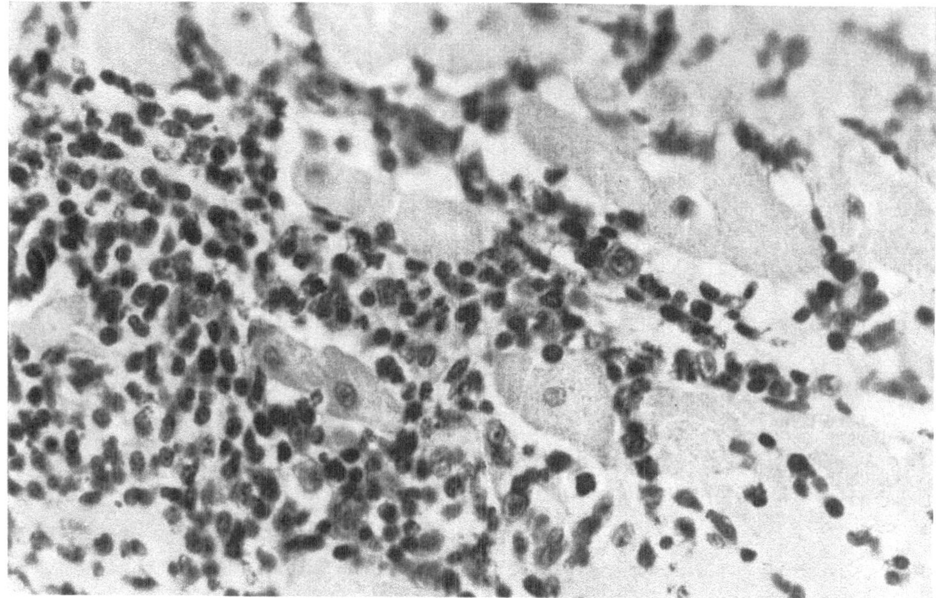

Abb. 136. Das gleiche Bild. Starke Vergrößerung. Nach Jaffé, Jaffé und Kozma (1959).

Erwartung auf die voraussichtliche Art der Reaktion gar nicht möglich sein. Ausgesprochene vasculäre Beteiligung (Capillarektasie, Ödem, Leukocytenaustritt, Fibrinexsudation, fibrinoide Degeneration) sprechen für Sofortreaktion. Zellreaktionen monohistiocytärer und lymphocytärer Natur gehören der Spätreaktion an. Wie weit Plasmazellen, die nur humorale Antikörper mit vasculärer Reaktion bilden, das entstandene Bild von einer cellulären zu einer vasculären Reaktion „umstempeln", kann hier nicht diskutiert werden[2].

Für das Herz liegt die *Dynamik* der *Reaktionsauslösung* nicht so einfach wie bei der Lunge, denn seine Gewebe sind im Gegensatz zu dieser von dem Antigen nur auf dem Blutweg zu erreichen. Drei Umstände können in Frage kommen: *Chemische Affinitäten* zwischen Geweben, bestimmten Antigenen und Antikörpern, *Strukturverhältnisse* des betroffenen Organs zusammen mit *veränderten Kreislauffunktionen*, welche den Blutzufluß steigern, die Strömungsgeschwindigkeit verlangsamen und auf diese Weise längeres Verweilen des Antigens am Ort ermöglichen.

Für den ersten Fall kann die autocytotoxische allergische Myokarditis als Beweis gelten. Ein anderer Fall antigenischer Affinitäten liegt für Streptokokken und Herzmuskel vor. In den Zellmembranen von A-Streptokokken ist ein Antigen

---

[1] Volkheimer und John 1965.
[2] Gell und Hinde 1954, 1959, Coombs und Gell 1963.

vorhanden, welches mit einem Zellantigen in den Sarkolemmscheiden der Herzmuskulatur strukturverwandt ist. Es ist im Kreuzversuch durch Präzipitin-
reaktionen nachweisbar und das gleiche Antigen wird im Serum von Kranken
gefunden, die nichteiternde Streptokokkenkrankheiten überstanden haben. Die
Reaktion verläuft mit Komplementverbrauch; histologisch ist durch Immunfluorescenz die Reaktion des Streptokokkenantigens mit dem Herzmuskelantigen
nachzuweisen. Diese Beobachtungen können noch sehr bedeutsam werden für
die Streptokokkenpathogenese des Rheumatismus und manchen bisher wider-
spruchsvollen Befund erklären. Zudem zeigen sie, daß die bis in die letzte Zeit
bereitwillig angenommene hohe Antigenspezifität von Gewebe und Organen

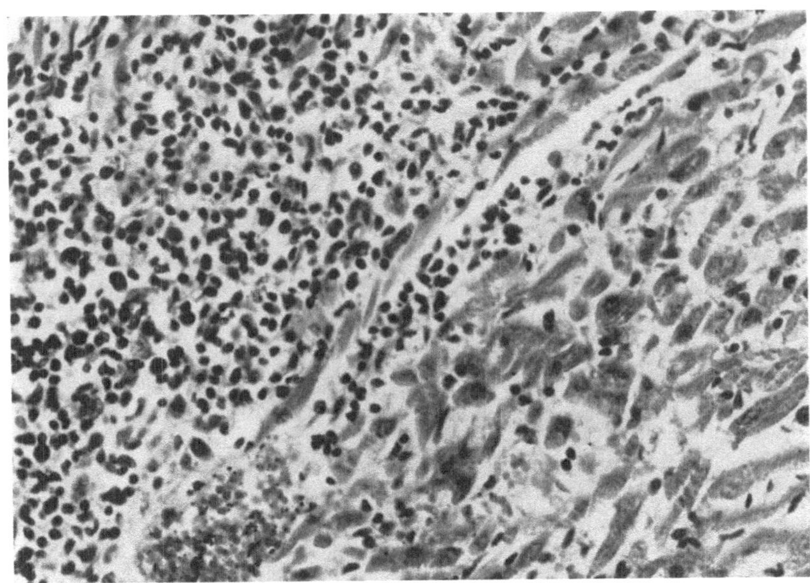

Abb. 137. Interstitielle Myokarditis, lymphohistiomonocytäre Infiltrate, aufzufassen als infektallergische
Myokarditis bei subacuter Tonsillitis. 15 Monate altes Kind, IS 136/59, Tübingen.

offenbar doch nicht so strikt ist, wenn chemisch strukturell verwandte Antigene in Bakterien und Herzgewebe zugleich vorkommen. KAPLAN hat ferner
gemeinsame, d. h. Kreuzreaktion gebende myokardiale Antigene im Herzmuskelgewebe verschiedener Säuger nachgewiesen[1].
Das an sich mit einem reichlichen Anteil der Gesamtblutmenge (10%) ver-
sorgte Herz wird von frisch gebildeten AAKK dementsprechend reichlich über-
spült, deren entzündungserregende Wirkung proportional der angebotenen Menge
ist. Allergisch-hyperergische Frequenzsteigerungen und Verengerung des Coronarkreislaufes erzeugen zusätzlich Bedingungen für Blutstromverlangsamung in den
coronaren Endstrombahnen und vermehrtes Haften der AAKK am Endothel.
Die Komplexe durchdringen mit dem Plasmastrom die intercellulären Lücken
und gelangen somit jenseits der Capillarbahn. Heranwandernde Granulocyten
phagocytieren sie. Die Verhältnisse sind an verschiedenen Geweben lichtoptisch
immunfluorescenzmikroskopisch und elektronenoptisch untersucht und führten
zu übereinstimmenden Beobachtungen[2]. Das Herz bietet als Nachweisobjekt
naturgemäß einige Schwierigkeiten. Mit sehr großen intravenös verabfolgten

[1] KAPLAN und SVEC 1958—1964.
[2] SHIRASAWA 1963, CAESAR 1963, KOCHEM 1962, MOVAT 1962.

Mengen werden schneller und stärkere entzündlich-hyperergische Reaktionen an Herz- und Lungenarterien erhalten, ebenso bei starker Herzbelastung der Tiere in der Lauftrommel und Anwendung nur kleinerer Mengen (20—30 cm³ gegenüber 1—2 cm³). Daraus geht hervor, daß auch die funktionelle Belastung mit Beeinflussung der Herzkreislaufdynamik das ihrige für die Entstehung entzündlich-allergischer Schäden beiträgt[1].

Wenn wir die allergisch-hyperergische Sofortreaktion des sensibilisierten Herzens als Herzgesamtorganreaktion ansehen können, so liegen aus strukturbedingten Gründen die Verhältnisse bei der Spätreaktion am Herzen anders. Diese sind auch, verglichen mit Frühreaktionen, die häufigeren. Um es aber vorwegzunehmen, sind Spätreaktionen als Gesamtorganreaktion des Herzens wohl zunächst *Summationsreaktionen von Einzelkomponenten* des Herzens und nicht Simultanreaktion des ganzen Herzens.

Phylogenetisch und ontogenetisch kann das Herz in seiner endgültigen Form als eine zu spezifischen Funktionen umdifferenzierte Strecke der Blutbahn betrachtet werden. Das Endothel mit der untergelagerten Faserschicht entspricht dem Endokard mit den Klappen, die Muscularis dem Myokard, die Adventitia dem Perikard, die Vasa vasorum den Kranzgefäßen. Eine solche Parallelisierung ist gleichwohl eine mehr äußerliche, und wenn sie phylo- und ontogenetisch auch richtig ist, so hebt sie die praktische Erfahrung dennoch aus diesem Zusammenhang heraus und verlegt die Reaktion der Kranzadern recht deutlich zu derjenigen der großen arteriellen Gefäße.

Von der theoretisch-synthesiologischen Histologie her gesehen, wird deutlich, daß der Herzmuskel und seine Bindegewebsstrukturen zwei ineinander geschalteten Histien entspricht, einem interstitiellen rein bindegewebigen mit Endstrombahnen und Kollagenfaserstrukturen, fixen und mobilen monohistiocytären Zellen und einem myokardialen mit Endstrombahnen und zugehörigen Muskelfasereinheiten. Betrachtet man das Herz als zellkonstantes Organ, müßte das gleiche auch für das mesenchymale Interstitium gelten, und es müßte auch eine fixierte Zahl bindegewebiger Histien als Interstitium vorhanden sein. Dem Myokard gegenüber ist die Herzklappe eine endotheliale Sonderstruktur mit eigener Reaktionsmorphe. v. ALBERTINI bezeichnet die Herzklappe als funktionelle Einheit (synergistische Einheit in meinem Sinn)[2], in der dem subendothelialen Gewebe die vielseitigen geweblichen produktiven und immunbiologischen Leistungen zukommen. Das Klappenendothel soll keine Reaktionsbereitschaft haben[2]. Das Klappengewebe besitzt eine angeblich für das Herz charakteristische Zelle, den Kardiohistiocyten, welcher der Phagocytose und Vermehrung, der Resorption und Fibrinolyse fähig, auch im immunitären Geschehen aktiv ist. Da er zu besonderer Umgestaltung (sog. Anitschkow-Zelle) fähig ist, wollen ihn manche Autoren zu einer herzspezifischen Zelle ernennen. Indes wird er nicht mehr bedeuten als eine besondere Funktionsform der Histiocyten.

Es spricht vieles dafür, daß jede Form von Endokarditis die Umstimmung des Gesamtorganismus und des Klappengewebes voraussetzt und die einzelnen Formen diesen verschiedenen Umstimmungszuständen entsprechen. Doch sind dies Fragen spezieller Pathogenese, die hier nicht zur Diskussion stehen. Für uns ist wichtig, ob man aus dem makro- und mikroanatomischen Bild bestimmte Schlüsse auf immunitäre Vorgänge und im weiteren Sinn auf AARR ziehen kann. Im deutschen Schrifttum existieren zwei größere Arbeiten über die Endokarditis, deren Verfasser nach meinem Dafürhalten im wesentlichen zu den gleichen morphischen Ergebnissen gelangen, wenngleich sie ihren Befunden eine verschieden-

---

[1] KNEPPER und WAALER 1935, CLARK und KAPLAN 1937, BIELING und SCHWARTZ 1931.
[2] v. ALBERTINI 1965.

artige Deutung geben. Einzelheiten sind den Arbeiten Böhmig und Klein[1] und v. Albertini[2] zu entnehmen. Während Böhmig den ganzen Erscheinungskomplex unter dem Blickwinkel der Umstimmung und der damit erworbenen Andersempfindlichkeit betrachtet, mithin als Allergie, ist von diesen Begriffen bei v. Albertini nichts zu lesen; hingegen verweist er nachdrücklich auf das Gegenspiel von Resistenz und Virulenz als die bestimmenden Faktoren für das morphische Erscheinungsbild und spricht vom Gleichgewichtszustand zwischen Keimvirulenz und Abwehrpotential der Gewebe, wobei Immunitätsphänomene eine Rolle spielen sollen, die in einer besonderen histiocytären Reaktion, verbunden mit Phagocytose und Vernichtung von Erregern zum Ausdruck kommen. Letzten Endes ist es eine Frage der Terminologie, ob man die erworbene erhöhte Erregerphagocytose und die Proliferation histiocytärer Zellen als Ausdruck einer immunitären Leistung des Mesenchyms oder als „erworbene" Andersempfindlichkeit anspricht. Das Phänomen bleibt dasselbe, gleichgültig, ob man die erworbene Immunreaktion als „Abwehr" oder als Allergie auffaßt. Teleologische Begriffe („Abwehr") sind aber immer gefährlich.

Eine weitere Schwierigkeit besteht in der Einordnung und Wertung der serösen wärzchenförmigen Klappenentzündung von Böhmig. Die Existenz der serös-insudativen Entzündung steht meines Erachtens nach den Arbeiten von Rössle, Mayer und Bredt außer Zweifel[3]. Auch die Böhmigsche bildliche Dokumentation wirkt überzeugend. Aber man hat doch eine gewisse Neigung, die Zweifel, die v. Albertini an der serösen Endokarditis Böhmigs auf Grund der Arbeiten von Gross und Kugel vorträgt[4], und welche die serös gefüllten Spalten im Spongiosagewebe der Herzklappe für normal halten, für berechtigt anzusehen, insbesondere dann, wenn man liest, daß die seröse Endokarditis schon im Alter von 1—4 Jahren vorhanden sei und jenseits von 20 Jahren jede Klappe eine seröse Endokarditis hätte. Die „vasculäre" Komponente dieser Reaktionen ist im Auftreten von Fibrinthromben und Plättchenthromben sowie in Ablagerung von Fibrinoid selbst zu sehen; sämtliches Material stammt aus der Blutbahn. Im Hinblick auf die experimentellen Arbeiten von Dietrich[5] kann das thrombotische Geschehen schon als Manifestation einer AgAk-Allergie angesehen werden. Daß eine hyperergische Entzündung bei entsprechender Immunlage primär mit der Bildung von Granulationsgewebe verläuft, kennen wir vom Arthus-Phänomen[6] und von der rheumatischen Myokarditis[7]. Mein Standpunkt von der Existenz einer primär granulierenden hyperergischen Entzündung findet seine Bestätigung im Prototyp III v. Albertinis, der primär chronischen Endocarditis verrucosa rheumatica, der noch andere abakterielle Formen wie Liebmann-Sachs usw. angehören.

Für die primäre Ansiedlung von Bakterien und die Entstehung einer bakteriellen Endokarditis ist nach den experimentellen Ergebnissen eine vorangegangene Umstimmung mit Vaccination der Tiere oder unspezifischer Serumbehandlung eine begünstigende Vorbedingung. Da alle Reaktionen aber auf die histiocytäre gesteigerte Proliferation und die erhöhte Phagocytose hinauslaufen, so muß man diese Reaktionen, sofern man sie nicht zu den Manifestationen der Immunität rechnet, als Spätreaktion ansprechen.

Funktionell gehört das Klappengewebe zum Herzen, aber strukturell steht es außerhalb desselben. Nicht einmal die vasculäre Ernährung ist ihm gemeinsam. Trotzdem bietet es die bestmögliche Exposition, mit blutfremden bakteriellen und abakteriellen humoralen Stoffen in Kontakt zu kommen und dieselben ins

---

[1] Böhmig und Klein 1953.   [2] v. Albertini 1963.
[3] Rössle 1934, Mayer 1950, Bredt 1932, 1942.   [4] Gross, Kugel und Kugel 1931.
[5] Dietrich 1932.   [6] Letterer 1956.   [7] Fassbender 1963.

Klappenmesenchym aufzunehmen. Daher seine so hohe Chance „endokarditisch" zu erkranken[1], welche der Herzmuskel nicht in diesem Maße hat. Aus diesen strukturbedingten Gründen ist für das Herz als Organ und seine Reaktion im allergisch-hyperergischen Geschehen zu verstehen, daß die Klappe auch öfter in ein krankhaftes Geschehen einbezogen werden kann. Alle Infektallergien und Serumallergien können potentiell die Herzklappen im Sinn einer Endokarditis befallen; erst in zweiter Linie steht das Myokard mit seinem Mesenchym. Zeitliche, ätiogenetische und durch die Stärke der Reaktionskörper gegebene Umstände werden dann bestimmend dafür, ob *nur* die Klappe oder Klappen und Gesamtherz an der Reaktion teilnehmen. Der Fall, daß der Klappenapparat nicht und das Myokard allein erkrankt, kommt sehr selten vor.

Der Kranzader kommt, synthesiologisch betrachtet, eine Mitreaktion in der Herzgesamtreaktion nicht zu. Sie ist wie die abführende Coronarvene eine Blutzuführungs- und Ableitungsbahn von gewebseigenem Charakter. Daher finden wir sie nicht selten bei entzündlich hyperergischen Reaktionen anderer Gefäßprovinzen beteiligt. Sie gehört zur Herzreaktion erst von der Arteriolenstrecke ab, in welcher sie als Endstrombahn funktioniert. So betrachtet, gibt es ein für die Klappen und für die Kranzadern isoliert mögliches Reaktions- und Mitreaktionsgeschehen und für das Herz und seine Reaktion kommt nur mehr das Myokard in Frage.

Der *fieberhafte Rheumatismus* ist der Prototyp einer allergisch-hyperergischen Reaktion des Herzmuskels, der im Sinne der infektallergischen Hyperergie als Spätreaktion anzusehen ist. Das Niveau, in dem diese abläuft, ist die doppelte Histionstruktur, die, wie schon geschildert, sich aus eng verbundenen myomesenchymalen und interstitiellen Histien zusammensetzt. Deutungsgeschichtlich ist der Rheumatismus specificus, wie ihn Aschoff nannte[2], eines der interessantesten Kapitel der morphischen und ätiogenetischen Pathologie; Aschoff betrachtete die nach ihm benannten zelligen Granulome im Herzmuskel als spezifische Gewebsprodukte, d. h. festgelegte Reaktionen auf einen bestimmten Erreger. Eine Anschauung, die in Parallelität zum Tuberkel keineswegs absurd war, sondern nach dem damaligen Stand des Wissens der Vorstellung von der Wirkung bestimmter Krankheitserreger entsprach. Erst der Fortschritt der Allergie- und Infektallergielehre und die Klingeschen systematischen Untersuchungen über den fieberhaften Rheumatismus sowie die daraufhin in Gang gesetzten zahlreichen angelsächsischen Arbeiten haben gezeigt, daß das führende Element zur Bildung der „Aschoff-Körperchen" nicht der Erreger (streptococcus) mit seinen spezifischen Eigenschaften, sondern eine speziell abgestimmte Reaktionslage des Organismus im Sinne einer Infektallergie ist. Indes haben die Klingeschen, im Sinne der Allergie stark verallgemeinerten Anschauungen eine Einschränkung schon dadurch erfahren müssen, als die Bakteriologie gezeigt hat, daß nur eine ganz bestimmte Gruppe von Streptokokken den fieberhaften Rheumatismus nach einem vorausgegangenen Infekt mit diesem Erreger hervorruft. Es müssen also doch einige „Spezifitäten" diesem Erreger anhängen, und es ist nicht alles *nur* aus der Reaktionslage des Kranken zu erklären. In dieser Situation gewinnen die oben schon erwähnten Befunde von Kaplan u. Mitarb. erhöhte Bedeutung[3]: Hämolytische Streptokokken und Sarkolemmwand der Herzmuskelfaser enthalten ein verwandtes, serologisch zu Kreuzreaktionen führendes Antigen. Diese Tatsache vermochte die besondere Affinität *bestimmter* Streptokokkenarten zum

---

[1] Böhmig 1953.
[2] Aschoff 1904, 1934, 1935, 1937, 1939, 1940, Literatur s. Stämmler in Kaufmann, Bd. I, S. 136.
[3] Kaplan u. a. 1958—1964.

Form und Größenvergleich eines rheumatischen Knötchens und eines Tuberkels bei gleicher linearer Vergrößerung (150fach).

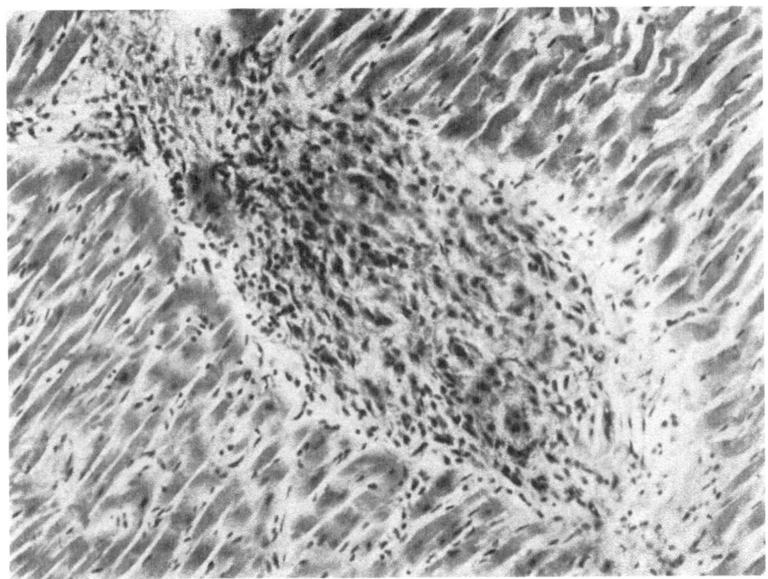

Abb. 138. Rheumatisches Granulom.

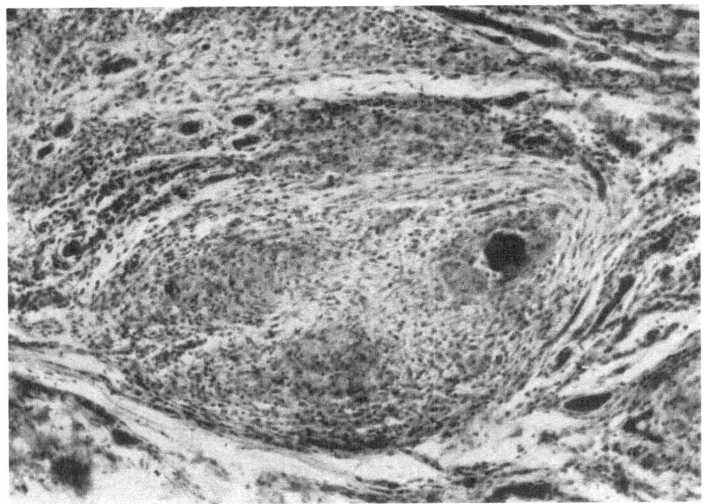

Abb. 138a. Tuberkel.

Herzen zu erklären; denn die während der Erstinfektion entstehenden Antikörper treten nun in Reaktion mit dem Herzmuskelgewebe. Dazu kommt, daß histoserologisch in den Aschoff-Granulomen Komplement[1] und β-Globulin[2] nachgewiesen sind, also der histologisch-serologische Beweis für eine AAR in diesem geweblichen Reaktionsprodukt vorliegt. In der histologischen Analyse ist die

[1] KLEIN und BURKHOLDER 1959, KÜPPER u. LANGER 1961.
[2] VORLÄNDER 1961.

komplexe Zusammensetzung der Rheumaknötchen nicht zu übersehen; verglichen mit unserer früheren Darstellung der geweblichen AAR sind in den Rheumaknötchen sowohl exsudative wie proliferative Manifestationen vorhanden und damit das Problem der Einordnung des rheumatischen Granuloms in das Schema der Reaktionen *zweier* Phänomene in *einem* Reaktionsbild. Die ursprünglichen Darstellungen von Klinge haben diese Schwierigkeiten dadurch umgangen[1], daß sie auf die — obwohl damals schon bekannte — Trennung in Früh- und Spätreaktion keine Rücksicht nahmen. Auch Studer[2] geht darauf nicht ein. Nach den Darstellungen von Klinge muß der rheumatische Gewebsschaden oder, wie er es nennt, das rheumatische Frühinfiltrat dem vasculären oder ana-

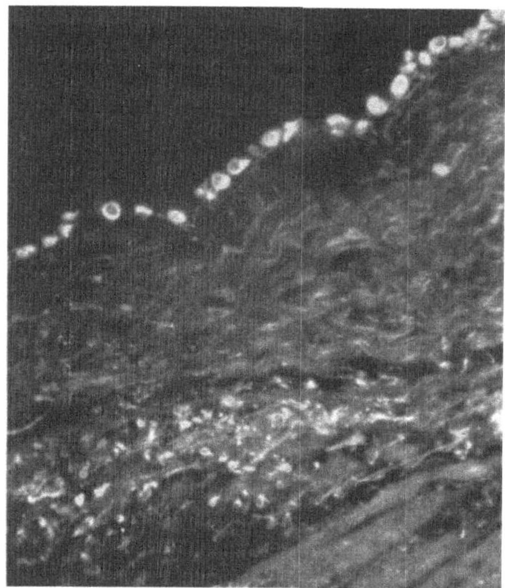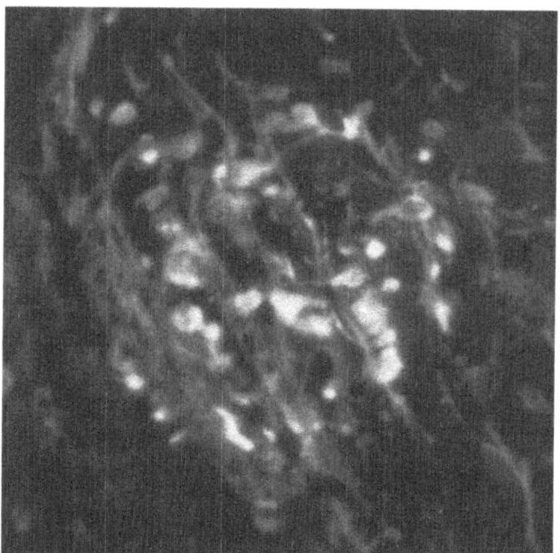

Abb. 139. Links: Fluorescierende Endothelzellen und fluorescierende Infiltratzellen in einem Aschoff-Knötchen in tiefen Schichten des Endokards eines Herzohrs bei Mitralstenose. Dargestellt mit antikomplementärem Serum. Rechts: Starke Vergrößerung eines Aschoff-Knötchens. Nach Küpper, Langer u. Klein (1961).

phylaktischen Reaktionstyp zugerechnet werden (nach Coombs und Gell Typ I-Reaktion)[3]. Damit kommt es zur serofibrinösen Exsudation und zur fibrinoiden Degeneration im Bindegewebe, wobei wir an dieser Stelle nicht mehr zu diskutieren haben, in welcher Weise die Grundsubstanz an diesen Veränderungen teilnimmt. Die Veränderungen der Grundsubstanz, die Klinge die Verquellung nennt, sind Folgen der Exsudation und meines Erachtens in gar keiner Weise für die „rheumatische Reaktion" charakteristisch. Im Anschluß an diesen „rheumatisches Frühinfiltrat" genannten Schaden kommt es nun nach Klinges Ansicht zu einer Art reparativer und resorptiver Aktion, wobei die exsudative Infiltration von einer Proliferation der Histiocyten gefolgt wird. Wir haben diese als besonders groß und reaktionsfähig angesprochenen Histiocyten schon als Kardiohistiocyten bei der Endocarditis rheumatica angetroffen. Es wird ferner die Zunahme der Basophilie dieser Zelle und das Auftreten von Plasmazellen und Lymphocyten beschrieben. Regelmäßig werden polykaryocytische Riesenzellen beobachtet. Aus dem cellulären Stadium geht das Knötchen in eine fibröse Narbe über. Dieser Vorgang entspricht einem einheitlichen zeitlichen Längsschnittbild, in dem zunächst die vasculäre, dann die cellulär proliferative Phase führend ist, und Klinge betrachtet das Ganze auch von der Seite der immunkörperbedingten

---

[1] Klinge 1933.   [2] Studer 1959.   [3] Coombs und Gell 1963.

Hyperergie als einen einheitlichen Vorgang, den er ganz betont in unmittelbare Parallele zum Arthus-Phänomen setzt. Unsere heutige Kenntnis und teilweise gewandelte Sicht läßt einige Zweifel an dieser Betrachtung aufkommen, auf die im einzelnen einzugehen hier aber nicht gegeben ist, da sie ein spezielles Problem des Rheumatismus darstellen. Uns interessiert das Ganze hier nur im Hinblick auf die Frage, ob man das Rh.Gr. als Früh-, als Spät- oder als Reaktion in der

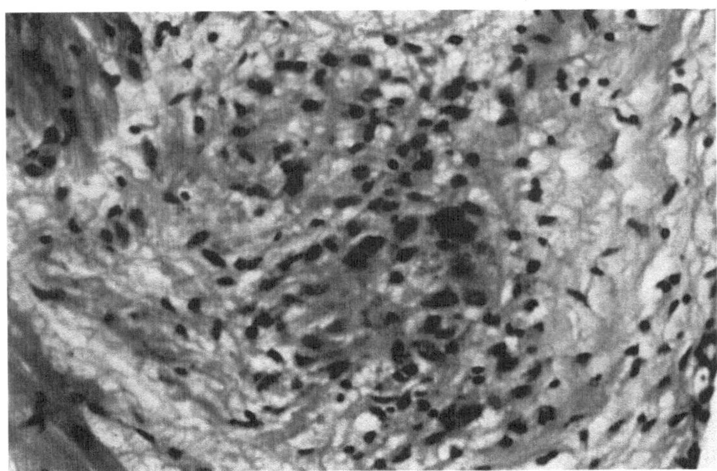

Abb. 140. Rheumatisches Granulom im Herzohr bei fieberhaftem Rheumatismus. Präparat MASSHOFF, Berlin. Vorwiegend exsudativ proliferierende Form des Granuloms.

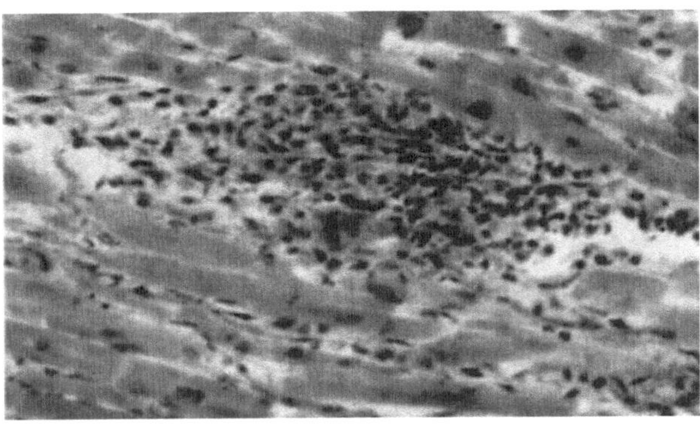

Abb. 141. Chronische rheumatische Myokarditis. Vorwiegend muskelaggressive Form.

Form beider Typen ansehen muß. Dies erscheint von grundsätzlicher Bedeutung für die Analyse von AARR und ihre geweblichen Manifestationen überhaupt. Meine Feststellung von der Existenz einer *primär* granulierenden Reaktion auf Grund von Studien am Arthus-Phänomen hat sich inzwischen durchgesetzt[1]. Wie für jede Entzündung ist es auch für die allergisch-hyperergische nicht zwingend, daß eine exsudative Phase der proliferierend granulierenden vorausgeht. Sie kann so minimal gering sein, daß sie praktisch nicht in Erscheinung tritt. FASSBENDER hat dies in seinen Untersuchungen am rheumatischen Herzmuskelgranulom bestätigt. Er kommt zur Aufstellung von drei Typen: die

---

[1] LETTERER 1957, SPIER 1961, FASSBENDER 1963.

produktive, die granulomatöse und die musculoaggressive Form[1]. Dabei kann jeder
Typ ein Erscheinungsbild für sich allein vorstellen, ohne andere Typen als zeitliche Vorgänger oder Nachfolger haben zu müssen. Nach der Reizstärke als
formendem Prinzip der histologischen Reaktion wird hohe Reizstärke vasculär-
exsudative Folgen haben, geringere Reizstärke unter Umständen gar keine Exsudation und nur zellige Proliferation und bei größerem Ausmaß derselben mehr
oder weniger Granulation. Wie früher schon ausgeführt, gibt es daneben eine
resorptiv-reparative Granulation als Folgeerscheinung einer akuten exsudativ-
fibrinösfibrinoiden Phase wie im Arthus-Phänomen.

Die Analyse des rheumatischen Granuloms von Klinge ist also zu stark
vereinfacht und prinzipiell nicht unterscheidend genug. Aber auch das Reiz-
stärkeprinzip — das inzwischen von anderen Forschern bestätigt ist[2] — muß
in sehr differenzierter Weise verstanden werden, wenn es der Analyse dienlich
sein soll[3]. Hoher Titer ergibt im Arthus-Phänomen stark exsudative gewebliche
Reaktionen, niederer nur geringe. Laufend verdünntes Antigen führt bei gleichbleibendem Titer zu vorwiegend histio-monocytären Reaktionen. Doch ist die
Reizwirkung des Antigens nicht allein eine Funktion der Konzentration, sondern
auch der Qualität des Antigens. Manchen Antigenen kommt auf Grund ihrer
Qualität eine von Natur aus nur geringe Reizstärke zu. Mangelhafte oder hohe
Reizstärke kann daher eine Konzentrationsfrage oder eine Frage der chemischen
Qualität sein, oder, was nicht selten ist, eine Folge von beiden. Serumantikörper
bilden mit dem homologen Antigen an sich stark wirksame AAKK, die nur durch
Verdünnung abgeschwächt werden können. Bakterien, Pilze usw. induzieren
zellständige Antikörper, die a priori viel schwächere Reizerzeuger sind; dies ist
mit ein Grund für die delayed reaction. Daher gibt es bei entsprechend hoher
Tuberkulinkonzentration am sensibilisierten Organismus nicht nur zellprolifera-
tive, sondern gleichzeitig auch exsudative, d. h. vasculäre, eventuell sogar hämorrhagische Reaktionen.

Diese gedanklich und praktisch histologische Analyse war notwendig, bevor
wir uns der Frage zuwenden, ob das rheumatische Granulom eine Früh- oder eine
Spätreaktion sei. Im Sinn der Schilderung von Klinge gibt es nur eine Frühreaktion[4], wenngleich die Termini Früh- und Spätreaktion bei ihm überhaupt
keinen Eingang gefunden haben. Der Prozeß verläuft als exsudative Phase mit
einem die gewebliche Alteration ausheilenden Resorptions- und Fibrosierungs-
granulom. Das Beispiel Arthus-Phänomen drückt der Klingeschen Deutung
seinen bestimmenden Stempel auf. Ich habe in meinem Handbuchbeitrag zur
hyperergischen Entzündung schon gewisse Vorbehalte zu dieser allzu engen
Parallelisierung vorgetragen. Inzwischen ist die sehr informative Studie an
großem Material, vorwiegend an Herzohren bei rheumatischer stenosierender
Endokarditis von Fassbender erschienen, in der er zu einer neuen und sehr
förderlichen Deutung kommt.

Die von ihm aufgestellten Typen, die aber ausdrücklich als „Sonderformen“
beschrieben werden, werden als selbständige Erscheinungsbilder gewertet und
sind somit als Repräsentanten einer jeweils für die Reaktion gültigen Reaktionslage anzusehen. Damit kann der Typ I als Ausdruck einer akuten Sofortreaktion
gelten (vasculäre Reaktion). Der Typ II mit der Proliferation der Histiocyten
(Kardiohistiocyten) ist aber, da nachgewiesenermaßen kein Fibrinoid zu organi-
sieren und kein Exsudat zu resorbieren ist, auch kein Resorptionsgranulom,

---

[1] Fassbender 1963, Steffen und Schindler 1955, Kleinsorge und Dornbusch 1960.
[2] Gram und Böhmig 1960, Fassbender 1963.
[3] Letterer 1962.
[4] Klinge 1933, Masshoff und Reimers 1961.

Histologischer Vergleich menschlicher und experimentell erzeugter rheumatischer
Granulome im Herzmuskel nach MURPHY (1960).

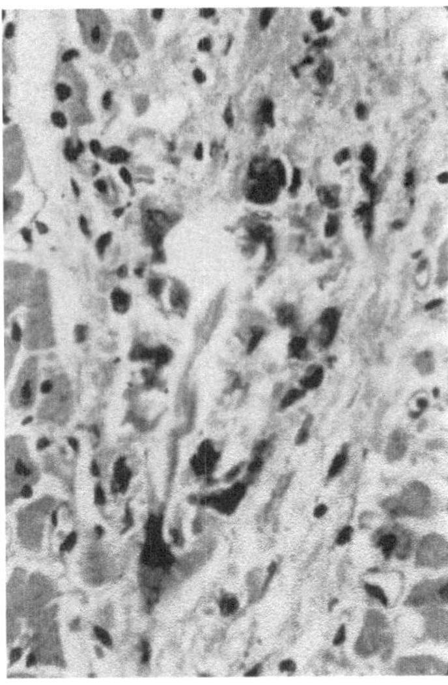

Abb. 142. Aus dem linken Ventrikel eines menschlichen
Herzens mit rheumatischem Fieber (17 Jahre altes
Mädchen).

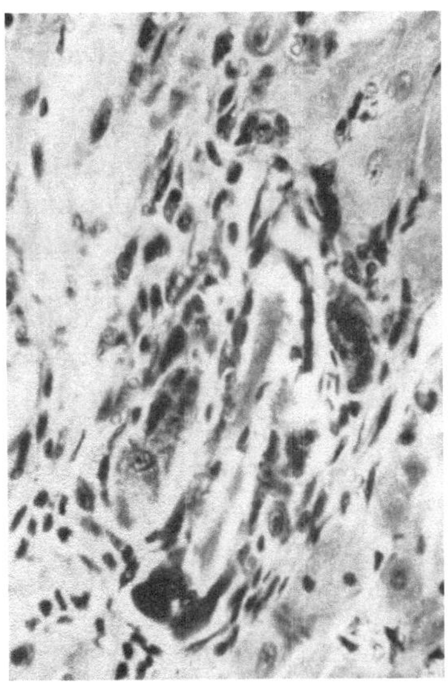

Abb. 143. Zum Vergleich experimentell erzeugtes sehr
ähnliches Granulom im Herzmuskel eines Kaninchens.
Beide muskelaggressive Formen.

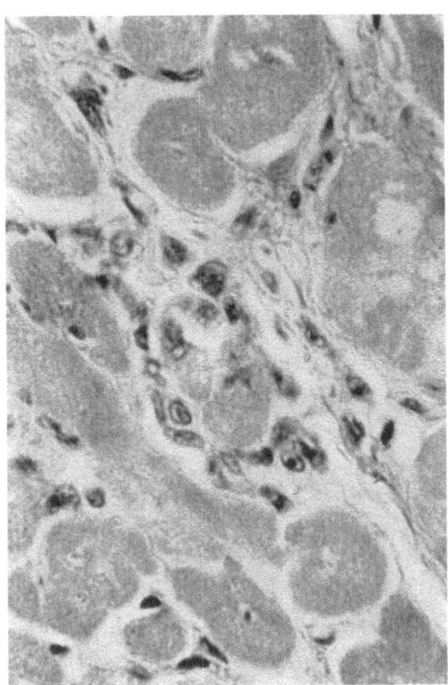

Abb. 144. Frühes myokardiales Granulom aus dem
linken Ventrikel eines an Rheumatismus verstorbenen
Menschen.

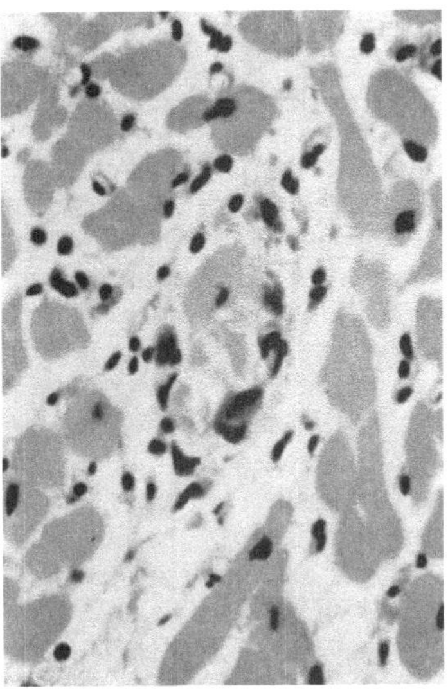

Abb. 145. Zum Vergleich. Großzelliges Granulom aus
dem linken Ventrikel eines Kaninchens mit experimentell erzeugter rheumatischer Infektallergie.

sondern (die Existenz einer allergisch-hyperergischen Reaktion vorausgesetzt)
eine celluläre, im herkömmlichen Sinn „delayed" genannte Reaktion.

Der Typ III, von FASSBENDER myogener Typ genannt, hat als morphisch
signifikantes Merkmal den Untergang von Muskelfasern aufzuweisen. Die
zugrunde gegangenen Muskelfasern werden von Histiocyten phagocytiert.

Häufig kommt es zu Riesenzellen aus zugrunde gehenden Muskelzellen, die als Regenerationsversuche der Muskulatur anzusehen sind. Dieses auch von anderen schon beschriebene Phänomen[1], das in einer großen Serie von Entwicklungsstudien dargestellt ist[2], ist seiner Bedeutung nach den autoallergischen Vorgängen anzureihen. Es paßt im Prinzip durchaus zur sog. experimentellen autoallergischen Encephalitis, bei welcher nach einer Vorbehandlung der Versuchstiere mit Gehirnemulsion und Freundschem Adjuvans histiocytäre Zellen in die Hirnsubstanz einwandern und diese zur Resorption bringen[3]. Grundsätzlich gleiches ist im Experiment mit Hodengewebsemulsion am Meerschweinchenhoden zu beobachten[4]. Behandelt man Kaninchen mit toten Streptokokken über lange Zeit, so entstehen ausschließlich myogene Riesenzellgranulome in den Herzen dieser Tiere[2]. Autoallergische Myokarditis, aber ohne myogene Granulome, entstand im Experiment durch Behandlung mit Streptokokken und Herzmuskelemulsionen[5]. Am menschlichen Herzen entstehen myogene Granulome in Fällen von lange laufendem und rezidivierendem rheumatischem Fieber und lassen den Wahrscheinlichkeitsschluß zu, daß es in diesen Fällen zum Abbau von Muskulatur und im Gefolge davon zur Bildung von Autoantikörpern gegen Muskeleiweiß gekommen ist. Das morphische Äquivalent für diesen Umstand ist die histiocytäre Autoaggression gegen die eigene Herzmuskulatur. Damit wird zweierlei evident: daß nämlich auch dieses myoaggressive Granulom der cellulären, d. h. Spätreaktion im allergischen Reaktionsgeschehen angehört, in deren Verlauf es zu einer allergisch-cytolytischen Reaktion kommt. Die Rolle des Antigens spielt die herzeigene Muskulatur, womit das Herz als Organ eine spezifische Rolle spielt. Die Möglichkeiten zur Bildung eines Herzmuskelantikörpers aber resultieren aus der primären allergischen Myokarditis, deren Exsudate proteolytische Eigenschaften gegenüber dem Muskelgewebe entfalten. Beispiele bietet hierfür das Arthus-Phänomen (s. Bd. VII/1, S. 522, Abb. 22, Exsudat-Myolyse) und auch der im Herzen histologisch zu beobachtende langsame Abbau von Herzmuskelfasern.

Unter diesen Gesichtspunkten wird man also das Aschoff-Knötchen im Herzmuskel nicht einheitlich beurteilen, sondern nur als Produkt der jeweils gültigen Reaktionslage ansprechen können. Der akute fieberhafte Rheumainfekt führt nach entsprechender Allergisierung durch die Streptokokken zu einer akuten Sofortreaktion vom vasculären Typ im Herzmuskelbindegewebe. Nach Fassbender führt diese Form nicht selten zum tödlichen Ende. Das zellige Granulom im Herzmesenchym ist aber eine Manifestation der Spätreaktion und das muskelaggressive Riesenzellengranulom und in Parallele zur autoallergischen Organreaktion der experimentellen Encephalitis eine autoallergische Begleitreaktion des Herzmuskels, seinem Charakter nach ebenfalls Spätreaktion, jedoch vom cytolytischen Typ.

Böhmig[6] bekennt sich zu der Meinung, das rheumatische Granulom sei eine Spätreaktion[7]. Hierfür muß besonders auch die Feststellung von Lawrence[8] sprechen, daß Überempfindlichkeit gegen Streptokokkensubstanzen mit Lymphocyten und Leukocyten übertragbar ist. Der experimentellen Pathologie ist es allerdings bisher noch nicht voll befriedigend gelungen, das aus der menschlichen Krankheitslehre so gut bekannte rheumatische Granulom auch im Experiment am Tier formgleich nachzubilden, wenngleich die Ergebnisse von Murphy dem menschlichen Rheumatismus jetzt doch recht nahe kommen (S. 179).

---

[1] v. Albertini 1953, Murphy 1963.   [2] Murphy 1963, Funaki 1956.
[3] Waksman 1959, 1960a.   [4] Waksman 1960a, S. 297, Freund 1957.
[5] Cavelti 1947.   [6] Gram und Böhmig 1960.   [7] Christ 1959.
[8] Lawrence 1958.

c) Gefäße als Organe der Blut- und Lymphführung und -Verteilung.

Wenn wir davon ausgehen, daß das Bild von Umstimmungsreaktionen der Gewebe und Organe von deren Architektur abhängt und die Art der Struktur des Organgewebes im großen ganzen der Morphe der Reaktion ihr Gepräge gibt, so ist diese an sich als selbstverständlich zu wertende Tatsache infolge der Komplexität vieler Gewebe und Organe nicht immer sofort evident. Die Komplexität aber hat ihre Ursachen in phylogenetischen und ontogenetischen Gegebenheiten und in Erfordernissen der Funktion[1].

Wenn wir die Blutgefäße, die Blutleitungs-, aber auch Blutverteilungsorgane sind, betrachten, so kann deren Reaktion generell oder lokal sein. Hier steht zunächst die lokale zur Diskussion; die generelle wird uns bei der Besprechung des anaphylaktischen Schocks beschäftigen. Die Lokalreaktion ist verständlich, wenn das Antigen der Vorbehandlung am Ort der Gefäßreaktion zur Wirkung kommt. Es ist im Grunde mit unseren Mitteln für unser Verständnis unaufklärbar, wenn in einem sensibilisierten Organismus und bei genereller Gegenwart des Antigens die Reaktion nur an uns „beliebig" erscheinenden Stellen eintritt. Wahrscheinlich spielen dabei doch auch örtlich wechselnde Grade der Sensibilisierung und wechselnde Antigenmengen eine Rolle.

Die anaphylaktische Frühreaktion ist, soweit wir lichtoptische Beobachtungsmöglichkeiten anwenden, eine Reaktion, die im Hinblick auf unseren „morphologischen Auftrag" hier gar nicht zu besprechen wäre, weil sie in diesem Sinn als Reaktion gar kein morphisches Äquivalent besitzt. Aber die in solchen Fällen besonders wertvolle bioptische Betrachtung des Kreislaufes an den Capillaren läßt funktionell und fluorescenzmikroskopisch Ablagerungen von Antigen-Antikörperkomplexen mit Komplementfixation erkennen. Die klinische Beobachtung führt an der Haut zu wichtigen Erkenntnissen. Im Capillarbereich kommt es zu Erweiterungen der Lichtung und Blutstromverlangsamung, zu Permeabilitätsstörungen mit Ödem und Blutungen; beide Reaktionstypen haben den gleichen Effekt, denn es ist dies *die* Reaktionsweise der Endstrombahncapillaren überhaupt und zugleich Ursache anderweitiger Schädigungen. Die Dynamik, die jeweils zu diesem Kreislaufeffekt führt, läuft über die Kontraktion der glatten Muskulatur der Arteriole und der Einzelmuskelzellen an den Sphinctercapillaren. Gleichzeitig entstehen im Anaphylaxieversuch Antigen-Antikörper-Komplexe, von denen ein Teil in die Wand eindringt; nach elektronenoptischen Versuchen lagern sie sich subendothelial zwischen Zelle und Basalmembran ab. Es ist allerdings noch nicht endgültig erwiesen, ob dies auch in Capillaren der Fall ist und nicht nur in Venolen. Sie treten zwischen den Endothellücken, die sich als Folge der Reaktion bilden und groß genug sind, auch Kohlepartikel durchzulassen[2]. Fluorescenzmikroskopisch ist die Ablagerung der Komplexe ebenfalls erwiesen[3]. Wie weit bei der Sofortreaktion auch Mediatorstoffe eine Rolle spielen, hängt von der Tierart und auch vom Antigen ab. Für die Spätreaktion spielen Histamin und andere Mediatoren als die die eigentliche Allergie erzeugenden Stoffe eine viel größere Rolle. Der kontraktile Effekt ist an der Muskulatur der gleiche. Wie weit die Kontraktion allein, wie weit die anderen Umstände kreislaufbeeinflussend wirken, ist hier nicht zu besprechen[4]. Eine ausgezeichnete Studie über die Kreislaufwirkung bei der anaphylaktischen Lokal- und Gesamtreaktion hat kürzlich IIJIMA vorgelegt[5].

Bioptische Beobachtungen am Mesenterium im Anaphylaxieversuch sprechen sich für die Venole als erstem Ort der Manifestation der Reaktion aus[6]. Klinisch

---

[1] LETTERER 1957.　　[2] COCHRAINE 1963, CAESAR 1962, MOVAT 1963, WEIGLE 1961.
[3] DIXON 1963.　　[4] RATNER 1955.　　[5] IIJIMA 1957, 1958.
[6] HUGUES und LECOMTE 1957.

gehören zu diesen eben geschilderten Manifestationen am Kreislauf der Endstrombahn das Quincke-Ödem, die Purpura Schoenlein-Hennoch, die Urticaria und diffuse Erytheme.

Die *capillären* Manifestationen sind zu allermeist Ausdruck von Sofortreaktionen an den peripheren Stationen der Endstrombahn im präcapillären und capillären Gebiet und sind daher strukturell gesehen integrierende Bestandteile bestimmter Histien, der Haut, des Gehirns usw. Infolgedessen können wir sie nur bedingt zu den Reaktionen des Gefäßsystems rechnen.

Anders liegen die Dinge bei den an der Grenze des mikroskopisch Sichtbaren liegenden Blutgefäßen bis zu den großen Arterien und Venen, d. h. allen solchen, die eigene Vasa vasi besitzen und daher selbst Gewebe und zudem solche eigener Art sind. Wie schon geschildert, haben wir es dann mit einem eigentümlichen Gewebskombinat zu tun, insofern als ein Zellverband und ein myokollagenfibrilläres Gewebe mit eigener Gefäßversorgung konstruktiv vereint hier funktionell zusammengehören.

Von der Struktur her kann man Arterien und Venen gleichzeitig betrachten. Zwar gibt es Prädilektionen, insofern als Arterien mittleren Kalibers und vorwiegend muskulären Typs häufiger und stärker erkranken; aber die Art der Venenerkrankung ist grundsätzlich dieselbe und eine sog. Periarteriitis nodosa liefert an den Venen unter Umständen genau gleiche morphische Erscheinungen (s. Bd. VII/1, Abb. 43, S. 590).

Wie am Herzen die Klappen, so erkranken nicht selten die Innenflächen der Blutgefäße, d. h. das Endothel mit dem darunterliegenden feinfaserigen Bindegewebe bis an die Grenze der Muscularis und gelegentlich darüber hinaus. Man kann dieses Geschehen zu den Dyshorien rechnen. Böhmig schildert sehr eindrucksvoll, wie die Herzklappen von dieser Dyshorie und ihren Folgen ergriffen werden können und macht besonders darauf aufmerksam, daß das Klappenendothel dabei intakt bleibt[1]. Die Intaktheit der Endothelschicht bestätigt auch ausdrücklich v. Albertini[2]. Dieses dyshorisch entstandene Insudat[3] kann verschiedene Zusammensetzung und verschiedenartige Wirkungen haben. Lösliche und unlösliche AAKK bewirken Lockerung des Endothelzellverbandes, die Folge ist der Durchtritt von mehr oder weniger fibrinhaltiger Plasmaflüssigkeit und unter Umständen Nekrose des durchdrungenen Gewebes. An kleineren Arterien kann die gesamte Media davon ergriffen sein. Größere Arterien, Aorta und Pulmonalis sind immer herdförmig von solchen Insudaten erfaßt. Der Entstehungsmodus solcher Insudationen, Fibrinabscheidungen und Nekrosen der angrenzenden oder gesamten Media ist, sofern man eine allergisch-hyperergische Ursache annimmt, als Sofortreaktion auf Grund der Exsudatqualität der Veränderungen anzusehen. Ihre Folgen für das betreffende Gefäß in Form reparativer Vorgänge sind nicht hier zu diskutieren. Getrennt davon und solitär bleibend oder häufig auch gleichzeitig mit dem endoarteriellen Prozeß laufend, kommt es aus gleichen Gründen zu einem grundsätzlich gleichen Ablauf im Gebiet der Vasa vasi[4]. Aus den Capillaren der Adventitia ergießt sich Exsudat in der Richtung der Außenzone der Muscularis, die Gewebetextur wird aufgelockert und von fibrinogenhaltiger Flüssigkeit durchsetzt mit Übergang in Nekrose. Die originalen Beobachtungen von Gruber wurden später von G. Miescher[5] und vielen anderen bestätigt. Häufiger als bei dem endoarteriellen Vorgang zeigt der periarterielle die Infiltration von Leukocyten (mit wechselnden Mengen Eosinophiler), Histiocyten und Plasmazelle. Vorläuferprozesse für diesen endo- oder perivasalen Vorgang gibt es morphisch nicht; so ist anzunehmen, daß es sich um ein

---

[1] Böhmig und Klein 1953.   [2] v. Albertini 1963.   [3] Meyer 1950.
[4] Gruber 1923, 1925, 1917.   [5] Miescher 1956.

Abb. 146—150. Einige Situationsbilder der Periarteriitis nodosa.

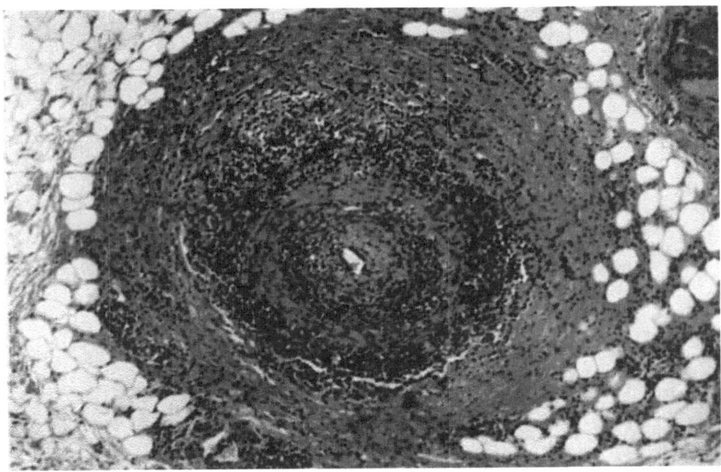

Abb. 146. Frische Periarteriitis nodosa aus dem Mesenterium des Menschen. Aus der Wand dieser Arterie sind die folgenden, einander ziemlich eng benachbarten Stellen zur Darstellung gebracht. Histio-mono-lymphoplasmacelluläre Infiltrate in verschiedenartiger Zusammensetzung. Abb. 147—150 bei verschiedener Vergrößerung.

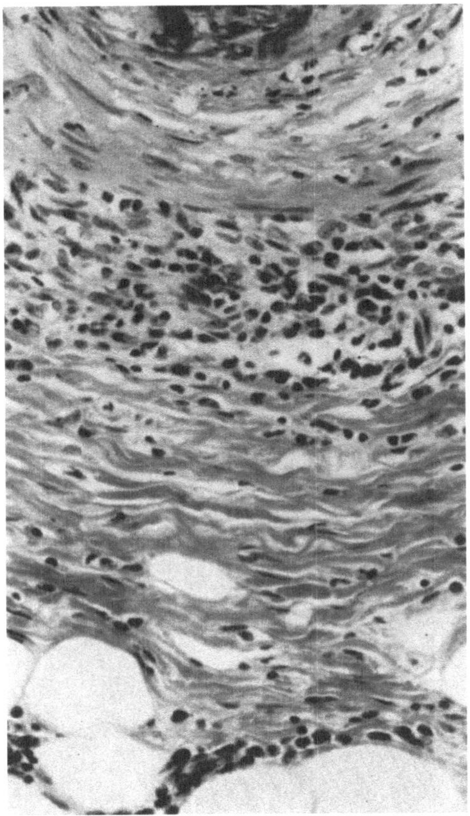

Abb. 147. Segmentausschnitt aus der Arterienwand mit starker Polymorphie mesenchymaler Zellen.

Abb. 148—150. Die Abbildungen zeigen den Wechsel des Zellbildes von monocytären zu plasmacellulären bis zu rein histiocytären Infiltraten.

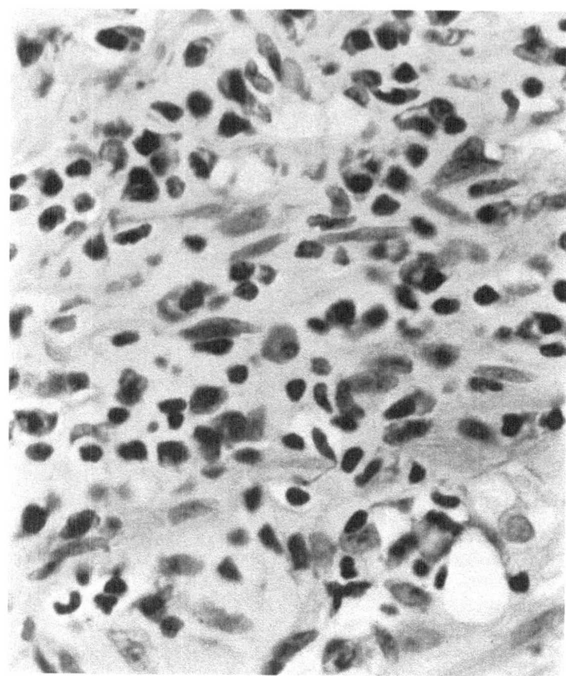

Abb. 148.

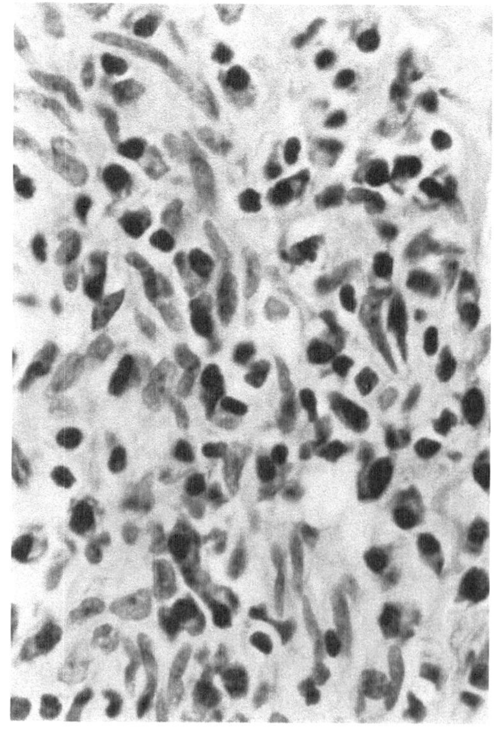

Abb. 149.

exquisit humorales Geschehen handelt, und auf Grund der morphischen Ähnlichkeit mit den Erscheinungen bei den verschiedenen Graden der Sofortreaktion erscheint es berechtigt, eine humorale Antigen-Antikörperreaktion als Ursache für das Gesamtgeschehen anzunehmen. Es wird dann von der Konzentration der Reaktionskörper, den AAKK und — vielleicht — der Sensibilisierung der Zellen abhängen, welche Intensität, welches Tempo und welche lokalisatorische Ausbreitung das Ganze nimmt. Die geschilderten Veränderungen können an den Blutgefäßen einzelner Organe monotopisch, polytopisch oder generalisiert auftreten. Begleitumstände, Zusatzfaktoren entscheiden offenbar über Lokalisation und Ausdehnung. Es kann der gesamte Gefäßapparat ergriffen sein, der in

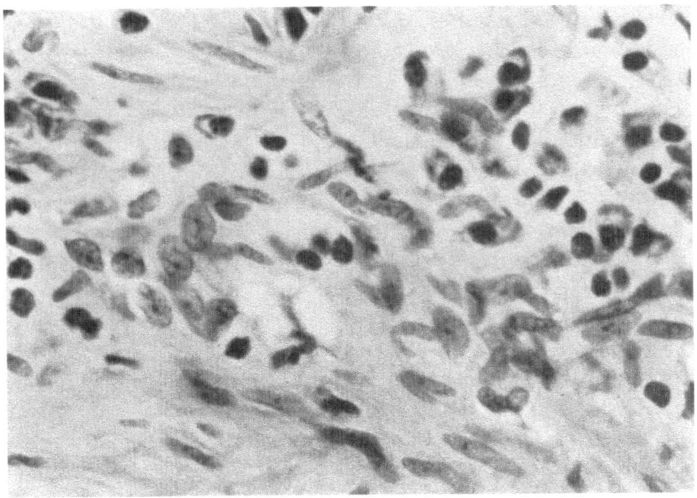

Abb. 150.

diesem Fall als Organ reagiert (Polyarteriitis nodosa[1]), auf das Gefäß bezogen entweder nur die Innenschicht (Endoarteriitis obliterans) oder nur die adventitielle Außenzone (Periarteriitis) oder das ganze Gefäß (Panarteriitis)[2].

Von diesen lokalen und generellen Ausbreitungserscheinungen abgesehen zeigen solche Reaktionen aber noch weitere Charakteristika, die zu gewissen Unterscheidungen und zu Verwirrungen zugleich führen. Vom reaktiven Zellbild aus gesehen kann die Reaktion rasant, von der Exsudation und Fibrinausschwitzung bis zur Nekrose der ganzen Muscularis (Vasonekrose der kleinen Arterien) oder langsam proliferierend mit Zellneubildung und Granulation, unter Umständen mit Riesenzellen verlaufen. Diese Unterschiede zusammen mit der Lokalisation am Gefäß selbst haben zu zahlreichen Einteilungsversuchen geführt, insbesondere dann, wenn man die zur vasculären Allergopathie führende Ursache zu kennen glaubte. Aber es hat sich gezeigt, daß keine Ursache, insbesondere nicht die mikrobische, für ein bestimmtes Gewebs- und Reaktionsbild widerspruchslos verantwortlich ist. Die „basic histological changes" scheinen, wie PAGEL sagt, überall identisch zu sein. Er konnte zeigen, daß Rheumatiker und Kranke mit bakterieller Endokarditis gegenüber Streptokokkenvaccine mit ausgesprochen exsudativen Reaktionen der Haut reagieren, obwohl man eine celluläre proliferierende Reaktion erwarten könnte, und daß andererseits die von der Periarteriitis nodosa unterschiedene rheumatische Periarteriitis auch in Herden von sicherer

---

[1] PAGEL 1951.　　[2] MARTIN und NOETZEL 1959.

Periarteriitis nodosa beobachtet wird. Zudem gibt es Fälle mit sicherer Arteriitis rheumatica (mit Myokarditis, Polyarthritis), die die exsudativen Zeichen der Periarteriitis nodosa tragen[1].

Schon Dietrich[2] und Siegmund[3] haben bei chronischer Streptokokkensepsis endotheliale Proliferate in den Venen der Organe gefunden, die als Ausdrucksform einer besonderen Reaktionslage gelten dürfen (infinitesimale Immunität). Böhmig[4] schildert Endothelproliferationen bei experimenteller Immunisierung gegen Streptokokkenantigene.

So sind zweifelsohne Endothelproliferation, Histiocytenneubildung in Palisadenstellung und Granulationsgewebsbildung als Zeichen zeitlich protrahierten Verlaufes mit ebensolchem Recht anzusehen, wie die Exsudation bis zur Nekrose für einen schnellen. Das bedeutet, daß man *nicht* die *Qualität* der allergisierenden Ursache, sondern *nur die Dynamik ihrer Wirkung* als Gestaltungsfaktor für das histologische Bild gelten lassen kann. Die formale Genese im Anfang der Gefäßreaktion ist offenbar weitgehend immer die gleiche; und das Tempo des Prozesses bestimmt die Intensität der Reaktionen und umgekehrt.

Wenn der Kliniker zwischen einer Reihe von allergisch bedingten Formen von Arterien- und Venenerkrankungen unterscheidet, so sind dies offenbar nur topisch und verlaufsmäßig verschiedene Formen des gleichen pathogenetischen Geschehens. Wie weit die von Bosch[5] geforderten Kombinationsformen ihre Berechtigung haben, ist eine Entscheidung der speziellen Angiopathologie. Die Verschiedenheit des Reaktionsbildes wird indes nicht durch die Ursache bestimmt. Diese ist durchaus verschieden in den einzelnen Fällen, aber ihr Wirkungsmechanismus ist immer der gleiche, nämlich die durch das sensibilisierende Agens induzierte AAR. Sie kann, je nach der Reaktionslage — man könnte bildlich sagen, nach dem Reaktionsgefälle —, schnell und stark oder langsam und mit wenig schädigenden Reizen verlaufen, so daß Bilder von der totalen Katabiose, in diesem Fall der Wandnekrose, bis zur endothelialen Proliferation und Granulationsgewebsbildung möglich sind. Die einzelnen klassifizierenden Unterscheidungen hyperergischer Gefäßkrankheiten, wie Purpura, Hypersensitivitätsangiitis (nekrotisierende Angiitis), Periarteriitis nodosa, granulomatöse Riesenzellenangiitis, sind wohl sicher bei AgAk-bedingter Reaktionslage alle nur Verlaufsvarianten desselben pathischen Prozesses[6]. Venen können, wie schon gesagt, in grundsätzlich gleicher Weise erkranken wie Arterien. Lymphbahnen sind, wie das Experiment zeigt, wie Blutgefäße fähig, mit einer allergisch-hyperergischen Sofortreaktion zu reagieren; an sich sind sie nach dem gleichen Prinzip gebaut wie Blutgefäße mit Adventitia, Vasa vasi zur Wandernährung durch den Blutstrom und einer Intima, und somit auch zum gleichen Reaktionsbild fähig[7].

d) Das Blut als Organ.

Zu „Blut als Organ" rechnen wir die funktionelle Einheit Blutplasma, Zellen des Blutes, das Knochenmarksgewebe und ihm gleichgeschaltet Lymphe, Lymphzellen, lymphadenoides und lymphatisches Gewebe. Sofern also AgAk-Vorgänge ablaufen und wir nach deren Morphe fragen, werden wir sie an Zellen und am Gewebe, d. h. am Knochenmark und am lymphadenoiden und lymphatischen Gewebe suchen. So hat das Blutorgan ein dreifaches Niveau seiner Reaktionen; für die morphische Reaktion besteht ein Zellniveau und ein Histionniveau. Im letzteren reagieren die blutbildenden Parenchymzellen mit einer Primärreaktion

---

[1] Pagel 1951.   [2] Dietrich 1927, 1948.   [3] Siegmund 1923, 1925.
[4] Gram und Böhmig 1960.   [5] Bosch 1960.   [6] Bock 1957.
[7] Fischer und Kaiserling 1937.

allein, ferner die Endstrombahn und von ihnen aus unter Umständen nochmals die Zellen als Parenchym. Das dritte, das humorale Niveau bleibt naturgemäß ohne Reaktionsmorphe, wenngleich wir die im Plasma entstehenden löslichen AAKK, wenn sie von den Zellen durch Phagocytose oder Pinocytose aufgenommen sind, dort sogar schon lichtoptisch auffinden können. Dazu kommen die qualitativen und quantitativen Verschiebungen der Eiweißfraktionen im Blutplasma.

Alle Grundlagen für die Reaktion der freien Zellen im Blut und die Reaktionsfolgen sind im Kapitel IV „Freie Zelle" schon besprochen. Die Reaktion humoraler Antikörper mit ihrem entsprechenden Antigen kann, wenn geformte Blutbestandteile — Zellen und Plättchen — zugegen sind, zu Veränderungen an

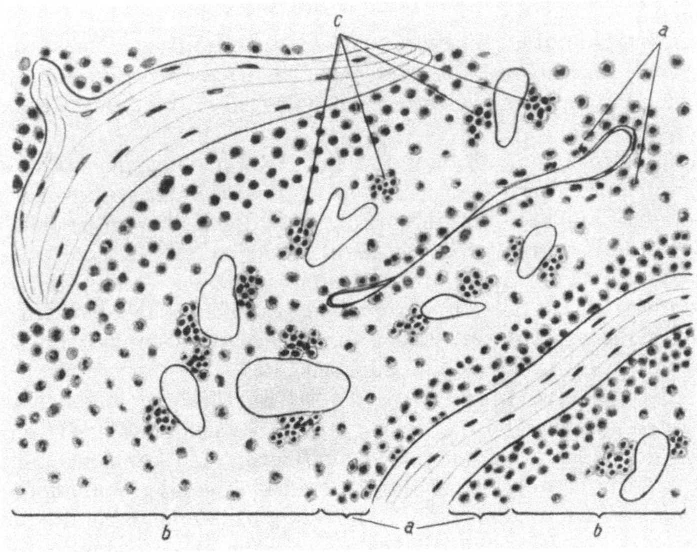

Abb. 151. Sogenannter „kleinster Markraum" als Modell einer Gewebsprimitiveinheit des Knochenmarks in Parallele zum Histion. Nach WIENBECK (1938), aus ROTTER und BÜNGELER (1955).

diesen führen[1]. Die Folge ist Agglutination und Lyse, letztere bei Gegenwart von Komplement. Gleiche Folgen haben sowohl cytotrope, bzw. cytotoxische Immunkörper, also Iso- und Autoantikörper gegen rote und weiße Zellen, wie auch die allergischen, deren Bildung auf Vollantigene oder Haptene zurückzuführen ist[2,3]. Dabei kann eine zunächst humoral entstandene Cytopenie durch die ihr folgende erhöhte Ausschwemmung aus dem Knochenmark äquilibriert werden oder die Reaktionsfolgen sind an den Zellen des Knochenmarksgewebes durch Zellverlust dort bemerkbar. Ein bald eintretender Ersatz durch Neubildung führt nicht selten zu Hyperplasie der Vorstufen der Zellreifung[4]. Die Bilder sind sehr komplex hinsichtlich ihrer Ursächlichkeiten und verlangen jeweils ihre besondere Deutung. Wieweit Proliferation und Auswanderung von Zellen schon allein durch die Gegenwart von AAKK in Analogie zu Beobachtungen an der Zellkultur möglich ist, muß dahingestellt bleiben; aber als Reaktionsfolge an den Zellen nach einer AgAk-Wirkung wäre dies als Folgezustand einer nur geringen Reizung durchaus möglich. Dieselbe läßt auch Riesenzellen[5] entstehen.

---

[1] MIESCHER und STRAESSLE 1956, STRAESSLE und MIESCHER 1956, WAKSMAN u. a. 1954, MIESCHER 1956.
[2] MIESCHER 1961.   [3] FILIPP u. a. 1959, 1960.   [4] PLIESS und MAI 1962.
[5] FILIPP, WALTER und v. BOROS 1961.

Als ein Merkmal cellulärer Reaktion ist die LE-Zelle im Knochenmark anzusehen[1]. Der Bau des Knochenmarks, der Lymphknoten und lymphadenoiden
Gewebe zeigt wiederum die Existenz von Primitivstruktureinheiten. Wienbeck[2] spricht von einem Primitivmarkraum als „kleinstem Markraum", wobei
dem Endost mantelartig wechselnd breite Streifen von jugendlichen Granulo-
cytenvorstufen angelagert sind; gleiche Zellrasen liegen um die kleinen Arterien.
Den Mittelregionen des Markraumes zugeordnet lagern im Bereiche der venösen
Sinus die reiferen Myelocyten. Nester der Erythropoese finden sich im Markraum
in unregelmäßiger Verteilung, zumeist in enger Nachbarschaft zu den Sinus. So
läßt das Knochenmarkshistion eine Zweiteilung erkennen, wobei die endostalen
und periostalen Bezirke Bildungszonen, die zentral gelegenen aber Reifungszonen
darstellen.

In den Lymphknoten existiert eine dem primitiven Markraum analoge
Struktur, der *Marksinus* mit den endothelialen Uferzellen und dem anliegenden
lymphatischen Parenchym, welches vom syncytialen Netz der Reticulumzellen
durchsetzt wird.

Diese lymphatischen und hämatischen Histien sind morphisches Substrat
für AARR, wobei prinzipiell zwischen einer singulär cellulären und einer vasculären
Reaktion an den Capillaren und ihren Folgen an den Zellen unterschieden werden
müßte; dieser Fall würde eine celluläre Reaktion als Parenchymschaden zu
bedeuten haben. Es gibt viele zeitliche Unterschiede des Verlaufs der Reaktionen
von hochakuten bis zu langen chronischen Stadien, alle aber auf allergisch-
hyperergischer Basis beruhend, wobei vorwiegend die chemische Beschaffenheit
des Antigens für die Unterschiede maßgebend ist[3].

Als vasculäre Reaktion spielt die seröse Entzündung eine wichtige Rolle,
deren Auftreten und Folgen mit Schwund des Parenchyms und Hemmung der
Proliferation das Bild der Panmyelopathie hervorrufen kann, wenngleich ihrem
Befund nicht anzusehen ist, ob er durch eine toxische oder eine allergische Noxe
hervorgerufen worden ist. Selbst ein Shwartzman-Phänomen könnte unter diesem
Bild erscheinen[4]. Desgleichen sind Unterschiede in der Empfindlichkeit der
einzelnen Blutzellen zu beachten, ein Schaden kann entweder zellspezifisch (oder
plättchen-spezifisch) sein oder generell auf allergisch-hyperergischer Basis beruhen. Auf dem Wege zur Knochenmarksinsuffizienz geht derartiges nicht prima
vista aus der Morphe der Substrate hervor und bedarf daher auch der kausalen
Analyse.

Die AAR führt am Knochenmarkshistion zur serösen Myelitis mit seröser,
serofibrinöser oder fibrinoider degenerativer Durchdringung des Markparenchyms. Wie schon gesagt, kann der Parenchymzelluntergang also vom Gefäß
her oder vom direkten allergisch-katabiotischen Schaden an der Zelle sich ableiten. Sinngemäß trifft das gleiche für die lymphatischen Organe zu. Am Endbild ist eine Analyse stets schwierig, und Anfangsstadien bekommt der Morpho-
loge praktisch nicht in die Hand. Die experimentelle Pathologie aber ist diesem
Objekt gegenüber in einer schwierigen Situation, denn die zarte Beschaffenheit
des Gewebes in der schützenden Knochenschale und die hierzu relativ zu groben
Möglichkeiten, Antigene zu applizieren, stehen stark hindernd im Wege. Jede
Injektion ins Knochenmark, auch kleinster Mengen, muß mehr zerstörend als
reaktionsauslösend wirken. Die Versuche, ein lokales Arthus-Phänomen auszulösen, sind daher a priori sinnlos, ganz abgesehen davon, daß an seinem positiven
Ausfall — könnte man es technisch gut vollbringen — kein Zweifel wäre[5].

[1] Miescher und Vorlaender 1961.   [2] Wienbeck 1938.
[3] Rotter und Büngeler 1955.   [4] Letterer 1961.
[5] Petrides 1950, Bán, Matkó und Filipp 1950.

Vom klinischen Bild und der Anwendung der Darmbeinkamm-Knochenmarksbiopsie hat soeben Burkhardt erfolgversprechende erste Ergebnisse neuer Untersuchungen an einem durch neuzeitliche Einbettungs- und Schnittmethoden (Acrylateinbettung) viel besser zugänglich gewordenen Biopsiematerial des Knochenmarks veröffentlicht[5].

Seine Studien dürften nicht nur für die klinische Histoimmunologie, sondern auch für die experimentelle Forschung neue Möglichkeiten eröffnen und das infolge seiner reticulocytären Feinstruktur außerordentlich distinkt reagierende Knochenmarkshistion einer viel mehr aufschlußreichen morphischen Beobachtungsmöglichkeit zu führen, welche dann auch experimentell-zeitlich abstufbar sein wird. Solche Bearbeitungen sind dann aber nicht nur für das Knochenmark als Organ, sondern auch für den Gesamtorganismus und sein Mesenchym signifikant.

Die Burkhardtschen Untersuchungen bestätigen, verfeinern und erweitern in mancher Hinsicht das schon Bekannte, insbesondere im Hinblick auf Capillar- und Sinuspunktionen, Verhalten der Grundsubstanz, fibrinoide Degeneration und fibröse Sklerose, letzteres als Folge seröser Entzündung. Auch von seiten der Zellen ergibt sich neben der katabolen Veränderung manches Zeichen der anabolen Reagibilität mit der pericapillaren Plasmocytose, der Histiocytenproliferation und -funktion, der Mastocytose usw. Für manche Deutung, die Burkhardt selbst gibt, wird man vom Standpunkt der Immunhistologie zurückhaltend sein müssen.

Davon abgesehen besteht experimentell die Möglichkeit, durch einen anaphylaktischen Schock oder durch antigenwirkende Pharmaka Granulocytopenie, Reifungshemmungen und Panmyelophthisen und Myelosklerose zu erzeugen. Die letzteren entstehen über eine seröse Entzündung, der die reticulocytäre Proliferation folgt, die im Endstadium in fibrilläre Sklerose übergeht[1]. Langdauernde, über 1 Jahr ausgedehnte Sensibilisierung von Kaninchen mit artfremdem Protein hat charakteristische Umgestaltungen sowohl des Plasmaeiweißes wie der myelopoetischen Gewebe zur Folge.

Die zunächst entstehende myeloid-hyperplastische Reaktion geht im Laufe der Zeit in eine schon oben erwähnte Myelofibrose über[2]. Anfänglich kommt es zu einer serös-exsudativen „histolytischen" Entzündung, der die myeloide Transformation und später die Fibrose folgt. Langdauernde Zuführung großer (zu großer, weil völlig unnatürlich im Vergleich zur Biologie des Tieres und zur Pathobiologie der Krankheit) artfremder Eiweißmengen führt zu Plättchenthromben in den Capillaren nach Art der von Moschcowitz beschriebenen Thrombopathie[3]. Es ist aus der Materie des Objektes heraus zu verstehen, daß die Ordnung der vielfachen, keineswegs eindeutigen Befunde und die Übersicht über diese nicht leicht ist. Kausal können genetische Heteroantigene (als Vollantigene und Haptene) in Frage kommen. Die Reaktion kann sich an den einzelnen Blutelementen humoral auswirken, sie kann eine gewebliche an der Endstrombahn der Knochenmarkshistien sein mit entzündlichen und dystrophischen Schäden an den Parenchymzellen und deren Reparativfolgen. Schließlich wird an der Endstrombahn eine Sofortreaktion und an den reticulären und parenchymalen Zellen eine verzögerte Reaktion möglich. Alle diese Konditionen aber führen zu gleichartiger cellulärer und vasculärer Symptomatik, welche die ursächlichen und die unter Umständen nur begleitenden unspezifischen Momente nicht zu unterscheiden gestattet.

Zusammengefaßt kann dies die Vielschichtigkeit der Problematik des Blutes als Organ beleuchten, das in seinen allergischen und hyperergischen Reaktionen an strukturelle, chemische, vasculäre und neurale Vorbedingungen gebunden ist[4].

---

[1] Rotter und Büngeler 1955, Petrides 1950.
[2] Okabayashi 1960.   [3] Hiromasa Kawai 1954, Moschcowitz 1925.
[4] Schilling 1925, Lübbers 1956.   [5] Burkhardt 1965, 1966.

e) Die Reaktion der Niere als Organ.

Es ist nicht selten, daß die Niere im Nachgang zu einem Infekt und längere Zeit nachdem der Infekt scheinbar ausgeheilt ist, an diffuser Glomerulitis erkrankt. Ohne Zweifel ist die Glomerulitis in solchen Fällen als infektallergische Erkrankung zu werten. Die Historie dieser Erkenntnis wird unter anderem von Mellors in kurzer übersichtlicher Form geschildert[1]. Andere Organe können sich an der Infektallergie der Niere beteiligen (Myokard, Endokard), aber ebenso häufig steht die Niere als erkranktes Organ allein. Vergleichende Untersuchungen an klinisch beobachteten Fällen zeigen, daß nur die Stämme der Gruppen A 6, 4 und 12 zu einer postinfektiösen Nephritis führen[2]. Die experimentell-analytische Nachbildung der Morphe der glomerulitisch erkrankten Niere ergibt eine exakte Übereinstimmung derselben mit der postinfektiösen Glomerulitis des Menschen sowie der Nephritis bei der Serumkrankheit usw.[3] Dabei ist wesentlich, daß das Agens, das im Experiment Glomerulitis erzeugt, durchaus verschieden sein kann; gemeinsam aber ist allen Nephritis erzeugenden Stoffen, mikrobischen wie artfremden Proteinen und Mucopolysacchariden der Antigencharakter. Die vergleichende Analyse der experimentellen Ergebnisse läßt ein klares Bild über die Entstehungsbedingungen der Glomerulonephritis gewinnen. Aus ihm geht hervor, daß *erstens* die Veränderungen, die das Glomerulum im Anfang lichtoptisch aufweist, denen einer akuten Entzündung entsprechen; daß *zweitens* die Entzündung für eine allergisch-hyperergische angesehen werden kann, wofür vor allem das Experiment spricht; daß *drittens* die Veränderungen nur auf Grund einer der Niere eigentümlichen funktionsbedingten Struktur sich entwickeln.

Diese Grundstruktur des Nierenhistion oder „Nephrons" ist ebenso entscheidend für die Form der dieses Organ befallenden entzündlichen Krankheit, wie die Krankheitsursache selbst. Es gibt keinen Ort, an dem eine aus gleicher Ursache hervorgerufene Entzündung im Organismus in der gleichen Form ablaufen könnte. Daher ist die Glomerulitis *die* Nierenentzündung katexochen und die aszendierende oder die interstitielle Nephritis die Entzündung *an* der Niere[4]. Die Glomerulitis ist eine allergisch-hyperergische Entzündung im Gefolge einer AAR, bei welcher Komplementbindung und Komplementverbrauch[5] am Ort nachzuweisen ist, und sie ist die *Reaktion der Niere als Organ* auf eine AAR. Historisch gesehen sind die Experimente von Masugi, insofern sie die autoallergische Genese der Nephritis allzu stark in den Vordergrund rückten, für die Erkenntnis des wahren Sachverhaltes nicht immer fördernd gewesen. Die Vorstellung von der Bedeutung der Autoantikörper gegen Nierengewebe und ihrer pathogenen Rolle für die Glomerulitis[6] als ätiologische Vorstellung gab zunächst die Grundlage für das Experiment ab[7]. Einen wesentlichen Fortschritt in der experimentellen Pathologie der Glomerulitis und damit die Basis für das heutige Verständnis haben die Untersuchungen von Krakower gebracht, der die Antigenität der Basalmembran der Glomerulumcapillaren als das eigentliche Agens für die sog. autoallergische Glomerulitis erkannte[8]. Mit dem Nierenantigen wird im Versuchstier eine AAR an der Basalmembran erzeugt; diese geht von antigenen Bestandteilen der Basalmembran in den zur Sensibilisierung der

---

[1] Mellors u. a. 1955.   [2] Rammelkamp 1953.
[3] Rich 1956, Fujimoto 1954, Fujimoto und Yamanaka (Okabayashi) 1955, Fujimoto und Okada u. a. 1964.
[4] Letterer 1959a, 1952.
[5] Vogt und Kochem 1961, Pfeiffer u. a. 1954, Cavelti 1951/52.
[6] Masugi 1933, 1934.   [7] Lindemann 1900.
[8] Greenspon und Krakower 1950, Krakower und Greenspon 1951, Solomon u. a. 1949.

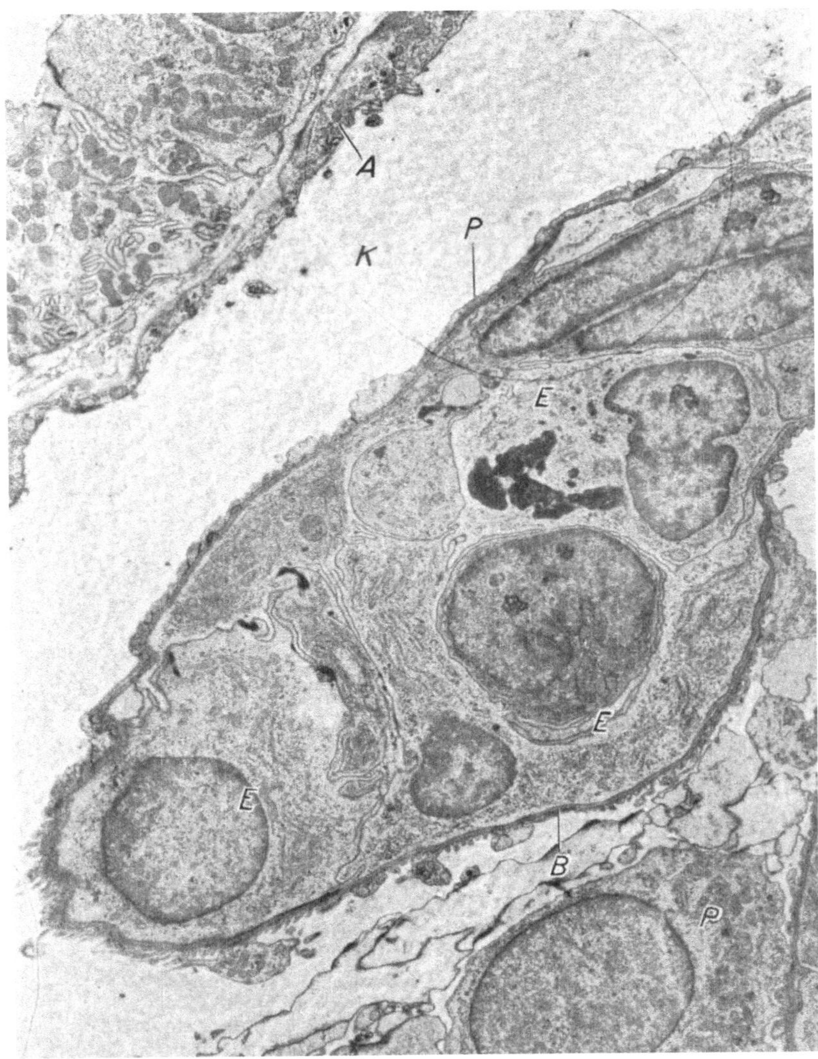

Abb. 152. Masugi-Nephritis erzeugt am Kaninchen. Glomeruläre Veränderungen 7 Tage nach Nephrotoxin-injektion. Das Lumen der Capillarschlinge ist infolge einer starken Endothelproliferation verlegt. Basalmembran nicht auffällig verändert. Vergrößerung 5000fach. Präparat und Aufnahme CAESAR, Tübingen-Kiel. Zeichener-klärung: *E* Endothel, *B* Basalmembran, *P* Pericyten, *K* Bowmanscher Kapselraum, *A* Bowmansche Kapsel.

Versuchstiere angewandten Nierenemulsionen[1] aus. Die im sog. nephrotoxischen Serum enthaltenen Antikörper sind gegen die Basalmembran gerichtet und erzeugen dort im Versuchstier einen komplementverbrauchenden Antigen-Antikörper-Komplex. Derselbe wird mit spezifischer Immunfluorescenz im Glomerulum sichtbar.

Elektronenoptisch läßt sich schon nach 12 Std eine mäßig dichte Auf- und Anlagerung an der Basalmembran feststellen, die den eben geschilderten Vorgängen entspricht. Sie wird begleitet von Schwellung der Endothelzellen, Abflachung der Zellfüßchen, Sichtbarwerden der Poren zwischen den Endothel-

---

[1] FELDMAN 1963.

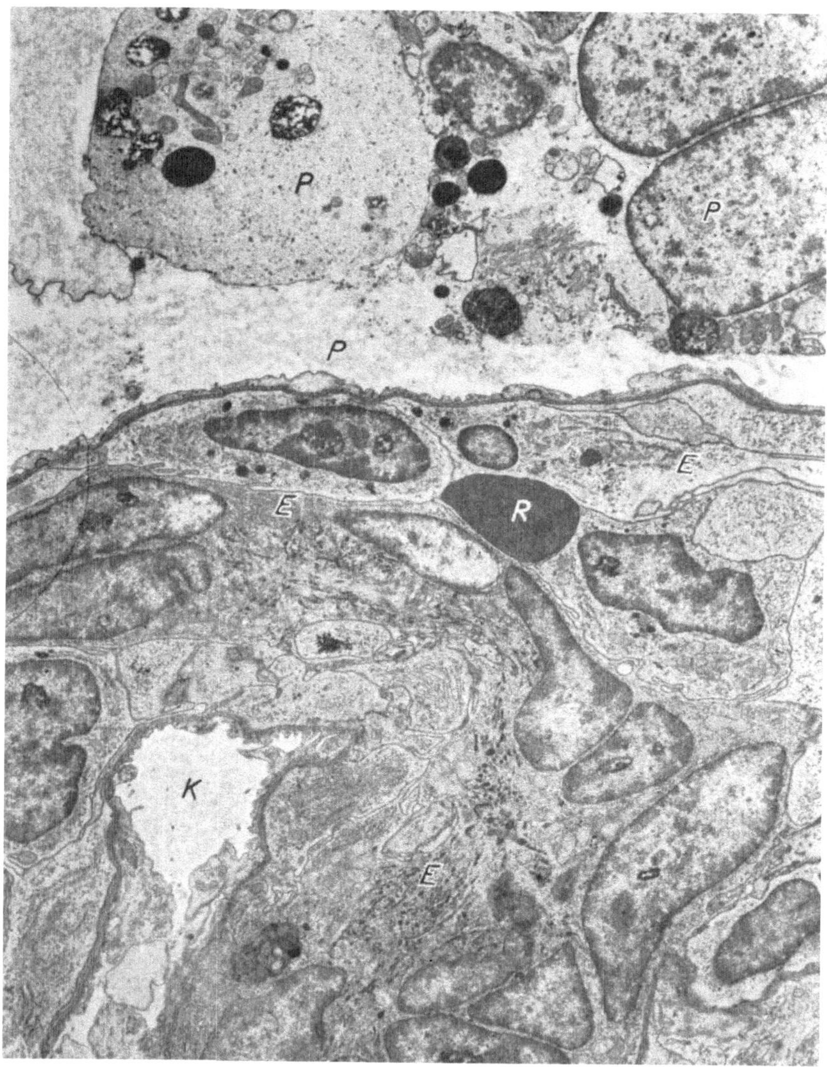

Abb. 153. Masugi-Nephritis am Kaninchen. Glomeruläre Veränderungen nach 7 Tagen. Capillarlumen durch Endothelschwellung ausgefüllt. Oben im Bild alterierte Pericyten mit gespeicherten Substanzen und defekten Zellmembranen. Im Restlumen einer Capillare ein Erythrocyt. Aufnahme und Präparat Caesar. Zeichenerklärung: *E* Endothel, *B* Basalmembran, *P* Pericyten, *K* Bowmanscher Kapselraum, *R* Erythrocyt.

zellen. Mit dem Nephrotoxinexperiment kann man zeigen, daß auch Basalmembranen in anderen Organen den Basalmembranantikörper binden[1].

Der erste Schritt der AAR an der Niere — der sich funktionell gleichzeitig durch eine mäßige Proteinurie kundgibt — ist also eine komplementverbrauchende Bindung von Antikörperglobulin an die Basalmembran. Diese Tatsache gibt zu erkennen, daß Bestandteile der Basalmembran antigene Eigenschaften haben. Der AAK war in der Basalmembran noch nach 12 Wochen nachzuweisen[2]. Weitere Veränderungen, d. h. capilläre Reaktionen, Leukocytenanlockung und Zellproliferationen werden nicht beobachtet. Der auf Grund einer vermehrten

[1] Cruishank 1959.　　[2] Feldmann 1963.

DNS-Synthese in den Endothelien der Capillaren erkrankten Glomerula — aber auch an anderen Stellen — geäußerten Meinung, die Glomerulitis sei eine „Zellerkrankung der Endothelien" kann man wohl kaum zustimmen[1]. Diese Beobachtung ist nur der Ausdruck einer allgemeinen Mesenchymaktivierung nach parenteraler Gabe spezifischer oder unspezifischer Proteine.

Die mehr oder weniger katabolen Veränderungen an der Basalmembran rufen am Kaninchen *noch keine* Entzündungsreaktion hervor. Die genannte Latenzzeit gilt allerdings nur für das Kaninchen und nicht für die Ratte. Nach Untersuchungen von KAY[2], VOGT und KOCHEM sowie PFEIFFER[3] liegen hier bestimmte Species-

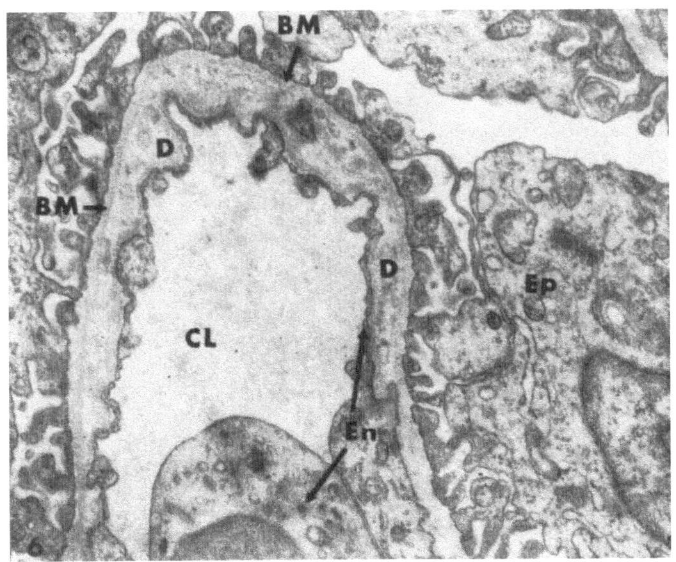

Abb. 154. Aus einem Glomerulum der Ratte, vier Wochen nach Injektion von nephrotoxischem Serum. Elektronendichte Substanzen in der verdickten Basalmembran. Dünnes, zartes Endothel, keine Veränderungen an den Fußzellen. Zeichenerklärung: *Bm* Basalmembran, *D* dichte Ablagerungen in der Basalmembran, *Ep* Epithel, *En* Endothel, *Cl* Capillare. Nach FELDMAN (1963).

unterschiede vor. Bei der Ratte reagiert das Nephrotoxin sofort unter Komplementverbrauch mit der Basalmembran. Am Kaninchen kommt es erst nach 5—7 Tagen zur Bildung von AAKK gegen das heterologe Trägerprotein (γ-Globulin) und damit zu Komplementverbrauch und Nephritis. Es wäre zu fragen, ob es sich überhaupt um eine AgAk-Bindung handelt und nicht nur um einen Adsorptionsvorgang. Nach einigen Tagen kommt es am Kaninchen, das nephrotoxisches Nierenserum erhielt, zu erneuter Reaktion des Glomerulum, insofern als nun γ-Globulin des Wirtes an der Basalmembran sich ablagert. Dabei wird die Membran stark verdickt, die Endothelzellenlücken werden groß, die Zellen selbst schwellen mit ihrem Cytoplasma stark an. Im Anschluß daran zeigen sich auch die Endothel- und Mesoangiumzellen durch Schwellung beteiligt. Infolge starker Hypertrophie verschließen die Epithelien den Bowmanschen Kapselraum und die Epithelien schwellen so stark an, daß das Capillarlumen verlegt werden kann. Schließlich kommt es zu Synechien, zur Neubildung von Kollagenfasern und zur Verödung des Glomerulum. Am Frosch ließ sich zeigen, daß nach Vorbehandlung mit artfremdem Serum (Pferd) das Aufbringen dieses Serums auf

---

[1] NOLTENIUS, OEHLER und MIYASKI 1962.   [2] KAY 1942.
[3] VOGT und KOCHEM 1961a und b, PFEIFFER 1954, 1960 (SANDRITTER), VOGT 1965.

die Glomerula der freigelegten Niere sofortige Stase und länger anhaltende Kreislaufstörung bewirkt[1]. Die Anwendung von nephrotoxischem Serum am Frosch führt zu einem der Masugi-Nephritis grundsätzlich gleichen, wenngleich durch den viel langsameren Verlauf morphisch abgewandelten Bild[2]. An der Maus entsteht durch NTS eine unter Umständen ziemlich schwere Glomerulonephrose, aber keine Nephritis[3]. Die Injektion von AAKK mit geringem Überschuß an Antigen führt bei Verwendung von Eieralbumin und Antialbumin[4] zu heftiger Glomerulitis, weil die gebildeten Komplexe sich an der Basalmembran niederschlagen. Die erhaltenen Bilder haben allerdings ziemliche Ähnlichkeit mit denen unserer Versuche[3].

Es ist kein Zweifel, daß die hier geschilderte Art und Weise der ersten Entwicklung der glomerulären Veränderungen zwar große morphische Ähnlichkeit,

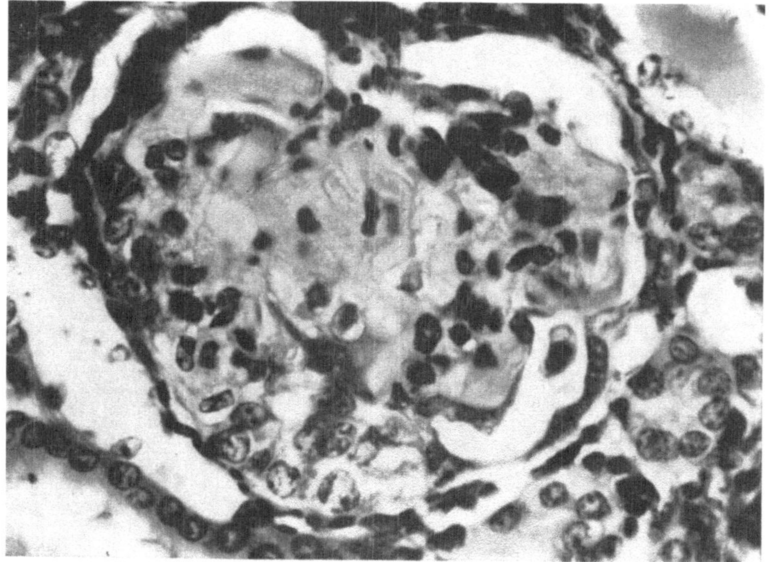

Abb. 155. Glomerulum aus einem Masugi-Experiment an der Maus. Injektion von nephrotoxischem Antimäuseserum vom Kaninchen. Starke Schlingenhyalinisierung im Glomerulum mit fortschreitendem Kernverlust. Nach GOEBEL-SCHMITT (1950).

wenn nicht Gleichheit mit der menschlichen Glomerulonephritis aufweist, aber doch keine pathogenetische Identität mit der menschlichen Nephritis vorstellt. Wenn man die zwangsläufige Zurückhaltung von Stoffen mit hohem Molekulargewicht an der Basalmembran in Rechnung stellt, so ist anzunehmen, daß auch AAKK an der Basalmembran an sich zur Ablagerung kommen[5], weil sie das Glomerulum nicht passieren können. Im Fall der Masugi-Nephritis kommt es zur Reaktion zwischen dem am Ort befindlichen Antigen und dem einverleibten Antikörper. Im Fall der Serumkrankheit entstehen humoral Antigen-Antikörper-Komplexe, die an der Basalmembran der Capillaren zurückgehalten werden und als solche morphisch — d. h. elektronenoptisch — gleiche Veränderungen an der Membran und am Epithel und Endothel erkennen lassen und erst im Gefolge dieser Veränderungen kommt es dann zu Veränderungen im Kreislauf der Schlingencapillare[6]. Hier hat die Elektronenmikroskopie unsere Kenntnisse über diese

[1] Letterer 1933.   [2] Letterer und Seybold 1950.
[3] Goebel-Schmitt 1950 (Letterer).   [4] Miller, Benacerraf u. a. 1958, 1960.
[5] Pressman 1955.   [6] Feldman 1963,

Dinge um ein wesentliches Stück vorverlegt. Die Arbeiten von RICH[1], DIXON, GERMUTH, FELDMAN u. a. (um nur einige zu nennen) über die Serumeiweiß-nephritis haben experimentell gezeigt, daß auch deren glomeruläre Veränderungen histologisch einer Entzündung entsprechen, die ihre Ursache in einer AAR und der Fixation von AAKK an die Basalmembran hat. Die submikroskopische Analyse ergibt, daß die erste Stufe wiederum eine Einlagerung von Fremdsubstanz in die Basalmembran ist. Auf diese Weise werden AAKK an die Glomerulumcapillare gewissermaßen fixiert und entfalten dann ihre Schadenswirkungen (Permeabilitätsstörungen, Leukocytenstasen, Endothel- und Epithelschwellung) an Ort und Stelle. Im kleinsten gesehen spielt sich dabei das gleiche ab, wie im experimentell erzeugten Arthus-Phänomen. Dort wird ein Depot von

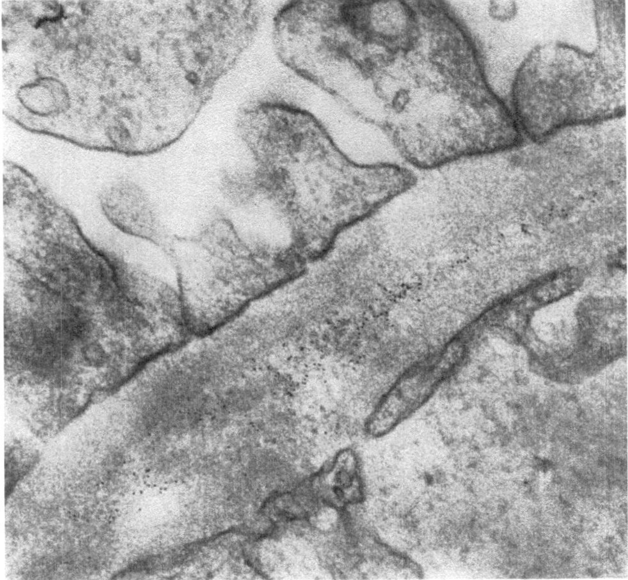

Abb. 156. Rattenglomerulum 23 Std nach Nephrotoxin-Ferritin-Injektion. Basalmembran mit Auftreten von Ferritinkörnchen im Innern der Membran. Aufnahme und Präparat CAESAR.

Antigen intradermal oder subcutan gelegt, welches, um zu wirken, bis zur Reaktion längere Zeit an Ort und Stelle liegen muß. Die mit den ubiquitär vorhandenen Antikörpern entstehenden AAKK werden, wie sich fluorescenzserologisch zeigen läßt, in der Wand der kleinen Gefäße deponiert, und entfalten von dort aus weitere Wirkungen. Und grundsätzlich Gleiches spielt sich in anderen Dimensionen am Glomerulum ab.

Die Adhäsion des Basalmembranantikörpers an der Basalmembran, d. h. eines heterologen Globulins, führt zu einer strukturellen und funktionellen Schädigung derselben. (Was hier vor sich geht, gehört strenggenommen zum dystrophischen Nierenschaden, d. h. zur Nephrose.) Aber dabei laufen nun zwei Prozesse in wechselnder Stärke nebeneinander. Der Basalmembranantikörper (ein Globulin) wird an die Basalmembran gebunden und führt zu einer dystrophischen Schädigung der Membran. Daraufhin kommt es zur initialen Proteinurie. Dieser erste Akt ist wie gesagt strenggenommen ein katabolischer Schaden im Sinn einer Glomerulonephrose. Dabei hängt es aber von verschiedenen Umständen ab, ob

[1] RICH 1956, DIXON 1961, GERMUTH 1953, FELDMAN 1963, FUJIMOTO 1954.

sofort ein echter, d. h. komplementverbrauchender Antigen-Antikörper-Komplex gebildet wird oder nicht. In diesem Fall kommt es zur Nephritis. Das gilt im Masugi-Experiment für die Ratte, aber nicht für das Kaninchen[1] und nicht für die Maus[2]. An der Maus entsteht *nur* eine Nephrose, am Kaninchen kommt es erst zur AAK-Bildung, wenn das an der Basalmembran fixierte heterologe Globulin (der Ente) Ak-Bildung im Kaninchen induziert hat. Dann führt die

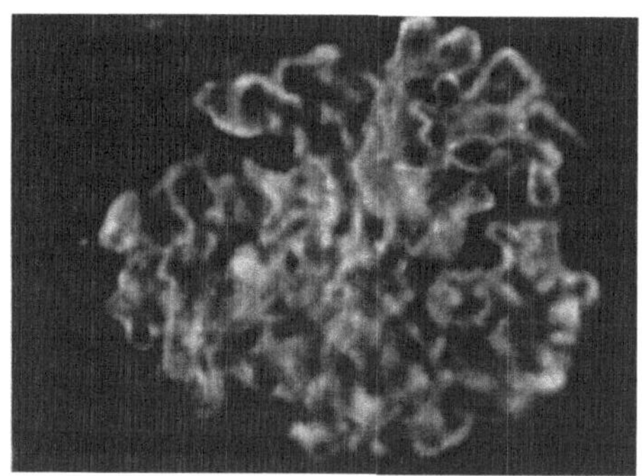

Abb. 157. Glomerulum aus der menschlichen Niere mit γ-Globulin-Ablagerung. Nachgewiesen durch Fluorescenz.

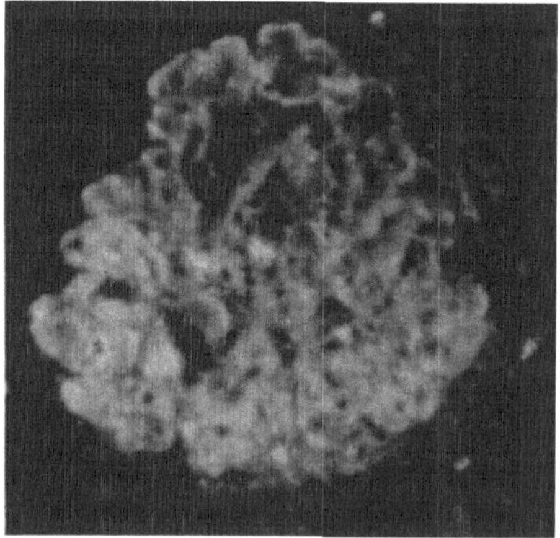

Abb. 158. Glomerulum aus einer menschlichen Niere mit Nachweis von Komplement. Nachgewiesen durch antikomplementäres fluorescierendes Serum. Beide vom gleichen Fall einer menschlichen Nephritis. Präparate und Aufnahmen Kochem (s. Zt. Tübingen).

Existenz des Komplexes zur Entzündung. Das gleiche gilt für die Serumeiweißnephritis des Kaninchens und des Menschen.

Das mehrmals oder einmal in großer Menge verabreichte Eiweiß als Antigen wird in der Nierenbasalmembran (auf Grund der Ausscheidungsfunktion der Niere) fixiert. Beginnt die Ak-Bildung im Organismus, dann trifft der Ak auf membranfixiertes Antigen, es entsteht ein AAK mit Komplement und die Entzündung kommt zum Start. Das läßt darauf schließen, daß bei der Verschiedenheit der Resultate der verschiedenen Species und den verschiedenen Antigenen die Antigenität der einzelnen Eiweißarten verschieden stark ist. Das Basalmembranantigen ist offenbar schwach, Serumeiweißkörper dagegen stark in der Induzierung von Ak-Bildung. Daher die wechselnden Erfolge auch hinsichtlich der Glomerulonephritis. Diese Verhältnisse werden noch besser beleuchtet durch Versuche mit Rattenschwanzsehnenkollagen[3]. Ein gegen Rattensehnenkollagen intravenös verabfolgter Ak am Kaninchen wird adsorptiv im Bindegewebe fast aller Organe abgelagert und läßt sich dort fluorescenzoptisch in allen Geweben, in denen Kollagen und Reticulin normalerweise sich findet, nachweisen; auch in der

Niere, d. h. dort in den Basalmembranen der Glomerula. Aber es kommt dabei *nicht* zu einer Glomerulonephritis, weil es offenbar nicht zur Bildung von AAKK in der Glomerulummembran kommt. Werden die Ratten aber vor der Injektion mit Antirattenkollagen vom Kaninchen, kombiniert mit Freunds Adjuvans behandelt, so entwickelt sich eine erhebliche Glomerulitis, welche besonders die Basalmembran in einer auffälligen Weise durch Schwellung, Auffaserung und Verbreiterung der Bruchstücke betrifft. Das Adjuvans bewirkt also eine verstärkte Schädigung der Basalmembran auch durch den Kollagenantikörper. Die Verhältnisse in der Folge der Geschehnisse sind nicht vollkommen übersichtlich. Es

[1] Pfeiffer 1954, 1956 (Sandritter).   [2] Goebel-Schmidt 1950.
[3] Rotbard u. a. 1961.

wäre für die Dynamik der Nephritis auch wünschenswert zu wissen, ob Adjuvans und normales Rattenkollagen schon eine Nephritis über den Weg einer stärkeren Glomerulonephrose erzeugen können. Dies ist zu vermuten. Immerhin zeigen sie, daß Adjuvans mit Antigen zunächst und verständlicherweise bevor eine Nephritis entsteht, deletäre Folgen für die Basalmembran haben kann im Sinn eines Fixationseffektes späterer AAKK an ihr. Hier sollten polarisationsoptische Untersuchungen an der Basalmembran einsetzen wie wir sie kennen als präamyloide Änderungen im Gangunterschied an den Retikulumfasern der Milz[1].

So ist genügend Grund vorhanden, anzunehmen, daß in allen Fällen von experimenteller wie von menschlicher Nephritis (Serumkrankheit, Lupus erythematodes, postinfektiöse Nephritis) jeweils an der glomerulären Basalmembran AAKK fixiert werden, Komplement gebunden, von den Adventitiazellen („Epithelzellen") der Capillaren aufgenommen und verdaut wird. Von diesem Punkt aus sind alle übrigen Wirkungen der AA-Komplement-Komplexe möglich, wie wir sie auch von anderen Gelegenheiten kennen, d. h. sie reagieren mit Plättchen und Leukocyten, indem sie deren Agglutination fördern, sie setzen Histamin aus diesen frei, sie bewirken Kontraktion der glatten Muskulatur, erhöhen die Capillarpermeabilität und veranlassen Proliferation von Endothelien[2]. Im kleinen entwickelt sich also, wie schon

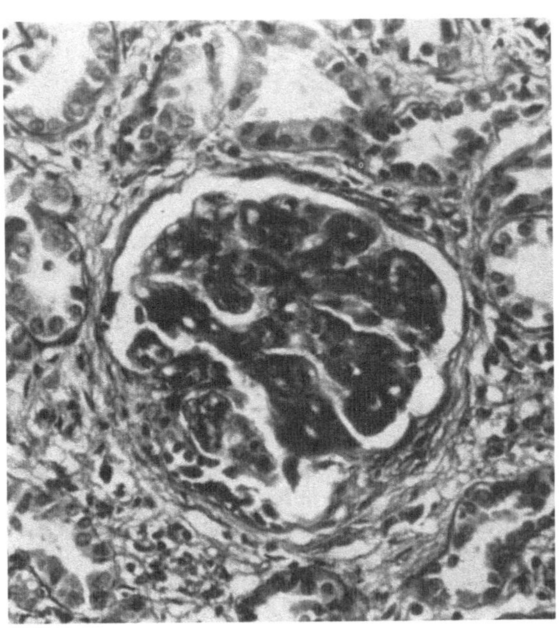

Abb. 159. Niere bei Lupus erythematodes. Ausgedehnte Hyalinisierung der Capillarwände der Schlingenbündel.

einmal gesagt, die gleiche Symptomatologie wie im Arthus-Phänomen, und somit kann die Glomerulitis mit Recht als Paradigma einer AAR am Nierenhistion angesprochen werden. Durch die Gegenwart von Antikörpern gegen Basalmembran im nephrotoxischen Serum ist auch die Frage nach der Lokalisation der Reaktion als gelöst zu betrachten. Die Basalmembran der Glomerula als Ag bindet den ihr mit der Ausscheidungsfunktion der Niere zugeführten Ak. Ähnlich ist die Entstehung der Glomerulitis zu verstehen, die im Verlauf der Serumkrankheit oder nach laufender Zuführung von kleinen Mengen von Fremdserumprotein über lange Zeit sich entwickelt[3]. In diesem Fall tritt die Immunreaktion erst ein, wenn heterologes Serum und gebildeter Ak sich an der Basalmembran vereinigen, insofern als sie in der ausscheidenden Niere dort zusammengeführt werden.

Die Basalmembran als Antigen hat für die Entstehung der experimentellen sog. autoimmunitären Nephritis und Nephrose sehr an Bedeutung gewonnen. Es hat sich ferner gezeigt, daß basalmembranreiche Organe wie Placenta und

---

[1] Missmahl und Hartwig 1953.   [2] Dixon 1963.
[3] Dixon u. a. 1961 (Feldman, Vasquez).

Lunge ebenfalls als Antigene mit Erfolg zur Nephritiserzeugung immer in der Kombination mit Adjuvans gebraucht werden können[1].

Heterologe wie homologe Basalmembranen müssen also ein gemeinsames oder verwandtes Antigen besitzen. Dasselbe wird auch wirksam, wenn Adjuvans und Nierenemulsion aus der ganzen Niere verwendet wird. Das Adjuvans wirkt offenbar als Schrittmacher, denn schon 0,25 ml Adjuvans bewirken bei Ratten eine mäßige histologische Schädigung der Basalmembran, die nach Zusatz von Rattennierenprotein zu starker Proteinurie führt[2]. Im Hinblick auf die menschliche Pathologie der Nephritis sind diese Versuche nur insofern wichtig, als sie die induzierende Rolle der Basalmembran für die Lokalisation der Nephritis, d. h. für die Lokalisation der postinfektiösen Streptokokkenimmunopathie des Gesamtorganismus in dem Organ Niere verständlich machen. Die integrierende Rolle der Basalmembran für die Ausscheidungsfunktion der Niere führt zur immunitär und physikalisch-adsorptiven Verankerung von AAKK an dieser, wobei der Antikörper nachfolgend die Komplementbindung bewirkt und die Entzündung im Sinne einer allergisch-hyperergischen Entzündung zum Start bringt. Dabei läßt die Verwendung von Basalmembran in Kombination mit Adjuvans die primäre glomerulonephrotische Schädigung deutlich werden, die jeder entzündlichen Erkrankung dieser Art am Glomerulum offenbar vorausgeht und die nur mehr oder weniger verdeckt wird durch die dann einsetzende Entzündung.

In manchen Masugi-Experimenten ist die nephrotische Komponente auffallend stark, was schon von Masugi (nephrotischer Einschlag) und auch von Fujimoto bemerkt wurde. Bei Verwendung von homologen wie heterologen Basalmembranen mit Adjuvans gelingt es denn auch oft, diesen „nephrotischen Einschlag" besonders stark zu gestalten[3]. Die Anwendung von Adjuvans genügt im übrigen schon, um an der Ratte eine Umstellung des Serumeiweißes mit Albuminverlust und Globulinzunahme in einer grundsätzlich gleichen, wenn auch geringeren Form wie bei der ausgebildeten Nephrose zu erreichen[4]. Allerdings sind die Ergebnisse hinsichtlich Tierart, Antigenquellen, Dosierung, Anwendungsweise unterschiedlich stark und nicht immer einheitlich. Die Anwendung von Adjuvans zugleich mit dem Antigen führt bei Affen und Schafen zu einer gleichzeitig auftretenden Sofort- und Spätreaktion gegenüber dem angewandten Antigen[5]. Dieser Befund läßt von vornherein an die Möglichkeit denken, bei Bestehen einer delayed reaction der Haut die Erkrankung cellulär zu übertragen. In der Tat ist dies gelungen, nachdem die Übertragung der Glomerulitis von einem nephritiskranken Tier durch Parabiose auf ein gesundes früher schon gelungen war[6].

Dabei wäre eine elektronenoptische Verfolgung des Erkrankungsverlaufes von den allerersten Anfängen an in Parallele zu schon bestehenden lichtoptischen Befunden erwünscht. In zahlreichen logisch aneinandergereihten Versuchen und Versuchsreihen haben Pfeiffer und seine Mitarbeiter (1956) die parabiotische Übertragung einer experimentellen Nephritis erwiesen und zusätzlich gezeigt, daß es sich mit dem nephritis producing factor (NPF) um einen Faktor der cellulären Immunität handelt, der mit den Lymphocyten des peripheren Blutes eines längere Zeit nephritiskranken Tieres übertragen werden kann. Die Ergebnisse finden ihre Bestätigung in den Untersuchungen von Hess mit der lymphocellulären

---

[1] Seegall 1955.   [2] Heymann u. a. 1962, Hunter, Hackel und Heymann 1960.
[3] Heymann 1959, Hunter l.c. 1960, Stabley 1963a und b, Heymann, Hackel und Hunter 1959, Feldman 1963, Stabley 1963.
[4] Heymann 1959.   [5] Stabley 1963.
[6] Pfeiffer 1954, 1959, Hess u. a. 1962, Müller-Buchholtz (Pfeiffer) u. a. 1965, 1966, 1960.

Übertragung einer Glomerulonephrose[1]. Demnach erscheint es nicht mehr zweifelhaft, daß nicht nur Autoantigene in einer chronisch entzündlich erkrankten Niere entstehen, welche Antikörperbildung veranlassen, sondern daß darüber hinaus humorale und celluläre Antikörper in dem dynamischen Ablauf des Krankheitsprozesses einer chronischen Nephritis eng miteinander verbunden sind. Auf die Einwände von SARRE gegenüber den Befunden von PFEIFFER verweisen wir besonders[2], ohne aber auf eine Auseinandersetzung eingehen zu können, um nicht die Grenze von der allgemeinen zur speziellen Nierenpathologie allzu weit zu überschreiten.

Die gleiche Technik der Parabiose, die für die chronische Nephritis zu bemerkenswerten Ergebnissen führte, wurde auch auf das Problem der *sympathischen Ophthalmie* angewandt. Es gelang nicht nur mit einem ophthalmotoxischen Serum vom Kaninchen eine entzündliche Augenerkrankung der Ratte zu erzeugen, sondern diese auch auf einen gesunden Parabionten zu übertragen. Bei diesem entsteht eine autoallergische Uveitis[3]. Nicht nur im Bereich einer Autoallergie, sondern auch sonst ist die Uvea besonders geeignet, mit allergisch-hyperergischen Reaktionen des Auges zu antworten. Bakterienvaccine, die in die Uvea mehrmals in kleineren Mengen eingespritzt wurde, erzeugte in streng spezifischer Weise bei späterer intravenöser Reinjektion schwere Uveitis an der auch das zuvor *nicht* injizierte Auge sich beteiligt[4]. Auf dem Gipfelpunkt der Arthritis entsteht bei der Ratte auch eine Uveitis[5]. Desgleichen gehört die sympathische Ophthalmie in den Kreis der allergisch-hyperergischen Organreaktionen; ihr histologisches Bild könnte die Annahme zulassen, daß hier eine primär granulierende Reaktion vorliegt, während das Verlaufsbild mehr für die celluläre Spätreaktion spricht[6].

f) Die Haut als Organ und Substrat allergischer Reaktionen.

Die allergischen Reaktionen der Haut als Organ stehen in gewissem Sinn denen der Lunge nahe. Die Haut ist in zwei Richtungen sensibilisierbar und von drei Richtungen können allergisch-hyperergische Reaktionen am sensibilisierten Substrat ausgelöst werden; von der Hautoberfläche, auf dem Blutwege und durch direkte Applikation des Antigens in das Niveau des Substrates (intracutane oder subcutane Injektion).

Indessen unterscheidet sich die Haut als Substrat wesentlich von anderen Organen, da ein bestimmter Substratanteil, die Epidermis mit ihren Zellen in (scheinbar) isolierter Weise sensibilisierbar und spezifisch reagibel ist. Dieser Vorgang ist eine besondere, d. h. hauteigene Reaktion, die an die Sensibilisierbarkeit ihrer Epithelien gebunden auftritt. Die Dynamik solcher Sensibilisierbarkeit und auch diejenige der Reaktionsauslösung stehen hier nicht zur Diskussion. Es scheint festzustehen, daß die alleinige intraepitheliale Ausbreitung der Sensibilisierung nicht der generelle Weg der Hautsensibilisierung ist[7], und daß Lymphbahnen wie lymphatische Organe eine intregrierende Rolle hierbei spielen. Die vollzogene Sensibilisierung kann durch weiße Blutzellen des Spenders auf neue und intakte Empfänger übertragen werden. Trotzdem besteht die Meinung, daß der einwandfreie und exakte Nachweis einer AAR bei der Kontaktdermatitis noch ausstehe[8].

---

[1] HESS 1962.   [2] ROTHER und SARRE 1961, 1963.
[3] OTTO und PFEIFFER 1959, PFEIFFER, DITSCHUNEIT, SANDRITTER und SCHULENBERG 1959.
[4] BÖKE und DICKHUS 1962, 1963.   [5] WAKSMAN und BULLINGTON 1960.
[6] MIESCHER und MIESCHER 1961.
[7] FREY und WENK 1956, FREY 1959, KALKOFF 1947, GRAUL und KALKOFF 1947, 1948, MACHER 1962, 1963.
[8] SCHNEIDER 1959.

Ob es sich mit der Kontaktdermatitis bzw. dem allergischen Ekzem um eine spezielle dem Plattenepithel d. h. dem epidermalen Gewebe der Haut zugehörige Eigenschaft handelt, oder ob nicht grundsätzlich und potentiell gleichartige Verhältnisse für die mikroepidermalen Auskleidungen der inneren Oberflächen (Bronchien, Lunge, Darm, Harnwege und Nierenbecken) bestehen, wäre eine noch zu klärende Frage. Einige Beobachtungen an der Harnblase und der dort zu erzeugenden hyperergischen Entzündung der Schleimhaut könnten dafür sprechen, aber die Harnblase steht wiederum dem Plattenepithel sehr nahe[1]. Jedenfalls kommt der Kontaktdermatitis in der Form des allergischen Ekzems im Kreise der allergisch-hyperergischen Reaktionen des Hautorgans eine solitäre Stellung zu und sie kann daher als spezielle oder hauteigene Reaktion angesprochen werden.

Wie gestaltet sich nun das morphische Bild der AgAk-Organreaktion an der Haut und von welchen ursächlichen und substratbedingten Umständen wird es geprägt[2]? Wir gehen wieder von der Aufteilung in Früh- und in Spätreaktion aus. Die Sofortreaktion als die vasculäre bleibt wie auch andernorts die Reaktion der Endstrombahn.

Da Endstrombahnstruktur und -verteilung einem bestimmten Typus folgen, wird von ihrer Reaktion das makroanatomische, das mikroskopische und das klinische Bild bestimmt. Endstrombahnen, Arteriolen und Capillarnetze, existieren nur im Stratum papillare; dieses ist frei von Arterien, seine Arteriolen sind Endarterien, daher können Störungen in der arteriolären Blutverteilung zu fleckförmigen d. h. bezirksweise verteilten Blutverteilungsstörungen führen. Arterien finden sich erst im Stratum reticulare und haben hier nur die Funktion der Blutzuführung und Blutverteilung[3]. Sie beteiligen sich überhaupt nicht an einem Prozeß; wenn sie aber erkranken, so repräsentieren sie eine Arterienerkrankung *in* der Haut, aber nicht eine Hautkrankheit[4].

Die überwiegende Zahl der Frühreaktionen an der Haut sind vasculäre entzündliche Reaktionen. Freilich kann die initiale Kreislaufstörung an der Grenze von Hyperämie und Prästase sich bewegen und die entzündliche Permeation von Exsudat und Zellen überhaupt nicht oder nur in geringem Maße vorhanden sein. Diese sind die Fälle der einfachen und flüchtigen Erytheme, bei denen zellige Infiltrate sehr spärlich sind. Stärkere Reizung und längere Dauer werden das Bild der zunächst als einfache Reaktionsfolge eintretenden Blutstromverlangsamung mehr und mehr dem der voll entwickelten Entzündung nähern. Gleiches gilt für die Purpura, die als Folge einer AAR auftreten kann.

Das voll entzündliche Bild der AAR an der Haut ist, soweit es der Frühreaktion angehört, die *Urticaria*. Ihr morphisches Äquivalent ist die Quaddel, im Sinn der allgemeinen Pathologie eine akute serös-exsudative Entzündung im Gebiet der jeweils betroffenen Endstrombahnen mit Austritt eines meist zellarmen Exsudates aus den Capillaren und ziemlich erheblicher Verbreiterung der Räume zwischen den kollagenen Fasern und Faserbündeln. Es kommt zur sog. Aufquellung der Fasern, d. h. zum Ödem zwischen denselben. Greift der Herd auf die tieferen Schichten des Coriums über, so können auch die Gefäße bzw. ihre Wände mit Verbreiterung der Media ergriffen sein; zugleich mit Schwellung der Endothelien und Verdickung der Basalmembran[5]. Die Gefäße zeigen intravasale, intramurale und perivasculäre Leukocyten, wobei die Eosinophilen oft überwiegen. Die paravasalen Lymphräume sind häufig erweitert. Histologisch, d. h. in ihrer Symptomatik der Entzündung unterscheiden sich die intracutan gesetzte

---

[1] Siess 1950 (Letterer).   [2] Menk, W. 1957.
[3] Bargmann 1959, 1962, Horstmann 1961.   [4] Spier, 1961, Gummer und Spier 1961.
[5] Werner 1957, Flax und Caulfield 1963.

Quaddel als Testreaktion, der Prausnitz-Küstnersche Versuch und die endogen entstandene Urticaria als Folge von Arzneimittelallergie und Nahrungsmittel-allergie von einigen wechselnden Stärkegraden abgesehen nicht.

Den Wert einer Organreaktion der Haut kann naturgemäß *nur* die allgemeine Urticaria beanspruchen, bei welcher einem sensibilisierten Organismus das Antigen (Arzneimittel, Nahrungseiweiß) nach intestinaler subcutaner oder intravasaler Resorption hämatogen erneut zugeführt wird und mit dem meist als Reagin vorhandenen Antikörper in Reaktion tritt. Nur in diesem Fall reagiert die Haut als Organ; die artifiziell angesetzte Testreaktion bietet aber morphisch das gleiche Bild und, soweit Nahrungsallergene (Reagine) in Frage kommen, auch der Prausnitz-Küstnersche Versuch. Das ungelöste Problem bleibt aber die Frage, warum die Haut in diesem Falle zum Manifestationsort der Reaktion wird. Die Tatsache der Hautmanifestation kann noch verständlich sein, wenn man etwa — wie klinisch zu beobachten ist — bei einem „Allergiker" bei Schutzimpfung gegen Typhus die erste Injektion intracutan ohne Folgen verabreicht und mit der zweiten oder dritten eine ausgedehnte Urticaria hervorruft. In diesem Fall ist die Haut durch intracutane Injektion direkt sensibilisiert worden. Schwieriger ist die Dynamik zu verstehen, wenn ein Arzneimittel (als Hapten) oralintestinal aufgenommen wurde und bei späterer Medikation der Patient mit einer Urticaria reagiert. Hier kommt man zunächst ohne den Terminus „Haut als Schockorgan" nicht aus, wenngleich derselbe zwar leicht praktikabel aber dennoch nicht er-wünscht sein kann, denn er bedeutet kaum mehr als eine topische Feststellung und keinerlei Erklärung. Niemand ist in der Lage zu sagen, warum ein Organ Schockorgan ist. Das gilt auch für den Fall, in dem das gleiche Allergen auf humoralem Weg einmal Asthma und bei anderen Individuen Urticaria erzeugt.

In anderen Fällen kann bei dem einen Erythemreaktion entstehen, bei dem anderen Urticaria, dies vor allem bei Arzneiüberempfindlichkeit und dem gleichen Stoff. Aber nie entstehen Erytheme und Urticariaquaddeln nebeneinander. Hier hat die experimentelle Allergieforschung noch ein zwar schwieriges, aber dankbares Feld vor sich.

Die Spätreaktionen an der Haut als Gesamtorgan sind celluläre im Sinn unserer früheren Definition. Hierzu gehört die speziell für die Haut charakteristische Ekzemreaktion als Kontaktdermatitis; die gleiche Ekzemreaktion kann als endo-genes Ekzem auch auf dem Blutweg ausgelöst werden. Im letzteren Fall entsteht eine cutan-vasculär allergische Reaktion cutan-epidermal (endogenes Ekzem, Urticaria), im ersteren eine epidermal-cutane Reaktion als Kontaktdermatitis[1]. Es kann also der gleiche Weg in gegenläufiger Weise mit demselben mor-phischen Resultat beschritten werden. Wie schon eingangs erläutert, geschieht die Sensibilisierung der Haut lokal begrenzt und auf dem Lymphweg, und die Wiederauslösung der Reaktion kommt nach Resorption des Allergens im Ablauf von einigen Stunden oder Tagen durch eine lymphohistiocytäre Reaktion der lymphatischen Hautorgane zustande. Man findet lymphohistiocytäre Infil-trate um Blut- und Lymphbahnen, das Eindringen von histiomonocytären Zellen in die Epidermis überhaupt und in die Epidermiszellen, ferner vacuoläre Zell-degeneration und Status spongiosus. Für spezielle Fragen sei auf die Lehr- und Handbücher der Dermatologie verwiesen. Die experimentellen Schritte sind schon im Kapitel „celluläre Reaktionen" besprochen[2].

Zu den Spätreaktionen gehören auch alle auf dem Boden genereller Sensibili-sierung entstandenen sog. Infektallergien, bei denen die Haut spontan zum *Indi-kator* der Sensibilisierung geworden ist oder durch entsprechend angesetzte

---

[1] RAJKA, S. 397, Bd. II, 1959.
[2] CALMAN 1963, SCHNEIDER 1959, SPIER 1961, WAKSMAN 1958a.

Testproben gemacht werden kann. Dann tritt im Verlauf der Infektionskrankheit eine allergisch-hyperergische Reaktion der Haut wie im zweiten Stadium der Syphilis oder wie bei Typhus mit der Roseole, wie bei Scharlach oder bei Erysipel[1] ein. Experimentell ist die Sensibilisierung zu erweisen durch lokale Anwendung der bacillären oder parasitären Extraktstoffe und der damit erzeugten Reaktion (Tuberkulose, Bang, Scharlach, Diphtherie). Wiederum tritt die Frage auf, warum gerade die Haut als Indikator in Erscheinung tritt. Von ihrer Eignung auf Grund der natürlichen Umstände abgesehen, ist a priori kaum anzunehmen, daß die Haut als einziges Organ unter solchen Zuständen sensibilisiert wird. Das beweist schon die experimentell erwiesene Tatsache einer Serumsensibilisierung bei der Erzeugung von Arthus-Phänomen-ähnlichen Reaktionen an inneren Organen[2]. Die spezifische Struktur der Haut mit ihrem Mehrschichtensystem macht sie gegenüber anderen Organen besonders geeignet, solche Reaktionen zur Manifestation zu bringen. Zudem ist die dichte mesenchymale Struktur viel besser geeignet, Antigene zu fixieren, um mit ihnen zu reagieren, als etwa Leber, Niere, Lunge oder Gehirn. Das gilt sowohl für die Infektallergie wie für die künstliche Testung. Mit anderen Worten, für die Prävalenz der Haut sprechen vorwiegend Gründe der Strukturmorphologie, womit nicht negiert wird, daß auch die Natur des Antigens und bestimmte konstitutionell-individuelle Faktoren eine Rolle spielen. Doch liegt dies mehr im Bereich der Vermutung und der Einzelerfahrung als demjenigen der Realitäten.

Der am besten charakterisierte Typ einer cutanen Infektallergie vom Spätreaktionstyp ist die Tuberkulinreaktion. Es hat nicht an Versuchen gefehlt, Gemeinsamkeiten der Spätreaktion zwischen Ekzem- und Tuberkulinreaktion herauszuheben[3]. Auf Einzelheiten kann hier nicht eingegangen werden. Meines Erachtens sind mehr trennende Unterschiede zwischen den beiden Reaktionen vorhanden als Gemeinsamkeiten. Zudem dürfte die Anwendungsweise und die Art des Tuberkulins mitbestimmend sein für das Erfolgsbild der Reaktion, denn es ist ein Unterschied, ob das Allergen-Hapten mit Salbe transepidermal eingerieben oder intracutan bzw. subbasal injiziert wird. Die Moro-Reaktion hat zweifelsohne gewisse Ähnlichkeiten mit dem Ekzem[4].

Freerksen hat über die Tuberkulinreaktion neue Konzeptionen entwickelt, die von der Tatsache ausgehen, daß die Phosphatide der Tuberkuloseerreger, wie radioaktiv festgestellt werden kann, im Gesamtorganismus an alle Zellen verteilt werden und so den Zustand bewirken, den wir schlechthin als „Sensibilisierung" bezeichnen. Diese Phosphatide reichern sich vorwiegend in der Haut an, außerdem noch im lymphatischen System und im Knochenmark[5]. Die Phospholipoidaufnahme macht die Körperzellen „empfindlich" gegenüber den Tuberkuloproteinen und aus dem Zusammentreffen der beiden entstehen die tuberkulösen Granulome. Dabei kommen der mesenchymalen Epitheloidzelle besondere Aufgaben zu[6].

Die Infektallergien, die einerseits Organismusgesamtreaktionen sind, andererseits mit Vorliebe an der Haut sich manifestieren, sind teils vasculäre Reaktionen wie die Typhusroseole oder vasculäre Reaktionen der sekundären Syphilis, teils celluläre, wie die Tuberkulinreaktion, oder primär granulomatöse Prozesse, wie die tuberkulösen Granulome und die tertiärluischen granulomatösen unter Umständen gummösen Bildungen. Sie stehen zwischen den Reaktionen des Organismus und den Reaktionen der Haut als Organ und werden uns bei der Gesamtreaktion des Organismus nochmals beschäftigen.

---

[1] Kyrle 1925.   [2] Jaffé u. Gavaller 1953.   [3] Spier 1961.
[4] Calman 1963, Schneider 1959, Spier 1961, Waksman 1958a.
[5] Freerksen und Meissner 1960, Freerksen 1960, 1962.   [6] Letterer 1959.

g) Autoallergische Organreaktionen.

Die allergisch-hyperergischen Organreaktionen haben ihren kausal bestdefinierten Typ in den autoallergischen Organerkrankungen, wie wir sie in der Autoallergie der Schilddrüse, der Hoden, des Gehirns, des Blutes und Knochenmarkes aus klinischer wie aus experimenteller pathologisch-anatomischer Erfahrung kennen.

Zwei Phänomene bilden die Basis für die *Autoallergie:* Die Existenz von Organ- bzw. zellspezifischen Antigenen in vielen Zellen des Organismus und die Tatsache, daß diese Antigene unter bestimmten Bedingungen die Eigenschaft haben, im eigenen Organismus spezifische Antikörperbildung zu induzieren. Diese wird besonders evident, wenn das antigenische Zellmaterial zusammen mit Freundschem Adjuvans dem Organismus parenteral einverleibt wird. In der experimentellen Autoallergie scheint das Freundsche Adjuvans heute unentbehrlich zu sein, wenngleich die Art und Weise seiner Wirkung noch weitgehend unaufgeklärt ist. Neben den potentiell antigenischen Baustoffen im Verband einer Zelle, die zur Grundlage der sog. autocytotoxischen Immunität werden können, bestehen viele andere, die keine antigenen Eigenschaften besitzen. Gleiche Zellantigene können auch in Zellen verschiedener Organe oder auch in verschiedenen Tierarten vorkommen. Ein viel erwähntes Beispiel ist das heterogenetische Forssman-Antigen[1]. Gemeinsame Zellantigene existieren z. B. in Zellen parenchymatöser Organe wie Leber, Niere, Herz. A priori sind körpereigene Baustoffe für den Organismus nicht antigen und der Erwerb antigener Eigenschaften gegenüber dem Individuum selbst ist gebunden an gewisse chemische Abwandlungen dieser Zell- und Struktureiweiße. Genaue Kenntnisse hierüber fehlen uns. Es ist vorstellbar, daß bei der Herauslösung dieser späterhin antigen wirkenden Substanzen aus dem organischen Gefüge der Zellbaustoffe die räumliche Anordnung ihrer chemischen Gruppen sich ändert und dadurch bestimmte Moleküle und Molekülgruppen Antigennatur bekommen; nach LANDSTEINER[2] hängt die Spezifität eines Antigens von der räumlichen Anordnung seiner chemischen Gruppen ab. Die gleichen Veränderungen können auch durch krankhafte Vorgänge, wie Entzündungen im Gewebe oder durch Virusinfekte der Zellen hervorgerufen werden[3].

Die Besprechung der Grundlagen der Autoantigenität ist nur insofern Aufgabe unseres morphologischen Auftrages, als wir vom allgemeinen Gesichtspunkt her feststellen, daß die durch Autoantigene erzeugten AARR sich morphisch in keiner Weise von den üblichen Reaktionen unterscheiden[4]. Bei diesen Vorgängen werden sowohl humorale wie celluläre Antikörper gebildet, das gewebliche Bild der entstehenden Reaktionen entspricht im wesentlichen der Spätreaktion. Haben diese die Entstehung zellständiger Antikörper zur Grundlage, so werden in Parallele dazu auch humorale Antikörper gebildet[5]. Man kann aus allen uns heute zur Verfügung stehenden Beobachtungen entnehmen, daß mit großer Wahrscheinlichkeit, wenn auch in wechselnder Relation humorale und zellständige Akk bei allen Ak-Bildungsvorgängen entstehen.

Für das entstehende Bild spielt der Standort der Reaktion auch in diesen Bereichen eine ausschlaggebende Rolle. Das ist verständlich bei Erwägung der Tatsache, daß nicht nur die Antigene ihrer Herkunft und chemischen Natur nach verschieden sind, sondern auch die Gewebestrukturen, in denen die Reaktionen ablaufen. So spielt es eine sozusagen „formative" Rolle, ob eine Reaktion in

---

[1] BOYD 1956. [2] LANDSTEINER 1947.
[3] FELIX-DAVIES 1958, HIRSZFELD und HALBER 1937, BURNET, M. 1959, MIESCHER 1957.
[4] LETTERER 1962a und b. [5] WAKSMAN 1960a und b.

einem an mesenchymalen Strukturen reichen oder innerhalb eines vorwiegend parenchymalen Gewebes abläuft. Wir besprechen, da die allgemein gültigen Grundsätze in diesem Rahmen uns mit Prävalenz interessieren, nur einige signifikante Beispiele: Schilddrüse, Hoden und Gehirn.

Für den ersten Fall, die Schilddrüse, hat sich gezeigt, daß gewisse Formen von entzündlichen Schilddrüsenerkrankungen die Wurzel ihrer Entstehung in spezifischen auto-immunitären Vorgängen und schilddrüsengebundenen Reaktionen haben und ihnen somit auch praktisch klinische Bedeutung zukommt. Die beiden anderen sind Beobachtungen der experimentellen Pathologie und in der klinischen an sich ohne Beispiel; sie haben nur den Wert eines konstruktiven Experimentes zur Erläuterung bestimmter Abläufe immunitärer Vorgänge und ihrer Morphe. Man kann sie auch als experimentelle, gelenkte Allergie bezeichnen. Letzteres, die Lenkung, beruht darauf, daß die AAR an bestimmte Prädilektionsstellen, d. h. an spezifische Antigenorte eines Organs fixiert bleibt, wobei der Antikörper praktisch nur mit einer einzigen Gewebsart reagiert.

1902 veröffentlichte Gontscharukow (Kiew) Versuche mit Extrakten von Hundeschilddrüsen, die subcutan bei Schafen injiziert worden waren. Das erhaltene Schaf-Hunde-Thyreoidea-Antiserum bewirkte bei Hunden Verhärtung und Verkleinerung der Schilddrüse. Es war wahrscheinlich der erste Versuch, ein spezifisches cytotoxisches Serum gegen die Schilddrüse herzustellen und gelenkte Antigen-Antikörper-Reaktionen in diesem Organ zu erzeugen. Witebsky[1] und seine Schule sowie Roitt u. Mitarb. haben in parallelen Versuchen die Forschung über die autoimmunitären Reaktionen an der Schilddrüse und ihre Beziehungen zu den Schilddrüsenerkrankungen des Menschen schnell und bedeutsam gefördert. Allerdings scheint manches noch widersprüchlich. Ursache und Wirkung sind noch nicht in allen Bezügen klar, denn Schilddrüsenerkrankungen gehen einher mit Bildung von Autoantikörpern gegen Schilddrüsensubstanzstoffe (Basedow) wie durch autoimmunitäre Reaktionen gegen Autoantikörper Schilddrüsenkrankheiten (Hashimoto-Struma, experimentelle Thyreoiditis) entstehen können. Fortschritte der Erkenntnis auf diesem Gebiet werden insbesondere aus einer vergleichenden Betrachtung der Publikationen der letzten 10 Jahre deutlich. Im Experiment kann mit homologem Schilddrüsenextrakt und Freundschem Adjuvans ein der menschlichen Thyreoiditis höchst ähnliches Krankheitsbild erzeugt werden[2]. Umgekehrt finden sich im Blut von Kranken mit Schilddrüsenkrankheiten Antikörper gegen Schilddrüsenbestandsstoffe[3,4]. Inzwischen ist man zur Erkennung dreier verschiedener schilddrüsenspezifischer Antigene gekommen, welche sich serologisch und auf Grund verschiedener chemischer Eigenschaften unterscheiden lassen und zudem bestimmte Beziehungen zu den verschiedenen Formen der Schilddrüsenerkrankungen haben; dadurch kann die serologische Diagnostik zur Differentialdiagnose angewandt werden (typisches Adenom, Basedow, Hashimoto Struma, Thyreoiditis). Als Antigene wirken das mikrosomale Antigen, das Thyreoglobulin und das „zweite" Kolloidantigen. Es steht auf Grund experimenteller, klinischer und serologischer Beobachtung fest, daß gegen die Antigene jeweils humorale und celluläre Akk gebildet werden und für Zerstörung von Schilddrüsenzellen und Follikeln nicht nur cytotoxische, sondern besonders celluläre Antikörper, d. h. Lymphocyten, Monocyten und Histiocyten entsprechend der verzögerten Reaktion in Frage kommen. Über den Mechanismus der Gewebszerstörung bei der autoallergischen Thyreoiditis ist

---

[1] Rose und Witebsky 1961a und b, Roitt und Doniach 1957, 1958, 1960, 1963.
[2] Rose und Witebsky 1956.
[3] Doniach und Roitt 1957, Witebsky 1957, Roit und Doniach 1958.
[4] Schade u. a. 1960, Lerner, McMaster u. a. 1964.

zwar das Grundsätzliche klar, aber er bleibt in den einzelnen Varianten noch in vielem ungeklärt (s. Bemerkung ROSE)[1]. Eine tabellarische Aufstellung einzelner histologischer Merkmale für autoallergische Erkrankungen gibt WAKSMAN, aus der hervorgeht, daß in der Schilddrüse perivasculäre Entzündung,

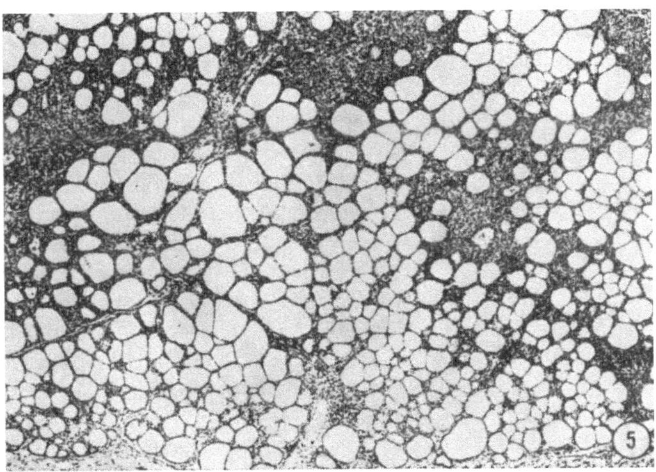

Abb. 160. Autoallergische Thyreoiditis. Experimentell am Meerschweinchen erzeugt. Reichliche intercelluläre und intrafollikuläre Zellinfiltrate aus Histiocyten und Monocyten.

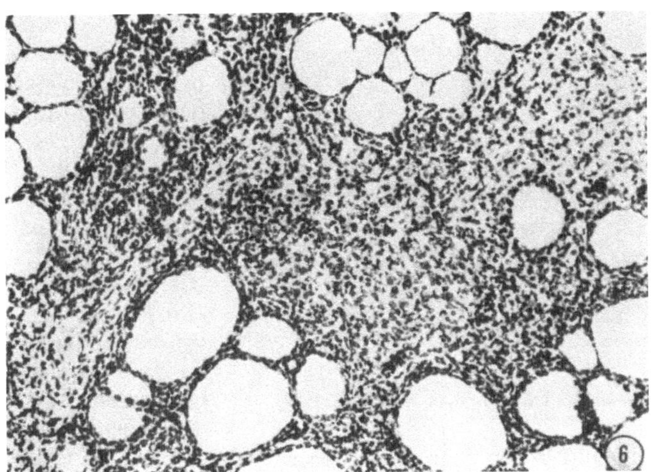

Abb. 161. Starke Vergrößerung des gleichen Präparates. Nach LERNER, MCMASTER und EXUM (1964).

Parenchyminfiltration, Überwiegen lymphohistiocytärer Infiltrate, Proliferation von Makrophagen, Epitheloid und Riesenzellen gefunden werden[2].

Die celluläre Übertragung der autoallergischen Thyreoiditis[3] ist bei Meerschweinchen gelungen. Für die Hashimoto-Struma ist es wahrscheinlich, daß sensibilisierte Lymphocyten die körpereigenen Schilddrüsenzellen angreifen und zerstören können. Zellkulturen von Hashimoto-Schilddrüsen zeigen ein Phänomen,

---

[1] ROSE 1961, S. 161.   [2] WAKSMAN 1960a, S. 282, 1960b.
[3] FELIX-DAVIES und WAKSMAN 1961.

welches die beobachtenden Autoren[1] „Emperipolese" genannt haben, wobei Lymphocyten über die Oberfläche der Drüsenepithelien gleitend in das Zellinnere eindringen und die Zelle zerstören. Die Tatsache, daß die Höhe des Antikörpertiters im Blut behandelter Tiere nicht in direkter Relation zu den geweblichen Schäden in der Schilddrüse steht, hingegen Lymphocyten und Histiocyten in den Follikeln die Epithelien zum Schwund bringen, erweist die überwiegende Bedeutung der Spät- bzw. die celluläre Immunreaktion. Diese vielseitig interessanten Beobachtungen an autoimmunitären Krankheiten der Schilddrüse geben klinisch, serologisch und experimentell zu erkennen, daß ein Organ infolge der Spezifität seiner Zellen bzw. Zellprodukte nicht allein der Produzent von spezifischen antigenwirksamen Stoffen ist, sondern gleichzeitig zum solitären Sitz von Organimmunreaktionen im Sinne einer auf dieses Organ spezifisch gelenkten Allergie werden kann, wenn die als Antigene wirksamen spezifischen Stoffe Antikörperbildung induzieren. Es ist als sehr wahrscheinlich anzunehmen, daß der Gesamtvorgang auch als ein circulus vitiosus ablaufen kann, in welchem der Ak einmal nur Zeichen einer Störung der Drüsenfunktion ist, zugleich aber zur Ursache für Gewebeschäden und damit wieder für Ak-induzierende Antigenausschüttungen wird.

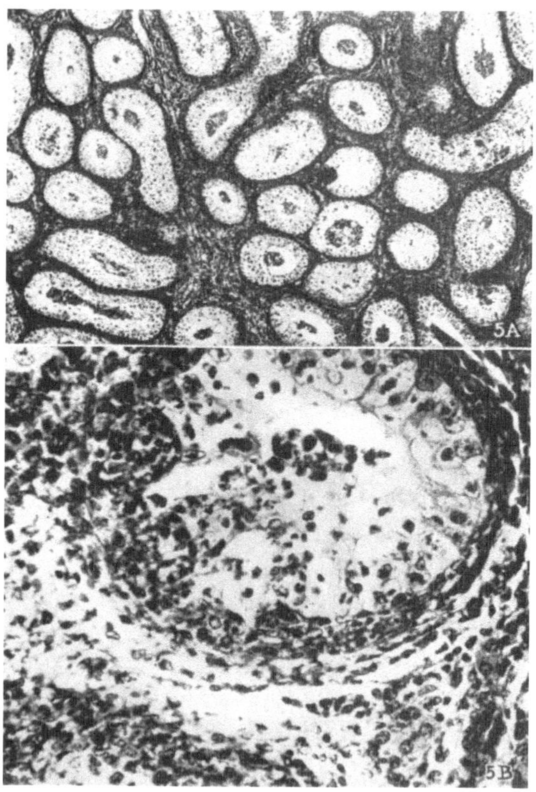

Zwischen Lunge, Leber[2], Niere, Nebenniere[3], Herz, Haut einerseits und Schilddrüse[4] andererseits bestehen im Hinblick auf den Begriff der Organreaktion Unterschiede, die einen direkten Vergleich nur sehr beschränkt, wenn überhaupt zulassen; denn wenn die Organreaktion der erstgenannten Gruppe darauf beruht, daß bestimmte Struktur- und Funktionsverhältnisse die einmal begonnene Reaktion auf das ganze Organ als Manifestationsregion weiterspielen, so ist die Art des Antigens (wie etwa bei der Asthmareaktion) dafür von ganz untergeordneter Rolle. Anders bei der Autoimmun-Organreaktion. Hier spielt die chemische Konstitution des Antigens, welches nur an einer Stelle bzw. in einem Organ vorhanden ist oder dort produziert

Abb. 162. Autoallergische Orchitis. Untergang der Epithelien der Samenkanälchen und starke Schädigung der Spermatogenese. Starke intertubuläre Zellinfiltrate. Nach Waksman (1959).

---

[1] Pulvertaft, Doniach und Roitt 1961, Jones und Roitt 1961, Roitt und Doniach 1960, 1963.
[2] Scheiffarth u. a. 1958, Kief und Kochem 1964, Steiner 1961.
[3] Steiner u. a. 1960.
[4] Jones und Roitt 1961, Doniach und Roitt 1957.

wird, die führende Rolle, d. h. das Gesamtorgan einer hyperergischen Immunreaktion zuzuführen und damit dem Begriff einer chemisch gelenkten Organallergie im Sinn der Autoallergie zu entsprechen.

h) Autoallergische Krankheiten des CNS und NS.

Unter besonderen experimentellen Bedingungen gelingt es, am Gehirn und an peripheren Nerven eine autoallergisch bedingte Entzündung zu erzeugen. Ohne hinsichtlich ihrer Kausalität irgend etwas vorwegnehmen zu können, muß man feststellen, daß sie gewisse morphische Beziehungen zu den Entmarkungsmyelitiden und der multiplen Sklerose hat. Sie erweist sich nach Verlauf und Zellbild als Allergie vom Spätreaktionstyp. Einigermaßen gesicherte experimentelle Erfolge sind erst zu erreichen gewesen, seitdem man das Freundsche Adjuvans in Kombination mit den Hirnemulsionen als Antigen anwandte. Dabei entwickeln sich neben den Veränderungen vom Spätreaktionstyp des Gehirngewebes ebenfalls wieder präzipitierende und komplementbindende Antikörper im Serum[1]. Die celluläre Übertragbarkeit der autoallergischen Encephalitis sowie die durch Cutanreaktion erfaßbare Isoallergisierung konnten ebenfalls gesichert werden.

Diesen serologischen Befunden reihen sich die histologischen an, aus denen man trotz topischer und gradueller Variabilität die Prinzipien der cellulären Reaktion ablesen kann, insofern als aus eigens dazu angestellten Modellversuchen hervorgeht, daß nach anfänglichen mesenchymalen Reaktionen in Form von paravasalen Zellproliferaten Hirngewebe (weißes oder graues) von mobilisierten und offenbar sensibilisierten Zellen zerstört wird. Dabei kommt es zunächst zur Proliferation von Lymphocyten, die bald von Histiocyten abgelöst werden. In offenbarer Abhängigkeit von der Stärke der Reaktion treten auch Plasmazellen besonders in perivenulären Infiltraten auf. Dieses Schema der Reaktion ist anscheinend bei allen besonders den autoallergischen Spätreaktionstypen gewahrt. Für den Histologen ist zu sagen, daß der Prozeß grundsätzlich am Mesenchym als vasculär-mesenchymale Reaktion beginnt, in deren Verlauf die eigentlichen zell- und strukturdestruktiv

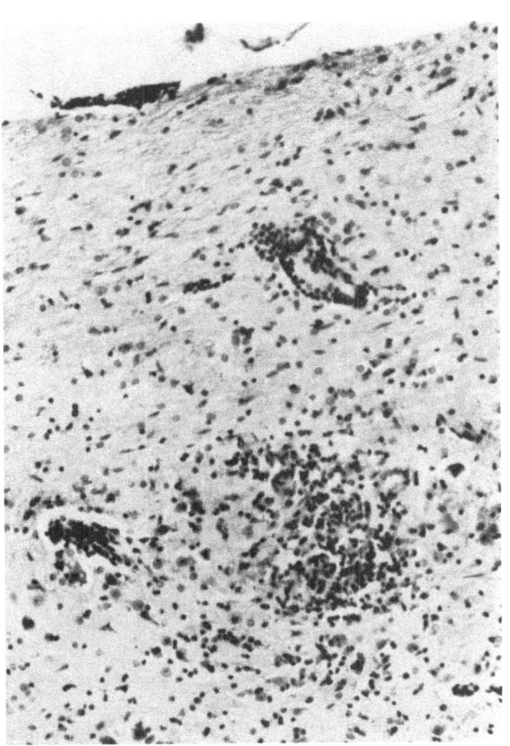

Abb. 163—165. Beispiele einer autoallergischen Encephalomyelitis, welche durch Lymphknotenzellen übertragen wurde.

Abb. 163. 4 Tage nach Übertragung der Spenderlymphknotenzellen. Klinisch: Schwäche der Hinterbeine. Längsschnitt durch das Rückenmark. Zahlreiche perivasculäre, vorwiegend monocytäre Infiltrate.

---

[1] KOPELOFF und KOPELOFF 1944, SCHRADER 1961.

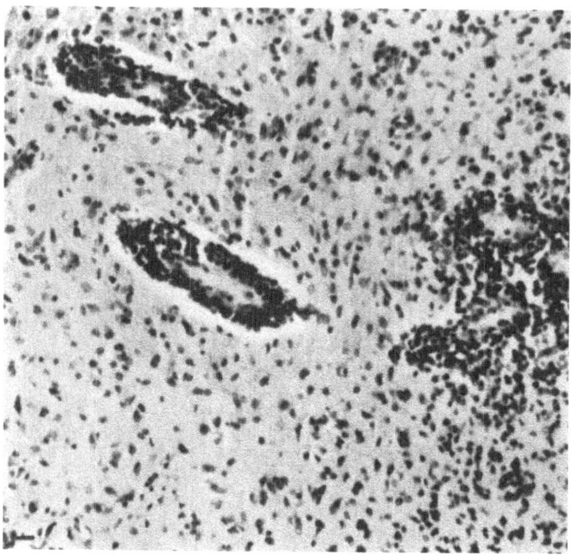

Abb. 164. 5 Tage nach Übertragung der Spenderlymphknotenzellen entsteht eine starke Ataxie der Hinterbeine. Nach 7 Tagen getötet. Zwei perivasculäre Infiltrate aus Lymphknoten im Mesencephalon.

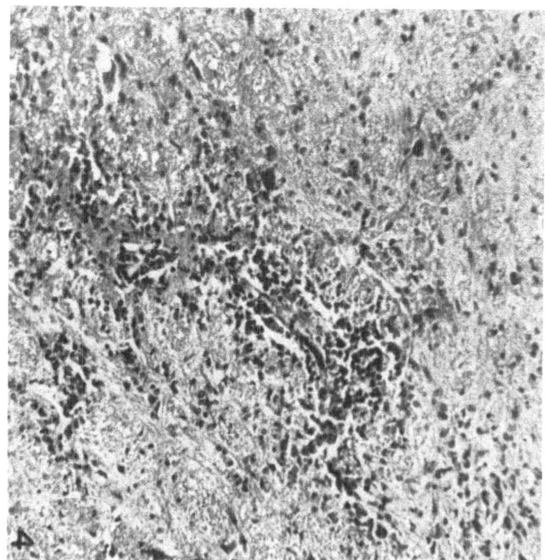

Abb. 165. 6 Tage nach Übertragung von Lymphknotenzellen. Das Tier gab keinerlei klinische Merkmale kund. Perivasculäre Infiltrate um ein Gefäß im Pons. Sämtliche Beispiele nach Patterson (1960)[1].

wirkenden Zellen herangeführt und neugebildet werden und durch besondere hirngewebseigene Antigene sensibilisiert sind. Auf Grund dieser Sensibilisierung sind sie in der Lage, diesen Antigenorten durch eigene Motilität zuzustreben und so das nervöse Parenchym zu zerstören[2]. Über die treibenden Kräfte für diese

---

[1] Patterson 1960.
[2] Waksman 1960, Pette und Pette 1956, Schrader 1961, Appel und Bornstein 1964.

Wanderung und die Morphologie des feineren Mechanismus des Zerstörungsvorganges an den Zellen sind nur spärliche Kenntnisse vorhanden.

Die Suche nach dem Allergen war nicht so erfolgreich wie bei den autoallergischen Schilddrüsenerkrankungen. Es ist bislang noch nicht gelungen, in dem Hirnemulgat einen Stoff zu isolieren, der als spezifisch für die autoallergische Reaktion angesehen werden darf[1].

D. Die Reaktionen des Gesamtorganismus.

Vorbemerkungen.

Das ursprüngliche Konzept, die Morphe der Antigen-Antikörper-Reaktionen an der synthesiologischen Reihenfolge der Substrate des Organismus zum Verständnis der Morphe dieser Reaktionen zu analysieren, führt schließlich zum Gesamtorganismus. Das Resultat dieser Reaktionen wird, wie auch in den Teilgebieten des Organismus [Zellen, Gewebe und Organ (Organsysteme)] abhängig sein von der Art und der Menge der in der Sensibilisierungsphase gebildeten Antikörper und von der Art, Struktur und funktionellen Bedeutung der Substrate, welche reagieren. Es wäre theoretisch auch für den Organismus zu fordern, daß Frühreaktion und Spätreaktion sich unterscheiden; und daß überdies Stärke der Sensibilisierung einerseits, d. h. Menge und Art der Antikörper, sowie des Antigens die Dynamik der Reaktionen bestimmen. Gegenüber den Lokal- und Organreaktionen haben die Reaktionen des Organismus die Besonderheit der Generalisierung, sowohl der die Reaktion auslösenden Ursache wie der Reaktion selbst, welche Tatsache sie eben zur Reaktion des Gesamtorganismus macht. Das wird am besten mit dem einfachen Vergleich von Arthus-Phänomen und anaphylaktischem Schock deutlich; es läßt sich zeigen, daß für beide Reaktionen das reaktionsauslösende Prinzip die Intervention von Ag und Ak ist; aber der Ausgangsort — im ersten Fall das subepitheliale Mesenchym — und der Wirkungsbereich erstrecken sich auf eine mehr oder weniger große Zahl von Histien der Haut; im Fall des anaphylaktischen Schocks reagiert der Gesamtorganismus, dessen reagierenden sensibilisierten Substrate auf dem Wege der Blutbahn durch intravasale Injektion des Antigens simultan erreicht werden. Man ist in letzter Zeit geneigt, der Bildung von biologisch aktiven Komplexen[2] aus Ag und Ak die Führung in der Ausprägung des APh zuzuschreiben. Wir verweisen auf den Abschnitt über „gewebliche Reaktionen". Wenn man dies auf Grund experimenteller morphologischer und serologischer Beobachtung heute als gesichert annehmen darf, so erscheint es dennoch sehr fraglich, ob der gleiche Vorgang auch für die Auslösung des anaphylaktischen Schocks maßgebend ist.

In beiden Fällen handelt es sich um eine humoral beginnende Reaktion zwischen Ag und Ak und die Bildung komplementbindender Komplexe aus diesen, deren Folgen einmal lokal begrenzt bleiben, einmal auf dem Blutweg generalisiert werden. Zum ersten entsteht das Arthus-Phänomen oder eine generalisierte Gewebsreaktion, die sog. systematisierte Anaphylaxie. Der anaphylaktische Schock wird aber weder durch Komplexe ausgelöst, noch ist er eine Gewebsreaktion. Im Arthus-Phänomen bilden die humoral vorhandenen, lokal fixierten Antikörper AAKK aus immer wieder neuen Antigenmengen, welche das Arthus-Phänomen durch Summation so lange vergrößern, bis das künstlich gesetzte Antigendepot verbraucht ist. Das kann aus Desensibilisierungsversuchen geschlossen werden, die während des Ablaufes eines Arthus-Phänomens angestellt wurden[3]. Vorsichtige intravenöse Injektion von Antigen bindet

---

[1] KIES und ALVORD 1958, SCHRADER 1961.   [2] DIXON 1963.   [3] VOGT 1960.

in diesem Fall den humoralen Antikörper bis zu dessen Verschwinden, der Titer sinkt auf Null ab, und das Hautphänomen vergrößert sich nicht mehr. Im Fall der intravenösen Injektion des Antigens kommt es zur generellen Verteilung des Antigens über den ganzen Organismus und zur Bildung von AAKK aus dem gesamten zur Verfügung stehenden, d. h. verabreichten Antigen und aus diesem Grund zu einer Momentanreaktion des Organismus. Die schweren vasculoneuralen und contractilen Störungen der glatten Muskulatur bedingen sehr oft den Tod, bevor irgendwelche morphischen Manifestationen sich zu entwickeln Gelegenheit haben. Eine vielmehr abgestufte Dynamik liegt hingegen bei der sog. systematisierten Anaphylaxie und bei der Serumkrankheit vor, daher auch die vorwiegend mit lymphohistiocytären Infiltraten verlaufenden geweblichen Reaktionen. Immunologisch gesehen gehört auch die Serumkrankheit zur Sofortreaktion, aber sie hat aus Gründen geringerer Mengen von AAKK einen viel mehr protrahierten und blanden Verlauf, der zudem in der Lokalisation von den strukturellen und funktionellen Gegebenheiten der Gewebe und Organe mitbestimmt wird.

Wenn wir für die anaphylaktisch-hyperergische Entzündung nicht nur die akute, sondern auch die *primär* chronische Form als bewiesen ansehen dürfen[1], und deren Auftreten als abhängig sowohl vom Titer der Akk wie von der stattgehabten Sensibilisierung betrachten, so entsteht die Frage, ob es auch generalisierte, aber primär chronische Reaktionen des Gesamtorganismus gibt. Theoretische, experimentelle und klinische Beobachtungen lassen diese Auffassung für berechtigt gelten. Die primär chronische Polyarthritis, auch die chronische (rheumatoide) Polyarthritis, haben zweifellos Züge der chronischen Gesamtreaktion des mesenchymalen Gewebes[2]. Das gleiche kann von den Fällen von chronischer Sepsis gesagt werden, die wir heute als Folge des hohen Standes der Therapie nicht mehr zu Gesicht bekommen, die früher mit generalisierten granulierenden Proliferationen des Gefäßbindegewebes ein charakteristisches Gepräge zeigten[3]. Mit diesem Gedanken soll nun keineswegs der Konzeption der Kollagenosen als generalisierter Mesenchymreaktion[4] das Wort geredet werden.

Wenn diese Reaktionen als generalisierte Mesenchymreaktionen vom vasculären Typ zu gelten haben (die vasculär-reaktiv bedingte fibrinoide Degeneration beweist dies[4]), so entsteht die Frage, ob es auch eine generalisierte Reaktion des Gesamtorganismus vom Spättyp gibt („delayed reaction" = celluläre Reaktion). Von der Dynamik der Reaktionen aus gesehen ist von der akuten generalisierten anaphylaktischen Reaktion über die Serumkrankheit bis zur primär chronischen granulierenden Entzündungsform ein dauernder Abfall in Gestalt und Verlauf des reaktiven Geschehens. Das gleiche finale Bild aber präsentiert sich in der cellulären Spätreaktion, und es ist kaum mit morphischen Methoden zu entscheiden, wohin der Einzelfall gehört. Daß die Spätreaktion zu einem a priori langsameren Verlauf führt, liegt in der Natur der Reaktion.

Aber es bleibt vorerst schwierig zu entscheiden, ob es eine generalisierte Reaktion des Organismus als Spätreaktion gibt. Manche Manifestationen aus dem Kreise der Infektallergien des Menschen könnten dafür gehalten werden. Wenn ein tuberkulös krankes Tier mit Tuberkulin intravenös injiziert wird (Alt-Tuberkulin oder Tuberkuloseprotein), so stirbt es in einem vom Endotoxinschock nicht zu unterscheidenden Zustand. Diese Reaktion wurde in Parallele zu der lokalen Tuberkulinreaktion als die systemische Manifestation der Spätreaktion angesehen; da jedoch dieser Schock bei der verzögerten Reaktion gegenüber Protein ausbleibt, wurde die Schockreaktion als echtes Äquivalent für die verzögerte Re-

---

[1] Letterer 1956a, Spier 1961, Fassbender 1963.   [2] Burkhardt 1965/66.
[3] Siegmund 1925.   [4] Letterer 1959d.

aktion wieder bezweifelt und der spezifisch auslösbaren Fieberreaktion der Vorzug als spezifisches systemisches Äquivalent gegeben. Den Morphologen kann beides nicht befriedigen, denn eine systemische Spätreaktion sollte eben cellulär wie die lokale Reaktion sein[1]. Indes liegen die Verhältnisse ähnlich wie zwischen Arthus-Reaktion und anaphylaktischem Schock. Denn auch der letztere hat kein unmittelbares morphisches Äquivalent, aus dem seine Existenz abzulesen wäre. Er ist ein a priori funktionelles und unter Umständen zum Tod führendes Geschehen.

Schließlich hat die experimentelle Pathologie einen einzig- und eigenartigen Typ von cellulärer Spätreaktion gezeigt, der vielleicht eine generalisierte, künstlich erzeugte Mesenchymreaktion des Organismus vorstellt und der als experimentelle Adjuvans-Arthritis der Ratte bezeichnet wird[2].

a) Morphologie des anaphylaktischen Schocks.

Wenn wir entsprechend unserem morphologischen Auftrag die Frage nach der Morphe des anaphylaktischen Schocks stellen, so hat dieselbe a priori eine doppelte Bedeutung. Erstens die Morphe als solche, zweitens die Bedeutung dieser Morphe für die Erläuterung der Schockentstehung und für den so häufigen tödlichen Ausgang desselben. Das momentane Eintreten des Schocks am sensibilisierten Tier läßt von vornherein annehmen, daß wesentliche morphische Veränderungen an Geweben und Organen kaum haben eintreten können. Die Blutfülle der Organe, die Dilatation des Herzens, besonders des rechten Ventrikels[3], erweisen den Tod im anaphylaktischen Schock als einen echten Kollapstod im Sinne einer generalisierten Blutmengenverteilungsstörung mit sog. Zentralisation des Kreislaufes, der mit arterieller Ischämie beginnt. Diese setzt in den Endstrombahnen der Histien, d. h. an den Arteriolen ein, die Hauptblutmenge wird in die Organe des Splanchnicusgebietes verlagert („Zentralisation" des Blutes[4]), das Herz geht mit Dilatation der rechten Kammer seinem endgültigen Stillstand entgegen. Der aus der Vereinigung der AAKK entstehende Stoff, welcher die fast generelle Kontraktion der glatten Muskulatur bewirkt, führt zu einer generellen Endstrombahnkreislaufstörung mit allen Folgeerscheinungen. Dabei erweist sich der aus der Synthesiologie formulierte Satz „Der Teil reagiert, das Ganze reguliert" insofern wieder als richtig, als infolge der anaphylaktischen Schädigung des Gesamtorganismus auf Grund der pathischen Reaktion seiner Histien die Reaktion der „Teile" nicht mehr ausreguliert werden kann und das Ganze am Verlust der Regulationen zugrunde geht[5]; denn Verlust der Regulation bedeutet Krankheit und Tod. Die experimentelle Pathologie zeigt, daß das tödliche Endbild des anaphylaktischen Schocks bei den einzelnen Tierarten Kaninchen, Meerschweinchen, Ratte, Maus, Hund, Frosch in der Beteiligung der Organe an der Blutverteilungsstörung wechseln kann. Das Meerschweinchen reagiert z. B. mit maximaler Lungenblähung, das Kaninchen aber nicht, nach meiner Erfahrung mit einer doch vorhandenen aber viel geringeren Blähung.

Wieweit humorale oder celluläre Vorgänge oder beide bei der Schockauslösung beteiligt sind, ist verschieden. Es ist ohne Zweifel, daß die AAR sowohl humoral wie cellulär ablaufen kann, und daß auch die Reaktion zellständiger Antikörper mit dem entsprechenden Antigen einen anaphylaktischen Schock erzeugen kann. Unter Umständen wird dadurch die Reaktion sogar noch stärker. Auch die Art des Antigens, ob Serum- bzw. Eiweiß-, bakterielle oder

---

[1] Gell und Benacerraf 1961, Uhr und Brandiss 1958.
[2] Formaneck, Rosak und Steffen 1964.   [3] Apitz 1933, Büchner 1961.
[4] Duesberg und Schroeder 1944, Büchner 1961.   [5] Letterer 1959a.

celluläre Antigene zur Sensibilisierung benutzt wurden, spielt für die Auslösung einer Anaphylaxie nur eine graduelle aber keine prinzipielle Rolle. Ebenso führen nicht präcipitierende Antigene, geeignete Vorbedingungen vorausgesetzt, zum Schock[1]. Kaninchen und Meerschweinchen unterscheiden sich im Hinblick auf die tödliche Anaphylaxie sehr eigentümlich, was gerade auf die Art der humoralen oder cellulären Reaktionen wichtige Schlüsse zuläßt. Das Kaninchen reagiert nur mit anaphylaktischem Schock, wenn der Titer seiner Ak im Blut entsprechend hoch ist, während das Meerschweinchen mit geringsten Mengen Ag anaphylaktisch auch dann noch reagiert, wenn freie Akk nicht mehr im Blut vorhanden sind. Daraus ist zu schließen, daß die Akk im Meerschweinchen cellulär gebunden werden und erst als solche mit dem Ag reagieren[2]. Die Beobachtungen, daß bei Anwendung corpusculärer Antigene dieselben sehr bald

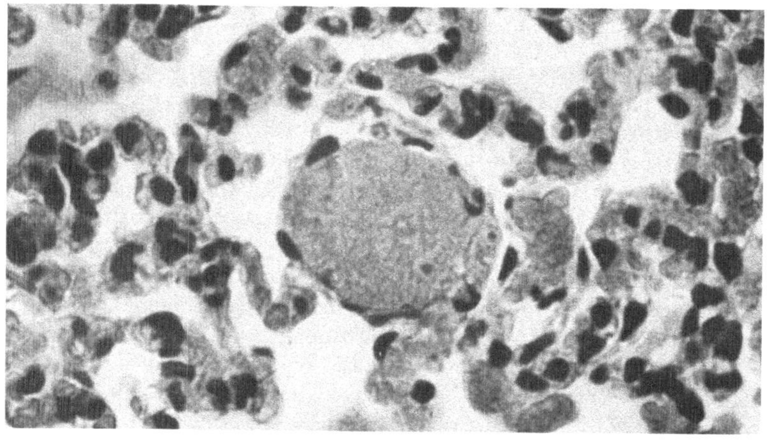

Abb. 166. Lunge eines Meerschweinchens im akuten anaphylaktischen Schock, verstorben nach intravenöser Injektion eines zur Präzipitation führenden Antigens. Zahlreiche größere und kleinere Thromben in den capillären Gefäßen. Elektronenoptische Aufnahme nach S. M. Sabesin (1964).

und reichlich von den Uferzellen, d. h. den Endothelien der Sinusoide und Capillaren phagocytiert werden und diese Aktivität dem Auftreten des Schocks vorangeht, erweist wiederum die celluläre Beteiligung und Reaktion[3]. Folge dieser cellulären Reaktion ist aber ganz offenbar dann die Freisetzung der sog. Mediatorstoffe, von denen das Histamin an der Spitze steht, aber doch nicht die alleinige Rolle spielt. Eine besondere Würdigung dieser Stoffe als ursächliche Komponenten der Anaphylaxie kann hier unter Hinweis auf die Literatur[4] unterbleiben. Vom morphischen Gesichtspunkt aus sind die Beobachtungen früherer Autoren und vor allem die Befunde von Böhmig und Gram[3] wichtig, aus denen hervorgeht, daß ein beträchtlicher Leukocytensturz und Zerfall der Leukocyten den anaphylaktischen Schock begleiten und aus diesen zerfallenden Zellen Histamin und andere Stoffe mit ähnlicher Wirkung frei werden. Dabei entstehen in großer Menge „nackte" Leukocytenkerne und streng genommen ist dies die einzige morphische Manifestation für den Schock und für die celluläre Reaktion zugleich[3]. In der gleichen Richtung liegt die Degranulierung der Mastzellen im Schock, vorzüglich bei der Ratte und die Tatsache, daß eine künstlich induzierte vorangehende Degranulierung der Mastzellen den anaphylaktischen Schock verzögert[5]. Leukocytenabfall und Zerfall im Schock gehören zu den

[1] Kabat und Benacerraf 1949.   [2] Sabesin 1964.
[3] Domagk 1923, Oeller 1925, Gram und Böhmig 1960.
[4] Hahn und Giertz 1960.   [5] Gözsy und Kato 1962.

essentiellen morphischen Symptomen desselben, unter Umständen auch die Phagocytose, die Schwellung der Zellen in Form der Endothelreaktionen. Zellständige AARR führen indes eher zum Schock als humorale. Die Veränderungen an der Milz und am lymphatischen System sind nicht als Folge eines anaphylaktischen Schocks entstanden, sondern sind Folgen der Immunisierung bzw. Sensibilisierung. Auffallende Beziehungen bestehen zwischen Milz und Schock-

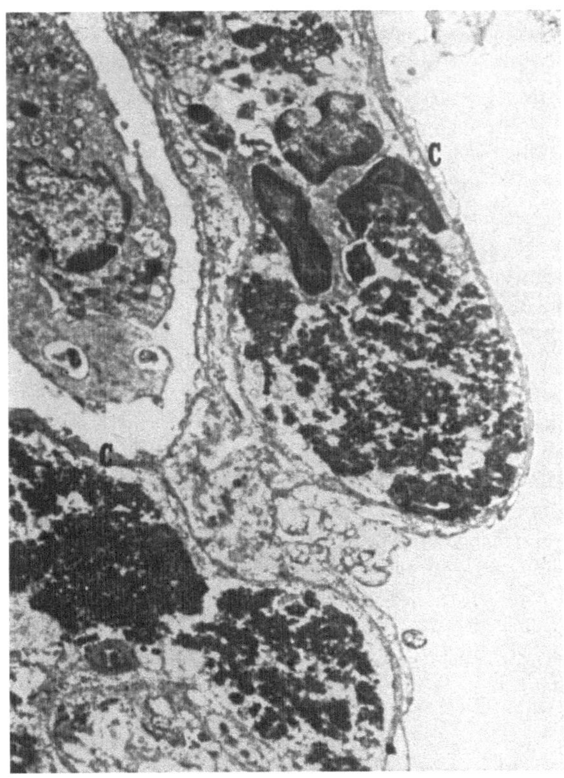

Abb. 167. Gleicher Befund bei Verwendung eines mit Ferritin markierten Antigens. Dieses findet sich in zahlreichen Präzipitaten in den capillären Gefäßen. Elektronenoptische Aufnahme nach S. M. SABESIN (1964).

bereitschaft. Je größer die Milz, desto mehr sind Kaninchen bei entsprechender Sensibilisierung zum Schock disponiert[1].

Das Glykogen der Leber zeigt ein charakteristisches Verhalten. In den ersten 5 min nach dem Ausbruch des Schocks steigt das Glykogen der Leberzelle um ca. 1 g-% auf 6 g-% an, um von da bis zur 30. min einen kritischen Abfall zu erfahren bis auf 2 g-%. Von da an steigt es langsam wieder an[2].

Aus den zahlreichen und verschiedenartigen Beobachtungen läßt sich vorerst einmal ablesen, daß der anaphylaktische Schock ein *funktionelles* Geschehen ist, das auf dem Wege einer Blutmengenverteilungsstörung in der Form des Kollapses zum Tode führt; Erfahrungen der experimentellen Pathologie decken sich mit den Erfahrungen am Menschen. Der Schock wird ausgelöst durch eine AAR, die sowohl humoral wie zellständig sein kann. Die Qualität der Agg spielt für

---

[1] APITZ 1933.
[2] SOOSTMEYER 1940, DOMAGK 1923, APITZ 1933, MANWARING 1910, O'NEILL, MANWARING und BING MOY 1925.

die Auslösung des Schocks keine Rolle; präzipitierende Serumantigene, corpusculäre und nicht präzipitierende Antigene können, wenn die übrigen Voraussetzungen erfüllt sind, in gleicher Weise zum anaphylaktischen Schock führen. Damit wird im Hinblick auf den Schock und den nachfolgenden Schocktod den intravasal entstandenen Präzipitaten, welche sich mit entsprechender Methodik mikroskopisch nachweisen lassen, a priori der Wert eines den Anaphylaxietod *bedingenden* Symptoms entzogen. Diese oft in reichlicher Menge auftretenden intravasalen Abscheidungen bestehen aus AAKK gemischt mit Thrombocyten; sie binden Komplement und erscheinen lichtmikroskopisch als hyaline, capilläre und venuläre Thromben, wenn sie genügend groß ausgebildet sind. Sie sind phagocytierbar durch Leukocyten, von denen sie auch abgebaut werden können.

Wenn aus experimentellen Ergebnissen am Tier hervorging, daß Mischungen von Serum sensibilisierter Tiere mit dem entsprechenden Antigen einen anaphylaktischen Schock erzeugen[1], so bedeutet dies allein noch nicht, daß die in dieser Wirkung enthaltenen AgAKK zur Ursache des Schocks geworden sind. Ebenso ist es als seine Begleiterscheinung und nicht als seine Ursache zu bewerten, wenn in den Capillaren der Alveolen der Lunge, in Rindencapillaren des Gehirns und in der Leber AARR nachweisbar werden[2]. Die eigentliche Dynamik wird noch klarer, wenn Befunde an Meerschweinchen und Kaninchen verglichen werden. In beiden Tieren können mit präzipitierenden Seren AAKK nach Sensibilisation nachgewiesen werden. Beide sterben dabei leicht im anaphylaktischen Schock aber auch ohne die intravasale Entstehung von Komplexen. Das Kaninchen bedarf hoher Mengen von Antigen und eines hohen Titers freier Präzipitine zur Entstehung eines anaphylaktischen Schocks; das sensibilisierte Meerschweinchen hingegen kann, wie schon oben gesagt, mit minimalen Mengen von Antigen einen tödlichen Schock erleiden[3]. Dazu ist es nicht notwendig, daß freie Akk im Blut vorhanden sind, so daß man nicht mit Unrecht annimmt, daß die Akk auch beim Kaninchen erst an Zellen gebunden werden und von diesem Niveau die Reaktion ausgeht. — Mit der Vereinigung von Agg und Akk gibt die Zelle anaphylaktogene Mediatoren ab, welche durch ihre Kontraktionswirkung an der glatten Muskulatur den Schock auslösen[4]. Somit kann gesagt werden, daß Schockauslösung und AAK-Bildung weder notwendig, noch ursächlich voneinander abhängen.

Es zeichnet sich also deutlich die Tatsache ab, daß die Bildung von AAKK, welche morphisch sowohl selbst wie in ihren Folgen am Gewebe nachweisbar werden können, für den anaphylaktischen Schock nur symptomatische Bedeutung haben. Hingehen können sie celluläre und gewebliche Reaktionen auslösen; celluläre im Sinne der Einzelzelle und ihrer Reaktion, gewebliche im Sinn der Histionreaktion, d. h. mit Beteiligung der geweblichen Endstrombahn. Hier aber treffen zwei Ursachenkomplexe aufeinander, deren Folgen morphisch und wahrscheinlich auch biologisch auseinander zu halten sind: die morphischen Folgen einer fortlaufenden Antigenzufuhr, die wir Immunisierung nennen, und diejenigen einer AAR, die eine anaphylaktische Sofort- oder eine Spätreaktion sein kann. In diesem Aufeinandertreffen spielt vor allem die Spätreaktion ihre Rolle. Die fortlaufend dauernde Antigenzufuhr führt, wenn sie mengenmäßig genügend und zeitlich weit genug ausgedehnt ist, unter Umständen zu cellulären Resorptionserscheinungen mit der hierfür typischen Symptomatik (direkte und indirekte Hyperplasie der Zellen, Riesenzellbildung, Resorptionsgewebe). Gleiche morphische Erscheinungen kann jedoch auch die AAR mit dem Symptom der cellu-

---

[1] Friedberger 1909, Friedemann 1909.   [2] McKinnon 1959, Hartley 1942.
[3] Müller und Gramlich 1965.
[4] Kabat und Benacerraf 1949, Humphrey 1959, Sabesin 1963.

lären Proliferation zeigen und so wird sie unter Umständen nicht unterscheidbar von einfachen, aber etwas hochgetriebenen Resorptionserscheinungen; unterscheidbar werden die Reaktionen erst, wenn die AAR zu Gewebsschäden geführt hat (Fibrinoide Degeneration, Entzündung)[1]. GRAM und BÖHMIG[2] haben in ihrer ausgezeichneten Studie dieses verwickelte Problem schon einmal angesprochen (s. S. 69, 60, 71, 72). Wir erkennen, daß beide Phänomene, das — wie wir es nennen wollen — Antigenproblem und das Ak-Ag-Problem unentwirrbar ineinander verstrickt sein und der morphischen Analyse nicht überwindbare Schwierigkeiten machen können. Hier wird für die experimentelle Morphologie noch ein wichtiges Arbeitsfeld liegen bis alle Fragen geklärt sind. Ob sie überhaupt befriedigend im Sinn der Morphologie zu klären sind, muß dahingestellt bleiben. Auf diesem Gebiet liegt, wie leicht einzusehen ist, alles was als systematisierte Anaphylaxie einerseits, als Serumkrankheit andererseits in der experimentellen und der menschlichen Pathologie bezeichnet wird.

b) Die Serumkrankheit.

Die Tatsache, daß zugeführtes Antigen sich unter Umständen auch dann im Organismus zirkulierend (oder zellständig) erhält, wenn die durch dieses Antigen induzierte spezifische Antikörperbildung in Gang gekommen ist, ist die Grundlage für den von v. PIRQUET als *Serumkrankheit* bezeichneten Zustand. Mit kurzen Worten erläutert kommt es, sobald die Antikörper einen entsprechenden Titer erreicht haben, zur Reaktion zwischen diesen und dem noch anwesenden Antigen und somit am Ort der gemeinsamen Gegenwart derselben zur AAR. Der Ort kann wechseln, die Prinzipien des Wechsels sind nicht immer übersichtlich, letzten Endes liegen sie auf dem verwickelten Problemgebiet der generellen Krankheitslokalisation, das hier nicht anzuschneiden ist. Die Skala der morphischen Veränderungen wechselt je nach Antigenart- und -menge, nach Antikörpertiter bzw. Stärke der schon erreichten Sensibilisierung und der Eigentümlichkeit der Organstruktur. Darüber geben die früheren Kapitel unserer Arbeit grundsätzlich Auskunft. Die morphischen Veränderungen, welche als anaphylaktische Organveränderungen[3], als systematisierte Anaphylaxie[4] und als Serumkrankheit[5] geschildert werden, sind, wenn man vergleicht, grundsätzlich gleich sowohl hinsichtlich ihrer Genese wie ihrer Morphe[6].

Es entstehen in Abhängigkeit von der Dosis des sensibilisierenden Antigens, der Zeit und dem Intervall zwischen sensibilisierender und auslösender Dosis lymphohistiocytäre Infiltrate generell im Mesenchym, vor allem des Herzmuskels, der Lunge, den Arterienwänden, großzellige lymphoblastische Hyperplasie der Milz, Proliferationen der Sternzellen der Leber, Endokarditis der Klappen. Eigentümlicherweise wird in den Arbeiten von APITZ und von GRAM und BÖHMIG nichts von Nierenveränderungen berichtet. Das könnte seinen Grund in der Art des Antigens oder in zeitlichen Bedingungen haben. Im großen ganzen handelt es sich mit allen diesen Manifestationen um Auseinandersetzungen zwischen noch in den Säften vorhandenem Antigen und einer beginnenden Antikörperbildung. Wenn wir sagen, *noch* vorhandenes Antigen, würden die dann nachzuweisenden Gewebsveränderungen in den Bereich der Serumkrankheit gehören, wenn wir von neu eingebrachten Antigenen nach einem bestimmten Intervall sprechen, müßte man die gleichen Veränderungen „anaphylaktisch" nennen.

---

[1] LETTERER 1964.   [2] GRAM und BÖHMIG 1960.
[3] APITZ 1933, GRAM und BÖHMIG 1960.   [4] GERMUTH und McKINNON 1957.
[5] v. PIRQUET 1911, RICH 1947.
[6] HAWN und JANEWAY 1947, GERMUTH 1953, SCHWAB und MOLL 1947, 1950.

Theoretisch müßte auseinandergehalten werden,

1. die celluläre Reaktion als alleinige Folge der Antigenreaktion, d. h. also als Resorptionserscheinung von der einfachen Hyperplasie bis zur Riesenzell- und Granulombildung,

2. die celluläre Reaktion der beginnenden Antikörperbildung (als celluläre Proliferation und Zellmetamorphose) zugleich als morphische Manifestation der Immunisierung, wobei wir unterscheiden zwischen *Immunisierung als Vorgang* und *Immunität als Zustand,*

3. die aus humoralen und cellulären AARR sich herleitenden morphischen Reaktionen (mit vasculären und cellulären Reaktionen), deren Folge der effektive Gewebsschaden werden kann.

Da diese Reaktionen grundsätzlich mit demselben Baumaterial der Gewebe „getätigt" werden, so liegt es auf der Hand, daß große gestaltliche Ähnlichkeiten ihre abgrenzende Unterscheidung insbesondere in der Kategorie 1 und 2 erschweren oder unmöglich machen.

Im Gefolge der Reaktionen unter 3. entstehen krankhafte Veränderungen an Herz, Herzklappen, Gefäßwänden, Niere, Knochenmark usw., die den Fortbestand des Lebens bedrohen können. Dies gilt insbesondere für die Nephritis bei der experimentellen Serumkrankheit, die sich nach großen einmaligen Antigengaben (Rinderglobulin oder ähnliches) einstellt und deren Entstehung wiederum auf das Zusammentreffen von Antigenresten mit neugebildeten Antikörpern zurückgeht[1]. Schon frühere Untersucher haben die Vermutung ausgesprochen, daß die Serumkrankheit ihre Entstehung bestimmten AgAk-Beziehungen im Organismus nach dessen Umstimmung und dem Anlaufen der AgAk-Bildung verdankt[2]. Späterhin war es mit radioaktiv markierten Antigenen möglich geworden, das dynamische Verhalten, d. h. die Ausscheidungsverhältnisse des Ag und seine Beziehung zum Ak und insbesondere die Bildung von Antigen-Antikörper-Komplexen zu studieren[3]. Dabei stellte sich dann unwidersprüchlich heraus, daß die morphischen Veränderungen auf die Bildung von Antigen-Antikörper-Komplexen zurückzuführen sind, wobei gleichzeitig auch mit der Entstehung der Komplexe ein Abfall des Komplements zu finden ist[4].

c) Infekt- und Infektionskrankheitsallergie[5].

Sowohl bei der Infekt- wie bei der Infektionskrankheitsallergie spielt die Umstimmbarkeit des Organismus durch den eingedrungenen Erreger die entscheidende Rolle. Während aber die Infektallergie in das Gebiet der cyclischen Infektionskrankheiten gehört, in deren Verlauf es zu Organmanifestationen der Krankheit kommt, beruhen die Infektionskrankheitsallergien auf der Generalisation eines Infektes und der dadurch bedingten morphischen Auseinandersetzung zwischen Organismus und Erreger. So gehört der Typhus abdominalis mit seinen typischen Krankheitsmanifestationen am Darm in das Gebiet „Organ und seine Reaktionen". Der Grund hierfür ist in den Tatsachen des Infektionsmodus zu sehen. Denn kurz nach der Aufnahme der Erreger in den Körper kommt es durch enterale Resorption derselben zu einer zunächst „stillen" Sensibilisierung der lymphatischen Organe und unter Umständen der Endothelien der Lebersinusoide. Nach dem zweiten Kontakt der Erreger mit den gleichen Stellen, d. h. dann, wenn dieselben durch Generalisation über den Blutweg das Gallensystem der Leber (sowie die Ausscheidungswege der Niere) erreicht haben

---

[1] Dixon u. a. 1961, Ehrich 1952.   [2] Longcope 1913, Longcope und Rackeman 1918.
[3] Britt und Germuth 1961.   [4] Weigle und Dixon 1958, Dixon 1963.
[5] Letterer 1959b, 1961.

und wieder in den Darm zurückkehren, reagieren dessen lymphatische Organe nun allergisch-hyperergisch im Sinn einer Spätreaktion mit Cytolyse und Zellproliferation und führen zur Nekrose und Geschwürsbildung an den lymphadenoiden Follikeln im Darm[1].

Die entstehende Nekrose wäre also ein immunopathisches Symptom. Die pathologische Histologie des Typhus abdominalis lehrt nun, daß mit der „markigen Schwellung" der Lymphknoten die Proliferation der Reticulumzellen auf Kosten der Lymphocyten mehr oder weniger stark einsetzt. Als proliferierende Zellen werden auch Endothelien und Histiocyten genannt. Die Existenz von Plasmazellen wird erwähnt. Ähnliche Verhältnisse liegen

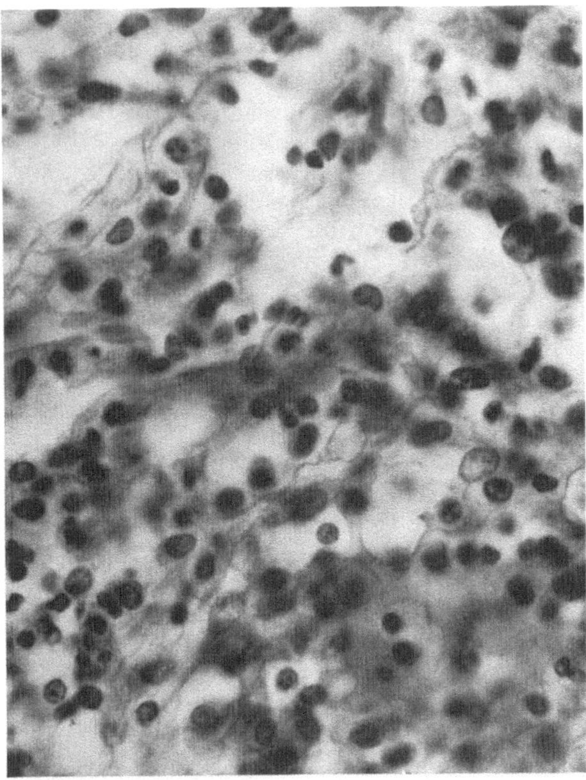

Abb. 168. Sogenannte markige Schwellung durch Hyperplasie der Reticulumzellen in den lymphatischen Aggregaten des Darmes. Weitgehender Schwund der Lymphocyten. Aus einem Präparat DIETRICH, Tübingen.

in den Typhusknötchen der Leber vor, die sich vorwiegend aus Sinusoidendothelien bilden. Es wäre eine Aufgabe der Zukunft zu klären, inwieweit die Nekrose der Zellen Folge einer AAR also ein Immunphänomen ist. Die landläufige Meinung, die Zellnekrose sei eine Folge der Einwirkung von Typhustoxinen, dürfte kaum zutreffen[2].

Wenngleich nun Symptome der Generalisation vorhanden sind, d. h. Milztumor, Typhusknötchen in außerregionalen Lymphknoten, so bleibt der Typhus dennoch eine cyclische Infektionskrankheit mit Organmanifestation[3] und als solcher eine Infektallergie lokalen Typs. Demgegenüber stellt die *Infektionskrankheitsallergie* in Parallele zur Generalisation eines Infektes das kongruente Beispiel für die Serumkrankheit dar.

In Fällen von chronischer Sepsis unter Umständen auch Pyämie, welche allerdings heute zu den großen Seltenheiten gehören, weil sie therapeutisch zu

---

[1] LETTERER 1943. [2] FRÄNKEL 1903. [3] HÖRING 1948, 1953, 1959.

verhindern sind, entsteht eine Sensibilisierung des Organismus gegenüber den Erregern und es kommt zu in vivo-Reaktionen zwischen Erreger- und Erregerabbaustoffen, deren morphischer Ausdruck die genugsam bekannten Endothel- und Mesenchymreaktionen sind, die wir teilweise dem Früh-, teilweise dem Spätreaktionstyp zuzurechnen haben. Unter dem Eindruck einer ungenügenden antibiotischen Therapie, unter der dem Erreger nicht „ein Ende bereitet", sondern ein geschwächtes Weiterleben gestattet wird, entwickelt der Organismus eine relative Immunität, unter der es dann besonders prägnant zu abgestimmten immunitären Reaktionen seiner endothelial-mesenchymalen Strukturen kommt[1].

Es ist nicht falsch, die „systematische Anaphylaxie" durch Serum und die Serumkrankheit mit solchen Zuständen zu vergleichen. Auch hat man nicht mit Unrecht die Serumkrankheit mit dem Ablauf von cyclischen Infektionskrankheiten verglichen, wobei ich allerdings dann lieber die Generalisation als Vergleichsobjekt sehen würde[2]. In der Tat sind die Orte der im Verlauf von chronischen generalisierten Infekten entstehenden Schäden an etwa den gleichen Organen und Stellen zu finden, wie bei chronischer systematischer Anaphylaxie oder bei Serumkrankheit; d. h. die Orte der Aufnahme und der Ausscheidung der Antigene, die Orte des ersten und wiederholten Kontaktes sind in beiden Fällen die gleichen. Das heißt überdies, daß es nicht das jeweilige Agens ist, welches die morphischen Folgen bedingt, sondern die immer *gleiche* Reaktionsart (AAR) des Organismus auf immer *verschiedene* Ursachen.

Die chronische Sepsis kann je nach „Reaktionslage" nur mit Kokkenembolien einhergehen, die aus der AgAk-bedingten intravasalen Agglutination der Kokken sich herleiten, auf welche keinerlei gewebliche Reaktion mehr eintritt, wie sie auch mit endothelialen Proliferationen und wandständigen Granulombildungen oder durch AAR bedingte Thrombosen kleinerer und größerer Venen (sog. Fibrinknötchen) sich zeigt[3]. Auch die Miliartuberkulose gehört nach ihren Entstehungsgesetzen der Infektionskrankheitsallergie an. Ohne vorangegangene Sensibilisierung entsteht keine Miliartuberkulose, die Massenaussaat der Erreger allein genügt nicht[4]. Jedoch ist sie ein passendes Beispiel dafür, daß in diesen Bereichen ebenfalls Spätreaktionen existieren. Es ist wie bei allen immunitären Vorgängen, humorale und celluläre, d. h. Früh- und Spätreaktionen sind, mit mehr oder weniger Prävalenz der einen oder anderen, immer neben- oder nacheinander vorhanden, bei lokal geweblichen Reaktionen[5] wie bei humoralen.

d) Die generalisierten Mesenchymreaktionen (Rheumatismus und Adjuvanskrankheit).

Die folgende Behandlung des Problems „Rheumatismus" als generalisierte Mesenchymkrankheit auf allergischer hyperergischer Basis ist schon durch die Einordnung in das Hauptkapitel „Die Reaktionen des Organismus" in gewisser Weise begrenzt und vorbestimmt. Es kann nicht im Sinne unserer Darstellung liegen, eine makro- und histopathologische Beschreibung dieses Krankheitszustandes und seiner Entstehung zu geben, weder was das rheumatische Fieber, noch die sekundäre rheumatische, noch die primäre chronische Polyarthritis betrifft. Sehen wir von der Ursache her die Dinge, so stehen sich die Meinungen diametral entgegengesetzt gegenüber, insofern die einen die drei Formen akuter Polyarthritis mit rheumatischer Herzbeteiligung, sekundär chronische und primär chronische Polyarthritis, als autoisogenetisch ansehen, während andere die Existenz der primärchronischen Polyarthritis überhaupt bestreiten[6]. Für unsere Gesichts-

---

[1] Doerr 1955 u. 1957.   [2] Millberger und Goetzke 1953, Rich 1951.
[3] Siegmund 1925.   [4] Letterer 1959e.   [5] Gell 1959.   [6] Müller 1962.

punkte kommt es viel weniger auf die spezielle Ursache wie auf deren Folgen und mehr noch auf die Dynamik der Folgeerscheinungen an. In diesem Sinn muß man die Polyarthritis zu den im Niveau des Mesenchyms ablaufenden systemischen Reaktionen des Organismus zählen[1].

Mit dieser Bezeichnung kommen wir an eine kritische, nicht zu umgehende Unterscheidung. Handelt es sich um eine Systemerkrankung im Sinne von BICHAT[2], um eine Krankheit des Bindegewebssystems am Hauptbestandteil desselben, der Kollagenfaser, im Sinne einer Primäraffektion der Faser oder wird die Faser in sekundärer Weise betroffen und beschädigt? Im ersten Fall wäre die Bezeichnung Kollagenose berechtigt, auch dann, wenn der Schaden primär in der Grundsubstanz entstehen würde, denn beides muß als eine Einheit betrachtet werden. Zudem wäre der Ausdruck Kollagenose nur dann am Platz, wenn es sich um einen nicht entzündlichen Vorgang handelt. Das trifft weder für die Polyarthritis noch für das rheumatische Fieber zu, denn die Mehrzahl der Histologen, welche sich der analysierenden Untersuchung der Kollagenkrankheiten gewidmet haben, sind der einmütigen Meinung, daß in diesen Krankheitsbildern, die überdies mit einer höchst unterschiedlichen morphischen und klinischen Manifestation einhergehen, zwar die fibrinoide Degeneration der Kollagenfaser als einigendes Merkmal vorhanden ist, diese aber nicht auf einer primär degenerativen Veränderung der Kollagenfaser beruht, sondern auf einer exsudativen entzündlichen Schädigung der Histien, welche sich sekundär an der Faser auswirkt. Diese Fragen sind zu oft schon in der Literatur des letzten Jahrzehnts behandelt, als daß es nötig wäre, sie hier nochmals aufzurollen; so kann auf die die wesentliche Literatur enthaltenden Arbeiten verwiesen werden[3].

Das Symptom der fibrinoiden Degeneration ist im Kreise der damit zusammengefaßten Krankheitsbilder das am wenigsten signifikante. Vielmehr ist es die Sensibilisierung des Gesamtorganismus gegenüber bestimmten bakteriellen und zusätzlichen Gewebsantigenen, welche systemische Reaktionen gegenüber diesen hervorrufen, an die sich gewebliche AARR anschließen, die auch das kollagene Bindegewebe mit einbeziehen[4]. Wenn es heute vom klinischen, serologischen und experimentellen Gesichtspunkt aus kaum mehr zweifelhaft sein kann, daß fieberhafter Rheumatismus und sekundäre chronische Polyarthritis eine infektbedingte bakterielle Genese haben, so ist dies mangels Beweisen für die primär chronische Form nicht so sicher. Angesichts einer wenngleich charakteristischen Morphologie ist auch in dieser Situation die Erkenntnis nie zu vergessen, daß gleichartiges morphisches Verhalten nicht auch gleichartige Ursache bedeutet. Ein bedeutsames, wenngleich die bakterielle Genese nicht entlastendes Menetekel für die gebotene Vorsicht bei der Bewertung morphischer Befunde ist der Steroidrheumatismus[5]. Experimente zeigen deutlich, daß es möglich ist, durch künstliche, allerdings drastische Störungen des Hormonhaushaltes generalisierte Reaktionen des Mesenchyms unter Einschluß des Gelenkbindegewebes zu induzieren. Die Veränderungen am Knorpel- und Knochengewebe sind prozeßmäßig betrachtet nur Sekundärerscheinungen der entzündlichen Erstreaktion, die zu Knorpeldestruktion und Ankylose führt. Aus welchen Gründen aber die Gelenke in bevorzugter Weise befallen werden, läßt sich bislang nicht sagen. Keine Annahme hierzu hat mehr Wert als den einer Vermutung. Aber die Beteiligung der synovialen Gewebe an Zuständen generalisierter Sensibilisierung auch mit der Möglichkeit zu tiefgreifenden Störungen von Struktur und Funktion ist eine Erfahrung

---

[1] GEILER 1961.   [2] BICHAT 1801.
[3] KLEMPERER 1950, LETTERER 1959 d, 1962 a—c.
[4] MOVAT 1957, LETTERER 1959 d, BOLK und ARNDT 1953, BURKHARDT 1965/66.
[5] STUDER und REBER 1959.

sowohl der menschlichen (rheumatisches Fieber) wie der experimentellen Pathologie (Serumkrankheit) wie der Veterinärpathologie an Serumpferden.

Grundsätzlich der gleiche Vorgang kann sich auch in anderen Organen und Geweben abspielen. Das entstehende Bild erfährt dann entsprechende, durch die Organeigenstruktur bedingte Abwandlungen. Die systemische Reaktion des Bindegewebes als Reaktion des sensibilisierten Gesamtorganismus tritt aber jeweils deutlich hervor. Geiler[1] hat sie gekennzeichnet als serofibrinöse Durchtränkung, Desmolyse und Faserfraktionierung mit Fibrinabscheidung und mesenchymaler Zellproliferation und Sklerosierung. Burkhardt beschreibt Ähnliches für das Knochenmark als einer großen Region des Gesamtmesenchyms. Diese Veränderungen sind in wechselnder Zusammenordnung auftretend Reaktionsmerkmale des generell gereizten Mesenchyms und keine spezifisch „rheumatischen" Zeichen und sie können auch bei nicht rheumatischen Alterationen des Mesenchyms auftreten[2]. Als Beispiel mag der Steroidrheumatismus und die durch das Freundsche Adjuvans erzeugte Mesenchymaktivierung gelten. Andererseits können Organe wie die Speicheldrüsen rheumatische Reaktionen zeigen, deren Bild durch die Eigenart der Struktur dieser Drüsen geprägt wird[3]. In ähnlicher Weise muß man die Histo- und Angioarchitektur der artikulären und periartikulären Gewebe als mitbedingend und prädisponierend für Lokalisation und Verlauf der Erkrankung ansehen. Offenbar ist das synoviale Gewebe mit seinen Strukturen besonders geeignet zur Manifestation bestimmter AARR. Diese aber bewirken nun wiederum durch die Eigenart ihrer Strukturen einen besonderen Ablauf der geweblichen Reaktion, einen Ablauf, der an anderen Stellen zur weitgehenden oder vollen Reparation führen kann, aber an einem Gewebe, wie dem Gelenkknorpel, der infolge eines synovialen Exsudates mit einem Pannus belegt ist, zu mehr oder weniger starken Destruktionen des Knorpels führen muß. Der Untergang des Gelenkes ist Folge seiner Struktur, nicht einer Krankheitsursache. Diese ist nur Auslösung.

Man muß es ferner mit der Analyse der serologischen und der morphologischen Tatbestände als weitgehend sicher ansehen, daß in diesem Ablauf humorale und celluläre Antikörper gleichzeitig wirksam sind, also Sofortreaktion und verzögerte Reaktion im gleichen Geschehen simultan oder in nur kurzem Abstand vor — oder nacheinander ablaufen[4]. Hinzu kommt, daß Autoantikörper gesichert bei der chronischen Polyarthritis nachweisbar werden und diese in gezielter Weise am Ort ihrer Bildung wiederum im Krankheitsherd reagieren. Dadurch wird die Chronizität des Prozeßgeschehens erhalten und in einem Circulus vitiosus gesteigert[5]. Welche und wie die einzelnen Faktoren in der Dynamik des Gesamtgeschehens aber wirken, entzieht sich auch heute noch unserer Kenntnis, und es gibt kaum ein Gebiet der Krankheitslehre, auf dem wir soviel an Einzelheiten und so wenig im Gesamten wissen[6]. Trotzdem wird man, und auf diesen Gesichtspunkt kommt es uns hier an, das akute polyarthritisch-rheumatische Fieber und die chronische Polyarthritis ihrem *Wesen* nach als Reaktion des Gesamtorganismus im Sinn einer durch bakterielle oder andere Antigene und AAR hervorgerufene *Mesenchymaktivierung* zu betrachten und sie den anderen organismischen AARR zuzuzählen haben.

Es ist eine schon alte und regelmäßig wieder bestätigte Beobachtung der experimentellen Pathologie, daß im amyloiderzeugenden Experiment vornehmlich bei der Maus eine allgemeine Mesenchymaktivierung eintritt; der morphische Ausdruck derselben ist die Zellproliferation im Lungen- und Niereninterstitium

[1] Geiler 1961.   [2] Burkhardt 1965/66.   [3] Seifert und Geiler 1957.
[4] Müller 1962, Metaxas und Bühler 1954.   [5] Steffen und Timpl 1962a und b, 1966.
[6] Hauss und Junge-Hülsing 1961 d.

und vor allem um die Lebervenen, in wechselndem Grad auch Wucherungen der Sternzellen. Ohne diese Mesenchymaktivierungsmerkmale wird ein Tier im Experiment nicht amyloidkrank. Unter diesem Gesichtspunkt ist es auffällig, daß manche Fälle von Polyarthritis mit Amyloidose verbunden sind[1]. Auch bei der Polyarthritis fassen wir die Mesenchymaktivierung als Wesensmerkmal einer AgAk-bedingten Organismusgesamtreaktion auf. Zwischen Mesenchymaktivierung, Amyloid und arthritisch-synoviitischem multiplem Gelenkbefall bestehen auch noch andere Beziehungen. Es gelingt mit Freundschem Adjuvans bei der Maus Amyloid zu erzeugen[2]. Wir selbst konnten zwar diese Versuche bislang nicht reproduzieren, hingegen gibt ein Zusatz von Adjuvans zu laufenden Caseininjektionen bei der Maus ein wesentlich besseres, nahezu 100%iges Amyloidresultat gegenüber der Anwendung von Casein allein.

Diesen Beobachtungen reihen sich noch andere von informatorischem Wert über die Mesenchymaktivierung als Gesamtreaktion des Organismus im Gefolge von AARR an. Die intradermale Injektion von Freund-Adjuvans[3] bei Ratten führt nach einem Intervall von einigen Tagen in den Gelenken von Hinter- und Vorderpfoten, an Schwanz, Ohren usw. zu proliferativ entzündlichen vorwiegend großzelligen und granulierenden Zellvermehrungen, die an den Gelenken mit schweren Destruktionen, Ankylosen und Exostosen enden können. Diese Veränderungen haben manche Ähnlichkeit mit der Polyarthritis rheumatica und geben daher zu mancherlei Vergleichen in morphologischer und ätiogenetischer Hinsicht Veranlassung. Das auffälligste Symptom aber ist die Mesenchymaktivierung. Nach einer kurzen Anfangsphase mit „Ödem" und geringer entzündlicher Zellreaktion kommt es prävalierend zur Wucherung von Histiocyten und Fibroblasten in den gelenknahen Bezirken und zur Bildung von Granulationsgewebe mit Zerstörung von Osteoblasten und Osteoklasten (Ankylose und Deformation).

In der Leber entstehen großzellige epitheloide Knötchen, ähnlich dem Boeckschen Sarkoid und in der Lunge ausgedehnte diffuse rundzellige Infiltrate und großzellige epitheloide Knötchen, von manchen ebenfalls als Sarkoid bezeichnet, in denen Langhanssche Riesenzellen nicht selten[4] sind. Diese Ergebnisse sind in der Zwischenzeit mehrfach nachgeprüft und ergaben gleiche Befunde auch am Kaninchen, an Mäusen, Goldhamstern und Meerschweinchen. Es ist verführerisch, hier Beziehungen zwischen der rheumatischen Arthritis und der Adjuvansarthritis in sowohl morphischer wie ätiologischer Hinsicht, insbesondere mit dem Ziel zu knüpfen, für die Polyarthritis neue entstehungsgeschichtliche Hinweise zu finden.

Es spricht sehr vieles dafür, daß es sich mit der Adjuvansarthritis um ein immunologisches Geschehen handelt[5]; ohne aber darauf in der Bewertung Rücksicht zu nehmen, muß man den ganzen Vorgang für eine Mesenchymaktivierung halten. Das schließt das erstere, die Mitbeteiligung immunitärer Vorgänge, nicht a priori ein.

Wenn wir noch einen Schritt weiter zurückgehen, so finden sich Vorstufen der Mesenchymaktivierung noch ohne morphischen Befund, die wir Sensibilisierung nennen und die manifest werden, wenn das sensibilisierte Agens erneut

---

[1] Skelton, Scheiffarth 1959, Frenger, Götz und Unger 1948, Lush 1948, Fingerman 1942, Jennings 1946, Gordon 1948.
[2] Rothbard und Watson 1954, Christensen 1962, Laufer, Tal u. a. 1959, Wanstrup und Christensen 1965.
[3] Ruckli 1962, Pearson 1956, Pearson und Wood 1959.
[4] Steiner u. a. 1960, Waksman 1960, Laufer, Tal u. a. 1959, Waksman und Pearson 1960, Pearson, Waksman und Sharp 1961, Waksman und Bullington 1960.
[5] Dale 1959, Gusek und Kracht 1964, Selye 1961.

mit dem sensibilisierten Substrat zusammentrifft. Das kann man allergische Reaktion (im Sinn der Pirquetschen Definition = erworbene Andersempfindlichkeit) nennen, aber dennoch muß es keine AAR sein[1].

Freerksen hat diese Gedankengänge für das Tuberkulin entwickelt und eine neue Konzeption für die Tuberkulinreaktion damit gegeben[2]. Den vorhandenen Tatsachen entsprechend kann man die Adjuvansarthritis als Immunreaktion vom Spätreaktionstyp ansehen; insbesondere das Vorliegen einer Latenzzeit bei Reinjektion, die Unempfindlichkeit neugeborener und junger Ratten, die Nichtübertragbarkeit durch Serum[3].

Diese Fragen endgültig zu klären, muß man einer späteren Zeit überlassen. Vom Gesichtspunkt einer allgemeinen Reaktionslehre gehören die drei Formen

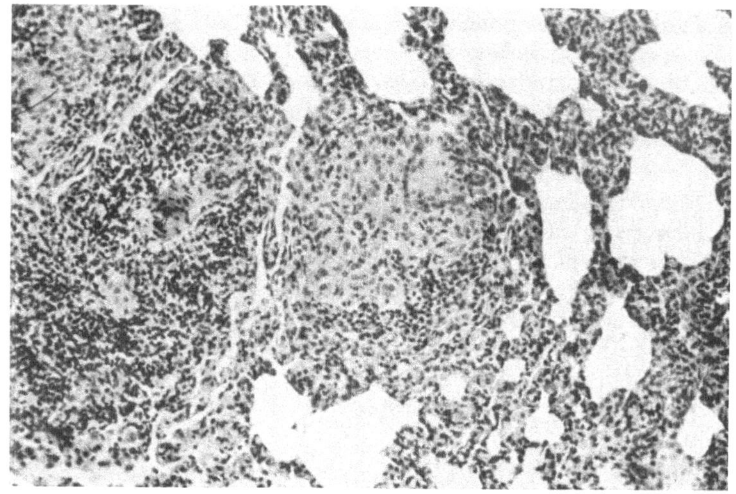

Abb. 169. Sogenannte Adjuvanskrankheit. Sarkoidähnliche Granulome in der Lunge mit epitheloiden und Riesenzellen. Nach C. M. Pearson (1959).

der Polyarthritis und das Modellexperiment der Adjuvansarthritis zu den systemischen Reaktionen des Organismus mit genereller Reaktion seines Mesenchyms. Für die ersten drei kann die immunitäre Grundlage der Reaktion als Ursache der Krankheit angesehen werden; für die letzte ist sie in hohem Maße wahrscheinlich. Das zeigt, daß nicht nur Zellen und Gewebe, sondern auch der Gesamtorganismus eine Morphe seiner Gesamtreaktion als Manifestation der AAR und ihrer Folgen besitzen, welche damit das Gesamtbild und den Kreis der Erscheinungen aus der Sicht unserer Konzeption abrundet und schließt.

e) Die Transplantat-gegen-Wirt-Reaktion.

Zu den Reaktionen des Gesamtorganismus muß man auch die immunitär bedingten Reaktionen eines *Transplantates gegenüber dem Wirtsorganismus* rechnen. In der englischen Terminologie spricht man von „graft versus host reaction" (GVHR); wir haben in der deutschen medizinischen Terminologie keinen äquivalenten Ausdruck für das Wort graft. So könnte man nur von Transplantat (gegen) Wirt-Reaktion (TWR) sprechen. Es ist wiederum eine Frage der Klassifizierung und der Terminologie, ob man diese TWR zum Verhalten des Transplantates oder zu demjenigen des Wirtes rechnet. Beides wäre

[1] Okabayashi 1964.   [2] Freerksen 1960.
[3] Formaneck, Rosak und Steffen 1964, Waksman und Pearson 1960.

berechtigt, insofern als im Zusammenwirken zwischen Transplantat und Wirt bei der genannten Reaktion dem Transplantat eine aktive, dem Gesamtorganismus eine passive Rolle zukommt, während die Transplantatabstoßung die aktive Reaktion des Wirtes bzw. die seiner immunkompetenten Gewebe voraussetzt. Dabei liegt die Führung, obgleich lokal beginnend und gesteuert, im Organismus und seinen Mesenchymen. Bei der TWR hingegen liegt die Führung im Transplantat und geht von dessen Vitalität aus. Die Abstoßung eines Transplantates ist als immunitäre Reaktion mit dem Gesamtorganismus als Wirkungsträger eine noch natürliche Reaktion desselben; während die TWR eine künstlich induzierte nur durch einen Kunstgriff ermöglichte Reaktion ist. Das vital überpflanzte Gewebe oder

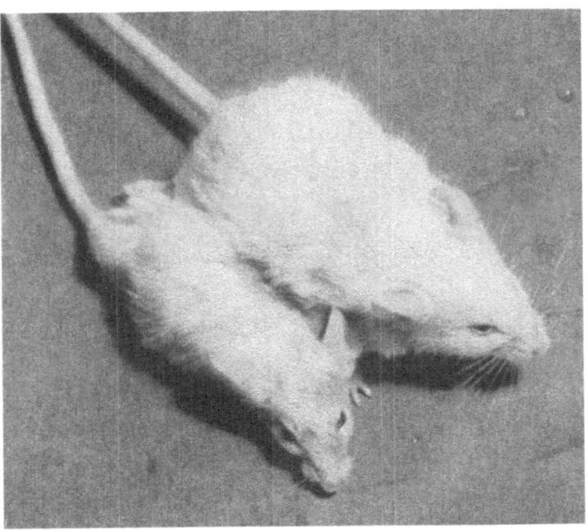

Abb. 170.

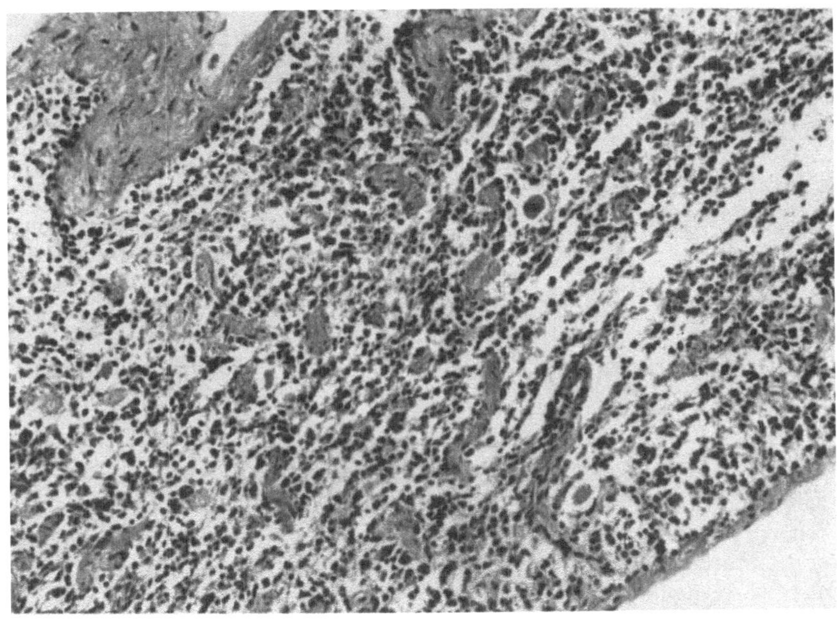

Abb. 171.

Abb. 170 u. 171. Heterozygote Parabiose mit der Folge einer runt-ähnlichen Krankheit. Nach WALZ, MAYER und VOGEL (1964), Tübingen.

auch Suspensionen bestimmter Zellarten (Lymphknoten- oder Milzzellen) behalten ihre Vitalität bei und die Interferenz der beiden Systeme, des Transplantates einerseits, des Wirtsorganismus andererseits, führt je nach dem zeitlichen und reellen Manifestwerden der sog. „Immunkompetenzen" eines der beiden zu Transplantatabstoßung, einer Lokal- und Gesamtreaktion des Organismus auf der Basis einer cellulären und humoralen Immunität (s. früher bei Transplantat) oder unter Umkehr der Umstände zur TWR; dies letztere dann, wenn der Wirt überhaupt oder zeitweise unfähig ist, auf normalem Wege eine immunitär bedingte Abstoßungsreaktion anlaufen zu lassen. Diese immunitäre Insuffizienz ausnutzend, entwickelt das Transplantat materiell entweder den Chimärismus, d. h. das Überwuchern der übertragenen Fremdzellen (Blutzellen, Knochenmark) mit der Übernahme regelhafter Funktionen dieser Zellen in einem ihnen ursprünglich fremden Organismus oder die sog. runt-Krankheit (runt heißt Zwergrind oder Zwerg). Der Chimärismus gehört streng genommen nicht hierher. Er ist eine Kolonisation einer organismusfremden Zellrasse, die im neuen Organismus jedoch toleriert wird und keine immunitär bedingten Reaktionen desselben

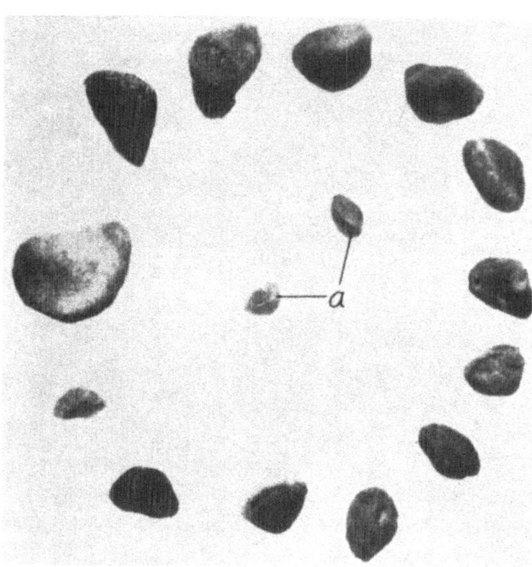

Abb. 172. Beispiel einer Transplantat-gegen-Wirt-Reaktion. Erste Beobachtung dieses Phänomens durch Murphy (1916). Wechselnd starke Milzvergrößerung in 18 Tage alten Hühnerembryonen, denen am 7. Tag kleine Milzfragmente eines erwachsenen Hühnchens auf die Chorionallantois-Membran transplantiert worden sind. a Normale Kontrollmilzen.

hervorruft. Hingegen ist runt-disease eine durch immunitäre Reaktionen im Gesamtorganismus hervorgerufene Immunopathie — erzeugt durch antikörperbildende Zellen des Transplantates. Naturgemäß bestehen hier gewisse Beziehungen zur Parabiose und zur Parabioseintoxikation. Es ist nicht uninteressant zu sehen, daß das Phänomen des runting schon gut ein halbes Jahrhundert bekannt ist, ohne aber damals oder später in seiner biologischen Bedeutung erkannt zu werden. Murphy[1] hat an eine Woche alten Hühnerembryonen ausgedehnte Splenomegalien erzeugt, indem er auf die Chorioallantoismembran kleine Stückchen von Milz erwachsener Hühner aufpfropfte. Die Milzzellen durchwandern die Membran und setzen sich, lebhaft weiterwachsend in der Milz des Gasttieres an. Der Gast ist zu dieser Zeit (7 Tage) seines Embryonallebens nicht in der Lage, Antikörper zu bilden. Die eigentliche runt-Forschung begann aber erst vor kaum 10 Jahren mit den Arbeiten von Simonsen, Dempster, Medawar, Billingham und Brent[2]. Letzterer erkannte das Phänomen in seinen wesentlichen Zügen und nannte es runt-disease. Simonsen arbeitete an Hühnern und Mäusen mit Übertragung adulter Milzzellen auf Embryonen und Neugeborene und deutete die Reaktion des Gastgesamtorganismus als „graft versus host reaction", d. h. eine Antikörperbildung der Transplantatzellen gegenüber den Zellen des Wirtes. Die Hauptsymptome dabei sind Wachstumsstillstand bzw. erworbener Zwergwuchs, Haarausfall, Diarrhoe, Abmagerung, Splenomegalie, Lebervergrößerung, Anämie, Leuko-Lympho- und Thrombocytopenie, Hypothermie und Hyperglobulinämie; mikroskopisch Zellproliferation und Nekrose und oft größere Mengen von pyroninophilen Zellen in der Milz, Aktivierung des RES in der Leber, ebenfalls

[1] Murphy 1916.
[2] Billingham und Brent 1957, Simonsen 1952, 1953, 1957, 1962, Medawar 1957, Dempster 1953.

mit Pyroninophilie. Im Thymus wuchern die Rindenzellen, das Organ nimmt ein stark lymphknotenähnliches Bild an. Die gleiche Proliferation findet auch im Knochenmark statt, oft tritt aber später starke Granulocytopenie hinzu. Ausgedehnte Veränderungen zeigt auch das gesamte lymphatische System: Verlust der Lymphocyten zugunsten ausgedehnter Histiocytenproliferation. Die Veränderungen sind bei einzelnen Species verschieden und verschieden stark, je nach der Art des experimentellen Ansatzes; Hühner, Ratten, Mäuse erscheinen gut geeignet für das runt-Experiment, das, bei weitem noch nicht bis an seine Grenzen in Wesen und Bedeutung ausgewertet, zur Entdeckung des biologischen Prinzips der TWR führte und für die experimentelle Immunologie in mehrfacher Richtung noch einen ungehobenen Schatz wichtiger Informationen zu enthalten scheint. Auf die unübersehbare Zahl von Einzelheiten, die bislang schon bekannt geworden sind, kann hier unter Hinweis auf gute Zusammenfassungen[1] mit reichlichem Quellennachweis nicht eingegangen werden.

In unserer Sicht bleibt prinzipiell wichtig, daß aus diesem experimentellen Modell ebenfalls eine immunitäre Gesamtorganismusreaktion ablesbar wird.

f) Das generalisierte Shwartzman-Phänomen.

Wenn das runt-Phänomen unwidersprechbar zu den Folgen immunitärer, somit zu den immunopathischen Reaktionen gehört, so kann dies nicht in gleicher Weise für das Shwartzman-Phänomen und insbesondere nicht für das sog. generalisierte Shwartzman-Phänomen gelten. Es gehört allgemein biologisch zur Allergie im Sinn „erworbener Andersempfindlichkeit", aber damit ist noch keine wesensmäßige Zugehörigkeit zur immunitären Phänomenologie ausgesprochen. Die von mir einmal[2] gegebene Analyse der toxischen und der allergischen (im Sinn immunitärer) Reaktionen vom Gesichtspunkt der Morphe aus, hat erneut zu erkennen gegeben, daß für Zellen wie für Gewebe die Mittel auf einen Reiz zu reagieren gegenüber den die Reaktionen bewirkenden Ursachen außerordentlich beschränkt sind und aus dem Bild der Morphe keineswegs auf die Art der Ursache der Veränderungen geschlossen werden kann; so bleibt die Morphe immer vieldeutig. Im gleichen Sinn müssen die Ergebnisse der Biochemiker aufgefaßt werden, wenn sie feststellen, daß die Veränderungen, die in der Shwartzman-Phänomenologie auftreten, mehr zugunsten einer Toxinwirkung als einer induzierten Überempfindlichkeit gegenüber einem Antigen sprechen[3]. Auch aus anderen Darstellungen[4] geht die Vielschichtigkeit der Problematik instruktiv hervor. Wir verweisen weiter auf das in diesem Text bei der Besprechung des lokalen Shwartzman-Phänomens Gesagte.

Sei dem, wie es wolle, vom Gesichtspunkt einer organismischen Gesamtreaktion ist das generalisierte Shwartzman-Phänomen aber nicht aus diesem Bezirk auszuscheiden. Es entsteht dann, wenn das Endotoxin zweimal im Abstand von 24 Std, und zwar intravenös gegeben wird. THOMAS nennt diese Reaktion „a kind of mad cousin of proper immune reactions"[5]. Auf die Diginität der einzelnen Symptome des Phänomens braucht hier nicht eingegangen zu werden. Je mehr sie erforscht wurden, umso komplexer erschienen sie[6], anders aber ist sicher, daß auch das generalisierte Phänomen nichts mit einer antigenischen Überempfindlichkeit oder einer bakteriellen Allergie zu tun hat, wenn-

---

[1] BILLINGHAM und BRENT 1957, SIMONSEN 1952, 1953, 1957, 1962, MEDAWAR 1957, DEMPSTER 1953.
[2] LETTERER 1959a und c, LETTERER 1961.
[3] OLINER, SCHWARTZ, DAMSHEK, BROOD 1961.
[4] WESTPHAL, LÜDERITZ, EICHENBERGER und NETER 1958.
[5] THOMAS 1958.   [6] GALTON 1964.

gleich die Reaktionen eine immunitäre Symptomatik imitieren. Für den Morphobiologen erscheint wichtig, daß durch die Applikation des Toxins celluläre, gewebliche und humorale Symptome bewirkt werden, Irritation der Zelloberflächen mit Agglutinationserscheinungen der Leukocyten, Vermehrung der phagocytären Funktion der Zellen des RES (adjuvansähnliche Wirkung hinsichtlich Akbildung auf Proteinantigene), Störungen der Durchblutung vieler Endstrombahnbezirke, Eingriffe am Fibrinogenmolekül und Störung des Gerinnungsmechanismus mit Entstehung intravasaler Fibrinthromben in den Arteriolen und Capillaren der Glomerula mit bilateralen Rindennekrosen in der Niere. Die Shwartzman-Reaktion ist von hohem biologischen Interesse hinsichtlich der Dynamik cellulärer und organismischer Reaktionen und hat heute neben den praktischen Belangen vorwiegend den Wert eines Modellversuches, der noch viele ungeklärte Fragen der Reaktionsbiologie, ihrer Bedingtheit und ihrer Umstimmbarkeit, birgt.

Literatur.

ABELL, R. G., and H. P. SCHENK: Microscopic observations on the behavior of living blood vessels of the rabbit during the reaction of anaphylaxis. J. Immunol. **34**, 195 (1938). — ACKERMANN, D.: Über den bakteriellen Abbau des Histamins. Hoppe-Seylers Z. physiol. Chem. **65**, 504 (1910). ~ Zur Kenntnis des Histamins und seiner Beziehung zur Anaphylaxie. Naturwissenschaften **30**, 515 (1939). ~ Zur Kenntnis des Histamins und seiner Beziehung zur Anaphylaxie. Ber. physik.-med. Ges. Würzburg, N.F. **63** (1940). — AHERN, J. F., W. R. BARCLAY, and R. H. EBERT: Modifications of rabbit ear chamber technique. Science **110**, 665 (1949). — ALBERTINI, A. v.: Zur Pathogenese des rheumatischen Granuloms. Schweiz. med. Wschr. **1953**, 34. ~ Die Bedeutung der Allergielehre für die Pathologie. (I) Schweiz. Z. allg. Path. **1954**, 1. (II) Dtsch. med. Wschr./allergie **3**, 21 (1954). ~ Referat zu Beitrag LETTERER, dieses Handbuch, Bd. VII/1. Ber. allg. spez. Path. **33**, 294 (1957). ~ Zur Morphologie und Pathogenese des fibrinoiden Gewebsschadens im rheumatischen Granulom. Z. Rheumaforsch. **20**, 1 (1961). ~ Pathologie des Endocard. In: Das Herz des Menschen (BARGMANN, DOERR), Endocard., S. 624ff. Stuttgart: Georg Thieme 1963. — ALBERTINI, A. v., u. A. VOGEL: Über wirkliche Kollagenosen. Dtsch. med. Wschr. **86**, 1421 (1961). — ALBUS, G.: Physiologisch-chemische Untersuchungen am latenten Allergiker als Beitrag zur Frage der allergischen Konstitution. Z. ges. exp. Med. **108**, 595 (1941). — ALGIRE, G. H., M. L. BORDERS, and V. I. EVANS: Studies of heterografts in diffusion chambers in mice. J. Nat. Cancer Inst. **20**, 1187 (1958). — ALGIRE, G. H., I. M. WEAVER, and R. T. PREHN: Studies on tissue homotransplantation in mice, using diffusion-chamber methods. Ann. N. Y. Acad. Sci. **64**, 1009 (1957). — ALTSHULER, C. H., and M. ANGEVINE: Histochemical studies on the pathogenesis of fibrinoid. Amer. J. Path. **25**, 1061 (1949). ~ Acid mucopolysaccharide in degenerative disease of connective tissue, with special reference to serous inflammation. Amer. J. Path. **27**, 141 (1951). — AMANO, S.: Inflammation, especially the cell-physiological analysis of its fundamental forms. Acta Sc. med. Univ. Kyoto **27**, 188 (1949). ~ Studies on plasma cells — cytogenesis, defensive function and ultracytophysiology. A review of our original studies since 1944 (1—47). Annual Report of the Institute for Virus Research Kyoto University. Vol. 1, Ser. A: Path. Articles. Immunocytopathology. Virus Infection and Leukemia (1958). — AMANO, S., M. HIRATA u. A. FUJII: Entzündungsstudie. IV. Mitt. Über die Plasmazellenentstehung von der Gefäßadventitiazelle. Trans. Soc. Path. Jap. **34**, 26 (1944). — AMANO, S., G. UNNO, and M. HANOAKA: Studies on the discrimination of lymphocytes and plasma cells. Supplements on advocation of the „lymphogonia"-theory. Acta path. jap. **1**, 117 (1951). — AMOS, D. B., and J. D. WAKEFIELD: Growth of mouse ascites tumor cells in diffusion chambers. I. Studies of growth rate of cells and of the rate of entry of antibody. J. nat. Cancer Inst. **21**, 657 (1958). ~ Growth of mouse ascites tumor cells in diffusion chambers. II. Lysis and growth inhibition by diffusible isoantibody. J. nat. Cancer Inst. **22**, 1077 (1959). — ANDERSON, W. A. F.: Pathology, third ed. St. Louis: C. V. Mosby Co. 1957. — APITZ, K.: Über anaphylaktische Organveränderungen bei Kaninchen. Virchows Arch. path. Anat. **46**, 289 (1933a). ~ Über hämorrhagische Hautreaktionen nach örtlicher Umstimmung. Z. ges. exp. Med. **89**, (1933). ~ A study of the generalized Shwartzman phenomenon. J. Immunol. **29**, 255 (1935a). ~ Studies on the chemical nature of Shwartzman-active substances. J. Immunol. **29**, 343 (1935b). ~ Über die Bildung Russelscher Körperchen in den Plasmazellen multipler Myelome. Virchows Arch. path. Anat. **300**, 113 (1937). ~ Die neuen Anschauungen vom Plasmocytom des Knochenmarks, dem sog. multiplen Myelom. Klin. Wschr. **2**, 1025 (1940a). ~ Die Paraproteinosen. Virchows Arch. path. Anat. **306**, 631 (1940b). — APPEL, S. H., and

M. B. Bornstein: The application of tissue culture to the study of experimental allergic encephalomyelitis. J. exp. Med. **119**, 303 (1964). — Aratake, H.: Histochemical and electron-microscopical studies on Arthus phenomenon. II. Electron-microscopical observations on Arthus phenomenon in rabbits. Kumamoto med. J. **13**, 211 (1960). — Aronson, J. D.: The specific cytotoxic action of tuberculin in tissue culture. J. exp. Med. **54**, 387 (1931). ~ Tissue culture studies on the relation of the tuberculin reaction to anaphylaxis and the Arthus phenomenon. J. Immunol. **25**, 1 (1933). — Arras, H., u. S. Thierfelder: Parabiose und Amyloidose. Frankfurt. Z. Path. **72**, 63 (1962). — Arthus, M., et M. Breton: Lésions cutanées produites par les injections de sérum de cheval chez le lapin anaphylactisé par et pour ce sérum. C. R. Soc. Biol. (Paris) **55**, 1478 (1903). — Aschoff, L.: Ein Beitrag zur Lehre von den Makrophagen. Verh. Dtsch. Ges. Path., 16. Tagg, S. 107 (1913). ~ Über die Beziehungen des Reizleitungssystems zur Anordnung der venösen Klappen und zugehörigen Papillarmuskeln und über die Bedeutung des Reizleitungssystems für die Analyse der Herzfehler. Ber. naturforsch. Ges. Freiburg **20**, LIX (1913/14a). ~ Über die Lipoidinfiltration in den Kupfferschen Sternzellen und in den Retikulumzellen der Milz und deren Beziehungen zu den Xanthelasmen. Ber. naturforsch. Ges. Freiburg **20**, LXV (1913/14b). ~ Morphologie des reticulo-endothelialen Systems. In: Schittenhelm, Handbuch der Krankheiten des Blutes, Bd. 2. 1925. ~ Siehe Literatur bei Staemmler, in: Kaufmann, Lehrbuch der speziellen pathologischen Anatomie, Bd. I/1, S. 136 (Hrsg. Staemmler). Berlin: W. de Gruyter & Co. 1955. — Augustin, R., R. C. Conolly, and G. M. Lloyd: Atopic reagins as a prototype of cytophilic antibodies. Protides of the biological fluids, Vol. 11, p. 56 (1963). Proceedings of the 11th Colloquium Bruges 1963.

Bahrmann, E.: Über die fibrinoide Degeneration des Bindegewebes. Virchows Arch. path. Anat. **300**, 342 (1937). — Bán, A., L. Matkó u. G. Filipp: Knochenmark und Anaphylaxie. Acta med. Acad. Sci. hung. 1 (1950). — Banti, G.: Splénomégalie hémolytique anhémopoïétique; le rôle de la rate dans l'hémolyse. Sem. méd. (Paris) **33**, 313 (1913). — Barg, G. S.: Analysis of general and local anaphylaxis by explantation method. Microbiol. J. **8**, 234 (1932). — Bargmann, W.: Über die Struktur der Blutkapillaren. Dtsch. med. Wschr. **1958**, 1704, 1749. ~ Histologie und mikroskopische Anatomie des Menschen, 3. verb. Aufl. Stuttgart: Georg Thieme 1959. ~ Histologie und mikroskopische Anatomie des Menschen, 4. Aufl., S. 97 u. 75. Stuttgart: Georg Thieme 1962. — Baskin, M. J., and M. D. Denver: Temporary sterilization by the injection of human spermatozoa. A preliminary report. Amer. J. Obstet. Gynec. **24**, 892 (1932). — Bassermann, F. J.: Vergleiche licht- und elektronenoptischer Untersuchungen zur experimentellen Tuberculinleukolyse. Beitr. Klin. Tuberk. **112**, 409 (1954). — Battaglia, S.: L'amiloidose nell'uomo. 7° Congr. naz. delle Soc. Italiana di Patologia, Bologna 1961a. ~ Zur Amyloidgenese. Klin. Wschr. **39**, 795 (1961b). ~ Elektronenoptische Untersuchungen am Leberamyloid der Maus. Beitr. path. Anat. **126**, 300 (1962). — Bazin, S., et C. Avice: Le métabolisme glycogénique des polynucléaires au cours de la phagocytose in vitro. C. R. Soc. Biol. (Paris) **147**, 1025 (1953). — Beale, G. H.: Genetics of paramecium aurelia. London and New York: Cambridge University Press 1954. ~ The antigen system of paramecium aurelia. Int. Rev. Cytol. **6**, 1 (1957). — Beck, W. S., and W. N. Valentine: The carbohydrate metabolism of leucocytes. Cancer Res. **13**, 309 (1953). — Becker, E. L.: Concerning the mechanism of complement action. J. Immunol. **77**, 462 (1956). — Becker, H. J., u. H. Fischer: Über den Einfluß phagozytierter Partikel und Bakterien auf den Leukozytenstoffwechsel. 6th Congr. Europ. Soc. Haemat. Copenhagen, p. 958. Basel u. New York: Karger 1957. — Becker, H. J., G. Munder u. H. Fischer: Über den Leukocytenstoffwechsel bei der Phagocytose. Hoppe-Seylers Z. physiol. Chem. **313**, 266 (1958). 6. Congr. Eur. Soc. Haemat. Copenhagen. — Behring, E. v.: Die Gewinnung der Blutantitoxine und die Klassifizierung der Heilbestrebungen bei ansteckenden Krankheiten. Dtsch. med. Wschr. 48, 1253 (1893). ~ Disposition und Diathese. Hamburg. Med. Überseeh. 1, 2 (1914). — Benacerraf, B., and E. A. Kabat: A quantitative study of the Arthus phenomenon induced passively in the guinea pig. J. Immunol. **64**, 1 (1950). — Benacerraf, B., M. M. Sebestyén, and S. Schlossman: A quantitative study of the kinetics of blood clearance of P^{32}-labelled escherichia coli and staphylococci by the reticuloendothelial system. J. exp. Med. **110**, 27 (1959). — Benda, L., A. Locker u. E. Rissel: Zellstoffwechsel und Entzündung. Die Gewebsatmung der Leber bei anaphylaktischem Schock. Z. ges. exp. Med. **124**, 189 (1954). ~ Die Gewebsatmung bei anaphylatischem Schock nach in vivo-Behandlung mit Nebennierenrinden-Hormonen. Z. ges. exp. Med. **124**, 390 (1954). — Benditt, E. P., and M. Arase: An enzyme in mast cells with properties like chymotrypsin. J. exp. Med. **110**, 451 (1959). — Benditt, E. P., and N. Eriksen: Amyloid. II. Starch gel electrophoretic analysis of some proteins extracted from amyloid. Arch. Path. **78**, 325 (1964). ~ Amyloid: An aberration in protein formation. Science **150**, 369 (1965). — Benditt, E. P., and D. Lagunoff: The mast cell; its structure and function. Progr. Allergy 8 (1964). — Benditt, E. P., D. Lagunoff, N. Eriksen, and O. A. Iseri: Amyloid: extraction and preliminary characterization of some proteins. Arch. Path. **74**, 323 (1962). —

Bensley, S. H.: On the presence, properties and distribution of the intercellular ground substance of loose connective tissue. Anat. Rec. **60**, 93 (1934). — Berdel, W., O. Rubner u. G. Wiedemann: Experimenteller Nachweis eines zweiten humoralen antitoxischen Antikörpers bei der Tuberkuloseallergie. Tuberk.-Arzt 8, 534 (1954). — Berdel, W., u. G. Wiedemann: Die Tuberkulinresistenz der Granulocyten als Aktivitätsindex der Tuberkulose. Beitr. Klin. Tuberk. **107**, 529 (1952). — Berg, A.: Die Lehre von der Faser als Form- und Funktionselement des Organismus. Virchows Arch. path. Anat. **309**, 333 (1942). — Berger, W., u. F. J. Lang: Zur Histopathologie der passiven allergischen Reaktion. Verh. dtsch. Ges. inn. Med. **42**, 367 (1930). ~ Ein histopathologischer Beitrag zur Histaminhypothese der allergischen Reaktion. Z. Hyg. Infekt.Kr. **113**, 206 (1931a). ~ Zur Histopathologie der idiosynkrasischen Entzündung in der menschlichen Haut. Beitr. path. Anat. **87**, 71 (1931b). — Bergstrand, A., and H. Bucht: The glomerular lesions of Diabetes mellitus and their electron-microscopic appearances. J. Path. Bact. **77**, 231 (1959). — Bernhard, W., and N. Granboulan: Ultrastructure of immunologically competent cells. In: Cellular aspects of immunity, Ciba Sympos. **1960**, 92. — Bessis, M.: Phagocytosis and other phenomena of sensitized red cells, white cells and platelets. Vox Sang. (Basel) **4**, 177 (1954). — Bessis, M., et M. Bricka: Études au microscope électronique sur l'hémolyse, l'agglutination, la forme et la structure des globules rouges. Rev. Hémat. **5**, 396 (1950). — Bessis, M. et J. Tabuis: Action cytologique des sérums anti-leucocytes et antiplaquettes; étude par cinématographie en contraste de phase. Rev. Hémat. **9**, 127 (1954). — Bichat, F.: Anatomie générale. Paris 1801. — Bickis, I. J., J. H. Quastel, and S. J. Vas: Effects of Ehrlichs ascites antisera on the biochemical activities of Ehrlichs ascites carcinoma cells in vitro. Cancer Res. **19**, 602 (1959). — Biedl, A., u. R. Kraus: Experimentelle Studien über Anaphylaxie. Wien. klin. Wschr. **22**, 363 (1909). — Bieling, R.: Resistenz und Immunität. In: Handbuch der allgemeinen Pathologie, Bd. VII/1, S. 601. Berlin-Göttingen-Heidelberg: Springer 1956. — Bieling, R., u. Ph. Schwartz: Über Immunitätsphänomene bei experimenteller Tuberkulose. Verh. Dtsch.Ges. Path. 25. Tagg, Berlin 1930. — Billingham, R. E., and L. Brent: A simple method for inducing tolerance of skin homografts in mice. Trans. Bull. 4, 67 (1957). — Bock, H. E.: Die hyperergisch-allergischen Reaktionen und ihre Auswirkungen am Gefäßsystem. 61. Tagg Dtsch. Ophthal. Ges., Heidelberg 1957a. ~ Allergische Erkrankungen des Herzens und Gefäßsystems. In: K. Hansen, Allergie, 2. Aufl. Leipzig: Georg Thieme 1957b. — Böhmig, R., u. P. Klein: Pathologie und Bakteriologie der Endocarditis. Berlin-Göttingen-Heidelberg: Springer 1953. — Boeke, J.: Problems of nervous anatomy. London: Oxford University Press 1940. — Böke, W., u. B. Dickhus: Microbiell allergische Uveitis durch Bakterienvakzine. Albrecht v. Graefes Arch. Ophthal. **165**, 274 (1962). — Boeré, H., L. Ruinen, and J. H. Scholten: Electron microscopic studies on the fibrillar component of human splenic amyloid. J. Lab. clin. Med. **66**, 943 (1965). — Bohle, A., u. Krecke: Über das Sanarelli-Shwartzman-Phänomen. Klin. Wschr. **37**, 803 (1959). — Bohnstedt, R. M.: Der von Letterer geprägte Begriff dysregulative Allergie in der Sicht der Dermatologie. Derm. Wschr. **137**, 227 (1958). — Bohrod, M. G.: Histology of allergic and related lesions. Progr. Allergy 4, 31 (1954). ~ Pathologic manifestations in allergic and related mechanisms in diseases of the lungs. Int. Arch. Allergy **13**, 39 (1958). — Bolk, F., u. J. Arndt: Über die serofibrinöse Durchtränkung des Bindegewebes. Virchows Arch. path. Anat. **324**, 629 (1953). — Bordet, J., et O. Gengou: Sur l'existence des substances sensibilisatrices dans la plupart des sérums antimicrobiens. Ann. Inst. Pasteur **15**, 289 (1901). — Borsós, R., R. R. Dourmashkin, and J. H. Humphrey: Lesions in erythrocyte membranes caused by immune hemolysis. Nature (Lond.) **202**, 251 (1964). — Bosch, K.: Kombinationsformen der Arteriitis. Virchows Arch. path. Anat. **333**, 142 (1960). — Boyd, W. C.: Fundamentals of immunology, 3rd edit. New York and London: Interscience Publ. Ins. 1956. — Boyden, S. V.: The adsorption of proteins on erythrocytes treated with tannic acid and subsequent haemagglutination by antiprotein sera. J. exp. Med. **93**, 107 (1951). ~ The immunological response to antigens of the tubercle bacilles. Progr. Allergy **5**, 149 (1958). ~ Cytophilic antibody in guinea-pigs with delayed type hypersensitivity. Immunology 7, 474 (1964). — Boyden, S. V., and E. Sorkin: The adsorption of antigen by spleen cells previously treated with antiserum in vitro. Immunology **3**, 272 (1960). ~ The adsorption of antigen by spleen cells previously treated with antiserum in vitro. Further experiments. Immunology 4, 244 (1961). — Braus, H.: Lehrbuch der Anatomie des Menschen. Berlin-Göttingen-Heidelberg: Springer 1961. — Bredt, H.: Die primäre Erkrankung der Lungenschlagader in ihren verschiedenen Formen. Virchows Arch. path. Anat. **284**, 126 (1932). ~ Entzündung und Sklerose der Lungenschlagader. Virchows Arch. path. Anat. **308**, 60 (1942). — Brent, Z.: Tissue transplantation immunity. Progr. Allergy **5**, 271 (1958). — Britt, M., and F. G. Germuth jr.: The relationship between serum complement activity and the development of allergic lesions in rabbits. J. exp. Med. **114**, 633 (1961). — Buckley, J. J., and S. M. Buckley: Tissue culture studies on liver cells of anaphylactically (Arthus) sensitized animals in the presence of the sensitizing antigen. Bull. Johns Hopk. Hosp. **84**, 195 (1949). — Büchner, F.: Die allgemeine Pathologie des Blutkreislaufes. In: Handbuch der allgemeinen Pathologie, Bd. V/1, S. 791. Berlin-Göttingen-Heidelberg: Springer 1961a. ~ Die kardial verursachte allgemeine arterielle Oligämie. In: Handbuch der allgemeinen Pathologie, Bd. V/1, S. 856. Berlin-Göttingen-Heidelberg: Springer 1961b. ~ Allgemeine Pathologie, 4. Aufl. München: Urban & Schwarzenberg 1962. — BURKHARDT, R.: Die mesenchymale Knochenmarksreaktion bei hyperergischen Mesenchymreaktionen. 1. u. 2. Mitt. Klin. Wschr. 43, 1299 (1965); 44, 1 (1966). — BURNET, M.: Auto-immune disease. I. Modern immunological concepts. Brit. med. J. 1959 I a, 645. ~ Auto-immune disease. II. Pathology of the immune response. Brit. med. J. 1959 II b, 720. — BUSINCO, L.: Connective tissue, histio-capillary unity and rheumatism. In: Current problems in allergy and immunology, ed. by WILLIAM KAUFMAN. Basel and New York: Karger 1959, S. 765.

CAESAR, R.: Die Feinstruktur der Milz und Leber bei experimenteller Amyloidose. Z. Zellforsch. 52, 653 (1960). ~ Elektronenmikroskopische Untersuchungen an menschlichem Amyloid bei verschiedenen Grundkrankheiten. Path. et Microbiol. (Basel) 24, 387 (1961). ~ Elektronenmikroskopische Beobachtungen bei der Nierenamyloidose des Goldhamsters. Frankfurt. Z. Path. 72, 506 (1963a). ~ Nicht veröffentlichte Experimente über das Arthus-Phänomen. — CALKINS, E., A. S. COHEN, and D. GITLIN: Immuno-chemical determinations of gamma globulin content in amyloid. Fed. Proc. 17, 431 (1958). — CALKINS, E., A. S. COHEN, and B. LARSEN: Amyloidosis: Preliminary clinical, chemical and experimental observations. Ann. N.Y. Acad. Sci. 86, 1033 (1960). — CALMAN, CH. D.: Allergic contact dermatitis. In: P. G. H. Gell and R. R. A. Coombs, Chap. 21, p. 514. Oxford: Blackwell Scientific Publications 1962. — CALMETTE, A.: Tubercle bacillus infection and tuberculosis in man and animals. Baltimore: Williams & Wilkins Co. 1923. — CAMPBELL, D. H.: Experimental eosinophilia with keratin from ascaris suum and other sources. J. infect. Dis. 71, 270 (1945). — CAMPBELL, D. H., and J. S. GARVEY: Retained antigen and immune mechanism. Advanc. Immunol. 3, 261 (1963). — CASTRO, F. DE: Die normale Histologie des peripheren vegetativen Nervensystems. Das Synapsen-Problem: Anatomisch-experimentelle Untersuchungen. Verh. dtsch. Ges. Path. 34, 1 (1951). — CATHCART, E. S., A. S. COHEN, and F. R. COMERFORD: A study of the production and interaction of anti-amyloid antibodies. Arthr. and Rheum. 7, 299 (1964). Siehe auch New Engl. J. Med. 273, 143 (1964). — CAVELTI, P. A.: Studies on the pathogenesis of rheumatic fever. Arch. Path. 44, 1, 13 (1947). — CHASE, M. W.: The cellular transfer of cutaneous hypersensitivity to tuberculin. Proc. Soc. exp. Biol. (N.Y.) 59, 134 (1945). ~ Models for hypersensitive states. In: Cellular and humoral aspects of the hypersensitive state. Symposium (ed. H. SHERWOOD LAWRENCE). New York: Hoeber-Harper Book 1961. — CHASE, M. W., W. DAMESHEK, S. HABERMAN, M. SAMTER, and T. L. SQIER: The role of the formed elements of the blood in allergy and hypersensitivity. J. Allergy 26, 219 (1955). — CHRIST, P.: Über die Bedeutung von Streptokokkeninfektionen in der Pathogenese der akuten Polyarthritis und der akuten Nephritis. Ergebn. inn. Med. Kinderheilk. 11, 379 (1959). — CHRISTENSEN, H. E., and R. RASK-NIELSEN: Comparative morphologic, histochemical, and serologic studies on the pathogenesis of casein-induced and reticulosarcoma-induced amyloidosis in mice. J. nat. Cancer Inst. 28, 1 (1962). — CLARK, E. R., and E. L. CLARK: Further observations on living lymphatic vessels in the transparent chamber in the rabbit's ear — their relation to the tissue spaces. Amer. J. Anat. 52, 273 (1933). — CLARK, E. R., and B. J. KAPLAN: Endocardial, arterial and other mesenchymal alterations associated with serum disease in man. Arch. Path. 24, 458 (1937). — CLINTON, Z. VAN HAWN, and CH. A. JANEWAY: Histological and serological sequences in experimental hypersensitivity. J. exp. Med. 85, 571 (1947). — COCHRANE, C. G.: Studies on the localization of circulating AgAk complexes and other macromolecules in vessels. J. exp. Med. 118, 489 (1963). — COCHRANE, C. G., and W. O. WEIGLE: The cutaneous reaction to soluble antigen-antibody complexes. A comparison with Arthus phaenomenon. J. exp. Med. 108, 591 (1958). — COCHRANE, C. G., W. O. WEIGLE, and F. J. DIXON: The role of polymorphonuclear leukocytes in the initiation and cessation of the Arthus vasculitis. J. exp. Med. 110, 481 (1959). — COHEN, A. S.: The constitution and genesis of amyloid. Int. Rev. exp. Path. 4, 204 (1965). — COHEN, A. S., and E. CALKINS: Electron microscopic observations on a fibrous component in amyloid of diverse origins. Nature (Lond.) 183, 1202 (1959). — COHEN, A. S., E. GROSS, and T. SHIRAHAMA: The light and electron microscopic demonstration of local amyloid formation in spleen explants. Amer. J. Path. 47, 1079 (1965). — COHEN, A. S., L. WEISS, and E. CALKINS: Electron microscopic observations of the spleen during the induction of experimental amyloidosis in the rabbit. Amer. J. Path. 37, 413 (1960). — COLTER, J. S., D. KRITCHERSKY, H. H. BIRD, and R. F. McCANDLESS: In vitro studies with antisera against tumor cell-protein fractions. Cancer Res. 17, 272 (1957). — COOMBS, R. R. A., A. E. MOURANT, and R. R. RACE: New test for the detection of weak and „incomplete" Rh agglutinins. Brit. J. exp. Path. 26, 255 (1945). — COONS, A. H., and M. H. KAPLAN: Localization of antigen in tissue cells. J. exp. Med. 91, 1 (1950). — COONS, A. H., M. H. KAPLAN, and H. W. DEANE: Cellular distribution of pneumococci polysaccharides in the mouse. J. exp. Med. 91, 15 (1951). — COONS, W. H., E. H. LEDUC, and M. H. KAPLAN: Localization of antigen in tissue cells. J. exp. Med. **93**, 173 (1951). — Coons, A. H., J. C. Snyder, F. S. Chewer, and E. S. Murray: Localization of antigen in tissue cells. J. exp. Med. **91**, 31 (1950). — Cromwell, H. W., and J. A. Centeno: The reaction of white blood cells to specific precipitates. J. Immunol. **17**, 53 (1929). — Cruishank, B.: The role of auto-antibodies in human glomerulonephritis. I. Int. Sympos. Immunpathologie (Seelisberg), Grabar-Miescher, S. 98, 1959. — Cruishank, B., and A. G. S. Hill: The histochemical identification of a connective tissue antigen in the rat. J. Path. Bact. **66**, 283 (1953). — Cruishank, N.: Sensitivity to tuberculin. Nature (Lond.) **168**, 206 (1951).

Dale, M. M.: The effect of Freund's adjuvants on lymphatics in the mouse's ear. Brit. J. exp. Path. **41**, 86 (1960). — Dameshek, W., and S. O. Schwartz: Hemolysins as the cause of clinical and experimental hemolytic anemias, with particular reference to nature of spherocytosis and increased fragility. Amer. J. med. Sci. **196**, 769 (1938); s. auch bei Scheiffarth und Frenger, Immunhaematologie. Darmstadt: Dr. Dietrich Steinkopff 1961. — Dausset, J.: Agranulocytose et leucopénies immunologiques. Aspects sérologiques et sérologie des leucocytes en général. Sang **25**, 683 (1954). — Davis, B. D., E. A. Kabat, A. Harris, and D. H. Moore: The anticomplementary activity of serum gamma globulin. J. Immunol. **49**, 230 (1944). — Davson, H., and J. F. Danielli: Studies on the permeability of erythrocytes. Biochem. J. **32**, 991 (1938). — Davson, H., and E. Ponder: Photodynamically induced kation-permeability and its relation to hemolysis. J. cell. comp. Physiol. **15**, 67 (1940). — Day, R., and E. Perry: Intravascular hemagglutination. Blood **5**, 1114 (1950). — Deicher, H. R. S., H. R. Holman, and H. S. Kunkel: The precipitin reaction between DNA and a serum factor in systemic Lupus erythematosus. J. exp. Med. **109**, 97 (1959). — Delank, Koch, Könn, Missmahl u. Suwalek: Familiäre Amyloid-Polyneuropathie Typus Wohlwia-Corino-Andrade. Ärztl. Forsch. **19**, 401 (1965). — Delaunay, A.: Données nouvelles sur la phagocytose. Immunphagocytes et opsonines non spécifiques. Path. et Microbiol. (Basel) **25**, 682 (1962). — Dempster, W. J.: Kidney homotransplantation. Brit. J. Surg. **40**, 447 (1953). — Dick, G. F., and L. Leiter: Some factors in development, localization and reabsorption of experimental amyloidosis in rabbit. Amer. J. Path. **17**, 741 (1941). — Dienes, L.: Specifity of tuberculin type of sensitiveness produced with different protein substances of eggwhite. J. Immunol. **18**, 279 (1930). ~ Factors conditioning development of tuberculin type of hypersensitivity. J. Immunol. **23**, 11 (1932). — Dienes, L., and T. B. Mallory: Histological studies of hypersensitive reactions. Amer. J. Path. **8**, 689 (1932). — Dietrich, A.: Siehe Siegmund 1923 u. 1925. ~ Thrombose — Ihre Grundlage und ihre Bedeutung. Pathologie und Klinik, Bd. IV. Berlin: Springer 1932. — Dietrich, A.: Allgemeine Pathologie. I. Stuttgart: S. Hirzel 1927 u. 1948. — Dittmar, C., u. J. Sixel: Untersuchungen über die Tuberkulinallergie mit Gewebekulturen. Beitr. Klin. Tuberk. **112**, 483 (1954). — Divry, P.: De la nature de l'altération fibrillaire d'Alzheimer. J. belge Neurol. Psychiat. **34**, 197 (1934). — Divry, P., et M. Florkin: Sur les propriétés optiques de l'amyloïde. C. R. Soc. Biol. (Paris) **97**, 1808 (1927). — Dixon, F. J.: Conversational lecture. Path. Soc. Philadelphia 1957. ~ The role of antigen-antibody-complexes in disease. The Harvey Lectures, Ser. 58. London and New York: Academic Press 1963. — Dixon, F. J., J. D. Feldman, and J. J. Velazquez: Experimental glomerulonephritis. The pathogenesis of a laboratory model resembling the spectrum of human glomerulonephritis. J. exp. Med. **113**, 899 (1961). — Dixon, F. J., J. J. Velasquez, W. O. Weigle and C. G. Cochrane: Pathogenesis of serum sickness. Arch. Path. **65**, 18 (1958). — Dixon, F. J., and S. Warren: Antigen tracer studies and histologic observations in anaphylactic shock in the guinea pig. Amer. J. med. Sci. **216**, 136 (1948); **219**, 414 (1950); — Amer. J. Path. **25**, 812 (1949). — Dóbiás, G., T. Balló, T. Berbalan, a. O. Lorent: Studies of the antibodies reacting with human heart muscle in rheumatic fever of the child. Z. Immun.-Forsch. **129**, 5, 452 (1965). — Doerr, R.: Allergie und Anaphylaxie. In: Handbuch der pathogenen Mikroorganismen, 3. Aufl., Bd. I/2, s. S. 759. 1929. ~ Die Idiosynkrasien als allergische Krankheiten. In: Handbuch der inneren Medizin, 3. Aufl., Teil 2, S. 341. Berlin: Springer 1944. ~ Die Immunitätsforschung. Ergebnisse und Probleme in Einzeldarstellungen. Wien: Springer 1947. ~ Pathomorphose durch chemische Therapie (Tuberkulose ausgenommen). Verh. Dtsch. Ges. Path. **39**. Tagg, 17 (1955a). ~ Gestaltswandel klassischer Krankheitsbilder. D. G. P. Zürich. Jena: Gustav Fischer 1955b. — Domagk, G.: Pathologisch-anatomische Beobachtungen bei der Anaphylaxie. Verh. Dtsch. Ges. Path. **20**. Tagg, 280 (1925). — Doniach, D., and J. M. Roitt: Auto-immunity in Hashimoto's disease and its implications. J. clin. Endocr. **17**, 1293 (1957). ~ Clinical application of thyroid-auto-antibody tests. In: Clinical aspects of immunity, vol. 25, p. 611 (Coombs-Gell). London: Blackwell 1963. — Duesberg, R., u. W. Schroeder: Pathophysiologie und Klinik der Kollapszustände. Leipzig 1944.

Easton, I. M., B. Goldberg, and H. Green: Immun-cytolysis: electron microscopic localization of cellular antigens with ferritin-antibody conjugates. J. exp. Med. **115**, 275 (1962). — Eder, M., u. A. Schauer: Morphologische und experimentelle Untersuchungen zur Fibrosierung beim Carcinoid. Beitr. path. Anat. **121**, 375 (1959) (S. 391 s. Literaturangaben zur Mastzelle). ~ Fermenthistochemische und experimentelle Untersuchungen an Gewebsmastzellen. Beitr. path. Anat. 124, 251 (1961). — EGER, W.: Über die pathologische Anatomie der Allergie am Beispiel der Periarteriitis nodosa als Ausdruck örtlicher Stoffwechselstörungen der Gefäßwand. Hippokrates (Stuttg.) 30, 17 (1959). — EHRICH, W. E.: Absence of antibody in macrophages. Science 101, 28 (1945). ~ Über das Wesen der Lipoidnephrose. Zugleich ein Beitrag zur Lehre von der Fibrinoidentartung und Kollagenisierung. Zbl. allg. Path. path. Anat. 89, 354 (1952/53). ~ Dynamik der Reizbeantwortung. Verh. dtsch. Ges. inn. Med. 61/62 (1955). ~ Die Entzündung. In: Handbuch der allgemeinen Pathologie, Bd. VII/1, S. 176. Berlin-Göttingen-Heidelberg: Springer 1956. ~ Observations on connective tissue alterations in collagen diseases. J. Mt. Sinai Hosp. 24 (1957). ~ Eigenschaften und Bildung humoraler und zellständiger Antikörper. Arch. klin. exp. Derm. 213, 313 (1961). — EHRICH, W. E., C. W. FORMAN, and J. SEIFER: Diffuse glomerulonephritis and lipoid nephrosis. Correlation of clinical morphological and experimental observations. Arch. Path. 54, 463 (1952); s. außerdem: Zbl. Path.: Festschrift für W. FISCHER, Glomerulonephritis nach großen Proteingaben. 1952. — EHRICH, W. E., T. N. HARRIS, and E. MERTENS: The absence of antibody in the macrophages during maximum antibody formation. J. exp. Med. 83, 373 (1946).— EHRLICH, G., and S. P. HALBERT: The effects of anti-cornea and anti-heart serum on cultured cells of rabbit cornea and other tissues. J. Immunol. 86, 267 (1961). — EICHENBERGER, E., M. SCHMIDHÄUSER-KOPP, H. HURNI, M. FRICSAY u. O. WESTPHAL: Biologische Wirkungen eines hochgereinigten Pyrogens aus Salmonella abortus equi. Schweiz. med. Wschr. 85, 1190, 1213 (1955). — EICHWALD, E. J., E. C. LUSTGRAF, and M. STRAINER: Genetic factors in parabiosis. J. nat. Cancer Inst. 23, 1193 (1959). — EICKHOFF, W.: Die pathologisch-anatomischen Grundlagen der Allergie. Stuttgart: Thieme 1948. — ELLEM, K. A. O.: Studies on the mechanism of the cytotoxic action of antisera. Aust. J. biol. Sci. 20, 116 (1957). ~ Some aspects of the ascites tumor cell response to a heterologous antiserum. Cancer Res. 18, 1179 (1958). — ELSTER, K., A. LINKE u. A. WENKE: Immungranulocytopenie bei der Ratte durch Antileukocytenserum. Z. ges. exp. Med. 129, 206 (1957). — ENGELHARDT, G., u. L. LENDLE: Experimentelle Untersuchungen zur Frage anaphylaktischer Reaktionen in Abhängigkeit vom Nervensystem. Klin. Wschr. 37, 867 (1959). — ESSELLIER, A. F.: Allergie und Eosinophilie. Schweiz. med. Wschr. 87, 820 (1957). — ESSELLIER, A. F., H. R. MARTI, L. MORANDI u. K. WAGNER: Eosinophilie und Mikroembolien nach parenteraler Applikation öliger Substanzen. Int. Arch. Allergy 4 (1952). — ESSELLIER, A. F., H. R. MARTI u. H. ROSENMUND: Eosinophilie und allergische Erscheinungen nach parenteraler Applikation von fetten Ölen. 1. Intern. Allergiekongr., Zürich, Sept. 1951. — EVERETT, E. P., CH. S. LIVINGOOD, and CH. M. POMERAT: Tissue culture studies on human skin. II. Comparative effects of certain specific contact allergens on sensitized and non-sensitized human skin. J. invest. Derm. 18, 193 (1952). — EYQUEM, A.: Les facteurs antiglobuliniques, au cours de la polyarthrite chronique évolutive et dans les immunosérums antibactériens. I. Intern. Symp. on Immunpathology. Seelisberg, 365 (1958). Basel: Benno Schwabe.

FÁBIANYI, M., and J. SZEBELHELYI: The mechanism of desensitization with histamine. Acta allerg. (Kbh.) 2, 233 (1949). — FAGRAEUS, A.: Nomenclature of immunologically competent cells. Ciba Sympos. 3 (1960). — FASSBENDER, H. G.: Nosologische Typen des rheumatischen Granuloms und ihre biologische Bedeutung. Frankfurt. Z. Path. 72, 586 (1963). — FASSKE, E., u. H. THEMANN: Die pathologische Schleimhautverhornung und ihre Beziehung zur Glykogensynthese. Beitr. path. Anat. 121, 442 (1959). — FAVOUR, C. B.: Cell injury in allergic inflammation. Int. Arch. Allergy 10, 193 (1957). — FEDERLIN, K., W. SANDRITTER, W. MÜLLER-RUCHHOLTZ u. E. F. PFEIFFER: Beitrag zur Morphologie der primären und sekundären experimentellen Glomerulonephritis der Ratte. Verh. dtsch. Ges. inn. Med. 69 (1963). — FELDBERG, W., and J. TALESNIK: Reductions of tissue histamine by compound 48/80. J. Physiol. (Lond.) 120, 550 (1953). — FELDMAN, J. D.: Pathogenesis of ultrastructural glomerular changes induced by immunologic means. 3. Int. Sympos. La Jolla, p. 263 (1963). — FELIX-DAVIES, D., and B. H. WAKSMAN: Passive transfer of experimental immune thyroiditis in the guinea pig. Arthr. and Rheum. 4, 416 (1961). — FELIX-DAVIES, D. O.: Autoimmunization in subacute thyroiditis associated with evidence of infection by mumps virus. Lancet 1958I, 880. — FEYRTER, F.: Carcinoid und Carcinom. Ergebn. allg. Path. path. Anat. 29, 305 (1934). ~ Die Pathologie der vegetativen nervösen Peripherie. Dtsch. Ges. Path. 34. Tagg, S. 86 (1951). — FILIPP, G., F. WALTER u. B. v. BOROS: Zum Problem der Knochenmarksanaphylaxie. I. Acta allerg. (Kbh.) 14, 296 (1959); II. Acta allerg. (Kbh.) 14, 311 (1959); III. Acta allerg. (Kbh.), Suppl. 7, 363 (1960). ~ Das Problem der experimentellen Knochenmarksanaphylaxie. IV. Acta allerg. (Kbh.) 16, 128 (1961). — FINGER, J.: Immunological studies of the immobilization antigens of paramecium aurelia variety 2. J. gen. Microbiol. 16, 350 (1957). — FINGERMAN, D. L., and F. C. ANDRUS: Visceral lesions associated with rheumatoid arthritis. Amer. J. rheum. Dis. 3, 168 (1943). — FISCHER, E., u. H. KAISERLING: Experimentelle Untersuchungen über die Bedeutung des Lymphgefäß-Systems im allergischen Geschehen. Klin. Wschr. 16, 1143 (1937). — FISCHER, H., u. I. HAUPT: Serumkomplement: Übersicht und aktuelle Probleme. 15. Colloq. Ges. Physiol. Chemie, April 1964, Mosbach/Baden, S. 284. — Fischer, H., Ch. Vogt u. H. Herrschaft: Untersuchungen über die Wirkung von Komplement-Cytolysin auf den Zellstoffwechsel. Klin. Wschr. 41, 10 (1963). — Flax, M. H.: The action of anti-Ehrlich ascites tumor antibody. Cancer Res. 16, 774 (1956). — Flax, M. H., and J. B. Caulfield: Cellular and vascular components of allergic contact dermatitis. Amer. J. Path. 43, 1031 (1963). — Follis, R. H.: Respiration of tissues from hypersensitive animals when antigen is added in vitro. Fed. Proc. 7, 270 (1948). ~ The metabolism of tissues from anaphylactically hypersensitive animals when antigen is added in vitro. Bull. Johns Hopk. Hosp. 92, 371 (1953). — Follis jr., R. H.: Studies on the cellular response in the early stages of the tuberculin reaction. Bull. Johns Hopk. Hosp. 66, 245 (1940). — Formaneck, K., M. Rosak u. C. Steffen: Weitere Untersuchungen über die experimentelle Adjuvans-Arthritis der Ratte. Int. Arch. Allergy 24, 39 (1964). — Fornet, B.: Allergische Erkrankungen und allergische Beziehungen der Verdauungsorgane. B. Leberkrankheiten. Allergische Leberschädigungen. In: Rajka, Allergie und allergische Krankheiten, Bd. II. Budapest 1959. — Forssman, I.: Die Herstellung hochwertiger spezifischer Schafhämolysine ohne Verwendung von Schafblut. Ein Beitrag zur Lehre von heterologer Antikörperbildung. Biochem. Z. 37, 78 (1911). — Fradkin, V. A.: Die Reaktion der neutrophilen Blutzellen als ein Hinweis auf die medikamentöse und infektiöse Allergie. Allergie u. Asthma 8, 187 (1962). — Fraenkel, E.: Über Erkrankungen des roten Knochenmarkes, besonders der Wirbel, bei Abdominaltyphus. Mitt. Grenzgeb. Med. u. Chir. 11 (1903). — Frankland, A. W.: The pathogenesis of asthma, hay fever and atopic diseases. In: Gell and Coombs, Clinical aspects of immunity, p. 338. Oxford: Blackwell 1963. — Freerksen, E.: Die Tuberkulinreaktion. Dtsch. med. Wschr. 85, 1926(1960). — Freerksen, E., u. J. Meissner: Verteilungsstudien mit ^{32}P-markierten Keimen an BCG-vaccinierten Meerschweinchen. Z. ges. exp. Med. 134, 467 (1960). — Frenger, W., H. Goetz u. F. Scheiffarth: Über Amyloidose bei chronischer Polyarthritis. Z. Hyg. Infekt.-Kr. 146, 166 (1959). Siehe außerdem: Skelton, M. O.: Lancet 1952, 382; Unger: Amer. J. med. Sci. 216, 51 (1948); Lush: Ann. rheum. Dis. 7, 225; Fingerman: Ann. rheum. Dis. 3, 168 (1943). — Freund, J.: The mode of action of immunologic adjuvants. Fortschr. Tuberk.-Forsch. (Basel) 7, 130 (1956). Weitere Literatur siehe Pappenheimer und Freund, in: Cellular and humoral aspects of hypersensitivity. New York: Hoeber-Harper 1959. — Frey, J. R.: Kontaktekzem und Antikörper. Akt. Probl. Derm. 1, 189 (1959). — Frey, J. R., u. P. Wenk: Experimentelle Untersuchungen zur Pathogenese des Kontakt-Ekzems. Dermatologia (Basel) 112, 265 (1956). — Friebel, H.: Über das experimentelle Asthma der Meerschweinchen und seine Beziehungen zum Asthma des Menschen. 1. u. 2. Mitt. Int. Arch. Allergy 5, 377 (195 4). — Friedberger, E.: Weitere Mitteilungen über Anaphylaxie. Z. Immun.-Forsch. 3, 692 (1909). — Friedemann, U.: Weitere Untersuchungen über den Mechanismus der Anaphylaxie. Z. Immun.-Forsch. 2, 591 (1909). — Fritze, E., P. Doering, H. Manecke u. R. Schoen: Oberflächenveränderungen der Blutzellen durch pyrogene Reizstoffe. Schweiz. med. Wschr. 34, 783 (1953). — Fujimoto, T.: Histopathologic study of Masugi nephritis. The mode of development of the glomerula changes. Acta path. jap. 4, 1 (1954a). ~ Histopathologic study of diffuse glomerulonephritis. The mode of development of the glomerula changes. Acta path. jap. 4, 49 (1954b). — Fujimoto, T., M. Okada, Y. Kondo, and T. Tada: The nature of Masugi nephritis. Histo- and immunpathological studies. Acta path. jap. 14, 275 (1964). — Fujimoto, T., and H. Yamanaka: Mode of development of the necrotizing processes in glomeruli (histopathologic study of Masugi-nephritis). Osaka City med. J. 2, 7, 21 (1955). — Funaki, T.: Pathogenesis of Aschoff body (rheumatic nodule) a close structural similarity of rheumatic-like cardiac lesions induced in rabbit by means of foreign protein and those of acute rheumatic fever. Mie. med. J. 6, 129 (1956).

Gale, J. C.: Electron microscope studies of collagen from normal and diseased tissues. Amer. J. Path. 27, 455 (1951). — Galen: Siehe Schadewaldt. — Galton, M.: Studies of the generalized Shwartzman phaenomenon in the pregnant golden hamster. Amer. J. Path. 44, 613 (1964) (Literatur!). — Geiler, G.: Morphologie und Pathogenese des rheumatischen Gewebsschadens. Dtsch. med. Wschr. 1961. — Gell, P. G. H.: Cytologic events in hypersensitivity reactions. In: Cellular and humoral aspects of the hypersensitive states, p. 43. New York: Hoeber-Harper 1959. — Gell, P. G. H., and B. Benacerraf: Delayed hypersensitivity to simple protein antigens. Advanc. Immun. 1, 335 (1961). — Gell. P. G. H., and R. R. Coombs: Clinical aspects of immunology. Oxford: Blackwell 1963 (dort alle Einzelheiten über die Teste). — Gell, P. G. H., and I. T. Hinde: The histology of the tuberculin reaction and its modification by cortisone. Brit. J. exp. Path. 32, 6 (1951). ~ Observations on the histology of the Arthus reaction and its relation to other known types of skin hypersensitivity. Int. Arch. Allergy 5, 23 (1954). — Gelzer, J., and E. Suter: The effect of antibody on intracellular parasitism of Salmonella typhimurium in mononuclear phagocytes in vitro. J. exp. Med. 110, 715 (1959). — Gerlach, W.: Studien über hyperergische Entzündung. Virchows Arch. path. Anat. 247, 294 (1923a). ~ Über Beziehungen der Entzündung zum anaphylaktischen Zustand. Verh. dtsch. Ges. Path. 19, 126 (1923b). ~ Neue Versuche über hyperergische Entzündung. Verh. dtsch. Ges. Path. 20, 272 (1925). — GERMUTH, F. G.: A comparative histologic and immunologic study in rabbits of induced hypersensitivity of the serum sickness type. J. exp. Med. 97, 257 (1953). — GERMUTH, F. G., A. E. MAUMENEE, L. B. SENTERFIT, and A. D. POLLACK: Immunhistologic studies on antigen-antibody reactions in the avascular cornea. J. exp. Med. 115, 919 (1962). — GERMUTH, F. G., and G. E. McKINNON: Studies on the biological properties of antigen-antibody complexes in unsensitized normal guinea pigs. Bull. Johns Hopk. Hosp. 101, 13 (1957). — GERSH, J., and H. J. CATCHPOLE: The organization of ground substance and basement membrane and its significance in tissue injury, disease, and growth. Amer. J. Anat. 85, 457 (1949). — GHIDONI, J., and B. GUEFT: The double nature of the amyloid fibre. Electron microscopy. 5th Int. Congr. Electron. Micr., 1962, vol. 2 T. 15. New York: Academic Press 1962. — GILLISSEN, G.: La définition sérologique des anticorps sessiles par rapport à la réaction tuberculinique. Rev. Immunol. (Paris) 27, 43 (1963); s. auch: Beitr. Klin. Tuberk. 127, 202 (1963). ~ Die fluoreszenz-serologische Darstellung einer Komplementbindung durch zellständige Antikörper bei der Tuberkulose. Z. Hyg. Infekt.-Kr. 150, 194 (1964a). ~ Der Mechanismus der Tuberkulincytolyse. Z. Hyg. Infekt.-Kr. 150, 239 (1964b). ~ Die passive Sensibilisierung weißer Blutzellen mit cellulären Tuberkulin-Antikörpern. Z. Hyg. Infekt.-Kr. 150, 251 (1964c). — GITLIN, D., J. M. CRAIG, and C. A. JENEWAY: Studies on the nature of fibrinoid in the collagen diseases. Amer. J. Path. 33, 55 (1957). — GLISSON, F.: Tractatus de natura substantiae energeticasen vitae naturae ciusque tribus facultatibus. London 1672; s. auch A. BERG 1942. ~ Tractatus de ventriculo et intestinis cui praemittitur alius, de partibus continentibus in genere et in specie de eis abdominis, Cap. VI, p. 137; Cap. X, p. 174 u. 176. London 1677. — GLOOR, F.: Zur Pathologie des Asthma bronchiale. Virchows Arch. path. Anat. 325, 189 (1954). — GLYNN, A. A., and L. MICHAELS: Bronchial biopsy in chronic bronchitis and asthma. Thorax 15, 142 (1960). — Glynn, D. E., and G. LOEWI: Fibrinoid necrosis in rheumatic fever (plate LXVI). J. Path. Bact. 64, 329 (1952). — GODIN, K. L. v.: Versuche über Antikörperbildung gegen Mucin. Z. Immun.-Forsch. 96, 320 (1939). — GOEBEL-SCHMITT, L.: Über die Nephrotoxinwirkung bei der Maus. Virchows Arch. path. Anat. 318, 503 (1950). — GÖSSNER, W.: Histochemischer Nachweis hydrolytischer Encyme mit Hilfe der Azofarbstoffmethode. Histochemie 1, 48 (1958). — GÖSSNER, W., F. K. BELLER, and H. J. HERSCHLEIN: Tissue activator of the fibrinolytic system in placental tissue. Obstet. and Gynec. 20, 117 (1962). — GÖZSY, B., and L. KATO: Role of toxic factors in anaphylactic shock of rats. Int. Arch. Allergy 21, 138, 151 (1962). — GOLDBERG, B.: Mechanisms of immune injury in mammalian cell systems. Immunopathology. III. Intern. Symp. (P. GRABAR-P. MIESCHER), p. 300. Basel: Benno Schwabe & Co. 1963. — GOLDBERG, B., and H. GREEN: The cytotoxic action of immune gamma globulin and complement on Krebs ascites tumor cells. J. exp. Med. 109, 505 (1959). — GOLDSTEIN, G., Q. N. MYRVIK, and L. QUERSIN-THIRY: The reversible and irreversible toxic effects of anti-Hela cell rabbit serum upon human cell lines in tissue culture. J. Immunol. 80, 100 (1958a). ~ Action of anticellular sera on virus infections. J. Immunol. 81, 253 (1958b). — GOMORI, G.: Chloroacylesters as histochemical substrates. J. Histochem. Cytochem. 1, 469 (1953). — GONTSCHARUKOW, N.: Über die Herstellung eines für die Schilddrüse speziellen Serums. Zbl. allg. Path. path. Anat. 13, 121 (1902). — GOOD, R. A., R. D. PETERSON, and R. L. VARCO: The thymus and autoimmunity. 5. Congr. internat. de alergologia, 468, Madrid 1964, editorial Paz Montalvo. — GOOD, R. A., W. D. KELLY, R. RÖTSTEIN, and R. L. VARCO: Immunological deficiency diseases, a gammaglobulinemia and hypogammaglobulinemia. Progr. Allergy 6, 187 (1962). — GORDON, M.: Is rheumatism a virus disease? Lancet 1948 I, 697. — GORER, P. A.: Interaction between sessile and humoral antibodies in homograft reactions. Cellular aspects of immunity. Ciba Sympos. 1960. London: Churchill 1961. — GORER, P. A., and P. O'GORMAN: The cytotoxic activity of isoantibodies in mice. Transplantation Bull. 3, 142 (1956). — GOUGH, J.: Post mortem differences in asthma and in chronic bronchitis. Acta allerg. (Kbh.) 56, 391 (1961). — GOWANS, J. L., B. M. GESNER, and McGREGOR: The immunological activity of lymphocytes. Ciba Sympos. 1960. London: Churchill 1961. — GRABAR, P.: Le problème de l'autoimmunité; s. GRABAR-MIESCHER: Immunopathology, S. 22. Benno Schwabe & Co. 1953. ~ Mündliche Mitteilung 1961. — GRAHAM, H. T., O. H. LOWRY, N. WAHL, and M. K. PRIEBAT: Mast cells as sources of tissue histamine. J. exp. Med. 102, 303 (1955). — GRAM, H. G., u. R. BÖHMIG: Morphologische Befunde bei Zufuhr von Partial-Antigenen und Antikörpern der A-Streptokokken im Tierversuch. Verh. dtsch. Ges. Path. 42. Tgg, 224 (1959). ~ Experimentelle Untersuchungen mit Fraktionen der Leibessubstanzen der A-Streptokokken. Z. Immun.-Forsch. 119, 53 (1960). — GRAS, J., J. LATORE u. J. M. GAMISANO: Hypo-Agamma-Globulinämie bei einem Fall von Amyloidose. Klin. Wschr. 39/40, 968 (1954). — GRAUL, H. E., u. K. W. KALKOFF: Experimentelle Studien über den Vorgang der epidermalen Sensibilisierung. II. Mitt. Über die Abhängigkeit der epidermalen Sensibilisierungsfähigkeit von der chemischen Konstitution des Antigens. Arch. Derm. Syph. (Berl.) 187, 417 (1948). — GREEFF,

234   E. Letterer: Die Morphologie der immunopathischen Reaktionen.

K., u. A. Bokelmann: Anaphylaktische Reaktionen an isolierten Meerschweinchenherzen. Verh. Dtsch. Ges. Kreislauf-Forsch. 25. Tagg, 298 (1959). — Green, H., P. Barrow, and B. Goldberg: Effect of antibody and complement on permeability control in ascites tumor cells and erythrocytes. J. exp. Med. 110, 699 (1959). — Green, H., R. A. Fleischer, P. Barrow, and B. Goldberg: The cytotoxic action of immune gamma globulin and complement on Krebs ascites tumor cells. J. exp. Med. 109, 511, II (1959). — Green, H., and B. Goldberg: The action of antibody and complement on mammalian cells. Ann. N.Y. Acad. Sci. 87, 352 (1960). — Greenspon, S. A., and C. A. Krakower: Direct evidence for the antigenicity of the glomeruli in the production of nephrotoxic serums. Arch. Path. 49, 294 (1950).— Grenzmann, M.: Übersichten — Thymus und Auto-Immun-Phänomene. Dtsch. med. Wschr. 34, 1598 (1964). — Gross, J.: A study of certain connective tissue constituents with the electron microscope. Ann. N.Y. Acad. Sci. 52, 964 (1950). — Gross, L., and M. Kugel: Topographic anatomy and histology of the valves in the human heart. Amer. J. Path. 7, 445 (1931). — Grosser, O.: Über Fibrin und Fibrinoid in der Plazenta. Z. Anat. Entwickl.-Gesch. 76, 304 (1925). — Gruber, G. B.: Über die Pathologie der Periarteriitis nodosa (Kussmaul/Maier). Zbl. Herz- u. Gefäßkr. 9, 45 (1917). ~ Zur pathologischen Anatomie der Periarteriitis nodosa. Verh. dtsch. Ges. Path. 19, 313 (1923). ~ Zur Frage der Periarteriitis nodosa, mit besonderer Berücksichtigung der Gallenblasen- und Nierenbeteiligung. Virchows Arch. path. Anat. 258, 441 (1925). — Gueft, B., and J. G. Ghidoni: The site of formation and ultrastructure of amyloid. Amer. J. Path. 43, 837 (1963). — Gummer, H., u. H. W. Spier: Histologische Verifizierung der passiven Übertragbarkeit des tierexperimentellen Kontaktekzems. Hautarzt 12, 300 (1961). — Gusek, W.: Elektronenoptische Untersuchungen am tuberkulösen Granulationsgewebe. Verh. dtsch. Ges. Path. 43, 254 (1959). ~ Elektronenoptische Untersuchungen über die Ultrastruktur von Mastzellen. Arch. klin. exp. Derm. 213, 573 (1961). ~ Neuere morphologische Ergebnisse der Cytologie, Histogenese und Struktur des tuberkulösen Granuloms. Kongreßber. der 7. Wiss. Tagg der Norddtsch. Tbc-Ges., Hannover 1961. ~ Zum submikroskopischen Zellbild bei der allergisch-hyperergischen Spätreaktion. Verh. dtsch. Ges. Path. 46, 176 (1962). ~ Histologische und vergleichende elektronenmikroskopische Untersuchungen zur Zytologie, Histogenese und Struktur des tuberkulösen und tuberculoiden Granuloms. Med. Welt 1964, 850. — Gusek, W., u. J. Kracht: Cytomorphologisch-histochemische und autoradiographische Befunde am Mykolsäuregranulom des Meerschweinchens. Beitr. Klin. Tuberk. 129, 67 (1964).

Härtter, W.: Statistische Untersuchungen über Häufigkeit und Geschlechtsverteilung der Amyloidose. Dtsch. med. Wschr. 74, 1359 (1949). — Hahn, F.: Anaphylaktoide Reaktionen durch künstliche Plasmaersatzstoffe. Verh. dtsch. Ges. inn. Med. 60, 719 (1954). — Hahn, F., u. H. Giertz: Die theoretischen Grundlagen der Allergie. Arch. Ohr.-, Nas.- u. Kehlk.-Heilk. 176, 1 (1960). — Hall, E. C., O. Hall, and E. Cross: Amyloidosis induced by parabiosis in genetically homogenous mice. Arch. Path. 68, 6 (1958). — Halpern, B. N., et O. L. Frick: Protection par les gammaglobulines contre le choc anaphylactique mortel et son mécanisme. Arch. int. Pharmacodyn. 139, 479 (1962). — Hamburger, F.: Eine energetische Vererbungstheorie. 22. Kongr. Inn. Med., Wiesbaden 1905. — Hanhart, E.: Vererbung und Konstitution bei Allergie. In: Allergie, hrsg. v. K. Hansen, 3. Aufl., S. 169. Stuttgart: Georg Thieme 1957. — Hansen, K.: Die Funktionsstörungen durch die Antigen-Antikörper-Reaktion. In: Allergie, S. 119. 3. Aufl. Stuttgart: Georg Thieme 1957a. ~ Bronchialasthma (Bronchiolenasthma) und verwandte Störungen. In: Allergie, S. 514. 3. Aufl. Stuttgart: Georg Thieme 1957b. — Hannsen, O.: Ein Beitrag zur Chemie der amyloiden Entartung. Z. Biochem. 13, 185 (1908). — Hargraves, M. M.: Production in vitro of L. E. cell phenomenon; use of normal bone marrow elements and blood plasma from patients with acute disseminated lupus erythematosus. Proc. Mayo Clin. 24, 234 (1949). — Hargraves, M. M., H. Richmond, and R. Morton: Presentation of two bone marrow elements: The „Tart" cell and the „L. E." cell. Proc. Mayo Clin. 23, 25 (1948). — Harris, S., and T. N. Harris: Studies on the transfer of lymph node cells. III. Effects of variation in the interval between the injections of antigen into the donor and collection of its lymph node cells. J. exp. Med. 100, 269 (1954). — Harris, S., T. N. Harris, and M. B. Farber: Studies on the transfer of lymph node cells. I. Appearance of antibody in recipients of cells from donor rabbits injected with antigen. J. Immunol. 72, 148 (1954). — Harris, T. N., S. Harris, H. D. Beale, and J. J. Smith: Studies on the transfer of lymph node cells. IV. Effects of X-irradiation of recipient rabbits on the appearance of antibody after cell transfer. J. exp. Med. 100, 289 (1954). — Harrison. W. J.: Thyroid, gastric (parietal cells) and nuclear antibodies in ulcerative colitis. Lancet 1965 I, 1350. — Hartley, G., and C. C. Lushbaugh: Experimental allergic focal necrosis of the liver. Amer. J. Path. 18, 323 (1942). — Hartmann, J. D.: The demonstration of two systems affecting blood leukocytes in the hypersensitive state with associated inflammation. J. Immunol. 80, 159 (1958). — Hartmann, J. D., and K. M. Schreck: The in vitro quantitative relationship between two systems affecting blood leukocytes in inflammatory hypersensitivity reactions resulting from different antigens. J. Immunol. 80, 165 (1958). — HASEK, M., A. LENGEROVA, and T. HRABE: Transplantation immunity. Adv Immunol. 1 (1961). — HASERICK, J. R., and D. W. BORTZ: A new diagnostic test for disseminated lupus erythematosus. Cleveland Clin. Quart. 16, 158 (1949). — HASERICK, J. R., L. A. LEWIS, W. DONALD and D. W. BORTZ: Blood factor in acute disseminated lupus erythematosus. I. Determination of gamma globulin as specific plasma fraction. Amer. J. med. Sci. 219, 660 (1950). — HASHIMOTO, M.: Widely disturbed necrosis of bone marrow that follows the administration of heterologous protein by injection. Acta path. jap. 10, 47 (1960). — HATTLER, B. G., M. SCHLESINGER, and D. B. AMOS: The differing survival of normal and sensitized spleen cells transferred to allogenic hosts. J. exp. Med. 120, 783 (1964). — HAUPT, I., u. H. FISCHER: Die Beteiligung von Komplement an immunologischen Vorgängen, die zur Zellschädigung führen. Folia haemat. 78, 332 (1962a). ~ Die Beteiligung von Komplement an nichtimmunologischen Vorgängen. Verh. 8. Kongr. Europ. Ges. Hämat., Wien 1961, S. 498. Basel u. NewYork: Karger 1962b. — HAUROWITZ, F.: The immunological response. Ann. Rev. Microbiol. 7 (1953). — HAUSS, W. H.: Veränderungen des Bindegewebsstoffwechsels durch toxische, infectiöse und allergische Einflüsse. Z. Rheumaforsch. 19, 161 (1960). ~ Über Veränderungen des Sulfomukopolysaccharidstoffwechsels im Bindegewebe unter den Einwirkungen von Infektion und Sensibilisierung. Z. Rheumaforsch. 20, 161 (1961). — HAUSS, W. H., u. G. JUNGE-HÜLSING: Über die universelle unspezifische Mesenchymreaktion. Dtsch. med. Wschr. 16, 763 (1961). — HAUSS, W. H., G. JUNGE-HÜLSING u. W. WIRTH: Neueres zur Pathogenese der rheumatischen Erkrankungen. Acta rheum. scand., Suppl. 8, 41 (1964). — HAUSS, W. H., G. JUNGE-HÜLSING, W. WIRTH u. H. J. ALBRECHT: Über die Mesenchymreaktion bei allergischen und parallergischen Erscheinungen. Z. ges. exp. Med. 135, 384 (1962). — HAWN, C. V., and C. A. JANEWAY: Histological and serological sequences in experimental hypersensitivity. J. exp. Med. 85, 571 (1947). — HAYASHI, H.: Review concerning trigger mechanism of allergic inflammation. Mie med. J. 6, 195 (1956). — HAYASHI, H., T. FUNAKI, S. KAMON, M. JOSHIOKA, and S. SENO: Induction of Ashoff-body-like granulomata in rabbits and localization of soluble azo-protein (Congo red-azo-bovine-protein) in the peculiar giant cells. Mie med. J. 4, Suppl. 2, 55 (1955). — HAYASHI, H., u. ONO: Cytologische Untersuchungen in der Gewebekultur über die Antigen-Antikörper-Reaktion. Mie med. J. 4, Suppl. 2, 69 (1955). — HAYASHI, H., O. TAKASHI, and T. MATSUMOTO: Cytological studies on cellular antigen antibody reaction in tissue culture. Observations under a phase contrast microscope. Mie med. J. 4, Suppl. 2, 119 (1955). — HAYASHI, H., A. TOKUDA, and K. UDAKA: Biochemical study of cellular antigen-antibody reaction in tissue culture. I. Activation and release of a protease. J. exp. Med. 112, 237 (1960). — HAYDON, G.: Untersuchungen zur Physiologie und Pathologie des peripheren Kreislaufs. Beitr. path. Anat. 126, 127 (1962). — HEEFNER, W. A., and G. D. SORENSEN: I. Light and electron microscopy observations of spleen and lymphnodes. Lab. Invest. 11, 585 (1962). — HEIDELBERGER, M., u.a.: Persistence of antibodies in human subjects with pneumococcal polysaccharides. J. Immunol. 65, 535 (1960). — HEIDENHAIN, M.: Über die Grundlagen einer synthetischen Theorie des tierischen Körpers. Klin. Wschr. 97, 481 (1925). — HEILMAN, D. H., and W. H. FELDMAN: Specific cytotoxic action of tuberculin. Amer. Rev. Tuberc. 50, 344 (1944). — HEINLEIN, H.: Hämorrhagische Hautreaktion (Shwartzman-Phänomen), hervorgerufen durch Shiga- und Typhus-Toxin. Z. Hyg. Infekt.-Kr. 6, 748 (1948). — HELLER, H.: Intrazelluläres Amyloid. Amer. J. Path. 45 (1963). — HELLER, H., H.-P. MISSMAHL, E. SOHAR, and J. GAFNI: Amyloidosis: its differentiation into perireticulin and pericollagen types. J. Path. Bact. 88, 15 (1964). — HELLER, H., E. SOHAR, and J. GAFNI: Amyloidosis in familial mediterranean fever. Arch. intern. Med. 107, 539 (1961). — HELLER, H., E. SOHAR, and M. PRASS: Ethnic distribution and amyloidosis in familial mediterranean fever (FMF). Path. Microbiol. 24, 718 (1961). — HELLER, H., E. SOHAR, and L. SHERF: Familial mediterranean fever. Arch. intern. Med. 102, 50 (1958). — HERXHEIMER, H.: Reaction of isolated human asthmatic lung and bronchial tissue to a specific antigen. Lancet 1951 II, 376. — HERZOG, E.: Die Pathologie der peripheren vegetativen Ganglien. Dtsch. Ges. Path. 34, 52 (1951). — HESS, E. V., C. T. ASHWORTH, and M. ZIFF: Transfer of autoimmune nephrosis in the rat by means of lymph node cells. J. exp. Med. 115, 421 (1962). — HEUBNER, W.: Über allobiotische Wirkungen. Nachr. Ges. Wiss. Göttingen, math.-phys. Kl. 1, 60 (1929). ~ Über chronische Vergiftungen. Schweiz. med. Wschr. 1, 45 (1937). — HEYMANN, W.: Experimental nephrosis as autoimmune disease. Proc. Soc. biol. Med. (La Jolla) 1959, 100. — HEYMANN, W., D. B. HACKEL, S. HARWOOD, S. G. F. WILSON, and J. L. P. HUNTER: Production of nephrotic syndrome in rats by Freund's adjuvants and rat kidney suspensions. Proc. Soc. exp. Biol. (N.Y.) 100, 660 (1959). — HEYMANN, W., J. L. P. HUNTER, and D. B. HACKEL: Experimental auto-immune nephrosis in rats. III. J. Immunol. 88, 135 (1962). — HILL, J. M., and S. HABERMANN: The Coombs (antiglobulin) test: Indications and technics. Amer. J. clin. Path. 24, 305 (1954). — HIRAMATO, R., M. N. GOLDSTEIN, and D. PRESSMAN: Limited fixation of antibody by viable cells. J. nat. Cancer Inst. 24, 255

(1960). — Hirszfeld, L., u. W. Halber: Beiträge zur Immunbiologie des tuberkulösen Käses, des Eiters und des Krebses. Klin. Wschr. 16, 878 (1937). — Högberg, B., and B. Uvnäs: The mechanism of the disruption of mast cells produced by compound 48/80. Acta physiol. scand. 41, 345 (1957). — Höpke, W.: Können in der Gewebekultur Antikörper gebildet werden? Virchows Arch. path. Anat. 325, 39 (1954). — Höring, F. O.: Klinische Infektionslehre. Berlin-Göttingen-Heidelberg: Springer 1948. ~ Hyperergie und Generalisation bei zyklischen Infektionskrankheiten. Medizinische 35, 3 (1953). — Acta allerg. (Kbh.) Suppl. 3, 158 (1953). ~ Das Verhältnis von angeborener Resistenz und erworbener Immunität. Hippokrates (Stuttg.) 30, 19 (1959a). ~ Allgemein-biologische Grundlagen der Immunität. Med. Klin. 54, 1001 (1959b). — Hoff, F.: Klinische Physiologie und Pathologie. Stuttgart: Georg Thieme 1958. — Hofmeister, F.: Mündliche Mitteilung; s. Letterer 1926. — Holst, P. M.: Studies on the effects of tuberculin. Tubercle (Edinb.) 3, 249, 289, 337 (1922). — Horstmann, E.: Hautgefäße. In: Anatomie der Haut und ihrer Anhangsorgane. Dermatologie und Venerologie (Gottron-Schönfeld), Bd. I, Teil 1, S. 42. Stuttgart: Georg Thieme 1961. — Horstmann, W.: Beobachtungen zur Reaktionsweise des Gefäßsystems am Kaninchenohr bei lokaler Reizung und bei vegetativer Fernreizung. Beitr. path. Anat. 115, 529 (1955). — Hoselmann: Auslösendes Antigen an beliebiger Stelle. Physiol. Rev. 11, 41 (1931). — Hüsselmann, H.: Beitrag zum Amyloidproblem auf Grund von Untersuchungen an menschlichen Herzen. Virchows Arch. path. Anat. 327, 607 (1955). — Hugues, J., et J. Lecomte: Sur la localisation veineuse des réactions anaphylactiques vasculaires locales. Int. Arch. Allergy 10, 6 (1957). — Hulliger, L., and E. Sorkin: Formation of specific antibody by circulating cells. J. Immunol. 9, 391 (1965). — Hummel, K.: Die inkompletten Antikörper der Immunologie. Stuttgart: Gustav Fischer 1955. — Humphrey, J. H.: The mechanism of Arthus reactions. I. The role of polymorphonuclear leucocytes and other factors in reversed passive Arthus reactions in rabbits. Brit. J. exp. Path. 36, 268 (1955b). II. The role of polymorphonuclear leucocytes and platelets in reversed passive reactions in the guinea pig. Brit. J. exp. Path. 36, 270 (1955a). ~ Biochemical aspects of reactions in hypersensitive response. In: Cellular and humoral aspects of hypersensitive states. New York: Hoeber-Harper 1959. — Humphrey, J. H., and R. Jaques: Liberation of histamine and serotonin from platelets by antigen-antibody reactions in vitro. J. Physiol. (Lond.) 119, 43 (1953). — Hunter, J. L. P., D. B. Hackel, and W. Heymann: Nephrotic syndrome in rat, produced by sensitization to rat kidney protein. J. Immunol. 85, 319 (1960).

Iijima, S.: Die Durchblutungsstörungen am Kaninchenohr bei allgemeiner und lokaler Anaphylaxie mit intravitalen Photogrammen. Beitr. path. Anat. 118, 67 (1957a). ~ Die Gefäßreaktion des Kaninchenohrs bei Parallergie im intravitalen Photogramm. Beitr. path. Anat. 118, 241 (1957b). ~ Die Ohrarterien des Kaninchens bei Masugi-Nephritis und bei experimenteller renaler Hypertonie im intravitalen Photogramm. Beitr. path. Anat. 119, 433 (1958). — Illig, L.: Capillar „Contractibilität", Capillar „Sphincter" und „Zentralkanäle" („A.-V.-Bridges"). Ein tierexperimenteller Beitrag zur motorischen Funktion und zum Aufbau des Capillarbettes mit Schrifttumsübersicht. Klin. Wschr. 35, 7 (1957). ~ Die terminale Strombahn. In: Pathologie und Klinik in Einzeldarstellungen, Bd. X. Berlin-Göttingen-Heidelberg: Springer 1961. — Ishizaka, K., T. Ishizaka, and D. H. Campbell: Biological activity of soluble antigen-antibody complexes. II. Various antigen-antibody systems and the probable role of complement. J. Immunol. 83, 105 (1959). — Ishizaka, T., and K. Ishizaka: Biological activities of aggregated gamma globulin. Proc. Soc. exp. Biol. Med. 101, 845 (1959). ~ Biological activity of aggregated gamma globulin. III. A study of various methods for aggregation and specific differences. J. Immunol. 85, 163 (1960). ~ Gamma globulin and molecular mechanisms in hypersensitivity reactions. Progr. Allergy 7, 32 (1963). — Isliker, H. C.: The chemical nature of antibodies. Advanc. Protein Chem. 12, 387 (1957).

Jacoby, F., and J. Marks: On the tuberculin sensitivity of epithelial cells in vitro. J. Hyg. (Lond.) 51, 541 (1953). — Jaffé, R., u. B. v. Gavallér: Experimentelle allergische Appendicitis. Frankfurt. Z. Path. 64, 509 (1953). — Jaffé, R., u. E. Holz: Experimentelle allergische Myokarditis. Frankfurt. Z. Path. 60, 309 (1949). — Jaffé, R., W. G. Jaffé u. C. Kozma: Experimentelle Herzveränderungen durch organ-spezifische Autoantikörper. Frankfurt. Z. Path. 70, 235 (1959/60). — Jahn, B.: Über den Nachweis von homologen und heterologen Cytotoxinen der Gewebekulturen. Virchows Arch. Path. Anat. 324, 65 (1953). — Jancsó, N.: Speicherung. Monographie, S. 404. Budapest 1955. — Jancsó, N., u. A. Jancsó-Gábor: Speicherung arteigener und artfremder Proteine in der Zelle des Reticuloendothels. Experientia (Basel) 8, 465 (1952a). ~ Germanin (Bayer 205) in animal tissues. Demonstration of Bayer 205 (Germanin) in tissues and its cellular distribution. Nature (Lond.) 170, 567 (1952b). ~ Visual demonstration of immune reactions in tissue. Nature (Lond.) 170, 568 (1952c). ~ Zelluläre Verteilung und Speicherungsmechanismus des „Bayer 205" (Germanin) in den Geweben. Acta physiol. Acad. Sci. hung. 3, 537 (1952d). ~ Die Speicherung von Blutproteinen in den Histiocyten nach vorhergehender Histamineinwirkung. Experientia

(Basel) **10**, 256 (1954). — JANIGAN, D. T.: (a) Experimental amyloidosis. Studies with a modified casein method, casein hydrolysate and gelatin. Amer. J. Path. **47**, 159 (1965). ~ (b) Experimental amyloidosis. Role of antigenicity and rapid induction. Amer. J. Path. **48**, 1013 (1966). — JASMIN, G.: Etude de l'inflammation anaphylactoïde. Rev. canad. Biol. **15**, 107 (1956). — JENNINGS, G. H.: Amyloidosis in rheumatoid arthritis. Brit. med. J. **1950** I, 753. — JIMÉNEZ DÍAZ, C.: Etiological analysis of primary bronchial asthma. Bull. Inst. med. Res. (Madr.) 8 (1955). — JIMÉNEZ DÍAZ, C., et E. ARJONA: Le rôle de l'infection dans la génèse des maladies allergiques. Acta allerg. (Kbh.), Suppl. **3**, 105 (1953). — JIMÉNEZ DÍAZ, C., C. LAHOZ y A. ORTEGA: El asma infeccioso. III. Congr. nacional de alergia 1964. — JOHANOVSKÝ, J.: The mechanism of the delayed type of hypersensitivity. II. Demonstration of hypersensitivity on rabbit leukocytes by a staining test in vitro and its relation to the other manifestations of tuberculin hypersensitivity. Folia microbiol. (Praha) **4**, 160 (1959a). — The mechanism of the delayed type of hypersensitivity. IV. The formation of pyrogenic substances during inoculation of cells of hypersensitive rabbits with tuberculin in vitro. Folia microbiol. (Praha) **4**, 286 (1959b). ~ Production of pyrogenic substances in the reaction of cells of hypersensitive guinea pigs with antigen in vitro. Immunology **3**, 179 (1960). — JOLLOS, V.: Experimentelle Protistenstudien. I. Untersuchungen über Variabilität und Vererbung bei Infusorien. Arch. Protistenk. **3**, 1 (1921). — JONES, H. E. H., and I. M. ROITT: Experimental auto-immune thyroiditis in the rat. Brit. J. exp. Path. **42**, 546 (1961). — JORDAN, P.: Heuristische Theorie der Immunisierungs- und Anaphylaxie-Erscheinungen. Z. Immun.-Forsch. **97**, 330 (1940). — JORPES, E., E. ODEBLAD, and H. BOSTRÖM: An autoradiographic study on the uptake of S^{35}-labelled sodium sulphate in the mast cells. Acta haemat. (Basel) **9**, 273 (1953). — JORPES, J. E., H. HOLMGREN u. O. WIELANDER: Über das Vorkommen von Heparin in den Gefäßwänden und in den Augen. Z. mikr.-anat. Forsch. **42**, 279 (1937). — JUHÁSZ-SCHÄFFER, A.: Wachstumspolarität bei Gewebezüchtungen in vitro und ihre Beziehungen zur Tuberkuloseimmunität. Arch. exp. Zellforsch. **6**, 235 (1927). ~ Tuberkuloseimmunität im Lichte der Gewebezüchtungen „in vitro". Z. Immun.-Forsch. **56**, 377 (1928). — JUNGE-HÜLSING, G., u. W. H. HAUSS: Über den Schwefeleinbau in normales und pathologisches Bindegewebe. Struktur und Stoffwechsel des Bindegewebes, II. Symp. Med. Univ.-Klinik Münster 1959. ~ Über den Schwefeleinbau in normales und pathologisches Bindegewebe. Dtsch. med. Wschr. **83**, 16, 17 (1961).

KABAT, E. A., and B. BENACERRAF: A quantitative study of passive anaphylaxis in the guinea pig. IV. Passive sensitization with non-precipitable or „univalent" rabbit anti-ovalbumin. J. Immunol. **62**, 97 (1949). — KÄFER, O.: 6-Mercaptopurin und die caseininduzierte Amyloidose. I. D. Tübingen 1965. — KÄMMERER, H., H. MICHEL u. H. EMRICH: Allergische Krankheiten. In: Handbuch der inneren Medizin, S. 338. München: J. F. Bergmann 1956. — KALBFLEISCH, H. H.: Die Allergie-Lehre und die Aufgaben des pathologischen Anatomen auf dem Gebiete der speziellen Allergie-Lehre. Verh. dtsch. Ges. Path. **30**, 73 (1937). — KALFAYAN, B.: Structural changes produced in Brown-Pearce carcinoma cells by means of a specific antibody and complement. J. exp. Med. **97**, 145 (1953). — KALKOFF, K. W.: Experimentelle Studien über den Vorgang der epidermalen Sensibilisierung. 1. Mitt. Über die intraepidermale Ausbreitung der ekzematösen Sensibilisierung. Arch. Derm. Syph. (Berl.) **186**, 493 (1947). — KALLÓS, P.: Introduction. Progr. Allergy **4**, 1 (1954). — KALLÓS, P., u. L. KALLÓS-DEFFNER: Betrachtungen über einige aktuelle Allergieprobleme. Int. Arch. Allergy **2**, 193 (1951). — KALTHOFF, P. G.: Der Schwund der Makrophagen nach intraperitonealer Tuberkulininjektion bei der verzögerten Überempfindlichkeit. Ein Vergleich von in vivo und in vitro Versuchen am Meerschweinchen. I. D. Tübingen 1966. — KANZLER, W.: Beobachtung einer in vitro-Cytolyse der Harnleukocyten bei der Tuberkulose der Harnorgane. Z. Urol. **45**, 569 (1952). — KAPLAN, M., u. K. H. CLARK: Siehe BOCK in HANSEN, 563 (1937). — KAPLAN, M. H.: Immunologic relation of streptococcal and tissue antigens. I. Properties of an antigen in certain strains of group A streptococci exhibiting an immunologic crossreaction with human heart tissue. J. Immunol. **90**, 595 (1963). — KAPLAN, M. H., and M. L. SUCHY: Immunologic relation of streptococcal and tissue antigens. II. Cross-reaction of antisera to mammalian heart tissue with a cell wall constituent of certain strains of group A streptococci. J. exp. Med. **119**, 643 (1964). — KAPLAN, M. H., and K. H. SVEC: Imm. relation of streptococcal and tissue antigens. J. Immunol. **80**, 254 (1958a). ~ Immunologic studies of heart tissue. J. Immunol. **80**, 268 (1958b). ~ Immunologic relation of streptococcal and tissue antigens. III. Presence in human sera of streptococcal antibody crossreactive with heart tissue. Association with streptococcal infection, rheumatic fever, and glomerulonephritis. J. exp. Med. **119**, 651 (1964). — KASAI, H.: Mechanisms of increased metachromasia in early stage of Arthus-type hypersensibility. Mie med. J. **9**, 275 (1959). — KATSH, S.: Demonstration in vitro of anaphylactoid response of the uterus and ileum of guinea pigs injected with testis or sperm. J. exp. Med. **107**, 95 (1958). — KATSH, S., and R. T. JORDAN: Aspermatogenesis in the guinea pig induced by injection of cell cultures of homologous testis. Int. Arch. Allerg. **21**, 163 (1962). — KAWAI, H.: The induction of a disease resembling disseminated arteriolar and capillary platelet thrombosis following chronic sensitization in rabbits. Acta path. jap. 4, 63 (1954). — Kawase, O.: Some electronmicroscopical studies on the connective tissue — an approach to the basis of the constitutional pathology. Bull. Res. Inst. Diath. Med. (Kumamoto) Univ. IX, Suppl. 1, 1959. — Kay, C. F.: The mechanisms by which experimental nephritis is produced in rabbits injected with nephrotoxic duck serum. J. exp. Med. 72, 559 (1940). — Keibl, E., u. K. H. Spitzy: Atmung und Glykolyse normaler und leukämischer weißer Blutzellen. Naunyn Schmiedebergs Arch. exp. Path. Pharmak. 213, 162 (1951). — Keller, H. U., and E. Sorkin: Studies on chemotaxis. I. On the chemotactic and complement-fixing activity of gammaglobulins. Immunology 9, 241 (1965). — Keller, R.: Weitere Charakterisierung des für Mastzellen verantwortlichen Faktors. Path. et Microbiol. (Basel) 24, 932 (1961); 25, 569 (1962). Siehe auch Int. Arch .Allergy 11, 328 (1962). — Keller, R., u. M. Schwarz: Versuch zur Charakterisierung der anaphylaktischen Reaktion isolierter Gewebsmastzellen der Albinoratte mittels spezifischer Antiseren. Path. et Microbiol. (Basel) 26, 100 (1963) ~ Helv. physiol. pharmacol. Acta 15, 371 (1957); 20, C 32 (1962); ~ Mastcells and anaphylaxis. Experientia (Basel) 18, 286 (1962). — Kellgren, J. H., W. T. Astbury, R. Reed, and E. Beighton: Biophysical studies of rheumatoid connective tissue. Nature (Lond.) 168, 493 (1957). — Kessler, E.: Über den Einfluß der temporären Ischämie auf das Arthus-Phänomen. Beitr. path. Anat. 122, 168 (1960). — Kief, H., u. H.-G.Kochem: Histoserologische Befunde bei Virushepatitis und Cirrhose nach Hepatitis. Frankfurt. Z. Path. 73, 306 (1964). — Kies, M. W., E. C. Alvord, and E. Roboz: The allergic encephalomyelitis activity of a collagenlike compound from bovine spinal cord. J. Neurochem. 2, 262 (1958). — Kies, M. W., E. Roboz, and E. G. Alvord: Experimental allergic encephalomyelitis activity in a glycoprotein fraction of bovine spinal cord. Fed. Proc. 15, 288 (1956). — King, D. W., S. R. Paulsen, W. C. Hauaford, and A. T. Krebs: Cell death: I. The effect of injury on the proteins and desoxyribonucleic acid of Ehrlich tumor cells. Amer. J. Path. 35, 369, 575, 835 (1959). — Klein, P., u. P. Burkholder: Ein Verfahren zur fluoreszenzoptischen Darstellung der Komplementbindung und seine Anwendung zur histo-immunologischen Untersuchung der experimentellen Nierenanaphylaxie. Dtsch. med. Wschr. 84, 2001 (1959). — Studies on the antigenic properties of complement. I. Demonstration of agglutinating antibodies against guinea pig complement fixed on sensitized sheep erythrocytes. II. Analysis of specific agglutinins against certain components of guinea pig complement fixed on sensitized sheep erythrocytes. J. exp. Med. 111, 93, 107(1960). — Keinsorge, H., S. Dornbusch u. R. Römer: Autoimmunisation bei entzündlichen und degenerativen Herzerkrankungen. Int. Arch. Allergy 16, 200 (1960). — Klemperer, P.: The concept of collagen diseases. Amer. J. Path. 26, 505 (1950). ~ Über fibrinoide Substanzen. Wien. klin. Wschr. 65, 713 (1953). — Klemperer, P., B. Gueft, St. L. Lee, C. Leuchtenberger, and A. W. Pollister: Cytochemical changes of acute lupus erythematosus. Arch. Path. 49, 503 (1950). — Klemperer, P., A. D. Pollak, and G. Baehr: Pathology of disseminated lupus erythematosus. Arch. Path. 32, 596 (1941). ~ Diffuse collagen disease; acute disseminated lupus erythematosus and diffuse scleroderma. J. Amer. med. Ass. 119, 331 (1942). — Kline, B. S., M. B. Cohen, and J. A. Rudolph: Histologic changes in allergic and nonallergic wheals. J. Allergy 3, 531 (1932). — Klinge, F.: Das Gewebsbild des fieberhaften Rheumatismus. I. Das rheumatische Frühinfiltrat (Akutes degenerativ-exsudatives Stadium). II. Das subakut-chronische Stadium des Zellknötchens. III. Narbe und Rezidiv. Virchows Arch. path. Anat. 278, 438 (1930); 279, 1, 16 (1931). ~ Das Gewebsbild des fieberhaften Rheumatismus; das subakut-chronische Stadium. ~ Der Rheumatismus. Ergebn. allg. Path. path. Anat. 27 (1933). — Knepper, R., u. G. Waaler: Hyperergische Arteriitis der Kranz- und Lungengefäße bei funktioneller Belastung. Virchows Arch. path. Anat. 294, 587 (1935). — Kochem, H.-G.: Unveröffentlichte Versuche über Leukocytenantigene und -antikörper bei Amyloidose. ~ Intrarenaler Antigen-Nachweis bei subakuter Glomerulonephritis. Verh. Dtsch. Ges. Path., 47. Tagg 1963. — Kolouch jr., F.: Lymphocyte in acute inflammation. Arch. Path. 15, 413 (1939). — Kondo, Y.: Bone and bone marrow in sensitization. J. Chiba Med. Soc. 1963, 38. — Kopeloff, L. M., and N. A. Kopeloff: Production of antibrain antibodies in the monkey. J. Immunol. 48, 297 (1944). — Koslowski, M.: Die Bedeutung der bedingten Reflexe für die Immunitätslehre. Frankfurt. Z. Path. 54, 104 (1940). — Koss, L. G.: Hyaline material with staining reaction of fibrinoid in renal lesions in diabetes mellitus. Arch. Path. 54, 528 (1952). — Kozma, C.: Über den Nachweis spezifischer Herzautoantikörper bei der Chagas-Myokarditis. Z. Tropenmed. Parasit. 13, 176 (1962). — Krakower, C. A., and S. A. Greenspon: Direct evidence for the antigenicity of the glomeruli in the production of nephrotoxic serums. Arch. Path. 49, 291 (1950). ~ Localization of the nephrotoxic antigen within the isolated renal glomerulus. Arch. Path. 51, 629 (1951). — Kravis, L. P., u. a.: Basophil degranulation tests in atopic allergic states. A pilot study of ragweed pollen sensitive patients. J. Allergy 36, 23 (1965). — Kretschmer, K.: Experimentelle Amyloiderzeugung an parabiotischen Mäusen von zwei Monaten Dauer. Nicht publiziert. — KRETSCHMER, R., and R. PÉREZ-TAMAYO: The role of humoral antibodies in rejection of skin homograft in rabbits. J. exp. Med. 114, 509 (1961). — KRÜCKE, W.: Die Paramyloidose. Ergebn. inn. Med. Kinderheilk., N.F. 11, 299 (1959). — KÜPPER, K., E. LANGER u. P. KLEIN: Nachweis komplementbindender Strukturen in Aschoffschen Knötchen operativ entfernter Herzohren. Virchows Arch. path. Anat. 334, 342 (1961). — KUHNS, W. J.: Immunochemical studies of antitoxin produced in normal and allergic individuals hyperimmunized with diphtheria toxoid. III. Studies of the passive Arthus reaction in guinea pigs using human precipitating and non-precipitating diphtheria antitoxin. J. exp. Med. 97, 903 (1953). ~ Immunochemical studies of antitoxin produced in normal and allergic individuals hyperimmunized with diphtheria toxoid. IV. Differences between human precipitating and non-precipitating skin-sensitizing diphtheria antitoxin as shown by electrophoresis. J. exp. Med. 99, 577 (1954a). ~ Immunochemical studies of antitoxin produced in normal and allergic individuals hyperimmunized with diphtheria toxoid. V. Peculiar electrophorese configuration of serum proteins and protein-bound polysaccharides in certain antitoxic sera. Demonstration of serum changes in certain severe manifestations of allergy. J. exp. Med. 100, 485 (1954b). ~ Immunochemical studies of antitoxin produced in normal and allergic individuals hyperimmunized with diphtheria toxoid. VI. Further investigations on the identity and specificity of non-precipitating skin-sensitizing antitoxin. J. exp. Med. 101, 109 (1955a). ~ Immunological properties of a form of non-precipitating diphtheria antitoxin which does not sensitize human skin. J. Immunol. 75, 105 (1955b). — KUHNS, W. J., and A. M. PAPPENHEIMER: Immunochemical studies of antitoxin produced in normal and allergic individuals hyperimmunized with diphtheria toxoid. I. Relationship of skin sensitivity to purified diphtheria toxoid to the presence of circulating non-precipitating antitoxin. J. exp. Med. 95, 363 (1952). — KUSE, R., u. W. GUSEK: Betrachtungen zum Ablauf der Tuberkulinreaktion und zum fluoreszenz-immunologischen Nachweis von kompetenten antikörpertragenden Zellen. Beitr. path. Anat. 133, 325 (1966). — KYRLE, J.: Histobiologie der menschlichen Haut, Bd. II. Berlin: Springer 1925.

LANDAU, M.: Zur Physiologie des Cholesterinstoffwechsels. Ber. Naturf. Ges. Freiburg 20 (1913/14). — LANDSTEINER, K.: Zur Kenntnis der spezifisch auf Blutkörperchen wirkenden Sera. Zbl. Bakt. 25, 546 (1899). ~ Experiments on transfer of cutaneous sensitivity to simple compounds. Proc. Soc. exp. Biol. (N.Y.) 30, 1413 (1940). ~ The specifity of serological reactions. Cambridge (Mass.): Harvard University Press 1945. — LANDSTEINER, K., and M. W. CHASE: Experiments on transfer of cutaneous sensitivity to simple compounds. Proc. Soc. exp. Biol. (N.Y.) 49, 688 (1942). — LANGEVOORT, H. L., R. M. ASOFSKY, E. B. JACOBSON, T. DE VRIES, and G. J. THORBECKE: Gamma-globulin and antibody formation „in vitro“. II. Parallel observations on histologic changes and on antibody formation in the white and red pulp of the rabbit spleen during the primary response, with special reference to the effect of endotoxin. J. Immunol. 90, 60 (1963). — LANGNER, K.: Spezifische Antigenreaktionen an Leukocyten bei Tuberkulösen. Klin. Wschr. 28, 177 (1950). — LARSEN, B.: Presence of glycoproteins in secondary amyloid deposits related to serumglycoproteid. Acta rheum. scand. 3, 30 (1957). — LATTA, H.: A cellular reaction to antibody in tissue culture studied with electron microscopy. J. biophys. biochem. Cytol. 5, 405 (1959). — LATTA, H., D. GITLIN, and C. A. JANEWAY: Experimental hypersensitivity in the rabbit. Arch. Path. 51, 260 (1951). — LATTA, H., and A. KUTSAKIS: Cytotoxic effects of specific antiserum and 17-hydroxycorticosterone on cells in tissue culture. Lab. Invest. No 1, 6 (1957). — LAUCHE, A.: Die Entzündungen der Lungen und des Brustfells. In: Handbuch der speziellen pathologischen Anatomie (HENKE-LUBARSCH), Bd. III/1. Berlin: Springer 1928. — LAUFER, A., C. TAL, and A. J. BEHAR: Effect of adjuvant (Freund's type) and its components on the organs of various animal species. A comparative study. Brit. J. exp. Path. 39, 1 (1959). — LAWRENCE, H. S.: Delayed hypersensitivity and the behavior of the cellular transfer system in animal and man. Mechanisms of hypersensitivity. Henry Ford Symposium. Boston: Little and Brown 1958. ~ Some biological and immunological properties of transfer factor. Ciba Sympos. on cellular aspects of immunity, p. 243. London: Churchill 1960. — LAWRENCE, H. S., F. T. RAPAPORT, J. M. CONVERSE, and W. S. TILLETT: Transfer of delayed hypersensitivity to skin homografts with leukocyte extracts in man. J. clin. Invest. 39, 185 (1960). — LEADER, R. W., B. M. WAGNER, J. B. HENSON, and J. R. GORHAM: Structural and histochemical observations of liver and kidney in Aleutian disease of mink. Amer. J. Path. 43, 33 (1963). — LECOMTE, J.: See WAKSMAN 1961: The toxic effect of the antigen-antibody reaction on the cells of hypersensitive reactions. In: Cellular and humoral aspects of the hypersensitive states. Symp. N.Y. Acad. Med. 1959. New York: Hoeber-Harper. — LEE, L., and C. A. STETSON jr.: Studies on the mechanism of the Shwartzman phenomenon. Accelerated cutaneous reactivity to bacterial endotoxins. J. exp. Med. 111, 761 (1960). — LEMBECK, F.: Biochemie und Pharmakologie der Carcinoide. Verh. Kongr. Inn. Med., Wiesbaden 1962, S. 194. — LENDLE, L.: Veröffentlichungen des Pharmakolog. Inst. d. Univ. Göttingen 1959. — LENDRUM, A. C.: The staining of eosinophil polymorphs and enterochromaffin cells in histological sections. J. Path. Bact. **56**, 441 (1944). — Lepow, J. H., and A. Ross: Studies on immune cellular injury. II. Functional role of C'1 esterase in immune cytotoxicity. J. exp. Med. **112**, 1107 (1960a). ~ Studies on immune cellular injury. I. Cytotoxic effects of antibody and complement. J. exp. Med. **112**, 1085 (1960b). — Lerner, E. M., P. R. B. McMaster, and E. D. Exum: The course of experimental autoallergic thyroiditis in inbred guinea pigs. J. exp. Med. **119**, 327 (1964). — Letterer, E.: Studien über Art und Entstehung des Amyloids. Verh. Phys.-Med. Ges. Würzburg, 16. Sitzg 1925 und Zbl. inn. Med., N.F. I, 237 (1926a). ~ Studien über Art und Entstehung des Amyloids. Beitr. path. Anat. **75**, 486 (1926b). ~ Experimentelle Beobachtungen über allergische Reaktionen am lebenden Glomerulus des Frosches und ihre Beziehungen zur akuten Glomerulonephritis. Zbl. allg. Path. path. Anat., Sonderband zu Bd. 58. Festschrift M. B. Schmidt (1933). ~ Beobachtungen an in die Bauchhöhle implantierten Leberstückchen. Verh. Dtsch. Ges. Path. 1934. ~ Neue Untersuchungen über die Entstehung des Amyloids. Beitr. path. Anat. **293**, 34 (1934). ~ Unklare und strittige Fragen der Pathogenese der Ruhr. Dtsch. med. Wschr. **1943**, 830. ~ Über Nephritis und Nephrose. Medizinische **1952**, No 16. ~ Morphische Manifestationen allergisch-hyperergischer Vorgänge im Verlaufe von Infektionskrankheiten. Acta allerg. (Kbh.), Suppl. **3**, 79 (1953a). ~ Über die normergische und hyperergische Entzündung. Dtsch. med. Wschr. **78**, 759 (1953b). ~ Allgemeine Pathologie der Tuberkulose. In: Die Tuberkulose, ihre Erkennung und Behandlung (Krauss-Deist), S. 23. Stuttgart: Ferdinand Enke 1955. ~ Die allergisch-hyperergische Entzündung. In: Büchner-Letterer-Roulet, Handbuch der Allgemeinen Pathologie, Bd. VII/1. Berlin-Göttingen-Heidelberg: Springer 1956a. ~ Pathologisch-anatomische Gesichtspunkte zu allergie-bedingten Krankheiten des Respirations- und des Digestionstraktes. In: Allergie und Asthmaforschung, Ergänzungsbände zu Allergie u. Asthma, Bd. 1, S. 12. Leipzig: Johann Ambrosius Barth 1956b. ~ Die Morphologie der allergischen Gefäßreaktionen. 61. Tagg der Dtsch. Ges. für Ophthalmologie, Heidelberg 1957, S. 37. ~ Die pathologisch-anatomischen Grundlagen des allergischen Geschehens. Med. Welt **42**, 1647 (1958a). ~ Allergie morphologisch gesehen. Ärztl. Wschr. **1958b**, 196. ~ Über das Arthus-Phänomen. I. Internat. Symp. Immunpath., Seelisberg (Grabar-Miescher), S. 251. Basel: Benno Schwabe & Co. 1958. ~ Über die Abhängigkeit des Zellbildes der Frühreaktion und Spätreaktion vom Grade der entzündlichen Reizung. Allergie u. Asthma **4**, 4 (1958d). ~ Über die geweblichen und humoralen Störungen des Eiweiß-Stoffwechsels. 4. Franz Volhard Gedächtnis Vorlesung 1958e. ~ Allgemeine Pathologie. Grundlagen und Probleme. Ein Lehrbuch. Stuttgart: Georg Thieme 1959a. ~ Morphische Manifestationen allergisch-hyperergischer Vorgänge im Verlaufe von Infektionskrankheiten. (Allergie-Tagg Weimar 1959b). In: Aktuelle Allergiefragen (Hrsg. D. G. R. Findeisen u. K. Hansen, Ergänzungsband zu Allergie u. Asthma **4**, 62 (1961). ~ Allergie als Phänomen und als Krankheit. Allergie u. Asthma **5**, 160 (1959c). ~ Allgemeine Pathologie des Bindegewebes. Verh. Dtsch. Ges. Inn. Med. 65. Kongr. 1959d, S. 9. ~ Allgemeine Pathologie der Tuberkulose. In: Krauss-Deist, 2. Aufl. 1959e. ~ Abgrenzung des allergischen und toxischen Geschehens in morphologischer und funktioneller Sicht. Arch. klin. exp. Derm. **213**, 277 (1961). ~ Die Morphologie der Antigen-Antikörperreaktionen und die Autoantikörper. 68. Tagg. Dtsch. Ges. Inn. Med. 1962. München: J. F. Bergmann. ~ Morphische Folgen der Antigen-Antikörperreaktionen. Verh. Dtsch. Ges. Path. 46. Tagg. 1962 Dortmund. ~ Morphologische Folgen der Antigen-Antikörper-Reaktion. Kongreßbericht des 4. Internat. Kongr. für „Allergology", New York 1961. Basel: S. Karger 1962. ~ Die Bedeutung von Immunvorgängen für Entstehung und Gestaltung von Krankheiten. Internist (Berl.) **4**, 241 (1963). ~ Über Amyloid bei Parabiose. Dtsch. med. Wschr. 88, 2527 (1963). ~ Die Histopathologie der Immunität und die immunopathischen Reaktionen. Proc. V. Int. Congr. für Allergologie, Madrid, Oktober 1964, S. 28. Editorial Paz Montalvo. Allergie u. Asthma **11**, 292 (1965). ~ Die Bedeutung der Morphologie für die Immunpathologie. Abhandlungen über die Pathophysiologie der Reaktionen. Heft 11. (Kleinsorge, Knipping, Wagner.) In: Kleinsorge, Fortschritte der klinischen Immunologie. Jena: Fischer 1966. — Letterer, E., and R. Kretschmer: Experimental amyloidosis and tolerance. Nature (Lond.) **210**, 390 (1960). — Letterer, E., u. G. Seybold: Bioptische und histologische Studien zur Masugi-Nephritis am Frosch. Virchows Arch. path. Anat. **318**, 451 (1950). — Lewis, W. H., and Ch. C. McCoy: The survival of cells after the death of the organism. Bull. Johns Hopk. Hosp. **33**, 284 (1922). — Lindemann, W.: Sur le mode d'action de certains poisons rénaux. Ann. Inst. Pasteur **14**, 49 (1900). Weitere historische Lit. bis Masugi s. bei Goebel-Schmitt, L.: Über die Nephrotoxinwirkung bei der Maus, Virchows Arch. path. Anat. **318**, 503 (1950). — Lindlar, F., u. A. Vogt: Die Bedeutung der Gegenwart von Zellen und spezifischem Antikörper für den Abbau von Antigeneiweiß in vitro. Acta allergologica **17**, 66 (1962). — Linke, R., u. H. Kuni: Das Parabioseexperiment und seine Anwendung zur Klärung einiger Fragen der Amyloidgenese. I. D. Tübingen 1966. — Linzbach, I.: Pathogenese und Ätiologie der Arteriosklerose. Die Bedeutung der Gefäßwandfaktoren für die Entstehung der Arteriosklerose. Verh. dtsch. Ges. Path. **41**, 24

(1957). — LOESCHKE, H.: Vorstellungen über das Wesen von Hyalin und Amyloid auf Grund von serologischen Versuchen. Beitr. path. Anat. 77, 231 (1927). — LONGCOPE, W. T.: The production of experimental nephritis by repeated intoxication. J. exp. Med. 18, 678 (1913). — LONGCOPE, W. T., and F. M. RACKEMANN: The relation of circulating antibodies to serum disease. J. exp. Med. 26, 341 (1918). — LOO, VAN DE J.: Über die Lokalisation der Antikörperbildung nach aerogener Immunisierung. Virchows Arch. path. Anat. 333, 40—53 (1960). — LÜBBERS, P.: Blutbildende Organe und Blut. In: HANSEN, Allergie. Stuttgart: Georg Thieme 1956. — LUDÁNY, G., L. PERÉNYI, J. Sós u. GY. VAJDA: Untersuchungen über Stoffwechsel und Phagocytose der Leukocyten. Arch. int. Pharmacodyn. 115, 70 (1958). — LUDÁNY, G., u. GY. VAJDA: Leuko- und Histaminphagocytose. Arch. int. Pharmacodyn. 100, 339 (1955). — LUDÁNY, G., u. GY. VAJDA: Die Wirkung von Histamin und Antihistaminen auf die Phagocytose der Leukocyten. Arch. int. Pharmacodyn. 85, 484 (1951). — LUMSDEN, C. E.: Effects of antibodies on cells in tissue culture. Seelisberg, 1. Internat. Sympos. Immunopathologie, S. 262, 1958. ~ Effects of antibodies on cells in tissue culture. J. Path. Bact. 32, 527 (1959). — LURIE, M. B.: Studies on the mechanism of immunity in tuberculosis. The mobilization of mononuclear phagocytes in normal and immunized animals and their relative capacities for division and phagocytosis. J. exp. Med. 69, 579 (1939b). ~ Studies on mechanism of immunity in tuberculosis. Fate of tubercle bacilli ingested by mononuclear phagocytes derived from normal and immunized animals. J. exp. Med. 75, 247 (1942). LUSE, S. A., and K. R. SMITH: The ultrastructure of senile plaques. Amer. J. Path. 44, 553 (1964). — LUSH, B., J. S. CHALMERS, and E. FLETCHER: Rheumatoid arthritis and amyloid disease. Amer. J. Rheum. Dis. 7, 225 (1948).

MACHER, E.: Die Reaktion der regionären Lymphknoten beim tierexperimentellen allergischen Kontaktekzem. I. Mitt. Hautarzt 13, 18 (1962). ~ II. Mitt. Histologische Untersuchungen. Hautarzt 13, 126 (1962). ~ III. Mitt. Cytologische Untersuchungen. Hautarzt 13, 174 (1962). — MACHER, E., u. W. SENNLAUB: Über die Sensibilisierbarkeit von Meerschweinchen durch Applikation von Dinitrochlorbenzol in Lymphknoten oder Milz. Dermatologica (Basel) 126, 207 (1963). — MANCINI, E. R.: Allergic aspermatogenesis experimentally induced in men and animals. In: THOMAS, UHR, GRANT, Int. Sympos. on Injury, Inflammation and Immunity. Baltimore: Williams & Wilkins Co. 1964. — MANCINI, E. R., O. VILAR, E. STEIN, and H. FIORINI: A histochemical and radioautographic study of the participation of fibroblasts in the production of mucopolysaccharides in connective tissue. J. Histochem. Cytochem. 9, 278, 356 (1961). — MANWARING, W. H.: Serophysiologische Studien. II. Mitt. Über die Beziehungen zwischen dem anaphylaktischen Schock und dem Peptonschock bei Hunden. Z. Immun.-Forsch. 7, 589 (1910/11). ~ Der physiologische Mechanismus des anaphylaktischen Schocks. Z. Immun.-Forsch. 8, 1 (1910/11). — MARCHAND, F.: Zur Kenntnis der fibrinösen Exsudation bei Entzündungen. Virchows Arch. path. Anat. 145, 279 (1896). — MARMONT, A.: Beobachtungen über das sogenannte L.E.-Phänomen. Schweiz. med. Wschr. 43, 1111 (1952). ~ Nucleotic phagocytosis (LE cell phenomenon) in systemic lupus erythematosis, rheumatoid arthritis and systemic scleroderma, p. 479. Seelisberg, I. Internat. Symp. f. Immunopathologie. Basel: Benno Schwabe & Co. 1958. — MARMONT, A., M. A. PIUMA u. G. CAPPONI: Eine einfache, empfindliche und sichere Methode zur Auslösung des L.E. Phänomens durch mechanische Schädigung der Leukocyten des Substrates mit besonderer Berücksichtigung der Befunde bei Lupus erythematodes und Polyarthritis chronica. Schweiz. med. Wschr. 39/40, 1253 (1957). — MARTI, H. R., A. F. ESSELIER u. L. MORANDI: Zur Antigenanalyse eosinophiler Granulocyten. Schweiz. Z. Path. 17, 468 (1954). — MARTIN, H., u. H. NOETZEL: Die Gehirnbeteiligung bei generalisierter Panarteriitis nodosa. Beitr. path. Anat. 121, 347 (1959). — MASSHOFF, W.: Das Schicksal silikotischer Schwielen. Frankfurt. Z. Path. 63, 235 (1952). — MASSHOFF, W., W. GRANER u. H. HELLMANN: Experimentelle Untersuchungen über Transsudat und Exsudat. Virchows Arch. path. Anat. 317, 114 (1949a). ~ Zur biologischen Bewertung von Ergüssen. Klin. Wschr. 27, 730 (1949b). — MASSHOFF, W., u. H. F. REIMERS: Der rheumatische Gewebsschaden und die rheumatischen Erkrankungen aus der Sicht des Pathologen. Internist (Berl.) 2, 393 (1961). — MASUGI, M.: Über die Wirkung des Normal- sowie des spezifischen Immunserums auf die Paramaecien. Krankheitsforsch. 5, 375 (1927). ~ Über das Wesen der spezifischen Veränderungen der Niere und der Leber durch das Nephrotoxin bzw. das Hepatotoxin. Beitr. path. Anat. 91, 82 (1933). ~ Über die experimentelle Glomerulonephritis durch das spezifische Antinierenserum. Beitr. path. Anat. 92, 429 (1934). — MATSUNO, M.: Über den Einfluß des Antikaninchenleukocytenserums auf die Phagocytose. Tohuko J. exp. Med. 19, 168 (1932). — MAUER, H.: Über Veränderungen des intermediären Phosphatstoffwechsels unter Einwirkung von Tuberkelbakterien, ihrer Chemotherapeutika und Antibiotika. Naturwissenschaften 39, 502 (1952). — MAXIMOW, A.: Über das Mesothel (Deckzellen der serösen Häute) und die Zellen der serösen Exsudate. Untersuchungen an entzündetem Gewebe und den Gewebskulturen. Arch. exp. Zellforsch. 4, 1 (1927). ~ Cultures of blood leukocytes. From lymphocyte and monocyte to connective tissue. Arch. exp. Zellforsch. 5, 169 (1928). — MAYER, A., u. U. M. WALZ: Die Histomorphologie der

Gewebebrücke bei echter und falscher Parabiose und ihre Bedeutung. Frankfurt. Z. Path. **74**, 242 (1965). — Mayer, M., and M. Heidelberger: Studies in human malaria. J. Immunol. **54**, 89 (1946). — McCusker, H. B., and J. D. Attkin: Anaphylaxis in the cat. J. Path. Bact. **91**, 282 (1966). — McKinnon, G. E.: Role of in vivo antigen-antibody precipitation in hypersensitive reaction. In: Mechanisms of hypersensitivity. Int. Sympos. Henry Ford Hosp. 1959. — Medawar, P. B.: Transplantation immunity and subcellular particles. Ann. N.Y. Acad. Sci. **68**, 255 (1957). — Meesen, H.: Zum Problem der allergischen Pathogenese der Arteriitis. Verh. dtsch. Ges. inn. Med. **60**, 385 (1954). — Meesen, H., u. R. Poche: Pathomorphologie des Myocard. In: Das Herz des Menschen, Bd. II (Bargmann-Doerr). Stuttgart: Georg Thieme 1963. — Meier, R., u. B. Schär: Leukocytenemigrationsförderung durch Antigen-Antikörper-Reaktion in vitro. Experientia (Basel) **11**, 395 (1955). — Mellors, R. C., A. Nowoslawski, L. Korngold, and B. L. Seugson: Rheumatoid factor and the pathogenesis of rheumatoid arthritis. J. exp. Med. **113**, 475 (1961). — Mellors, R. C., J. Arias-Stella, M. Siegel, and D. Pressman: Analytical pathology. II. Histopathologic demonstration of glomerular-localizing antibodies in experimental glomerulonephritis. Amer. J. Path. **31**, 687 (1955). — Mellors, R. C., A. Nowoslawski, and L. Korngold: Rheumatoid arthritis and the cellular origin of rheumatoid factors. Amer. J. Path. **39**, 533 (1961). — Mellors, R. C., and L. G. Ortega: Analytical pathology. III. New observations on the pathogenesis of glomerulitis, lipoid nephrosis, periarteritis, and secondary amyloidosis in man. Amer. J. Path. **32**, 455 (1956). — Menk, W.: Experimentelle Untersuchungen über organspezifische allergische Veränderungen am Auge. Ophthalmolog. Ber. (Bergmann, München), Bd. 61, 1957. — Merchant, D. J., and R. E. Chamberlain: A phagocytosis inhibition test in infection hypersensitivity. Proc. Soc. exp. Biol. (N.Y.) **80**, 69 (1952). — Merill, J. P.: Transplantation of normal tissues. Physiol. Rev. **39**, 860 (1959). — Metalnikoff, S.: Etudes sur la spermatoxine. Ann. Inst. Pasteur **14**, 577 (1900). — Metaxas, M. N., u. M. Metaxas-Bühler: Frühreaktion und Spätreaktion bei der Serumallergie des Meerschweinchens und ihre Trennung durch passive Übertragung. Schweiz. Z. allg. Path. **17**, 128 (1954). — Metschnikoff, M. E.: Etudes sur la résorption des cellules. Ann. Inst. Pasteur **13**, 737 (1899). ~ Sur les cytotoxines. Ann. Inst. Pasteur **14**, 369 (1900). — Meyer, K.: The biological significance of hyaluronic acid and hyaluronidase. Physiol. Rev. **27**, 335 (1947). — Meyer, K., u. H. Loewenthal: Untersuchungen über Anaphylaxie an Gewebekulturen. Z. Immun.-Forsch. **54**, 420 (1927). — Meyer, W. W.: Zum Gewebsbild der Thrombangitis obliterans insbesondere über die entzündliche Entstehung und weitere Umwandlung der Fibrinablagerungen in der Intima. Klin. Wschr. **314**, 681 (1947). ~ Interstitielle fibrinöse Entzündung im Formenkreis dysorischer Vorgänge. Klin. Wschr. **28**, 697 (1950). — Miescher, A., u. P. Miescher: Immunologische Untersuchungen bei der sympathischen Ophthalmie und Endophthalmitis. In: Miescher-Vorländer, S. 625. Stuttgart: Georg Thieme 1961. — Miescher, G.: Über vasculäre Allergie. Int. Arch. Allerg. **8**, 32 (1956). — Miescher, P.: Mise en évidence du facteur $\alpha\varepsilon$ par la réaction de consommation d'antiglobuline. Vox Sang. (Basel) **5**, 121 (1955a). ~ Leucopénies et agranulocytoses d'origine immunologique. Sang **26**, 71 (1955b). ~ Immunhämatologie der Thrombocyten und Leukocyten. Ergebn. inn. Med. Kinderheilk. **7**, 170 (1956). ~ Zur Immunologie der Autosensibilisierung. Schweiz. med. Wschr. **14**, 426 (1957). ~ Leukocytäre Antikörper. Physiologie und Physiopathologie der weißen Blutzellen (Hrsg. H. Braunsteiner). Stuttgart: Georg Thieme 1959. ~ Die Grundlagen der Immunologie der Leukocyten und Thrombocyten. In: Immunpathologie in Klinik und Forschung (P. Miescher u. K. O. Vorländer) S. 144. Stuttgart: Georg Thieme 1961. ~ Die Immunhaematologie der Leuko- und Thrombocyten. In: Miescher-Vorländer: Stuttgart: Georg Thieme 1961. — Miescher, P., u. R. Straessle: Experimentelle Studien über den Mechanismus der Thrombocytenschädigung durch Antigen-Antikörper-Reaktionen. Vox Sang. (Basel) **6**, 83 (1956). ~ The pathogenesis of visceral lupus erythematosus as reflected in the sero-reactions. Seelisberg 1958, S. 454. — Miescher, P., R. Straessle et A. Miescher: Etude expérimentale du mécanisme des cytopénies anaphylactiques. Sang **26**, 76 (1955). — Miescher, P., u. K. O. Vorländer: Der viscerale Erythematodes. In: Miescher-Vorländer, S. 501. Stuttgart: Georg Thieme 1961. — Millberger, H., u. A. Goetzke: Die cyklische Serumkrankheit beim Kaninchen unter besonderer Berücksichtigung des Antigen- und Antikörperspiegels im Blute. Zbl. Bakt., I. Abt. Orig. **159**, 286 (1953). — Miller, F., B. Benacerraf, R. T. McCluskey, and J. L. Potter: Production of acute glomerulonephritis in mice with soluble antigen-antibody complexes prepared from homologous antibody. Seelisberg 1958, S. 318 und Proc. Soc. exp. Biol. (N.Y.) **104**, 706 (1960). — Missmahl, H. P.: Welche Beziehungen bestehen zwischen den verschiedenen Formen der Amyloidose und den Bindegewebsfasern? Verh. dtsch. Ges. inn. Med. **65**, 439 (1959). ~ Das familiäre Mittelmeerfieber. Dtsch. med. Wschr. **86**, 2289 (1961). ~ Erbbedingte generalisierte Amyloidosen. Dtsch. med. Wschr. **89**, 709 (1964). — Missmahl, H. P., and J. Gafni: The basic lesions of amyloidosis, perireticular and pericollagen amyloid deposition. Harefuah **64**, 41 (1963). — Missmahl, H. P., J. Gafni, and E. Sohar: Pericollagen amyloid deposition, the basis of atypical distribution in various types of amyloidosis. Harefuah **64**, 223 (1963). — Missmahl, H. P., u. M. Hartwig: Polarisationsoptische Untersuchungen an der Amyloidsubstanz. Virchows Arch. Anat. **324**, 489 (1953); ferner Habilitationsschrift Tübingen 1958. — Mitsui, T., M. Nishida, and T. Kasumido: Evidences that marked mononuclear cell reaction appears in the skin injected with the homologous antigen and incubated after excision. Mie med. J. **8**, 2 (1958). — Möllendorf, W. v.: Die Stellung des lockeren Bindegewebes im reticuloendothelialen System. Dtsch. med. Wschr. **73**, 132 (1926). — Moeschlin, S., J. R. Pelaez, F. Hugentobler, R. Báguena, J. Báguena, and B. Demiral: Experimental investigations of the relationship between plasmacells and antibody formation (phase contrast microscope, ACTH and cortisone). Proc. First Internat. Congr. for Allergy, Zürich, Sept. 1951. Basel: S. Karger 1952. — Monné, L.: Functioning of the cytoplasm. Advanc. Enzymol. 8, 1 (1948). — Montgomery, P., and E. E. Muirhead: Similarities between the lesions in human malignant hypertension and the hypersensitive state of the nephrectomized dog. Amer. J. Path. **29**, 1157 (1953). ~ Characterization of hyaline arteriolar sclerosis by histochemical procedures. Amer. J. Path. **30**, 5021 (1954). — More, R. H., and H. Z. Movat: Cellular and intercellular changes in the Arthus phenomenon. Arch. Path. **67**, 679 (1959). — Moschcowitz, E.: An acute febrile pleiochromic anemia with hyaline thrombosis of the terminal arterioles and capillaries. An undescribed disease. Arch. intern. Med. **36**, 89 (1925). — Mottura, G.: Contributi istopathologici sullo soiluppo sperimentale delle lesioni silicotiche con particolare considerazione dei fattori immunbiologici. Med. d. Lavoro **49**, 6 (1958). — Movat, H. Z.: Experimentelle Studien über die allergische Gewebsreaktion. Beitr. path. Anat. **116**, 238 (1956). ~ Über das Fibrinoid im Subkutanknoten der Haut bei chronischem Rheumatismus nodosus. Virchows Arch. path. Anat. **330**, 425 (1957). ~ Pathology and pathogenesis of the diffuse collagen disease. Canad. med. Ass. J. **83**, 683, 747, 797 (1960). ~ Antigen-Antikörperkomplexe und allergische Entzündungen. Verh. dtsch. Ges. Path. **46**, 48 (1962). — Movat, H. Z., and V. P. Fernando: Allergic interaction. I. The earliest fine structural changes at the blood-tissue barrier during antigen-antibody interaction. Amer. J. Path. **42**, 41 (1963). — Movat, H. Z., and R. H. More: The nature and origin of fibrinoid. Amer. J. Path. **32**, 614 (1956). — Moxter: Über ein specifisches Immunserum gegen Spermatozoen. Dtsch. med. Wschr. **26**, 61 (1900). — Muckle, T. J.: Protein components of amyloid. Nature (Lond.) **203**, 773 (1964). — Mudd, E. B., and S. Mudd: The progress of phagocytosis. The agreement between direct observation and deductions from theory. J. gen. Physiol. **16**, 625 (1933). — Müller, E.: Die Nekrose. In: Büchner-Letterer-Roulet, Handbuch Berlin-Göttingen-Heidelberg: Springer, Bd. II/1, S. 663. 1955. — Müller, F., u. P. Klein: Fluoreszenz-serologische Darstellung der Komplementbindung an Virus-Antikörper-Komplexe in der Gewebekultur. Dtsch. med. Wschr. **49**, 2195 (1959). — Müller, H. E., u. F. Gramlich: Quantitative Untersuchungen beim anaphylaktischen Systemschock des Meerschweinchens. Z. Immun.-Forsch. **129**, 278 (1965). — Müller, U., R. Wigand u. W. Zimmermann: Antikörperbildung und Zytostatika. Z. Immun.-Forsch. **131**, 81 (1966). — Müller, W.: Die Serologie der chronischen Polyarthritis. Pathologie und Klinik in Einzeldarstellungen, Bd. XX. Springer 1962. — Müller-Ruchholtz, W., E. Kraus, K. Federlin, J. Mosler u. E. F. Pfeiffer: Studien zur Übertragung der Masuginephritis der Ratte (VII). Z. Immun.-Forsch. **128**, 137 (1965). — Mugler, A., J. M. Mautz u. M. E. Margreff: Treatment of allergic diseases with colchicoside, a newer derivate from colchicum. Presse méd. **61**, 1121 (1953). — Munder, P. G., E. Ferber u. H. Fischer: Untersuchungen über die Abhängigkeit der cytolytischen Wirkung des Lysolecithins von Membranenzymen. Z. Naturforsch. **20**b, 1048 (1965). — Munder, P. G., u. M. Modolell: Fortlaufende Messung der Zellatmung durch Polarographie des Sauerstoffs. Zit. bei H. Fischer u. I. Haupt: 15. Coll. Ges. physiol. Chemie, Mosbach 1964. — Murphy, G. E.: Evidence that Aschoff bodies of rheumatic myocarditis develop from injured myofibers. J. exp. Med. **95**, 319 (1952). ~ Nature of rheumatic heart disease. Medicine (Baltimore) **39**, 289 (1960). ~ The characteristic rheumatic lesions of striated and of non striated or smooth muscle cells of the heart. Medicine (Baltimore) **42**, 73 (1963). — Murphy, G. E., and F. B. Bang: Observations with the electron microscope on cells of the chick chorioallantoic membrane infected with influenza virus. J. exp. Med. **95**, 259 (1952). — Murphy, G. E., and G. Becker: Occurrence of caterpillar nuclei within normal immature and normal appearing and altered mature heart muscle cells and the evolution of Anitschkow cells from the latter. Amer. J. Path. **48**, 931 (1966). — Murphy, J. B.: The effect of adult chicken organ graft on the chick embryo. J. exp. Med. **24**, 1 (1916). — Muth, S.: Experimentelle Myokarditis am Kaninchen durch homologen Herzmuskelextrakt. Frankfurt. Z. Path. **64**, 235 (1953).

Nagai, H., et H. Nakano: Contribution à l'étude des antigènes et des anticorps intracellulaires. Arch. franç. Pédiat. **15**, 160 (1958). — Nelson, D. S., and S. V. v. Boyden: The effect of tuberculin on the peritoneal macrophages of normal and BCG vaccinated guinea pigs and mice. Med. Res. **1**, 20 (1961). ~ The loss of macrophages from peritoneal exudates following the injection of antigens into guinea pigs with delayed-type hypersensitivity.

Immunology 6, 264 (1963). — NELSON, D. S., and R. J. NORTH: The fate of peritoneal macrophages after the injection of antigen into guinea pigs with delayed-type hypersensitivity. Lab. Invest. 14, 89 (1965). — NEUMANN, E.: Die Picrocarminfärbung und ihre Anwendung auf die Entzündungslehre. Arch. mikr. Anat. 18, 130 (1880). — NEUMANN, H., u. E. KREIS: Allergie und Gewebseosinophilie. Verh. Dtsch. Ges. inn. Med. 60, 818 (1954). — NIEBAUER, G:. Der gegenwärtige Stand der Mastzell-Forschung. Klin. Wschr. 1960, 673. — NIESSING, K., u. H. ROLLHÄUSER: Über den submikroskopischen Bau des Grundhäutchens der Hirn-kapillaren. Z. Zellforsch. 39, 431 (1954). — NISSEN, R.: Pathologisch-anatomisches zur Parabiosevergiftung. Z. ges. exp. Med. 35, 251 (1923). — NOELPP-ESCHENHAGEN, J., and B. NOELPP: New contributions to experimental asthma. In: KALLós, Progr. Allergy 4, 362 (1954). — NOLTENIUS, H., W. OEHLERT u. K. MIYASAKI: Veränderungen der DNS-Synthese in der Niere während der akuten experimentellen Glomerulonephritis beim Kaninchen. Verh. Dtsch. Ges. Path. 46. Tagg 1962. — NOSSAL, G. J. V.: Antibody production by single cell. III. The histology of antibody production. Brit. J. exp. Path. 40, 301 (1959a). ~ Studies on the transfer of antibody producing capacity. I. The transfer of antibody producing cells to young animals. Immunology 2, 137 (1959b).

OBTULOWICZ, M.: Geschichte der Asthmaforschung vom Altertum bis zum Anfang des 20. Jahrhunderts. Allergie u. Asthma 5, 288 (1959). — OEHLING, A.: Berufsallergie im Holzgewerbe. Allergie u. Asthma 9, 312 (1963). — OELLER, H.: Über die Bedeutung der Zellfunktion bei Immunitätsvorgängen. Dtsch. med. Wschr. 49 (II), 1287 (1923). ~ Über die Bedeutung reaktiver entzündlicher Vorgänge bei bakteriellen Allgemeininfektionen. Dtsch. med. Wschr. 50 (I), 357 (1924). ~ Experimentelle Studien zur pathologischen Physiologie des Mesenchyms. Krkh.forsch. 1, 28 (1925). — ÖRSKOV, S. L.: Untersuchungen über den Einfluß von Kohlensäure und Blei auf die Permeabilität der Blutkörperchen für Kalium und Rubidium. Biochem. Z. 279, 250 (1935). — OKABAYASHI, A.: Prolonged sensitization and collagen diseases. Proc. VIII, Int. Congr. Haematol. 1960, Tokyo. ~ Induction of a disease resembling systemic lupus erythematosus in later stage of prolonged sensitization in rabbits. Acta path. jap. 14 (3), 345 (1964). — OKABAYASHI, A., and E. CHIUMA: Histogenesis of the Aschoff body. Acta path. jap. 1, 163 (1951). — OLINER, H., R. SCHWARZ, and W. DAMESHEK: Studies in experimental autoimmune disorders. I. Clinical and laboratory features of auto-immunization (runt disease) in the mouse. J. Hemat. Blood 17 (1961). — O'NEILL, F. J., H. B. MOY, and W. H. MANWARING: Hepatic reactions in anaphylaxis. XI. Glycogen content of the anaphylactic liver. J. Immunol. 10, 583 (1925). — OSLER, A. G.: The role of complement in the mediation of tissue injury induced by allergic reactions of the immediate type. Immunopathology I. internat. Symp. Seelisberg 1958, p. 227. ~ Functions of the complement system. Advanc. Immunol. 1, 142 (1961) edit. W. H. TALIAFERRO, and J. H. HUMPHREY, New York: Academic Press 1961. — OSLER, A. G., H. G. RANDALL, B. M. HILL, and Z. OVARY: Studies on the mechanism of hypersivity phenomena. III. The participation of complement in the formation of anaphylatoxin. J. exp. Med. 110, 311 (1959). — OTTO, J., u. E. F. PFEIFFER: Die Übertragung der experimentellen Panophthalmitis der Ratte durch Parabiose. Verh. Ges. inn. Med. 65, 450 (1959) u. Klin. Mbl. Augenheilk. 142, 139 (1963). — OTTO, R.: Das Theobald Smithsche Phänomen der Serumüberempfindlichkeit. v. Leuthold Gedenkschrift, Bd. I, 1906. ~ Zur Frage der Serumüberempfindlichkeit. Münch. med. Wschr. 54, 1665 (1907). ~ Handbuch der pathogenen Mikroorganismen, Erg.-Bd. 2. 1908. — OVARY, Z.: Immediate reactions in the skin of experimental animals provoked by antibody-antigen interaction. Progr. Allergy 5, 459 (1957).

PAGEL, W.: Polyarthritis nodosa and the „rheumatic" disease. J. clin. Path. 4, 137 (1951). — PALLACIOS, O., u. E. PETTE: Zur Frage der Erzeugung einer „Allergischen Poly-neuritis" in Kaninchen mit Schwannschem Zellgewebekultur-Antigen. Z. Immun.-Forsch. 126, H. 1/3 (1962). — PAPPENHEIMER jr., A. M., and M. CHASE: Discussion zum Thema „Delayed hypersensivity". In: Mechanisms of hypersensivity. Internat. Symp. Henry Ford Hosp., S. 417 u. 464. Boston and Toronto: Little Brown & Co. 1959. — PAPPENHEIMER, A. M., and J. FREUND: Induction of delayed hypersensivity to protein antigen. In: Cellular and humoral aspects of hypersensivity to protein antigen. Symposion. H. Sh. Lawrence, s. bei GELL 1959. — PARISH, W. E.: Farmer's lung. I. An immunological study of some antigenic components to mouldy foodstuffs. Thorax 18, 83 (1963). — PATTERSON, P. Y.: Transfer of experimental allergic encephalomyelitis in rats by means of lymph node cells. J. exp. Med. 111, 119 (1960). — PAUL, W. E., and A. S. COHEN: Gamma globulin and amyloid fibrils. An electron microscopic study with ferritin labelled antibody. Arthr. and Rheum. 5, 653 (1962). ~ Electron microscopic studies on amyloid fibrils with ferritin-conjugated antibody. Amer. J. Path. 43, 721 (1963a). ~ Relationship of gammaglobulin to the fibrils of secondary human amyloid. Nature (Lond.) 197, 4863 (1963b). — PEARSE, A. G. E.: Histochemistry, p. 92. London: Churchill 1952. — PEARSON, C. M.: Development of arthritis, periarthritis, and periostitis in rats given adjuvant. Proc. Soc. exp. Biol. (N.Y.) 91, 95 (1956); Ann. Rheum. Dis. 15, 379 (1956); Mech. of hyper-sens. Ford Sympos. Boston: Little Brown & Co. 1959, p. 647. — PEARSON, C. M., B. H. WAKS-

MAN, and J. T. SHARP: Studies of arthritis and other lesions induced in rats by injection of mycobacterial adjuvant. V. Changes affecting the skin and mucous membranes. Comparison of the experimental process. J. exp. Med. 113 (I), 485 (1961). — PEARSON, C. M., and F. D. WOOD: Studies of polyarthritis and other lesions induced in rats by injection of mycobacterial adjuvant. I. General clinical and pathologic characteristics and some modifying factors. Arthr. Rheum. 2, 440 (1959). — PERLMANN zit. n. SCHULTZ, J.: Antigens and antibodies as cell phenotypes. Science 129, 937 (1959). — PERNICE, W. (H. SCHMIDT): Experimentelle Studien über die Rolle des Komplementes bei der experimentellen Diphtherieerkrankung. Behringwerk-Mitt. Nr. 6 (1934). — PERNIS, B., R. CAPPELLINI e I. GHEZZI: Analisi immunologica del nodulo silicotico. Med. d. Lavoro 48, 380 (1957). — PETRIDES, P.: Die pathogenetische Bedeutung der Allergie für Blut- und Knochenmarksschäden. Ergeb. inn. Med. Kinderheilk., N.F. 4, 195 (1953). — PETTE, H., u. E. PETTE: Zur Ätiopathogenese der Entmarkungsencephalomyelitis. Klin. Wschr. 34, 713 (1956). — PFEIFFER, E. F.: Nachweis, Natur und klinische Bedeutung eines nephritisauslösenden Faktors bei Nierenerkrankungen. Verh. dtsch. Ges. inn. Med. 68, 413 (1962). — PFEIFFER, E. F., H. DITSCHUNEIT, I. OTTO, W. MENK, W. SANDRITTER u. O. SCHULENBURG: Der immunologische Mechanismus der Übertragung von experimenteller Glomerulonephritis und Panophthalmitis mit Hilfe des Parabioseversuchs. Verh. Dtsch. Ges. inn. Med. 65. Kongr. 1959, S. 450. München: J. F. Bergmann 1959. — PFEIFFER, E. F., W. MÜLLER-BUCHHOLTZ, and K. FEDERLIN: Transfer of nephrotoxic glomerulonephritis in rats by means of white blood cells. Nature (Lond.) 195, 718 (1962). — PFEIFFER, E. F., W. SANDRITTER, K. SCHÖFFLING, G. TRESER, E. KRAUS, W. MENK u. M. HERRMANN: Studien zur Übertragung der Masugi-Nephritis der Ratte. II. Die Übertragung durch Parabiose genetisch gleichartiger Partner. Z. ges. exp. Med. 132, 436 (1960). — PFEIFFER, E. F., K. SCHÖFFLING u. H. E. BRUCH: Serumkomplement und Masugi-Nephritis der Ratte. (Speziesgebundene Unterschiede im pathogenetischen Mechanismus der Masugi-Nephritis von Ratte und Kaninchen.) Verh. Dtsch. Ges. inn. Med. 59. Kongr. 1953, S. 453. München: J. F. Bergmann 1953. — PFEIFFER, E. F., K. SCHÖFFLING, H. E. BRUCH u. W. SPIELMANN: Masugi-Nephritis und Serumkomplement der Ratte. Z. ges. exp. Med. 122, 446 (1954). — PFEIFFER, E. F., K. SCHÖFFLING, W. SANDRITTER, J. SCHRÖDER, H. STEIGERWALD u. L. WOLF: Studien zur „Übertragung" der Masugi-Nephritis der Ratte. I. Die Übertragung durch kurzdauernde Parabiose. Z. ges. exp. Med. 124, 471 (1954). — PFEIFFER, E. F., K. SCHÖFFLING, G. TRESER, I. BACHRACH, W. MERK, E. KRAUS, J. OTTO, and W. SANDRITTER: Transfer of experimental panophthalmitis in rats by parabiosis. Proc. Soc. exp. Biol. (N.Y.) 100, 467 (1959). — PIANTONI, L.: Bioergia e allobioergia. Prolegomeni all allergia. Casa Editrice Ambrosiana Milano. 1951. — PIERAPOLI, W., and E. CLERICI: Immunological aspects of experimental amyloidosis. Experientia (Basel) 20, 693 (1964). — PIRANI, C. L., A. BESTETTI, H. R. CATCHPOLE, and M. MESKAUSKAS: Isolation and characterization of amyloid. Arthr. and Rheum. 7, 338 (1964). — PIRQUET, C. v.: Allergie. Münch. med. Wschr. 53, 1457 (1906). ∼ Allergy. Arch. intern. Med. 7, 259 (1911). ∼ Über die verschiedenen Formen der allergischen Reaktion bei der Revaccination. Z. Immun.-Forsch. 35, 127 (1911). — PIRQUET, C. v., u. B. SCHICK: Zur Theorie der Inkubationszeit. Wien. klin. Wschr. 26, 758 (1903). ∼ Die Serumkrankheit. Wien: Franz Deuticke 1905. ∼ Überempfindlichkeit und beschleunigte Reaktion. Münch. med. Wschr. 30, 1457 (1906). ∼ Serum sickness: Williams & Wilkins. Baltimore 1951. — PLIESS, G., u. K. MAI: Knochenmarksveränderungen nach Einwirkung von Antiseren. Verh. Dtsch. Ges. Path. 1962, 136. — PONCET, A., et R. LERICHE: Le rhumatisme tuberculeux. Paris 1909. — PONDER, E.: The prolytic loss of K from human red cells. J. gen. Physiol. 30, 235 (1947a). ∼ Prolytic ion exchange produced in human red cells by methanol, ethanol, guaincol and resorcinol. J. gen. Physiol. 30, 479 (1947b). — PONDER, E., M. BESSIS, M. BRICKA et J. BRETON-GORIUS: Modifications de la surface des érythrocytes par différentes agressions (et particulièrement durant l'agglutination) étudiées par microscopie électronique. Rev. Hémat. 7, 550 (1952). — PORTIER, P., et R. CH. RICHET: De l'action anaphylactique de certains venins. C. R. Soc. Biol. 54, 170 (1902); Trav. Lab. Physiol. Paris 5, 506 (1902). — PRAUSNITZ, C. L., u. H. KÜSTNER: Studien über die Überempfindlichkeit. Zbl. Bakt., I. Abt. 86, 160 (1921). — PRESSMAN, D.: Tissue localizing antibodies. Ann. N.Y. Acad. Sci. 59, 376 (1955). — PRESSMAN, D., H. N. EISEN, and P. J. FITZGERALD: The zone of localization of antibodies. VI. The rate of localization of anti-mouse-kidney serum. J. Immunol. 64, 281 (1950). — PRESSMAN, D., H. N. EISEN, M. SIEGEL, P. J. FITZGERALD, B. SHERMAN, and A. SILVERSTEIN: The zone of localization of antibodies. X. The use of radioactive sulfur ^{35}S as a label for anti-kidney-serum. J. Immunol. 65, 559 (1950). — PRESSMAN, D., R. F. HILL, and F. W. FOOTE: The zone of localization of anti-mouse-kidney serum as determined by radioautographs. Science 109, 65 (1949). — PULVERTAFT, R. J. V., D. DONIACH, and I. M. ROITT: The cytotoxic factor in Hashimoto's disease and its incidence in other thyroid diseases. Brit. J. exp. Path. 42, 496 (1961). QUERSIN-THIRY, L.: Action of anticellular sera on virus. J. Immunol. 81, 253 (1958).

Rajka, E.: Allergie und allergische Erkrankungen, Bd. I u. II. Budapest 1959. ~ XI. Allergische Erkrankungen der Haut. Allergodermatosen. In: Rajka, Allergie und allergische Erkrankungen, Bd. II. 1959. — Rammelkamp, Ch. H.: Microbiological aspects of glomerulonephritis. Proc. Inst. Med. Chic. **19**, 371 (1953); J. chron. Dis. **5**, 28 (1957). — Randerath, E.: Zur pathologischen Anatomie der sog. Amyloidnephrose. (Zugleich ein Beitrag zur Frage der allgemeinen Amyloidose als Paraproteinose.) Virchows Arch. path. Anat. **314**, 388 (1947). — Ratner, B.: The physiologic pathology of allergic disease. Int. Arch. Allerg. **6**, 1 (1955). — Ratzenhofer, M., u. A. Probst: Zur Morphologie des Hyalins. Verh. Dtsch. Ges. Path. **37**, 247 (1953); s. auch Schauenstein 1951 (zu entnehmen aus der obigen Arbeit). — Rebuck, J. W.: Structural changes in sensitized human erythrocytes observed with the electron microscope. Anat. Rec. **115**, 591 (1953). — Redd, L., and J. H. Vaughan: Eosinophiles in passive anaphylaxis. Proc. Soc. exp. Biol. (N.Y.) **90**, 317 (1955). — Reiser, K. A.: Zur Lehre vom Feinbau der nervösen Substanz. Z. ges. Neurol. Psychiat. **175**, 485 (1942/43). — Remy, D.: Die Physiologie der Mastzellen. Arch. klin. exp. Derm. **213**, 545 (1961). — Renn, P.: Zur Funktionsfrage der Gaumenmandel. Beitr. path. Anat. **53**, 1 (1912). — Rich, A. R.: Hypersensitivity in disease with especial reference to periarthritis nodosa, rheumatic fever, disseminated lupus erythematosus and rheumatoid arthritis. Harvey Lect. **42**, 106 (1946/47). ~ Allergic diseases and diseases by sensitization. I. Internat. Allergiekongr., Zürich 1951, S. 1. Basel u. New York: Karger. ~ The pathology and pathogenesis of experimental anaphylactic glomerulonephritis in relation to human acute glomerulonephritis. Bull. Johns Hopk. Hosp. **98**, 120 (1956). — Rich, A. R., and M. R. Lewis: Mechanism of allergy in tuberculosis. Proc. Soc. exp. Biol. (N.Y.) **25**, 596 (1927). ~ The nature of allergy in tuberculosis as revealed by tissue culture studies. Bull. Johns Hopk. Hosp. **50**, 115 (1932). — Rich, A. R., G. A. Voisin, and F. B. Bang: Electron microscopic studies of the alteration of collagen fibrils in the Arthus phenomenon. Bull. Johns Hopk. Hosp. **92**, No 3 (1953). — Ricker, G.: Die Verflüssigung der Bindegewebsfasern. Zugleich ein Beitrag zur Kenntnis der fibrinoiden Degeneration. Virchows Arch. path. Anat. **163**, 44 (1901). ~ Pathologie als Naturwissenschaft. Berlin: Springer 1921. ~ Relationspathologie, Pathologie als Naturwissenschaft. Berlin: Springer 1924. — Riegele, L.: Die Nerven des Glomus caroticum beim Menschen mit kurzer Übersicht über den histologischen Aufbau des Organs. Z. Anat. Entwickl.-Gesch. **86**, 142 (1928). — Riley, J. F.: Histamine in tissue mast cells. Science **118**, 332 (1953). ~ Pharmacology and functions of mast cells. Pharmacol. Rev. **7**, 267 (1955). ~ The effect of histamine-liberators on the mast cells of the rat. J. Path. Bact. **65**, 471 (1957). ~ The mast cell. Edinburgh and London: Livingstone Ltd. 1959. — Riley, J. F., and G. B. West: The presence of histamine in tissue cells. J. Physiol. (Lond.) **120**, 528 (1953). ~ Tissue mast cells. Studies with a histamine liberator of low toxicity (compound 48/50). J. Path. Bact. **69**, 269 (1955). — Riva, G., u. R. Probst: Der Tod an Asthma bronchiale. Schweiz. med. Wschr. **1950**, 1325. — Robertson, M.: An in vitro study of the action of immune bodies called forth in the blood of rabbits by the injection of the flagellate protozoon Bodo caudatus. J. Path. Bact. **38**, 363 (1934). — Robineaux, R.: Etude microcinématographique en contraste de phase du mécanisme du phénomène LE. I. Internat. Sympos. Seelisberg 1958, S. 416. — Rocha e Silva, M.: The role played by leukocytes and platelets in anaphylactic and peptone shock. Ann. N.Y. Acad. Sci. **50**, 1045 (1950). — Rössle, R.: Spezifische Sera gegen Infusorien. Arch. Hyg. (Berl.) **54**, 1 (1905). ~ Zur Immunität einzelliger Organismen. Dtsch. Ges. Path. 13. Tagg (1909). ~ Über hyperergische Entzündung. Verh. Dtsch. Ges. Path. **17**, 281 (1914). ~ Allergie und Pathergie. Klin. Wschr. **12**, 574 (1933). ~ Über wenig beachtete Formen der Entzündung von Parenchymen und ihre Beziehung zu Organsclerosen. Verh. dtsch. Ges. Path. **27**, 152 (1934). ~ Geschichte der Allergieforschung. In: Allergie, hrsg. v. K. Hansen, 3. Aufl., S. 6. Stuttgart: Georg Thieme 1957. — Rohde, R.: Die experimentelle Amyloidose bei thymectomierten Mäusen. Z. Immun.-Forsch. **129**, 268 (1965). — Roitt, J. M., and D. Doniach: Nature and significance of autoantibodies in thyroid diseases. Proc. roy. Soc. Med. **50**, 958 (1957). ~ Mechanisms of hypersensitivity 1958, p. 325. ~ Thyroid auto-immunity. Brit. med. Bull. **16**, 152 (1960). ~ Lymphoid thyroiditis as a model for auto-immune disease. Acta allerg. (Kbh.) **18**, 474 (1963). — Roose, Th. G. A.: Krankheiten der Gesunden, S. 449 u. 465. Göttingen: Dieterich 1801. — Rose, N. R., J. H. Kite, and Th. K. Doebler: Experimental autoimmune thyreoditis. II. Internat. Sympos. Immunpath. Brooklodge 1961, p. 161 and 173. Basel: Benno Schwabe & Co. — Rose, R. N., and E. Witebski: Changes in the thyroid glands of rabbits following active immunization with rabbit thyroid extracts. J. Immunol. **76**, 417 (1956) (s. Coombs and Gell, p. 632). ~ Immunologische Untersuchungen bei Schilddrüsenerkrankungen. In: Miescher-Vorländer, Immunpathologie in Klinik und Forschung, S. 295. Stuttgart: Georg Thieme 1961. — Rosenau, W., H. D. Moon, and B. McIvor: Organ and species specifity of tissue culture cells. J. Lab. Invest. **10**, 1209 (1961). — Rosenau, W., H. D. Moon, and B. C. McIvor: Localization of antibody to tissue culture cells by fluorescent antibody technique. Lab. Invest. **11**, No 3 (1962). — Rossner, R., u. A. Orthner: Die Neuropathologie des viszeralen Lupus erythematodes. Fortschr. Neurol. Psychiat. **34**, 1 (1966). — Rost

G. A.: Zum Sensibilisierungsproblem in der Allergielehre. Hautarzt 10, 196 (1959). — Rost, G. A., D. G. R. Findeisen u. I. Niemand-Anderssen: Allergie und Immunität. Formenkreise der allergischen Reaktion. In: Praktikum der allergischen Krankheiten, Kap. II, S. 8. Leipzig: Johann Ambrosius Barth 1958. ~ Pathomechanismus der allergischen Reaktion. In: Praktikum der allergischen Krankheiten, Kap. III, S. 12. Leipzig: Johann Ambrosius Barth 1958. — Rothbard, S., and R. F. Watson: Amyloidosis and renal lesion induced in mice by injection with Freund-type of adjuvant. Proc. Soc. exp. Biol. (N.Y.) 85, 133 (1954). ~ Antigenicity of rat collagen. Reverse anaphylaxis induced in rats by anti-rat collagen serum. J. exp. Med. 103, 57 (1956). ~ Renal glomerular lesions induced by rabbit anti-rat collagen serum in rats prepared with adjuvant. J. exp. Med. 109, 633 (1959). ~ Antigenicity of rat collagen. J. exp. Med. 113, 1041 (1961). — Rother, K.: Die Bedeutung des Komplementsystems für allergische Reaktionen in vivo. Int. Arch. Allergy 22, 322 (1963). — Rother, K., u. H. J. Sarre: Immunologische Untersuchungen bei Nieren- und Gefäßerkrankungen. In: Miescher-Vorlaender, Immunpathologie, 2. Aufl. Stuttgart: Georg Thieme 1961. — Rother, U., K. Rother u. F. Schindera: Passive Arthusreaktion bei komplementdefekten Kaninchen. Z. Immun.-Forsch. 126, 473 (1964). — Rotter, W., u. W. Büngeler: Blut und blutbildende Organe. In: Lehrbuch der speziellen pathologischen Anatomie v. Kaufmann-Staemmler, Bd. I/1. S. 414. Berlin: Walter de Gruyter Co. 1955. — Rubner, O., u. E. Buddecke: Kritische Betrachtungen der verschiedenen Anschauungen über die Beziehungen zwischen Allergie und Immunität bei der Tuberkulose. Beitr. Klin. Tuberk. 116, 355 (1957). — Ruckli, A.: Subkutane Anwendung des Freundschen Adjuvans bei Kaninchen zur Gewinnung von Antikörpern gegen verschiedene Antigene. Path. et Microbiol. (Basel) 25, 257 (1962). — Rümke, Ph.: Auto-antibodies against spermatozoa in sterile men. I. Internat. Sympos. Immunpath. Seelisberg 1958, p. 145. — Rukavina, J. G., W. D. Block, C. E. Jackson, H. F. Falls, J. G. Carey, and A. C. Curtis: Primary systemic amyloidosis: a review and an experimental genetic and clinical study of 29 cases with particular emphasis on the familial form. Medicine (Baltimore) 35, 239 (1956).

Sabesin, S. M.: A function of the eosinophily: phagocytosis of antigen-antibody complexes. Proc. Soc. exp. Biol. (N.Y.) 112, 667 (1963). ~ Electron microscopy of hypersensitivity reactions. Amer. J. Path. 44, 889 (1964). — Salvato, G.: Studio istomorphologico e istochimico della mucosa bronchiale nell'asma. Minerva med. 54, 2868 (1958). ~ Asthma and mast cells of bronchial connective tissue. Experientia (Basel) 18, 330 (1962). — Samter, M.: The response of esinophils in the guinea pig to sensitization, anaphylaxis and various drugs. Blood 1, 217 (1949). ~ The role of the formed elements of the blood in allergy and hypersensitivity. J. Allergy 26, 248 (1955). — Samter, M., M. A. Kofoed, and W. Pieper: A factor in lungs of anaphylactically shocked guinea pigs which can induce eosinophilia in normal animals. Blood 8, 1078 (1953). — Sanarelli, G.: Le choléra expérimental. Ann. Inst. Pasteur 38, 11 (1924); 63, 105 (1939). — Sandritter, W., E. Kraus, G. Treser, W. Menk, M. Herrmann, K. Schöffling u. E. F. Pfeiffer: Studien zur „Übertragung" der Masuginephritis der Ratte. III. Z. ges. exp. Med. 132, 453 (1960). — Sarre, H., u. K. Rother: Die Autoagression in der Pathogenese der diffusen Glomerulonephritis. Dtsch. med. Wschr. 88, 1802 (1963). — Schabadasch, A. H.: Izv. Akad. Nauk. S.S.S.R., Ser. Biol 6, 745 (1947). — Schade, R. O. K., S. G. Owen, G. A. Smart, and R. Hall: The relation of thyroid auto-immunity to round-celled infiltration of the thyroid gland. J. clin. Path. 13, 499 (1960). — Schadewaldt, H.: Zur Frühgeschichte allergischer Erkrankungen. Sudhoffs Arch. Gesch. Med. 42, 363 (1958). ~ Die Lehre von der Allergie und den allergischen Krankheiten in ihrer historischen Entwicklung. Habilit.-Schr. Freiburg i. Br. 1960. ~ Zur Geschichte der allergologischen Terminologie. 5. Europ. Allerg.-Kongr. Basel. S. Karger 1962. ~ Allergisch bedingte Erkrankungen in zeitgenössischen Kasuistiken des 15.—18. Jahrhunderts. Trans. Coll. Int. Allerg. 5th Sympos. Freiburg i. Br. 1962. Int. Arch. Allergy 22, 187 (1963). — Schäfer, H.: Chemie des erregten Zustandes. In: Handbuch der allgemeinen Pathologie, Bd. IV/2, S. 717. Berlin-Göttingen-Heidelberg: Springer 1957. — Schallok, G.: Elektronenoptische Beobachtungen am Bindegewebe mit besonderer Berücksichtigung des Rheumatismus. In: W. H. Hauss u. H. Losse, Struktur und Stoffwechsel des Bindegewebes, S. 161. Stuttgart: Georg Thieme 1960. — Schauenstein, E., u. G. Rumpf: Physicochemische Befunde an bindegewebigem Hyalin. Z. Biol. 105, 107 (1952). — Schauer, A., u. M. Eder: Die Entwicklung von Mucopolysacchariden und Bildung histochemisch nachweisbarer Enzyme während der Mastzellreifung. Virchows Arch. path. Anat. 335, 72 (1962). — Schauer, A., u. E. Werle: Zur histochemischen Darstellung des Histamin der Mastzellen. Allergie u. Asthma 3, 395 (1957). — Scheiffarth, F., u. W. Frenger: Die Verwendbarkeit der passiven oder indirekten Hämagglutinationsreaktion nach Boyden beim Nachweis von Antikörpern. Blut 2, 102 (1956). ~ Immunhämatologie. In: Fortschritte der Immunitätsforschung v. Hans Schmidt, Bd. III. Darmstadt: Dr. Dietrich Steinkopff 1961. — Scheiffarth, F., M. Gemählich u. B. Eberlein: Zur Frage der gezielten Organallergie. Z. ges. exp. Med. 129 (1958). — Schick, B.: Serumkrankheit. In: Handbuch der Kinderheilkunde (Pfaundler-Schlossmann), I. Aufl. (mit

v. Pirquet). Leipzig: Vogel 1906. ~ Überempfindlichkeit und beschleunigte Reaktion. Münch. med. Wschr. 103, 66 (1906) (mit v. Pirquet). ~ Current problems in allergy and immunology (W. Kaufmann). Bibliographie von Béla Schick. New York u. Basel: S. Karger 1959. — Schild, H. O., D. F. Hawkins, J. L. Mongar, and H. Herxheimer: Reactions of isolated human asthmatic lung and bronchial tissue to a specific antigen, histamine release and muscular contraction. Lancet 1951 II, 376. — Schilling, V.: Das Knochenmark als Organ. III. Funktion des Markparenchyms und Leukocytose. Dtsch. med. Wschr. 1925, 467, 516. — Schindler, H.-J.: Über die Durchführbarkeit von Amyloidreaktionen an aus Kaninchen- und Rinderserum gewonnenen Präzipitaten. Inaug.-Diss. Tübingen 1944. — Schittenhelm, A., u. W. Erhardt: Anaphylaxiestudien bei Mensch und Tier. Aktive Anaphylaxie und reticulo-endotheliales System. Z. ges. exp. Med. 45, 75 (1925). — Schmidt, H.: Fortschritte der Serologie, 2. Aufl. Darmstadt: Dr. Dietrich Steinkopff 1951. — Schmitz-Moormann, P.: Biochemische und histochemische Untersuchungen am retikulären Bindegewebe der Milz. Virchows Arch. path. Anat. 334, 351 (1961). ~ Zur Biochemie der Kohlenhydrate des Amyloids. Hoppe-Seylers Z. physiol. Chem. 74, 338 (1964). — Schneider, G.: Bluteiweiß- und Organeiweißbestand unter Cortisonbehandlung im Experiment. Verh. Dtsch. Ges. Path. 36. Tagg, 1952, S. 178. ~ Über die Pathogenese der Amyloidose. Immunologische, histo- chemische und morphologische Untersuchungen. Ergebn. allg. Path. path. Anat. 44, 1 ff. (1964). — Schneider, W., u. H. Wagner: Kontaktdermatitis. In: Dermatologie und Venero- logie, Bd. III/1, S. 458. Stuttgart: Georg Thieme 1959. — Schnitzer, R.: Ist die Prausnitz- Küstersche Reaktion für den Nachweis von Antikörpern beweiskräftig? Schweiz. Z. allg. Path. 22, 684 (1959). — Schrader, A.: Die experimentellen Grundlagen der Encephalo- myelitis. In: Miescher-Vorländer, Immunopathologie in Klinik und Forschung, S. 564. Stuttgart: Georg Thieme 1961. — Schreck, R., and F. W. Preston: Toxicity of homologous immune serum to a transplantable tumor: studies using phase microscopy and cinemicro- graphy. J. nat. Cancer Inst. 16, 1021 (1956). — Schröder, F. W.: Untersuchungen in vitro über Phagocytose und Zerfall der polymorphkernigen Leukocyten im Verlauf experimenteller Immunisierung von Kaninchen. Z. ges. exp. Med. 921, 724 (1934). — Schubothe, H., u. W. Müller: Über die Anwendbarkeit des Ehrlichschen Fingerversuches als Nachweismethode intravitaler Hämolyse und Erythrophagocytose bei hämolytischen Erkrankungen. Klin. Wschr. 33, 272 (1955); s. bei Schubothe u. Heilmeyer, Serologie und klinische Bedeutung der Autohämantikörper. Basel: S. Karger 1958 u. bei Scheiffarth u. Frenger l.c. — Schultz, R. T., E. Calkins, F. Milgrom, and E. Witebsky: Association of gamma globulin with amyloid. Amer. J. Path. 48, 1 (1966). — Schultze, H. E.: Über Glykoproteine. 10. Coll. Dynamik des Eiweißes, Springer 1960 u. Dtsch. med. Wschr. 83, 1742 (1958). — Schu- macher, J.: Antike Medizin, Bd. 1, S. 26. Berlin: 1940. ~ Konstitution — Idiosynkrasie — Allergie (zur Geschichte des Allergie-Begriffes). Cesra-Säule 9/10, 3 (1958). — Schwab, L., F. C. Moll, T. Hall, H. Brean, M. Kirk, C. v. Zandt Hawn, and Ch. A. Janeway: Experimental hypersensitivity in the rabbit. J. Exp. Med. 91, 505 (1950). — Schwartz, Ph.: Amyloid deposits in the hearts of aged persons. J. Amer. Geriat. Soc. 13, 195 (1965). — Schwarz, W.: Heutige Vorstellungen über die ultramikroskopische Struktur des Bindegewebes. In: W. H. Hauss u. H. Losse, Struktur und Stoffwechsel des Binde- gewebes, S. 106. Stuttgart: Georg Thieme 1960. — Schwarz, W., u. N. Dettmer: Die qualitative elektronenmikroskopische Darstellung von Stoffen mit der Gruppe CHOH—CHOH. Z. wiss. Mikr. 61, 423 (1954). — Seegall, B. C., M. W. Hasson, E. C. Gayhor, and M. S. Rothenberg: Glomerulonephritis produced in dogs by specific antisera. I. The course of the disease resulting from injection of rabbit antidog-placenta serum or rabbit antidog-kidney serum. J. exp. Med. 102, 789 (1955a). ~ Glomerulonephritis produced in dogs by specific antisera. II. Pathologic sequences following the injection of rabbit antidog-placenta serum or rabbit antidog-kidney serum. J. exp. Med. 102, 807 (1955b). — Seelich, F., u. L. Stockinger: Ein Beitrag zum Problem der Zellform und deren Umwandlung. Z. Zellforsch. 39, 212 (1953). — Seifert, G., u. G. Geiler: Vergleichende Untersuchungen der Kopf- speichel- und Tränendrüsen zur Pathogenese des Sjögren-Syndroms und der Mikulicz- Krankheit. Virchows Arch. path. Anat. 330, 402 (1957). — Seligmann, M.: La spécificité des réactions sérologiques du lupus érythémateux disséminé et les anticorps anti-acide désoxyribonucléique. Seelisberg, Sympos. 1958, p. 402. — Selye, H., S. Grasso, and J. M. Dieudonné: On the role of adjuvants in calciphylaxis. Rev. Allergy 15, 461 (1961). — Shachter-Many, A. M., M. Prass, E. Sohar, H. Heller, E. Eilan, and J. Kedar: Immunological studies by the agar gel diffusion technic in familial mediterranean fever (FMF). Preliminary report. Harefuah 60, 84 (1961). — Shelley, W. B.: New serological test for allergy in man. Nature (Lond.) 195, 1181 (1962). — Shelley, W. B., and L. Juhlin: A new test for detecting anaphylactic sensitivity „The basophil reaction". Nature (Lond.) 191, 1056 (1961). ~ Functional cytologie of the human basophil in allergic and physiologic reactions; technic and atlas. Blood. 19, 208 (1962). — Shirahama, T., and A. S. Cohen: Structure of amyloid fibrils after negative staining and high-resolution electron microscopy.

Nature (Lond.) **206**, 737 (1965). — Shirasawa, H.: Die elektronenoptisch darstellbare Morphe der allergisch-hyperergischen Reaktionen an der Cornea des Kaninchens und Meerschweinchens. I. u. II. Teil. Frankfurt. Z. Path. 1966 (im Druck). — Shwartzman, G.: A new phenomenon of local skin reactivity to B. typhosus culture filtrate. Proc. Soc. exp. Biol. (N.Y.) **25**, 560 (1928). — Shwartzman-Sanarelli, G.: The phenomenon of local tissue reactivity. New York: Paul B. Hoeber 1937. — Siegmund, H.: Speicherung durch Reticuloendothelien, celluläre Reaktion und Immunität. Klin. Wschr. **1**, 2566 (1922). ~ Untersuchungen über Immunität und Entzündung. (Ein Beitrag zur Pathologie des Endothelapparates.) Verh. Dtsch. Ges. 19. Tagg 114 (1923). ~ Über einige Reaktionen der Gefäßwände und des Endokards bei experimentellen und menschlichen Allgemeininfektionen. Verh. Dtsch. Ges. Path. 20. Tagg 1925, S. 260. ~ Zur Pathogenese der chronischen Streptokokkensepsis. Münch. med. Wschr. **72**, 639 (1925). ~ Zur anatomischen Pathologie des Serumschocktodes. Zbl. allg. Path. path. Anat. **80**, 289 (1943). — Siess, M.: Experimentelle Untersuchungen über die Resorption von artfremdem Eiweiß in Harnblase und Nierenbecken und über die allergisch-hyperergische Cystitis und Cystopyelitis. Virchows Arch. path. Anat. **318**, 476 (1950). ~ Biologische und pharmakologische Beeinflussung der Leukocytenfunktion. Z. ges. exp. Med. **120**, 139 (1953). — Siess, M., u. H. J. Linkenbach: Untersuchungen zum Wirkungsmechanismus der anaphylaktischen Reaktion am isolierten Meerschweinchenherzvorhof. Med. Welt **26**, 1409 (1960). — Simonin, J., et A. Delaunay: Modifications du pré-collagène rénal (réticuline) au cours de la séro-anaphylaxie aiguë du cobaye. I. Internat. Congr. Allerg. Zürich 1951, p. 197. — Simonsen, M.: Biological incompatibility in kidney transplantation in dogs. Acta path. microbiol. scand. **32**, 36 (1953). ~ The impact on the developing embryos' and newborn animal of adult homologous cells. Acta path. microbiol. scand. **40**, 480 (1957). ~ The mechanism of runt disease. II. Internat. Sympos. on Immunopath. Kalamazoo 1961. Basel: Benno Schwabe & Co. 1962. ~ Graft versus host reaction. Their natural history and applicability as tools of research (Kallós and Waksman). In: Proceedings of allergy, vol. VI. Basel u. New York: S. Karger 1962. — Singer, M., and G. B. Wislocki: Affinity of syncytium, fibrin and fibrinoid of human placenta for acid and basic dyes under controlled conditions of staining. Anat. Rec. **102**, 175 (1948). — Singer, S. J., and A. F. Schick: The properties of specific stains for electron microscopy prepared by the conjugation of antibody molecules with ferritin. J. biophys. biochem. Cytol. **9**, 519 (1961). — Skelton, M. O.: Amyloid disease and rheumatoid arthritis; report of 3 cases. Lancet **1952**, 382. — Smith, Th.: Degrees of susceptibility to diphtheria toxin among guinea-pigs; transmission from parents to offspring. J. med. Res. **13**, 341 (1904/05). — Snell, G. D.: The homograft reaction. Ann. Rev. Microbiol. **11**, 439 (1957). — Sohar, E., and J. Gafni: Primary peri-reticular (typical) amyloidosis in Israel. Its relation to familial mediterranean fever. Quart. J. Med. **32**, 211 (1963). — Solomon, D. H., J. W. Gardella, H. Fanger, F. M. Dethier, and J. W. Ferrebee: Nephrotoxic nephritis in rats. J. exp. Med. **90**, 267 (1949). — Sonneborn, T. M.: Sex, sex inheritance, and sex determination in paramecium aurelia. Microbiol. Genetics Bull. **7**, 27 (1937—1951) (Abstracts); Proc. nat. Acad. Sci. (Wash.) **23**, 378 (1937). — Soostmeyer, T.: Glykogengehalt und Zellstrukturen der Leber während des anaphylaktischen Schocks. Virchows Arch. path. Anat. **306**, 554 (1940). — Sorensen, G. D., and W. A. Heefner: Experimental amyloidosis. I. Light and electron microscopy observations of spleen and lymph nodes. Lab. Invest. **11**, 585 (1962). — Sorensen, G. D., W. A. Heefner, and J. B. Kirkpatrick: Light and electron microscopic observations of liver. Amer. J. Path. **44**, 629 (1964). — Sorkin, E., and S. v. Boyden: Studies on the fate of antigens in vitro. J. Immunol. **332**, 82 (1959). ~ On the fate of rabbit antigen-antibody complexes in the presence of normal leukocytes in vitro. Experientia (Basel) **18**, 127 (1962). — Sorkin, E., u. L. Hulliger: Über die Zirkulation antikörperbildender Zellen. Bull. Schweiz. Akad. med. Wiss. **21**, 227 (1965). — Sorkin, E., and M. Landy: Antibody production by blood leucocytes. Experientia (Basel) **21**, 677 (1965). — Speirs, R. S.: Introduction to the leucocytes. Physiological approaches to an understanding of the function of eosinophils and basophils. Ann. N. Y. Acad. Sci. **59**, 706 (1955). ~ Effect of 500 r whole body irradiation on the cellular composition of the peritoneal fluid following an intraperitoneal injection of antigen in mice. J. Immunol. **77**, 437 (1956). ~ A theory of antibody formation involving eosinophils and reticuloendothelial cells. Nature (Lond.) **181**, 681 (1958). — Speirs, R. S., and U. Wenck: Eosinophil response to toxoids in actively and passively immunized mice. Proc. Soc. exp. Biol. (N.Y.) **90**, 571 (1955). — Spier, H. W.: Allergie der Haut. In: Gottron-Schönfeld, Dermatologie und Venerologie, Bd. I/1, S. 613. Stuttgart: Georg Thieme 1961. — Squira, J. R.: Agammaglobulinaemia. Proc. roy. Soc. Med. **55**, 393 (1955). — Stanworth, D. R.: Reaginic antibodies. Advanc. Immunol. **3**, 181 (1963). — Steblay, R. W.: Glomerulonephritis induced in sheep by injections of heterologous glomerular basement membrane and Freund's complete adjuvant. J. exp. Med. **116**, 253 (1962). ~ Glomerulonephritis induced in sheep and monkeys by injections of heterologous glomerular basement membrane and Freund's adjuvant. III. Internat.

Sympos. Immunopath. La Jolla 1963, p. 252. ~ Immediate or delayed nephritis in rabbits induced by intravenous injections of sheep anti-human glomerular basement membrane sera. Fed. Proc. (in press) (1963). — Steffen, C.: Immunpathologie der Leukozyten und Thrombozyten. Wien. Z. inn. Med. 39, 3 (1958). ~ Methods of immunhaematologic research. Bibl. haemat. (Basel) 14, 1, 31, 116 (1963a). ~ Antiglobulin-consumption test. Bibl. haemat. (Basel) 14, 66 (1963b). — Steffen, C., and M. Rosak: In vitro demonstration of anti-ovalbumin specifity of lymph node cells in delayed type hypersensitivity. J. Immunol. 90, 337 (1963). — Steffen, C., u. H. Schindler: Untersuchungen über die Eigenschaften einer im Serum von Polyarthrikern und von Patienten mit rheumatischer Endocarditis vorkommenden Substanz mit den Merkmalen eines gewebsspezifischen Antikörpers. Schweiz. Z. allg. Path. 18, 287 (1955). — Steffen, C., u. R. Timpl: Untersuchung über die Bedeutung von Kollagen in der Rheumaserologie. Z. Rheumaforsch. 21, 417 (1962). ~ Untersuchungen über die spezifischen Reaktionsbereiche von Kollagenantigenen I. Z. Immun.-Forsch. 129, 469 (1965). ~ Untersuchungen über die spezifischen Reaktionsbereiche von Kollagenantigenen II. Untersuchung über die nach Hydroxylaminbehandlung auftretende Spezifität an Hand von Kollagenpeptiden. Z. Immun.-Forsch. 130, 3 (1966). — Steffen, C., R. Timpl u. J. Wolff: Immunogenität und Spezifität von Kollagen. I. Untersuchungen über Gewinnung und Spezifität eines Antikörpers gegen lösliche Kollagenpräparation. Z. Immun.-Forsch. 124, 476 (1962). — Steiner, J. W.: Investigations of allergic liver injury. I. Light, fluorescent and electron microscopy study of the effects of soluble immune aggregate. Amer. J. Path. 38, 411 (1961). — Steiner, J. W., B. Langer, and D. L. Schak: The local and systemic effects of Freund's adjuvant and its fractions. Arch. Path. 70, 424 (1960). — Steiner, J. W., B. Langer, D. L. Schatz, and R. Volpe: Experimental immunologic adrenal injury. J. exp. Med. 112, 187 (1960). — Stender, H. St.: Rüdesheimer Gespräche über Immunpathologie der D.F.G. (nicht veröffentlicht). — Stender, H. St., D. Strauch, H. Winter u. W. Textor: Die Wirkung des Cyclophosphamids bei fraktionierter oder massierter Dosierung auf die Antikörperbildung. Arzneimittel-Forsch. 13, 1031 (1963). — Stetson, C. A.: Studies on the mechanism of the Shwartzman phenomenon. Certain factors involved in the production of the local hemorrhagic necrosis. J. exp. Med. 93, 489 (1951). ~ Studies on the mechanism of the Shwartzman phenomenon. Similarities between reactions to endotoxins and certain reactions of bacterial allergy. J. exp. Med. 101, 421 (1955). — Stetson, C. A., and R. A. Good: Studies on the mechanism of the Shwartzman phenomenon. Evidence for the participation of polymorphonuclear leucocytes in the phenomenon. J. exp. Med. 93, 49 (1951). — Stetson jr., Ch. A.: Similiarities in the mechanism determining the Arthus and Shwartzman phenomena. J. exp. Med. 94, 347 (1951). — Stiprian, H. v.: Über den Einfluß des 6-Mercaptopurin auf die experimentelle Amyloidose. Inaug.-Diss. Tübingen 1965. — Stöhr, Ph.: Zusammenfassende Ergebnisse über die Endigungsweise des vegetativen Nervensystems. Acta neuroveg. (Wien) 10, 1 (1954). — Strässle, R., u. P. Miescher: Experimentelle Studien über den Mechanismus der Leukocytenschädigung durch Antigen-Antikörper-Reaktion. Schweiz. med. Wschr. 86, 1461 (1958). — Struck, G.: Beitrag zur Frage der nervalen Beeinflussung der beginnenden Entzündung. Beitr. path. Anat. 115, 515 (1955). — Strukov, A. J., V. V. Serov, and J. V. Pavlikhina: On the pathogenesis of amyloidosis. Virchows Arch. path. Anat. 337, 550 (1963). — Studer, A., u. K. Reber: Rheumatismus als Problem der experimentellen Medizin. In: Der Rheumatismus (R. Schoen), Bd. 33, S. 1—138. Darmstadt: Dr. Dietrich Steinkopff 1959. — Stüttgen, G.: Mechanismen der allergischen Hautreaktionen. Acta allerg. (Kbh.) 16, 428 (1961). — Sutherland, D. E. R., O. Archer, R. D. A. Peterson, E. Eckert, and R. A. Good: Development of „autoimmune processes" in rabbits after neonatal removal of central lymphoid tissue. Lancet 1965 I, 130. — Svejcar, J., and J. Johanovský: Demonstration of delayed (tuberculin) type hypersensitivity in vitro. I. Selection of methods. II. Specific reaction of hypersensitive cells with antigen. III. Growth stimulation of sensitive peritoneal exudate cells in antigen containing medium. Z. Immun.-Forsch. 122, 278, 420, 437 (1961). ~ Ref. in Allergie und Asthma. 8, 268 (1962). — Svejcar, J., J. Johanovský u. J. Pekarek: Spätüberempfindlichkeit in Gewebekulturen. In: Kleinsorge, Knipping, Wagner, Abh. über die Pathophysiologie der Regulationen H. 11, S. 83. Fortschr. klin. Immunol. (Hrsg. H. Kleinsorge). Jena: Fischer 1966.

   Taeger, K. H.: Untersuchungen über die Entstehung der experimentellen Amyloidose bei gleichzeitiger Histaminapplikation. Ärztl. Forsch. 13, 81 (1959). — Taichman, N. S., Taichman, D. D. S., T. Urinhura, and H. Z. Movat: Ultrastructural alterations in the local Shwartzman reaction. Lab. Invest. 14, 2162 (1965). — Taylor, H. E., W. E. Shephard, and C. E. Robertson: An immunohistochemical examination of granulation tissue with glomerular and lung antisera. Amer. J. Path. 38, 39 (1961). — Taylor, H. E., and C. F. A. Culling: Cytopathic effect of humoral antibodies and spleen cells against fibroblasts. Lab. Invest. 14, 178 (1965). — Taylor, H. E., C. F. A. Culling, and J. T. McDonald: Cytopathic effect of humoral antibodies against fibroblasts. Amer. J.

Path. 48, 921 (1966). — TEILUM, G.: Cortisonascorbic acid interaction and the pathogenesis of amyloidosis. Mechanisms of action of cortison on mesenchymal tissue. Ann. rheum. Dis. 11, 119 (1952); Lancet 1951 II, 166. ~ Studies on the pathogenesis of amyloidosis. J. Lab. clin. Med. 43, 367 (1954). ~ Periodic acid-Schiff-positive reticulo-endothelial cells producing glycoprotein: functional significance during formation of amyloid. Amer. J. Path. 32, 945 (1956). ~ Amyloidosis secondary to agammaglobulinaemia. Acta path. microbiol. scand. 64, 21 (1964 b). — TEIZO, F.: Pathogenesis of Aschoff body (rheumatic nodule). Mie med. J. 6, No 1 (1956). — TERASAKI, P. J., J. A. CANNON, and W. P. LONGMIRE: Antibody response to homografts technic of lymphoagglutination and detection of lymphoagglutinins upon spleen injection. Proc. Soc. exp. Biol. (N. Y.) 102, 280 (1959). — TERRY, D., N. K. GONATAS, and M. WEISS: Ultrastructural studies in Alzheimer presenile dementia. Amer. J. Path. 44, 269 (1964). — THIELE, H.: Ordnen von Fadenmolekülen durch Ionendiffusion. Ein Prinzip der Strukturbildung. Protoplasma (Wien) 58, 319 (1964). ~ Prinzip einer Strukturbildung. Ionen ordnen Fadenmoleküle. Kolloid-Z. 197, 26 (1964). — THIÉRY, J. P.: Microcinematographic contributions to the study of plasma cells. Ciba Sympos. Cellular Aspects of Immunity, p. 59. London: Churchill 1960. — THOMAS, L.: The Shwartzman phenomenon and other reactions produced by the endotoxins of Gram negative bacteria. I. Internat. Sympos. (GRABAR-MIESCHER), S. 325. Basel: Benno Schwabe & Co. 1959. — THOMSON, I. G.: Fatal bronchial asthma showing asthmatic reaction in ovarian teratoma. J. Path. Bact. 57, 213 (1945). — TODD, A. S.: The histological localization of fibrinolysin activator. J. Path. Bact. 78, 281 (1959). — TOKUDA, A.: See KASAI. Mie med. J. 9, 201, 217 (1959) — TOKUDA, A., H. HAYASHI, and K. MATSUBA: Biochemical study of cellular antigen-antibody reaction in tissue culture. II. Release of a protease inhibitor. J. exp. Med. 112, 249 (1960). — TOPLEY and WILSON (sc. WILSON and MILES): Principles of bacteriology and immunity. London: E. Arnold 1955. — TRAMAINE, M. M., and W. S. JETER: Passive cellular transfer of hypersensitivity to serum antigens in rabbits. J. Immunol. 74, 96 (1955). — TRAUTWEIN, G.: Experimentelle Untersuchungen über die Aleutenkrankheit der Nerze. Habil.-Schr. Hannover 1963, Tierärztliche Hochschule. — TRETHEWIE, E. R.: Fundamental aspects of allergy. Med. J. Aust. 388, 6979 (1954); Acta allerg. (Kbh.) 8, 85 (1955).

UHR, J. W., and M. W. BRANDRISS: Delayed hypersensitivity. IV. Systemic reactivity of guinea pigs sensitized to protein antigens. J. exp. Med. 108, 905 (1958). — UNDRITZ, E.: Die regionären Monocyten der Blutkörperchennester. Folia haemat. (Lpz.) 70, 32 (1950). — UNGER, P. N., M. ZUCKERBROD, G. J. BECK, and J. M. STEELE: Amyloidosis in rheumatoid arthritis; report of 10 cases. Amer. J. med. Sci. 216, 51 (1948).

VAREKAMP, H., and R. VOORHORST: New observations concerning eosinophilia in hay fever. Acta allerg. (Kbh.) 20, 171 (1965). — VAUGHN, J.: The function of the eosinophile leukocyte. Blood 8, 1 (1953). — VÁZQUEZ, J. J., and F. J. DIXON: Immuno-histochemical analysis of amyloid by the fluorescence technique. J. exp. Med. 104, 727 (1956). ~ Immuno-histochemical analysis of lesions associated with fibrinoid change. Arch. Path. 66, 504 (1958). — VETTER: Aphorismen der pathologischen Anatomie, Wien 1803. Bei: THOMAS BITTER, I. D.: Zur Bedeutung des Mukopolysaccharid-Bausteins Glukosamin bei der experimentellen Amyloidose. 1959. — VIGLIANI, E.: Sulla origine immunitaria della silicosi. I: Considerazioni generali. II: Considerazioni biochemiche e immunologiche sullo jalino. Med. d. Lavoro 49, 6 (1958). ~ Immunreaktion bei der Bildung von Hyalin. Grundfragen aus der Silikose-Forschung, Bd. III. Bochum 1959. — VIGLIANI, E., and B. PERNIS: Immunological factors in the pathogenesis of the hyaline tissue in silicosis. Brit. J. industr. Med. 15, 8 (1958). — VIRCHOW, R.: Über parenchymale Entzündung. Virchows Arch. path. Anat. 4, 261 (1852). ~ Allgemeine Formen der Störung und ihrer Ausgleichung. In: Handbuch der speziellen Pathologie und Therapie, Bd. 1, Para. 1, 2, 8 u. 10. Berlin: Hirschwald 1854. ~ Die Cellularpathologie in ihrer Begründung auf physiologische und pathologische Gewebelehre. Berlin: August Hirschwald 1858. — VOGT, A.: Untersuchung über die Bedeutung der Latenzzeit beim Arthus-Phänomen des Kaninchens. Int. Arch. Allergy 17, 360 (1960). ~ Ein Beitrag zur Immunologie der Masugi-Nephritis. Habil.-Schr. Freiburg 1965. — VOGT, A., u. H. G. KOCHEM: Histo-serologische Untersuchungen mit fluoreszenzmarkiertem Antikomplement. Nachweis komplementbindender Substanzen im Amyloid. Z. Zellforsch. 52, 640 (1960). ~ Ein Beitrag zur Immunologie der Masugi-Nephritis. Verh. Dtsch. Ges. Path. 45, 302 (1961). ~ Immediate and delayed nephrotoxic nephritis in rats. The role of complement fixation. Amer. J. Path. 39, 373 (1961). — VOISIN, G. A., and F. TOULLET: Modifications of capillary permeability in immunological reactions mediated through cells. Ciba Sympos. „Cellular Aspects of Immunity". London: Churchill 1960. — VOLKHEIMER, G., H. u. F. H. SCHULZ: Gefäßsystem und Resorption. Münch. med. Wschr. 107, 2293 (1965). — VOORHORST, R.: Verschiedene Ursachen der Eosinophilie. Allergie u. Asthma 5, 276 (1959). — VORLAENDER, K. O.: In: MIESCHER-VORLAENDER, Immunpathologie in Klinik und Forschung, 2. Aufl. Stuttgart: Georg Thieme 1961.

Waksman, B. H.: Specific white cell lysis produced by combination of rabbit antiserum to purified protein (ovalbumin, bovine gamma globulin) with homologous antigen. The role of non-precipitating antibody. J. Immunol. 70, 331 (1954). ~ Cell lysis and related phenomena in hypersensitive reactions including immunohematologic diseases. Progr. Allergy 5, 349 (1958a). ~ The effect of tuberculin on peritoneal exudate cells of sensitized guinea pigs in surviving cell culture. J. Immunol. 81, 220 (1958b). ~ Passive transfer of homograft immunity. I. Internat. Symp. Imm. Pathology, p. 185. Basel: Grabar u. Miescher Benno Schwabe & Co. 1959a. ~ Experimetal allergic encephalomyelitis as prototype of the class of auto-allergic diseases. Internat. Sympos. Henry Ford Hosp. „Mechanisms of Hypersensitivity", p. 679. Boston: Little, Brown & Co. 1959b. ~ A comparative histopathological study of delayed hypersensitive reactions. Ciba Symposion 1960a, p. 280. ~ The distribution of experimental auto-allergic lesions. Amer. J. Path. 37, 673 (1960b). ~ Tissue damage in the „delayed" (cellular) type of hypersensitivity. 2. Internat. Sympos. of Immunopath. 1961, S. 152. Basel: Benno Schwabe & Co. — Waksman, B. H., and D. Bocking: A comparison of leukocyte lysis with certain other immunologic phenomena demonstrable in sera of tuberculous rabbits. Amer. Rev. Tuberc. 69, 1002 (1954). — Waksman, B. H., and J. S. Bullington: Studies of arthritis and other lesions induced in rats by injection of mycobacterial adjuvant. Arch. Ophthal. 64, 751 (1960). — Waksman, B., and J. Freund: Sensitization with organ specific antigens and the mechanisms of enhancement of the immune responses. J. Allergy 28, 18 (1957). — Waksman, B. H., and M. Matoltsy: Quantitative study of local passive transfer of tuberculin sensitivity with peritoneal exsudate cells in the guinea pig. J. Immunol. 81, 235 (1958). — Waksman, B. H., C. M. Pearson, and J. T. Sharp: Studies of arthritis and other lesions induced in rats by injection of mycobacterial adjuvant. II. Evidence that the disease is a disseminated immunologic response to exogenous antigen. J. Immunol. 85, 403 (1960). — Waksman, B. H., and J. T. Sharp: Immunologic nature of arthritis induced in rats by mycobacterial adjuvant. Fed. Proc. 19, 210 (1960). — Walford, R. L.: Leukocyte antigens and antibodies. New York and London: Grune & Stratton 1960. — Walters, M. N. I.: Pancreatitis induced by the graft-versus-host reaction. J. Path. Bact. 91, 65 (1966). — Walz, U. M., A. Mayer u. D. Vogel: Untersuchungen an homocygoten und heterocygoten 6-Mercaptopurin-behandelten Mäuseparabiosen unter besonderer Berücksichtigung der Amyloidentstehung. Frankfurt. Z. Path. 73, 346 (1964). — Wanstrup, J., and H. E. Christensen: Granulomatous lesions in mice produced by Freund's adjuvant. Acta path. microbiol. scand. 63, 340 (1965). — Wasastierna, C.: The destruction of red blood corpuscles in experimental hemolytic anemia. Acta med. scand. Suppl. 258 (1951). — Watson, R. F., S. Rothbard, and P. Vanamee: The antigenicity of rat collagen. J. exp. Med. 99, 535 (1954). — Weigle, W. O.: Fate and biological action of antigen-antibody complexes. In: Adv. Immunol. 1, 283 (1961). — Weigle, W. O., and Y. F. Dixon: Relationship of circulating antigen-antibody complexes, antigen elimination, and complement fixation in serum sicknes. Proc. Soc. exp. Biol. (N. Y.) 99, 226 (1958). — Werle, E.: Bildung und Schicksal des Histamins im Organismus. Allergie u. Asthma 3, 335 (1957). — Werle, E., u. A. Schauer: Histamin in Nerven. IV. Z. ges. exp. Med. 127, 16 (1956). — Werner, M.: Über die Ursachen der Verquellung der kollagenen Fasern bei der hyperergischen Entzündung (Arthusphänomen). Virchows Arch. path. Anat. 301, 552 (1938). ~ Die Histologie der allergischen Testreaktionen. A. S. Grumbach u. A. Rivkine: I. Internat. Allergiekongr. Zürich, S. 170. Basel: S. Karger 1951. ~ Die allergischen Testreaktionen. Int. Arch. Allergy 4, 425 (1953). ~ Allergie und autonomes Nervensystem. Il pensiero scientifico (Roma), p. 1. Atti del III. Congr. di Allergologia, Firenze 1956. ~ Das morphologische Bild der Kutanreaktion. In: Hansen, Allergie, Kap. 12, S. 279. Stuttgart: Georg Thieme 1957. — Werner, M., u. P. Wachholz: Klinische und tierexperimentelle Untersuchungen zur Frage der in vitro Leukocytolyse. Int. Arch. Allergy 12, 223 (1958). — Westphal, O., O. Lüderitz, E. Eichenberger u. E. Neter: Chemische Wirkgruppen in bakteriellen Lipopolysaccharid-Reizstoffen. Dtsch. Z. Verdau.- u. Stoffwechselkr. 15, 170 (1955). ~ Mucopolysaccharide of gram negative bacteria: newer chemical and biological aspects. Ciba Foundation Sympos. Chem. Biol. Mucopolysaccharides, p. 187. 1958. — Widal, F., P. Abrami: Réaction d'ordre anaphylactique dans l'urticaire. La crise hémoclasique initiale. Bull. Soc. méd. Hôp. Paris 37, 256 (1914). — Wienbeck, J.: Die Granulopoese im kindlichen Knochenmark. Beitr. path. Anat. 101, 268 (1938). — Wiener, J., D. Spiro, and P. S. Russell: An electron microscopic study of the homograft reaction. Amer. J. Path. 44, 319 (1964). — Wiener, J., D. Spiro, and H. O. Zunker: A cellular study of tuberculin sensitivity. Amer. J. Path. 47, 723 (1965). — Williams, G.: Amyloidosis in parabiotic mice. J. Path. Bact. 88, 35 (1964). — Witebsky, E., N. R. Rose, K. Terplan, and J. R. Paine: Chronic thyroiditis and autoimmunisation. J. Amer. med. Ass. 164, 1439 (1957). — Witte, S.: Morphologische und serologische Studien über Tuberkulinwirkungen an Leukocyten in vitro. Beitr. Klin. Tuberk. 104, 252 (1950). — Wolpers, C.: Elektronenmikroskopische Untersuchungen zur Pathologie kollagener Fasern. Frankfurt.

Z. Path. **61**, 417 (1950). — Wolstenholme, G. E. W., and M. O'Connor: Cellular aspects of immunity. Ciba Sympos. 1960. London: Churchill. — Woodruff, M. F. A., and C. O. Simpson: Induction of tolerance to skin homografts in rats with special reference to split skin grafts. Plast. reconstrs. Surg. **15**, 451 (1955). — Wu, T. T.: Über Fibrinoidbildung der Haut nach unspezifischer Gewebsschädigung bei der Ratte. Virchows Arch. path. Anat. **300**, 373 (1937).

Zbinden, G., H. P. Bächtold u. A. Studer: Zur Histologie experimenteller Entzündung der Rattenpfote. Schweiz. Z. allg. Path. **22**, 300 (1959). — Zeh, E., u. D. Klaus: Die medikamentös-allergische Myokarditis. Med. Welt **24**, 1355 (1962). — Zinkham, W. H., and L. K. Diamond: In vitro erythrophagocytosis. Blood **7**, 592 (1952). — Zschiesche, W.: Experimentelle Mäuseamyloidose nach Injektion von Pflanzenölen. Naturwissenschaften **51**, 198 (1964). — Zschiesche, W., u. S. Ghatak: Genetische Reaktionsunterschiede im Amyloidexperiment bei Mäusen. Verh. dtsch. Ges. Path. **49**, Tagg., 283 (1965).

The immunochemical basis of hypersensivity and immunity.

By

Edward E. Fischel*.

Preface.

This review is intended as a general survey of some basic contributions to the field of allergy and immunology particularly from the point of view of immuno-chemical principles, with certain aspects treated in detail for illustration. The literature cited is chiefly from English and American sources, in part because it is difficult enough to be conversant with articles in a rapidly expanding area limited by a single language. Many highly significant contributions have been omitted because of this as well as limitations of space and time.

The original draft was completed in 1957 and has recently been enlarged to include some indications of the vast amount of work introduced within the past six years. Newer contributions to immunological methods, to immunological aspects of many diseases, and to fundamental aspects of immunology, homo-transplantation and tolerance, have resulted in an explosive interest in the field, with the associated introduction of many new journals, monographs, reviews and texts, some of which are cited for more definitive reference.

Introduction.

The introduction into an animal of substances foreign to it initiates a sequence of reactions, some of which are not specific, while later ones may be highly specific for the foreign substances. Initially, if the substance is primarily toxic or corrosive, such as diphtheria toxin or carbolic acid, it will exercise its own specific chemical and physical effects on the tissues. Secondly, with non-toxic substances, as well as toxic ones, the host initiates various complex biological phenomena which are relatively non-specific and collectively associated with the processes of inflammation[1]. Finally, after a period of several days or weeks, evidence may be obtained that the animal has developed reactivity highly specific to the foreign substance. Frequently these various steps in the interaction of external substances and host tissues cannot be clearly differentiated. The development of specific reactivity is the characteristic and common denominator of the process of immunity and allergy. Substances which elicit a response unique or specific for themselves may be termed *antigens*. The specific response may be manifested by the formation of specific precipitation or other specific reaction between the antigen and the host serum. The host is then said to have

* Director, Department of Medicine, The Bronx Lebanon Hospital Center, New York 56, N. Y.

Aided by grants H-2144 C and AI-229 from the National Institutes of Health, United States Public Health Service.

[1] Cf. Ehrich 1956, Roulet 1956.

produced demonstrable *antibody* and the animal is said to be *immunized* or *sensitized* to the *antigen*.

The ready accessibility of the blood has focused attention on those factors in the serum and in the circulating cells which are of importance in certain immunological and allergic reactions, although these factors do not account for all the manifestations of allergy and immunity.

The descriptive and essentially observational nature of early studies in immunology were the beginnings of the development of a systematic appreciation of the specificity of immune processes. With the advent of immunochemistry as a major scientific discipline, these immune processes became more precisely defined. Many advances are ascribable to the contributions of immunochemistry. Paramount among these is the importance of studying a single antigen and its respective antibody in attempting to define qualitatively or quantitatively an immune or allergic process. Mixtures of antigens continue to confound and confuse the interpretation of phenomena and data which may become disarmingly simple when viewed in a homogeneous system. While recent studies may appear to question the singleness of antigens and of antibodies, as will be discussed, the specific reactivity between an antigenic grouping and its reactive site in an antibody molecule remains a single system, despite the presence or absence of reactive sites to other antigenic groupings.

Another basic contribution of immunochemistry is the ability to define the immune reaction in chemical terms. Antibody concentration may now be expressed as a definite weight [1] rather than in relative terms or according to a description of its action in certain situations. The interaction of antigen and antibody may be demonstrated quantitatively with reproducible accuracy and predictability, and the reaction expressed in mathematical terms [1]. Advances in the study of the chemistry of antigens and antibodies have helped to clarify many apparently diverse observations in the older immunologic literature, refuting some, redefining others and providing a fundamental basis for still others. For example, the induction of anaphylaxis or of the Arthus reaction was long thought to be independent of the amount of available antibody, a thesis which is no longer tenable, as will be discussed. The traditional concept that man was not able to be immunized by purified polysaccharides was distinctly reversed by the demonstration of such immunity by quantitative immunochemical methods [2]. The characterization of the intimate structure of combining sites in antigen-antibody reactions [3] has far reaching physicochemical significance. For the purposes of this review, it suffices to point out only the implications in terms of *in vivo* allergic and immune phenomena.

It is not possible to review adequately the vast literature of the chemical, physical and biological aspects of antigen-antibody reactions. Several texts are available for that purpose and many journals in the fields of chemistry, biology and medicine continue to add to the fund of knowledge [4]. The physicochemical basis of antigen-antibody interaction has a precise relationship to many of the biological phenomena of immunity and hypersensitivity. It is the purpose of this review to describe several of the basic tools of immunochemistry as applied to problems in allergy and immunity, and to illustrate some of the relationships

---

[1] HEIDELBERGER 1939, 1956 b.   [2] HEIDELBERGER, MACLEOD et al. 1950.

[3] KABAT 1954, 1956 c.

[4] BOYD 1956, CHASE 1952, CUSHING and CAMPBELL 1957, DOERR 1947—1951, GRABAR and MIESCHER 1959, KABAT 1943, 1961, HEIDELBERGER 1956 a and b, HAUROWITZ 1953, LANDSTEINER 1946, LAWRENCE 1959, MARRACK 1938, SCHMIDT 1950—1952, SHAFFER, LO GRIPPO and CHASE 1959, TALIAFERRO and HUMPHREY 1961, TALMADGE and CANN 1961, TREFFERS 1944, 1952. WILSON and MILES 1956.

of antigen-antibody interaction to the biological phenomena of immunity and hypersensitivity.

In recent years, additional basic biological phenomena have been explored, particularly as related to specific reactivity at a cellular level. The literature has increased considerably, with several new journals introduced in various languages.

Among the biological phenomena in which considerable progress has been made are tissue transplantation studies, with manifestations of tolerance or rejection by host or by graft ("runt disease"). These studies have extended the concepts of specific reactivity to the field of genetics and to considerations of the fundamental biological mechanism of immunity to "foreign" substances[1]. Developments in the study of delayed hypersensitivity and "autoimmune" manifestations of disease have also stimulated studies concerning the mechanism of immunity at the cellular level, and the nature of the antigens and antibodies involved[2,3].

Antibodies.

The physical and chemical reality of antibody is accepted without question today. Not many years ago antigens were thought to engender ill defined attributes in the host. The preparation of analytically pure antibodies and the determination of their molecular weights and other physicochemical properties have been accomplished[4]. Appreciation of the specific reactivity of these chemical substances in vitro, and their ability to confer specific biologic reactivity to normal animals into which they are injected (passive immunization or passive transfer of certain allergic reactions[5]) further aid in demonstrating the relationship of antibody proteins to the biologic phenomena observed.

The concept of antigen carries with it the ability of the host to react with a high degree of specificity to a subsequent exposure to the antigen. Similarly the term antibody is applied to substances demonstrable in the serum by reaction with antigen. Early in the study of immune reactions antibodies were defined according to the activity they exhibited under conditions of a particular study. Precipitins, agglutinins, complement fixing antibodies, antitoxins, neutralizing antibodies, opsonins were frequently varied names for the same serum globulin. In some instances circulating antibody was not readily demonstrated. For example, the application of antigenic substance to the skin of an immunized or sensitized animal will elicit a specific inflammatory or allergic reaction which could not be elicited in the unsensitized or normal animal. The term *reagin* has been employed to indicate a specific reacting substance which is demonstrable only by its biological effects. A broader concept of the term "antibody" would make the use of this and other such terms superfluous. Manifestations of specific adaptation may include the development of specific neutralizing substances, if the antigen happens to be a primary toxin or a microorganism. Other forms of immune or allergic responses may develop, the manifestations of which vary widely in different species, in different anatomical sites and with different antigens or antibodies.

The realization that many attributes of immune substances may be referable to a single antibody has been modified by the demonstration that the antibody itself may exist with varied physicochemical properties[6].

---

[1] Billingham Brent and Medawar 1956.   [2] Lawrence 1959.
[3] Doniach and Roitt 1962, Dixon 1958.
[4] Cf. Kabat 1961, Marrack 1938, Pappenheimer 1953.
[5] Nicolle 1907, Prausnitz and Küstner 1921.   [6] Kabat 1953.

Immunization may give rise to a heterogeneous group of antibody molecules capable of reacting with specific antigen. The protective potency of horse antipneumococcus serum was found to be inconstantly related to the amount of specifically precipitable protein. When the antibody globulin was fractionated, varying protective potencies were observed in different fractions. In the rabbit, a constant ratio of protective potency and specifically precipitable protein was described[1]. During early immunization, rabbit antipneumococcal sera were found to have a lower protective power per mg. antibody nitrogen than did sera from the same animals at a later date[2].

In some instances the heterogeneity of specific antibody is readily demonstrable because a portion of it is incapable of forming visible aggregates of antigen-antibody complexes unless other, more complete, antibodies are present[3]. Such antibodies are called non-precipitating and have been thought to be particularly suited to the production of certain sensitization phenomena[4] as will be discussed. The demonstration that non-precipating antibody may be precipitated in the presence of complement and antigen[5] necessitates re-evaluation of many of the attributes of non-precipitating antibody. Heating antibody may render it "non-precipitating", but still capable of sensitizing[6]. Non-precipitating antibody has been called "blocking" antibody with considerable confusion of terminology. A similar term has been applied to the neutralizing antibody which develops after "desensitization" and inhibits ragweed allergy. In each instance more suitable terminology has been advanced to avoid the term "blocking".

The unique specificity of antibody globulin has been related to its structural configuration at the site of combination with antigens. It has been hypothesized that the antibody combining site is the result of secondary or tertiary folding of the gamma globulin molecule, predominantly due to disulfide pairing in the presence of antigenic determinants[7]. The size of the combining site has been estimated by inhibition or combining reactions with antigenic fragments which compete for the specific locus with the complete antigen[8]. Additional studies on the nature of the antibody molecule have received great impetus by the papain-fractionation procedure introduced by PORTER (1959). A subsequent fractionation procedure resulted in fractions A and B, the former appearing to contain the combining sites as well as a preponderance of the disulfide linkages[9].

Antibody production has been related to various tissues and cell types[10]. It appears that variations in the amount, chemical composition, toxicity, physical state and route of administration of antigen may influence the cells involved in antibody production. Of the many mesodermal cells studied, the plasma cell appears to be responsible for the bulk of precipitating antibody which circulates, as confirmed by the interesting studies with fluorescein labelled antibody by COONS and his group (1955). However, other cell types, including the macrophage and fibroblast may evidence some degree of specific hypersensitivity under certain experimental conditions. There is some evidence that ectodermal cells may exhibit specific sensitivity in the skin, cornea, central nervous system and elsewhere. The role of associated wandering cells and fibroblasts in the area cannot be excluded. Epithelioid cells in antigen-adjuvant induced granulomata have been identified with considerable antibody forming capacity by extraction and by

[1] GOODNER and HORSFALL 1937.   [2] BJØRNEBOE 1939.
[3] HEIDELBERGER and KENDALL 1935.   [4] KUHNS 1956.
[5] MAURER and WEIGLE 1955, WEIGLE and MAURER 1957.
[6] PRUZANSKY and FEINBERG 1962, MAURER and THORPE 1960.   [7] KARUSH 1961.
[8] KABAT 1956, 1961; NISONOFF and PRESSMAN 1958.   [9] PORTER 1962.
[10] BURNET and FENNER 1953, HARRIS and HARRIS 1956, MCMASTER 1953, FAGRAEUS 1948.

in vitro synthesis studies with C_{14} glycine[1] although morphological study with fluorescein dye did not demonstrate the antibody in such cells[2], perhaps due to its rapid turnover and low content at any one time. The primary antibody response may be very rapid, as shown with splenic explants. Explants in tissue culture produced antibody, as demonstrated by agglutination of tannic acid coated red cells in about ten or twelve hours after immunization[3]. *In vivo* antibody production by passively transferred cells may be demonstrated after only two or three days by the use of passive cutaneous anaphylaxis as an indication of the presence of antibody[4]. These methods will be discussed later.

Many of the theories of antibody production have been reviewed[5]. The participation of various tissues and cells has been demonstrated by a variety of ingenious technics[6]. The production of two antibodies by single cells was demonstrated in a small percentage of instances by bacterial adherence or immobilization[7]. In fowls, the bursa of Fabricius was found to be necessary for the production of antibody forming cells, and the role of the thymus in mammals is being implicated similarly[8]. Studies with labelled antigenic material indicates that it persists in a degraded form and probably plays an important role in the formation of antibody initially as well as in subsequent immune responses. This may explain the involvement of many cell types, and the heterogeneity of the antibody molecule[9].

Antigens.

Antigens are usually substances which are foreign to the animal into which they are introduced, or at least modified or foreign under the conditions of the immunological procedure. Most antigens studied early in the history of immunology were infectious agents or their products. Although many antigens are not in themselves toxic, most substances that are foreign to an animal will, on injection, elicit some degree of inflammatory reaction visible microscopically or appreciated in other ways[10]. Certain tissues and tissue extracts, under various pathological or artificial conditions, may become antigenic in the animal from which they derive, as will be discussed.

Antigenic substances include proteins and polysaccharides. Complete antigens are able to induce the specific immune response typified by antibody production and are then able to react with the antibody. Proteins derived from animals and plants, including food stuffs, are abundantly present in the environment and may elicit the same type of specific immune response as pathogenic or non-pathogenic mircoorganisms. The early and incomplete products of protein digestion may frequently be shown to be antigenic as well[11].

It has long been stated that gelatin is not antigenic and theories were developed relating the lack of antigenicity to the lack of tyrosine residues in gelatin. Recent studies have demonstrated antibodies to gelatin in animals and in humans[12], necessitating a revision of that concept concerning the criteria for antigenicity of protein molecules. Antibody to synthetic copolymers of glutamic acid and lysine has been demonstrated.

---

[1] Westwater 1940, Askonas and Humphrey 1955.
[2] White, Coons and Connolly 1955b.   [3] McKenna and Stevens 1957.
[4] Rosenberg et al. 1957.   [5] Holub and Jaroskova 1960.
[6] Askonas and Humphrey 1958, Gengozian, Makinoden and Shekarchi 1961, Holub 1960.
[7] Nossal and Makela 1962.
[8] Mueller, Wolfe, Meyer and Aspinall 1962, Miller, F. A. P. 1962, Jankovic, Waksman and Arnason 1962.
[9] Campbell and Garvey 1961.   [10] Roulet 1931, 1956, Ehrich 1956.
[11] Cf. Cooke 1947, 1958, 1959.   [12] Maurer 1954a, 1958, 1962. Grabar 1953, 1955.

Polysaccharides are also widely prevalent in bacteria, plant and animal tissues. They have been particularly well studied as antigens in relation to pneumococcus immunity[1], blood group substances[2] and many other systems[3]. Polymerization of simple glucose molecules in different linkages results in a series of compounds, dextrans, which are antigenic in man[4] as are purified levans[5]. Glycogens from various sources and plant polysaccharides have also been found to be antigenic and, in addition, cross reactive with certain pneumococcal type specific sera[6].

Substances that react chemically with proteins may exhibit a degree of specific reactivity without themselves giving rise to antibodies. Many simple chemical compounds, including elements (nickel, iodine, bromine) or substances of low molecular weight (formaldehyde, quinine, sulfanilamide and simple derivatives of benzene) may act as antigenic determinant groups. Allergic reactivity to simple aliphatic acids has been demonstrated in guinea pigs[7] and in man[8]. Simple chemical substances may react with antibodies either to produce precipitation[9] or to inhibit specifically a precipitating system. In a brilliant series of experiments LANDSTEINER defined these simple chemical compounds as haptens. In order to minimize some confusion, KABAT (1961) suggests that the term hapten be used exclusively for nonantigenic groups artificially introduced into proteins which effect specificity.

LANDSTEINER and JACOBS (1936) demonstrated that substances capable of combining chemically with proteins could induce hypersensitivity. Extension of this concept to a wider variety of simple chemical substances has been accomplished[10]. Reactivity between certain 2—4 dinitrophenyl derivatives and —SH groups of cysteine or cystine from skin products was shown to be associated with the ability of the substance to induce hypersensitivity, while analogues which were not reactive with the —SH groups did not induce sensitivity[11]. Chemical substances may be partially metabolized to liberate antigens which are able to couple with body proteins. This was illustrated by the injection of sodium atoxyl diazo sulfoanthranilate into guinea pigs. The compound is split and couples with tissue proteins to form the corresponding azo protein which sensitizes the guinea pig[12]. Similar metabolic action between infectious agents and tissue products may give rise to complex antigens derived from both reactants, as exemplified by the studies with anthrax and streptococcal infections[13].

The antigenicity of steroid-protein conjugates has been demonstrated[14]. Of particular significance has been the demonstration of the antigenicity of deoxyribonucleic acid, principally in a denatured form[15]. As will be discussed subsequently, the serum of patients with systemic lupus erythematosus reacts with many constituents of homologous cells, including DNA.

Certain substances have been thought to lack antigenicity or to be weak antigens. The use of various procedures may augment their antigenicity con-

---

[1] HEIDELBERGER, MacLEOD, MARKOWITZ and ROE 1950.   [2] KABAT 1956a.
[3] TOMCSIK 1953.   [4] KABAT and BERG 1953.   [5] ALLEN and KABAT 1957.
[6] HEIDELBERGER, AISENBERG and HASSID 1954, HEIDELBERGER and REBERS 1958, cf. HEIDELBERGER 1956a.
[7] JACOBS, GOLDEN and KELLEY 1940.   [8] WEIL and ROGERS 1951.
[9] OBERMAYER and PICK 1906.
[10] LANDSTEINER 1946, MARRACK 1938, PAULING, PRESSMAN and collaborators 1942—1945, EISEN and BELMAN 1953, GELL, HARINGTON and RIVERS 1946.
[11] EISEN and BELMAN 1953, EISEN, ORRIS and BELMAN 1952.
[12] FIERZ, JADASSOHN and STOLL 1937.
[13] CROMARTIE, BLOOM and WATSON 1947, WATSON and CROMARTIE 1952.
[14] BEISER, ERLANGER, AGATE and LIEBERMAN 1959, GOODFRIEND and SEHON 1961.
[15] LEVINE, MURAKAMI, VAN VUNAKIS and GROSSMAN 1960.

siderably. The species of animal, route of administration and other variables may be of importance in this respect. Many substances such as petrolatum contribute to the persistence of antigen in local sites and regional lymph nodes. Other substances, killed tubercle bacilli, alum, or staphylococcal toxin induce certain types of inflammatory reaction. When weakly antigenic material is introduced with such substances acting as adjuvants, the antibody response and specific allergic reactivity is frequently enhanced[1]. RAFFEL and his colleagues (1954) described a lipopolysaccharide from the tubercle bacillus which is itself non-antigenic, but which acts as a type of adjuvant and confers tuberculin-type of hypersensitivity when mixed with bacillary protein, egg albumin or picryl chloride.

The fate of antigen in the unimmunized animal.

Normally, antigens enter the body through various routes, principally the respiratory and gastrointestinal tracts and the intact or injured skin. The parenteral administration of drugs and medicinal substances, including blood transfusions, offers another common route for the introduction of antigenic material.

The localization of antigen within the body depends in large part on its route of administration, chemical constitution, and physical state. Particulate matter injected into the venous system will usually be found in the lungs, spleen, liver and other tissues containing reticuloendothelial cells[2]. Soluble antigens are less readily studied. Protein labeled with radioiodine is found principally in the proteins of the lung, but is also concentrated in the mitochondrial fraction of liver and spleen[3]. The localization of a conjugated azo-dye-protein in the cytoplasm of macrophages was ingeniously demonstrated by SABIN (1939). The penetration of antigens into cells and connective tissue and their persistence in the cytoplasm has been extensively studied by COONS and his co-workers (1952—1954) using antibody labelled with fluorescein. In other studies[4] antigen retention in liver cells was studied with S^{35} labelled bovine serum albumin, and preliminary studies indicated that it was bound to ribonucleic acid. Ferritin labelling of antibodies has permitted the study of the distribution of antigens with the electron microscope[5].

The normal pattern of distribution of antigen into tissues is modified by the presence of local trauma and inflammation[2-4, 6]. Selective localization of intravenously administered particulate or soluble antigen may be obtained by the previous preparation of a local site with sub-optimal doses of toxic material[7]. Extracts of gram negative organisms, and other chemical toxins have been employed in this respect, as well as physical trauma such as local heat, cold or abrasion, all of which are associated with increased local vascular permeability[8].

The metabolism of antigenic substances in the unsensitized animal is probably a function of its chemical constitution in relation to the normal metabolic and inflammatory activities of the host. Enzymatic hydrolysis of crystalline human serum albumin by an extract of rabbit spleen was found to produce three specific products, each of which reacted with a different antibody in the serum of rabbits immunized with the crystalline albumin[9].

[1] RAMON 1937, 1938, FREUND 1955.   [2] Cf. EHRICH 1956.
[3] HAUROWITZ and CRAMPTON 1952, CRAMPTON and HAUROWITZ 1952.
[4] GARVEY and CAMPBELL 1957.   [5] SINGER 1959, cf. BOREK and SILVERSTEIN 1961.
[6] AUER 1920.   [7] SHWARTZMAN 1938, HANGER 1928, SANARELLI 1924.
[8] KNEPPER 1935, ROESSLE 1936, KLINGE 1933.   [9] LA PRESLE 1955.

Immunological methods — in vitro tests.

The demonstration and measurement of antigen and antibody depend on the physico-chemical or biological properties of the antigen, the antibody and the system in which the reaction occurs. A knowledge of the classical methods of immunology and some of their modifications will contribute to an understanding of the relationship of antigen-antibody interaction to the biological aspects of immunity and allergy.

Qualitative immunological procedures.

The reaction of antigen and antibody in the test tube to form a precipitate is a familiar immunological reaction from which many aspects of knowledge in immunity have been derived. A simple qualitative test for the detection of an antigen or antibody is the "ring test". A dilute solution of antigen is layered carefully over a serum containing antibody. After several minutes a precipitate may form at the interface of the two solutions. If the antigen and antibody are in appropriate relative concentration, the precipitate will persist after mixing and a typical precipitin reaction will be manifested. Excessive antigen will frequently cause the precipitate to dissolve. Particulate antigens, such as red cells, bacterial or inert particles "coated" with antigen, may be agglutinated by the action of antibody.

The precipitin reaction has been modified in many ways. A recent modification involves the production of visible bands of precipitate in agar or other semi-solid suspensions as demonstrated by OUDIN (1948). A mixture of antigens is layered over a column of agar mixed with antibody. As the antigenic solution diffuses into the gel, an advancing band of precipitate is formed where the diffusing antigen reacts with antibody. Behind the band, the excessive quantity of antigen causes the precipitate to dissolve[1]. The occurrence of three or four bands demonstrates the presence of at least that number of antigen-antibody systems. A greater number is, of course, not excluded due to possible overlapping of contiguous bands, lack of sufficient concentration of antibody to demonstrate a precipitin, or the presence of nonprecipitating systems. The gel diffusion method has been modified to allow double diffusion of antibody and of antigen[2] permitting comparisons of antigen and antibody mixtures. If two mixtures sharing an antigen in common are allowed to diffuse toward a locus from which antibody is diffusing, the bands of precipitate formed from each antigenic mixture will unite if the antigens are identical. Those antigens that are not identical will give rise to bands which migrate independently and, at their juncture, intersect and cross one another without uniting. Diffusion techniques in agar have been modified extensively, one useful modification being gel diffusion of antigen and antibody in a single dimension[3]. The methods have been submitted to various theoretical and empirical studies[4]. FINGER and KABAT (1958) demonstrated that the Preer method could detect as little as 3 µg antibody N per ml of serum. A further refinement, allowing for the electrophoretic separation and analysis of multiple antigenic mixtures, has been described by WILLIAMS and GRABAR (1955). A complex antigenic mixture may be submitted to zone electrophoresis in a gelatinous medium. The electrophoretically separated components are subjected to further definition by allowing antibody to diffuse into

---

[1] Cf. BECKER, MUÑOZ, LA PRESLE and LE BEAU 1951.
[2] OUCHTERLONY 1948, 1958, 1961.   [3] PREER 1956.
[4] ALLISON and HUMPHREY 1960, FINGER and KABAT 1958.

the medium. By this method, human serum has been found to give rise to at least 16 distinct antigenic bands, again representing a minimal number of antigenic components.

Immunoelectrophoresis has been applied to a number of important problems in immunochemistry including the detection of minor alterations in proteins which give rise to broadening of the precipitin bands[1]. Changes in electrophoretic migration of a protein component of complement with aging have been demonstrated[2]. When combined with radioisotope techniques, the method has made possible the detection of antibodies to insulin[3], and the study of the synthesis of immune globulins in vitro[4].

These procedures are useful qualitative methods for aid in defining the heterogeneity of antigenic mixtures as well as identifying unknown antigens.

Quantitative immunochemical methods.

Quantitative methods have been developed employing techniques of analytical chemistry[5]. These have contributed profoundly to the understanding of immune mechanisms. The precipitin reaction can be conducted under controlled conditions which make it a precise and reproducible method for the estimation of amounts of antibody or antigen in chemical terms rather than as serum dilution titers. If a solution of a homogeneous antigenic protein, such as crystalline chicken ovalbumin, is added to serum from a rabbit immunized to that antigen, a precipitate forms which is composed of both antigen and antibody. With a small amount of ovalbumin, only some of the antibody will be precipitated. A portion of the supernate will continue to show evidence of excess antibody when tested with an additional amount of ovalbumin solution. If an amount of egg albumin has been added which is excessive in relation to the quantity of antibody present, the supernate, on testing with a solution of anti-egg albumin, will show evidence of the excess antigen. When optimal proportions of antigen and antibody react, the zone of interaction is referred to as the equivalence zone, and no antigen or antibody is detectable in the supernate. The ratio of antigen to antibody at the equivalence zone varies with different antigen-antibody systems, but the range is a characteristic of any single system. For example, Heidelberger (1938) gives the molecular relationship of various antigens to rabbit antibody (A) for the equivalence zone from the region of slight antibody excess to slight antigen excess respectively as follows: for crystalline egg albumin (Ea) the range is from EaA_3 to Ea_2A_5; for crystalline serum albumin (Sa), it is SaA_4 to SaA_3; for thyroglobulin (Tg), it is TgA_{14} to TgA_{10}; and for Type III pneumococcus (S), it is S_3A_2 to S_2A. In this equivalence zone, or more effectively, in the zone of slight antigen excess, the specific precipitate formed will include all the antibody. The amount of the precipitate may be determined by analyzing for its nitrogen content after appropriate washing procedures. By subtracting the amount of antigen nitrogen added, the amount of antibody nitrogen may be determined. The precise analytical method including the appropriate control systems and techniques of washing and nitrogen determination as evolved by the Heidelberger school are presented in Kabat and Mayer's "Experimental Immunochemistry" (Kabat 1961), [see also, McDuffie and Kabat (1956)].

[1] Grabar and Williams 1955, Grabar 1961.
[2] Mueller-Eberhard 1961.
[3] Berson, Yalow, Bauman and Rothschild 1956, Berson and Yalow 1959.
[4] Hochwald, Thorbecke and Asofsky 1961.
[5] Heidelberger 1939, 1947, 1956b, Kabat 1961.

In the presence of multiple antigen-antibody systems the use of the quantitative precipitin technique may be totally invalid unless suitable absorptions and controls are set up.

If an amount of antigen required to precipitate all the antibody is added in one step, the entire amount of antibody is precipitated. If antigen is added in multiple small amounts until all the precipitating antibody is removed, the total precipitated is less than that obtained by the single addition of antigen. In some instances, about one quarter of the antibody may remain in solution[1]. The residual antibody has been termed "univalent" or "non-precipitating" antibody. It can co-precipitate with the total antigen-antibody aggregate, but fails to do so when a limited number of antigen molecules are present, since the latter combine more readily with precipitable antibody. According to the lattice theory of formation of specific antigen-antibody precipitates, the non-precipitating antibody molecule is pictured as having only one reactive grouping or valence, allowing it to join aggregates of antigen and antibody, but not enabling it to form aggregates itself[1]. This view has been somewhat modified as will be discussed below.

The agglutination of particulate antigens in the presence of specific antibody may be done under controlled conditions to give precise and reproducible results in terms of amount of antibody nitrogen[2]. The agglutination reaction may be adapted to other systems of a nonquantitative nature for the sensitive detection of antigen or antibody. This is accomplished by the absorption of antigen or antibody on particulate matter such as collodion particles[3], or red cells which may be tannic acid treated to increase the sensitivity[4]. The presence of an appropriate non-precipitating antibody on normal red cells may be detected by the modified Coombs test (1945).

Modifications employing polystyrene latex particles[5] and hemagglutination or hemagglutin-inhibition[6] have been introduced to broaden the applicability of agglutination. A phenomenon that may be physically similar to agglutination is "immune adherence", a sensitive system in which particulate antigens and their antibodies will adhere to platelets, erythrocytes, or certain other particles in the presence of complement[7].

The application of radioisotopes to immunochemical procedures has facilitated many quantitative studies on the interaction of antigens and antibodies as well as their metabolism in vivo[8].

In the presence of fresh serum, usually guinea pig serum, additional nitrogen is added to the specific precipitate by the process of complement fixation (phenomenon of BORDET-GENGOU)[9] about which more will be said later. Complement fixation may be performed under standardized conditions which also allow for the determination of amounts of antigen or antibody when known standard curves are used for reference[10]. OSLER and KNIPP (1957) were able to estimate that the standard Wassermann test may detect as little as 0.014 μg of Wassermann antibody.

---

[1] HEIDELBERGER and KENDALL 1935, KABAT and HEIDELBERGER 1937.
[2] HEIDELBERGER and KABAT 1937.   [3] CANNON and MARSHALL 1941.
[4] BOYDEN 1951.   [5] ORESKES and SINGER 1961, SINGER and PLOTZ 1956.
[6] LING 1961, STAVITSKY 1954.
[7] NELSON and NELSON 1959, TURK 1959, and WOODWORTH 1962.
[8] cf. MAURER 1961, PRESSMAN, YAGI and HIRAMOTO 1958, DIXON 1953.
[9] BORDET and GENGOU 1901, HEIDELBERGER and MAYER 1942.
[10] MAYER, OSLER, BIER and HEIDELBERGER 1948, OSLER, MAYER and HEIDELBERGER 1948, WALLACE, OSLER and MAYER 1950, HEIDELBERGER 1956 b.

Immune precipitation may be inhibited under certain circumstances when chemically similar determinant groupings are added to antibody and combine with it so that the subsequent addition of the more complete antigen cannot react with the antibody to form large molecular aggregates[1]. Specific inhibition of complement fixation has been described with antigenic fractions[2], and this method has also been utilized for the detection of "incomplete" antibodies[3].

Physicochemical aspects of antigen-antibody interaction.

Abundant physical and chemical measurements have been made of various aspects of the union of antigen and antibody to support with some modification the early contention of Ehrlich that the union is essentially a chemical one[4]. The precipitin reaction has been defined mathematically by Heidelberger and Kendall as a manifestation of the law of mass action[5]. The formation of specific precipitates has been viewed as a lattice type of aggregation of antigen and antibody[4]. These theoretical considerations have been extended to the agglutination reaction[6] and to complement fixation[7]. More recent studies have modified the lattice hypothesis by application of alternative and additional mathematical, physical and experimental data[8]. Hershey (1941) concluded a mathematical and applied study by observing that antigen and antibody are multivalent, and that the maximal valence of antibody is small, probably two. Later analysis revealed that the structural effects are probably more important in determining the occurrence of immune precipitation than the intrinsic strength of the bond itself.

By the ingenious application of a simple physical process, equilibrium dialysis, Eisen and Karush (1949a, b) demonstrated that the average rabbit antibody molecule to p-azophenylarsonic acid can combine at most with 2 haptenic molecules, providing further support for the lattice theory of antigen-antibody aggregation. At the same time, binding of uncoupled haptenic molecules by antibody was demonstrated, although visible aggregation did not occur. Of fundamental importance to the knowledge of the relationship of antigenic structure to the development of hypersensitivity are studies on penicillin hypersensitivity as representative of hapten sensitivity. A penicilloyl conjugate with gamma globulin is capable of eliciting wheal and erythema reactions in penicillin-sensitive patients and of passively sensitizing guinea pig skin to cutaneous anaphylaxis. The simple penicilloyl compound specifically inhibited these reactions[9]. In place of a conjugate, a "multifunctional" derivative of penicillenic acid containing more than one reactive group was also able to elicit reactions in allergic humans and these reactions were also specifically inhibited by unifunctional haptenes[10]. Similar results were obtained with dinitrophenyl derivatives[10].

Certain experimental data concerning the physico-chemical aspects of antigen-antibody union have provided an explanation in stereochemical terms for the

---

[1] Cf. Landsteiner 1946, Kabat 1961, Pauling, Pressman and collaborators 1942—1945.
[2] Brahn and Schiff 1929.   [3] Portnoy and Sherman 1954.
[4] Heidelberger and Kendall 1935, Marrack 1938, Pauling, Campbell and Pressman 1943.
[5] Heidelberger 1939, 1956b, Kendall 1942.   [6] Heidelberger and Kabat 1937.
[7] Mayer 1951.
[8] Hershey 1941, 1944, Teorell 1946, Pauling, Pressman and collaborators 1942—1945, Eisen and Karush 1949, Goldberg 1952, Goldberg and Campbell 1951, Campbell and Bulman 1952, Marrack 1955.
[9] Levine and Ovary 1961.
[10] Parker, Kern and Eisen 1962, Parker, Schapiro, Kern and Eisen 1962.

clinical phenomena of antigenicity and cross reactivity. The size of specifically reacting groups in antigenic proteins has been inferred from inhibition tests with dialyzable proteoses and peptides containing eight to twelve amino acids [1]. Similar studies have been done with bacterial polysaccharides and other substances [2]. The configurational requirements and dimensions of the combining site on an antibody molecule have been determined by inhibition tests with a series of oligosaccharides reacting with human anti-dextran antibody [3]. KABAT (1954) observed that the homologous trisaccharide was a much more effective inhibitor of the dextran-antidextran system than the homologous disaccharide, and suggests that the combining site of the antibody has dimensions complementary to a chain of at least three alpha-D-glucosidopyranose units, and probably part or all of a fourth unit.

Cross reactions.

The reactions of several antigens with an antibody to one of them or of several antibodies with a single antigen are termed cross reactions. Cross reactivity is a result of similarity in chemical structure or spatial configuration. Antibody against a single haptenic substance could be partially, but not completely absorbed with antigens of similar structure, varying only slightly from the specific antigen [4]. The study of cross reacting systems has afforded a more comprehensive appreciation of the specificity of immunological reactions on a submolecular level, where chemical groupings and configuration within a molecule are determinants [4, 5].

Immune and allergic reactivity parallel, in general, the quantitative aspects of cross reactivity in vitro [6] as will be discussed. Studies of this nature should be distinguished from experiments thought to demonstrate cross reactivity when complex antigenic mixtures are used.

An instructive example of cross reactivity is presented by HEIDELBERGER (1947). Ordinary cotton, composed principally of the polysaccharide cellulose, can be subjected to mild oxidation which alters the $-CH_2OH$ end groups of the cellobiose units to —CHO groups. This converts some cellulose molecules to cellobiuronic acid, making them similar to groupings present in some of the pneumococcal polysaccharides. HEIDELBERGER predicted and subsequently demonstrated cross reactivity between oxidized cellulose and the polysaccharides of Type III and Type VIII pneumococcus, both of which contain cellobiuronic acid. He has suggested that such reactions may have some bearing on the development of naturally occurring allergic phenomena.

Similarities of antigenic structures may be appreciated in a quantitative way by studies of cross-reactivity [7]. Early studies demonstrated that where a fixed amount of chicken egg albumin will precipitate completely with its homologous antibody, the closely related heterologous antigen, duck egg albumin, will precipitate about 1/6 of the antibody to chicken egg albumin [8]. Cross reactivity of

[1] LANDSTEINER and VAN DER SCHEER 1931, LANDSTEINER and CHASE 1933, HOLIDAY 1939, LANDSTEINER 1942.
[2] HEIDELBERGER and KENDALL 1933, MORGAN 1932, PAULING, CAMPBELL and PRESSMAN 1943, PRESSMAN and STERNBERGER 1951.
[3] KABAT 1954, 1956c, 1961.
[4] LANDSTEINER and LAMPL 1918, LANDSTEINER 1946.
[5] KABAT 1961, MARRACK 1938, PAULING, PRESSMAN and collaborators 1942—1945, HEIDELBERGER 1956a.
[6] KABAT, COFFIN and SMITH 1947.
[7] PAULING, PRESSMAN and collaborators 1942—1945, HEIDELBERGER 1956a.
[8] HOOKER and BOYD 1934, 1936.

egg white proteins of various species has been appraised quantitatively[1]. Cross reactivity in the precipitin reaction has been studied quantitatively with the pneumococcus Type III and Type VIII polysaccharides[2]. Similarly, the ability of a homologous antigen-antibody system to fix complement is approximated by substituting a closely related but heterologous antigen. More antibody is required to fix the same amount of complement when a heterologous cross-reacting antigen is employed[3]. In addition, certain antibodies react to some degree with a wide variety of antigenic substances containing similar chemical groupings such as the Forssman antigen, the Type XIV pneumococcus and blood group A substance[4]. Heidelberger and Adams (1956) have shown that the specificity of Type II pneumococcus is determined by its capsular polysaccharide and may be separated into three partial specificities, each characteristic of one of the three component sugars of the polysaccharide, glucuronic acid, glucose and rhamnose. Each component sugar, in turn, accounts for some of the cross reactivity predicted and observed with a variety of plant and other polysaccharides.

The preparation of purified anti-hapten antibodies at a neutral pH enabled Karush and Marks (1957) to study the optical isomeric specificity of combining regions of the antibodies. As much as one-third of the antibody was precipitated by the heterologous antigens, and the cross reaction was greatly inhibited by 0.001 M concentrations of homologous haptenic radicals.

Allergy and immunity—biological considerations.

An early example of specific adaptation to foreign substances is seen in Jenner's description of variolation in 1798. Reinfection of those individuals who had previously had cowpox or variola resulted in more rapid development of cuticular inflammation. Alteration *temporally* in the response to a stimulus was appreciated as one of the manifestations of allergy in 1907 by von Pirquet. This manifestation of accelerated reaction has its counterpart serologically in the specific anamnestic or secondary response which will be discussed later.

A different *kind* of reaction to a previously encountered substance rather than a different degree of reactivity was described in the classic report of Koch (1891). Tuberculin injected into the skin of normal guinea pigs was without much effect. However, guinea pigs with previous exposure to tuberculosis reacted with a rather violent local inflammatory response, an alteration in the reactivity of the guinea pig in this instance specific for tuberculin.

In the evolution of the understanding of many biological phenomena, additional knowledge makes it justifiable and necessary to broaden original definitions and hypotheses, and to redefine the phenomena according to chemical, physical or biological processes known to be associated with them. As originally defined by v. Pirquet in 1906, allergy was an altered reactivity to a foreign substance. The studies of v. Pirquet and Schick on human serum sickness (1905), as well as the studies in animals of Richet (1920), Otto (1906), Rosenau and Anderson (1907), and R. Weil (1912, 1913) engendered a vast amount of scientific work which evolved in parallel with the closely related study of the phenomenon of immunity to infectious diseases[5]. It soon became apparent that the

<hr>

[1] Wetter, Cohn and Deutsch 1953.
[2] Heidelberger, Kabat and Shrivastava 1937, Heidelberger, Kabat and Mayer 1942.
[3] Osler and Heidelberger 1948a and b.
[4] Brunnis 1936, Buchbinder 1935, Kabat 1956a.
[5] Cf. Doerr 1929, 1947—1951, Seegal and Seegal 1935, Chase 1952, Berger and Hansen 1940, Zinsser, Enders and Fothergill 1939, Raffel 1953.

basic mechanisms responsible for the development of allergy and immunity were predominantly the same. From a teleological point of view the allergic reaction frequently was not to the best interests of man and animals whereas the development of immunity was. However, both phenomena in their various forms manifested a degree of specific sensitivity to, or reactivity with, a specific inciting agent. The similarity of the two processes, allergy and immunity, in their causes and degree of specificity overshadows the dissimilarity in their effects. DOERR classified allergy and immunity as "a single generic group with subgroups clearly marked by certain features shading into each other[1]."

Advances in chemistry have further elucidated the reactions so that, from a chemical point of view as opposed to the anthropomorphic one, general definitions of allergy and immunity cannot be distinguished from one another. Specific antibodies are produced against the many antigenic fractions of a microorganism. Antibodies against those fractions which are strategic to the microorganism for its survival or virulence will result in an increased immunity on the part of the host. All the antibodies, "immune" and otherwise, will, under certain conditions and in certain sites, elicit allergic reactions when reacting with their respective antigens. Allergic reactions may vary from immune reactions in their effects, biologically and morphologically. The processes which cause these reactions, namely specific antibody production and the chemical reaction between antigen and antibody, are basically identical for immunity and allergy.

Lack of consideration for the specificity of serological reactions renders invalid many of the previous attempts to associate or dissociate allergy and immunity[2]. Perhaps the most illuminating illustration of the independent relationship of immunity and of allergy to specific antigens of a microorganism may be found in the study of the pneumococcus and of the Group A hemolytic streptococcus. In both organisms virulence and the ability to inhibit phagocytosis may be identified with type specific antigens, the pneumococcus polysaccharide and the streptococcus M protein, respectively[3]. As a consequence a host having antibody to these particular antigens is able to render the bacteria susceptible to phagocytosis and is thus relatively immune. However, in proper amounts and sites, the same antibody which confers immunity may also sensitize the animal so that the subsequent injection of the specific antigen may cause anaphylaxis or other allergic reactions. Other antigens in these bacteria are not clearly related to the virulence of the organism, but may nevertheless engender antibodies which also sensitize the animal to allergic reactions. BAILLY (1950) in B. C. SEEGAL's laboratory, illustrated this for the case of the hemolytic streptococcus by immunizing rabbits to both the type specific M protein and the group specific C carbohydrate. It is known that immunity to hemolytic streptococcus is dependent on the presence of antibody to the M protein. "Desensitization" of the animals or absorption of their anti-M antibody with injections of M protein caused the animals to lose temporarily skin sensitivity to the M protein as well as immunity to the homologous streptococcus. Skin reactivity to the C carbohydrate remained. In another group of immunized rabbits, desensitization with the C carbohydrate resulted in the loss of skin reactivity to that antigen. However, skin sensitivity to the M protein continued and immunity to the challenging dose of homologous streptococci was unaltered. As SEEGAL pointed out (1949), "in this case, had only the allergic reaction to the C carbohydrate been considered, immunity would have appeared to exist in the absence of allergy.

[1] DOERR 1929, WILSON and MILES 1956.   [2] ZINSSER 1928, OPIE 1936, RICH 1951.
[3] HEIDELBERGER and AVERY 1923, LANCEFIELD 1940.

When the allergy to the vital M protein was studied, however, immunity was lost when allergy was lost." In the latter instance, if discrepancies had been observed, in the relationship of anti-M antibody to immunity and to allergy, they may conceivably be accounted for by quantitative differences, since different amounts of the same antibody may be required for immunity and for the elicitation of a particular allergic response.

Anaphylaxis.

A dramatic example of specific adaptation to foreign substances was the observation in dogs by Portier and Richet (1902) that toxic substances derived from eels, mussels or sea anemones apparently became more toxic with succeeding injections. Repeated injection several weeks after an initial injection resulted in profound illness or death. To emphasize that this development was the antithesis of prophylaxis or protection, Richet applied the term anaphylaxis to this phenomenon meaning "without protection"[1]. Rather than increased resistance, the animals appeared to exhibit increased susceptibility to the toxic material. This phenomenon was then appreciated chiefly as an augmented *degree* of reactivity to a toxic substance, rather than a different *kind* of reaction. At about the same time, Theobold Smith described a curious reaction of guinea pigs repeatedly innoculated with horse serum containing diphtheria antitoxin[2]. In contrast to the lack of toxicity manifested on an initial injection, the subsequent use of the same animal for the same injection resulted in a dramatic sequence of events with ruffling of the fur, scratching of the nose, convulsive movements and finally asphyxia and death. This reaction is today considered the prototype of anaphylaxis. It represents a distinct qualitative difference in the reaction of the same animal to two injections of the same material. The manifestations of anaphylaxis differ in different species but certain common denominators may be defined. The reactions are usually complex, but many of the major manifestations may be reproduced by the injection of histamine. The combination of antigen and antibody in or on certain cells results in the liberation of histamine and a contraction of smooth muscle. Although this occurs in many areas, such as the smooth muscle of the gastrointestinal tract, the bronchioles, the blood vessels throughout the body, and the skin, the predominant area affected is usually characteristic for each species[3]. In the guinea pig, spasm of the smooth muscle constricts the bronchioles, resulting in acute emphysema and asphyxia. In the rabbit, the usual pattern is the result of spasm of the pulmonary arterioles, producing a picture of acute dilatation of the right heart chamber and engorgement of the liver. Dogs develop a shock-like pattern. Contractions of the gastrointestinal tract and congestion of blood in the portal venous system lead to protracted vomiting and diarrhea. In the horse generalized urticaria may develop. Depending on the antigens, route of sensitization, and other variables, man may react with manifestations comparable to any or all of these patterns.

In addition to the manifestations referable to histamine and contraction of smooth muscle, there also occurs damage to the endothelium of blood vessels with margination of leukocytes and platelets and the rapid development of edema in some areas. These patterns have been noted by microscopic observations of blood vessels in the ear of the rabbit[4] and the mouse[5] following the induction of antigen-antibody reactions. Other manifestations include leukopenia and

---

[1] Cf. Richet 1920.   [2] Cf. Otto 1906.   [3] Seegal 1935, Letterer 1956.
[4] Abell and Schenck 1938.   [5] McMaster and Kruse 1951.

thrombocytopenia and, with the liberation of heparin, decreased blood coagulation. The widespread venous and arterial spasm may be followed by dilatation. A fall in blood pressure occurs which may be the result of diminished return of blood and vasodilatation. Changes also occur in other constituents of the blood, such as an increase or activation of blood protease and a diminution of complement. The latter may not occur as regularly as has been thought. The significance of serum complement in relation to the allergic response will be discussed.

Additional cells and mediating substances have been implicated in anaphylactic reactions in various species. The association of eosinophilia with some allergic reactions has been ascribed to a consequence of antigen-antibody union as a result of passive sensitization experiments[1]. Anaphylactic damage to mast cells and other cells, and a related release of serotonin (5-hydroxytryptamine), and a "slow reacting substance" causing delayed anaphylactic manifestations have been described[2]. Proteolytic activity appears to be an intrinsic step in the development of anaphylaxis, as shown by direct studies and the use of appropriate inhibitors[3]. The activity of serum complement in the tissue damage associated with antigen-antibody reactions may be through a proteolytic mechanism, as will be discussed[4].

The systemic or generalized anaphylactic reaction is an extremely sensitive indicator of an antigen-antibody reaction and may be induced by minute amounts of antigen or antibody. LANDSTEINER (1946) observes "fundamentally, anaphylactic shock has the significance of an antigen-antibody reaction *in vivo* and can be used in place of a reaction in vitro." Indeed in certain circumstances, anaphylactic shock may be more useful than in vitro reactions, as in circumventing the presence of substances mixed with the antigens which may interfere with an in vitro reaction, such as lipids, tannin, etc. It has been used to detect small amounts of antigen[5]. In addition, the anaphylactic method may be used to identify substances such as non-precipitating antibody[6] which may not be readily demonstrable in vitro.

The similarity between the in vitro antigen-antibody reaction and guinea pig anaphylaxis is emphasized by studies with simple chemical compounds or haptens. Sensitivity may be produced in the guinea pig with various conjugated simple chemical compounds and anaphylaxis may be induced by a challenging dose of either the conjugated antigen or other antigens containing the specific chemical grouping[7]. Just as specific precipitation of conjugated haptens may be inhibited in the test tube by the specific non-conjugated hapten, so anaphylaxis of isolated tissues could be specifically inhibited by compounds containing a single haptenic group[8].

Quantitative studies of anaphylaxis were attempted early in the history of anaphylaxis. Minute amounts of horse serum such as one millionth of a cc. were found to be capable of sensitizing guinea pigs. After a latent period of ten to twenty-one days, during which antibodies were formed, the administration

---

[1] LITT 1961.

[2] AUSTEN and BROCKLEHURST 1961, GERSHON and ROSS 1962, HUMPHREY and JAQUES 1955, HUMPHREY and MOTA 1959, TOKUDA and WEISER 1961, UNDENFRIEND and WAALKES 1959.

[3] AUSTEN and BROCKLEHURST 1962, BURDON, McGOVERN, BARKIN and MEYERS 1961, ZWEIFACH, NAGLER and TROLL 1961, UNGAR and DAMGAARD 1955.

[4] BECKER 1956, LEPOW, RATNOFF and LEVY 1958, OSLER, HAWRISIAK, OVARY, SIQUEIRA and BIER 1957.

[5] MORGAN 1932.   [6] KABAT and BENACERRAF 1949.

[7] KLOPSTOCK and SELTER 1929, LANDSTEINER 1924, 1946, JADASSOHN, FIERZ and MARGOT 1938.

[8] CAMPBELL and McCASLAND 1944.

of somewhat larger doses of the same antigen caused severe anaphylactic shock[1]. As will be apparent from the quantitative appraisal of anaphylaxis such experiments and subsequent ones with more refined antigens[2] are chiefly a measure of the antibody producing capacity of the guinea pig to the injection of a small amount of antigen, rather than a direct test of the amount of antigen required to induce anaphylaxis. It is the amount of antibody produced rather than the size of the initial antigenic stimulus which has the most direct bearing on the subsequent development of anaphylaxis. DOERR and RUSS (1909) focused attention on the amount of antibody as a factor in the production of anaphylaxis. Using precipitin titers, they noted a direct relationship between the precipitin titer of a serum and its ability to sensitize a guinea pig to anaphylaxis. In the course of studies on desensitization, R. WEIL (1912, 1913) accumulated further data with respect to the amounts of antibody and antigen required for the production of anaphylaxis, particularly with passive transfer of immune sera to normal guinea pigs. The antigens used and methods of antibody determination did not permit the appreciation of a precise quantitative pattern.

JACKSON (1935) sensitized twenty-nine rabbits to crystalline egg albumin and analyzed the sera for antibody content by the "equivalence point" modification of the quantitative precipitin method[3]. Homologous antigen was then injected to induce anaphylactic shock. An inconstant relationship was noted between the amount of antibody present in the circulation and the severity of shock, with wide individual variations suggesting other determining factors.

Considerable controversy continued to exist concerning the relationship of the amount of antibody to the development of various hypersensitivity reactions. Various investigators ascribed the development of anaphylaxis to ill defined and non-measurable factors in addition to the antigen-antibody reaction. By the application of immunochemical methods, KABAT and his coworkers[4] have established the direct relationship of the amount of antibody to the development of anaphylaxis. Because it is impossible to measure accurately the total amount of antibody produced in an animal by active immunization, known quantities of anti-ovalbumin were administered to guinea pigs in order to sensitize them passively. It was found that the intravenous injection of 0.03 mg. of rabbit antibody-nitrogen sensitized a guinea pig so that fatal anaphylaxis would result regularly when, after a 48 hour latent period, an adequate amount of antigen was injected intravenously. With smaller quantities of antibody, severe reactions occurred, but less regularly[5]. The same order of sensitivity was found for the system of Type III pneumococcus polysaccharide and its antibody. With the antibody to tobacco mosaic virus, 0.03 mg. of antibody nitrogen also sufficed to sensitize the guinea pig but larger quantities of antigen were necessary, as could be anticipated from the very large molecular weight of the virus[6]. Guinea pig anti-ovalbumin is as effective on a weight basis as the rabbit antibody for producing passive sensitization in the guinea pig[7]. Of particular interest was the observation that the cross reacting system of antipneumococcus S III and the heterologous antigen from pneumococcus S VIII also gave fatal anaphylaxis in guinea pigs, but, as could be anticipated from studies in the quantitative precipitin test[8], larger quantities of antibody to S III were required[6]. The

---

[1] ROSENAU and ANDERSON 1907, ANDERSON and ROSENAU 1908, WELLS 1929.
[2] COULSON and STEVENS 1949.   [3] Cf. KABAT 1961.
[4] KABAT 1947, BENACERRAF 1953.   [5] KABAT and LANDOW 1942.
[6] KABAT, COFFIN and SMITH 1947, cf. LESKOWITZ and OVARY 1962.
[7] KABAT and BOLDT 1944.
[8] HEIDELBERGER, KABAT and SHRIVASTAVA 1937, HEIDELBERGER, KABAT and MAYER 1942.

induction of anaphylaxis by cross-reacting antigens has been noted in non-quantitative studies previously[1].

Non-precipitating antibody was found to be as effective on a weight basis as a precipitating antibody in inducing passive anaphylactic sensitization of guinea pigs[2], as will be discussed later.

The importance of the latent period or interval required between the sensitizing and shocking doses in passive anaphylaxis in the guinea pig had been variously challenged and supported in the older literature. Applying quantitative immunochemical methods to that problem, BENACERRAF and KABAT (1950) demonstrated that to induce anaphylaxis, the latent period required between the injection of a sensitizing dose of antiserum and the shocking dose of antigen varies inversely with the amount of antibody employed, provided a slight excess of antigen is used. These studies emphasize the value of the application of quantitative immunochemical methods to the study of problems of allergy. Anaphylaxis has become a standardized biological tool which is reproducible at any time in laboratories throughout the world.

Some of the mechanisms concerned with the development of anaphylaxis may be studied more readily in isolated tissues. The uterine horns, intestinal segments, bronchi or other tissues containing smooth muscle of a sensitized guinea pig will contract when exposed to the specific antigen according to the method of SCHULTZ and DALE[3]. By extrapolating the conditions for the development of generalized anaphylaxis, it was estimated that if the 0.03 mg. of antibody nitrogen injected into a 250 g. guinea pig were distributed uniformly, about 0.01 μg. of antibody nitrogen effectively sensitized the uterine horns[4]. BENACERRAF and HALPERN (1949) found that passive sensitization of a segment of guinea pig intestine to give a positive Schultz-Dale test was achieved by an amount of intravenously administered antibody equal to the amount required to confer generalized anaphylaxis. Furthermore, their experiment demonstrated that the same relationship held between the quantity of antibody injected and the latent period for development of sensitivity before the segment is excised. The relationship was the same as was demonstrated for generalized anaphylaxis. These relationships of amount of antibody and duration of latent period also obtained for other *in vivo* and *in vitro* systems[5].

In the skin, local anaphylactic reactions are commonly encountered. The wheal and erythema response to a ragweed pollen skin test in an allergic individual typifies this form of local reactivity. As with generalized anaphylaxis, the local immediate allergic reaction may be transmitted to another animal of the same species by the serum of the actively sensitized animal, as has been demonstrated in man and in the guinea pig[6] (Prausnitz-Küstner reaction 1921). In many clinical allergies these sensitizing antibodies may not be demonstrable by the usual in vitro tests for antibody. The local passive cutaneous anaphylactic reaction has been subjected to extensive study by OVARY and his coworkers (1950–1958). By employing the intravenous injection of India ink or dye as indicator, OVARY and BRIOT (1951) were able to identify the site of extremely weak antigen-antibody reactions. With their method, as little as 0.003 μg. of antibody nitrogen was found to be capable of giving a positive reaction, making

---

[1] DAKIN and DALE 1919.   [2] KABAT and BENACERRAF 1949.
[3] SCHULTZ 1910, DALE 1913.   [4] KABAT and LANDOW 1942.
[5] BROCKLEHURST, HUMPHREY and PERRY 1961, HALPERN, LIACOPOULOS, LIACOPOULOS-BRIOT, BINAGHI and VAN NEER 1959, LIACOPOULOS, LIACOPOULOS-BRIOT, HALPERN and BINAGHI 1960, MONGAR 1958, NIELSEN and FEIGEN 1962, OVARY 1958.
[6] CHASE 1943, 1947.

this the most sensitive allergic reaction induced by known amounts of antigen and antibody. The amount was of the same order of magnitude as 0.01 μg. of antibody nitrogen estimated for sensitization of uterine horns[1] and intestinal segments[2]. Furthermore, Ovary (1952a, b) reported that it was possible to sensitize the guinea pig skin with intravenously administered antibody utilizing about 18 μg. antibody nitrogen per 100 g. body weight, for strong sensitization, again comparable to the amount of antibody required for generalized anaphylaxis.

Ovary (1951a) subsequently confirmed the inverse relationship between the duration of the latent period and the amount of antibody required for sensitization in the passive cutaneous anaphylactic reaction. These experiments were extended to the rat, an animal generally held to be resistant to anaphylaxis. By the use of dyes it was found that the minimal amount of rabbit antibody required for the regular production of cutaneous anaphylaxis was 0.9 μg. antibody nitrogen[3]. This method also permits the study of human sensitivity, because human antibodies were able to sensitize the guinea pig skin[4] as had been demonstrated with less sensitive methods[5].

Several features of local anaphylaxis suggest that antibody is fixed onto certain cells and thereby renders them sensitive. In the Schultz-Dale reaction isolated organs may be perfused and still react to specific antigen. Freund and Whitney (1928) demonstrated that agglutinins for typhoid bacilli administered passively to the rabbit will accumulate in various organs in greater concentration than in uterus and skin. Perfusion of the animal will reduce the antibody content of all tissues, but after 17 hours the passively administered agglutinins appear to be perfused fast in the skin and uterus and cannot be washed out. Tissue fixation is also suggested by the relationship of anaphylaxis to the latent period. Increased amounts of antibody permit a shorter latent period both for generalized and local passive anaphylaxis[6]. The failure to achieve generalized[7] or local[8] sensitization of guinea pigs with antibody from the horse has also been cited in this respect since horse globulin is of a much larger molecular size than guinea pig globulins, and perhaps is not as readily fixed to guinea pig tissues as the native proteins, or more closely related rabbit globulins. In a study of passive cutaneous anaphylaxis in the guinea pig, it was noted that passively administered guinea pig antibody to egg albumin remained reactive at the skin site for a longer duration than did an equal amount of rabbit anti-egg albumin[9].

The fixation of antibody to tissues has been suggested in human studies[10]. The skin sensitizing antibody of ragweed pollinosis may be introduced into the human skin and persist for a month or more.

By minute trauma, such as light pinching, warmth or amounts of histamine that produced no detectable damage per se, Biozzi, Halpern and Benacerraf (1953) were able to shorten the latent period for fixation of antibody and the development of anaphylaxis. Small doses of antibody which usually required a 24 hour latent period were able to elicit local skin or bronchial anaphylaxis in less than two hours, suggesting the preferential localization of antibody in tissues subjected to an inflammatory reaction. The localization of antibody may be inhibited by a potent antihistaminic[11] and by procaine and adrenaline[12]. Localization of allergic reactions or of proteins at inflammatory sites was noted

---

[1] Kabat and Landow 1942.   [2] Benacerraf and Halpern 1949.
[3] Ovary 1952 a, b, cf. Ovary 1958.   [4] Ovary and Biozzi 1954.
[5] Ramsdell 1930.   [6] Benacerraf 1953.
[7] Mehlman and Seegal 1934, Benacerraf and Kabat 1950.   [8] Ovary and Bier 1953.
[9] Chandler, Rosenberg and Fischel 1959.
[10] Lippard and Schmidt 1937, Schmidt and Lippard 1937, Loveless 1940.
[11] Ovary, Biozzi and Mene 1951.   [12] Ovary 1950.

by previous investigators in other systems[1]. BENACERRAF and his coworkers (1954) suggest that the preferential localization of antibody by inflammatory reactions may account for the occurrence of different organs as shock organs in allergy. SEEGAL (1949) points out that an allergic inflammation should be highly efficacious for the local concentration of antigen in tissue both by the attraction of antigen to specific antibody and by the effect of the inflammatory reaction itself. It is also apparent that following one allergic reaction, a shock organ may become subject to sensitization by other antigens which may chance to be present. Allergic reactions may then appear to lose their specificity, as noted occasionally in humans.

Perhaps encouraged by the intriguing studies of ragweed allergy[2], the concept has been popularized that many other allergies may be attributable to non-precipitating antibody. KUHNS and PAPPENHEIMER[3] studied the diphtheria toxin-antitoxin system and related the skin sensitizing ability of certain antisera to the presence of non-precipitating antitoxin. Subsequently, the thesis was modified when it was demonstrated that certain precipitating antibody was skin sensitizing[3]. POPE and his coworkers (1951) demonstrated that the purified toxin preparation used contained a minimum of 14 antigenic substances. By immuno-electrophoresis, the heterogeneity of "purified" diphtheria toxin was confirmed[4]. The possibility remains that trace amounts of other products of C. diphtheria may have been responsible for eliciting skin sensitizing antibodies[5]. Attempts to use crude preparations of cultures of C. diphtheria in which toxin production was inhibited by iron[6] may have succeeded in inhibiting the production of such trace substances as well. An analogous situation in the egg albumin-anti-egg albumin system has been well explored by VAUGHAN and KABAT (1953, 1954a, b). These studies involved the application of several qualitative and quantitative immunochemical methods. A summary of them may elucidate the use of such methods in a complex allergic problem.

Certain rabbit antisera to recrystallized egg albumin are known to be capable of inducing in human skin a sensitivity to the subsequent injection of egg albumin so that wheal and erythema is produced. By quantitative analyses, VAUGHAN and KABAT demonstrated that the ability to sensitize human skin was not a function of the total anti-egg albumin content of rabbit serum or of the non-precipitating anti-egg albumin. Indeed, from a portion of one serum, the removal of non-precipitating anti-egg albumin did not impair its sensitizing ability, while in another portion, obliteration of the sensitizing capacity was accomplished without reducing the amount of non-precipitating anti-egg albumin. By qualitative tests, using agar diffusion, it was demonstrated that some rabbit antisera produced by the injection of crystalline egg albumin contained antibodies to three other known constituents of egg white, and to at least two unknown constituents. The appearance in anti-egg albumin sera of antibodies to egg white proteins other than egg albumin had been previously demonstrated by various techniques[7]. By working at levels below the slight solubility of the major antigen-antibody system present, a modification of the quantitative precipitin method was developed which permitted analyses of antibodies to impurities in the presence of large quantities of antibody to the major antigen[8]. It was then possible to absorb out the antibodies to four known constituents of egg white,

---

[1] AUER 1920, MENKIN 1930, SEEGAL and SEEGAL 1933, KNEPPER 1936.
[2] COOKE 1947, LOVELESS 1940.   [3] Cf. KUHNS and PAPPENHEIMER 1952, KUHNS 1956.
[4] RELYVELD, GRABAR, RAYNAUD and WILLIAMS 1956.   [5] VAUGHAN and KABAT 1953.
[6] KUHNS 1955.   [7] COHN, WETTER and DEUTSCH 1949, MUNOZ and BECKER 1950.
[8] VAUGHAN and KABAT 1953.

leaving a serum which contained antibodies to unknown trace substances and which was still capable of transferring sensitivity to human skin. Although the antibodies to the four known constituents — egg albumin, conalbumin, ovomucoid and lysozyme — were responsible for the major portion of antibody produced by immunization with whole egg white, none of these rabbit antibodies appeared to have appreciable skin sensitizing capacity in human beings. The sensitizing capacity appeared to reside in antibody to an unknown antigen or antigens present in trace amounts in egg white. This antigen contaminates crystalline egg albumin preparations sufficiently so that extended immunization of rabbits with crystalline egg albumin elicits appreciable amounts of the antibody which, in turn, confers skin sensitivity to human subjects. This study emphasized several aspects of the study of allergic mechanisms by the integration of several immunochemical methods, as follows: (1) An explanation became apparent for the many studies in which there is frequently found no correlation between sensitizing capacity of a serum and its content of predominating antibody. (2) The ability to detect by immunochemical methods trace impurities in a substance such as highly purified, recrystallized egg albumin is emphasized. (3) The lack of correlation between the amount of antigen and its efficacy as an antigen is illustrated. (4) Despite emphasis in the current literature on the probable role of the type of antibody (non-precipitating, etc.) produced by an individual as the factor determining the development of skin sensitivity, the importance of the antigen as a major determinant in the development of sensitivity is emphasized. (5) In addition, however, as noted by others in passive transfer studies, the variability in the susceptibility of different subjects to sensitization with the same antisera was confirmed.

More recent studies on the mechanism by which antibody "fixes" to tissue to cause sensitization to anaphylaxis have induced refinements as well as apparent contradictions. Using I^{131} labelled antibody, it was shown that tissue localization of antibody may occur whether or not the antibody was capable of sensitization of guinea pig tissues[1]. It is likely that a particular type of "fixation" may be necessary, either to unite with strategic chemical or anatomic sites on tissue or, perhaps, to form molecular configurations that are capable of fixing complement, as will be discussed later. Evidence for a specific kind of fixation is derived from observations that reversed passive anaphylaxis may be induced in the guinea pig by horse, sheep or hen antibodies directed against rabbit or human gamma globulin. The latter proteins, acting as antigens, are apparently capable of "fixing" to guinea pig tissues so that anaphylaxis results from the subsequent injection of antibodies to them. These antibodies are from species which ordinarily do not induce sensitization of guinea pig tissues, but become effective under the unique conditions of this experiment where localization is assured by the antigen[2].

In vitro fixation of antibody to various tissues has been demonstrated[3,4] and proportionately more time was required for smaller amounts of antibody to sensitize the tissue, analogous to the extended latent period required in *in vivo* anaphylaxis. Furthermore, as was demonstrated for systemic anaphylaxis in the same laboratory, *in vitro* sensitization was inhibited competitively by the presence of non-immune globulins. Indeed, non-specific gamma globulin could displace the specific antibody fixed to tissue[3]. Histamine release from tissues passively

---

[1] Humphrey and Mota 1959.
[2] Van den Ende 1939, Bier and Siqueira 1955, Ovary 1960.
[3] Halpern, Liacopoulos, Liacopoulos-Briot, Binaghi and van Neer 1959.
[4] Brocklehurst, Humphrey and Perry 1961.

sensitized *in vitro* was studied with different amounts of antibody. Depending on the proportion of specific antibody to the total gamma globulin preparation, as many as five successive cycles of sensitization and desensitization could be effected[1].

The formation of immune aggregates as a requisite to sensitization is indicated by studies with antibody and with antigen. After papain digestion, sensitizing rabbit antibody could no longer cause local anaphylaxis, but specific inhibition occurred if Fraction I was mixed with undigested antibody[2]. Similarly the effectiveness of haptens to elicit local allergic skin reactions appears to depend on the presence of two or more specific reactive groupings on the same molecule. Substances with a single haptenic group, which could not cause aggregation, were specifically inhibitory to the allergic response[3]. The demonstration that immediate anaphylactic reactions may be produced by soluble antigen-antibody complexes[4] may be interpreted as evidence against the hypothesis that "fixation" of the immune aggregate is necessary for anaphylaxis. The quantities of antibody employed in these studies were large enough to induce anaphylaxis passively with a very short latent period. Furthermore, it has been shown that a much smaller quantity of antibody introduced with an excess of antigen was capable of sensitizing tissue to subsequent challenge by antigen despite the presence initially of antigen excess[5]. It appears that antibody fixed to tissue and remained biologically active as a sensitizing agent even after combination with antigen and the production of anaphylaxis. Repeated shock reactions could be produced in the guinea pig skin at the site of a single antibody injection if appropriate time intervals and quantities of antigen were used[6]. Repeated passive cutaneous anaphylaxis was also demonstrated in the human skin with ragweed extract as antigen[7]. It is surprising to note that the biological reactivity of antigen and of antibody are not "neutralized" as far as their anaphylactogenic properties are concerned because specific precipitates could be shown to act either as antibody to sensitize tissue or as antigen to elicit anaphylaxis in previously sensitized animals[8].

The Arthus reaction.

Another example of specific hypersensitivity which has a well defined serological basis is the phenomenon described by ARTHUS in 1903 and known by his name. Repeated injections of horse serum into the subcutaneous tissues of a rabbit were at first noted to be relatively innocuous. Later, however, succeeding injections were followed within a day by the development of erythema and edema occasionally progressing during the subsequent few days to marked induration, a sterile abscess or a necrotic central slough.

Passive transfer of Arthus sensitivity with serum of an immunized animal was demonstrated by NICOLLE (1907), illustrating the importance of serological substances in the pathogenesis of the reaction. A systematic study of the relationship of the Arthus phenomenon to antigen and antibody was undertaken by OPIE (1923–1924). Active immunization with horse serum in varied species of animals indicated that the severity of the Arthus reaction varied roughly

---

[1] NIELSEN and FEIGEN 1962. [2] OVARY and KARUSH 1960, 1961.
[3] PARKER, KERN and EISEN 1962.
[4] GERMUTH and McKINNON 1957, ISHIZAKA, ISHIZAKA and CAMPBELL 1959, TRAPANI, GARVEY and CAMPBELL 1958.
[5] ROSENBERG, CHANDLER and FISCHEL 1958.
[6] ROSENBERG, CHANDLER and FISCHEL 1959 B.
[7] WEIL, ROSENBERG and FISCHEL, unpublished.
[8] ROSENBERG, CHANDLER and FISCHEL 1959 A.

with the precipitin titer an animal developed. This was further substantiated by serial studies in the rabbit with active and passive immunization[1] and by desensitization with varying amounts of horse serum antigen[1]. In a study of the early morphological changes of the Arthus reaction, Opie injected into the skin of a rabbit the washed specific precipitate formed by horse serum and its rabbit antibody. A definite inflammatory reaction resulted, comparable qualitatively but less severe than the actively induced Arthus reaction. In some of these studies, Opie used a single antigen, crystalline egg albumin. However, the attempts at relating antibody titer to severity of the Arthus reaction were done chiefly with horse serum, a complex mixture of antigens which could not afford precise or reproducible results in other laboratories. Although a parallel between precipitin titer and the severity of the Arthus reaction was again noted[2] other investigators questioned that relationship[3] in part because complex antigens such as egg white and horse serum did not exhibit consistent results, as might be expected.

Quantitative immunochemical methods were applied to this question by Culbertson in 1935. In animals actively and passively sensitized to a single antigen, crystalline egg albumin, the occurrence and severity of the reaction was directly related to the presence and amount of circulating antibody. Mild Arthus reactions were elicited in actively immunized rabbits with circulating anti-ovalbumin concentrations of about 0.08 mg. N per ml. serum. More severe reactions, with slough formation were produced with levels of 0.12 or 0.16 mg. anti-ovalbumin N per ml. Passive sensitization permits a more accurate appraisal of the quantities of antibody available. A rabbit sensitized intravenously with a large amount of anti-ovalbumin gave a strongly positive Arthus reaction when injected intracutaneously with ovalbumin. Another rabbit injected with the same amount of antiserum previously absorbed with ovalbumin gave no Arthus reaction when challenged. Absorption of the antibody removed the ability of the antiserum to confer passive sensitivity locally as well. This was demonstrated by Culbertson both in the direct passive reaction and the reversed passive reaction where antigen is administered first by vein and the challenging injection of antiserum is injected locally.

These observations have been confirmed and extended[4]. A titration with varying quantities of anti-ovalbumin showed that minimal Arthus reactions could be produced regularly in rabbits by the intracutaneous injection of 0.025 mg. anti-ovalbumin N followed after one-half hour by injection of ovalbumin. Injection of ovalbumin locally or intravenously showed the reaction to be independent of the route of administration of antigen. If the antibody is given intravenously, 1 or 2 mg. antibody nitrogen is required to produce a comparable reaction with locally administered antigen. After the intravenous injection of larger amounts of antibody, more severe reactions are elicited by ovalbumin locally in one site. The reaction is distinctly less severe when antigen is injected into multiple sites, suggesting competition for available antibody, and confirming the dependency of the Arthus reaction on circulating antibody[4].

Similar observations were made for the Arthus reaction induced in the guinea pig by Benacerraf and Kabat (1950). Amplifying the data on multiple sites, they administered an excess of antibody relative to the total antigen which had been injected into four different sites. In this experiment the multiple sites were of similar severity to comparably injected single sites in other animals. Each local site could bind only that amount of antibody determined by its

---

[1] Opie 1924 a, b.   [2] Furth 1925.   [3] Kahn 1933, Grove 1932.
[4] Fischel and Kabat 1947.

concentration of antigen. After passive immunization with antibody, if an excess amount of antigen is injected into one site, and the other sites are injected with antigen between 5 and 15 minutes later, the first site is the only one to show a substantial Arthus reaction, demonstrating the fixation of circulating antibody at that site in the 5 to 15 minute period. It is apparent from these studies that the passive Arthus reaction requires much more antibody than does the local passive cutaneous anaphylactic reaction in the guinea pig skin[1], uterus[2] or intestine[3]. However strict comparisons are not valid unless the latent periods, animal species and methods of measuring severity are comparable.

These studies also emphasized that a latent period between the administration of antibody and of antigen was not necessary for the induction of a passive Arthus reaction. This constitutes another difference[4] between this manifestation of local hypersensitivity and the anaphylactic process, particularly local passive cutaneous anaphylaxis (see Table 1).

In the guinea pig, OVARY and BIER (1953) found that the latent period for passive cutaneous anaphylaxis cannot be reduced to less than 30 minutes by increasing the amount of locally injected antibody to $1 \mu g$. Other differences between the Arthus reaction and passive cutaneous anaphylaxis were also demonstrated. Pyribenzamine does not exert a demonstrable influence on the development of the quantitatively induced passive Arthus reaction either at the minimal or maximal levels of severity[5] although inhibition to some degree may be achieved with another antihistaminic, phenergan[6]. The lack of effect of neoantergan on the Arthus reaction was demonstrated[7]. The weaker reactions of cutaneous anaphylaxis may be inhibited by neoantergan but stronger reactions are not inhibited. Since the stronger reactions are induced by amounts of antibody approximating those used for the Arthus reaction, the authors state that the possible role of early histamine release in the Arthus reaction cannot be excluded. In a comparison of the Arthus and local anaphylactic reactions of the guinea pig and rat, it was found that the minimal reversed Arthus reaction was elicited by relatively similar amounts of antibody while the local anaphylactic reaction required 1000 times more antibody in the rat than in the guinea pig[8].

Features of the passively induced Arthus reaction suggest that it may be an inflammatory response to specific precipitate forming at the local site, as suggested by OPIE's experiment with the injection of specific precipitate (1924d). The reaction is not induced by an amount of non-precipitating antibody comparable to precipitating antibody, as is the anaphylactic reaction. Since it does not require a latent period the passive Arthus reaction does not appear to be related to tissue fixed antibodies, although tissue fixation may well contribute to the development of the actively induced Arthus reaction. In addition, horse antibody, which is not able to induce passive anaphylaxis in the guinea pig, will, if it is a precipitating antibody, confer sensitivity to the Arthus reaction[9, 10].

With fluorescent microscopy, interest in the inflammatory reaction to specific immune precipitates was renewed[11]. Under conditions which provoked the Arthus reaction locally and "serum sickness" systemically, antigen and antibody were both demonstrable by fluorescent microscopy in blood vessel walls, apparently acting as a focus for an inflammatory response. Although polymorpho-

---

[1] OVARY and BIER 1953.   [2] KABAT and LANDOW 1942.
[3] BENACERRAF and HALPERN 1949.   [4] BENACERRAF 1953, OVARY 1953.
[5] FISCHEL 1947.   [6] BENACERRAF and FISCHEL 1949.   [7] OVARY and BIER 1953.
[8] OVARY and BIER 1952.   [9] OVARY and BIER 1952.
[10] BENACERRAF and KABAT 1950.   [11] COCHRANE and WEIGLE 1958.

nuclear leucocytes contribute to the severity of the resulting reaction[1] they do not appear to be essential. In a beautiful demonstration, GERMUTH and his coworkers[2] demonstrated that tissue damage and cellular infiltration occurred at the line of antigen and antibody union after diffusion across the avascular

Table 1. *Features of the passively induced anaphylactic and Arthus reactions.* (Modified from BENACERRAF 1953, OVARY 1953, and KABAT 1955.)

<table>
<tr><td rowspan="3"></td><th colspan="4">Anaphylaxis</th><th colspan="3">Local Arthus</th></tr>
<tr><th rowspan="2">Systemic (death)</th><th rowspan="2">Schultz-Dale</th><th colspan="2">Passive Cutaneous</th><th rowspan="2">Guinea pig</th><th rowspan="2">Rabbit</th><th rowspan="2">Rat</th></tr>
<tr><th>Guinea pig</th><th>Rat</th></tr>
<tr><td>Antibody N for response (micrograms)</td><td>30[1]</td><td>0·01</td><td>0·003</td><td>0·5–1·0[2]</td><td>10</td><td>25</td><td>10</td></tr>
<tr><td>Rabbit non-precipitating antibody (micrograms)</td><td>30</td><td></td><td>+</td><td></td><td>—</td><td>—</td><td></td></tr>
<tr><td>Horse Antibody</td><td>—[3]</td><td></td><td>—[4]</td><td></td><td>+[5]</td><td></td><td></td></tr>
<tr><td>Latent period</td><td>+</td><td>+</td><td>+</td><td>+</td><td>—</td><td>—</td><td>—</td></tr>
<tr><td></td><td colspan="4">Required in inverse proportion to amount of antibody, within certain limits. Trauma and minute quantities of histamine may diminish the latent period probably due to the more rapid localization of antibody</td><td colspan="3">Latent period Not required</td></tr>
<tr><td>Reversed procedure (antigen given first)
Inhibition with anti-histaminics:</td><td>+[6]</td><td>+[6]</td><td>+[6]</td><td>—</td><td>+</td><td>+</td><td>+</td></tr>
<tr><td></td><td colspan="4">Inhibition of milder reactions</td><td colspan="3">Usually only slight inhibition</td></tr>
<tr><td>Comment:</td><td colspan="4">The above suggests fixation of antibody to tissue. This may contribute to the liberation of histamine and other substances, and to the involvement of smooth muscle and capillary endothelium</td><td colspan="3">Reaction appears to result chiefly from the presence of immune precipitate itself</td></tr>
<tr><td></td><td colspan="7">As usually induced, anaphylactic mechanisms cannot be excluded from some participation in the development of the Arthus reactions, and vice versa</td></tr>
</table>

[1] Micrograms N of rabbit antibody to the following antigens: egg albumin (Ea); pneumococcus polysaccharide (S III), and tobacco mosaic virus; guinea pig antibody to Ea. All other figures refer to the Ea-anti Ea system unless otherwise noted.
[2] Also Rabbit anti-S III.
[3] Horse antibody to Ea, pneumococcus S I, typhoid and hemocyanin.
[4] Horse antibody to typhoid.   [5] Horse antibody to typhoid and to S I.
[6] VAN DEN ENDE (1939), BIER and SIQUEIRA (1955) see text for special circumstances involved suggesting fixation of antigen to tissue.

rabbit cornea, a picture suggesting an *in vivo* Ouchterlony plate. Suppression of the cellular infiltration by prior treatment with nitrogen mustard did not prevent injury to the corneal stroma by the antigen-antibody complex. Similarly diffusion through the walls of blood vessels and localization of antigen-antibody complexes in endothelium and glomerular tufts results in experimentally induced serum sickness and glomerulonephritis[3].

[1] COCHRANE, WEIGLE and DIXON 1959.
[2] GERMUTH, MAUMENEE, SENTERFIT and POLLACK 1962.
[3] GERMUTH and POLLACK 1958, DIXON, VAZQUEZ, WEIGLE and COCHRANE 1958, McCLUSKEY and BENACERRAF 1959, DIXON, FELDMAN and VAZQUEZ 1961, MELLORS and BRZOSKO 1962.

Many of the qualitative and quantitative differences between the Arthus reaction and systemic and local anaphylaxis which are discussed above are summarized in Table 1. The principal differences classically noted are the relatively transient nature of anaphylactic reactions due to the effect on smooth muscle and capillary permeability, and the more persistent, necrotizing features of the Arthus reaction. In terms of the previously mentioned studies, anaphylactic reactions appear to result from the fixation of antibody to tissues. The relationships of the latent period, the failure of horse antibody to induce anaphylaxis in the guinea pig and the difficulty of inducing reversed passive anaphylaxis are cited in support of the concept that antibody "fixes" to tissue. Reversed passive anaphylaxis has been reported by several investigators, perhaps most convincingly by VAN DEN ENDE (1939) and by BIER and SIQUEIRA (1955) using as antigens proteins derived from or closely related to the species, (guinea pigs) in which the reactions were induced. In the latter study, reversed passive anaphylaxis was induced by injecting intravenously or intradermally rabbit gamma globulin as antigen. After a suitable latent period, guinea pig antibody to rabbit gamma globulin induced local passive cutaneous anaphylaxis. When goat or bovine gamma globulin was used as antigen, the corresponding antisera did not elicit anaphylaxis.

In contradistinction to anaphylaxis, the Arthus reaction appears to be predominantly an inflammatory reaction to antigen-antibody aggregation *in vivo*, with minute vascular thromboses as described by OPIE (1923–1924). The failure of non-precipitating antibody to induce Arthus reactions suggests this point of view, as does the ability to induce it with horse antibody. The fact that a latent period is not required and that the reversed procedure (antigen first) also induces the Arthus reaction further suggests that the reaction does not involve "tissue fixation".

While these distinctions are useful in studying the pathogenesis of anaphylaxis and the Arthus reaction there is probably some overlap and participation of both mechanisms in each type of allergic reaction, especially when actively induced. Further differences may become apparent with the use of other antigens and haptens.

The morphological aspects of the Arthus reaction in the skin and various other sites have been reviewed elsewhere in this Handbuch[1]. It is apparent, from the various sites in which the reaction can be elicited, that any tissue or organ of a sensitized animal when exposed to antigen, will probably exhibit an inflammatory response[2]. The development of an Arthus reaction in organs other than the skin can also be related to the presence of tissue or circulating antibody, as in the SEEGALS' study (1930–1933) of local organ hypersensitiveness in the rabbit eye. The injection of several antigens into the anterior chamber of the rabbit eye is followed, after a period of five days, by specific sensitivity of that eye, so that it becomes inflamed when one of the antigens is administered intravenously. Such inflammation has been induced two years after sensitization[2]. Antigen injected intravenously can be made to sensitize one eye specifically if an inflammatory reaction is simultaneously produced in that eye.

In a study of the passively induced Arthus reaction in the rabbit eye, the same order of sensitivity to known amounts of antibody and antigen have been found as for the skin[3].

---

[1] LETTERER 1956, ROULET 1931, 1956.
[2] SEEGAL, SEEGAL and JOST 1932.
[3] WAKSMAN and BULLINGTON 1956.

Serum sickness.

Many aspects of the specificity and quantitative study of allergic reactions are exemplified by systemic hypersensitivity of the serum sickness type. Serum sickness combines features of anaphylaxis and of the Arthus reaction at various sites in the vascular system and the tissues. About one or two weeks after an initial injection of horse serum, or other foreign sera into a human for prophylactic or therapeutic purposes, there may occur a generalized erythematous, edematous or urticarial eruption, with fever, arthralgia, lymphadenopathy and other less frequent signs. This syndrome became recognized as a clinical entity and was comprehensively presented in the classic monograph of v. PIRQUET and SCHICK (1905). The morphological aspects of serum sickness and the production of analogous lesions in animals is reviewed elsewhere in this Handbuch.

The relationship of serum sickness to the development of antibody to the foreign serum was subsequently demonstrated[1] and the concept that antibody reacts with persistent antigen to cause the illness was also well documented[2]. As with anaphylaxis and the Arthus reaction, serum disease may be locally or systematically induced in guinea pigs[1] and humans[3] by the transfer of antibodies from a convalescent patient. When a foreign protein is administered intravenously, it persists for a long period of time in the blood stream of those individuals who do not develop serum disease[2] but disappears promptly from the blood stream when the disease becomes manifest (see below). Antibody then becomes demonstrable. This has been well demonstrated for homologous foreign proteins in animals[4] and in humans injected with bovine serum albumin[5].

In 1913, LONGCOPE reported that the injection of a foreign protein into an animal results in nephritis. The injection of foreign proteins has since been employed to produce allergic arteritis, hepatitis, appendicitis and lesions in many other tissues[6]. While lesions may be produced in various sites the pathogenesis is similar to the process which characterizes serum sickness.

Allergic reactions may exhibit a relative degree of specificity *in vivo* with respect to their temporal development and localization. The successive development of various eruptions during serum sickness was well recognized, and had been attributed to sensitivity to the different proteins present in the horse serum or the antisera[7]. In HOOKER's study, a patient developed three distinct wheal and erythema reactions at the site of an injection of horse serum during twelve hours. These reactions were capable of being elicited independently by three fractions derived from horse serum. The pseudo-globulin fraction of horse serum elicited a prompt wheal and erythema reaction; euglobulin elicited a reaction in about 5 hours; and albumin, in about 12 hours, corresponding to the three successive reactions noted with the whole horse serum. HAWN and JANEWAY (1947) injected crystalline bovine albumin and gamma globulin into rabbits and found a difference in tissue localization of the subsequent allergic reaction. The albumin tended to give lesions resembling periarteritis nodosa while the globulin gave predominantly renal lesions. The time interval between injection and the development of these lesions also differed, as had been noted for sensitivity to horse serum albumin and euglobulin[7]. Perhaps some of the

---

[1] LONGCOPE and RACKEMANN 1918, TUFT and RAMSDELL 1929 a, b, c.
[2] LONGCOPE 1943.
[3] KARELITZ and GLORIG 1943, KARELITZ and STEMPIEN 1942, KOJIS 1942.
[4] HAWN and JANEWAY 1947, GERMUTH 1953, SCHWAB et al. 1950.
[5] Cf. SEEGAL 1952, KABAT 1961, p. 292.
[6] BOUGHTON 1917, KLINGE 1933, RICH 1947, EHRICH et al. 1949.
[7] DAVIDSON 1919, DOERR and BERGER 1922, HOOKER 1923, JONES and FLEISCHER 1934.

temporal or morphological differences may be related to quantitative differences in amounts of antigen and antibody as well as to qualitative variations. The possibility that the globulin might localize in the kidney because it contained nephrotoxic antibody has been suggested by KABAT (1953).

The diminished clinical use of horse or rabbit serum has greatly reduced the incidence of serum sickness. It is a curious coincidence that the commonest cause today of a clinical syndrome very similar to serum sickness is penicillin, a drug which superceded serotherapy in pneumonia. The pathogenesis of the allergic penicillin reaction is not as easily defined. Circulating antibody is not usually demonstrable by transfer or other types of procedures. The disease may develop according to the same pattern as serum sickness but mediated principally by cellular antibodies, as will be discussed.

Antigen metabolism in the sensitized animal.

The localization and disposal of antigen differs greatly in sensitized and non-sensitized animals. In normal animals, egg albumin spreads readily in the tissues and thence into the blood stream, while in sensitized animals, the egg albumin remains concentrated at the site of injection[1].

In the absence of specific antibody, antigenic substances may be subjected to the normal metabolic and excretory processes of the host or to the processes associated with foreign body removal and inflammatory reaction. In previously immunized animals, bacterial and other antigens disappear more rapidly from the blood stream[2]. The disappearance rate and catabolism of isotopically or dye-labelled heterologous protein has been studied in immune and non-immune rabbits[3]. The tissue localization of antigen is a function, in part, of the concentration of circulating antibody[4] since concentrations greater than 0·1 mg. antibody nitrogen were associated with increased localization of antigen in lungs and liver. This may be attributed, in part, to the increased vascular permeability that results from the hypersensitivity reaction.

A unique study by KENDALL on the disappearance rate of injected bovine albumin from the circulation of humans is cited by SEEGAL (1952). While testing possible blood substitutes, KENDALL was able to demonstrate that bovine serum albumin persisted in the circulation for more than 140 days in a patient who did not develop serum sickness. In those patients who developed classical symptoms of serum sickness, however, the antigen disappeared much more rapidly. When antigen had completely disappeared, symptoms subsided and circulating antibody became detectable (cf. also KABAT, 1961 p. 292). During the period of rapid elimination of I^{131} labelled bovine serum albumin from the blood of animals with the onset of antibody formation, soluble complexes of antigen and antibody were demonstrated by precipitation with half saturated ammonium sulfate solution[5].

The previous sensitization of rabbits with bovine albumin or a minor cross reactive antigen, egg albumin, accelerated the rate of disappearance of subsequently administered bovine albumin[6], confirming the slight cross reactivity noted for these antigens *in vitro*[7]. In addition, the occurrence of maximal allergic tissue alteration was accelerated[6] concomitantly with the development of the specific anamnestic or secondary antibody response.

---

[1] OPIE 1924 e, KORNGOLD et al. 1953.
[2] TALMADGE, DIXON, BUKANTZ and DAMMIN 1951, cf. WEIGLE 1961.
[3] GITLIN et al. 1951, DIXON 1954.   [4] GARVEY and CAMPBELL 1954.   [5] FARR 1958.
[6] GERMUTH, PACE and TIPPETT 1955.   [7] MAURER 1954 b.

Persistence of an excess amount of antigen in the tissues inhibits the detection of antibody or of sensitivity, as has been demonstrated by Felton (1949) in mice injected with pneumococcus polysaccharide. The phenomenon, to which the term "immunologic paralysis" had been applied, was found to be specific for the pneumococcus type used[1]. This apparent lack of response to the large infusion of antigen was confirmed for protein antigens in the rabbit and was also found to be a specific immunologic unresponsiveness which does not prevent antibody responses to closely related antigens[2]. However, the confusion of terminology and concept in such studies has been pointed out by Kabat (1957). Until there is adequate clarification of the mechanisms involved, he emphasizes the importance of differentiating the various phenomena referred to as "immunologic paralysis." Three groups of phenomena have been viewed in this regard. The first type, studied by Felton, involves the injection of polysaccharide antigen. The antigen persists for long periods of time, precluding the demonstration of circulating antibody no matter how rapidly the antibody-forming mechanism may be working. Other antigens, such as proteins, may be metabolized more readily than pneumococcus polysaccharide, but a similar mechanism may be achieved by flooding the tissues with large quantities of protein antigen. The persistence of antigen in liver tissue was demonstrated at a time when antibody was found in the blood[3]. Two other examples of "immunologic unresponsiveness" are to be found in the "actively acquired tolerance" of Medawar and his coworkers (1957), and in the phenomenon of agammaglobulinemia studied by Janeway and his group (1953), Good (1955) and others. The terminology involved to describe these various phenomena will be controversial until the mechanisms which produce them are more clearly defined.

The anamnestic response.

After the initial introduction of antigen into an animal, antibody or hypersensitivity cannot be demonstrated for a period of about two weeks. Subsequent exposure of the same animal to the *same* antigen elicits an augmented degree of reactivity, with the more rapid appearance of antibody and the production of a greater amount of antibody. This response has been designated as the secondary response or *specific* anamnestic response. It has been extensively studied as a model of antibody production for theoretical as well as practical purposes[4]. The anamnestic response of antibody production has a direct relationship to the development of immunity and of allergic tissue reactions as illustrated by the accelerated vaccinia reaction in individuals previously exposed to vaccinia or smallpox[5].

At various times it has been suggested that nonspecific stimuli such as heterologous antigens, hormonal influences or trauma may cause a non-specific anamnestic response. In most published studies purporting to show a non-specific anamnestic response induced by unrelated antigens, whole bacteria and other complex mixtures of antigenic substances were used. When single antigens were studied, the non-specific anamnestic response could not be demonstrated by classical precipitin studies, even with antigens of grossly similar chemical nature as with crystalline serum albumin and crystalline egg albumin[6] and

---

[1] Felton, Kauffmann, Prescott and Ottinger 1955.
[2] Dixon and Maurer 1955 a, b, c.   [3] McMaster, Kruse, Sturm and Edwards 1954.
[4] Glenny 1931, Burnet and Fenner 1953, Wilson and Miles 1956.
[5] Jenner 1798, v. Pirquet and Schick 1903.
[6] Heidelberger and Kendall 1935, Kabat and Heidelberger 1937.

Type I and Type II specific polysaccharide of the pneumococcus[1]. A recent study of the specificity of the secondary response of rabbits to a variety of purified protein antigens disclosed a small but definite degree of cross reactivity[2] which is probably related to similar chemical groupings among the different proteins studied.

The possibility that adrenal cortical hormone administration results in a non-specific anamnestic response was advanced in 1947 and attributed to associated lympholysis[3]. The role of the adrenal hormones in this respect has been discounted by several workers using quantitative immunochemical methods[4] and indeed the action of adrenal cortical hormones appears to inhibit rather than promote antibody production. This action of cortisone is compatible with its established activity in inhibiting protein synthesis and the process of inflammation as well.

The specific anamnestic response was further studied to determine what effect cortisone might have on the rapid synthesis of antibody protein. Rabbits sensitized to egg albumin and then given cortisone failed to exhibit a specific anamnestic response when egg albumin was administered. Control rabbits not treated with hormone reacted to the egg albumin injection with the expected rapid production of antibody[5]. There appears to be no valid reason to exclude the anamnestic or secondary response from the characteristic specificity which typifies other aspects of the immune response.

The behavior of complement in vivo.

In addition to specific antibodies, fresh serum contains a group of substances, collectively called complement, which participate in certain immune phenomena such as bacteriolysis, immune hemolysis and phagocytosis[6]. Complement participates in natural resistance to some degree, but not in the specific way that antibodies do with their respective antigens. Other substances in the body, such as lysozyme[7] also appear to participate in natural resistance of a non-specific nature. One of the distinguishing features about complement which is of great interest immunologically is its absorption or fixation when certain antigen-antibody reactions occur.

The incorporation or fixation of serum complement into the specific antigen-antibody aggregate has been used to advantage in the detection of specific antigens and antibodies[8]. The phenomenon of complement fixation has been appreciated as a chemical reaction capable of reproducible measurement[9].

In vivo, complement is also fixed or inactivated by certain antigen-antibody reactions, as noted for active and passive anaphylaxis by FRIEDBERGER and HARTOCH (1909). Actively induced serum sickness may be associated with a diminution of complement in animals[10] and in man[11]. Quantitatively, the amount of complement fixed appears to be related to the amount of antibody and antigen present[12] as might be anticipated from in vitro studies[13]. Although it is generally

---

[1] VAN DER SCHEER et al. 1942.   [2] DIXON and MAURER 1955 c.
[3] DOUGHERTY, CHASE and WHITE 1945.
[4] EISEN et al. 1947, FISCHEL, LE MAY and KABAT 1949, DE VRIES 1950.
[5] FISCHEL, VAUGHAN and PHOTOPOULOS 1952.
[6] OSBORN 1937, WILSON and MILES 1956.   [7] MEYER et al. 1936.
[8] BORDET and GENGOU 1901, GENGOU 1902, KABAT and MAYER 1948.
[9] BUKANTZ, REIN and KENT 1946, MAYER, OSLER, BIER and HEIDELBERGER 1946.
[10] SCHWAB et al. 1950.   [11] RUTSTEIN and WALKER 1942.
[12] BIER and FURLANETTO, unpub., BENACERRAF, NORDEN and FISCHEL, unpub.
[13] OSLER, MAYER and HEIDELBERGER 1948, WALLACE, OSLER and MAYER 1950.

stated that a diminution of serum complement is characteristic of anaphylactic shock[1], alternative findings may be observed by altering the amounts of antibody used for passive sensitization and the latent period. With 30 μg. antibody nitrogen and a 48 hour latent period, guinea pigs may experience fatal anaphylaxis with little or no change in serum complement. Conversely, with larger amounts of antibody, about 600 μg. antibody nitrogen, and a very short latent period, little or no shock-like symptoms may occur despite impressive fixation of complement in vivo[2].

The role of complement in allergic reactions has been a subject of some controversy. It has been thought that the presence or fixation of complement on tissue was necessary for the development of the allergic reaction[3]. Unfortunately, many of the requisites for complement activity, such as Ca^{++} and Mg^{++} ions, are also necessary for normal smooth muscle reactivity. Attempts to carry out allergic reactions in the absence of complement necessarily involve the presence of toxic or other inhibitory agents to inactivate complement. Such substances may also inhibit the tissues under study with resultant lack of reactivity. The removal of Ca^{++} and Mg^{++} ions to inactivate complement also affects the reactivity of smooth muscle. When antigen-antibody systems unrelated to the red cell are absorbed at the red cell surface in the presence of complement, hemolysis occurs[4]. This apparently confirms the concept that lysis is referable to the action of complement localized at the surface by antigen-antibody union rather than to a specific antierythrocyte antibody acting in the presence of complement. It therefore appears that immune hemolysis may be the direct result of complement activity. Further work of a quantitative nature is necessary to elucidate the role of complement in the pathogenesis of allergic tissue reactions.

In recent years accumulated evidence indicates more strongly the role of complement in cytotoxicity and tissue damage caused by hypersensitivity phenomena[5] although other factors are not excluded. As was stated previously, decomplementing animals in vivo usually results in profound physiological effects which are apparently independent of the complement system. The use of aggregated gamma globulin to decomplement guinea pig serum resulted in inhibition of the PCA reaction, but not of systemic anaphylaxis[6]. In the mouse, a similar procedure had no effect on the PCA reaction[7]. The cytotoxicity of complement fixed by an immune reaction is readily demonstrable with single cell plating technique[8] but complement is not necessary with higher concentrations of antibody, unless minute amounts of complement may be thought to be present in cells. Immobilization of protozoa by normal guinea pig serum correlated with the hemolytic effect on the serum on sensitized erythrocytes[9]. In one study the cytotoxic effect of complement was demonstrated by inability of the affected cells to support virus multiplication[10]. By electron microscopy of ferritin labelled antibody to whole ascites tumor cells, it was noted that complement was required before the antibody could pass directly through the cell membrane[11]. A number of studies suggest the relation of the cytotoxic effect of complement in the immune reaction to activation of enzymatic action on cellular

[1] Chase 1952.
[2] Bier and Furlanetto, unpub., Benacerraf, Norden and Fischel, unpub.
[3] Kulka 1942, 1943.
[4] Fisher and Keogh 1950, Adler 1950, cf. Mayer 1951, Grabar 1953.
[5] Bier, Siqueira and Osler 1955, Osler, Hawrisiak, Ovary, Sigueira and Bier 1957, Osler, Randall, Hill and Ovary 1959, cf. particularly Osler 1961.
[6] Christian and Thurer 1962.   [7] Frick, Stiffel and Biozzi 1962.
[8] Oda and Puck 1961.   [9] Sinclair 1958.   [10] Roizman and Roane 1961.
[11] Easton, Goldberg and Green 1962.

substrates[1]. Complement has been detected at the site of tissue damage in histological studies[2].

Prior to the development of reproducible methods for the determination of complement, many diseases were thought to be associated with a low complement titer and were therefore considered to have an allergic basis. Perhaps the most consistent results were found in acute glomerulonephritis[3] and the use of more precise methods and hemolytic endpoints has confirmed the low concentration of complement in patients with acute glomerulonephritis[4]. In conjunction with clinical and epidemiological data, as well as animal experiments with nephrotoxic antisera[5] it would appear that the complement deviation in acute nephritis is indeed indicative of an allergic process. Less convincing is the evidence for other diseases in which complement titrations are not definitive and collateral clinical and experimental data are not suggestive of allergy. A low complement *in vivo* may result from a variety of conditions other than antigen-antibody reactions. A lack of production may occur in the moribund state, or inhibition of complement may be related to inordinate amounts of anticomplementary substances such as gamma globulin. Lupus erythematosus is associated with low complement levels but is also commonly associated with the occurrence of anti-complementary substances in the blood[6]. In rheumatic fever, early investigators reported a low serum complement, thought to be indicative of an allergic process[7]. The use of a more precise method to measure complement did not confirm these findings, and indeed, disclosed increased amounts of complement almost regularly in patients with rheumatic fever[8]. Increased complement titers have subsequently been observed in a wide variety of inflammatory reactions. Among these are some, such as myocardial infarction, which are devoid of the infectious or allergic process traditionally associated with complement activity[9]. The increase in complement is apparently another of the many "acute phase" changes which occur in serum during inflammation. An increase of complement is also found in certain allergic conditions where the antigen-antibody system involved does not usually form a precipitin or fix complement in the test tube. Drug sensitivity to sulfadiazine, penicillin and heparin are among these allergies, as are hay fever, asthma and several instances of periarteritis nodosa[10]. The hypothesis of an underlying allergic reaction in other diseases, such as rheumatic fever, cannot, therefore, be excluded on the basis of an increased content of circulating complement. However, the failure to confirm a low complement in rheumatic fever vitiates earlier suggestions of an allergic pathogenesis based on the report that complement was diminished. In rheumatic fever, more suggestive evidence for an allergic pathogenesis is available but it is not, as yet, conclusive[11].

Delayed or tuberculin-type reactions.

The tuberculin reaction typifies a group of reactions which differ from the anaphylactic or Arthus type reactions. The difference has been characterized as a temporal one, by use of the term "delayed hypersensitivity" and as a

[1] LEVINE 1955, BECKER 1956, LEPOW, RATNOFF and LEVY 1958, ROSS and LEPOW 1960.
[2] LACHMANN, MÜLLER-EBERHARD, KUNKEL and PARONETTO 1962, MELLORS and BRZOSKO 1962.
[3] GUNN 1914, VEIL and BUCHOLZ 1932, OSBORN 1937.
[4] KELLETT and THOMPSON 1939, READER 1948, LANGE et al. 1951, FISCHEL and GAJDUSEK 1952.
[5] Cf. EARLE 1957.   [6] DAVIS et al. 1944.   [7] COBURN 1936, cf. OSBORN 1937.
[8] FISCHEL, PAULI and LESH 1949, FISCHEL, FRANK, BOLTAX and ARCASOY 1958.
[9] BOLTAX and FISCHEL 1956.   [10] FISCHEL 1953 b.   [11] FISCHEL 1949, SWIFT 1949.

distinct attribute of the antigen, as in the term "bacterial allergy." In the absence of sufficient knowledge of the mechanism of the tuberculin-type reaction, it is difficult to label it satisfactorily. Arthus or serum sickness reactions may be delayed in appearance. The reactions are not unique for bacterial products because many antigenic constituents of bacteria give rise to circulating antibody and may be used to elicit typical Arthus and anaphylactic reactions[1]. Furthermore the tuberculin type of reaction is similar to certain forms of hypersensitivity induced by many organisms other than bacteria, such as fungi, viruses, and helminths[1]. It is also similar in many respects to hypersensitivity to simple chemical compounds and to certain drugs[1]. One of the most characteristic attributes of the tuberculin type of hypersensitivity is that it cannot be transferred by the usual serum transfer methods. Indeed most, if not all of the "antibody" demonstrable in this type of reaction is uniquely identified with cells and is demonstrable indirectly by various manipulations with the cells of the sensitized animal. After exposure to an antigenic complex containing the sensitizing substance, such as tubercle bacilli containing tuberculin, specific reactivity is conferred on the sensitized cells. The period of time required for the development of sensitivity is comparable to the period required for the formation of antibodies found in the serum. The sensitizing agent may or may not be similar to the typical globulin antibody familiar in the serum. The specific sensitivity of the cells may be demonstrated in the absence of blood vessels or smooth muscle necessary for the development of the Arthus or anaphylactic reactions. Hypersensitivity is demonstrable by the inhibition of cell cultures from tuberculous animals by tuberculin[2]. The specificity of the response was further demonstrated when cell cultures from animals sensitive to horse serum and tuberculin were affected only by the addition of tuberculin[3]. Similar studies have been done with hepatic epithelial cells[4] and with human mesodermal cells[5]. Streptococcal nucleoprotein was found to exert a similar inhibitory effect on cells of animals sensitized to streptococci. Lymphocytes of tuberculin sensitive animals are reportedly lysed in vitro by exposure to tuberculin[6]. Cellular localization of an "antibody" responsible for immunity is suggested by Lurie's work (1942). Mononuclear cells from rabbits immunized to tuberculosis preserved their power to inhibit the growth of tubercle bacilli when transplanted into the anterior chambers of normal rabbit eyes. Similar cells from normal rabbits did not posses or acquire this property, even when placed in the anterior chamber of the eye of an immunized animal or suspended in the serum of such an animal. While this immune property may coincide with the cellular localization of tuberculin sensitivity, it should not be inferred that the immunity is necessarily related to tuberculin sensitivity since the cells may contain antibody to many other antigens of the tubercle bacillus.

The most direct demonstration of the cellular localization of the tuberculin type of sensitizing antibody is obtained from studies of the transfer of tuberculin hypersensitivity. Bail (1910, 1912) demonstrated that minced organs of tuberculous guinea pigs injected into normal guinea pigs conferred tuberculin sensitivity a day later. Although this received some confirmation, most workers were unable to confirm these early studies[7]. Interest in this aspect of hypersensitivity was greatly enhanced when Landsteiner and Chase (1942) transferred to normal guinea pigs cutaneous sensitivity to simple chemical compounds by means of washed cells of peritoneal exudates donated by sensitized guinea

[1] Seegal 1949, Chase 1952, Lawrence 1956.   [2] Rich and Lewis 1932.
[3] Aronson 1931.   [4] Buckley, Buckley and Keeve 1951.
[5] Gangarosa et al. 1955.   [6] Favour 1947.   [7] Cf. Gay and Associates 1935.

pigs. Application of a similar procedure to tuberculin sensitivity was successfully performed by CHASE (1945, 1946a) and has been amply confirmed[1] and applied to drug sensitivity[2] and to human sensitivity to tuberculin and streptococcal antigen as well[3]. The possible relationship of antibody globulin in hypersensitivity and immunity of the tuberculin type is illustrated in the study of agammaglobulinemia[4]. Individuals with congenital or acquired agammaglobulinemia do not usually manifest sensitivity to tuberculin. The transfer to such individuals of tuberculin sensitivity and streptococcal sensitivity by the transfer of white cells from sensitized donors was accomplished[4].

Evidence is available to indicate that the passive transfer of sensitivity by cells is not merely the result of passive transfer of preformed sensitizing antibody. The sensitivity may persist for a considerable length of time, much longer than does passive immunization with antibody globulin[5]. The addition of antigen to the cells does not appear to "neutralize" the antibody, suggesting that antibody does not exist as such in the cells[6]. Prior feeding with picryl chloride did not inhibit the dermal sensitivity of recipient guinea pigs although such feeding inhibit active sensitization to picryl chloride[7]. Studies with disrupted cells indicate that the transfer factor may be self-replicated within the cells[8]. An alternative possibility has not been entirely excluded, namely that the continued state of hypersensitivity may be the result of stimulation of an anamnestic response by antigenic fragments. In addition some preformed sensitizing antibody may also be transferred, explaining the immediate sensitivity produced. METAXAS and METAXAS-BUEHLER (1955) demonstrated that no latent period is required for the elicitation of a tuberculin reaction in guinea pigs following the intravenous administration of cells from sensitized animals. A direct action between tuberculin and the transferred cells is therefore suggested.

The types of sensitivity described above are laboratory models which, in natural circumstances, are not mutually exclusive and indeed may overlap to a considerable degree. In active sensitization with complex antigens such as bacteria a combination of the various forms of hypersensitivity may occur so that the application into the skin of a specific antigenic mixture may elicit, in sequence, a wheal and erythema type of reaction and local vascular spasm characteristic of the anaphylactic involvement of smooth muscle and of capillary permeability. Local vascular thrombosis and inflammation to microscopic aggregates of some antigens and antibodies in the tissues may also occur, suggesting aspects of the Arthus reaction, with or without associated anoxemic necrosis of the tissues. Delayed tissue necrosis and cellular infiltration may supervene, suggestive of the tuberculin type of reactivity. Certain features of the reaction may not be reproducible by serum transfer technics, further suggesting cellular sensitization associated with the tuberculin type reaction.

The technique of cell transfer which was originally identified with the transfer of tuberculin type sensitivity has also been found to be successful in transferring sensitivity to antigens normally identified by circulating serum antibody. The transfer of sensitivity to streptokinase, streptodornase and streptococcal M substance by the cell transfer method was demonstrated[9]. Furthermore, sensitivity to pollen, usually attributed to nonprecipitating serum antibody has also been transferred in humans by leucocytes[10]. With cell transfer, CHASE (1954) has

---

[1] Cf. PAPPENHEIMER 1953.   [2] HAXTHAUSEN 1947.
[3] Cf. LAWRENCE 1949, 1952, 1956.   [4] GOOD and VARCO 1955 a, b, GOOD 1955.
[5] Cf. LAWRENCE 1956.   [6] PAPPENHEIMER 1955, PAPPENHEIMER and LAWRENCE, cf. [1].
[7] CHASE 1946b, CHASE and BATTISTO 1955.
[8] JETER, TREMAINE and SEEBOHM 1954, LAWRENCE 1955.   [9] LAWRENCE 1952.
[10] WALZER and GLAZER 1950.

demonstrated that serum antibody to picryl chloride and the associated type of anaphylactic sensitivity may be conferred on recipient animals, emphasizing the lack of clear cut definition between the various types of hypersensitivity.

Lawrence (1956) has presented a valuable and comprehensive review of the tuberculin or delayed type of allergic inflammatory response in which many ramifications of the underlying process are discussed. Emphasis is also placed on the general biologic implications of delayed allergy as manifested in studies on the rejection of homografts[1] and transplanted tumors[2].

The mechanism for development of delayed hypersensitivity is obscure, although several factors appear to facilitate its development. Since one of the few criteria for defining the delayed type of sensitivity is that it apparently cannot be transferred by a serum antibody and may be transferred by cells, the cellular response to the antigenic stimulus appears to be of importance. In turn, the cellular response is conditioned to some degree by the presence of antigens associated with particulate matter, such as bacteria, oil droplets, etc. and by the intradermal route of administration. Other factors probably play a role, such as the chemical nature of the antigen itself. It has recently been proposed that delayed hypersensitivity may develop in naturally occurring circumstances due to the formation of a complex between antigen and the early antibody it evokes[3]. Delayed hypersensitivity does develop, however, in the absence of demonstrable circulating antibody, to tuberculin and to certain synthetic haptenic antigens. The difficulties suggested above, including the differentiation of delayed type and Arthus type reactions also require careful consideration. Further study of this hypothesis may be of interest if more precisely defined antigens can be used.

It was suggested that the "delayed" hypersensitivity induced by injection of antigen-antibody complexes is a transient phase of specific reactivity by cells to antigen alone, before the appearance of larger amounts of circulating antibody[4]. Qualitative as well as quantitative aspects should be considered in this phenomenon. The presence of antibody in the complex may have caused a temporary inhibition of antibody producing cells without necessarily affecting the development of "sensitization" by other kinds of cells.

In studies with various hapten-protein conjugates, it was demonstrated that immediate hypersensitivity could develop to haptene simultaneously with delayed hypersensitivity to the carrier protein[5]. It appeared unlikely that the type of sensitivity was related to the size and nature of the antigenic grouping and its neighboring groupings rather than to a developmental phase in antibody production[6]. These and other considerations of delayed hypersensitivity are discussed in detail by Gell and Benacerraf (1961).

The appparently unique cellular localization of tuberculin type sensitivity was demonstrated by the passive transfer of tuberculin sensitivity with thymidine-labelled lymphoid cells. Challenge with tuberculin specifically attracted the donor cells to the site of the developing tuberculin reaction[7].

During relatively few years, an entire field of fundamental biological investigation has developed concerning homograft sensitivity and the phenomenon of tolerance to foreign cells induced by the prior exposure of immature animals to cells of prospective donors[8]. Where this procedure may make an animal tolerate

---

[1] Medawar 1955.   [2] Hauschka 1952, Barrett 1954.
[3] Uhr, Salvin and Pappenheimer 1957.   [4] Raffel and Newell 1958.
[5] Benacerraf and Gell 1959.
[6] Benacerraf and Levine 1962, Gell and Silverstein 1962.
[7] Najarian and Feldman 1961.   [8] Billingham, Brent and Medawar 1953, 1956.

a homograft, a corrollary has also been described in that the graft appears to "reject" the host, affecting it adversely, a phenomenon described as "wasting disease" or "runting disease"[1]. The nature of the cellular antigens responsible for the homograft reaction has not been defined although its relation to intimate genetic structure is readily appreciable. The applications of classical immunochemistry to the problem of defining and measuring the reactants are necessarily limited, but similarities to study of delayed hypersensitivity are striking (for additional reviews, see [2]). Homograft rejection appears to require intimate contact between sensitized cells of the host and the foreign cells, as demonstrated by the survival of foreign cells in millipore chambers[3] and by other procedures[4]. Unique exceptions to this occur in the tissues of the hamster cheek pouch which tolerate homotransplants even when they are themselves transplanted[5].

Applying the principals of immunological tolerance to systems in classical immunology, it was found that prior exposure of foetuses to protein antigens, haptens and tuberculin[6] also induce tolerance.

The phenomena related to the homograft reaction and to delayed hypersensitivity require further exploration not only for their fundamental significance in genetics and in immunology, but for possible applications to the study of immunity, various diseases and neoplasms, reproduction and tissue and organ transplantation.

Biological specificity of immune reactions.

The unique chemical specificity of serological reactions has a rough counterpart in the specificity of biological reactions to different antigen-antibody systems. The differences in type of reactions in different species is one aspect of biological specificity. The localization of antigens in serum sickness, and reactions of certain tissues of the same species to different antigens is another manifestation of the rather constant pattern of immune reactivity to different antigens. Variation in the temporal development of reactions to different antigenic fractions of horse serum has also been mentioned as an indication of some degree of specificity of the reaction to certain antigens. In addition, there may occur a specific cellular reaction to the union of certain antigens with their respective antibodies. All these reactions are limited, of course, by the restricted number of ways the body is able to react to different stimuli.

An instructive example of the specific cellular reactivity to different antigens is seen in SABIN's study (1938a, b). In animals sensitized to fractions of tubercle bacilli, various types of cellular reactions were elicited by the different antigens. A polysaccharide fraction elicted a neutrophilic exudation; lipins, in addition, elicited phagocytic mononuclear cells; phosphatids caused the formation of tubercles with epithelioid cells and Langhans giant cells, with occasional caseation; waxes and hydroxy acids resulted in a multiplication of lymphocytes and foreign body giant cells and fibroblasts; protein fractions caused complex reactions with many types of mononuclear cells and giant cells. Less unique but fairly constant cellular responses are seen in the eosinophilia associated with certain antigen-antibody reactions.

---

[1] BILLINGHAM and SILVERS 1961, SIMONSEN 1961.
[2] SNELL 1957, CHASE 1959a, LAWRENCE 1960.   [3] ALGIRE 1957.
[4] SNELL, WINN and KANDUTSCH.   [5] BILLINGHAM 1961.
[6] DIXON and MAURER 1955, WEISS 1958, GORDON 1962, HARBER, ROSENTHAL and BAER 1962.

Modifying the immune response.

Modification of some of the factors that enter into the production of allergy may result in an alteration of the allergic response. Procedures and drugs which result in qualitative or quantitative changes in antibody, or in the reactivity of tissues may alter the immune response to antigen.

The route of administration of antigen may determine to some degree its role as an allergen, and the type of sensitivity which develops. Böhmig and Swift (1933) amplifying earlier work[1], demonstrated that the intravenous administration of streptococci to rabbits resulted in the development of what they termed "immune" reactivity—that is, the subsequent injection of bacteria into the skin elicited the rapid appearance of a small indurated papule. On the other hand, the subcutaneous administration of the same organism resulted in the development of "allergic" reactivity. A subsequent challenge with the antigen elicited a more diffuse, violent response of longer duration. The modification of immune reaction by the route of administration may be a reflection of several possible changes. It may be tempting to attribute the different types of sensitivity to different kinds of antibody, such as precipitating or non-precipitating. Thus, Seegal et al. (1934) found that the C carbohydrate of group A streptococci is a more effective antigen when the organism is introduced intravenously than subcutaneously. With another antigen, rabbit globulin, Treffers et al. (1947) showed that the subcutaneous administration into horses resulted in the appearance of non-precipitable antibody while the intravenous administration was followed by characteristic precipitable antibody. Before conclusions can be drawn, the quantitative aspects of the respective reactions should be established. Differences may be attributable to the presence of antibodies to different antigenic constituents of the complex antigen, as well as to different amounts of antibody to the various antigens[2].

The different amounts and kinds of antibody noted may be related to the type of cells in the vicinity of the antigenic stimulus. Some cells may be capable of producing both types of hypersensitivity. Chase (1954) demonstrated that the same cells used for the transfer of delayed sensitivity to picryl chloride are able to produce circulating serum antibody in the recipient and, consequently, an anaphylactic type of sensitivity.

The presence of abnormal aggregations of cells may alter the type of response to a particular antigen, although it is again debatable whether the effect is a qualitative one or merely a quantitative alteration. If egg albumin is injected into a tuberculous focus, the normally anticipated anaphylactic type of hypersensitivity to egg albumin is apparently altered, and a tuberculin type of hypersensitivity is said to develop[3]. Egg albumin injected into a tuberculous focus or injected together with dead tubercle bacilli is a much more potent antigen, and elicits a greater amount of antibody. This may account for the development of a more severe or necrotic allergic reaction.

The adjuvant effect of tubercle bacilli, and other substances such as vaccinia foci, alum, paraffin oil and staphylococcal toxin have been reviewed[4]. In some instances antibody may be demonstrated in the granuloma by extraction[5] or by the rapid incorporation of labelled amino acids into antibody protein by tissue slices of granulomata[6]. The failure to demonstrate antibody in some granulomata

---

[1] Derick, Hitchcock and Swift 1930.   [2] Cf. Vaughan and Kabat 1954a, b.
[3] Dienes and Schoenheit 1929, Hanks 1935.
[4] Freund 1947, 1951, Ramon 1937, 1938, Davenport 1961.   [5] Westwater 1940.
[6] Askonas and Humphrey 1955.

with the fluorescein dye technique[1] constitutes a limitation of the static morphologic method. In the presence of such adjuvants, antigenicity of normally weak antigens is enhanced in amount, and prolonged in duration. Quantitative appraisals are available of the role of tubercle bacilli in adjuvant emulsions containing egg albumin[2] and of a lipopolysaccharide from S. typhosa which augments antibody response to protein antigens[3]. Normally weak antigens, such as homologous brain, uveal tissue and testicular tissue when mixed with adjuvants, are capable of inducing auto-allergic phenomena resulting respectively in disseminated encephalomyelitis[4] uveitis[5] and aspermatogenesis[6].

Stimuli such as mild trauma which increase the effective local concentration of antibody will increase the severity of an allergic response in that area, as has been mentioned. Increased susceptibility to anaphylaxis is evident in an unusual phenomenon observed in mice. Ordinarily mice are relatively resistant to anaphylaxis. Immunization with H. pertussis renders them much more susceptible to histamine and to anaphylaxis. The mechanism for this is as yet unexplained[7].

Modification of hypersensitivity may also be accomplished by procedures which reduce the amount of antibody or inhibit the development of an allergic reaction[8]. Antibody production may be inhibited by x-ray[9], nitrogen mustard[10], adrenal cortical hormones[11] or pyridoxine deficiency[12] but frequently the degree of inhibition does not wholly account for the suppression of allergic reactivity. Antibody synthesis appears to be inhibited as part of a general inhibition of protein synthesis[13]. A primary suppression by cortisone of the inflammatory reaction may explain some of its effect on allergic reactions[14]. The anti-inflammatory action of cortisone may also be intimately associated with its anti-anabolic effect on proteins. A concomitant inhibition by cortisone of both granuloma formation and antibody production has been demonstrated[15].

Inhibition of antibody production has also been found with 6-mercaptopurine and other metabolic inhibitors[16]. As previously noted, immunologic tolerance, or inability to form antibody due to the prior administration of antigen to the animal in the foetal or neonatal period constitutes another example of alterations of the immune response. Feeding allergenic chemicals induces a lack of reactivity to the same allergen applied to the skin[17].

Modification of the hypersensitivity reaction to certain allergens is produced by a course of immunization or "desensitization" with the offending allergen[18]. This has been well demonstrated for hay fever due to ragweed where a specific heat stable antibody is produced, as will be discussed. Finally, the hypersensitivity reaction may be modified by methods which do not affect the underlying serological mechanism as much as the tissue response. The effect of adrenal cortical hormones at this level of biological activity has been mentioned (cf. [14]).

---

[1] WHITE, COONS and CONNOLLY 1955a, b.   [2] FISCHEL et al. 1952.
[3] JOHNSON et al. 1956.
[4] KABAT, WOLF and BEZER 1945, MORGAN 1947, FREUND, STERN and PISANI 1947.
[5] COLLINS 1953.   [6] FREUND et al. 1955.
[7] PARFENTJEV and GOODLINE 1948, MALKIEL and HARGIS 1952, PITTMAN and GERMUTH 1954.
[8] DAMMIN and BUKANTZ 1949, FISCHEL 1949, 1950, 1953a.
[9] TALIAFERRO and TALIAFERRO 1951.   [10] PHILIPS, HOPKINS and FREEMAN 1947.
[11] BJØRNEBOE, FISCHEL and STOERK 1951, GERMUTH, OYAMA and OTTINGER 1951, KASS and FINLAND 1953.
[12] STOERK, EISEN and JOHN 1947.   [13] Cf. FISCHEL 1953a.   [14] RAGAN et al. 1953.
[15] FISCHEL, KABAT, STOERK, SKOLNICK and BEZER 1954.
[16] SCHWARTZ, STACK and DAMESHEK 1958, BERENBAUM 1960, DUTTON, DUTTON and VAUGHAN 1960, STERZL 1961.
[17] CHASE and BATTISTO in SHAFFER, LoGRIPPO and CHASE 1959.   [18] BESREDKA 1919.

Epinephrine, the synthetic antihistaminics, and cther substances may prevent the effects of anaphylaxis[1] while heparin and other anticoagulants may minimize or prevent the aggregation of cells and vascular damage of the Arthus reaction[2]. The effect of salicylate on the Arthus reaction is inconstant, particularly if quantitative immunochemical methods are employed to assure control reactions in both the minimal and pronounced ranges, although some inhibition of edema has been observed[3].

Substrates of some proteolytic enzymes and other inhibitors also modify the immune response[4] as do antagonists of serotonin[5].

Isoantibodies and Autoantibodies.

Naturally occurring antibodies are demonstrable to tissues or cells from animals of the same species. Such antibodies are called isoantibodies. The human blood group substances are classic examples of components of tissues which are antigenic, reacting with antibodies found in other individuals within the same species. These form the basis for the classification of the major blood groups of mankind[6]. Further study has revealed many other blood group substances which are genetically determined independently of the major (A, B, O, AB) blood groups, among them the Rh group of antigens[7].

Occasionally isoantibodies may be produced under unusual conditions and may give rise to serious disease states, particularly in the course of incompatible blood transfusions and of heterozygous maternal-foetal incompatability. Maternal antibodies stimulated by foetal antigens cause serious hemolytic disease of the newborn[7,8]. This condition may be encountered spontaneously in animals or may be produced experimentally[9].

Antibody to tissues or organs of an animal species may be produced in another species. Cross reactivity for some antigenic components from the tissues of animal species that are quite unrelated has been described. The most widely studied of these heterophile antigens is the Forssman antigen[10]. Alcoholic extraction of certain tissues yields lipoid substances which are not antigenic except under unusual circumstances. The Wassermann antibody of syphilis, as well as its biologically false positive counterpart, reacts with such lipoid extracts of tissue[11] and may be termed an autoantibody, or antibody which is produced by an animal in response to an antigenic stimulus in its own tissues. Species and organ specific antigens have also been well studied[12].

Occasionally the antibody produced in one species to a tissue or organ of another species may cause a violent antigen-antibody reaction when injected into the animal species which donated the antigen. An extensively studied example of this is nephrotoxic nephritis which may be produced in dogs, rabbits, rats and other animals with heterologous antibody to their respective kidney or placental tissue[13]. A hepatotoxic antibody has also been produced by this

---

[1] Cf. Seegal 1935, Hill and Martin 1932, Halpern 1942, Feinberg 1947, Dammin and Bukantz 1949.

[2] Benacerraf 1953.   [3] Fischel 1947, 1949, Smith and Humphrey 1949.

[4] Zweifach, Nagler and Troll 1961, Austin and Brocklehurst 1962.

[5] Tokuda and Weiser 1961.   [6] Landsteiner 1901.

[7] Cf. Kabat 1956a, Race and Sanger 1958.   [8] Levine, Katzin and Burnham 1941.

[9] Nachtsheim 1947, Caroli and Bessis 1947, Christian, Ervin and Young 1951, Kellner and Hedal 1953.

[10] Forssman 1911, v. Buchbinder 1935.   [11] Weil, A. J. 1941.

[12] Landsteiner 1946.

[13] Pearce 1904, Wilson and Oliver 1920, Masugi 1934, Pressman 1950, cf. Seegal and Bevans 1957.

method[1], as well as antibodies directed against the thyroid and other tissues.

The production of antibodies to tissue of the same host, or autoantibodies has been demonstrated or suggested for a variety of tissues, including homologous tissue from muscle[1], lens and uveal tract[2, 3], kidney[4], brain[5], liver[6], testes and spermatozoa[7], white blood cells[8] and platelets[9]. Most of these autoantibodies are stimulated by the adjuvant effect of associated infections or inflammatory agents such as staphylococcal toxin or the Freund adjuvant. Clinically, in the course of certain infections or related processes, comparable autoallergic phenomena may be noted in the occurrence of the Donath-Landsteiner phenomenon (1904), acquired hemolytic anemia[10], cold hemagglutination[11], primary thrombocytopenic purpura[12], sympathetic ophthalmia, postvaccinial encephalomyelitis and, probably, in acute glomerulonephritis[13].

While many autoantibodies do cause pathologic conditions, others may exist in the circulation without apparent harm. The Wassermann antibody in syphilis is an antibody to a constituent of normal tissues[14] which does not appear to produce tissue damage. In rabbits, a naturally occuring autoantibody to rabbit tissue has been described[15]. It appears to have little pathogenetic significance and has been attributed to the adjuvant effect of spontaneous infections occurring in the rabbits which exhibited these antibodies[16]. In rabbits with high titers of homologous lens antibodies, lens lesions could not be induced even after repeated paracentesis of the anterior chamber, nor could congenital lens lesions be found in litters of animals immunized with homologous lens[17]. The use of immune sera against various types of neoplasia have been extensively reviewed[18]. The difficulties of achieving specific effects against neoplastic tissue alone, without affecting related normal tissues are apparent.

The demonstration of autoantibodies in some human disease states is difficult to evaluate because control antigens and diseases are frequently not studied. Autoantibodies have been demonstrated for lung, liver[19], kidney[20], heart[21] and various tumors[22], and appear to be relatively non-specific for the clinical conditions studied. Indeed autoantibodies occur more commonly in syphilitic sera where no cardiac or renal injury is evident and are less common in sera from patients with rheumatic fever or nephritis[23]. It is therefore valuable to test patients with other systemic illnesses as controls in the study of autoantibodies.

A large amount of investigative work concerning iso- and autoimmune phenomena has been reported in the several years since this manuscript was first completed. These contributions enlarge the scope and appreciation of immunochemistry in biology and in pathological conditions. One of the important highlights is the definition and study of iso-antigens and antibodies in the blood proteins — the hereditary Gm groups defining gamma globulins. This system is analogous to but independent of the well defined iso-antigen-antibody systems

[1] Masugi 1933.   [2] Burky 1933a and b.   [3] Lucic 1939.   [4] Cavelti 1947 c.
[5] Schwentker and Rivers 1934, Kabat, Wolf and Bezer 1945, Morgan 1947, Morrison 1947, Freund et al. 1947.
[6] Eaton et al. 1944.
[7] Freund 1955, Wilson 1954, Weil, Kotsevalov and Wilson 1956.
[8] Chew et al. 1936.   [9] Ledingham 1914.
[10] Dameshek and Schwartz 1940, Dacie 1954.
[11] Wiener, Gordon and Gallop 1953.   [12] Ledingham 1914, Evans et al. 1951.
[13] Cf. Fischel 1957.   [14] Furth and Kabat 1941, Weil 1941, Davis 1944.
[15] Kidd and Friedewald 1942.   [16] Kabat 1943.   [17] Halbert et al. 1957.
[18] Mohos and Kidd 1957, Imagawa et al. 1954, Cancer Chemotherapy 1956.
[19] Eaton et al. 1944.   [20] Lange et al. 1949.   [21] Cavelti 1942a and b.
[22] Graham and Graham 1955.   [23] Fischel and Pauli 1949.

of the red blood cells. The rheumatoid factors, found in many patients with rheumatoid arthritis, are globulins reacting with other human serum globulins. These have been used as reagents in high titer to define serological groups of gamma globulins[1].

Studies on experimental nephritis have shown that cross reactivity exists between heterologous dog and human glomerular membrane, and that sheep react with an active acute glomerulonephritis when injected with preparations of human glomerular basement membrane and with homologous sheep antigen as well[2]. Electron microscopy with ferritin conjugated nephrotoxic antibody confirms and extends studies with fluorescent labelled antibody, illustrating the minute structural localization of the antibody in the epithelial cells of the glomeruli and the basement membrane[3]. A true autoimmune nephrosis has been achieved in the rat[4].

Although it has been generally assumed that collagen was not antigenic, antibodies to rat collagen were produced by relatively prolonged immunization of rabbits. Fluorescent microscopy demonstrated the localization of this antibody in renal glomeruli of rats[5]. Because of the prolonged immunization, antibodies to altered or denatured collagen, or to trace contaminants may have occurred, as in the case of highly recrystallized egg albumin[6] discussed previously. Nevertheless, absorption and inhibition studies tend to confirm the antigenicity of collagen, as does the demonstration of the antigenicity of gelatin[7] mentioned previously. Demonstration of autologous or homologous immunity to collagen may be expected to be more difficult to demonstrate than to heterologous antigen.

A generalized disease of rats, manifested predominantly by arthritis but also including iridocyclitis, rashes and diarrhea, can be induced by the injection of adjuvants alone, suggesting another valid example of auto-immune disease[8]. Heterologous immunity to heart tissue, and cross reactivity of antigens in heart tissue and in hemolytic streptococci suggest a type of auto-immune reaction that may be initiated by streptococcal infection[9]. Studies for various types of antigens widely present in nature, such as the Forsmann antigens, should produce many more examples of such relationships, although their pathogenetic significance would not necessarily be established.

There has been increased activity and convergence of several disciplines in genetics and immunology with the promise that their contributions might result in a unified biologic description of inheritance, recognition of identity and non-identity, and aspects of growth, specialization of tissues, aging and many diseases of obscure etiology.

A striking example of the contribution of immunochemistry in disease for which there appears to be a hereditary predisposition has evolved in the study of systemic lupus erythematous. Serum from patients with lupus was found to react with deoxyneonucleic acid (DNA) by various immunologic procedures[10]. Further studies on the antigenicity of DNA[11], and additional clinical and experimental studies[12] have been presented which indicate that, although the basic

---

[1] Grubb 1956, 1957, Fudenberg and Kunkel 1961.

[2] Steblay and Lepper 1961, Steblay 1962.

[3] Andres, Morgan, Hsu, Rifkind and Seegal 1962.

[4] Heymann, Hunter and Hackel 1962.   [5] Rothbard and Watson 1961.

[6] Vaughan and Kabat.   [7] Maurer 1958, Grabar 1955.

[8] Pearson, Waksman and Sharp 1961.   [9] Kaplan and Meyeserian 1962.

[10] Miescher and Fauconnet 1954, Holman and Kunkel 1957, Seligmann 1957, Friou 1958A, B.

[11] Levine, Murakami, Vunakis and Grossman 1960, Phillips, Braun and Plescia 1958.

[12] Asherson 1959, Deicher, Holman and Kunkel 1959, Miescher, Cooper and Benacerraf 1960.

genetic unit is more antigenic in its simple strand state or partially denatured state, specific immunological reactions, such as inhibition, may be demonstrated with native material. Perhaps most significantly from the immunochemical point of view is that various purines and purine analogues serve as specific immunologic inhibitors for the DNA-anti DNA system, or systems involving antibodies with purine specificity and heat denatured DNA[1]. Again, the demonstration of an apparent autoantibody in the human disease, lupus erythematosus, does not necessarily indicate that the autoantibody is a cause of the disease. Indeed, the occurrence of many autoantibodies in this disease, to various blood and tissue constituents, would indicate the antibodies may as readily occur as a result of the disease, perhaps due to enhancement of the antibody forming capacity, or to a more fundamental breakdown in the mechanism of self-recognition which underlies the formation of autoantibodies. Alternatively, GRABAR (1963) has suggested that globulins may act as a type of transport molecule which may be expected to react specifically with components of various tissues as they do with exogenous or foreign material.

Additional information on advances in autoimmunity may be found in several reviews[2]. Although the antigenicity of thyroglobulin has been known for many years (cf. LANDSTEINER, 1946), a series of excellent contributions on the correlations between immunization with thyroid gland extracts, the appearance of lesions in the rabbit thyroid and of anti-thyroid antibodies has appeared from Witebsky's laboratory[3]. Similar studies on the adrenal gland are of interest as well, although not as advanced as studies on the thyroid[4]. The antigenic structure of tumors and the cytotoxicity of certain antisera for normal or neo-plastic tissue has also received considerable renewed interest[5]. The clinical appearance of autoantibodies in a wide variety of clinical conditions[6] emphasizes the frequency, non-specificity and, also, the lack of pathogenicity of these in most instances. Particularly in this regard, is the occurrence of increased antibody similar to rheumatoid factor and LE factor in chronic liver disease, noteworthy for its association with enhanced antibody formation[7].

In ulcerative colitis, an antibody is detectable which will localize the antigen in the colonic epithelium[8]. Confusion with local bacterial antigens and other exogenous material is eliminated by the use of foetal colon.

Resumé of serological factors in clinical allergy and immunity.

The serological basis of clinically encountered immune and allergic reactions has been well established for some diseases and is less well defined for others. In the common inhalant and food allergies, the history of a relationship of symptoms to the presence or withdrawal of suspected antigenic material may demonstrate a specific etiologic agent. Additional data can be obtained by skin testing, by other challenging procedures with suspected allergens, or by the controlled removal of such allergens. Serological studies have been done by the passive

---

[1] TOWNSEND, MURAKAMI and VAN VUNAKIS 1961, BUTLER, BEISER, ERLANGER, TANNEN-BAUM, COHEN and BENDICH 1962.
[2] DIXON 1958, DONIACH and ROITT 1962, WAKSMAN 1962.
[3] WITEBSKY, ROSE and SHULMAN 1955, ROSE, SHULMAN and WITEBSKY 1962.
[4] ANDERSON, GOUDIE, GRAY and TIMBURY 1957, COLOVER and GLYNN 1958, WITEBSKY and MILGROM 1962.
[5] HAUSCHKA 1952, IMAGAWA, SYVERTON and BITTNER 1954, MOUNTAIN 1955, BASSETT, CAMPBELL and EVANS 1957, GORER 1961.
[6] GAJDUSEK 1958, MACKAY and GAJDUSEK 1958.   [7] HAVENS 1959.
[8] BROBERGER and PERLMANN 1962.

transfer method to further establish the role of suspected antigens. The value of these procedures in the diagnosis of allergic diseases depends on the specific reactivity which characterizes these diseases.

Particularly interesting from the serological point of view are the studies of COOKE and his school with ragweed pollinosis[1]. In the serum of the patient with "hay fever" there is demonstrable a heat labile "sensitizing antibody" which is capable of transferring sensitivity to the skin of a normal individual. Following the repeated parenteral administration of ragweed extract, a process of "desensitization" or immunization, a heat stable antibody is produced which inhibits the development of transfer of skin sensitivity. A similar pattern of dual antibodies to ragweed has been described for cattle[2]. The relationship of the ragweed antigen to an antibody can be demonstrated less readily by other methods, such as the inhibition of specific complement fixation[3] or by the release of histamine from blood cells of ragweed sensitive patients when that antigen is added to whole blood[4].

The latter reaction is associated with an increased permeability of leukocytes to neutral red stain[5]. The histamine release reaction by antigen from blood cells of patients allergic to ragweed has been shown to be capable of passive transfer with sensitizing serum and of reproducible quantitation[6]. Hyposensitization of allergic patients with ragweed extract resulted in suppression of histamine release when the antigen was added to the whole blood[7].

Additional immunochemical methods have been applied to the detection of the sensitizing antibody (reagin) in ragweed pollinosis. Combination of ragweed antigen with the reagin has been indicated by the use of washed pollen grains as specific absorbents for antibody[8], by absorption of reactivity from pollen extract with a preparation of rabbit antihuman globulin and human "neutralizing" globulin[9]; by specific inhibition with human sensitizing serum of the complement fixation test between ragweed pollen extract and rabbit antiragweed serum[10]; and by the interaction between I^{131} labelled ragweed pollen and rabbit and human anti-ragweed globulins which specifically coprecipitated in forty per cent saturated ammonium sulfate[11]. More complex *in vitro* and biologic methods have differentiated hemagglutinating, skin sensitizing and "blocking" or neutralizing activities in serum from allergic individuals[12]. Many of these methods for the detection of antibodies in clinical conditions are reviewed by BOYDEN (1959).

Numerous studies of the serological basis of other clinically encountered allergies to chemicals and drugs are available in the literature[13]. Less clear cut from the serological point of view are the studies on bronchial asthma and eczema. Many antigenic stimuli have been implicated with these conditions, but the complexity of these substances and of the clinical state prevents definition of the causes precisely. In eczema, the remarkable studies of HAXTHAUSEN (1943) are of interest. Transplantation of flaps of skin was performed in identical twins, one of whom was sensitized to dinitrochlorobenzene. Skin flaps from the non-sensitive donors developed reactivity when transplanted to sensitive donors while in the converse experiment, the skin flaps from sensitive donors lost their

[1] Cf. Cooke 1947, LOVELESS 1940, COOKE et al. 1955.   [2] WEIL and REDDIN 1943.
[3] PORTNOY and SHERMAN 1954.   [4] NOAH and BRAND 1954.
[5] AUDIA and NOAH 1961.
[6] MIDDLETON 1960, VAN ARSDEL, WACK, MIDDLETON and SHERMAN 1958.
[7] VAN ARSDEL and MIDDLETON 1961.   [8] CAMPBELL and SUSSDORF 1961.
[9] LOWELL and FOLLENSBY 1959.   [10] SHERMAN and PORTNOY 1959.
[11] LIDD and FARR 1962.   [12] SEHON 1959, MATHEWS and SPEAR 1961.
[13] Cf. COOKE 1947, RATNER 1943, KALLÓS 1939—1955, KALLÓS and KALLÓS-DEFFNER 1937, RAFFEL 1953.

reactivity. The importance of a humoral antibody, or perhaps of sensitivity due to wandering mononuclear cells is suggested by this experiment.

It is perhaps a matter of poetic justice that penicillin, the agent which, after sulfanilamide, superceded horse antiserum for the treatment of pneumonia, has also superceded it as the most frequent drug-induced allergy. It is also fitting that, just as serum sickness stimulated the pursuit of the biology and chemistry of allergic reactions generally, sensitivity to penicillin has provided a tool for the more intimate molecular definition of allergic reactions. Penicillin metabolites or degradation products have been found to be active allergens or cross reactants with penicillin G [1]. By the use of penicilloyl conjugates with human gamma globulin, wheal and erythema reactions were obtained in penicillin-sensitive patients and in passively sensitized guinea pigs which were specifically inhibited by the simple penicilloyl compound [2]. Similarly, but perhaps more specifically, it was shown that two or more penicilloyl groupings on a polylysine chain were required for elicitation of a skin reaction and this could be inhibited by a unifunctional hapten [3]. The analogy with similar studies on the number of reactive groupings or valence required for immune aggregations is readily apparent (cf. p. 264). (Section on physicochemical aspects of antigen-antibody interaction.)

In naturally occurring allergy to raw coffee bean, a simple chemical compound, chlorogenic acid, has been identified as the responsible allergen by a gratifying application of chemical ingenuity [4]. It probably accounts for sensitivity to oranges as well. A more ubiquitious contact sensitivity, poison ivy, has been related to an active principal urushiol or hydrourushiol — 3 pentadecyl catechol. The activity appears to depend on free phenolic groups [5]. The detection of these chemical compounds in naturally occurring plant materials known to cause allergic reactions fulfills many of the predictions implicit in earlier studies on experimentally induced allergies and in vitro immune reactions with simple chemical compounds.

Studies on immune phenomena in hematology have been illuminating not only in the isoimmune phenomena related to the Rh and other blood groups [6] but in such conditions as acquired hemolytic anemia, thrombocytopenic purpura and agranulocytosis, where autoimmune reactions may be demonstrated, as previously mentioned.

Among the infectious diseases, immunity has been identified with antibodies to specific antigenic components of organisms, such as the type specific poly-saccharides of pneumococcus and of Hemophilus influenzae and the type speci-fic M protein of the group A streptococcus [7].

The presence and effectiveness of immune antibodies is demonstrable in many other diseases such as typhoid fever, smallpox, poliomyelitis, etc. Such antibodies have not as yet been related to single antigens responsible for the pathogenicity of the microorganism. As has been indicated, immunity to some diseases, such as tuberculosis, does not appear to be related as much to serological factors as to attributes of certain cells [8].

Allergic reactivity to infectious agents is usually more apparent with chronic bacterial diseases such as tuberculosis and brucellosis. Relatively non-pathogenic

---

[1] LEVINE 1960, DE WECK and EISEN 1960.   [2] LEVINE and OVARY 1961.
[3] PARKER, SHAPIRO, KERN and EISEN 1962.
[4] FREEDMAN, SIDDIQUI, KRUPEY and SEHON 1962.   [5] DAWSON 1956.
[6] KABAT 1956a, WIENER 1943, RACE and SANGER 1954.
[7] Cf. KABAT and MAYER 1948.
[8] Cf. GAY and Associates 1935, LURIE 1942, ZINSSER et al. 1939.

microorganisms and saprophytes are also capable of eliciting allergic reactions and indeed many clinical conditions have been thought to be related to such "benign" microorganisms. The acute infections may be associated with the development of an allergic state, although it frequently does not become a prominent manifestation clinically. A conspicuous exception is infection with the group A hemolytic streptococcus. Evidence has been accumulated to implicate that microorganism in a variety of allergic conditions. Some of the conditions which may occur are in part related to the pyogenic infection itself and in part to an associated allergic response, such as scarlet fever and cervical lymphadenopathy. Other sequelae of streptococcal infection, such as acute glomerulonephritis, erythema nodosum or rheumatic fever, may be the result of allergic sequelae to different antigenic components of the microorganism. Such components may or may not be primary toxins in their own right. The latent period between the acute infection with hemolytic streptocci and the onset of poststreptococcal sequelae is similar to the latent period observed for the development of serum sickness and of antibody. The existence of a latent period suggests allergy as a process common to many of the post-streptococcal sequelae.

In the human, serological evidence for this suggestion has been sought, but it is not as impressive as evidence derived from sources other than the serum. In rheumatic fever and acute glomerulonephritis, the antibody response to the preceding streptococcal infection is well confirmed[1], but it does not appear to differ substantially from the antibody responses of many individuals recovering from streptococcal infections who do not develop these diseases.

Epidemiological studies have established that relatively few types of Group A streptococci, predominantly Type 12, precede the onset of acute glomerulonephritis[2]. This may explain, in part, why recurrences of acute nephritis are not common, unlike recurrences of acute rheumatic fever or of known allergic conditions.

Apart from the documentation of preceding streptococcus infection, attempts to define serologically an allergic mechanism for acute nephritis and for rheumatic fever have been concerned with the detection of autoantibodies and of deviations in serum complement. The specificity of autoantibodies found in these diseases for the respective disease is open to considerable question, as has been discussed previously, and elsewhere in more detail[3]. The interpretation of deviations in serum complement has also been used in an attempt to detect an allergic pathogenesis for some diseases, as has been discussed previously.

Another diffuse mesenchymal disease in which allergy is thought to play a significant role is periarteritis nodosa. That disease occurs without known cause in otherwise normal individuals, but most frequently in patients with chronic bronchial asthma. A comparable condition has been produced in animals by various investigators[4] with the serum-sickness type of experiment. A non-allergic mechanism, experimental hypertension, may produce a similar type of condition in animals. The lack of versatility on the part of tissues in response to varied traumata is well appreciated. The development of periartertis nodosa due to other causes may occur, but the predominant cause suggested clinically and experimentally is allergy to antigens as yet undefined.

A study for autoantibodies has not been reported for a substantial number of patients with periarteritis nodosa. Of interest is the observation of HUME and his coworkers (1955) that a normal kidney homotransplant in a patient with

---

[1] COBURN 1936, McCARTY 1952.   [2] RAMMELKAMP 1957, WERTHEIM 1953.
[3] FISCHEL and PAULI 1949, FISCHEL 1957.   [4] KLINGE 1929, BRUNN 1940, RICH 1947.

periarteritis nodosa developed, after 37 days, a picture of acute glomerulonephritis perhaps due to circulating nephrotoxins. Comparable homotransplants into two patients with chronic glomerulonephritis did not develop nephritic lesions.

Other diseases of mesenchymal tissues have been thought to be related to allergic mechanisms, with less demonstrable serological evidence. These include lupus erythematosus disseminatus, dermatomyositis and multiple sclerosis. The Hargrave or LE cell of lupus erythematosus is not unique for that disease. It has been observed, albeit infrequently, in other conditions such as penicillin sensitivity and chronic glomerulonephritis. A similar type of cell can be produced by incubating antileukocytic serum with leukocytes[1], suggesting that an autoimmune phenomenon may exist in lupus erythematosus. Whether an autoimmune reaction is a causative mechanism of lupus, or merely a result of that disease cannot be determined at present. Other autoimmune phenomena may develop during the course of lupus, such as acquired hemolytic anemia and thrombocytopenic purpura. Further discussion on these conditions may be found under the individual diseases discussed in this Handbuch.

In summary, this review has been concerned with a discussion of the specific reactivity of antibody for antigen. This reaction may be measured in various ways in the test tube and with little modification maintains its specificity in vivo. Allergy and immunity are the biological responses to the immunochemical reaction, depending in great part on the nature and amounts of the antigen and antibody, and on the participation of the host tissues. Because of space limitations, many subjects related to the serological basis of immunity and allergy have been mentioned only briefly or omitted entirely.

Among these are the methods of immunization and the distribution and metabolism of antigens in the host, the production of antibodies, and the chemical factors other than antigens and antibodies which contribute to, or result from an allergic reaction. In addition, the application of the methods mentioned here to the study of the pathogenesis of a wide variety of allergic conditions such as drug allergy, industrial chemical toxicity, and allergy in the skin, gastrointestinal tract and other sites will be found in some of the text books and review articles mentioned previously. Other subjects related to immunity and allergy may be found in the chapters in this Handbuch on the morphological aspects of allergy, on inflammation and in the discussion of particular allergic and infectious diseases in the respective chapters concerning them.

The author is grateful to Drs. ELVIN A. KABAT, LEOPOLD REINER and ALFRED J. WEIL for their criticisms, and to Mrs. F. BOHRER, Mrs. M. CHANDLER and Dr. L. ROSENBERG for their assistance in the preparation of this manuscript.

Literature.

ABELL, R. G., and H. P. SCHENCK: Microscopic observations on the behavior of living blood vessels of the rabbit during the reaction of anaphylaxis. J. Immunol. **34**, 195 (1938). — ADLER, F. L.: On hemolysis mediated by non-erythrocytic antigens, their homologous antibodies and complement. Proc. Soc. exp. Biol. (N.Y.) **74**, 651 (1950). — ALGIRE, G. H.: Diffusion chamber techniques for studies of cellular immunity. Ann. N.Y. Acad. Sci. **69**, 663 (1957). — ALLEN, P. Z., and E. A. KABAT: Studies on the capacity of some polysaccharides to elicit antibody formation in man. J. exp. Med. **105**, 383 (1957). — ALLISON, A. C., and J. H. HUMPHREY: A theoretical and experimental analysis of double diffusion precipitin reactions in gels, and its application to characterization of antigens. Immunology **3**, 95—106 (1960). — ANDERSON, J. F., and M. J. ROSENAU: Anaphylaxis. Harvey Lect. 117 (1908). — ANDERSON, J. R., R. B. GOUDIE, K. G. GRAY, and G. C. TIMBURY: Autoantibodies in Addi-

---

[1] ZIMMERMAN et al. 1953, FINCH et al. 1953.

son's disease. Lancet **1957**I, 1123. — ANDRES, G. A., C. MORGAN, K. C. HSU, R. A. RIFKIND, and B. C. SEEGAL: Electron microscopic studies of experimental nephritis with ferritin-conjugated antibody. J. exp. Med. **115**, 929 (1962). — ARONSON, J. D.: The specific cytotoxic action of tuberculin in tissue culture. J. exp. Med. **54**, 387 (1931). — ARTHUS, M.: Injections répétées de sérum du cheval chez le lapin. C. R. Soc. Biol. (Paris) **55**, 817 (1903). — ARTHUS, M., and M. BRETON: Lésions cutanées produites par les injections de sérum de cheval chez le lapin anaphylactisé par et pour ce sérum. C. R. Soc. Biol. (Paris) **55**, 1478 (1903). — ASHERSON, G. L.: Antibodies against nuclear and cytoplasmic cell constituents in systemic lupus erythematosus and other diseases. Brit. J. exp. Path. **40**, 209 (1959). — ASKONAS, B. A., and J. H. HUMPHREY: Antibody formation in slices of granulomata produced by adjuvant. Biochem. J. **60** (1955). ~ Formation of specific antibodies and gamma globulin in vitro. A study of synthetic ability of various tissues from rabbits immunized by different methods. Biochem. J. **68**, 252 (1958). — AUDIA, M., and J. NOAH: Supravital staining of leucocytes from ragweed sensitive individuals. J. Allergy **32**, 223 (1961). — AUER, J.: Local autoinoculation of the sensitized organism with foreign protein as a cause of abnormal reactions. J. exp. Med. **32**, 427 (1920). — AUSTEN, K. F., and W. E. BROCKLEHURST: Anaphylaxis in chopped guinea pig lung. II. Enhancement of the anaphylactic release of histamine and slow reacting substance by certain dibasic aliphatic acids and inhibition by monobasic fatty acids. J. exp. Med. **113**, 54 (1961). ~ Anaphylaxis in chopped guinea pig lung. I. Effect of peptidase substrates and inhibitors. J. exp. Med. **113**, 521 (1962).

BAIL, O.: Übertragung der Tuberkulinempfindlichkeit. Z. Immun.-Forsch. **4**, 470 (1910). ~ Weitere Versuche, betreffend die Übertragung der Tuberkulinempfindlichkeit. Z. Immun.-Forsch. **12**, 451 (1912). — BAILLY, D.: Acquired immunity in rabbits to infection with group A type 30 hemolytic streptococcus: its relation to antibodies to the M protein. J. Immunol. **64**, 245 (1950). — BARRETT, M. K.: The nature of tumor immunity. In: Symposium on the origin of drug resistance. New York: Academic Press 1954. — BASSETT, C. A., D. H. CAMPBELL, W. J. EVANS, and W. R. EARLE: The cytotoxic activity of rabbit immune globulin prepared from tissue cultures of human skin and whole placenta. J. Immunol. **78**, 79 (1957). — BECKER, E. L.: Concerning the mechanism of complement action. II. The nature of the first component of guinea pig complement. J. Immunol. **77**, 469 (1956). — BECKER, E. L., J. MUNOZ, C. LAPRESLE and L. J. LE BEAU: Antigen-antibody reactions in agar. II. Elementary theory and determination of diffusion coefficients of antigen. J. Immunol. **67**, 501 (1951). — BEISER, S. M., B. F. ERLANGER, F. J. AGATE, and S. LIEBERMAN: Antigenicity of steroid-protein conjugates. Science **129**, 564 (1959). — BENACERRAF, B.: Aspects quantitatifs des réactions anaphylatiques et du phénomène d'Arthus. Atti VI. Congr. int. Microbiol. Roma **2**, 85 (1953). — BENACERRAF, B., G. BIOZZI and B. N. HALPERN: The effect of histamine upon the local fixation of antibodies in the skin of the guinea pig. J. Immunol. **73**, 318 (1954). — BENACERRAF, B., and E. E. FISCHEL: Effect of phenergan (N-dimethylamine-2-propyl-1-thiodiphenylamine, 3277 RP) on the Arthus reaction in rabbits. Proc. Soc. exp. Biol. (N.Y.) **71**, 349 (1949). — BENACERRAF, B., and P. G. H. GELL: Studies on hypersensitivity. I. Delayed and Arthus-type skin reactivity to protein conjugates in guinea pigs. Immunology **2**, 53 (1959). — BENACERRAF, B., and B. N. HALPERN: Variations chronologiques de l'apparition de la sensibilisation des organes lisses lors de la transmission passive de l'anaphylaxie en fonction de la dose d'anticorps injectée chez le cobaye. C. R. Soc. Biol. (Paris) **143**, 1565 (1949). — BENACERRAF, B., and E. A. KABAT: A quantitative study of the Arthus phenomenon induced passively in the guinea pig. J. Immunol. **64**, 1 (1950). — BENACERRAF, B., and B. B. LEVINE: Immunological specificity of delayed and immediate hypersensitivity reactions. J. exp. Med. **115**, 1023 (1962). — BENACERRAF, B., A. NORDÉN and E. E. FISCHEL: Unpublished studies. — BERENBAUM, M. C.: The effect of cytotoxic agents on antibody production. Nature (Lond.) **185**, 167 (1960). — BERGER, W., u. K. HANSEN: Allergie. Leipzig: Georg Thieme 1940. — BERSON, S. A., R. S. YALOW, A. BAUMAN, M. A. ROTHSCHILD and K. NEWERLY: Insulin-I^{131} metabolism in human subjects: Demonstration of insulin binding globulin in the circulation of insulin treated subjects. J. clin. Invest. **35**, 170 (1956). ~ Quantitative aspects of the reaction between insulin and insulin-binding antibodies. J. clin. Invest. **38**, 1996 (1959). — BESREDKA, A.: Anaphylaxis and Antianaphylaxis. St. Louis: C. V. Mosby Comp. 1919. — BIER, O., and R. S. FURLANETTO: Unpublished, personal communication. — BIER, O., and M. SIQUEIRA: Passive reversed cutaneous anaphylaxis to protein antigens. Prelim. report. Int. Arch. Allergy **6**, 391 (1955). — BIER, O., M. SIQUIERA and A. G. OSLER: Studies on mechanism of hypersensitivity phenomena; effect of in vivo antigen-antibody reaction on passive cutaneous anaphylaxis in the rat. Int. Arch. Allergy **7**, 1 (1955). — BILLINGHAM, R. E., L. BRENT and P. B. MEDAWAR: „Actively acquired tolerance" of foreign cells. Nature (Lond.) **172**, 603 (1953). ~ The antigenic stimulus in transplantation immunity. Nature (Lond.) **178**, 514 (1956). ~ BILLINGHAM, R. E., and W. K. SILVERS: Transplantation of tissues and cells. Philadelphia: Wistar Inst. Press 1961. — BIOZZI, G., B. BENACERRAF and B. N. HALPERN: Cf. BENACERRAF 1953. — BIOZZI, G., B. N.

HALPERN and B. BENACERRAF: Conditions influencing the local fixation of antibodies in passive cutaneous anaphylaxis of the guinea pig. Acta allerg. (Kbh.) Suppl. 3, 184 (1953). — BJØRNEBOE, M.: The standardization of rabbit antipneumococcal serum. Third Int. Congr. Microbiology, New York, 1939. Proc. p. 812. — BJØRNBOE, M., E. E. FISCHEL and H. C. STOERK: The effect of cortisone and adrenocorticotrophic hormone on the concentration of circulating antibody. J. exp. Med. 93, 37 (1951). — BÖHMIG, R., and H. F. SWIFT: Comparative histologic reactions in cutaneous lesions induced by streptococci in rabbits previously inoculated intracutaneously or intravenously. Arch. Path. (Chicago) 15, 611 (1933). — BOLTAX, A. J., and E. E. FISCHEL: Serological tests for inflammation. Serum complement, C-reactive protein, and erythrocyte sedimentation rate in myocardial infarction. Amer. J. Med. 20, 418 (1956). — BORDET, J., et O. GENGOU: Sur l'existence de substances sensibilisatrices dans la plupart des sérums antimicrobiens. Ann. Inst. Pasteur 15, 289 (1901). — BOREK, F., and A. M. SILVERSTEIN: Characterization and purification of ferritin-antibody globulin conjugates. J. Immunol. 87, 555 (1961). — BOUGHTON, T. H.: Vascular lesions in chronic protein intoxication. J. Immunol. 2, 501 (1917). — BOYD, W. C.: Fundamentals of immunology, 2. edit. New York: Interscience Publ. 1956. — BOYDEN, S. V.: The absorption of proteins on erythrocytes treated with tannic acid and subsequent hemagglutination by antiprotein sera. J. exp. Med. 93, 107 (1951). ~ Approaches to the problem of detecting antibodies. In: SHAFFER, LO GRIPPO and CHASE. Editor: This reference is cited fully in this bibliography under "Shaffer, etc.": 1959. — BRAHN, B., and F. SCHIFF: Inhibition of hemolysis by specific antibody and by the combination of the AB with inhibitory or competitive *antigenic* fractions. Klin. Wschr. 1929, 1523. — BROBERGER, O., and P. PERLMANN: Demonstration of an epithelial antigen in colon by means of fluorescent antibodies from children with ulcerative colitis. J. exp. Med. 115, 13 (1962). — BROCKLEHURST, W. E., J. H. HUMPHREY and W. L. M. PERRY: The in vitro uptake of rabbit antibody by chopped guinea pig lung and its relationship to anaphylactic sensitization. Immunology 4, 67 (1961). — BRUNN, E.: Experimental investigations in serum allergy with reference to the etiology of rheumatic joint diseases. Copenhagen: Munksgaard 1940. — BRUNINS, F. E.: Chemical studies on the true Forssman hapten, the corresponding antibody, and their interaction. Stockholm: Aktiebolaget Fahlcrantz 1936. — BUCHBINDER, L.: Heterophile phenomena in immunology. Arch. Path. (Chicago) 19, 841 (1935). — BUCKLEY, J. J., S. M. BUCKLEY and M. L. KEEVE: Tissue culture studies on liver cells of tuberculin sensitized animals in the presence of tuberculin (PPD). Bull. Johns Hopk. Hosp. 89, 303 (1951). — BUKANTZ, S. C., C. R. REIN and J. F. KENT: Studies in complement fixation. II. Preservation of sheep's blood in citrose dextrose mixtures (modified Alsever's solution) for use in the complement fixation reaction. J. Lab. clin. Med. 31, 394 (1946). — BURDON, K. L., J. P. McGOVERN, G. D. BARKIN and W. M. MEYERS: Fibrinolysis and anaphylaxis. I. J. Allergy 32, 55 (1961). — BURKY, E. L.: Relation of ocular sensitivity to the Arthus phenomenon in the rabbit. Arch. Ophthal. (Chicago) 10, 368 (1933a). ~ The production in the rabbit of hypersensitive reactions to lens, rabbit muscle and low ragweed extracts by the action of staphylococcus toxin. J. Allergy 5, 466 (1933b). — BURNET, F. M., and F. FENNER: The production of antibodies. Melbourne: Macmillan 1953. — BUTLER, V. P., S. M. BEISER, B. F. ERLANGER, S. W. TANNENBAUM, S. COHEN, and A. BENDICH: Purine-specific antibodies which react with desoxyribonucleic acid (DNA). Proc. nat. Acad. Sci. (Wash.) 48, 1597 (1962).

CAMPBELL, D. H., and N. BULMAN: Progress in the chemistry of organic natural products. L. Zechmeister, edit. 9, p. 443. Vienna 1952. — CAMPBELL, D. H., and J. S. GARVEY: The fate of foreign antigen and speculations as to its role in immune mechanisms. Lab. Invest. 10, 1126 (1961). — CAMPBELL, D. H., and G. E. McCASLAND: In vitro anaphylactic response to polyhaptenic and monohaptenic simple antigens. J. Immunol. 49, 315 (1944). — CAMPBELL, D. H., and D. H. SUSSDORF: The use of pollen grains for the detection of specific antibody. J. Allergy 32, 357 (1961). ~ Cancer Chemotherapy. A bibliography of agents. 1946—1954. Cancer Res. 16, Suppl. 4 (1956). — CANNON, P. R., and C. E. MARSHALL: Studies on the mechanism of the Arthus phenomenon. J. Immunol. 40, 127 (1941). — CAROLI, J., et M. BESSIS: Immunisation de la mère par le foetus chez la jument mulassière. C. R. Soc. Biol. (Paris) 141, 386 (1947). — Rev. Hémat. 2, 207 (1947). — CAVELTI, P. A.: Studies on the pathogenesis of rheumatic fever. I. Experimental production of autoantibodies to heart, skeletal muscle and connective tissue. Arch. Path. (Chicago) 44, 1 (1947a). ~ II. Cardiac lesions produced in rats by means of autoantibodies to heart and connective tissue. Arch. Path. (Chicago) 44, 13 (1947b). ~ Pathogenesis of glomerulonephritis and rheumatic fever. In vivo activation of tissue antigens as a result of streptococcic infection and consecutive formation of autoantibodies. Arch. Path. (Chicago) 44, 119 (1947c). — CHANDLER, M. H., L. ROSENBERG and E. E. FISCHEL: Persistence of passively administered guinea pig and rabbit antibody in the guinea pig. J. Immunol. 82, 103 (1959). — CHASE, M. W.: Production of local skin reactivity by passive transfer of anti-protein sera. Proc. Soc. exp. Biol. (N. Y.) 52, 238 (1943). ~ The cellular transfer of cutaneous hypersensitivity to tuberculin. Proc. Soc.

exp. Biol. (N. Y.) **59**, 134 (1945). ~ The cellular transfer of cutaneous hypersensitivity. J. Bact. **51**, 643 (1946a). Inhibition of experimental drug allergy by prior feeding of sensitizing agent. Proc. Soc. exp. Biol. **61**, 257 (1946b). ~ Studies on the sensitization of animals with simple chemical compounds. X. Antibodies inducing immediate type skin reactions. J. exp. Med. **86**, 489, 514 (1947). ~ In: DUBOS, Bacterial and mycotic infections of man. Philadelphia: J. B. Lippincott Company 1952. ~ Experimental sensitization with particular reference to picryl chloride. Int. Arch. Allergy **5**, 163 (1954). ~ Immunologic tolerance. Ann. Rev. Microbiol. **13**, 349 (1959a). ~ Models for hypersensitivity studies. In: H. S. LAWRENCE ed., Cellular and humoral aspects of the hypersensitive state. New York: Hoeber 1959b. — CHASE, M. W., and J. R. BATTISTO: The duration of dermal sensitization following cellular transfer in guinea pigs. J. Allergy **26**, 83 (1955). — CHEW, W. B., D. J. STEPHENS and J. S. LAWRENCE: Antileucocytic serum. J. Immunol. **30**, 301 (1936). — CHRISTIAN, C. L., and R. J. THURER: Studies of anaphylaxis: effect of decomplementation with aggregated gamma globulin. J. Immunol. **88**, 93 (1962). — CHRISTIAN, R. M., D. M. ERVIN and L. E. YOUNG: Observations on the in-vitro behavior of dog isoantibodies. J. Immunol. **66**, 37 (1951). — COBURN, A. F.: Observations on the mechanism of rheumatic fever. Lancet **1936**, 1025. — COCHRANE, C. G., and W. O. WEIGLE: The cutaneous reaction to soluble antigen-antibody complexes. A comparison with the Arthus phenomenon. J. exp. Med. **108**, 591 (1958). — COCHRANE, C. G., and W. O. WEIGLE, and F. M. DIXON: The role of polymorphonuclear leucocytes in the initiation and cessation of the Arthus vasculitis. J. exp. Med. **110**, 481 (1959). — COHN, M., L. WETTER and H. DEUTSCH: Immunological studies on egg white proteins. I. Precipitation of chickenovalbumin and conalbumin by rabbit and horse-antisera. J. Immunol. **61**, 283 (1949). — COLE, L. R., and C. B. FAVOUR: Correlations between plasma protein fractions, antibody titers and the passive transfer of delayed and immediate cutaneous reactivity to tuberculin PPD and tuberculopolysaccharides. J. exp. Med. **101**, 391 (1955). — COLLINS, R. C.: Further experimental studies on sympathetic ophthalmia. Amer. J. Ophthal. **36**, 150 (1953). — COLOVER, J., and L. E. GLYNN: Experimental Iso-immune adrenalitis. Immunology **1**, 172 (1958). — COOKE, R. A.: Allergy in theory and practice. Philadelphia: W. B. Saunders Company 1947. — COOKE, R. A., A. E. O. MENZEL, W. R. KESSLER and P. A. MYERS: The antibody mechanisms of ragweed allergy. Electrophoretic and chemical studies. I. The blocking antibody. J. exp. Med. **101**, 177 (1955). — COOMBS, R. A., A. E. MOURANT and R. R. RACE: A new test for the detection of weak and "incomplete" Rh agglutinins. Brit. J. exp. Path. **26**, 255 (1945). — COONS, A. H.: The penetration of antigens into connective tissue in rheumatic fever, A symposium. L. Thomas, edit. Minneapolis: University Minn. Press 1952. ~ The localization of antigen in tissue cells by means of fluorescein — labeled antibody. In: The nature and significance of the antibody response. A. M. Pappenheimer jr., edit. New York: Columbia University Press 1953. ~ Labelled antigens and antibodies. Ann. Rev. Microbiol. **8**, 333 (1954). — COONS, A. H., E. H. LEDUC and J. M. CONNOLLY: Studies on antibody production. J. exp. Med. **102**, 49 (1955). — COULSON, E. J., and H. STEVENS: Quantitative studies in anaphylaxis. J. Immunol. **61**, 1, 11, 119 (1949). — CRAMPTON, C. F., and F. HAUROWITZ: Deposition of small doses of injected antigen in rabbits. J. Immunol. **69**, 457 (1952). — CROMARTIE, W. J., W. L. BLOOM and D. W. WATSON: Studies on infection with *Bacillus anthracis*. I. A histopathological study of skin lesions by *B. anthracis* in susceptible and resistant animal species. J. infect. Dis. **80**, 1 (1947). — CULBERTSON, J. T.: The relationship of circulating antibody to the local inflammatory reaction to antigen (the Arthus phenomenon). J. Immunol. **29**, 29 (1935). — CUSHING, J. E., and D. H. CAMPBELL: Principles of immunology. New York: McGraw-Hill Book Co. 1957.

DACIE, J. F.: The hemolytic anemias, congenital and acquired. London: Blackwell 1954. — DAKIN, H. D., and H. H. DALE: Chemical structure and antigenic specificity. A comparison of the crystalline egg-albumins of the hen and the duck. Biochem. J. **13**, 248 (1919). — DALE, H. H.: The anaphylactic reaction of plain muscle in the guinea pig. J. Pharmacol. exp. Ther. **4**, 167 (1913). — DAMESHEK, W., and S. O. SCWHARTZ: Acute hemolytic anemia. Medicine (Baltimore) **19**, 231 (1940). — DAMMIN, G. J., and S. C. BUKANTZ: Modification of biologic response in experimental hypersensitivity. J. Amer. Med. Ass. **139**, 358 (1949). — DAVENPORT, F. M.: Applied immunology of mineral oil adjuvants. J. Allergy **32**, 177 (1961). — DAVIDSON, W. T. G.: An investigation into the phenomenon of serum disease. The relation between its various forms and the proteins of horse serum. Glasg. med. J. **91**, 321; **92**, 20, 75, 129, 182 (1919). — DAVIS, B.: Biologic false positive serologic tests for syphilis. Medicine (Baltimore) **23**, 359 (1944). — DAVIS, B. D., E. A. KABAT, A. HARRIS and D. H. MOORE: The anticomplementary activity of serum gamma globulin. J. Immunol. **49**, 223 (1944). — DAWSON, C. R.: The chemistry of poison ivy. Trans. N.Y. Acad. Sci. II, **18**, 427 (1956) — DEICHER, H. R. G., H. R. HOLMAN, and H. G. KUNKEL: The precipitin reaction between DNA and a serum factor in systemic lupus erythematosus. J. exp. Med. **109**, 97 (1959). — DERICK, C. L., C. H. HITCHCOCK and H. F. SWIFT: Reactions of rabbits to non-hemolytic streptococci. III. A study of modes of sensitization. J. exp. Med. 5, 1 (1930). — De Vries, J. A.: The effect of adrenocorticotrophic hormone on circulating antibody levels. J. Immunol. 65, 1 (1950). — Dienes, L., and E. W. Schoenheit: The reproduction of tuberculin hypersensitiveness in guinea pigs with various protein substances. Amer. Rev. Tuberc. 20, 92 (1929). — Dixon, F. J.: The use of I^{131} in immunologic investigation. J. Allergy 24, 547 (1953). ~ The metabolism of antigen and antibody. J. Allergy 25, 487 (1954). ~ Autoimmunity in Disease. Ann. Rev. Med. 9, 257 (1958). — Dixon, F. J., J. D. Feldman and J. J. Vazquez: Experimental glomerulonephritis. The pathogenesis of a laboratory model resembling the spectrum of human glomerulonephritis. J. exp. Med. 113, 899 (1961). — Dixon, F. J., and P. H. Maurer: Effects of large infusions of heterologous serum proteins on the serum protein metabolism of rabbits. J. exp. Med. 101, 233 (1955a). ~ Immunologic unresponsiveness induced by protein antigens. J. exp. Med. 101, 245 (1955b). ~ Specificity of the secondary response to protein antigens. J. Immunol. 74, 418 (1955c). — Dixon, F. J., J. J. Vazquez, W. O. Weigle and C. G. Cochrane: Pathogenesis of serum sickness. Arch. Path. 65, 18 (1958). — Dixon, F. J., and S. Warren: Antigen tracer studies and histologic observations in anaphylactic shock in the guinea pig. Amer. J. med. Sci. 219, 414 (1950). — Doerr, R.: Allergische Phänomene. In A. Bethe, G. v. Bergmann, G. Embden u. A. Elligers Handbuch der normalen und pathologischen Physiologie, Bd. 13, 650. Berlin: Springer 1929. ~ Die Immunitätsforschung, Bd. 1—7. Wien: Springer 1947—1951. — Doerr, R., u. W. Berger: Immunologische Analyse der komplexen Struktur des Serumeiweißes. Z. Hyg. Infekt.-Kr. 96, 191 (1922). — Doerr, R., u. V. K. Russ: Studien über Anaphylaxie. III. Der anaphylaktische Immunkörper und seine Beziehungen zum Eiweißantigen. Z. Immun.-Forsch. 3, 181 (1909). — Donath, J., u. K. Landsteiner: Über paroxysmale Haemoglobinurie. Münch. med. Wschr. 1904, 1590. — Doniach, D., and I. M. Roitt: Autoantibodies in Disease. Ann. Rev. Med. 13, 213 (1962). — Dougherty, T. F., J. H. Chase and A. White: Pituitary-adrenal cortical control of antibody release from lymphocytes. An explanation of the anamnestic response. Proc. Soc. exp. Biol. (N.Y.) 58, 135 (1945). — Dresser, D. W.: Acquired immunological tolerance to a fraction of bovine gamma globulin. Immunology 4, 13 (1961). — Dutton, R. W., A. H. Dutton and J. H. Vaughan: The effect of 5-bromouracil deoxyriboside on the synthesis of antibody in vitro. Biochem. J. 75, 230 (1960).

Earle, D. P.: Symposium on glomerulonephritis. J. chron. Dis. 5, 1 (1957). — Easton, J. M., B. Goldberg and H. Green: Immune cytolysis: electron microscopic localization of cellular antigens with ferritin-antibody conjugates. J. exp. Med. 115, 275 (1962). — Eaton, M. D., W. D. Murphy and V. L. Hanford: Heterogenetic antibodies in acute hepatitis. J. exp. Med. 79, 539 (1944). — Ehrenkrantz, J. N., and B. H. Waksman: Failure to transfer tuberculin sensitivity passively with plasma fractions containing alpha-globulin. J. exp. Med. 104, 935 (1956). — Ehrich, W. E.: Die Entzündung. Dieses Handbuch, Bd. VII/1. — Ehrich, W. E., J. Seifter and C. Forman: Experimental serum disease. J. exp. Med. 89, 23 (1949). — Eisen, H. N., and S. Belman: Studies of hypersensitivity to low molecular weight substances. II. Reactions of some allergenic substituted dinitrobenzenes with cysteine or cystine of skin proteins. J. exp. Med. 98, 533 (1953). — Eisen, H. N., and F. Karush: The interaction between purified antibody and homologous hapten, valence and association constant. J. Amer. Chem. Soc. 71, 363 (1949a). ~ The significance of "Valence" in antibody interactions. J. Allergy 20, 393 (1949b). — Eisen, H. N., M. M. Mayer, D. H. Moore, R. Tarr and H. C. Stoerk: Failure of adrenal cortical activity to influence circulating antibodies and gamma globulin. Proc. Soc. exp. Biol. (N. Y.) 65, 301 (1947). — Eisen, H. N., L. Orris and S. Belman: Elicitation of delayed allergic skin reactions with haptens: the dependence of elicitation on hapten combination with protein. J. exp. Med. 95, 473 (1952). — Evans, R. S., K. Takahashi, R. T. Duane, R. Payne and C. K. Liu: Primary thrombocytopenic purpura and acquired hemolytic anemia. Arch. intern. Med. 87, 48 (1951).

Fagraeus, A.: Antibody production in relation to the development of plasma cells. Acta med. scand. Suppl. 204 (1948). — Farr, R. S.: A quantitative immunochemical measure of the primary interaction between I^{131} BSA and antibody. J. infect. Dis. 103, 239 (1958). — Favour, C. B.: Lytic effect of bacterial products on lymphocytes in tuberculous animals. Proc. Soc. exp. Biol. (N.Y.) 65, 269 (1947). — Feinberg, S. M.: The antihistaminic drugs. Amer. J. Med. 3, 560 (1947). — Felton, L. D.: The significance of antigen in animal tissues. J. Immunol. 61, 107 (1949). — Felton, L. D., G. Kauffmann, B. Prescott and B. Ottinger: Studies on the mechanism of the immunological paralysis induced in mice by pneumococcal polysaccharides. J. Immunol. 47, 14 (1955). — Fierz, H. E., W. Jadassohn and W. Stoll: Anaphylactic sensitization with chemically definite compounds. J. exp. Med. 65, 339 (1937). — Finch, S. C., J. F. Ross and F. G. Ebaugh jr.: Immunologic mechanisms of leukocyte abnormalities. J. Lab. clin. Med. 42, 555 (1953). — Finger, I., and E. A. Kabat: A comparison of human antisera to purified diphtheria toxin with antisera to other purified antigens by quantitative precipitin and gel diffusion techniques. J. exp. Med. 105, 453 (1958). — Fischel, E. E.: Effect of salicylate and tripelennamine hydrochloride (pyribenzamine) on the Arthus reaction and on bacterial allergic reactions. Proc. Soc. exp. Biol. (N. Y.) **66**, 537 (1947). ~ The role of allergy in the pathogenesis of rheumatic fever. Amer. J. Med. **7**, 772 (1949). ~ The relationship of adrenal cortical activity to immune responses. Bull. N. Y. Acad. Med. **26**, 255 (1950). ~ Adrenal hormones and the development of antibody and hypersensitivity. In G. SHWARTZMAN, The effect of ACTH and cortisone upon infection and resistance. New York: Columbia University Press 1953a. ~ Serum complement as an indication of the presence and degree of inflammatory reaction in various diseases. J. clin. Invest. **32**, 568 (1953b). ~ Immune response in glomerulonephritis. J. chron. Dis. **5**, 34 (1957). — FISCHEL, E. E., C. W. FRANK, A. J. BOLTAX, and M. ARCASOY: Observations on the treatment of rheumatic fever with salicylate, ACTH and cortisone. II. Combined salicylate and corticoid therapy and attempts at rebound suppression. Arthr. and Rheum. **1**, 351 (1958). — FISCHEL, E.E., and D.C. GAJDUSEK: Serum complement in acute glomerulonephritis and other renal diseases. Amer. J. Med. **12**, 190 (1952). — FISCHEL, E. E., and E. A. KABAT: A quantitative study of the Arthus phenomenon induced passively in the rabbit. J. Immunol. **55**, 337 (1947). — FISCHEL, E. E., E. A. KABAT, H. C. STOERCK and A. BEZER: The role of tubercle bacilli in adjuvant emulsions on antibody production to egg albumin. J. Immunol. **69**, 611 (1952). — FISCHEL, E. E., E. A. KABAT, H. C. STOERCK, M. SKOLNICK and A. E. BEZER: Suppression by cortisone of granuloma formation and antibody production to egg albumin with Freund adjuvants. J. Allergy **25**, 195 (1954). — FISCHEL, E. E., M. LE MAY and E. A. KABAT: The effect of adrenocorticotrophic hormone and x-ray on the amount of circulating antibody. J. Immunol. **61**, 89 (1949). — FISCHEL, E. E., and R. H. PAULI: Serological studies in rheumatic fever. I. The "phase" reaction and the detection of autoantibodies in the rheumatic state. J. exp. Med. **89**, 669 (1949). — FISCHEL, E. E., R. H. PAULI and J. LESH: Serological studies in rheumatic fever. II. Serum complement in the rheumatic state. J. clin. Invest. **28**, 1172 (1949). — FISCHEL, E. E., J. H. VAUGHAN and C. PHOTOPOULOS: Inhibition of rapid production of antibody by cortisone. Study of the secondary response. Proc. Soc. exp. Biol. (N.Y.) **51**, 344 (1952). — FISHER, J. P., and J. T. CONNELL: Passive cutaneous anaphylaxis in the guinea pig with serum of allergic patients treated with ragweed extract emulsions. J. Allergy **33**, 59 (1962). — FISHER, S., and E. V. KEOGH: Lysis by complement of erythrocytes which have absorbed a bacterial component and its antibody. Nature (Lond.) **165**, 248 (1950). — FORSSMAN, J.: Die Herstellung hochwertiger spezifischer Schafhämolysine ohne Verwendung von Schafblut. Biochem. Z. **30**, 78 (1911). — FREEDMAN, S. O., A. I. SIDDIQUI, J. KRUPEY, and A. H. SEHON: Identification of a simple chemical compound (chlorogenic acid) as an allergen in plant materials causing human atopic disease. Trans. Assoc. Amer. Physicians, 75th Annual Meeting, May 1, 1962. — FREUND, J.: Some aspects of acitve immunization. Ann. Rev. Microbiol. **1**, 291 (1947). ~ The effect of paraffin oil and mycobacteria on antibody formation and sensitization. A review. Amer. J. clin. Path. **21**, 645 (1951). — FREUND, J.: The mode of action of immunologic adjuvants. In: Advances in Tuberculosis Research, vol. 7. Basel u. New York: S. Karger 1955. — FREUND, J., E. R. STERN and T. M. PISANI: Isoallergic encephalomyelitis and radiculitis in guinea pigs after one injection of brain and mycobacteria in water-in-oil emulsion. J. Immunol. **57**, 179 (1947). — FREUND, J., G. E. THOMPSON and M. M. LIPTON: Aspermatogenesis, anaphylaxis and cutaneous sensitization induced in the guinea pig by homologous testicular extract. J. exp. Med. **101**, 591 (1955). — FREUND, J., and C. E. WHITNEY: The distribution of antibodies in the serum and organs of rabbits. II. The effect of perfusion upon the antibody content of serum and organs. J. Immunol. **15**, 369 (1928). — FRICK, O. L., C. STIFFEL, and G. BIOZZI: Studies on the effect of complement on anaphylaxis in the mouse. J. Immunol. **88**, 595 (1962). — FRIEDBERGER, E., u. O. HARTOCH: Über das Verhalten des Complements bei der aktiven und passiven Anaphylaxie. Z. Immun.-Forsch. **3**, 581 (1909). — FRIOU, G. J.: Identification of the nuclear component of the interaction of lupus erythematosus globulin and nuclei. J. Immunol. **80**, 476 (1958a). ~ Improved method for measuring lupus globulin nucleoprotein interaction. Proc. Soc. exp. Biol. (N.Y.) **97**, 738 (1958b). — FUDENBERG, H. H., and H. G. KUNKEL: Specificity of the reaction between rheumatoid factors and gamma globulin. J. exp. Med. **114**, 257 (1961). — FURTH, J.: Antigenic character of heated protein. J. Immunol. **10**, 777 (1925). — FURTH, J., and E. A. KABAT: Association of the Wassermann antigen with heavy material present in tissue. Science **94**, 46 (1941).

GAJDUSEK, D. C.: An "autoimmune" reaction against human tissue antigens in certain acute and chronic diseases. I. Serological investigations. Arch. inter. Med. **101**, 9 (1958). — GANGAROSA, E. J., J. T. INGLEFIELD, C. G. A. THOMAS and H. R. MORGAN: Studies on hypersensitivity of human tissues in vitro. I. Tuberculin hypersensitivity. J. exp. Med. **102**, 425 (1955). — GARVEY, J. S., and D. H. CAMPBELL: The relation of circulating antibody concentration to localization of labeled (S^{35}) antigen. J. Immunol. **72**, 131 (1954). ~ The retention of S^{35} labelled bovine serum albumin in normal and immunized rabbit liver tissue. J. exp. Med. **105**, 361 (1957). — GAY, F. P., and Associates: Agents of disease and host resistance. Chapt. 16 and 22. Springfield, Ill.: Ch. C. Thomas 1935. — GELL, P. G. H., and B. BENACERRAF: Delayed hypersensitivity to simple protein antigens. In: Advances in immunology (TALIAFERRO and HUMPHREY). New York and London: Academic Press 1961). — GELL, P. G. H., C. R. HARINGTON and R. P. RIVERS: The antigenic function of simple chemical compounds; production of precipitins in rabbits. Brit. J. exp. Path. **27**, 267 (1946). — GELL, P. G. H., and A. M. SILVERSTEIN: Delayed hypersensitivity to hapten-protein conjugates. I. The effect of carrier protein and site of attachments to hapten. J. exp. Med. **115**, 1037 (1962). — GELLHORN, A., and E. HIRSCHBERG, ed.: Basic problems in neoplastic disease. New York: Columbia Univ. Press 1962. — GENGOU, O.: Sur les sensibilisatrices des serums actifs contre les substances albuminoïdes. Ann. Inst. Pasteur **16**, 734 (1902). — GENGOZIAN, N., T. MAKINODAN and I. C. SHEKARCHI: Transplantation of antibody forming cells in lethally irradiated mice. J. Immunol. **86**, 113 (1961). — GERMUTH, F. G.: A comparative histologic and immunologic study in rabbits of induced hypersensitivity of the serum sickness type. J. exp. Med. **97**, 257 (1953). — GERMUTH, F. G., and G. E. McKINNON: Studies in the biological properties of antigen-antibody complexes. I. Anaphylactic shock induced by soluble antigen-antibody complexes in unsensitized normal guinea pigs. Bull. Johns Hopk. Hosp. **101**, 13 (1957). — GERMUTH, F. G., A. E. MAUMENEE, L. B. SENTERFIT and A. D. POLLACK: Immunohistologic studies on antigen-antibody reactions in the avascular cornea. I. Reactions in rabbits actively sensitized to foreign protein. J. exp. Med. **115**, 919 (1962). — GERMUTH, F. G., J. OYAMA and B. OTTINGER: The mechanism of action of 17-hydroxy-11-dehydrocorticosterone (compound E) and of the adrenocorticotropic hormone in experimental hypersensitivity in rabbits. J. exp. Med. **94**, 139 (1951). — GERMUTH, F. G., M. G. PACE and J. C. TIPPETT: Comparative histologic and immunologic studies in rabbits of induced hypersensitivity of the serum sickness type. II. The effect of sensitization to homologous and cross-reactive antigens on the rate of antigen elimination and the development of allergic lesions. J. exp. Med. **101**, 135 (1955). — GERMUTH, F. G., and A. D. POLLACK: The production of lesions of serum sickness in normal animals (rabbits) by the passive transfer of antibody in the presence of antigen. Bull. Johns Hopk. Hosp. **102**, 245 (1958). — GERSHON, M. D., and L. L. ROSS: Studies on the relationship of 5-hydroxytryptamine and the enterochromaffin cell to anaphylactic shock in mice. J. exp. Med. **115**, 367 (1962). — GITLIN, D., L. HARRISON, W. H. BATCHELOR and C. A. JANEWAY: Experimental hypersensitivity in the rabbit. Disappearance rates of native and labelled heterologous proteins from the serum after intravenous injection. J. Immunol. **66**, 451 (1951). — GLENNY, A. T.: Active immunization with toxin. In: A system of bacteriology, vol. 6. London: H. M. Stationery Office 1931. — GOLDBERG, R. J.: A theory of antibody-antigen reactions. I. Theory for reactions of multivalent antigen with bivalent and univalent antibody. J. Amer. chem. Soc. **74**, 5718 (1952). — GOLDBERG, R. J., and D. H. CAMPBELL: The light-scattering properties of an antigen-antibody reaction. J. Immunol. **66**, 79 (1951). — GOOD, R. A.: A gammaglobulinemia—an experimental study. II. Abstracts of combined meeting of pediatric societies, p. 68. Quebec 1955. — GOOD, R. A., and L. THOMAS: Studies on the generalized Shwartzman reaction. IV. Prevention of the local and generalized Shwartzman reactions with heparin. J. exp. Med. **97**, 871 (1953). — GOOD, R. A., and R. L. VARCO: Successful homograft of skin in a child with agammaglobulinemia. J. Amer. Med. Ass. **159**, 713 (1955a). ∼ A clinical and experimental study of agammaglobulinemia. J. Lancet **75**, 245 (1955b). — GOODFRIEND, L., and A. H. SEHON: Antibodies to estrone-protein conjugates. Canad. J. Biochem. **39**, 941 (1961). — GOODNER, K., and F. L. HORSFALL jr.: Properties of the type specific proteins of antipneumococcus sera. J. exp. Med. **66**, 413, 425, 437 (1937). — GORDON, J.: The prevention of delayed hypersensitivity to homologous serum and transplantation antigens in guinea pigs. Immunology **5**, 153 (1962). — GORER, P. A.: The antigenic structure of tumors. Advanc. Immunol. **1**, 345 (1961). — GRABAR, P.: Mise en évidence par hémagglutination passive, de réactions de divers sérums normaux avec quelques substances macromoléculaires naturelles ou synthétiques. VI. Int. Congr. of Microbiology, Rome, vol. 1, p. 475, Sept. 6.—12. 1953. — GRABAR, P.: Réactions de divers sérums normaux avec des substances macromoléculaires naturelles ou synthétiques. Ann. Inst. Pasteur 88, 11 (1955). ∼ Use of immunoelectrophoretic analysis in the study of specific precipitation (HEIDELBERGER and PLESCIA). New Brunswick, N.Y. Rutgers Univ. Press 1961. — GRABAR, P., and P. MIESCHER (eds.): Immunopathology. First Int'l. Symposium. Basel: Benno Schwabe & Co. 1959. ∼ Mechanism of cell and tissue damage produced by immune reactions. New York: Grune & Stratton 1962. — GRABAR, P., et C. A. WILLIAMS jr.: Méthode immunoelectrophorétique d'analyse de mélanges de substances antigéniques. Biochim. biophys. Acta (Amst.) **17**, 67 (1955). — GRAHAM, J. B., and R. M. GRAHAM: Antibodies elicited by cancer in patients. Cancer (Philad.) **8**, 409 (1955). — GROVE, E. F.: Studies in anaphylaxis in the rabbit. 1. A study of the factors concerned in the establishment of maximal hypersensitiveness in rabbits to egg white and horse serum. J. Immunol. **23**, 101 (1932). — GRUBB, R.: Agglutination of erythrocytes coated with "incomplete" anti-Rh by certain rheumatoid arthritic sera and some other sera. Acta path. microbiol. scand. **39**, 195 (1956); — Vox Sang. (Basel) **2**, 305 (1957). — Gunn, W. C.: The variation in the amount of complement in the blood in some acute infectious diseases and its relation to the clinical features. J. Path. Bact. **19**, 155 (1914).

Halbert, S. P., D. Locatcher-Khorazo, L. Swick, R. Witmer, B. Seegal and P. Fitzgerald: Homologous immunological studies of ocular lens. II. Biological aspects. J. exp. Med. **105**, 453 (1957). — Halpern, B. N.: Les antihistaminiques de synthèse: Essais de chimiothérapie des états allergiques. Arch. int. Pharmacodyn. **68**, 339 (1942). — Halpern, B. N., P. Liacopoulos, M. Liacopoulos-Briot, R. Binaghi and F. van Neer: Patterns of in vitro sensitization of isolated smooth muscle tissues with precipitating antibody. Immunology **2**, 351 (1959). — Hanger jr., F. M.: Effect of intravenous bacterial filtrates on skin tests and local infections. Proc. Soc. exp. Biol. (N.Y.) **25**, 775 (1928). — Hanks, J. H.: The mechanism of tuberculin hypersensitivity. J. Immunol. **28**, 105 (1935). — Harber, L. C., S. A. Rosenthal and R. L. Baer: Actively acquired tolerance to dinitrochlorobenzene. J. Immunol. **38**, 66 (1962). — Harris, T. N., and S. Harris: The genesis of antibodies. Amer. J. Med. **20**, 114 (1956). — Haurowitz, F.: The immunological response. Ann. Rev. Microbiol. **7**, 389 (1953). — Haurowitz, F., and C. F. Crampton: The fate in rabbits of intravenously injected iodoovalbumin. J. Immunol. **68**, 73 (1952). — Hauschka, T. S.: Immunologic aspects of cancer. A review. Cancer Res. **12**, 615 (1952). — Havens jr., W. P.: Liver disease and antibody formation. Int. Arch. Allergy **14**, 75 (1959). — Hawn, C. V. Z., and C. A. Janeway: Histological and serological sequences in experimental hypersensitivity. J. exp. Med. **85**, 571 (1947). — Haxthausen, H.: The pathogenesis of allergic eczema elucidated by transplantation experiments on identical twins. Acta derm.-venereol. (Stockh.) **23**, 438 (1943). ~ Studies on the role of the lymphocytes as "transmitter" of the hypersensitiveness in allergic eczema. Acta derm.-venereol. (Stockh.) **27**, 275 (1947). — Heidelberger, M.: The molecular composition of specific immune precipitates from rabbit sera. J. Amer. chem. Soc. **60**, 242 (1938). ~ Quantitative absolute methods in the study of antigen-antibody reactions. Bact. Rev. **3**, 49 (1939). ~ 5. Immuno-chemistry of antigens and antibodies. In R. A. Cooke, Allergy in theory and practice. Philadelphia and London: W. B. Saunders Company 1947. ~ Chemical constitution and immunological specificity. Ann. Rev. Biochem. **25**, 641 (1956a). ~ Lectures in immunochemistry. New York: Academic Press 1956b. Heidelberger, M., and J. Adams: The immunological specificity of Type II pneumococcus and its separation into partial specificities. J. exp. Med. **103**, 189 (1956). — Heidelberger, M., A. C. Aisenberg and W. Z. Hassid: Glycogen, an immunologically specific polysaccharide. J. exp. Med. **99**, 343 (1954). — Heidelberger, M., and O. T. Avery: The soluble specific substance of pneumococcus. J. exp. Med. **38**, 73 (1923). — Heidelberger, M., and E. A. Kabat: Chemical studies on bacterial agglutination. III. A reaction mechanism and a quantitative theory. J. exp. Med. **65**, 885 (1937). — Heidelberger, M., E. A. Kabat and M. Mayer: A further study of the cross reaction between the specific polysaccharides of types III and VIII pneumococci in horse antisera. J. exp. Med. **75**, 35 (1942). — Heidelberger, M., E. A. Kabat and D. L. Shrivastava: A quantitative study of the cross reaction of types III and VIII pneumococci in horse and rabbit antisera. J. exp. Med. **65**, 487 (1937). — Heidelberger, M., and F. E. Kendall: Studies on the precipitin reaction. Precipitating haptens; species differences in antibodies. J. exp. Med. **57**, 373 (1933). ~ A quantitative theory of the precipitin reaction. III. The reaction between crystalline egg albumin and its homologous antibody. J. exp. Med. **62**, 697 (1935). — Heidelberger, M., C. M. MacLeod, H. Markowitz and A. S. Roe: Improved methods for the preparation of the specific polysaccharides of pneumococcus. J. exp. Med. **91**, 341 (1950). — Heidelberger, M., and M. Mayer: Quantitative chemical studies on complement or alexin. IV. Addition of human complement to specific precipitates. J. exp. Med. **75**, 285 (1942). — Heidelberger, M., and O. J. Plescia: Immunochemical approaches to problems in microbiology. New Brunswick, N. J.: Rutgers Univ. Press 1961. — Heidelberger, M., and P. A. Rebers: cross reactions of polyglucoses in antipneumococcal sera VI. Precipitation of Type VIII and Type III antisera by beta glucans. J. Amer. chem. Soc. **80**, 116 (1958). — Hershey, A. D.: A descriptive theory of specific precipitation. J. Immunol. **42**, 455, 485, 515 (1941); **48**, 381 (1944). — Heymann, W., J. L. P. Hunter and D. B. Hackel: Experimental autoimmune nephrosis in rats. III. J. Immunol. **88**, 135 (1962). — Hill, J. H., and L. Martin: A review of experimental studies of non-specific inhibition of anaphylactic shock. Medicine (Baltimore) **11**, 141 (1932). — Hochwald, G. M., G. J. Thorbecke, and R. Asofsky: Site of formation of immune globulins and of a component of C'3. I. A new method for the demonstration of the synthesis of individual serum proteins by tissues in vitro. J. exp. Med. **114**, 459 (1961). — Holiday, E.: Breakdown products of antigen. Proc. roy. Soc. B **127**, 40 (1939). — Holman, H. R., and H. G. Kunkel: Affinity between the LE serum factor and cell nuclei and nucleoprotein. Science **126**, 162 (1957). — Holub, M.: Morphology of antibody production by different cell systems in diffusion chambers. Folia microbiol. **5**, 347 (1960). — Holub, M., and L. Jaroskova: Mechanisms of antibody formation. Prague: Czechoslovak Academy of Sciences 1960. Also New York and London: Academic Press 1960. — HOLUB, M., and I. RIKA: Morphological changes in lymphocytes cultivated in diffusion chambers during the primary antibody response to a protein antigen. Mechanisms of antibody formation (ed. by M. HOLUB and L. JAROSKOVA). New York and London: Academic Press 1960. — HOOKER, S.B.: Human hypersensitiveness to different proteins of horse serum. J. Immunol. 8, 469 (1923). — HOOKER, S. B., and W. C. BOYD: The existence of antigenic determinants of diverse specificity in a single protein. II. In two natural proteins; crystalline duck egg albumin and crystalline hen egg albumin. J. Immunol. 26, 469 (1934). ~ III. Further notes on crystalline hen-and duck-ovalbumins. J. Immunol. 30, 41 (1936). — HUME, D. M., J. P. MERRILL, B. F. MILLER and G. W. THORN: Experiences with renal homotransplantation in the human: Report of nine cases. J. clin. Invest. 34, 327 (1955). — HUMPHREY, J. H., and R. JAQUES: The release of histamine and 5-hydroxytryptamine (serotonin) from platelets by antigen-antibody reaction (in vitro). J. Physiol. (Lond.) 128, 9 (1955). — HUMPHREY, J. H., and I. MOTA: The mechanism of anaphylaxis. Observations on the failure of antibodies from certain species to sensitize guinea pigs in direct and reversed passive anaphylaxis. Immunology 2, 19 (1959). ~ The mechanism of anaphylaxis: specificity of antigen-induced mast cell damage in anaphylaxis in the guinea pig. Immunology 2, 31 (1959).

IMAGAWA, D. T., J. T. SYVERTON and J. J. BITTNER: The cytotoxicity of serum for mouse mammary cancer cells. Cancer Res. 14, 8 (1954). — ISHIZAKA, K., T. ISHIZAKA and D. H. CAMPBELL: The biological activity of soluble antigen-antibody complexes. II. Physical properties of soluble complexes having skin-irritating activity. J. exp. Med. 109, 127 (1959).

JACKSON, C.: A quantitative study of serum precipitin in anaphylaxis in the rabbit. J. Immunol. 28, 225 (1935). — JACOBS, J. L.: Immediate generalized skin reactions in hypersensitive guinea pigs. Proc. Soc. exp. Biol. (N.Y.) 40, 641 (1940). — JACOBS, J. L., T. S. GOLDEN, and J. J. KELLEY: Immediate reactions to anhydrides of wheal- and erythema-type. Proc. Soc. exp. Biol. (N.Y.) 43, 74 (1940). — JADASSOHN, W., H. FIERZ u. A. MARGOT: Anaphylaktisierung durch eine chemisch bekannte Substanz. Helv. chim. Acta 21, 293 (1938). — JANKOVIC, B. D., B. WAKSMAN, and B. G. ARNASON: Role of the thymus in immune reactions in rats. I. J. exp. Med. 116, 159 (1962). — JANEWAY, C. A., L. APT, and D. GITLIN: Agammaglobulinemia. Trans. Ass. Amer. Phycns 66, 200 (1952). — JENNER, E.: An inquiry into the causes and effects of the variolae vaccinae. London: S. Low 1798. — JETER, W. S., M. M. TREMAINE and P. M. SEEBOHM: Passive transfer of delayed hypersensitivity to 2,4. Dinitrochlorobenzene in guinea pigs with leukocytic extracts. Proc. Soc. exp. Biol. (N. Y.) 86, 251 (1954). — JOHNSON, A. G., S. GAINES and M. LANDY: Studies on the 0 antigen of Salmonella typhosa. V. Enhancement of antibody response to protein antigens by the purified lipopolysaccharide. J. exp. Med. 103, 225 (1956). — JONES, L., and M. S. FLEISCHER: The relation of serum protein fractions to serum sickness in rabbits. J. Immunol. 26, 455 (1934).

KABAT, E. A.: Immunochemistry of the proteins. J. Immunol. 47, 513 (1943). ~ Quantitative immunochemical aspects of some allergic reactions. Amer. J. Med. 3, 535 (1947). ~ In A. M. PAPPENHEIMER jr., The nature and significance of the antibody response. New York: Columbia University Press 1953. ~ Some configurational requirements and dimensions of the combining site on an antibody to a naturally occurring antigen. J. Amer. chem. Soc. 76, 3709 (1954). ~ Second International Congress on Allergology, Rio de Janiero, Brazil, Nov. 6—12, 1955. ~ Blood group substances, Their chemistry and immunochemistry. New York: Academic Press 1956a. ~ Heterogeneity in extent of the combining regions of human antidextrans. J. Immunol. 77, 377 (1956). ~ Discussion, 2nd Tissue Transplantation Conference. Ann. N. Y. Acad. Sci. 64, 924 (1957). — KABAT, E. A.: KABAT and MEYER's Experimental immunochemistry. Springfield, Ill.: Ch. C. Thomas 1961. — KABAT, E. A., and B. BENACERRAF: A quantitative study of passive anaphylaxis in the guinea pig. IV. Passive sensitization with non-precipitable or "univalent" rabbit antiovalbumin. J. Immunol. 62, 97 (1949). ~ KABAT, E. A., and D. BERG: Dextran — an antigen in man. J. Immunol. 70, 514 (1953). — KABAT, E. A., and M. H. BOLDT: A quantitative study of passive anaphylaxis in the guinea pig. J. Immunol. 48, 181 (1944). — KABAT, E. A., G. S. COFFIN and D. J. SMITH: A quantitative study of passive anaphylaxis in the guinea pig. III. J. Immunol. 56, 377 (1947). — KABAT, E. A., and M. HEIDELBERGER: A quantitative theory of the precipitin reaction. V. The reaction between crystalline horse serum albumin and antibody formed in the rabbit. J. exp. Med. 66, 229 (1937). — KABAT, E. A., and H. LANDOW: A quantitative study of passive anaphylaxis in the guinea pig. J. Immunol. 44, 69 (1942). — KABAT, E. A., A. WOLF, and A. E. BEZER: The rapid production of acute disseminated encephalomyelitis in rhesus monkeys by injection of heterologous and homologous brain tissue with adjuvants. J. exp. Med. 85, 117 (1947). — KAHN, R. L.: Studies on sensitization. III. Skin sensitivity in the absence of serum precipitins. Proc. Soc. exp. Biol. (N. Y.) 30, 608 (1933). — KALLós, P. (editor): Progress in allergy. In: Fortschritte der Allergielehre, Bd. I—IV, 1939—1955. Basel u. New York: S. Karger. — KALLós, P., and L. KALLós-DEFFNER: Die experimentellen Grundlagen der Erkennung und Behandlung der allergischen

Krankheiten. Ergebn. Hyg. Bakt. 19, 178 (1937). — KAPLAN, M. H., and M. MEYESERIAN: Immunologic studies of heart tissue. V. Antigens related to heart tissue revealed by cross-reaction of rabbit antisera to heterologous heart. J. Immunol. 88, 450 (1962). — KARELITZ, S.: Studies on the specific mechanism of serum sickness. II. Prevention and modification of serum sickness with human serum sickness convalescent serum (s. s. c. s.). J. Immunol. 44, 285 (1942). — KARELITZ, S., and A. GLORIG: Studies on the specific mechanism of serum sickness. III. Passive sensitization with antibody contained in serum sickness convalescent serum. J. Immunol. 47, 121 (1943). — KARELITZ, S., and S. S. STEMPIEN: Studies on the specific mechanism of serum sickness. I. Passive serum sickness. J. Immunol. 44, 271 (1942). — KARUSH, F.: Disulfide pairing and the biosynthesis of antibody. In: HEIDEL-BERGER and PLESCIA, p. 368, Immunochemical approaches to problems in microbiology. New Brunswick, N.J.: Rutgers University Press 1961. — KARUSH, F., and R. MARKS: The preparation and properties of purified anti-hapten antibody. J. Immunol. 78, 296 (1957). — KASS, E. H., and M. FINLAND: Adrenocortical hormones in infection and immunity. Ann. Rev. Microbiol. 7, 361 (1953). — KATZ, G., and S. COHEN: Experimental evidence of histamine in the blood of ragweed-sensitive individuals. J. Amer. med. Ass. 117, 1782 (1941). — KELLET, C. E., and J. G. THOMSON: Complementary activity of blood serum in nephritis. J. Path. Bact. 48, 519 (1939). — KELLNER, A., and E. F. HEDAL: Experimental erythroblastosis fetalis in rabbits. I. Characterization of a pair of allelic blood group factors and their specific immune isoantibodies. J. exp. Med. 97, 33 (1953). — KENDALL, F. E.: The quantitative relationship between antigen and antibody in the precipitin reaction. Ann. N. Y. Acad. Sci. 43, 85 (1942). — KIDD, J. G., and W. F. FRIEDEWALD: Natural antibody that reacts in vitro with sedimentable constituent of normal tissue cells. J. exp. Med. 76, 543 (1942). — KLINGE, F.: Die Eiweißüberempfindlichkeit (Gewebsanaphylaxie) der Gelenke. Beitr. path. Anat. 83, 185 (1929). ~ Der Rheumatismus. München: J. F. Bergmann 1933. — KLOPSTOCK, A., and G. E. SELTER: Über chemospezifische Antigene. IV. Mitt. Anaphylaxiereaktionen mit chemospezifischen Antigenen. Z. Immun.-Forsch. 63, 463 (1929). KNEPPER, R.: Über die Lokalisierung der experimentellen allergischen Hyperergie. Virchows Arch. path. Anat. 296, 364 (1935/36). — KOCH, R.: Weitere Mittheilung über das Tuberkulin. Dtsch. med. Wschr. 1891, 1189. — KOJIS, F. G.: Serum sickness and anaphylaxis. Analysis of cases of 6,211 patients treated with horse serum for various infections. Amer. J. Dis. Child. 64, 93, 313 (1942). — KORNGOLD, L., G. L. STAHLY, M. C. DODD and W. G. MYERS: The comparative retention of antigen in the skin of immune and normal rabbits as determined with egg albumin labelled with radioactive iodine. J. Immunol. 70, 345 (1953). — KUHNS, W. J.: Immunochemical studies of antitoxin. VI. Further investigations on the identity and specificity of non-precipitating skin sensitizing antitoxin. J. exp. Med. 101, 109 (1955). ~ Types and distribution of antibodies. Amer. J. Med. 20, 251 (1956). — KUHNS, W. J., and A. M. PAPPENHEIMER jr.: Immunochemical studies of antitoxin produced in normal and allergic individuals hyperimmunized with diphtheria toxoid. I., II. J. exp. Med. 95, 363, 375 (1952). — KULKA, A. M.: Studies on antibody-antigen mixtures. I. Effect on normal living excised tissue. J. Immunol. 43, 273 (1942). ~ II. The effect on normal living excised tissue and its dependence on the presence of free antibody in the mixture. J. Immunol. 46, 235 (1943).

LACHMANN, P. J., H. J. MULLER-EBERHARD, H. G. KUNKEL and F. PARONETTO: The localization of in vivo bound complement in tissue sections. J. exp. Med. 115, 63 (1962). — LANCEFIELD, R. L.: Specific relationship of cell composition to biological activity of hemolytic streptococci. Harvey Lect. 36, 251 (1940/41). — LANDSTEINER, K.: Über Agglutinationserscheinungen normalen menschlichen Blutes. Wien. klin. Wschr. 1901, 1132. ~ Experiments on anaphylaxis to azoproteins. J. exp. Med. 39, 631 (1924). ~ Serological reactivity of hydrolytic products from silk. J. exp. Med. 75, 269 (1942). ~ The specificity of serological reactions. Revised edition. Cambridge, Mass.: Harvard University Press 1946. — LANDSTEINER, K., and M. W. CHASE: Observations on serological reactions with albumose preparation. II. Proc. Soc. exp. Biol. (N. Y.) 30, 1413 (1933). ~ Experiments on transfer of cutaneous sensitivity to simple compounds. Proc. Soc. exp. Biol. (N. Y.) 49, 688 (1942). — LANDSTEINER, K., and J. JACOBS: Studies on the sensitization of animals with simple chemical compounds. III. Anaphylaxis induced by arsphenamine. J. exp. Med. 64, 717 (1936). — LANDSTEINER, K., and H. LAMPL: Über die Abhängigkeit der serologischen Spezifizität von der chemischen Struktur. (Darstellung von Antigenen mit bekannter chemischer Konstitution der spezifischen Gruppen.) XII. Mitt. über Antigene. Biochem. Z. 86, 343 (1918). — LANDSTEINER, K., and J. VAN DER SCHEER: Observations on serological reactions with albumose preparations. Proc. Soc. exp. Biol. (N. Y.) 28, 983 (1931). — LANGE, K., F. CRAIG, J. OBERMAN, L. SLOBODY, G. OGUR and F. LOCASTO: Changes in serum complement during the course and treatment of glomerulonephritis. Arch. intern. Med. 88, 433 (1951). — LANGE, K., M. GOLD, D. WEINER and V. SIMON: Autoantibodies in human glomerulonephritis. J. clin. Invest. 28, 50 (1949). — LA PRESLE, C.: Étude de la dégradation de la sérumalbumine humaine par un extrait de rate de lapin. II. Mise en évidence de trois groupements spécifiques différents dans le motif antigénique de l'albumine humaine et de trois anticorps correspondants dans le sérum de lapin antialbumine humaine. Ann. Inst. Pasteur. 89, 654 (1955). — LAWRENCE, H. S.: The cellular transfer of cutaneous hypersensitivity to tuberculin in man. Proc. Soc. exp. Biol. (N. Y.) 71, 516 (1949). ~ The cellular transfer in humans of delayed cutaneous reactivity to hemolytic streptococci. J. Immunol. 68, 159 (1952). ~ The transfer in humans of delayed skin sensitivity to streptococcal M substance and to tuberculin with disrupted leucocytes. J. clin. Invest. 34, 219 (1955). ~ The delayed type of allergic inflammatory response. Amer. J. Med. 20, 428 (1956). ~ ed.: Cellular and Humoral aspects of the hypersensitive states. New York: Hoeber 1959. ~ Delayed sensitivity and homograft sensitivity. Ann. Rev. Med. 11, 207 (1960). — LEDINGHAM, J. C. G.: The experimental production of purpura in animals by the introduction of anti-blood-platlet sera. A preliminary communication. Lancet 1914, 1673. — LEPOW, I. H., O. D. RATNOFF, and L. R. LEVY: Studies on the activation of a proesterase associated with partially purified first component of human complement. J. exp. Med. 107, 451 (1958). — LESKOWITZ, S., and Z. OVARY: The relation between molecular weight of antigen and ability to elicit passive cutaneous anaphylaxis. Immunology 5, 1 (1962). — LETTERER, E.: Morphische Manifestationen allergisch-hypererischer Vorgänge im Verlaufe von Infektionskrankheiten. Acta allerg. (Kbh.) Suppl. 3, 79 (1953). ~ Die allergisch-hyperergische Entzündung. Dieses Handbuch, Bd. VII, Teil 1. 1956. — LEVINE, B. B.: Studies on the mechanism of formation of the penicillin antigen. J. exp. Med. 112, 1131 (1960). — LEVINE, B. B., and Z. OVARY: Studies on the mechanism of the formation of the penicillin antigen. III. The N-(D-alpha-benzyl penicilloyl groups as an antigenic determinant responsible for hypersensitivity to penicillin. J. exp. Med. 114, 875 (1961). — LEVINE, L.: Inhibition of immune hemolysis by diisopropylfluorophosphate. Biochim. biophys. Acta (Amst.) 18, 283 (1955). — LEVINE, L., W. T. MURAKAMI, H. VAN VUNAKIS, and L. GROSSMAN: Specific antibodies to thermally denatured desoxyribonucleic acid of phage T 4. Proc. nat. Acad. Sci. (Wash.) 46, 1038 (1960). — LEVINE, P., E. M. KATZIN and L. BURNHAM: Isoimmunization in pregnancy. Its possible bearing on etiology of erythroblastosis foetalis. J. Amer. med. Ass. 116, 825 (1941). — LIACOPOULOS, P., M. LIACOPOULOS-BRIOT, B. N. HALPERN, and R. BINAGHI: Corrélation entre la quantité d'antigène et l'intensité de la réaction anaphylactique au cours de la désensibilisation passive in vitro. C. R. Soc. Biol. (Paris) 154, 272 (1960). — LIDD, D., and R. S. FARR: Interaction between I¹³¹ labelled ragweed pollen and antibodies. J. Allergy 33, 45 (1962). — LING, N. R.: The coupling of protein antigens to erythrocytes with difluorodinitrobenzene. Immunology 4, 49 (1961). — LIPPARD, V. W., and W. M. SCHMIDT: Human passive transfer antibody. I. Titration by neutralization. Amer. J. Dis. Child. 54, 288 (1937). — LITT, M.: Studies in experimental eosinophilia III. J. Immunol. 67, 522 (1961). — LONGCOPE, W. T.: The production of experimental nephritis by repeated proteid intoxication. J. exp. Med. 18, 678 (1913). ~ Serum sickness and analogous reactions from certain drugs, particularly the sulfonamides. Medicine (Baltimore) 22, 251 (1943). — LONGCOPE, W. T., and F. M. RACKEMANN: The relation of circulating antibodies to serum disease. J. exp. Med. 27, 341 (1918). — LOVELESS, M. H.: Immunological studies of pollonosis. I. The presence of two antibodies related to the same pollen-antigen in the serum of treated hay fever patients. J. Immunol. 38, 25 (1940). — LOWELL, F. C., and E. M. FOLLENSBY: Detection of antibody capable of removing skin reactivity in pollen extract. In: SHAFFER, LO GRIPPO and CHASE, p. 85. 1959. — LUCIC, H.: Uveal tissue sensitization in rabbits by synergic action of staphylotoxin. Proc. Soc. exp. Biol. (N.Y.) 40, 273 (1939). — LURIE, M. B.: Studies on the mechanism of immunity in tuberculosis. The fate of tubercle bacilli ingested by mononuclear phagocytes derived from normal and immunized animals. J. exp. Med. 75, 247 (1942).

MACKAY, I. R., and D. C. GAJDUSEK: An "autoimmune" reaction against human tissue antigens in certain acute and chronic diseases. II. Clinical correlations. Arch. intern. Med. 101, 30 (1958). —MALKIEL, S., and B. J. HARGIS: Anaphylactic shock in the pertussis vaccinated mouse. Proc. Soc. exp. Biol. (N.Y.) 80, 122 (1952). — MARRACK, J. R.: The chemistry of antigens and antibodies. H. M. Stationery office, 1938. ~ The structure of antigen-antibody aggregates and complement fixation. Ann. Rev. Microbiol. 9, 369 (1955). — MASUGI, M.: Über das Wesen der spezifischen Veränderungen der Niere und der Leber durch das Nephrotoxin bzw. das Hepatotoxin. Beitr. path. Anat. 91, 82 (1933). ~ Über die experimentelle Glomerulonephritis durch das spezifische Antinierenserum. Beitr. path. Anat. 92, 429 (1934/35). — MATHEWS, K. P., and H. J. SPEAR: A comparative study of the hemagglutinating and skin sensitizing activities of ragweed sensitive human sera. J. Immunol. 87, 274 (1961). — MAURER, P. H.: II. Antigenicity of gelatin in rabbits and other species. J. exp. Med. 100, 515 (1954a). ~ The cross reactions between albumins of different species and gamma globulins of different species. J. Immunol. 72, 119 (1954b). ~ Antigenicity of gelatin. III. The effect of physical and enzymatic treatment of gelatin on the subsequent precipitin reaction. J. exp. Med. **107**, 125 (1958). ~ Some applications of radioactive isotopes to immunochemical studies. In: HEIDELBERGER and PLESCIA, p. 49. New Brunswich, N. J. Rutgers Univ. Press 1961. ~ Antigenicity of polypeptides (poly-alpha-amino acids) II. J. Immunol. **88**, 330 (1962). — MAURER, P. H., and R. M. THORPE: The effect of heat on the immunochemical and biologic properties of rabbit antisera. J. Immunol. **84**, 318 (1960). — MAURER, P. H., and W. WEIGLE: The effect of complement of various species on soluble antigen and antibody complexes. Bact. Proc. **1955**, 65. — MAYER, M. M.: Immunochemistry. Ann. Rev. Biochem. **20**, 415 (1951). — MAYER, M. M., A. G. OSLER, O. G. BIER and M. HEIDELBERGER: The activating effect of magnesium and other cations on the hemolytic function of complement. J. exp. Med. **84**, 535 (1946). ~ Quantitative studies of complement fixation. I. A method. J. Immunol. **59**, 195 (1948). — McCARTY, M.: The immune response in rheumatic fever. In L. THOMAS, Rheumatic fever, a symposium. Minneapolis: University Minnesota Press 1952. — McCLUSKEY, R. T., and B. BENACERRAF: Localization of colloidal substances in vascular endothelium. A mechanism of tissue damage. II. Experimental serum sickness with acute glomerulonephritis induced passively in mice by antigen-antibody complexes in antigen excess. Amer. J. Path. **35**, 275 (1959). — McCLUSKEY, R. T., F. MILLER, and B. BENACERRAF: Sensitization to denatured autologous gamma globulin. J. exp. Med. **115**, 253 (1962). — McDUFFIE, F. C., and E. A. KABAT: A comparative study of methods used for analysis of specific precipitates in quantitative immunochemistry. J. Immunol. **77**, 193 (1956). — McKENNA, J. M., and K. M. STEVENS: The early phase of the antibody response. J. Immunol. **78**, 311 (1957). — McMASTER, P. D.: In A. M. PAPPENHEIMER jr., The nature and significance of the antibody response. New York: Columbia University Press 1953. — McMASTER, P. D., and H. KRUSE: The persistence in mice of certain foreign proteins and azoprotein tracer-antigens derived from them. J. exp. Med. **94**, 323 (1951). — McMASTER, P. D., H. KRUSE, E. STURM and J. L. EDWARDS: The persistence of bovine γ-globulin injected as an antigen into rabbits. A comparison with its previously studied persistence in mice. J. exp. Med. **100**, 341 (1954). — MEDAWAR, P. B. Homografts and agammaglobulinemia. Transplantat. Bull. **2**, 86 (1955). ~ The immunology of transplantation. Harvey Lect. **52** (1956/57). MEHLMAN, J., and B. C. SEEGAL: Passive sensitization of the guinea pig with rabbit and horse anti-pneumococcus type I serums. J. Immunol. **26**, 1 (1934). — MELLORS, R. C., and W. J. BRZOSKO: Studies in molecular pathology. I. Localization and pathogenic role of heterologous immune complexes. J. exp. Med. **115**, 891 (1962). — MENKIN, V.: Studies on inflammation. IV. Fixation of foreign protein at site of inflammation. J. exp. Med. **52**, 201 (1930). — METAXAS, M. N., and M. METAXAS-BUEHLER: Studies on the cellular transfer of tuberculin sensitivity in the guinea pig. J. Immunol. **75**, 333 (1955). — MEYER, K., J. W. PALMER, R. THOMPSON and D. KHOROZO: On the mechanism of lysozyme action. J. biol. Chem. **113**, 479 (1936). — MEYER, K., R. THOMPSON, J. W. PALMER and D. KHORAZO: The purification and properties of lysozymes. J. biol. Chem. **113**, 303 (1936). — MIDDLETON jr., E.: In vitro passive transfer of atopic hypersensitivity. Proc. Soc. exp. Biol. (N.Y.) **104**, 245 (1960). — MIESCHER, P., N. S. COOPER and B. BENACERRAF: Experimental production of antinuclear antibodies. J. Immunol. **85**, 27 (1960). — MIESCHER, P., and M. FAUCONNET: L'absorption du factor LE par des noyaux cellulaires isolés. Experientia (Basel) **10**; 252 (1954). — MILLER, J. F. A. P.: Immunological function of the thymus. Lancet **1961 II**, 748. — MOHOS, S. C., and J. G. KIDD: Effects of various immune rabbit serums on the cells of several transplanted mouse lymphomas in vitro and in vivo. J. exp. Med. **105**, 233 (1957). — MONGAR, J. L., and H. O. SCHILD: Inhibition by gamma globulin of passive sensitization in vitro. J. Physiol. (Lond.) **145**, 46 P (1958). ~ A study of the mechanism of passive sensitization. J. Physiol. (Lond.) **150**, 546 (1960). — MORGAN, I. M.: Allergic encephalomyelitis in monkeys in response to injection of normal monkey nervous tissue. J. exp. Med. **85**, 131 (1947). — MORGAN, W. T. J.: The estimation of small amounts of a bacterial polysaccharide by the induction of anaphylaxis. Brit. J. exp. Path. **13**, 342 (1932). ~ Studies in immuno-chemistry. I. The preparation and properties of a specific polysaccharide from *B. dysenteriae* (shiga). Biochem. J. **30**, 909 (1936). — MORRISON, L. R.: Disseminated encephalomyelitis experimentally produced by use of homologous antigen. Arch. Neurol. Psychiat. (Chicago) **58**, 391 (1947). — MOUNTAIN, I. M.: Cytopathogenic effect of antiserum to human malignant epithelial cells (strain HeLa) on HeLa cell culture. J. Immunol. **75**, 478 (1955). — MUELLER, A. P., H. R. WOLFE, R. K. MEYER and R. L. ASPINALL: Further studies on the role of the bursa of Fabricius in antibody production. J. Immunol. **88**, 354 (1962). — MUELLER-EBERHARD, H. J.: Two proteins of human serum related to the complement system. Ann. N.Y. Acad. Sci. **94**, 4 (1961). — MUNOZ, J., and E. L. BECKER: Antigen-antibody reaction in agar. 1. Complexity of antigen-antibody systems as demonstrated by a serum agar technic. J. Immunol. **65**, 47 (1950).

NACHTSHEIM, H.: Eine erbliche fetale Erythroblastose beim Tier und ihre Beziehungen zu den Gruppenfaktoren des Blutes. Klin. Wschr. **1947**, 590. — NAJARIAN, J. S., and F. D. FELDMAN: Passive transfer of tuberculin sensitivity by tritiated thymidine-labeled lymphoid cells. J. exp. Med. 114, 779 (1961). — NELSON jr., R. A., and D. S. NELSON: On the mechanism of immune adherence. II. Antibody to mixed aggregation of sensitized antigens in the presence of complement: Immune adherence with ammal platlets. Yale J. Biol. Med. 31, 201 (1959). — NEU, H. C., H. G. RANDALL, and A. G. OSLER: Studies on the mechanism of hypersensitivity phenomena. V. Antigen-antibody interaction in the guinea-pig small intestine. Immunology 4, 401 (1961). — NICOLLE, M.: Contribution à l'étude du "phénomène d'Arthus". Ann. Inst. Pasteur 21, 128 (1907). — NIELSEN, C. B., and G. A. FEIGEN: Studies on the kinetics of histamine release from normal and sensitized tissues. J. Immunol. 88, 377 (1962). NISONOFF, A., and D. PRESSMAN: Heterogeneity of antibody sites in their relative combining affinities for structurally related haptenes. J. Immunol. 81, 126 (1958). — NOAH, J. W., and A. BRAND: Release of histamine in the blood of ragweed-sensitive individuals. J. Allergy 25, 210 (1954). — NOSSAL, G. J. V., and O. MALKELA: Kinetic studies on the incidence of cells appearing to form two antibodies. J. Immunol. 88, 604 (1962).

OBERMAYER, F., u. E. F. PICK: Über die chemischen Grundlagen der Arteigenschaften der Eiweißkörper. Wien.klin.Wschr. 1906, 327. — ODA, M., and T. T. PUCK: The interaction of mammalian cells with antibodies. J.exp.Med. 113, 599 (1961). — OPIE, E. L.: The relation of antigen to antibody (precipitin) in vitro. J.Immunol. 8, 19 (1923 a). ~ The relation of antigen to antibody (precipitin) in the circulating blood. J.Immunol. 8, 55 (1923 b). ~ Inflammatory reaction of the immune animal to antigen (Arthus phenomenon) and its relation to antibodies. J. Immunol. 9, 231 (1924 a). ~ Desensitization to local action of antigen (Arthus phenomenon). J. Immunol. 9, 247 (1924 b). ~ Acute inflammation caused by antibody in an animal previously treated with antigen. The relation of antigen to antibody in the Arthus phenomenon. J. Immunol. 9, 255 (1924 c). ~ Pathogenesis of the specific inflammatory reaction of immunized animals (Arthus phenomenon). The relation of local "sensitization" to immunity. J. Immunol. 9, 259 (1924 d). ~ The fate of antigen (protein) in an animal immunized against it. J. exper. Med. 39, 659 (1924 e). ~ The significance of allergy in disease. Medicine (Baltimore) 15, 489 (1936). — ORESKES, I., and J. M. SINGER: The mechanism of particulate carrier reactions. I. Adsorption of human gamma globulin to polystryene latex particles. J. Immunol. 86, 338 (1961). — OSBORN, T. W. B.: Complement or alexin. London: Oxford University Press 1937. — OSLER, A. G.: Functions of the complement system. In: TALIAFERRO and HUMPHREY. New York and London: Academic Press 1961. — OSLER, A. G., M. M. HAWRISIAK, Z. OVARY, M. SIQUEIRA and O. G. BIER: Studies on the mechanism of hypersensitivity phenomena. II. The participation of complement in passive cutaneous anaphylaxis of the albino rat. J.exp.Med. 106, 811 (1957). — OSLER, A. G., and M. HEIDELBERGER: Quantitative studies of complement fixation. III. Homologous and cross-reactions in pneumococcal Type III and Type VIII systems. J.Immunol. 60, 317 (1948 a). ~ IV. Homologous and cross-reactions in chicken-and duck-egg-albumin systems. J. Immunol. 60, 327 (1948 b). — OSLER, A. G., and E. A. KNIPP: Estimation of the Wassermann antibody in absolute weight units. J. Immunol. 78, 19 (1957). — OSLER, A. G., M. M. MAYER and M. HEIDELBERGER: Quantitative studies of complement fixation. II. Fixation of complement in the reaction between Type III pneumococcus specific polysaccharide and homologous antibody. J. Immunol. 60, 205 (1948). — OSLER, A. G., H. G. RANDALL, B. M. HILL, and Z. OVARY: Studies on the mechanism of hypersensitivity phenomena. III. The participation of complement in the formation of anaphylatoxin. J. exp. Med. 110, 39 (1959). ~ Some relationships between complement, passive cutaneous anaphylaxis and anaphylatoxin. In: SHAFFER, LO GRIPPO and CHASE, p. 281. 1959. — OTTO, R.: Das Theobald Smithsche Phänomen der Serumüberempfindlichkeit. In R. v. LENTHOLD, Gedenkschrift (Herausgeb. OTTO SCHJERNING), Bd. 1, S. 153. Berlin: August Hirschwald 1906. — OUCHTERLONY, O.: In vitro method for testing the toxin-producing capacity of diphtheria bacteria. Acta path. microbiol. scand. 25, 186 (1948). ~ Diffusion-in-gel methods for immunological analysis. Progr. Allergy 5, 1 (1958). ~ Interpretation of comparative immune precipitation patterns obtained by diffusion-in-gel techniques. In: HEIDELBERGER and PLESCIA, p. 5. 1961. — OUDIN, J.: L'analyse immunochimique qualitative; méthode par diffusion des antigènes au sein de l'immunsérum précipitant gélosé. Ann. Inst. Pasteur. 75, 30 (1948). — OVARY, Z.: Recherches sur l'anaphylaxie passive cutanée locale du cobaye. Influence de la procaïne et de l'adrénaline en infiltrations locales dans l'anaphylaxie passive cutanée locale du cobaye. Rev. Immunol. (Paris) 14, 375 (1950). ~ Le temps latent au cours de l'anaphylaxie passive cutanée locale du cobaye. Acta allerg. (Kbh.) 4, 324 (1951 a). ~ A new method for the quantitative determination of anaphylactic antibody in sera of guinea-pigs and rabbits. First Int. Congr. of Allergists, Zürich, Sept. 23.—29., 1951 b. Basel: S. Karger. ~ Quantitative studies in passive cutaneous anaphylaxis of the guinea pig. Int. Arch. Allergy 3, 162, Suppl. (1952 a). ~ Cutaneous anaphylaxis in the albino rat. Int. Arch. Allergy 3, 293, Suppl. (1952 b). ~ Quantitative aspects of passive cutaneous anaphylaxis. VI. Congr. Int. di Microbiologia, Roma, 1953. ~ Immediate reactions on skin of experimental animals provoked by antibody-antigen interaction. Progr. Allergy 5, 459 (1958). ~ Reverse passive cutaneous anaphylaxis in the guinea pig with horse, sheep, or hen antibodies. Immunology **3**, 19 (1960). — Ovary, Z., and O. G. Bier: Quantitative study of Arthus reaction and of cutaneous anaphylaxis induced passively in the rat. Proc. Soc. exp. Biol. (N. Y.) **81**, 584 (1952). ~ Quantitative studies on passive cutaneous anaphylaxis in the guinea pig and its relationship to the Arthus phenomenon. J. Immunol. **71**, 6 (1953). — Ovary, Z., and G. Biozzi: Passive sensitization of the skin of the guinea pig with human antibody. Int. Arch. Allergy **5**, 241 (1954). — Ovary, Z., G. Biozzi et G. Mene: L'action du 2786 RP (neoantergan) sur l'anaphylaxie passive cutanée locale du cobaye lors du transport passif. Experentia (Basel) **7**, 151 (1951). — Ovary, Z., et M. Briot: Nouvelle méthode de dosage de l'anticorps anaphylactique et son rapport avec l'azote de l'anticorps. Ann. Inst. Pasteur **81**, 670 (1951). — Ovary, Z., and F. Karush: Antibody hapten interactions studied by passive cutaneous anaphylaxis in the guinea pig. J. Immunol. **84**, 409 (1960). ~ Studies on the immunologic mechanism of anaphylaxis. II. Sensitizing and combining capacity in vivo of fractions separated from papain digests of antihapten antibody. J. Immunol. **86**, 146 (1961).

Pappenheimer jr., A. M.: The nature and significance of the antibody response. New York: Columbia University Press 1953. ~ Use of diphtheria toxin and toxoid in the study of immediate and delayed hypersensitivity in man. J. Immunol. **75**, 259 (1955). — Pappenheimer jr., A. M., and H. S. Lawrence: See Lawrence 1949. — Parfentjev, I. A., and M. A. Goodline: Histamine shock in mice sensitized with hemophilus pertussis vaccine. J. Pharmacol. exp. Ther. **92**, 411 (1948). — Parker, C. W., M. Kern and H. N. Eisen: Polyfunctional dinitrophenyl haptens as reagents for elicitation of immediate type allergic skin responses. J. exp. Med. **115**, 789 (1962). — Parker, C. W., J. Shapiro, M. Kern and H. N. Eisen: Hypersensitivity to penicillenic acid derivatives in human beings with penicillin allergy. J. exp. Med. **115**, 821 (1962). — Pauling, L., D. H. Campbell and D. Pressman: The nature of the forces between antigen and antibody and of the precipitation reaction. Physiol. Rev. **23**, 203 (1943). — Pauling, L., D. Pressman and collaborators: Serological properties of simple substances. I—X. J. Amer. chem. Soc. **64**, 2994, 3003, 3010, 3015 (1942); **65**, 728 (1943); **66**, 330, 784, 1371 (1944); **67**, 1003, 1219 (1945). — Pearce, R. M.: Concerning the specificity of the somatogenic cytotoxins. J. med. Res. **12**, 1 (1904). — Pearson, C. M., B. H. Waksman and J. T. Sharp: Studies of arthritis and other lesions induced in rats by injection of mycobacterial adjuvants. J. exp. Med. **113**, 485 (1961). — Philips, F. S., F. H. Hopkins and M. L. H. Freeman: Effect of tris (beta-chloroethyl) amine on antibody-production in goats. J. Immunol. **55**, 289 (1947). — Phillips, J. H., W. Braun and O. Plescia: Antigenicity of a bacterial DNA. Nature (Lond.) **181**, 573 (1958). — Pillemer, L., L. Blum, I. H. Lepow, L. Wurz and E. W. Todd: The properdin system and immunity. III. The zymosan assay of properdin. J. exp. Med. **103**, 1 (1956). — Pirquet, C. v.: Allergie. Münch. med. Wschr. **1906**, 1457. ~ Klinische Studien über Vakzination und Vakzinale Allergie. Leipzig: Franz Deuticke 1907. — Pirquet, C. v., u. B. Schick: Zur Theorie der Inkubationszeit. Wien. klin. Wschr. **1903**, 758, 1244. ~ Die Serumkrankheit. Leipzig u. Wien: Franz Deuticke 1905. — Pittman, M., and F. G. Germuth: Some quantitative aspects of passive anaphylaxis in pertussis-vaccinated mice. Proc. Soc. exp. Biol. (N.Y.) **87**, 425 (1954). — Pope, C. G., M. F. Stevens, E. A. Caspary and E. L. Fenton: Some new observations on diphtheria toxin and antitoxin. Brit. J. exp. Path. **32**, 246 (1951). Porter, R. R.: The hydrolysis of rabbit gamma globulin and antibodies with crystalline papain. Biochem. J. **73**, 119 (1959). ~ In: Basic problems in neoplastic diseases, ed. by A. Gelhorn and E. Hirschberg. New York City: Columbia Univ. Press 1962. — Portier, P., et C. Richet: De l'action anaphylactique de certains venins. C.R. Soc. Biol. (Paris) **54**, 170 (1902). — Portnoy, J., and W. B. Sherman: Complement fixation studies in ragweed allergy. II. Determination of antibody in human sera to ragweed antigen by means of a complement fixation inhibition test; the relationship of antibody so determined to the passive transfer for blocking antibody. J. Allergy **25**, 229 (1954). — Prausnitz, C., u. H. Küstner: Studien über die Überempfindlichkeit. Zbl. Bakt., I. Abt. Orig. **86**, 160 (1921). — Preer jr., J. R.: A quantitative study of a technique of double diffusion in agar. J. Immunol. **77**, 55 (1956). — Pressman, D.: Zone of localization of antibodies; use of radioactive sulfur 35 as label for anti-kidney serum. J. Immunol. **65**, 559 (1950). — Pressman, D., A. L. Grossberg, L. H. Pence and L. Pauling: The reactions of antiserum homologous to the p-azo-phenyl-trimethylammonium group. J. Amer. chem. Soc. **68**, 250 (1946). — Pressman, D., A. B. Pardee and L. Pauling: The reactions of antisera homologous to various azophenylarsenic acid groups and the p-azophenylmythylarsinic acid group with some heterologous haptens. J. Amer. chem. Soc. **67**, 1602 (1945). — Pressman, D., and L. A. Sternberger: The nature of the combining sites of antibodies. The specific protection of the combining site by hapten during iodination. J. Immunol. **66**, 609 (1951). — Pressman, D., Y. Yagi and R. Hiramoto: Review of use of radioactive label. Int. Arch. Allergy **12**, 127 (1958). — Pruzansky, J. J., and S. M. Feinberg: The conversion of precipitating to nonprecipitating antibody in immune sera of the guinea pig. J. Immunol. **88**, 256 (1962).

RACE, R. R., and R. SANGER: Blood groups in man, 3. edit. London: Blackwell 1958. — RAFFEL, S.: Immunity, hypersensitivity, serology. NewYork: Appleton-Century, Crofts 1953. ~ Delayed hypersensitivities. Progr. Allergy 4, 173 (1954). — RAFFEL, S., and S. M. NEWELL: The "delayed hypersensitivity" induced by antigen-antibody complexes. J. exp. Med. 108, 823 (1958). — RAGAN, C., R. LATTES, J. W. BLUNT jr., G. DE VAILLANCOURT, R. A. JESSER and W. EPSTEIN: The effect of cortisone upon repair process in dense and loose connective tissue. In G. SHWARTZMAN, The effect of ACTH and cortisone upon infection and resistance. NewYork: Columbia University Press 1953. — RAMMELKAMP jr., C. H.: Microbiologic considerations in glomerulonephritis. Harvey Lect. 1955/56. — J. chron. Dis. 1, 28 (1957). — RAMON, G.: L'immunité et l'influence des "substances adjuvantes et stimulantes" injectées en mélange avec l'antigène; introduction à une étude d'ensemble. Rev. Immunol. (Paris) 3, 193 (1937). ~ Essais sur l'immunité antitoxique, les facteurs adjuvants et leur intervention dans la résistance non spécifique à l'intoxication et dans l'augmentation de l'immunité spécifique. Rev. Immunol. (Paris) 4, 5 (1938). — RAMSDELL, S. G.: The transfer of the skin-reacting antibody in human serum to guinea pig skin. J. Immunol. 19, 411 (1930). — RATNER, B.: Allergy, anaphylaxis and immunotherapy. Baltimore: Williams & Wilkins Company 1943. — READER, R.: Serum complement in acute nephritis. Brit. J. exp. Path. 29, 255 (1948). — RELYVELD, E. H., P. GRABAR, M. RAYNAUD et C. M. J. R. WILLIAMS: Etude par la méthode immunoelectrophorétique de la toxine diphtérique purifiée. Ann. Inst. Pasteur 90, 688 (1956). — RICH, A. R.: Hypersensitivity in disease, with especial reference to periarteritis nodosa, rheumatic fever, disseminated lupus erythematosus and rheumatoid arthritis. Harvey Lect. 42, 106 (1947). ~ The pathogenesis of tuberculosis. Springfield, Ill.: Ch. C. Thomas 1951. — RICH, A. R., and M. R. LEWIS: The nature of allergy in tuberculosis as revealed by tissue culture studies. Bull. Johns Hopk. Hosp. 50, 115 (1932). — RICHET, CH.: Die Anaphylaxie. Leipzig: Akademische Verlagsgesellschaft 1920. — ROESSLE, R.: Die morphologischen Äquivalente der Allergie. Acta rheum. (Amst.) 8, 64 (1936). — ROIZMAN, B., and P. R. ROANE jr.: Studies on the determinant antigens of viable cells. J. Immunol. 87, 714 (1961). — ROSE, N. R., S. SHULMAN and E. WITEBSKY: Studies on organ specificity. XIII. Immunological analysis of thyroglobulin and thyralbumin. J. Immunol. 88, 229 (1962). — ROSE, N. R., and E. WITEBSKY: Studies on organ specificity. Changes in the thyroid glands of rabbits following active immunization with rabbit thyroid extracts. J. Immunol. 76, 417 (1956). — ROSENAU, M. J., and J. F. ANDERSON: The specific nature of anaphylaxis. J. infect. Dis. 4, 552 (1907). — ROSENBERG, L. T., M. H. CHANDLER and E. E. FISCHEL: Passive cutaneous anaphylaxis with antigen-antibody complexes and additional antigen. Proc. Soc. exp. Biol. (N.Y.) 98, 451 (1958). ~ Biologic reactivity of the antigen and antibody in specific precipitate. Proc. Soc. exp. Biol. (N.Y.) 100, 649 (1959a). ~ Quantitative studies of repeated cutaneous anaphylaxis at sites sensitized with a single injection of antibody. J. Immunol. 83, 264 (1959b). — ROSENBERG, L. T., M. H. CHANDLER, A. S. GORDON and E. E. FISCHEL: Antibody production demonstrated by passive transfer of cells and dye localization. Fed. Proc. 16, 431 (1957). — ROSS, A., and I. H. LEPOW: Studies on immune cellular injury. I. Cytotoxic effects of antibody and complement. J. exp. Med. 112, 1085 (1960). — ROTHBARD, S., and R. F. WATSON: Antigenicity of rat collagen. Demonstration of antibody to rat collagen in the renal glomeruli of rats by fluorescence microscopy. J. exp. Med. 113, 1041 (1961). — ROTHBERG, R., and D. W. TALMAGE: Circulating antibody and anaphylaxis in mice. J. Immunol. 86, 302 (1961). — ROULET, F.: Über die granulomartige allergische Entzündung. Verh. dtsch. path. Ges. 26, 189 (1931). ~ Die infektiösen „spezifischen" Granulome. Dieses Handbuch, Bd. VII, Teil 1, S. 325. 1956. — RUTSTEIN, D. D., and W. H. WALKER: Complement ectivity in pneumonia. J. clin. Invest. 21, 347 (1942).

SABIN, F. R.: Cellular reactions to tuberculo-proteins compared with reactions to tuberculo-lipids. J. exp. Med. 68, 837 (1938a). ~ Cellular reactions to a dye-protein with a concept of the mechanism of antibody formation. J. exp. Med. 70, 67 (1939). — SABIN, F. R., and A. L. JOYNER: Cellular reactions to defatted tubercle bacilli and their products. J. exp. Med. 68, 853 (1938b). — SALVIN, S. B., and R. F. SMITH: Delayed hypersensitivity in the development of circulating antibody. The effect of x-irradiation. J. exp. Med. 109, 325 (1959). — SANARELLI, G.: De la pathogénie du choléra. Le choléra expérimental. Ann. Inst. Pasteur 38, 11 (1924). — SCHMIDT, H.: Fortschritte der Serologie. Darmstadt: Dr. Dietrich Steinkopff 1950—1952, 704 S. — SCHMIDT, W. M., and V. W. LIPPARD: Human passive transfer antibody. II. Neutralization of antigen. Amer. J. Dis. Child. 54, 777 (1937). — SCHULTZ, W. H.: Physiological studies in anaphylaxis. I. The reaction of smooth muscle of the guinea pig sensitized with horse serum. J. Pharmacol. exp. Ther. 1, 549 (1910). — SCHWAB, L., F. C. MOLL, T. HALL, H. BREEN, M. KIRK, C. VAN Z. HAWN and C. A. JANEWAY: Experimental hypersensitivity in the rabbit. Effect on inhibition of antibody formation by x-radiation and nitrogen mustards on the histologic and serologic sequences, and on the behavior of serum complement following single large injections of foreign proteins. J. exp. Med. 91, 505 (1950). — SCHWARTZ, R., J. STACK, and W. DAMESHEK: Effect of 6-mercaptopurine on antibody production. Proc. Soc. exp. Biol. (N.Y.) 99, 164 (1958). — SCHWENTKER, F. F., and T. M. RIVERS: The antibody response of rabbits to injections of emulsions and extracts of homologous brain. J. exp. Med. 60, 559 (1934). — SEEGAL, B. C.: Anaphylaxis. In: GAY and Associates. Agents of disease and host resistance. Springfield, Ill.: Ch. C. Thomas 1935. ~ Allergy of infection: relation to immunity. Ann. N.Y. Acad. Sci. 56, 758 (1949). ~ Antigen-antibody reactions. Amer. J. Med. 13, 355 (1952). — SEEGAL, B. C., and M. BEVANS: Experimental glomerulonephritis. J. chron. Dis. 1, 153 (1957). — SEEGAL, B. C., and D. SEEGAL: Local organ hypersensitiveness. VI. An indirect method for its production in the rabbit eye. J. Immunol. 25, 221 (1933b). ~ VII. Demonstration of agglutinins in tissues of the rabbit eye following immunization with Eb. typhi vaccine. Proc. Soc. exp. Biol. (N.Y.) 31, 437 (1934). — SEEGAL, B. C., D. SEEGAL and D. KHORAZO: Local organ hypersensitiveness. V. The fate of antigen and the appearance of antibodies during the development of hypersensitiveness in the rabbit eye. J. Immunol. 25, 207 (1933). — SEEGAL, D., M. HEIDELBERGER and E. L. JOST: The formation of precipitin for the group A specific carbohydrate of streptococcus hemolyticus in rabbits injected intravenously and subcutaneously. J. Immunol. 27, 211 (1934). — SEEGAL, D., and B. C. SEEGAL: Local organ hypersensitiveness. I. Experimental production in the rabbit eye. Proc. Soc. exp. Biol. (N.Y.) 27, 390 (1930a). ~ II. Repeated response in the rabbit eye. Proc. Soc. exp. Biol. (N.Y.) 27, 393 (1930b). ~ III. Further observations on its experimental production in the rabbit eye. J. exp. Med. 54, 249 (1931a). ~ IV. Inflammation produced in the actively sensitized rabbit eye by the introduction of homologous antigen into the gastrointestinal tract. J. exp. Med. 54, 265 (1931b). ~ Allergy. In: GAY and Associates, Agents of disease and host resistance. Springfield, Ill.: Ch. C. Thomas 1935. — SEEGAL, D., B. C. SEEGAL and E. L. JOST: The Arthus phenomenon. Local anaphylactic inflammation in rabbit pericardium heart and aorta. J. exp. Med. 55, 155 (1932). — SEHON, A. H.: The detection and nature of non-precipitating antibodies in allergic sera. In: SHAFFER, LO GRIPPO and CHASE. Boston: Little, Brown & Co. 1959. — SELIGMANN, M.: Mise en évidence dans le sérum de malades atteints de lupus erythémateux disséminé d'une substance déterminant une réaction de précipitation avec l'acide désoxyribonucléique. C. R. Acad. Sci. (Paris) 245, 243 (1957). — SHAFFER, J. H., G. A. LO GRIPPO, and M. W. CHASE: Mechanisms of hypersensitivity. Boston: Little, Brown & Co. 1959. — SHERMAN, W. B., and J. PORTNOY: Detection of human blocking antibody to ragweed by inhibition of a complement-fixation test. In: SHAFFER, LO GRIPPO and CHASE. Boston: Little, Brown & Co. 1959. — SHULMAN, S., N. R. ROSE and E. WITEBSKY: Studies on organ specificity. Ultracentrifugal and electrophoretic examinations of thyroid extracts. J. Immunol. 75, 291 (1955). — SHWARTZMAN, G.: The phenomenon of local tissue reactivity. New York: Paul Hoeber 1938. — SIMONSEN, M.: Graft-versus-host reactions, their history and applicability as tools of research. Progress in allergy. Basel: Karger 1961. — SINCLAIR, I. J. B.: The role of complement in the immune reactions of Paramecium aurelia and Tetrahymena pyriformis. Immunology 1, 291 (1958). — SINGER, J. M., and C. M. PLOTZ: The latex fixation test. Application to the serologic diagnosis of rheumatoid arthritis. Amer. J. Med. 21, 888 (1956). — SINGER, S. J.: Preparation of an electron-dense antibody conjugate. Nature (Lond.) 183, 1523 (1959). — SMITH, W., and J. H. HUMPHREY: The effect of sodium salicylate upon hypersensitivity reactions. Brit. J. exp. Path. 30, 560 (1949). — SNELL, G. D.: The homograft reaction. Ann. Rev. Microbiol. 11, 439 (1957). — SNELL, G. D., H. J. WINN, and A. A. KANDUTSCH: A quantitative study of cellular immunity. J. Immunol. 87, 1 (1961). — STAVITSKY, A. B.: Micromethods for the study of proteins and antibodies. II. Specific applications of haemagglutination and haemagglutination inhibition reactions with tannic acid and protein treated red blood cells. J. Immunol. 72, 368 (1954). — STEBLAY, R. W.: Localization in human kidney of antibodies formed in sheep against human placenta. J. Immunol. 88, 434 (1962). — STEBLAY, R. W., and M. H. LEPPER: Some immunologic properties of human and dog glomerular basement membranes. J. Immunol. 87, 627, 636 (1961). — STERZL, J.: Effect of some metabolic inhibitors on antibody formation. Nature (Lond.) 189, 1022 (1961). — STOERK, H. C., H. N. EISEN and H. M. JOHN: Impairment of antibody response in pyridoxine —deficient rats. J. exp. Med. 85, 365 (1947). — SWIFT, H. F.: The etiology of rheumatic fever. Ann. intern. Med. 31, 715 (1949).

TALIAFERRO, W. H., and J. H. HUMPHREY: Advances in immunology I. New York and London: Academic Press 1961. — TALIAFERRO, W. H., and L. G. TALIAFFERO: Effect of X-rays on immunity: A review. J. Immunol. 66, 181 (1951). — TALMADGE, D. W., and J. R. CANN: The chemistry of immunity in health and disease. Springfield, Ill.: Ch. C. Thomas 1961. — TALMADGE, D. W., F. J. DIXON, S. C. BUKANTZ and G. J. DAMMIN: Antigen elimination from the blood as an early manifestation of the immune response. J. Immunol. 67, 243 (1951). — TEORELL, T.: Quantitative aspects of antigen-antibody reactions. I. A theory and its corollaries. J. Hyg. (Lond.) 44, 227 (1946). — TOKUDA, S., and R. S. WEISER: Studies on the role of serotonin and mast cells in anaphylaxis of the mouse produced with soluble antigen-antibody complexes. J. Immunol. 86, 292 (1961). — TOMCSIK, J.: Immunopolysaccharides. Ann. Rev. Biochem. 22, 351 (1953). — TOWNSEND, E., W. T. MURAKAMI, und H. van Vunakis: The antigenic determinant groups of bacteriophage DNA. Fed. Proc. 20, 438 (1961). — Trapani, I. L., J. S. Garvey and D. H. Campbell: Stimulating action of soluble antigen-antibody complexes on normal guinea-pig muscle. Science 127, 700 (1958). — Treffers, H. P.: Some contributions of immunology to the study proteins. Advanc. Protein Chem. 1, 69—119 (1944). ~ In R. J. Dubos, Bacterial and mycotic infections of man. Philadelphia: J. B. Lippincott Company 1952. — Treffers, H. P., M. Heidelberger and J. Freund: Antiproteins in horse sera. IV. Antibodies to rabbit serum globulin and their interaction with antigen. J. exp. Med. 86, 95 (1947). — Tuft, L., and S. G. Ramsdell: The antibody response in the human being after injection with normal horse serum. J. exp. Med. 50, 431 (1929a). ~ Antibody studies in serum sickness. I. With special reference to the Prausnitz-Kustner reaction. J. Immunol. 16, 411 (1929b). ~ II. Study of sera secured by serial bleeding from persons treated with immune Serum. J. Immunol. 17, 539 (1929c). — Turk, J. L.: The relationship between complement and antibodies of different animals in the immune-adherence phenomenon. Immunology 2, 127 (1959).

Uhr, J. W., S. B. Salvin and A. M. Pappenheimer jr.: Delayed hypersensitivity. II. Induction of hypersensitivity in guinea pigs by means of antigen-antibody complexes. J. exp. Med. 105, 11 (1957). — Undenfriend, S., and T. P. Waalkes: On the role of serotonin in anaphylaxis. In: Shaffer, Lo Grippo and Chase, p. 219. Boston: Little, Brown & Co. 1959. — Ungar, G., and E. Damgaard: Tissue reactions to anaphylactic and anaphylactoid stimuli; proteolysis and release of histamine and heparin. J. exp. Med. 101, 1 (1955).

van Arsdel, P. P., and E. Middleton jr.: The effect of hyposensitization on the in vitro histamine release by specific antigen. J. Allergy 32, 348 (1961). — van Arsdel, P., S. Wack, E. Middleton, W. B. Sherman and H. Buchwald: A quantitative study on the in vitro release of histamine from leukocytes of atopic persons. J. Allergy 29, 429 (1958). — van den Ende, M.: Some observations on reversed anaphylaxis. J. Hyg. (Lond.) 39, 471 (1939). — van der Scheer, J., E. Bohnel, F. H. Clarke and R. W. G. Wyckoff: An electrophoretic examination of several antipneumococci rabbit sera. J. Immunol. 44, 165 (1942). — Vaughan, J. H., and E. A. Kabat: Studies on the antibodies in rabbit antisera responsible sensitization of human skin. I. The role of impurities in crystalline egg albumin in stimulating the production of skin-sensitizing antibody. J. exp. Med. 97, 821 (1953). ~ Studies on the antibodies in rabbit antisera responsible for sensitization of human skin. II. Characteristics of antisera to egg white and to conalbumin. J. Allergy 25, 387 (1954a). ~ An unidentified antibody in anti-egg albumin sera revealed by the agar diffusion technic: methods for its immuno-chemical analysis. J. Immunol. 73, 205 (1954b). — Veil, W. H., u. B. Buchholz: Der Komplementschwund im Blut. Klin. Wschr. 11, 2019 (1932).

Waksman, B. H.: Auto-immunization and the lesions of auto-immunity. Medicine (Baltimore) 41, 93 (1962). — Waksman, B. H., and S. J. Bullington: A quantitative study of the passive Arthus reaction in the rabbit eye. J. Immunol. 76, 411 (1956). — Wallace, L. L., A. G. Osler and M. M. Mayer: Quantitative studies of complement-fication. V. Estimation of complement-fixing potency of immune sera and its relation to antibody-nitrogen content. J. Immunol. 65, 661 (1950). — Walzer, M., and I. Glazer: Passive transfer of atopic hypersensitiveness in man by means of leucocythes. Proc. Soc. exp. Biol. (N. Y.) 74, 872 (1950). — Watson, D. W., and W. J. Cromartie: Tissue factors in streptococcal infections. In L. Thomas, Rheumatic fever. A symposium. Minneapolis: Univ. of Minnesota Press 1952. — Weck, A. L., and H. N. Eisen: Some immunochemical properties of penicillinic acid. An antigenic determinant derived from penicillin. J. exp. Med. 112, 1227 (1960). — Weigle, W. O.: Fate and biological action of antigen-antibody complexes. In: Taliaferro and Humphrey, p. 283. New York and London: Academic Press 1961. — Weigle, W. O., and F. J. Dixon: The elimination of heterologous serum proteins and associated antibody responses in guinea pigs and rats. J. Immunol. 79, 24 (1957). — Weigle, W. O., and P. H. Maurer: Behaviour of complement in antigen-antibody complement precipitates. J. Immunol. 79, 319 (1957). — Weil, A. J.: The Wassermann antigen and related "alcohol-soluble" antigens. Bact. Rev. 5, 293 (1941). — Weil, A. J., O. Kotsevalov and E. Wilson: The antigens of human seminal plasma. Proc. Soc. exp. Biol. (N.Y.) (in press). — Weil, A. J., and L. Reddin jr.: Dermal supersensitivity, heat-labile and heat-stabile antibody against ragweed in cattle. J. Immunol. 47, 345 (1943). — Weil, A. J., and H. E. Rogers: Allergic reactivity to simple aliphatic acids in man. J. invest. Derm 17, 227 (1951). — Weil, A. J., L. T. Rosenberg and E. E. Fischel (unpublished). — Weil, R.: The nature of anaphylaxis and the relations between anaphylaxis and immunity. J. med. Res. 27, 497 (1912). ~ Studies in anaphylaxis. J. med. Res. 28, 243 (1913). — Weiss, D. W.: Inhibition of tuberculin skin hypersensitivity in guinea pigs by injection of tuberculin and intact tubercle bacilli during foetal life. J. exp. Med. 108, 83 (1958). — Wells, H. G.: The chemical aspects of immunity, 2. edit. New York: Chemical Catalog Co. 1929. — Wertheim, A. R., J. D. Lyttle, E. N. Loeb, D. P. Earle jr., B. C. Seegal and D. Seegal: The association of type specific hemolytic streptococci with acute glomerulonephritis at the Presbyterian and Babies Hospitals,

N.Y., N.Y. in the years 1936—1942. J. chlin. Invest. **32**, 359 (1953). — Westwater, J. O.: Antibody formation in a tuberculous lesion at the site of inoculation. J. exp. Med. **71**, 455 (1940). — Wetter, L. R., M. Cohn and H. Deutsch: Immunological studies of egg white proteins. V. The cross-reactions of egg white proteins of various species. J. Immunol. **70**, 507 (1953). — White, R. G., A. H. Coons and J. M. Connolly: Studies on antibody production. III. The alum granuloma. J. exp. Med. **102**, 73 (1955a). ~ IV. The role of a wax fraction of mycobacterium tuberculosis in adjuvant emulsions on the production of antibody to egg albumin. J. exp. Med. **102**, 83 (1955b). — Wiener, A. S.: Blood groups and transfusion, 3. edit. Springfield, Ill.: Ch. C. Thomas 1943. — Wiener, A. S., E. B. Gordon and C. Gallop: Studies on autoantibodies in human sera. J. Immunol. **71**, 58 (1953). — Williams jr., C. A., and P. Grabar: Immunoelectrophoretic studies on serum proteins. I. The antigens of human serum. J. Immunol. **74**, 158 (1955). — Wilson, G. S., and A. A. Miles: Topley and Wilson's principles of bacteriology and immunity, 4. edit. Baltimore: Williams & Wilkins Company 1956. — Wilson, G. W., and J. Oliver: Experiments on the production of specific antisera for infections of unknown cause. III. Nephrotoxins: Their specificity as demonstrates by the method of selective absorption. J. exp. Med. **32**, 183 (1920). — Wilson, L.: Sperm agglutinins in human semen and blood. Pr. c. Soc. exp. Biol. (N.Y.) **85**, 652 (1954). — Witebsky, E., and F. Milgrom: Immunological studies on adrenal glands. II. Immunization with adrenals of the same species. Immunology **5**, 67 (1962). — Witebsky, E., and N. R. Rose: Studies on organ specificity. Production of rabbit thyroid antibodies in the rabbit. J. Immunol. **76**, 408 (1956). — Witebsky, E., N. R. Rose, and S. Shulman: Studies on organ specificity. The serological specificity of thyroid extract. J. Immunol. **75**, 269 (1955). — Woodworth, H. C.: Studies with immune-adherence. I. Titration of human complement with a rice-starch system. Immunology **5**, 181 (1962).

Zimmerman, H. J., J. R. Walsh and P. Heller: Production of nucleophagocytosis by rabbit antileukocytic serum. Blood **8**, 651 (1953). — Zinsser, H.: On the significance of bacterial allergy in infectious diseases. Bull. N.Y. Acad. Med. **4**, 351 (1928). — Zinsser, H., J. F. Enders and L. D. Fothergill: Immunity. Principles and applications in medicine and public health. New York: Macmillan 1939. — Zweifach, B. W., A. L. Nagler, and W. Troll: Some effects of proteolytic inhibitors on tissue injury and systemic anaphylaxis. J. exp. Med. **113**, 437 (1961).

Mediatoren des anaphylaktischen Schocks und der hyperergischen Entzündung.

Von

F. Scheiffarth und L. Zicha, Erlangen.

Mit 7 Abbildungen

Einleitung.

Der Strukturkomplex aus Parenchymzellen, ungeformten und geformten paraplastischen Substanzen, Endstrombahn sowie receptorischen und effektorischen Nerven, den Letterer (1953) als das Histion definiert hat, befindet sich normalerweise mit seiner Umwelt in einem funktionellen Gleichgewicht. Er beantwortet endogene und exogene Reize im Sinne eines Synergismus seiner strukturellen Elemente mit dem Ziel der Erhaltung dieses Gleichgewichtszustandes. Endogene und exogene Faktoren, die zu einer vorübergehenden oder dauernden Beeinträchtigung des Gleichgewichts führen, lassen sich schlechthin als pathogen definieren. Zu den besonderen Folgezuständen solcher pathogener Faktoren gehört die Entzündung.

Ohne hier auf ihre morphologischen Grundlagen näher einzugehen, darf allgemein festgestellt werden, daß eine Entzündung durch eine Reihe morphologischer wie dynamischer Kriterien gekennzeichnet ist. Diese berechtigen dazu, das Phänomen der Entzündung von verschiedenen Aspekten her, insbesondere vom Verhältnis des pathogenen Faktors zur Reaktion zu betrachten. Da die Reaktion im allgemeinen in einem adäquaten Verhältnis zum Auslösungsreiz steht, dieses Verhältnis somit zur Norm einer Krankheitsreaktion gemacht werden kann, definiert die allgemeine Pathologie dieses Phänomen als *normergische Entzündung*. Experimentelle und klinische Pathologie kennen darüber hinaus Phasen bzw. Sonderformen der Entzündung, die in quantitativer und zeitlicher Hinsicht gegenüber der normergischen Entzündung durch ein eigenartiges Mißverhältnis zwischen der krankmachenden Ursache und dem Ausmaß der durch sie hervorgerufenen Veränderungen gekennzeichnet sind. Derartigen Erscheinungen begegnen wir insbesondere bei den als *Anaphylaxie*[1] bzw. als *Allergie*[2] bezeichneten *hyperergischen Reaktionen*. Der Hyperergie liegen bestimmte Gesetzmäßigkeiten zugrunde, die im wesentlichen in einer Änderung der Reaktivität eines Organismus gegenüber pathogenen Faktoren bestehen. Diese ist spezifisch. Sie entwickelt sich unter dem Einfluß eines bestimmten Faktors und wird bei Kontakt mit diesem manifest. Sie beruht auf einem als Sensibilisierung definierten Effekt. Das Wesen dieser Reaktion konnte zunächst in der spezifischen Korrelation zwischen den als *Antigen* gekennzeichneten sensibilisierenden Faktoren und bestimmten, als *Antikörper* definierten Gewebs- und Serumproteinen eines Organismus erkannt werden.

---

[1] Portier und Richet 1902.
[2] v. Pirquet und Schick 1905, v. Pirquet 1906, 1908, 1910, 1930

Die durch die Antigenapplikation hervorgerufene zunächst latent bleibende *Reaktivitätsänderung* wird bei erneutem Antigenkontakt manifest: je nach Art, Ort und Menge des reapplizierten Antigens treten generalisierte oder lokalisierte Symptome auf, die klinisch als *Schock* und als *Schockfragmente*, bzw. als hyperergische Reaktion imponieren.

Biochemische Analysen während der letzten Jahrzehnte haben gezeigt, daß nach erfolgtem Kontakt zwischen Antigen und Antikörper am Auslösungsmechanismus hyperergischer Reaktionen eine Reihe von Substanzen beteiligt sind, die summarisch als *Schockgifte* bzw. als *Entzündungsstoffe* bezeichnet werden. Hierbei handelt es sich im wesentlichen um körpereigene Blut- und Gewebsfaktoren. Zu diesen Substanzen gehören Histamin, Serotonin, Acetylcholin, Heparin sowie verschiedene Serumfaktoren, wie das Anaphylatoxin und die Plasmakinine. Reaktionspartner dieser und auch anderer, z. T. weniger klar analysierter Faktoren, etwa der sog. slow reacting substances, sind die strukturell erkennbaren Elemente des Histion, vor allem die glatte Muskulatur und die Zell- und Capillarmembran, u. U. auch die Gesamtheit der den Kreislauf regulierenden Systeme receptorischer und effektorischer Nerven. Dadurch erklären sich bestimmte Phänomene der hyperergischen Reaktion, wie z. B. Ödem, Spasmus von Organen mit glatter Muskulatur oder Schock bzw. Kreislaufkollaps. Auch Cytolyse und Hämorrhagie lassen sich als Rückwirkungen derartiger Faktoren auf Permeabilität und Struktur des Gewebes verstehen. In anderen Fällen überwiegt die fibrinoide Degeneration kollagener Fasern und die Proliferation lymphocytärer Elemente, wobei die Reaktion der terminalen Strombahn, hier insbesondere das Ödem, zunächst zurücktreten kann.

Die Frage, ob den verschiedenen Entzündungsstoffen im einzelnen, oder durch ihr Zusammenwirken, bestimmte Phänomene der hyperergischen Reaktion zugeordnet werden können, ist bis zur Gegenwart noch Gegenstand zahlreicher Erörterungen und umfassender Forschungsarbeit. Insbesondere ist noch weitgehend ungeklärt, wie weit endogen liberierte Schockgifte allein, oder gemeinsam mit bestimmten exogenen Faktoren, etwa Bakterienpolysacchariden oder bakteriellen Enzymen, eine in ihren Folgen unabsehbare Kettenreaktion biochemischer Prozesse im Sinne der hyperergischen Reaktion in Gang setzen. Diese kann beispielsweise mit der Freisetzung von Histamin oder einer anderen endogenen Substanz beginnen und mit der Beeinträchtigung anderer Gewebsfaktoren, etwa von Mucopolysacchariden, ihr vorläufiges Ende erreichen. Derartige biochemische Prozesse zeigen, wie die experimentelle Pathologie in Übereinstimmung mit klinischen Erfahrungstatsachen lehrt, eine erhebliche individuelle und artspezifische Variationsbreite. Das ist darauf zurückzuführen, daß der Schockgiftgehalt einzelner Organe bei den verschiedenen in der experimentellen Pathologie verwendeten Tierspecies erhebliche Unterschiede aufweist und daß die verschiedenen Species auch auf einzelne Schockgifte und Entzündungsfaktoren sehr unterschiedlich ansprechen.

Werden durch derartige Untersuchungsergebnisse einerseits scheinbare Widersprüche in der Vorstellung vom Wesen der hyperergischen Reaktion verständlich, so lassen sie es andererseits doch auch als erforderlich erscheinen, die Rolle der einzelnen, heute bekannten Schockgifte bzw. Entzündungsstoffe genauer zu beleuchten, d. h. die inzwischen bekanntgewordenen Zusammenhänge zwischen ihrem Entstehungsmodus, dem Mechanismus ihrer Freisetzung, ihrer Wirkung und auch den dabei im Organismus ablaufenden regulatorischen bzw. gegenregulatorischen Prozessen im einzelnen zu schildern, anstatt zu versuchen, eine Biochemie der hyperergischen Reaktion schlechthin zur Darstellung zu bringen.

Da dem Histamin in quantitativer und qualitativer Hinsicht nach wie vor eine besondere Bedeutung als Mediator im Ablauf des „Früh- und Spättyps" zukommt, soll dieses biogene Amin an den Anfang dieser Abhandlung gestellt werden.

A. Schockgifte.

I. Histamin.

Histamin, ein β-Imidazoläthylamin, wurde erstmalig von WINDAUS und VOGT (1907) synthetisiert. Es findet sich in pflanzlichen und tierischen Organismen. ACKERMANN (1910) konnte es bei der Eiweißfäulnis nachweisen. BARGER und DALE (1910) sowie KUTSCHER (1910) fanden es im Mutterkorn. Heute wissen wir, daß es vor allem im tierischen Organismus ubiquitär vorkommt, bevorzugt an bestimmte Gewebssubstrate gebunden.

Sein Wirkungsbereich im tierischen Organismus erstreckt sich auf die Verdauungsorgane, auf den Gefäßapparat und andere glattmuskelige Organe. Seine Rolle unter physiologischen Bedingungen konnte für die Verdauungsorgane weitgehend aufgeklärt werden. Sie besteht hauptsächlich in der Regulation der Magensekretion. Seine kreislaufregulatorische Bedeutung beim Menschen unter physiologischen Bedingungen ist hingegen noch relativ unklar. Nach HOLTZ (1960) spielt es unter physiologischen Bedingungen die Rolle eines humoralen Regulators der örtlichen Gewebsdurchblutung und es befindet sich, wie SCHAYER (1960) gezeigt hat, in einem bestimmten Gleichgewicht mit den Katecholaminen des Nebennierenmarks.

Seine Rolle unter pathophysiologischen Bedingungen steht bis zur Gegenwart im Brennpunkt des Interesses experimenteller und klinischer Forschung. Im Hinblick auf die hier bekannt gewordenen Wirkungen gilt es heute schlechthin als das Schockgift bzw. als einer der wichtigsten Faktoren im Ablauf von Entzündungsprozessen. Insbesondere hat die auffallende Ähnlichkeit der durch pharmakologische Applikation von Histamin ausgelösten Phänomene mit dem Symptomenkomplex des anaphylaktischen Schocks bereits bald nach seiner Entdeckung zu der von DALE (1913) aufgestellten Histamintheorie der Antigen-Antikörper-Reaktion geführt. Der Beweis, daß bei der lokalen Antigen-Antikörper-Reaktion (AAR), ebenso wie im anaphylaktischen Schock, Histamin in großen Mengen liberiert wird, konnte auf Grund der Untersuchungen von DRAGSTEDT und GEBAUER-FUELNEGG (1932) sowie von BARTOSCH, FELDBERG und NAGEL (1932) erbracht werden.

Die Tatsache, daß bei der Auslösung gleicher Effekte unter pharmakologischen Bedingungen wesentlich größere Histaminmengen benötigt werden, als sie unter pathophysiologischen Bedingungen im Organismus in der Umgebung des Reaktionsortes nachweisbar sind, hat dazu geführt, daß DALE (1948) eine Unterscheidung zwischen dem sog. *extrinsic* und *intrinsic* Histamin getroffen hat. Der Begriff des *extrinsic* Histamins wird allerdings heute weiter gefaßt als in der ursprünglichen Konzeption. So versteht man darunter nicht nur das pharmakologisch zugeführte, sondern schließt auch das im Organismus liberierte Histamin mit ein, das in Gebieten abseits seiner spezifischen Receptoren gebunden ist.

1. Vorkommen und Speicherung des Histamins in Geweben und Körperflüssigkeiten.

Histamin konnte je nach Tierspecies in zahlreichen Geweben und Körperflüssigkeiten nachgewiesen werden (Tabelle 1). Es fehlt nur im Pankreassaft und im Speichel[1]. Während in gleichen Organen derselben Species die Histaminkonzentration relativ konstant ist[2], lassen sich deutliche Unterschiede im Histamingehalt verschiedener Organe feststellen. Erhebliche Schwankungen bestehen ferner auch bei den einzelnen Tierspecies. Reich an Histamin sind insbesondere Gewebsmastzellen[3], weniger die cellulären Blutelemente wie Leukocyten, Lymphocyten oder Thrombocyten[4].

---

[1] YOUNG 1949.
[2] FELDBERG 1956.
[3] RILEY und WEST 1952, 1953.
[4] WERLE 1957.

Tabelle 1. *Verteilung von Histamin im Organismus.*

	Mensch	Pferd	Rind	Hund	Katze	Kaninchen	Meerschweinchen	Ratte
Leber		++	++	++	+	++	−	−
Lunge	+	++	+++	++	++	+	++	+
Skeletmuskel		−	−	−	+	+	−	+
Haut { Körper	−		+	+	++		−	+
{ Ohr				+	++	+	+	++
{ Fuß				+	+++		+	+
Magen	+++			++	+++		+	++
Dünndarm				++	+++		+	++
Aorta				+	++		+	+
Herz	+		+	−	++	++	+	
Milz	+	−	+	+	+++	++	+	+
Nerven		−	+	+			+	−
Symp. Ganglien			+	++	+		+	−
Hirn	+		+	+	+		+	
Hypothalamus	+		−	−	+			
Eminentia mediana				+	++			
Hypophysenhinterlappen				++	++			
Hypophysenvorderlappen				+++	++		−	

Histaminmenge in μ/g Gewebe: +++ 100 oder mehr; ++ 40—100; ++ 20—40; + 10—40; + 10—20; + 1—10; — weniger als 1.

Auch verschiedene Substrate des Nervensystems, vorwiegend postganglionäre Fasern des Sympathicus[1] sowie der Hypophysenhinterlappen[2], enthalten größere Mengen an Histamin.

Der hohe Gehalt mancher Nerven an diesem biogenen Amin hat zeitweilig die Frage aufgeworfen, ob dem Histamin, etwa wie Acetylcholin und bestimmten Katecholaminen die Bedeutung eines Überträgerstoffes nervaler Impulse zukommt, so daß den cholinergischen und adrenergischen Nerven auch histaminergische Nerven an die Seite zu stellen wären. Neuere physiologische und pharmakologische Forschungsergebnisse konnten jedoch diese Hypothese widerlegen[3].

Im lebenden Organismus kommt Histamin im wesentlichen in gebundener Form vor. Die Art der Bindung ist variabel. Für die Koppelung mit Peptiden dürften die Amino-Carboxylgruppe des Arginins und des Lysins verantwortlich sein[4], während über die Affinität bestimmter Gruppen der Lipoide bzw. Lipoproteinkomplexe noch wenig bekannt ist[5]. Durch proteolytische Abspaltung von Histamin aus einzelnen Geweben mittels Trypsin oder Lecithinasen verschiedener Schlangengifte konnten jedenfalls derartige Bindungen wahrscheinlich gemacht werden[5].

In weiteren Versuchen wurde festgestellt, daß zwischen Anzahl der Mastzellen und dem Histamin-Heparingehalt in den einzelnen Geweben gesetzmäßige Beziehungen bestehen[6]. Das in den Mastzellen nachgewiesene Histamin ist als Komplexsalzverbindung im Cytoplasma gespeichert[7].

---

[1] WERLE und WEICKEN 1949, v. EULER 1949. WERLE 1956
[2] FELDBERG 1956. [3] HOLTZ 1960.
[4] ROCHA E SILVA 1955.
[5] RILEY und WEST 1952, 1953.
[6] JORPES 1946, JORPES und YAMASCHINA 1956.
[7] BLASCHKO 1954, McINTIRE 1956.

Die 44 sauren Sulfatgruppen des Heparinmoleküls können hierbei ebensoviele basische Valenzen des Histamins, d. h. sowohl seine freie Aminogruppe als auch die Stickstoffgruppe des Imidazolringes absättigen[1].

Die Bindungsfähigkeit des Heparins gegenüber Histamin ist speciesabhängig. Bei der Ratte ist sie offenbar intensiver, da hier zur Hauptsache nur Histamin liberiert wird, während Heparin an die großmolekularen Proteinkomplexe des Cytoplasmas gebunden bleibt. Das Histamin wird übrigens nicht nur in den Mastzellen gespeichert, sondern es kann auch dort gebildet werden[2]. Histamin kommt jedoch außer in der Mitochondrienfraktion, auch in anderen Bestandteilen des Mastzellencytoplasmas vor.

In den oberflächlichen Schichten exzidierter Katzenhaut läßt sich ein vermehrter Histamingehalt feststellen, obgleich in diesem Gewebe kaum Mastzellen vorhanden sind. Nach PATON (1956) übernimmt hier offenbar die Ribonucleinsäure des Cytoplasmas die Rolle, welche in den Mastzellen das Heparin spielt, was u. a. durch die Bindungsverhältnisse von Histaminliberatoren und Ribonucleinsäuren bewiesen werden konnte. Die Beteiligung der Ribonucleinsäuren am Histaminstoffwechsel wird auch durch Befunde unterstrichen, wonach das im Harn eliminierte Histamin z. T. als Imidazolessigsäureribosid ausgeschieden wird[3].

Außerhalb der Mastzellen werden für die Histaminbindung in den Geweben zusätzlich polyvalente Anionen, z. B. sulfurierte Polysaccharide und van der Waalsche Kräfte verantwortlich gemacht[4].

Im Blut findet sich das Histamin zu 70—100% in Leukocyten und Blutplättchen[5]. Nach ZON, CEDER und CRIGLER (1939, 1942) und nach MINARD (1941) enthalten bei Kaninchen die Blutplättchen 97—98% des Bluthistamins. Beim Kaninchen ist der Blutplättchengehalt und damit auch der des Histamins proportional der Mastzellenzahl.

Bei Hunden sind nur etwa 15% des Bluthistamins in den Plättchen enthalten[6]. Bei Menschen und bei Pferden wurde etwa derselbe Anteil wie bei Hunden gefunden[7]. Im übrigen schwankt der Bluthistamingehalt bei den verschiedenen Species. Er beträgt beim Hund $0,5\,\mu g\%$, beim Menschen, je nach Methode, zwischen $0,1—8,0\,\mu g\%$, beim Meerschweinchen bereits $6—80\,\mu g\%$ und beim Kaninchen 100 bis $500\,\mu g\%$[8]. Der größeren Gerinnungsfähigkeit plättchenreichen Blutes wirkt hierbei eine vermehrte Heparinbildung entgegen[9]. Über die Bindungsformen des Histamins in den Blutzellen ist bislang nichts bekannt. Schließlich kommt Histamin an Plasmaeiweißkörper gebunden vor, nach PARROT (1956) (s. S. 332) vorwiegend an γ-Globuline, nach KLAMERTH (1955) sowie SCHMIDT (1956) auch an die Albuminfraktion. Das im Gewebe gebundene und vor Abbauenzymen geschützte Histamin entspricht im übrigen dem endogenen bzw. „*intrinsic*" Histamin[10].

2. Histaminbildung.

Histamin ist ein Abkömmling der im Gewebe ubiquitär vorhandenen Aminosäure L-Histidin, aus der es durch Decarboxylierungsprozesse entsteht. Durch Untersuchungen mit C^{14} markiertem L-Histidin konnte dies bewiesen werden[11].

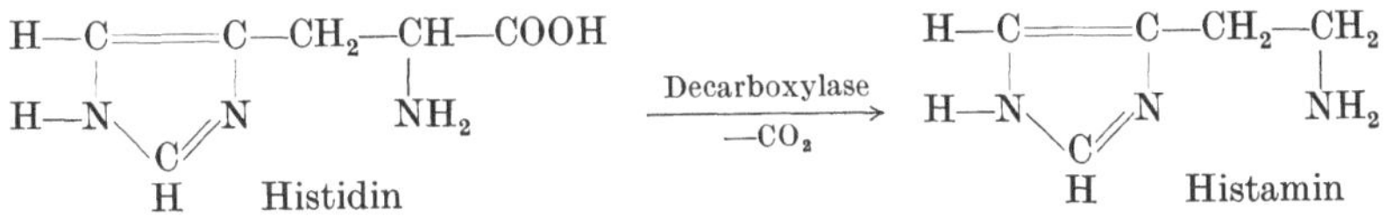

$$\underset{\text{Histidin}}{\text{H—C}{=}\text{C—CH}_2\text{—CH—COOH}} \quad \xrightarrow[\text{—CO}_2]{\text{Decarboxylase}} \quad \underset{\text{Histamin}}{\text{H—C}{=}\text{C—CH}_2\text{—CH}_2}$$

---

[1] RILEY und WEST 1953, WERLE und AMANN 1956, WERLE 1956.   [2] SCHAYER 1956.
[3] TABOR und HAYASHI 1955, KARJALA 1955.   [4] McINTIRE 1956 a
[5] CODE und McDONALD 1937, CODE 1937, CODE und JENSEN 1940, 1941, THIERSCH 1947, VALENTINE und LAWRENCE 1947, SHIMKIN, SAPIRSTEIN, GOETZEL, WHEELER und BERLIN 1949, SHIMKIN und BIERMANN 1950.
[6] MINARD 1941.   [7] CODE 1952.
[8] CODE 1937, 1939, 1952, MINARD 1937, 1941, ROSE und WEIL 1939, ROSE und BROWNE 1941, ADAM, HARDWICK und SPENCER 1957, WARNATZ, SCHEIFFARTH, SCHMID und ZICHA 1960.
[9] FORMAN, MERTENS, GRAUB und EHRICH 1949.
[10] DALE 1948, 1956.   [11] SCHAYER 1952, 1954.

Für das Histidin der Haut hat Haas (1948) nachgewiesen, daß es hier an Nucleoproteine des Zelleiweißes gebunden ist. Die spezifischen Histidin-Decarboxylasen sind bei einem pH-Optimum von 7,2 bzw. 8,6 wirksam[1]. Sie besitzen als Cofaktor das Pyridoxal-5-Phosphat. Die L-Histidin-Decarboxylase greift nur freies L-Histidin an[2]. Die Enzymaktivität ist abhängig von Fe^{+++} und Al^{+++}-Ionen, die den Kontakt zwischen Coenzym und Substrat fördern. Gehemmt wird das Enzym im Organismus durch die Urocaninsäure, ein Intermediärprodukt im Histidinabbau[3]. Pharmakologisch kann das Enzym im Organismus durch die Derivate des Benzyl-1-Isochinolin sowie durch Hydroxylamin und Semicarbazid gehemmt werden[4]. Durch Dialyse und Brenztraubensäurezufuhr wird die Enzymhemmung wieder aufgehoben. Glucocorticoide hemmen die Bildung der L-Histidin-Decarboxylase und beschleunigen gleichzeitig die Zerstörung des Enzyms[5]. Dagegen steigert diese Hormongruppe die Aktivität des gleichen Enzyms im Magen-Darm-Kanal, und Hypophysektomie führt umgekehrt zu einer Aktivitätsminderung des Enzyms[6].

Natürlicherweise findet sich die L-Histidin-Decarboxylase bei Kaninchen und Meerschweinchen in verschiedenen Organen wie Niere, Leber, Dünndarm, Pankreas und Magen sowie in verschiedenen Gebieten des zentralen und peripheren Nervensystems. Sie geht dem Histamingehalt dieser Organe parallel. Die Aktivität der L-Histidin-Decarboxylase ist im normalen Organismus offenbar gering.

So konnten 400 mg dieses aus der Kaninchenniere gewonnenen Enzyms aus 135 mg L-Histidin bei 37^0 C innerhalb von $2^1/_2$ Std nur 8,5 γ-Histamin bilden[7]. Derartige Befunde sprachen zunächst dafür, daß die im anaphylaktischen Schock freiwerdenden wesentlich größeren Histaminmengen nicht auf einer plötzlichen Neubildung aus Histidin beruhen.

An dem Decarboxylierungsprozeß des Histidins sind im Organismus ferner Redoxsubstanzen beteiligt. Zusatz von Ascorbin- oder Thioglykolsäure führt in Gegenwart von Sauerstoff zu einer vermehrten Entstehung von Histamin[8].

Schließlich kann Histamin auch aus Bakterien, z. B. der Coli- und Typhoidgruppe gebildet werden, wobei das hierzu nötige Bakterienferment bei einem pH von 4,0—5,0 auch das rechtsdrehende Histidin zu decarboxylieren vermag, während das im tierischen Organismus und beim Menschen wirksame Ferment lediglich linksdrehendes Histidin in Histamin umzuwandeln vermag[9]. Die pathogenetische Bedeutung dieses aus Bakterien freiwerdenden Histamins ist allerdings unbekannt.

3. Freisetzung des Histamins.

Das im Organismus gebundene Histamin kann durch physikalische und chemische Faktoren freigesetzt werden. Bereits einfache mechanische und thermische Reize reichen zu einer örtlichen Histaminfreisetzung aus. Hierbei ist das Ausmaß der Histaminliberierung vom Grad der Zellschädigung abhängig. So kommt es beispielsweise bei tiefer greifenden Gewebsschäden, z. B. bei Verbrennungen, zur Freisetzung des gesamten Zellhistamins[10]. Halpern (1953) unterscheidet deshalb zwischen einem gebundenen Histamin im engeren Sinne und einem nicht gebundenen Histamin, das er als labiles Histamin bezeichnet. Zahlreiche chemisch differente Substanzen können eine Lösung der Histaminbindung hervorrufen. Diese Histaminliberatoren sensu strictiori umfassen oberflächenaktive Substanzen, basische Verbindungen, hochpolymere Stoffe sowie Fette. Schließlich wird Histamin auch im Rahmen proteolytischer Prozesse freigesetzt.

---

[1] Schayer 1957.
[2] Werle 1957.
[3] Werle 1956.
[4] Parrot und Laborde 1956.
[5] Schayer 1956.
[6] Schayer 1957.
[7] Werle und Krautzun 1938.
[8] Roche e Silva 1955.   [9] Holtz 1960.
[10] Hagen 1954, Garcia-Arocha Ashwin und Grossberg 1953.

a) Einfluß oberflächenaktiver Substanzen.

Wie HALPERN (1956) nachgewiesen hat, kann Histamin durch oberflächenaktive Substanzen wie Tween 20, einen Sorbitolabkömmling, liberiert werden. Im gleichen Sinne wirken Gallensäuren[1]. Auch das Lysolecithin, das durch Einwirkung von Lecithinasen auf Lecithin entsteht und eine Permeabilitätsstörung im Bereich der Zellengrenzflächen hervorruft, setzt Histamin frei. Nach neueren Untersuchungen von HÖGBERG und UVNÄS (1960) wird hierbei ein auf der Zelloberfläche lokalisiertes lytisches Ferment durch Entfernung seines Inhibitors aktiviert. Dadurch kommt es zu erheblichen Störungen der Zellpermeabilität mit sekundärer Histaminliberierung. Die spezifische Aktivität des erwähnten Fermentes soll im übrigen auf einer endständigen NH_2-Gruppe beruhen[6]. Da Lysolecithin im wesentlichen eine Aufspaltung von Lipoproteinkomplexen der Erythrocyten und damit eine Hämolyse bewirkt, nahm man an, daß sein histaminliberierender Effekt über eine Veränderung auch anderer Zellmembranen zu erklären sei[2].

Für die sog. Lecithinase-Theorie würden auch die Ergebnisse von TRETHEWIE (1939) sprechen, der für eine Reihe von Schlangengiften eine histaminliberierende Wirkung nachweisen konnte. Gegen diese Theorie bestehen jedoch Bedenken, da ein hämolytisches Syndrom bei anaphylaktischen Prozessen ebenso wie beim Pepton- und Trypsinschock eine relative Seltenheit darstellt.

b) Mono- und dibasische Substanzen.

Eine weitere Gruppe von Histaminliberatoren umfaßt vorwiegend basische Substanzen. Als gemeinsames Merkmal ihrer Wirkung wird die sog. „delayed depressor response" hervorgehoben. Diese besteht darin, daß solche Stoffe erst nach einer bestimmten Zeit, d. h. etwa 30 sec nach ihrer Applikation, volle Wirkung entfalten. Nach GRAY und PATON (1949) entspricht dies einer einmaligen Umlaufzeit des Gesamtkreislaufes.

Diese Gruppe chemischer Substanzen umfaßt mono- und polybasische Substanzen mit einem aliphatischen oder aromatischen Gerüst, z. B. zentral wirksame Verbindungen wie Morphin[3], Codein und Papaverin, ferner depressorisch wirksame Verbindungen wie Priscol und Apresolin, Sympathicomimetica wie Tyramin, Phenyläthylamin und Adrenalin[4], außerdem Atropin[5], Strychnin[6] und Curare[7] sowie schließlich Chemotherapeutika vom Typ des Pentamidin, Amphetamin oder Chinin[8]. Hierzu gehört auch die Verbindung 48/80, ein di-tri- und tetrameres Kondensationsprodukt von ortho- oder para-Methoxy-phenyl-äthyl-methyl-amin mit Formaldehyd. Ferner werden noch monobasische Verbindungen wie Octylamin zu diesen Substanzen gezählt[9]. Letztere zeichnen sich jedoch durch einen noch späteren Wirkungsbeginn und eine längere Wirkungsdauer gegenüber den oben erwähnten Stoffen aus[10]. Auch quaternäre Ammoniumbasen sowie Inosin und Xantosin besitzen histaminliberierende Eigenschaften.

Die Wirksamkeit dieser Gruppe von Histaminliberatoren ist abhängig von ihrer Bindungsfähigkeit an das Heparin der Mastzellen, bzw. an die Ribonucleinsäuren des Cytoplasmas[11]. Sie kann gesteigert werden durch alkalisches Milieu[12], etwa Zusatz von NH_4 bei pH 8,2 (niedrige Ionenstärke, höhere Dielektrizitätskonstante) und eine niedrige Temperatur des Mediums. Am wirksamsten sind Histaminliberatoren mit der geringsten Bindungsfähigkeit an Plasmaproteine, weil sie in freiem Zustand an den Ort der Reaktion gelangen[13].

Als Gradmesser des Histaminliberierungseffektes wurde der Histaminspiegel im Blut, Gewebe und Urin gewählt. So kommt es z. B. nach 48/80 oder nach Octylamingaben zu einem erhöhten Histaminspiegel im Blut, die Histaminausscheidung im Urin steigt an, während der Gewebshistamingehalt abnimmt[14].

---

[1] ANREP und Mitarbeiter 1953, SCHACHTER 1952.
[2] FELDBERG und KELLAWAY 1938, SCHACHTER 1952, FELDBERG 1940.
[3] NASMYTH und STEWART 1950.
[4] ROCHA E SILVA 1955.
[5] SCHACHTER 1952.
[6] SCHILD und GREGORY 1947.
[7] ALAM, ANREP, BARSOUM, TALAAT und WEININGER 1939.
[8] BURSTEIN und PARROT 1949.
[9] MONGAR und SCHILD 1953, MONGAR 1956.
[10] WILSON 1954, SANYAL und WEST 1958.
[11] PATON 1958.
[12] SCHILD 1949.
[13] McINTOSH 1956.
[14] WILSON 1954.

Der Liberierungsprozeß soll bei diesen Stoffen über eine Verdrängung des Histamins aus seiner Komplexbindung an Heparin und Ribonucleinsäuren erfolgen. Die stärkeren Basen wirken hierbei im Sinne der kompetitiven Verdrängung. Diese Freisetzungstheorie, die auch Paton (1956) und MacIntosh (1956) vertreten, wird als Ionenaustauschtheorie bezeichnet.

Gegen diese Theorie wird eingewendet, daß z. B. 48/80 zehnmal mehr Histaminmoleküle freisetzt, als es nach der Zahl der histaminverdrängenden Moleküle dieser Substanz zutreffen könnte. Der Faktor 10 dürfte sich übrigens noch erhöhen, da nach neueren Untersuchungsergebnissen angenommen werden muß, daß 48/80 außer Histamin bei bestimmten Tierspecies zusätzlich auch Serotonin freisetzt[1]. Einige der eben genannten Histaminliberatoren gelangen über eine Zellzerstörung — vorwiegend der Mastzellen — zur Wirkung. Die auf molekularer Basis berechnete höhere Histaminausschüttung nach Applikation von 48/80 könnte hierdurch erklärt werden.

Bemerkenswerterweise hemmt andererseits Urethan bei der Ratte den mastzellenzerstörenden Effekt von 48/80[2]. Schon 1940 hatte Katz beobachtet, daß die Freisetzung von Histamin im Rahmen einer Antigen-Antikörper-Reaktion bei Meerschweinchen durch Urethan vermindert wird. Nach McIntosh und Paton (1947) hat Äthyläther den gleichen Effekt. Paton (1958) erklärt die Wirkungsweise solcher Faktoren mit einer Stabilisierung von Zellmembranen.

c) Hochpolymere Verbindungen und Fette.

Über eine Zellzerstörung bewirken auch hochpolymere Substanzen wie Polyvinylpyrolidin und Dextran eine Histaminliberierung. Ihr Effekt ist allerdings auf gewisse Tierspecies beschränkt. So führt Dextran vorwiegend bei der Ratte[3], Polyvinylpyrolidin vorwiegend beim Hund[4] zur Histaminfreisetzung. Bei Hunden, Ratten und Meerschweinchen bewirkt Hexadimethrinebromid, ein Heparinantagonist, die Liberierung von Histamin infolge einer Mastzellenzerstörung[5].

Der histaminliberierende Effekt höher molekularer Kohlenhydrate, insbesondere der Dextransulfate, hängt wesentlich von der Molekulargröße ab. Derartige Stoffe sind erst ab einem Molekulargewicht von 50000 wirksam. Ihre maximale Wirksamkeit liegt in einem Molekulargewichtsbereich von 200000 bis 1000000. Niedermolekulare inaktive Dextransulfate sind dagegen starke Antagonisten der hochmolekularen Dextrane. Für die Histaminfreisetzung durch polymere Kohlenhydrate, etwa durch Stärke, Agar, Inulin oder durch die Dextrane, wird ein physikalischer Wirkungsmechanismus diskutiert[6]. Dieser soll darin bestehen, daß die elektrisch negativ geladenen Kolloide basische Serumbestandteile binden und als Komplexe hoher Basizität, ähnlich wie Protamine, zur Freisetzung biogener Amine führen. Außerdem verursachen auch sulfurierte Dextrane, ähnlich wie Peptone und einige Saccharide, in dem gleichen Molekulargewichtsbereich in dem sie Histamin liberieren, auch gleichzeitig eine Aktivierung von Proteasen, z. B. im Kaninchen-Ratten- und Meerschweinchenserum. Schließlich bewirken auch gewisse Fette, so Triglyceride, eine Histaminliberierung[7]. Polymyxin B sowie Anaphylatoxin (s. S. 350) setzen Histamin über eine Mastzellzerstörung frei[8].

d) Proteolytische Aktivierung.

Die Tatsache, daß es im anaphylaktischen Schock zu einem Gewebsschaden kommt, wobei Proteine im Harn erscheinen, führte bereits frühzeitig zu der

---

[1] Scheiffarth und Mitarbeiter 1958 und 1959.
[2] Junqueira und Beiguelman 1955.   [3] Edlund Löfgren und Vali 1952.
[4] Halpern und Briot 1953.   [5] Kimura, Young und Richards 1961.
[6] Dunér und Pernow 1960.   [7] Shoulders und Meng 1960.
[8] Riley und West 1953, Sanyal und West 1958.

Annahme, daß proteolytisch wirksame Enzyme an derartigen Liberierungsprozessen wesentlich beteiligt sind[1]. Im gleichen Sinne wurden auch Befunde gedeutet, die gewisse Parallelen zwischen dem anaphylaktischen Schock und Trypsineffekten erkennen lassen. So kann eine Ungerinnbarkeit des Blutes auch nach mehrmaliger Trypsinapplikation erreicht werden[2]. Zwischen den Effekten des Trypsins und den Symptomen des anaphylaktischen Schocks bestehen auch noch weitere Ähnlichkeiten, die vor allem in der Kontraktion glattmuskeliger Organe zutage treten. ROCHA E SILVA, der sich eingehend mit dem Wirkungsmechanismus des Trypsins im Rahmen der Proteolyse befaßt hat, kam daher schon 1938 zu der Vorstellung, daß Trypsin über eine Histaminfreisetzung zur Wirkung gelange, was tatsächlich bei Durchströmungsversuchen der Meerschweinchenlunge mit Trypsinzusatz gezeigt werden konnte[3]. Später gelang sogar der Nachweis, daß der Trypsinschock beim Hund durch Antihistamine gehemmt werden kann[4].

Die Histaminliberierung durch Trypsin erfolgt nach GADDUM (1956) über eine Mastzellenzerstörung. Damit stimmen die Untersuchungsergebnisse von McINTIRE (1956) überein, der nach vorheriger Anwendung verschiedener Histaminliberatoren trotz Applikation sehr hoher Trypsinmengen, keine weitere Histaminfreisetzung feststellen konnte.

Neben Histamin setzt Trypsin auch andere Substanzen frei, so insbesondere Plasmakinine, wie Bradykinin, ferner Adenosin und die sog. *slow reacting substances*, d. h. Verbindungen, deren Beteiligung bei Schockreaktionen experimentell erwiesen ist. Darüber hinaus verursacht Trypsin durch Aktivierung seiner Vorstufe Trypsinogen eine protrahiert verlaufende lawinenartige Reaktion mit entsprechenden Rückwirkungen auf die Proteolyse.

Dagegen sind, wie zu zeigen bleibt, die Effekte des freigesetzten Histamins von nur kurzer Dauer. Auch daraus geht hervor, daß der anaphylaktische Trypsin-Effekt *nicht* auf der alleinigen Histaminliberierung beruhen kann. Ferner lassen sich die anaphylaktischen Trypsineinwirkungen durch den Trypsininhibitor verhindern, wogegen sich die Histaminfreisetzung nach Antigen-Reapplikation bei sensibilisierten Kaninchen nicht durch den Trypsininhibitor beeinflussen läßt[5]. Diese Befunde weisen allerdings gleichzeitig darauf hin, daß die bei der Antigen-Antikörper-Reaktion induzierte Histaminliberierung nicht eng mit der durch Trypsin bedingten Proteolyse gekoppelt sein kann. Überdies setzt Trypsin auch nicht das gesamte Zellhistamin frei. Schließlich verhalten sich Trypsin und Histamin hinsichtlich ihrer Gewebskonzentration diametral entgegengesetzt. Diese Tatsache schließt indessen die Bedeutung des Trypsins im Rahmen des anaphylaktischen Schocks nicht völlig aus, da ja hierbei auch noch weitere Schocksubstanzen, wie Bradykinin, dessen Aktivierung durch Trypsin erwiesen ist, eine Rolle spielen.

Die Möglichkeit einer proteolytischen Histaminliberierung im Rahmen anaphylaktischer Prozesse wird jedoch nach wie vor diskutiert. ROCHA E SILVA u. Mitarb. (1943) gelang es, durch Papain und UNGAR (1947) durch Pepton oder durch Zugabe eines spezifischen Antigens zu sensibilisiertem Lungengewebe ein proteolytisches System in der Lunge zu aktivieren. Inzwischen sind von UNGAR (1956) noch weitere Faktoren, hier insbesondere Fibrinolysin und Kinasen postuliert worden, die an einem proteolytischen Histaminliberierungsprozeß beteiligt sein sollen (s. S. 350). Während UNGAR auf Grund seiner Untersuchungen eine Parallele zwischen Histaminfreisetzung und Proteaseaktivierung annimmt, konnten McINTIRE u. Mitarb. (1956) diese Schlußfolgerungen nicht bestätigen. Selbst bei Anwendung verschiedener Histaminliberierungsprinzipien gelang es diesen Autoren nicht, einen Anhaltspunkt für eine Aktivierung von Proteasen zu finden. Bereits früher hatte McINTIRE (1950 und 1952) gegen die Proteolyse-

---

[1] FRIEDEMAN 1909, PFEIFFER und JARISCH 1913, BRONFENBRENNER 1915.
[2] QUIVY 1950.
[3] ROCHA E SILVA 1940.
[4] WELLS, MORRIS and DRAGSTEDT 1946.
[5] ROCHA E SILVA 1955.

theorie eingewandt, daß Fibrinolysin selbst nur verschwindend kleine Histaminmengen freisetzt, daß Rinderantifibrinolysin ohne hemmenden Effekt auf die Antigen-Antikörper-Reaktion bleibt und schließlich, daß eine fermentative Histaminliberierung eine wesentlich längere Zeit beansprucht, als sie etwa im Rahmen anaphylaktischer Prozesse benötigt wird.

Die verschiedenen Speicherungs- bzw. Bindungsformen des Histamins im tierischen Organismus, d. h. die Koppelung an Sulfatgruppen des Heparins in den Mastzellen oder an Ribonucleinsäuren des Cytoplasmas sowie seine Bindung an Peptidketten, weisen darauf hin, daß eine Histaminliberierung auf verschiedene Weise erfolgen kann. Sie kann zustande kommen 1. über einen kompetitiven Mechanismus ohne Zellzerstörung, 2. über einen Gewebsschaden mit Zellzerstörung und 3. durch fermentative Abspaltung histaminreicher Peptidketten.

e) Physikalische Theorie, kompetitive Verdrängung des Histamins und Zellzerstörung.

Da der Austausch von intra- und extracellulären Stoffen wesentlich durch die Zellmembranen und deren augenblicklichen Stoffwechselzustand beeinflußt wird, nimmt McIntire (1956) im Rahmen seiner physikalischen Theorie an, daß die Histaminliberierung letzten Endes auf einer Veränderung der Zellgrenzflächen beruht. Die intracelluläre Retention von Histamin ist nach seiner Auffassung, ähnlich wie die Kaliumretention, abhängig von energieliefernden und -verwertenden Systemen. Die Hemmung derartiger Systeme, etwa durch Bindung des Adenosindi- und -triphosphats und anderer Phosphatdonatoren, z. B. durch basische Histaminliberatoren, würde also durch eine verminderte Bindungsfähigkeit Histamin in einem kompetitiven Austausch freisetzen und seine Elimination begünstigen.

Im Rahmen dieser physikalischen Theorie lassen sich die Effekte der bisher besprochenen Histaminliberatoren einordnen. Manche chemische Substanzen und auch physikalische Faktoren scheinen lediglich über eine Änderung der Permeabilität von Zellmembranen Histamin freizusetzen, während die meisten Histaminliberatoren, ebenso wie stärkere physikalische Reize, in graduellen Unterschieden über eine Zellzerstörung wirken.

Ähnliche Reaktionen wären auch bei der Antigen-Antikörper-Reaktion zu diskutieren, unabhängig davon, ob der Antikörper im Gewebe intracellulär, also im Cytoplasma oder an Zellgrenzflächenproteine gebunden ist. Inwieweit das Antigen allein unmittelbar auf einen in der Zellwand eingebauten Antikörper einwirkt, oder ob etwa der Antigen- Antikörper-Komplex als solcher zur Änderung der Zellpermeabilität führt, bleibt bislang noch ungeklärt. Während für die 2. Möglichkeit bereits mehrere Anhaltspunkte erbracht werden konnten, geht die Annahme eines alleinigen Antigeneffektes nicht über den Wert einer Hypothese hinaus.

Das im Rahmen der Antigen-Antikörper-Reaktion freigesetzte Histamin stammt jedoch nicht nur aus Mastzellen und aus dem Cytoplasma verschiedener Gewebe. Auch das in Blutzellelementen gespeicherte Histamin kann im Rahmen derartiger Prozesse, z. B. aus Leukocyten liberiert werden[1]. Aus Thrombocyten wird Histamin beim Menschen in Mengen von 100 γ/ml Blut freigesetzt[2]. Je nach Ausmaß des Schocks nimmt die freigesetzte Histaminmenge zu, beim Meerschweinchen bis auf das zweifache des Ausgangswertes.

Bei Kaninchen kann aus den Blutzellen 0,1—0,3 mg/kg Körpergewicht freigesetzt werden[3]. Nach Walton (1952) sollen sogar Mengen bis zu 500 γ/l Blut liberiert werden können. Der stärkste Histaminanstieg im Blut erfolgt innerhalb der ersten 3—10 min nach Beginn des durch eine Antigenreapplikation ausgelösten Schocks. Nach etwa 3 Std sind die Ausgangswerte meist wieder erreicht. Der erwähnte Histaminanstieg beruht im wesentlichen auf einer Zunahme des freien Histamins, wobei während des Schocks bis zu 80 % ungebundenes reaktionsfähiges Histamin im Plasma nachweisbar ist. Quantitativ spielt nach Lindell und Viske

---

[1] Katz 1940, Dragstedt, Arellano und Lawton 1940, Rocha e Silva 1946.
[2] Haining 1955, 1956.
[3] Dragstedt und Mitarbeiter 1940.

(1961) das in den Blutzellen gespeicherte Histamin im Gegensatz zum Gewebshistamin für das Ausmaß und den Ablauf eines anaphylaktischen Schocks nur eine untergeordnete Rolle.

Im Rahmen eines nicht letal verlaufenden anaphylaktischen Schocks werden erfahrungsgemäß die Histamindepots nicht völlig entspeichert[1]. Eine mehrmalige Antigenreapplikation geht mit einer entsprechenden Wiederholung von Schocksymptomen einher, wobei sich allerdings dieser Vorgang allmählich im Sinne der Desensibilisierung erschöpft. Dem entspricht auch die Tatsache, daß ein tödlicher anaphylaktischer Schock durch eine vorherige Histaminentspeicherung unter Verwendung eines Histaminliberators wie 48/80 verhindert werden kann.

f) Enzymatische Histaminabspaltung.

ROCHA E SILVA und ANDRADE (1943) haben gezeigt, daß Histamin aus Kaninchenleukocyten mit Hilfe von reinem Trypsin, aber auch seiner Papainkomponente, freigesetzt wird. Im Rahmen einer solchen enzymatischen Aufspaltung von Peptiden gelang der Nachweis, daß auf diese Weise freigesetztes Histamin vorher an Lysin und Arginin gebunden war. Im übrigen trifft dies nicht nur für das Histamin zu, sondern auch für seine Vorstufe, das Histidin. Im Gegensatz zu den bereits erwähnten Histaminliberierungsprozessen benötigen derartige fermentativ ausgelöste Mechanismen allerdings eine wesentlich längere Zeit. Es muß infolgedessen angenommen werden, daß enzymatisch freigesetztes Histamin lediglich im Rahmen protrahiert ablaufender Entzündungsprozesse und nicht bei akuten Schockreaktionen eine Rolle spielt. Schließlich muß auch noch in Betracht gezogen werden, daß Histamin als Bestandteil bestimmter Schockgifte, so z. B. der Substanz P (s. S. 365) zur Wirkung gelangen kann.

4. Wirkungen des Histamins.

MAUTNER und PICK (1915) haben als erste auf Parallelen zwischen dem anaphylaktischen Schock und der Symptomatologie von Histaminwirkungen bei den verschiedenen Tierspecies hingewiesen. Wie beim anaphylaktischen Schock werden auch nach Histaminapplikation und, wie man heute weiß, unter Histaminliberatoren eine Reihe von Reaktionen beobachtet, die zwar bei den verschiedenen Tierspecies gewisse Unterschiede erkennen lassen, innerhalb der Species jedoch eine Einheitlichkeit in der Lokalisation und im Ablauf der Erscheinungen zeigen[2]. Diese Unterschiede beruhen auf der speciesabhängigen Anordnung bzw. der lokalisierten Anhäufung von Receptoren im Bereich glattmuskeliger Organe, insbesondere des Gefäßapparates. So findet man beim Hund in den suprahepatischen Venen eine verstärkte Ausbildung der glatten Muskulatur; bei Katzen und Kaninchen ist diese in den Pulmonalarterien stärker entwickelt. Dem entspricht die Tatsache, daß eine Histaminapplikation oder endogene Histaminliberierung beim Hund zu einem Anstieg des Portaldruckes mit einer Strömungsverlangsamung im Splanchnicusgebiet und zu einem Druckanstieg im Gebiet des Ductus thoracicus mit Lymphorrhoe[3] führt. Bei Katzen und Kaninchen bewirkt eine intravenöse Histaminapplikation vorwiegend eine Dilatation des rechten Herzens mit einer Strömungsverlangsamung im venösen Teil des großen Kreislaufs[4]. Parallel mit der Dilatation des rechten Herzens ist ein Druckanstieg im rechten Ventrikel bzw. in der A. pulmonalis nachweisbar, der auf einer Drosselung der Lungenstrombahn beruht. Ähnlich verhält sich das Meerschweinchen, bei dem unter Histamin in Dosen von 0,5—1,0 mg eine Drosselung des Lungenkreislaufs mit einer durch Verengung der Bronchiallumina bedingten Asphyxie im Sinne des sog. Histaminasthmas zustande kommt.

---

[1] BERALDO 1956, PATON 1951.
[2] LECOMTE 1953, 1955, 1956 und 1957, PATON 1958.
[3] DALE und LAIDLAW 1910.
[4] COCA 1919.

Die Einengung der Bronchiallumina beruht z. T. auf einer vermehrten Bronchialsekretion und im wesentlichen auf einem Bronchospasmus, z. T. aber auch auf einer Permeabilitätssteigerung der Lungencapillaren mit Lungenödem[1]. Sie tritt auch am isolierten Organ und am dekapitierten Tier auf[2]. Im Gefolge dieser Vorgänge kommt es zu einer Abnahme des Sauerstoffgehaltes im arteriellen Blut. Auch in der Peripherie des Großkreislaufs beobachtet man eine Dilatation und Permeabilitätssteigerung im Capillarbereich, bei gleichzeitiger Kontraktion der Arteriolen und Venolen[3]. Infolge der gesteigerten Gefäßpermeabilität mit Plasmaauswanderung aus den Gefäßen kommt es zur Hämokonzentration mit Anstieg der Zahl der Erythrocyten und des Hämoglobins bei gleichbleibendem Serumeiweißgehalt[4]. Mit dem Plasmaaustritt und der damit verbundenen Verminderung der zirkulierenden Blutmenge sinkt der arterielle Druck im Großkreislauf ab.

Gemessen am Blutdruckverhalten, kommt es unter hohen Histamindosen bei Hunden und Katzen zu einer dreiphasigen Wirkung. Zunächst erfolgt ein Blutdruckabfall bei gleichzeitigem Pulsfrequenzanstieg. Diesem folgt ein leichter Wiederanstieg des Blutdrucks. Schließlich entwickelt sich ein tödlicher Kreislaufkollaps.

Während der initiale Blutdruckabfall beim Hund auf eine Drosselung des venösen Rückstromes zum rechten Herzen zufolge Lebervenensperre[5], bei anderen Species (Kaninchen, Katze und Meerschweinchen) auf einen Druckanstieg im kleinen Kreislauf zurückgeführt wird[6], ist der terminale tödliche Kreislaufkollaps im wesentlichen auf die Abnahme der zirkulierenden Blutmenge bei Plasmaverlust zu beziehen[7]. Der transitorische Wiederanstieg des Blutdrucks in der 2. Phase der Histaminwirkung beruht auf einer Kontraktion der größeren Gefäße, bedingt durch eine Katecholaminausschüttung aus dem Nebennierenmark[8].

Dieser Effekt des Histamins kommt über eine Permeabilitätssteigerung der Granulaoberfläche im Nebennierenmark zustande. Zugleich kommt es zu einer echten Aktivierung der Nebennierenrinde mit Freisetzung von Glucocorticoiden. Da eine gleiche Reaktion auch bei hypophysektomierten Tieren zu beobachten ist, darf angenommen werden, daß diese über eine unmittelbare Beeinflussung der Nebennierenrinde erfolgt. Damit unterscheidet sich übrigens Histamin wesentlich von Serotonin, das derartige Effekte nur bei sehr hohen Dosen zeigt[9].

Beim Menschen kommt es, wie Matthes (1951) gezeigt hat, nach i.v. Applikation von 0,04 mg Histamin zu einer nur zweiphasigen Wirkung: Der Blutdruck sinkt zunächst um 20 mm Hg ab und steigt dann wieder an, wobei vorübergehend das Ausgangsniveau um etwa 10 mm Hg überschritten wird. Die Pulsfrequenz nimmt während des Druckabfalls zu, stellt sich aber bald wieder auf den Ausgangswert ein. Bei lokaler Kreislaufregistrierung am Ohr wird eine Vasodilatation mit Volumenzunahme und verbesserter Sauerstoffsättigung beobachtet. Die Atmung ist vertieft und beschleunigt. Der Venendruck zeigt einen geringfügigen Anstieg. Nach höheren i.v. Dosen (0,1 mg) wurden beim Menschen außer Blutdruckabfall ein mit Flush und Kopfschmerz einhergehender Druckanstieg des Liquor cerebrospinalis registriert[10]. Histamininhalation führt zu einer Erschwerung der Luftströmung im Bronchialsystem, wahrscheinlich infolge Spasmus und Schleimhauthyperämie[11]. Die nächtliche Dyspnoe bei obstruktiver Bronchitis bzw. beim Bronchialasthma scheint auf einer erhöhten Ansprechbarkeit der Bronchialmuskulatur gegenüber endogenem Histamin möglicherweise durch verstärkten Vagotonus zu beruhen[12].

---

[1] Eppinger Kaunitz und Popper 1935.
[2] Dale und Laidlaw 1910, Bartosch, Feldberg und Nagel 1932.
[3] Dale und Richards 1918, Carrier 1922, Lecomte 1956, Scheiffarth und Mitarbeiter 1958.
[4] Eppinger 1942, Feldberg 1927.
[5] Mautner und Pick 1915, 1922, 1929.
[6] Dale und Laidlaw 1910, 1918.   [7] Eppinger 1935.
[8] Burn und Dale 1926, Szczygielski 1932, Feldberg 1940, Staub 1946.
[9] Schmid und Mitarbeiter 1960, Lecomte, van Cauwenberge und Vliers 1958, Rosenkrantz 1959.
[10] Pickering 1933, 1939, Döllken 1928,
[11] Zeilhofer und Schmid 1958.
[12] De Vries und Mitarbeiter 1962.

An isolierten glattmuskeligen Organen besitzt Histamin unterschiedliche Wirkungen. Während die glatte Muskulatur von Uterus und Ileum des Meerschweinchens bereits auf kleinste Histamindosen (4×10^{-8} bis 4×10^{-9} g) mit Kontraktion reagiert, spricht z. B. der Rattenuterus auf Histaminreize kaum an. Relativ wenig empfindlich sind auch Ileum und Bronchiolen, Magenwand und die glatte Muskulatur der Milz von Meerschweinchen gegenüber Histamin[1]. Exkretorische Drüsen (Tränendrüsen, Speicheldrüsen und Magendrüsen) reagieren auf Histamin mit gesteigerter Sekretion[2].

Die Spezifität der Histaminrezeptoren ist nach wie vor umstritten. Dagegen konnte ROCHA E SILVA (1961) gewisse Anhaltspunkte über das Verhalten von ionisierbaren Gruppen am Rezeptor gewinnen. Auf Grund dieser Untersuchungsergebnisse dürfte es sich um Imidazolderivate, insbesondere gebundenes Histidin handeln. Imidazol soll hierbei eine besondere Bedeutung für die Entladung der Histaminrezeptoren haben.

Nach lokaler Histaminapplikation in die Haut kommt es, wie als erster EBBECKE (1917) und später LEWIS (1924, 1927) nachgewiesen haben, zu einer sog. Dreierreaktion (triple response). Zunächst entwickelt sich eine zirkumskripte Rötung am Ort der intradermalen Histamininjektion. Sie beruht auf einer Capillardilatation. Nach etwa 30 sec entwickelt sich in der Umgebung der hyperämischen Zone ein unscharf begrenzter roter Hof, der, wie LEWIS (1927) angenommen hat, auf einer durch Axonreflex bedingten Arteriolendilatation beruht. Nach Durchtrennung der Vasomotoren unterbleibt dieser Reflex. Einige Minuten später kommt es schließlich zu einer zentralen Quaddelbildung infolge einer gesteigerten Capillardurchlässigkeit. Die subjektive Reizwirkung nach lokaler Histaminapplikation wird als Juckreiz empfunden, wobei dieser Sensation die Bedeutung eines unterschwelligen Schmerzreizes zuerkannt wird. Auch der Entzündungsschmerz wird von verschiedenen Autoren als Histamineffekt auf sensible Nervenendigungen gedeutet[3]. Allerdings muß betont werden, daß auch Serotonin bereits in Verdünnungen von 10^{-8} eine lokale Schmerzreaktion verursacht[4].

Bei gleichzeitiger i.v. Farbstoffapplikation (Trypanblau) tritt im Gebiet der Histaminquaddel eine Blaufärbung infolge Farbdiffusion in die Quaddel auf[5]. Die gleiche lokale Gefäßpermeabilitätsveränderung kann übrigens auch durch andere gefäßwirksame Substanzen, wie Serotonin hervorgerufen werden (s. S. 341). Gleichzeitig mit der Entstehung einer Histaminquaddel kommt es dosisabhängig zur Randstellung und Diapedese von Leukocyten[6]. Dabei wird auch eine Zunahme der Bakterien-Phagocytose infolge Aktivierung von Capillarendothelien und Kupfferschen Sternzellen beobachtet[7]. Dem entspricht die Beobachtungstatsache, daß Farbstoffpartikel von Tusche oder Trypanblau, im Bereich einer Histaminquaddel lokal appliziert — vom aktivierten Mesenchym gespeichert werden. Antihistaminika können diese Wirkung verhindern[8]. Bemerkenswerterweise speichern Histiocyten unter Histamin vermehrt arteigenes und artfremdes Eiweiß[9].

Während die Beteiligung des Histamins bei anaphylaktischen Reaktionen als gesichert gelten darf, ist seine Bedeutung für die Auslösung und Unterhaltung anderer hyperergischer Prozesse, insbesondere für den sog. Spättyp noch umstritten. Für eine Mitbeteiligung auch bei der Spätreaktion spricht zunächst die Tatsache, daß der Histamingehalt in der Haut bei chronisch allergischen Entzündungen ansteigt[10]. Der Histaminüberschuß bei der Spätreaktion geht dem Lymphocytengehalt entzündlich veränderter Gewebe parallel. Mit der Lymphocyteneinwanderung in das entzündete Gewebe können größere Histaminmengen dorthin gelangen, nachdem erwiesen ist, daß Lymphocyten gegenüber neutrophilen

---

[1] ROCHA E SILVA 1955.
[2] POPIELSKI 1920, CARNOT, KOSKOWSKI und LIBERT 1922,
[3] ROSENTHAL und MINARD 1939, CODE und Mitarbeiter 1950.
[4] ARMSTRONG, DRY, KEÉLE und MARKHAM 1952.
[5] BIER, und ROCHA E SILVA 1939, LAST und LOEW 1947, BIOZI, MENÉ und OVARY 1948.
[6] GRANT und WOOD 1928, MOON 1935, HEINLEIN 1943.
[7] JANCSÓ 1947, BIOZZI, MENÉ und OVARY l. c.
[8] LUDÁNY und VAJDA 1951, LUDÁNY 1955.
[9] JANCSÓ und JANCSÓ-GÁBOR 1954.
[10] RIESSER 1937, EMMELIN, KAHLSON und LINDSTRÖM 1941.

polymorphkernigen Leukocyten einen sechs- bis zehnfach höheren Histamingehalt besitzen[1]. Bei einer experimentell erzeugten Lymphopenie nimmt andererseits das Gewebshistamin und die Gewebsreaktivität gegenüber Entzündungsreizen aller Art ab[2].

Bei der Spätreaktion geht dem intracellulären Ödem eine Lymphocyteninfiltration parallel. Bei der Frühreaktion geht das Ödem einer cellulären Infiltration voraus. Inderbitzin (1956, 1960) hat daher für die Rolle des Histamins bei der Spätreaktion folgende Vorstellung entwickelt: unter dem Anreiz von antigenen Faktoren, die in ein Gewebe, z. B. die Haut eindringen, werden antikörpertragende Lymphocyten angelockt. Bei Kontakt dieser antikörpertragenden Elemente mit dem Antigen wird Histamin freigesetzt. Dadurch kommt es zur Spongiose der Lymphocyten. Das freigesetzte Histamin führt zu einem intercellulären Ödem. Es ist auf Grund heute vorliegender Erfahrungen wahrscheinlich, das diese Entwicklung überall dort eine Rolle spielt, wo sich hyperergische Reaktionen vom Spättyp vollziehen. So kann man beispielsweise auch bei der Transplantationsimmunität die Rolle sensibilisierter Lymphocyten für einen derartigen Auslösungsmechanismus unter Beweis stellen: intracutane Übertragung sensibilisierter Lymphocyten auf ein Normaltier bewirkt bei diesem nach Kontakt mit dem entsprechenden Antigen eine spezifisch hyperergische Spätreaktion, die mit Rötung, derber Infiltration und gelegentlich auch sekundärer Nekrose nach 48 Std ihr Maximum erreicht[3]. Das gleiche gilt für infektionsallergische Reaktionen vom Typ der Tuberkulose und der rheumatischen Granulomatose.

Gegen eine wesentliche Beteiligung des Histamins bei Reaktionen vom Spättyp sind allerdings verschiedene Einwände erhoben worden. So wird zunächst darauf hingewiesen, daß durch Histamin allein keine Spätreaktion auslösbar ist, d. h. daß keine lymphocytäre Infiltration bzw. granulierende Entzündung hervorgerufen werden kann[4]. Ferner werden hyperergische Reaktionen vom Spättyp durch Antihistamine oder durch Histaminase nur geringfügig gehemmt. Insbesondere haben auch Stern und Nikulin (1956 und 1960) darauf hingewiesen, daß sich die Tuberkulinreaktion ungeschwächt in einer durch 48/80 weitgehend von Histamin entspeicherten Haut entwickeln kann, wogegen die durch Crotonöl auslösbare, histaminabhängige Entzündungsreaktion unterbleibt.

5. Biologische Inaktivierung und Gegenregulation.

Histamin hat eine Halbwertszeit von etwa 50 Tagen[5]. Das während einer Histaminliberierung ausgeschüttete freie Histamin wird sehr rasch durch Veresterung, Methylierung oder fermentativ durch oxydative Desaminierung inaktiviert[6].

Die Esterform des Histamins konnte als N-acetyl-Histamin identifiziert werden. Am Acetylierungsvorgang sind das aktive Acetat, das Co-Ferment A, die Adenosintriphosphorsäure und Wasserstoffdonatoren beteiligt[7]. Die Acetylierung gelingt aber nur durch Zusatz von Acetylphosphat und von bakterieller Transaminase aus Colibakterien[8]. Der Veresterungsprozeß dürfte unter natürlichen Bedingungen die Hauptrolle spielen, wobei im Harn gebundenes Histamin in veresterter Form als N-acetyl-Histamin erscheint[9].

Das Vorkommen von gebundenem Histamin im Harn ist hauptsächlich von der Nahrungsweise abhängig; es wird praktisch nur bei Carnivoren in veresterter Form gefunden[10]. Herbi-

---

[1] Craps und Inderbitzin 1957a.
[2] Craps und Inderbitzin 1957b.
[3] Scheiffarth und Mitarbeiter 1963.
[4] Meier 1959.
[5] Schayer 1956.
[6] Kapeller-Adler 1956.
[7] Werle und Pechman v. 1949, Tabor und Mosettig 1949, Tham 1960.
[8] Tabor 1956.   [9] Werle 1957.
[10] Gaddum 1956.

voren scheiden freies Histamin aus[1]. Führt man Carnivoren Histamin parenteral zu, so scheiden auch diese Histamin in freier Form aus. Diese Ergebnisse lassen darauf schließen, daß der Acetylierungsprozeß im Darmkanal unter dem Einfluß bakterieller Enzyme[2] und der enzymatischen Tätigkeit der Leber- und Darmzellen abläuft.

Ein weiterer Weg der Inaktivierung läuft über verschiedene Methylierungsprozesse, wobei ein Histaminstoffwechselenzym II beteiligt ist[3]. Dieser Prozeß vollzieht sich vorwiegend in der Niere. Er stellt insgesamt ein Analogon zum Abbau des Serotonins dar. Das den Methylierungsprozeß steuernde Enzym, die Imidazol-N-methyl-Transpherase, hat ihre höchste Aktivität im Nierengewebe[4]. Nach neueren Untersuchungen besitzen auch Sexualhormone einen Einfluß auf die Enzymaktivität. Dies geht aus Untersuchungsergebnissen hervor, wonach männliche Tiere doppelt so hohe Fermentaktivitäten besaßen wie weibliche[5]. Insbesondere hat KIM (1961) nachgewiesen, daß anabole Steroide den Methylierungsprozeß fördern. WESTLING und WETTERQVIST (1962) beziehen diesen Effekt auf die anabole und nicht auf die androgene Wirkung dieser Hormongruppe.

Schließlich kann sowohl freies als auch methyliertes Histamin weiter abgebaut werden. Dieser Abbau erfolgt durch oxydative Desaminierung, wobei freies Histamin zur Imidazolessigsäure, methyliertes Histamin zu Methyl-Imidazolessigsäure umgewandelt werden. Das hier wirksame Enzym wird als Histaminase, bzw. im Hinblick auf seine Fähigkeit Diamine abzubauen, auch als Diaminoxydase bezeichnet[6]. Zellgebundenes Histamin ist gegen den Angriff dieses Enzyms geschützt. Die Histaminase wird vorwiegend in der Niere gebildet[7] und ist im Blut in relativ hoher Konzentration, insbesondere in den späteren Schwangerschaftsmonaten nachweisbar[8]. Im Gewebe ist die Konzentration der Histaminase umgekehrt proportional dem Histamingehalt, d. h. an Orten erhöhten Histamingehaltes ist ihre Aktivität vermindert. Durch basische Substanzen, Carboxylverbindungen oder Nitrophenol, kann die Histaminase blockiert werden. Daraus resultiert eine weitere Möglichkeit der Histamin-Ansammlung im Gewebe und in Gewebsflüssigkeiten, so daß der Abbau des hier liberierten Histamins durch diese Substanzen protrahiert wird. Dieser Modus dürfte bei der Nebenwirkung gewisser Arzneistoffe, z. B. der Gruppe der Isonicotinsäurehydrazide eine Rolle spielen[9].

Therapeutische Konsequenzen, die sich zeitweilig aus der Erkenntnis der antagonistischen Rolle der Histaminase zu ergeben schienen, haben sich als Fehlschlag erwiesen[10]. Offenbar ist die Wirkung von exogen zugeführter Histaminase deshalb zu gering, weil ihre Konzentration am Ort der Histaminfreisetzung bzw. am Ort der Histaminreceptoren nicht ausreicht, um die Histamineffekte entscheidend zu hemmen[11].

Beim Histaminabbau, bzw. der Histaminaktivierung, kommt nach neueren Untersuchungen ferner auch den Eosinophilen eine gewisse Bedeutung zu. Allergisch-hyperergische Prozesse sind erfahrungsgemäß durch das Vorkommen einer Blut- und Gewebseosinophilie gekennzeichnet. Daraus wird gefolgert, daß bei allergischen Reaktionen Stoffe liberiert werden, die zu einer Eosinophilie

[1] ADAMS und Mitarbeiter 1950.
[2] URBACH 1949, WILSON 1954.
[3] SCHAYER 1953.
[4] BROWN, AXELROD und TOMCHICK 1959.
[5] AZIZ 1961, WESTLING und WETTERQVIST 1962.
[6] WESTLING und WETTERQVIST 1962a, ZELLER 1958 und Mitarbeiter 1953, KAPELLER-ADLER 1944, 1949, 1951, 1953, 1956.
[7] KAPELLER-ADLER 1949.
[8] KAPELLER-ADLER 1956.
[9] ZELLER 1956.
[10] BEST 1929, ADELSBERGER 1936, KÄMMERER 1937.
[11] ZICHA, SCHEIFFARTH und SCHULZE 1962.

führen. Nach Archer (1958) kommt hierfür in erster Linie Histamin in Frage. Die lokale Histaminapplikation stellt einen eosinotaktischen Reiz dar. Andererseits findet sich in der Umgebung von zerstörten Mastzellen mit Regelmäßigkeit eine Eosinophilie[1]. Intravenöse Histaminapplikation bewirkt ebenfalls einen Anstieg der Eosinophilen im Blut. Nach Code (1937) ergeben sich sogar quantitative Beziehungen zwischen Bluteosinophilenzahl und Bluthistamingehalt. Ein Extrakt aus eosinophilen Granula hemmt den Histamineffekt an glattmuskeligen Organen und vermindert das Auftreten eines Histamin-Hautödems beim Pferd um 60%[2]. Speirs u. Mitarb. (1951—1956) haben nachgewiesen, daß Eosinophile sich am Ort einer Antigen-Applikation ansammeln und daraus gefolgert, daß lokale Eosinophilie mit einer Antigenphagocytose und einem Abtransport in das Reticuloendothel einhergeht. Nach Archer und Bosworth (1961) werden sensibilisierte Erythrocyten durch Eosinophile phagozytiert. Derartige neuere experimentelle Ergebnisse lassen also insgesamt vermuten, daß die Rolle der Eosinophilen komplexer Natur ist[3] und sich nicht nur auf den Histaminantagonismus beschränkt.

An der biologischen Inaktivierung des Histamins sind ferner bestimmte Serumeiweißkörper und zwar vorwiegend die in der Cohn-Fraktion II enthaltenen Proteine der γ-Fraktion beteiligt. Parrot und Laborde (1949—1961) sowie Benda (1949—1952) haben als Erste nachgewiesen, daß bei Allergikern die Bindung von Histamin an Serumproteine, die sog. Histaminopexie und damit zugleich eine physiologische Schutzfunktion dieser Eiweißkomponenten für den Organismus, die sog. Histaminophylaxie, vermindert sind. Der histaminopektische Serumfaktor befindet sich normalerweise im Gleichgewicht mit einem Inhibitor, der ebenfalls im Serum (Cohn-Fraktion V) enthalten ist.

Nach Wallenfels, Kerp und Sund (1958) vollzieht sich die Histaminbindung an Serumproteine in einem tertiären Komplex über eine Metallbrücke. Das histaminopektische Prinzip verhindert durch stärkere Bindung von Histamin an Serumproteine eine Abgabe dieses biogenen Amins an die spezifischen Receptoren im Gewebe. Der Inhibitor umgekehrt hemmt das histaminopektische Prinzip[4].

Parrot und Laborde (1956) haben sich auf dem Boden dieser Feststellung von dem Gedanken leiten lassen, daß es möglich sein müsse, das Histaminbindungsvermögen im Serum von Allergikern zu steigern. Dazu verwandten diese Autoren Histamin, das in einer Komplexbindung an eine Human-γ-Globulinfraktion gekoppelt war. Sie gingen dabei von der Vorstellung aus, daß es auf immunologischem Wege, d. h. durch Antikörperbildung gegen das therapeutisch als Hapten applizierte Histamin gelingen müsse, die endogene Freisetzung von Histamin im Sinne der Histaminopexie zu hemmen. Eine Überprüfung dieses therapeutischen Prinzips im Tierversuch ergab zwar, insbesondere nach mehrmaliger Histamin-γ-Globulinapplikation, eine Zunahme histaminantagonistischer Wirkungen, gemessen am Histaminasthma des Meerschweinchens[5]. Die eintretende Schutzwirkung (vgl. auch Wodniansky 1957) richtete sich jedoch nicht nur gegen Histamin, sondern in gleicher Weise auch gegen Serotonin- und Acetylcholineffekte[5]. Da überdies derartige Schutzwirkungen bereits in kürzester Zeit, d. h. innerhalb weniger Stunden nach Erstapplikation des erwähnten Histamin-Globulinkomplexes zustande kommen, andererseits bei Sensibilisierungsversuchen mit diesem Komplex auch nach länger dauernder Behandlung eine Antikörperbindung nur gegen das Trägerprotein, nicht aber gegen das Histamin erfolgt, ist es unwahrscheinlich, daß die Wirkungen derartiger Komplexverbindungen über einen immunologisch erklärbaren Mechanismus erfolgen[6]. Diese Ergebnisse stehen indessen keineswegs in prinzipiellem Widerspruch zu der von Parrot und Laborde entwickelten primären Vorstellung vom Wesen der Histaminopexie. Da diese Forschungsrichtung erst in den Anfängen einer Entwicklung steht, bleibt abzuwarten, wie weit es gelingt, das Histaminbindungsvermögen bei Allergikern durch entsprechende therapeutische Maßnahmen zu steigern.

---

[1] Drennan 1951.
[2] Archer 1960.
[3] Gross und Gedigk 1959.
[4] Parrot und Laborde 1956.
[5] Scheiffarth und Zicha 1961, Zicha und Mitarbeiter 1960, 1963.
[6] Scheiffarth, Götz, Zicha und Peseschgmehr 1964.

Während die biologische Inaktivierung des Histamins durch Veresterung und Eliminierung über die Nieren, durch enzymatischen Abbau oder durch verstärkte Bindung an Serumproteine im Organismus die Hauptrolle spielt, besteht pharmakologisch die Möglichkeit, Histamin am Ort seiner Wirkung durch Verdrängung aus den Gewebsreceptoren entscheidend zu hemmen. Das von STAUB und BOVET (1937) entwickelte therapeutische Prinzip der kompetitiven Hemmung von Histamin durch entsprechende Antagonisten, die sog. Antihistamine, beruht auf der Erkenntnis, daß bestimmte chemische Substanzen, z. B. Derivate eines Aminoketons, eines sekundären Aminoalkohols oder eines Säureesters des Alkylaminoäthanols mit der Endgruppe des Histamins strukturell verwandt sind und deshalb mit entsprechenden Zellreceptoren eine Bindung einzugehen vermögen. Damit wird nicht nur eine Bindung des Histamins an solche Receptoren blockiert, sondern es wird auch das bereits gebundene Histamin verdrängt[1]. Wie ROCHA E SILVA (1961) kürzlich wahrscheinlich machen konnte, beruht der Wirkungsmechanismus von Histamin im Gewebe auf einer Entladung entsprechender Gewebsreceptoren. Dieser Entladungsvorgang ist chemisch an den Imidazolring gebunden. Er ist abhängig von ionisierbaren Gruppen am Receptor und damit vom pH, d. h. er nimmt im sauren Milieu zu[2]. Die Antihistamine blockieren diesen Receptor ohne zu einem Entladungsprozeß zu führen.

Die Rolle der Nebenniere im Histaminstoffwechsel ist bereits auf Grund älterer tierexperimenteller Erfahrungen erwiesen. Bei adrenalektomierten Ratten und Kaninchen kommt es zu einer Erhöhung des Histaminspiegels der Gewebe bis auf das sechsfache und des Blutes um das zwei- bis dreifache[3]. Adrenalektomie bewirkt zugleich eine Hemmung der Diaminoxydase-Aktivität und damit einen verminderten Histaminabbau[4]. Die Applikation von Cortison oder von synthetischen Glucocorticoiden vermag bei nebennierenlosen Tieren diese Veränderungen zu normalisieren[5].

Die Glucocorticoide greifen in mehrere Phasen des Histaminstoffwechsels entscheidend ein. Sie hemmen die 1-Histidin-Decarboxylase in sämtlichen Geweben, ausgenommen den Magen-Darm-Kanal[6]. Damit wird zugleich die Neubildung von Histamin im Gewebe vermindert. Ferner wird freigesetztes Histamin unter Cortison rascher inaktiviert, d. h. acetyliert und in gebundener Form ausgeschieden. Cortison hemmt außerdem SH-Gruppen in Zellen, die am Histaminliberierungsprozeß beteiligt sind[7]. Es liegt daher der Schluß nahe, daß die Glucocorticoide auch die Histaminfreisetzung hemmen können.

UNGAR hat bereits 1944 unter Verwendung von Nebennierenextrakten experimentelle Anhaltspunkte dafür gefunden, daß eine Beeinträchtigung der Histaminfreisetzung aus Blutzellen erfolgt. Die experimentellen Erfahrungen, die in den letzten Jahren mit den Glucocorticoiden gewonnen werden konnten, lassen allerdings keine einheitliche Auffassung bezüglich einer Beeinträchtigung der Histaminliberierung erkennen. Die Mehrzahl aller derjenigen Autoren, die sich mit dieser Frage auseinandergesetzt haben, ist eher zu der Vorstellung gelangt, daß die Glucocorticoide auf die Histaminliberierung keinen Einfluß haben[8]. Insbesondere wird auch der Histaminfreisetzungsprozeß im Rahmen der Antigen-Antikörper-Reaktion durch Corticoide nicht gehemmt.

Dagegen lassen sich, wie experimentelle und klinische Erfahrungstatsachen übereinstimmend beweisen, die Effekte des liberierten Histamins durch Applikation von Corticoiden unterdrücken, bzw. weitgehend abschwächen. So wird

---

[1] HAAS 1951.   [2] ROCHA E SILVA 1961.
[3] ROSE und BROWNE 1938, 1941 a, KARADY, ROSE und BROWNE 1940, WILSON 1941, MARSHALL 1943, HICKS und WEST 1958.
[4] ROSE, 1952 1953, ZELLER 1956.
[5] HICKS und WEST 1958.
[6] SCHAYER 1956.   [7] HERBERTS 1955.
[8] ROCHA E SILVA 1955, CARRYER und CODE 1950, FRIEDLAENDER und FRIEDLAENDER 1950, SCHILD und Mitarbeiter 1951.

beispielsweise das experimentelle Histaminasthma des Meerschweinchens dosis-abhängig durch vorherige Glucocorticoidapplikation weitgehend abgeschwächt[1]. Dem entspricht die experimentell nachweisbare Tatsache, daß die Rückwirkungen der Antigen-Antikörper-Reaktion nach Vorbehandlung mit Corticoiden unterbleiben, wie dies etwa am allergischen Asthma des Meerschweinchens gezeigt werden konnte[2].

Eine Beeinträchtigung von Histamineffekten durch Corticoide dürfte im übrigen auch über eine vermehrte Histaminopexie möglich sein. Parrot und Laborde (1956) haben gezeigt, daß die Histaminopexie bei Corticoidapplikation zunimmt, so wie umgekehrt eine Adrenalektomie zur Abnahme der histamino-pektischen Aktivität des Serums führt. Die Corticoide hemmen dabei das bereits erwähnte Inhibitorsystem des Serums, welches an die Fraktion V nach Cohn ge-bunden ist.

Während also experimentell beweisbar ist, daß freigesetztes Histamin unter Corticoideffekt einerseits durch beschleunigten Abbau, andererseits durch Steige-rung histaminbindender Serumfaktoren biologisch inaktiviert werden kann, taucht schließlich noch die Frage auf, ob der Soforteffekt des Histaminantagonis-mus von Glucocorticoiden nicht letzten Endes auf einer direkten Beeinflussung der Permeabilität im Gewebe beruht, wie dies Samter bereits früher (1950) betont hat. In der Tat konnte in den jüngsten Jahren bewiesen werden, daß die Gluco-corticoide einen die Permeabilität des Gewebes, insbesondere der Blutgefäße, hemmenden Einfluß haben. Dieser Permeabilitätseffekt ist allerdings so kom-plexer Natur, daß er nicht schlechthin mit einem Histaminantagonismus identi-fiziert werden kann.

6. Die Bedeutung des Histamins für hyperergische Prozesse.

Nach allem ist es, sowohl vom experimentellen als auch vom klinisch-patho-physiologischen Aspekt her unzweifelhaft, daß dem Histamin im Rahmen ana-phylaktischer und anderer hyperergischer Reaktionen zwar eine maßgebliche Be-deutung zukommt, doch ist es fraglich, wie weit ihm die alleinige auslösende Rolle zuerkannt werden kann. Es hat sich nämlich gezeigt, daß zwischen den durch Antigen-Antikörper-Reaktion ausgelösten anaphylaktischen und den durch pharmakologische Histaminapplikation bewirkten Reaktionen, klinisch und auch histologisch, wesentliche Unterschiede bestehen[3]. So geht beispielsweise der anaphylaktisch bedingte Asthmaanfall mit Hypersekretion, Eosinophilie und Ödem, das Histaminasthma dagegen vorwiegend mit Bronchoconstriction einher. Die erforderliche therapeutisch wirksame Antihistamindosis ist bei anaphylak-tischen Prozessen wesentlich höher als bei den durch appliziertes Histamin aus-lösbaren Reaktionen. Ferner können die morphologischen Veränderungen, welche im Rahmen der Serumkrankheit nachweisbar werden, weder durch Antihistamine verhindert, bzw. gehemmt werden, noch lassen sich derartige morphologisch faßbare Effekte durch eine Histaminapplikation experimentell reproduzieren[4].

Der durch hohe Histamindosen gelähmte Uterus sensibilisierter Meerschwein-chen kontrahiert sich erneut nach Zufuhr des spezifischen Antigens[5]. Im gleichen Sinne sind auch Untersuchungsergebnisse von Brocklehurst, Humphrey und Perry (1955), Sanyal und West (1958) sowie Rocha e Silva (1956) zu be-

---

[1] Scheiffarth 1960, Zicha, Scheiffarth, Schmid, Graf und Koschera 1960.
[2] Friebel und Mitarbeiter 1952—1958, Zicha und Mitarbeiter 1963.
[3] Friebel 1953, 1954.
[4] Feldberg 1941, Dammin und Bukantz 1949, Forman und Mitarbeiter 1949, Roberts, Crockett und Laipply 1949, Bovet 1950, Feinberg, Malkiel und Feinberg 1950.
[5] Schild 1936, 1939.

werten, die zeigen, daß beim sensibilisierten Tier, trotz einer unmittelbar zuvor durch 48/80 oder Polymixin B erfolgten Histaminentspeicherung, die Antigenreinjektion noch schockauslösend bleibt. Selbst eine Entspeicherung der Hauthistamindepots bis auf 10% ihres Ausgangswertes vermag den lokalen Effekt einer Antigenreinjektion an der sensibilisierten Kaninchenhaut nicht zu hemmen. Ebensowenig kann eine gleichzeitige Applikation von Antihistaminen diesen Effekt verhindern.

Allerdings lassen sich derartige Feststellungen nicht grundsätzlich verallgemeinern, denn es konnte unter anderen Versuchsbedingungen wiederum gezeigt werden, daß eine Vorbehandlung mit verschiedenen Histaminliberatoren (48/80, Octylamin, Stilbamidin) den Effekt der Antigenreinjektion und auch den Ovalbuminschock abzuschwächen vermag[1]. Auch die Tuberkulinreaktion kann auf diese Weise gehemmt werden[2]. Ebenso soll der Effekt einer Antigeninhalation bei sensibilisierten Tieren nach vorheriger Inhalation von 48/80 oder von Octylamin unterbleiben[3].

Dennoch können letztere Ergebnisse nicht ausschließlich zugunsten einer dominierenden Beteiligung des Histamins gewertet werden. Es ist, wie im folgenden zu zeigen bleibt, zu berücksichtigen, daß die sog. Histaminliberatoren eine Reihe weiterer Schockgifte freisetzen. Überdies konnte PATON (1958) bei derartigen Inhalationsversuchen mit 48/80 keine Histaminliberierung im Lungengewebe nachweisen. Daraus folgerte er, daß auch die Antigen-Antikörper-Reaktion in der Lunge ohne Histaminbeteiligung ablaufen müsse. In diesem Zusammenhang sind insbesondere speciesspezifische Varianten zu berücksichtigen. So besitzen gewisse Nagetiere wie Mäuse und Ratten nur etwa $^{1}/_{10}$ derjenigen Histaminmengen, die zur Auslösung eines tödlichen Schocks erforderlich sind[4]. Auch kann der Bluthistamingehalt im tierexperimentellen Schock nicht unbedingt als Beweis für eine dominierende Rolle dieses biogenen Amins angesehen werden: Im Gegensatz zu Meerschweinchen und Hunden wird bei Kaninchen, Pferden und Kälbern während des Schocks sogar ein Abfall des Plasmahistamingehaltes beobachtet[5]. Derartige Resultate haben insgesamt dazu beigetragen, daß manche Autoren, wie UNGAR und DAMGAARD (1955), soweit gehen, Histamin überhaupt nur noch die Bedeutung eines Indikators bei Gewebszerfallsprozessen verschiedener Ätiologie beizumessen.

Trotz kritischer Einwände der Gegner einer alleinigen Histamintheorie bei der Auslösung der allergischen und hyperergischen Symptomatologie, muß jedoch eingeräumt werden, daß dem Histamin insbesondere bei bestimmten lokalen Gewebsprozessen in diesem Zusammenhang nach wie vor eine wichtige Bedeutung zukommt. Species- und organspezifische Unterschiede bezüglich der Speicherung, des Metabolismus sowie der Receptoren dieses biogenen Amins bestimmen Art und Ausmaß histaminbedingter Reaktionen.

Nach allem darf jedoch angenommen werden, daß am Prinzip der Antigen-Antikörper-Reaktion außer Histamin auch noch andere biochemisch definierbare Faktoren beteiligt sind. Die Rolle des Histamins beschränkt sich, wie dies ROCHA E SILVA (1953) und auch HALPERN (1953) betonen, wahrscheinlich nur auf bestimmte Initialphasen der Hyperergie, d. h. im wesentlichen auf die initiale Vasodilatation und Steigerung der Capillarpermeabilität. Eine Antihistaminapplikation vermag zwar derartige Veränderungen im Rahmen der Antigen-Antikörper-Reaktion zu hemmen, ist aber nicht imstande sie zu verhindern[6]. Auch

---

[1] FELDBERG und TALESNIK 1953.
[2] LECOMTE 1954.
[3] HERXHEIMER und STRESEMANN 1958.
[4] MAYER und BROESSEAU 1946, SCHEIFFARTH und Mitarbeiter 1958.
[5] ROSE und WEIL 1939, DRAGSTEDT 1941, FORMAN und Mitarbeiter 1949.
[6] MAYER 1950.

derartige Befunde sprechen dafür, daß für die Auslösung und Unterhaltung der vielgestaltigen erwähnten Reaktionsformen neben dem Histamin sicherlich mehrere Faktoren verantwortlich sein müssen.

II. Serotonin.

Bei tierexperimentellen Untersuchungen der Biochemie des anaphylaktischen Schocks konnte nachgewiesen werden, daß im Ablauf der Antigen-Antikörper-Reaktion neben Histamin ein weiteres biogenes Amin, das *Serotonin*, freigesetzt wird. Da nach Applikation von Histaminliberatoren, z. B. von 48/80, insbesondere bei bestimmten Nagetieren wie Ratten oder Mäusen sogar vorwiegend Serotonin liberiert wird, ist dieser Substanz in den jüngsten Jahren neben dem Histamin die Rolle eines Schockgiftes im Rahmen hyperergischer Reaktionen zuerkannt worden.

Bereits Ludwig und Schmidt (1868) vermuteten eine vasoconstrictorisch wirksame Substanz im Blut, deren Existenz später von O'Connor (1912), Trendelenburg (1915), Hirose (1918), Janeway, Richardson und Park (1918) sowie Zucker und Stewart (1913) bestätigt und gegenüber anderen sog. Konstriktinen abgegrenzt werden konnte. Solche vasoconstrictorischen, im Blutplasma enthaltenen Substanzen, die nach der Blutgerinnung wirksam werden, bezeichnete Freund (1920 und 1921) als *Spätgifte*. Reid und Bick (1942) gelang der Nachweis, daß ein derartiger Stoff in den Thrombocyten enthalten ist, weshalb er als Thrombocytin bezeichnet wurde[1].

Aus Acetonextrakten von Rinderblut gelang die Isolierung dieser Substanz[2] sowie die Aufklärung ihrer Strukturformel durch Rapport (1948). Es handelt sich um ein 5-Hydroxy-Tryptamin-Kreatininsulfat (5-HT). Unabhängig davon gelang seine Synthese durch Hamlin und Fischer (1951). Erspamer und Asero (1952) konnten schließlich nachweisen, daß die von ihnen Serotonin genannte Substanz mit dem bereits wesentlich früher aus enterochromaffinen Zellen gewonnenen Enteramin[3] des Magen-Darm-Kanals identisch ist.

1. Vorkommen und Bildung.

Serotonin kommt im Blut und im Gewebe, hier insbesondere im chromaffinen System des Magen-Darm-Kanals vor. Außerhalb des chromaffinen Systems findet

Tabelle 2. *Serotoningehalt verschiedener Gewebe*

Tierspecies	5-HT-Gehalt in γ/g Frischgewebe					
	Magen-Darm-Trakt	Lunge	Leber	Niere	Haut	Gehirn
Hund	2,8—5,2	0,26	0,54	—	0,03	je nach Abschnitt 0,01—2,10
Katze	0,5—1,2	0,62	0,56	—	0,08—0,1	je nach Abschnitt 0,41—2,6
Kaninchen . . .	2,7—18,0	1,2—4,6	0,27—2,3	0,09	0,04—0,1	0,45—0,57
Meerschweinchen	0,7—7,0	0,06—0,3	0,02	—	0,02—0,18	0,58—0,68
Ratte	1,1—9,0	1,1—3,4	0,14—0,52	0,1—0,15	0,4—4,2	0,21—0,96
Maus.	1,6—8,8	1,4—5,2	0,6—1,1	1,3	0,37—1,12	0,66—1,0
Hamster	—	2,7	0,22	—	0,08	—

es sich vornehmlich in Milz, Lunge, Leber, Nieren sowie in der Haut (s. Tabelle 2 u. 4). Im Gewebe ist es, ähnlich wie Histamin, an die sauren Sulfatgruppen des Heparins der Mastzellen gebunden[4]. Der Gehalt an Serotonin in den Mastzellen zeigt speciesspezifische Unterschiede (s. Tabelle 3) (vgl. S. 337). Im Blut

---

[1] Reid 1946.
[2] Rapport, Green und Page 1948.
[3] Erspamer 1940.   [4] Werle 1957.

Tabelle 3. *Der Serotoningehalt der Mastzellen.*

Tierspecies	

Ratte	Normale Mastzellen
	    aus der Peritonealhöhle: 630—700 5 HT-Base/ml Zellen
	    aus der Peritonealhöhle: 0,346—0,462 5 HT-Base/10^6 Zellen
	    aus areolärem Fußgewebe: 760 5HT-Base/ml Zellen
	    aus der Fußhaut: 780—1150 5 HT-Base/ml Zellen

Maus	Mastocytom
	    Tumorgewebe 8—714 5 HT-Base/g Gewebe
	    Tumormastzellen in Kultur: 0,06—1,5 5 HT/10^6 Zellen

Hund	Mastocytom Tumorgewebe: keine meßbaren 5 HT-Mengen
Rind	Mastocytom Tumorgewebe: keine meßbaren 5 HT-Mengen

Mensch	Mastocytom
	    Tumorgewebe: keine meßbaren 5 HT-Mengen
	    Urticaria pigmentosa: 0,25 5 HT-Base/g Haut

findet sich Serotonin zur Hauptsache in den Thrombocyten (s. Tabelle 4). Weiterhin kommt Serotonin auch im Zentralnervensystem, hier vorwiegend in den hypothalamischen Zentren vor.

Bei Hunden finden sich 5% des gesamten Serotonins im Blut, 5% in der Milz und die restlichen 90% im enterochromaffinen System der Magen-Darm-Schleimhaut. Ähnlich liegen die Verhältnisse für den Menschen. Das aus dem enterochromaffinen System in die Blutbahn gelangende Serotonin wird dort an die Thrombocyten gebunden.

Den Thrombocyten kommt Speicherungs- und Transportfunktion zu. Serotonin wird aus Lösungen entgegen einem Konzentrationsgefälle von Thrombocyten aktiv aufgenommen. Dieser Prozeß verläuft nach der Michaelis-Mentin Gleichung[1]. In Abhängigkeit vom ATP-Gehalt wird es in den cytoplasmatischen Granula als Serotonin-Kreatininsulfat gespeichert[2].

---

[1] HARDISTY und STACEY 1955, HUMPHREY und TOH 1954.

[2] BORN und Mitarbeiter 1956 bis 1959, SCHMID und Mitarbeiter 1959—1962.

Tabelle 4. *Serotoningehalt im Blut und in der Milz verschiedener Species.*

Tierspecies	5-HT-Base	
	Blut	Milz
Mensch		
Gesamtblut (1 ml)	0,06—0,4	
Serum (1 ml)	0,07—0,22	
Thrombocyten (10^9)	0,3—0,9	
Thrombocyteneiweiß (1 mg)	0,17—0,5	
Kaninchen		
Gesamtblut (1 ml)	3,2—5,5	12—25
Serum (1 ml)	2,0—4,0	
Meerschweinchen		
Gesamtblut (1 ml)	0,2	
Serum (1 ml)	0,15—0,70	1,1—1,6
Thrombocyteneiweiß (1 mg)	0,3—0,5	
Ratte		
Gesamtblut (1 ml)	0,35—0,78	
Serum (1 ml)	0,3—1,0	1,5—4,0
Thrombocyteneiweiß (1 mg)	1,0—2,0	
Maus		
Gesamtblut (1 ml)	3,2—5,5	1,8—6,0
Serum (1 ml)	1,5	
Hund		
Serum (1 ml)	0,2—0,3	1,0—4,6
Katze		
Serum (1 ml)	3,8	8,5
Hamster		
Serum (1 ml)	0,40	20,5
Schwein		
Gesamtblut (1 ml)	0,4	
Serum (1 ml)	0,25	1,2
Thrombocyten (10^9)	2,2	

Die Energie für die Speicherung liefert der Glucoseabbau[1]. Die Kapazität der Thrombocyten für die Serotoninspeicherung ist beträchtlich. Während z. B. der Serotoningehalt von Thrombocyten bei 0,025—0,04 $\gamma/10^{-8}$ Thrombocyten liegt, beträgt die maximale Speicherungsfähigkeit beim Menschen annähernd das 40fache, d. h. bis zu 1,08 $\gamma/10^{-8}$ Thrombocyten. Der Konzentrationsgradient von extra- und intracellulärem 5-HT kann sogar bis zu 1:1000 ansteigen[2]. Dem entspricht andererseits auch die Tatsache, daß z. B. bei essentieller Thrombopenie der Serotoninspiegel des Blutes erniedrigt ist, und daß nach Applikation hoher Serotonindosen bei Versuchstieren eine Thrombocytose erfolgt[3]. Die Speicherungsfähigkeit der Thrombocyten für Serotonin kann durch Glucocorticoide erhöht werden[4].

Das Verhältnis von Serotonin zu Histamin in den Thrombocyten beträgt bei Kaninchen 3:1[5]. Der gegenüber dem Blut erhöhte Serotoninspiegel der Milz wird auf die Thrombocytenmauserung in diesem Organ zurückgeführt[6]. Im Magen-Darm-Kanal findet sich Serotonin speciesabhängig vor allem in der Magen- und Dünndarmschleimhaut mit einem Gehalt von 4—10 γ/g Gewebe[7]. Wie Erspamer (1954) zeigen konnte, wird Serotonin im enterochromaffinen Gewebe des Magen-Darm-Kanals, der Gallengänge und des Pankreas gebildet. Es besteht auf Grund neuerer Untersuchungen eine gewisse Wahrscheinlichkeit, daß es auch in bestimmten Mastzellen vom chromaffinen Zelltyp, die in der Haut vorkommen, entstehen kann[8]. Bei Tumoren des chromaffinen Gewebes, dem sog. Carcinoid, wird Serotonin vermehrt produziert und in Mengen bis zu 2 mg/g Gewebe gespeichert[9]. Bei Neugeborenen und Kleinkindern enthalten Gewebe und Blut dagegen nur sehr geringe Mengen an Serotonin[10].

Serotonin bzw. 5-Hydroxytryptamin (= 5-HT) ist, ebenso wie Histamin, ein biogenes Amin (Abb. 1). Es wird aus der essentiellen Aminosäure Tryptophan gebildet. Über eine Hydroxylierung am C 5-Atom zu 5-Hydroxytryptophan entsteht durch nachfolgende Dekarboxylierung 5-Hydroxytryptamin[11]. Der Decarboxylierungsprozeß vollzieht sich unter dem Einfluß einer Aminosäuren-Decarboxylase, die ein pH-Optimum von 7,5—8,1 besitzt.

Diese Hydroxytryptophan-Decarboxylase ist wahrscheinlich identisch mit der Dopa-Decarboxylase, einem Enzym des Catecholaminstoffwechsels. Ihre Wirksamkeit ist von der Co-Decarboxylase Pyridoxalphosphat abhängig[12]. Dieses Enzym findet sich nicht nur im Magen-Darm-Kanal, sondern auch in der Leber und in den Nieren. Bei Tumoren des enterochromaffinen Systems ist seine Aktivität erhöht[13]. Unter normalen Bedingungen geht die Aktivität dieses Enzyms der Konzentration des 5-HT im Gewebe nicht parallel[14]. Andere Gewebe, die nur einen geringen 5-HT-Gehalt aufweisen, wie die Nebennieren oder die Testest können sogar eine relativ hohe Decarboxylase-Aktivität besitzen, so wie umgekehrt Thrombocyten, Knochenmark und Milz, die durch eine hohe Serotoninkonzentration ausgezeichnet sind, keine Decarboxylaseaktivität aufweisen[15].

Der Decarboxylierungsprozeß vollzieht sich mit relativ hoher Geschwindigkeit, so daß Serotonin im Bedarfsfalle aus seinen Vorstufen sehr rasch entstehen kann[16]. Nach Buzard und Nytch (1959) kommt die 5-Hydroxytryptophan-Decarboxylase, ähnlich wie andere Pyridoxalphosphat-abhängige Decarboxylasen,

---

[1] Sano 1958.

[2] Born und Gillson 1958.

[3] Erspamer und Faustini 1953, Rand und Reid 1952, 1953, Hedinger und Langemann 1955.

[4] Schmid und Mitarbeiter 1960.

[5] Werle 1956.

[6] Erspamer 1961.

[7] Feldberg und Toh 1953, Erspamer 1956, Vogt 1954, Dalgliesh und Dutton 1957, Dalgliesh 1958.

[8] Phillips, Burch und Hibbs 1960.

[9] Lembeck 1954 Pernow 1954, Goble und Mitarbeiter 1955, Hegglin und Langemann 1955, Heilmeyer 1955, Sjördsma und Mitarbeiter 1956.

[10] Mitchell und Cass 1959.

[11] Udenfriend 1953, Werle und Menniken 1937.

[12] Buxton und Sinclair 1956 Langemann 1958, Westermann und Mitarbeiter 1958, Werle und Mitarbeiter 1958.

[13] Langemann 1958.

[14] Bogdanski, Weissbach und Udenfriend 1957, Gaddum und Giarman 1956, Hazra, Benson und Sandler 1965.

[15] Gaddum und Mitarbeiter 1956.

[16] Hagen, Weiner, Ono und Lee 1960.

über eine Schiffsche Base zur Wirkung. Thiolgruppen werden für ihre Aktivität nicht benötigt[1].

Die 5-Hydroxytryptophan-Decarboxylase und damit die Serotonin-Synthese kann durch verschiedene Faktoren gehemmt werden. Als wirksamster Hemmfaktor gilt das α-Methyl-Dopa, das bei intakten Versuchstieren bereits in Dosen von 0,001 μ mol/ml eine 50%ige

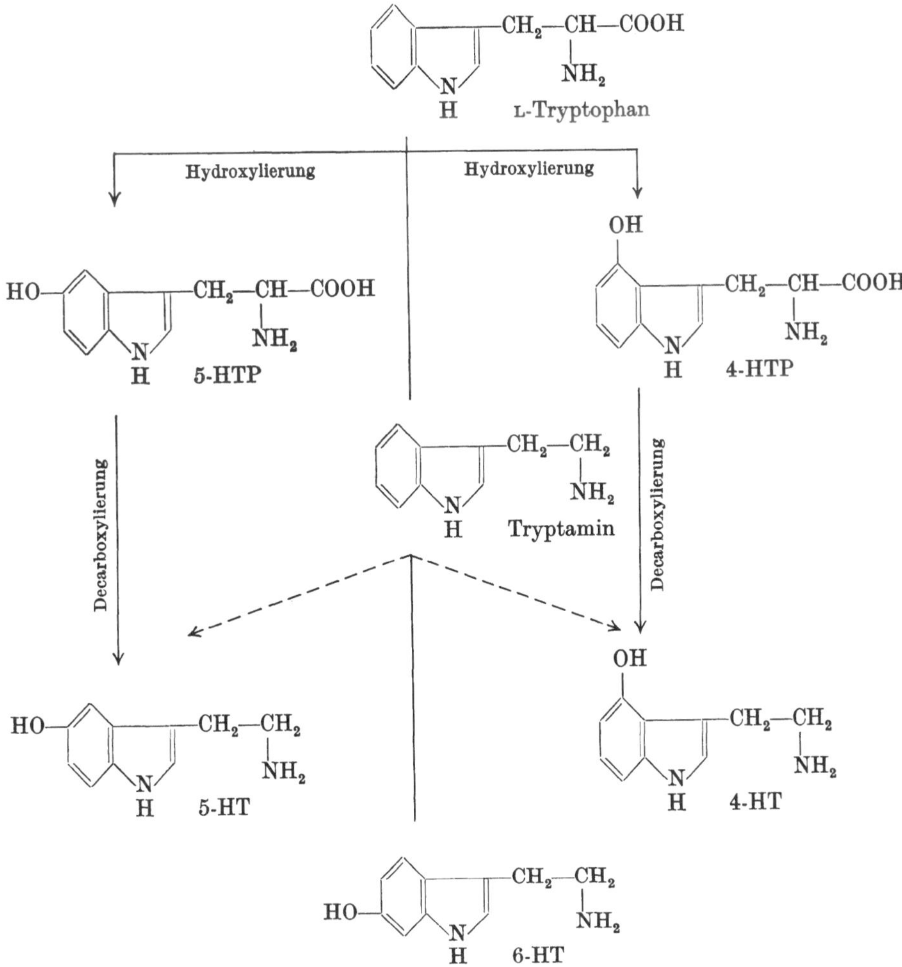

Abb. 1. Biosynthese primärer Hydroxyindolalkylamine.

Hemmung der Fermentaktivität bewirkt[2]. Die parenterale Applikation dieses Faktors führt in verschiedenen Organen (Hirn, Herz, Magen-Darm-Trakt) zu einer Verminderung der Konzentration von Serotonin, gleichzeitig aber auch von Noradrenalin und Dopamin[3]. Ähnlich wie das α-Methyl-Dopa wirken auch andere Antimetaboliten wie das α-Methyl-n-Thyrosin, das 5-Hydroxy-α-methyl-Tryptophan, geringer auch α-Methyl-Tryptophan, 5-Hydroxy-l-α-Dimethyl-Tryptophan, ferner das 5-Hydroxy-2-α-Dimethyl Tryptophan[4], Phenylalanin-Stoffwechselprodukte[5] und schließlich verschiedene Pharmaka wie Isoniazid und die Abkömmlinge der Hydroxycinnamidsäuren[6].

[1] BUZARD und NYTCH 1957.
[2] SJOERDSMA 1958, 1959.
[3] SMITH 1960, GOLDBERG 1959, HESS, REDFIELD und UDENFRIEND 1959.
[4] HEINZELMANN, ANTHONY, LYTTLE und SZMUSZKOWICZ 1960.
[5] SANDLER und Mitarbeiter 1958, 1959.
[6] FELLMAN 1956, LUDWIG, G. F. 1960, YUWILLER, GELLER und EIDUSON 1959, CLARK 1959.

Während der Wirkungsmechanismus der Antimetaboliten vom Typ des α-Methyl-Dopa über eine kompetitive Hemmung erfolgt, scheint das Isoniazid über eine Bindung des Pyridoxalphosphats, d. h. über eine Inaktivierung des Coferments seine antagonistischen Effekte zu entfalten[1].

2. Freisetzung.

Die Freisetzung von Serotonin erfolgt zumeist gleichzeitig mit einer Histaminliberierung. Bhattacharya und Lewis 1956 konnte nach Applikation von 48/80 bei Ratten eine Histamin- und Serotoninfreisetzung aus Mastzellen der Subcutis nachweisen. Auch Eiklar und Dextran führen bei Ratten zu einer Serotoninfreisetzung.

Pharmakologisch läßt sich 5-HT durch zahlreiche Substanzen liberieren, unter denen Reserpin eine Sonderstellung einnimmt; es gilt als selektiver Serotoninliberator[2]. Eine Vorbehandlung mit Reserpin bewirkt allerdings nur eine schwache Serotoninentspeicherung, was durch eine anschließende Dextran- oder Eiklarapplikation unter Beweis gestellt werden kann[3]. Bei diesem Freisetzungsprozeß erfolgt keine Mastzellenzerstörung. Durch Reserpin werden im übrigen auch Serotoninspeicher des chromaffinen Gewebes und in geringerem Ausmaß auch des Zentralnervensystems entleert[4]. Die Alkaloide Nicotin und Lobelin haben ebenfalls einen ubiquitären serotoninliberierenden Effekt[5]. Neuerdings haben Peart u. Mitarbeiter (1961) beim Karzinoidkranken eine massive Serotoninliberierung durch Adrenalin und Noradrenalin nachgewiesen.

Ferner wird 5-HT, etwa durch Reserpin, aus Thrombocyten freigesetzt[6]. Der Serotoningehalt der Thrombocyten bleibt im Anschluß an eine solche Entspeicherung für etwa 3 Wochen niedrig. Da die Lebensdauer von Thrombocyten ungefähr 9 Tage beträgt, ist anzunehmen, daß unter Reserpin nicht nur eine Serotoninliberierung, sondern auch eine Hemmung der Aufnahme von Serotonin in neu gebildete Thrombocyten erfolgt.

Den Thrombocyten scheint insbesondere im Rahmen des anaphylaktischen Schocks bei der 5-HT-liberierung eine Rolle zuzukommen. In vitro wird nach Zusatz von Antigen zu sensibilisierten, suspendierten Thrombocyten von Menschen, Hunden oder Meerschweinchen 5-HT freigesetzt[7]. Hierbei soll es ohne Thrombocytolyse zu einer Abspaltung von 5-HT aus seiner spezifischen Bindung in Thrombocyten kommen[8]. In vivo konnte bei sensibilisierten Kaninchen nach Antigen-Reapplikation während des anaphylaktischen Schocks und bei Normaltieren nach parenteraler Applikation von Antigen-Antikörper-Komplexen neben der Histamin- auch eine Serotoninliberierung beobachtet werden[9]. Wurde bei solchen Versuchen zuvor Reserpin verabreicht, so kam es unter Schockerscheinungen zur alleinigen Histaminfreisetzung. Während des Schocks sinkt der Serotoninspiegel und die Thrombocytenzahl des Blutes ab. Die Thrombocyten sammeln sich dann in der Lunge der Versuchstiere (Kaninchen), wobei der Serotoningehalt in diesem Gewebe bis auf das siebenfache seines Ausgangswertes ansteigt.

Während sich im Kaninchenblut normalerweise Werte von 4 γ/ml Blut finden, sinken die Werte im Schock auf etwa 0,8 γ/ml ab. In der Lunge kommt es zu einem Anstieg von 3 γ auf 22 γ/g Gewebe[10]. Heparin verhindert bemerkenswerterweise die Serotoninentspeicherung aus Thrombocyten[11]. Ein Abfall des 5-HT im Blut mit einem entsprechenden Konzentrations-

---

[1] Palm 1958.
[2] Bhattacharya und Lewis 1956.
[3] West 1957.
[4] Pletscher, Shore und Brodie 1956, Shore und Mitarbeiter 1956, Zbinden, Pletscher und Studer 1957.
[5] Werle 1962.
[6] Bhattacharya und Lewis 1956, Hardisty und Mitarbeiter 1956.
[7] Humphrey und Toh 1954.
[8] Zucker 1958.
[9] Waalkes und Mitarbeiter 1957, Humphrey und Jaques 1955.
[10] Waalkes und Mitarbeiter 1959.
[11] Johansson 1960.

anstieg in der Lunge des Kaninchens wird auch nach intravenösen Dosen von Glykogen (100 mg/kg Körpergewicht) beobachtet[1]. Das Ausmaß der Serotoninfreisetzung in den verschiedenen Geweben ist im übrigen artspezifisch. Im Gegensatz zu Kaninchen liberieren z. B. Meerschweinchen in der Lunge nur geringe Mengen an 5-HT, während aus dem Ratten- und Mäuseuterus im anaphylaktischen Experiment große Mengen von Serotonin freigesetzt werden.

Diese Tatsachen machen in gewissem Umfang zugleich die unterschiedliche Rolle des Serotonins bei der Anaphylaxie der verschiedenen Species verständlich. Auch der sog. Endotoxinschock des Kaninchens, der nach intravenöser Applikation von Suspensionen hitzegetöteter Escherichia coli erfolgt, wird von GILBERT (1959) im wesentlichen auf die Freisetzung von Serotonin zurückgeführt.

3. Wirkungen des Serotonins.

ROWLEY und BENDITT (1956) konnten als Erste feststellen, daß subcutane oder intradermale Injektionen von Serotonin bereits in Mengen von 0,1—1,0 γ bei Ratten ein Hautödem an Pfoten und Schnauze hervorrufen. Gleiche Wirkungen wie bei der Ratte können auch beim Hamster nach intradermaler und intraperitonealer Serotoninapplikation hervorgerufen werden[2].

Bei jungen Ratten wurde 40—90 min nach i.p. Applikation hoher Serotonindosen (2 × 10 mg) ein hochgradiges perivasculäres Ödem in allen Organen beobachtet. Dieser Effekt war sogar trotz einer wochenlangen Vorbehandlung mit 48/80 oder mit 5-HT immer noch reproduzierbar. Nach längerer Behandlungsdauer wurde das Exsudat eiweißreich. An der isolierten Amphibienhaut besitzt 5-HT Permeabilitätseffekte, die mit Austausch von K und Na zwischen Zellen und umgebendem Milieu einhergehen[3]. An isolierten Menschenerythrocyten führt 5-HT zu einem K-Verlust und zum Austritt von Hämoglobin[4]. Bei anderen Tierspecies werden derartige Permeabilitätseffekte nach Serotonininjektion nicht beobachtet[5]. Beim Menschen bewirkt die lokale intradermale Serotoninapplikation, im Gegensatz zu einer Histamininjektion, erst in sehr hoher Konzentration eine Quaddelbildung. Dosen, die beim Histamin bereits eine lokale Ödemreaktion auslösen, bewirken bei 5-HT eine lediglich umschriebene schmerzhafte Rötung. Nur bei abartig reagierender Haut (atopische Dermatitis) kann die lokale Serotoninapplikation gelegentlich auch bei Anwendung niedriger Dosen (0,1—1,0 γ/ml) eine geringgradige Quaddelbildung hervorrufen.

Während also Serotonin bei den übrigen Tierspecies und auch beim Menschen normalerweise kaum Permeabilitätseffekte auszulösen vermag, sind die reinen Gefäßwirkungen bei fast allen Species nachweisbar.

An isolierten Gefäßen von Ochsen, Schafen und Hunden entfaltet Serotonin noch in Dosen von 10^{-8} g bis 5×10^{-8} g eine Kontraktionswirkung[6]. Dem entsprechen Untersuchungsergebnisse z. B. am Mäuse- und Kaninchenohr[7], an der hinteren Extremität von Warm- und Kaltblütern (Katzen und Hunden, Fröschen[8]) an der Rattenschwanzarterie[9], an den Lungenarterien des Hundes[10] sowie an den Mesenterialgefäßen von Ratten, Kaninchen

---

[1] WAALKES und COBURN 1959.
[2] BOIS und SELYE 1956, ASBOE-HANSEN und WEGELIUS 1956.
[3] PICKLES 1955, 1956.
[4] PICKLES 1957.
[5] SPARROW und WILHELM 1957.
[6] RAND und REID 1951, 1952, REID 1952, REID und RAND 1952, WOOLLEY und SHAW 1953, SHAW und WOOLLEY 1954.
[7] PAGE 1958, GINZEL und KOTTEGODA 1953, GADDUM und HAMEED 1954, STERN und Mitarbeiter 1956.
[8] REID und RAND 1952.
[9] CORRELL und Mitarbeiter 1952, CORREALE 1954.
[10] NAHAS 1958, NAHAS und MacDONALD 1959.

und Meerschweinchen[1]. Auch an den Vasa vasorum[2] und den Retinaarterien von Kaninchen werden gleiche Effekte beobachtet[3].

Untersuchungen am Lungenkreislauf von Hunden haben gezeigt, daß Serotonin, selbst in kleinen (Dosen 1—3 γ pro kg und pro Minute) bereits eine erhebliche Kontraktion der Pulmonalarterien und damit einen Druckanstieg im rechten Ventrikel bewirkt. Die Drucksteigerung ist dosisabhängig, sie kann das Dreifache des Ausgangswertes erreichen[4]. Vergleichende Teste mit anderen biogenen Aminen sowie mit Angiotensin ergaben, daß Serotonin bei diesen Versuchen die stärksten Wirkungen hatte[5]. Bei der Katze wurde ebenfalls ein erheblicher Druckanstieg im Lungenkreislauf bzw. im rechten Herzen nachgewiesen[6]. Parallelerscheinungen des Druckanstiegs im Lungenkreislauf sind die Verminderung des Lungenblutvolumens, der Druckabfall in der V. pulmonalis und die Abnahme der arteriellen Sauerstoffsättigung[7].

Bei unmittelbarer Injektion von Serotonin in das linke Herz mittels eines Carotiskatheters wird ein Lungenödem beobachtet, wobei es sich um einen druckabhängigen Effekt auf die Pulmonalcapillaren handeln dürfte[8]. Die Applikation von 5-HT in die Pfortader oder in die V. femoralis führt bei Hunden, Meerschweinchen und Ratten zu einer Verminderung der Leberdurchblutung infolge eines portalen Hochdrucks[9]. Insbesondere konnte mittels serienangiographischer Technik gezeigt werden, daß die peripheren intrahepatischen Äste der Pfortader dosisabhängig verengt werden, während der Stamm und die Hauptäste der Pfortader eine Erweiterung erkennen lassen, wobei das Bild des „Winterbaumes" entsteht[10]. Durch die Widerstandserhöhung in den peripheren Arealen der Pfortader kommt es zu einer Umleitung des Blutstromes über andere venöse Gebiete des Leberkreislaufs.

An der isoliert durchströmten Niere von Ratten und Mäusen führt Serotonin zu einem intraarteriellen Widerstandsanstieg bei gleichzeitig sinkender Strömungsgeschwindigkeit in den Nierenvenen[11].

Der Verminderung des Plasmastromes in den Nierengefäßen geht eine Abnahme der Harnmenge parallel[12]. Beim Menschen führt eine i.v. Injektion von 0,5 mg Serotonin ebenfalls zu einer Abnahme der Diurese. Dieser Effekt hält immerhin für die Dauer von 45 min an. Er ist hier allerdings an eine Reihe anderer regulatorischer Mechanismen gekoppelt. So kommt es unter i.v. 5-HT Applikation beim Menschen zu einer komplexen dosisabhängigen Blutdruckwirkung, die zugleich von der Injektionsgeschwindigkeit[13] und von der Ausgangslage des Gefäßtonus bestimmt wird[14]. Man findet einen Druckabfall nach Dosen von weniger als 0,3 mg. Nach 0,3—1,0 mg ist die Reaktion meist biphasisch, d. h. einem initialen Druckabfall folgt ein Anstieg[15]. Bei Anwendung höherer Dosen steigen systolischer und diastolischer Druck zunächst an, dann folgt ein kurzer Druckabfall[16].

Nach Infusion von Serotonin (mehr als 1 mg/min) in den rechten Ventrikel oder die Cubitalvene kommt es beim Menschen dosis- und geschwindigkeitsabhängig zu einer Abnahme bzw. Erhöhung des Gefäßwiderstandes im großen

---

[1] Lecomte 1956, Corell und Mitarbeiter 1952, Scheiffarth und Mitarbeiter 1958, Zicha und Mitarbeiter 1959.
[2] Smith 1953.   [3] Morlunghi und Volpi 1959.
[4] Borst, Berglund und McGregor 1957, Rudolph und Paul 1957.
[5] Rose und Lazaro 1958.
[6] Comroe und Mitarbeiter 1953, Reid und Rand 1952, Reid 1952, MacCanon und Horvath 1954.
[7] McGaff und Milnor 1962, Gilbert und Mitarbeiter 1958.
[8] Kabins, Molina und Katz 1959.
[9] Shoemaker und Mitarbeiter 1961, Scheiffarth, Hesse, Zicha und Schmid 1960.
[10] Scheiffarth und Mitarbeiter 1960 l. c.
[11] Reid und Rand 1952, Reid 1952, Ginzel und Kottegoda 1953, Hollander, Michelson und Wilkins 1957.
[12] Erspamer 1954, 1961, Hollander, Michelson und Wilkins 1957.
[13] Schmid und Mitarbeiter 1956.   [14] Erspamer 1961.
[15] Page und McCubbin 1953, 1956.   [16] Hollander und Mitarbeiter 1957.

Kreislauf[1]. Die Ratte reagiert nach subcutanen Dosen von 0,4 mg Serotonin/kg Körpergewicht mit einem langanhaltenden Blutdruckabfall[2]. Das Gleiche wird nach i.v. Applikation von $1-2\,\gamma$ 5-HT bei der nicht anaesthesierten Ratte beobachtet[3]. Auch das Kaninchen reagiert ausschließlich mit Druckabfall im Großkreislauf, wobei zugleich eine vorübergehende Bradykardie beobachtet wird[4]. An Katzen und Hunden konnte ein mehrphasischer Verlauf, d. h. eine sog. amphibare Reaktion[5] beobachtet werden. Der initiale Blutdruckabfall mit Bradykardie und gleichzeitigem Atemstillstand wurde von verschiedenen Autoren[6] als Bezold-Jarisch-Reflex gedeutet. Diese Auffassung wird jedoch bestritten, da sich gezeigt hat, daß weder eine Vagotomie, noch eine Inaktivierung des Carotis-Sinus einen nennenswerten Einfluß auf die initiale Depressorwirkung des Serotonins besitzen[7]. Decapitierte Katzen zeigen einen reinen Blutdruckanstieg[8]. Bei Hunden hängt das Blutdruckverhalten weitgehend davon ab, welche Art von Narkose angewandt wird. Dies weist zugleich auf eine Rolle zentraler Regulationsmechanismen bei der Serotoninwirkung auf den Gesamtorganismus hin.

Am isolierten Säugetierherzen bewirkt 5-HT einen positiv ino- und chronotropen Effekt[9]. Das Gleiche tritt auch am isolierten Vorhof des Kaninchenherzens in Erscheinung[10]. Am Herz-Lungenpräparat von Hunden und Kaninchen kommt es zu einem Anstieg des Schlagvolumens[11]. Kreislaufanalysen beim Menschen haben gezeigt, daß unter 5-HT Schlag- und Minutenvolumen von der Dosis pro Zeiteinheit abhängig sind[12]. Bei unmittelbarer Applikation von Serotonin in den rechten Ventrikel oder die linke Coronararterie kommt es zur Dilatation der Coronargefäße[13]. Intravenöse sowie intrakardiale Applikation von Serotonin in das rechte Herz bewirkt bei Katzen und Hunden eine kurzfristig anhaltende Apnoe. Anschließend kommt es zu einer Tachypnoe.

5-HT soll dabei über afferente vagale Receptoren im Bereich der großen Venen sowie des rechten und linken Herzens und der Aorta ascendens wirksam werden[14]. Injektion in den Carotissinus führt bei Katzen und Hunden nach kurzer Apnoe zu einem Blutdruckabfall. Nach vorheriger Durchtrennung von Sinusnervenfasern bewirkt 5-HT lediglich Apnoe.[15] Bei Kaninchen erfolgt nach 5-HT eine erhebliche Atmungserregung mit terminalem Atemstillstand. Dieser Effekt unterbleibt nach Rückenmarksdurchtrennung. Bei Ratten kommt es zu einer Verminderung der Atmungsgeschwindigkeit[16].

Die 5-HT-Wirkungen auf Kreislauf und Atmung werden im Zusammenhang dieser Versuchanordnungen teils über afferente Vagusfasern, teils über primär zentrale Reflexmechanismen gedeutet[17]. Serotonin und serotoninähnliche Substanzen, wie die Bufotenine

[1] GROVER und Mitarbeiter 1958.
[2] ERSPAMER 1952, ERSPAMER und OTTOLENGHI 1953a, CORREALE 1954.
[3] SALMOIRAGHI und Mitarbeiter 1956.
[4] ERSPAMER 1952, PAGE und McCUBBIN 1953, SCHNEIDER und YONKMANN 1954.
[5] PAGE 1954.
[6] COMROE 1952, COMROE und Mitarbeiter 1953, FREYBURGER und Mitarbeiter 1952, GINZEL und KOTTEGODA 1953, PAGE und McCUBBIN 1953, REID und RAND 1952, PAGE 1952, SCHNEIDER und YONKMANN 1953, 1954.
[7] ERSPAMER 1961.
[8] WEIDMANN und CERLETTI 1957.
[9] PAGE 1952, SCHNEIDER und YONKMANN 1952, FREYBURGER und Mitarbeiter 1952.
[10] McCAWLEY und Mitarbeiter 1952, SINHA und WEST 1953.
[11] MAGGI und NOLI 1958.
[12] ANNONI und Mitarbeiter 1955, GROVER und Mitarbeiter 1958, LEMESSURIER und Mitarbeiter 1959.
[13] SCHOFIELD und WALKER 1953, MAXWELL und Mitarbeiter 1959.
[14] REID und RAND 1952, SCHNEIDER und YONKMAN 1953, MOTT und PAINTAL 1953, COMROE 1952, COMROE und Mitarbeiter 1953, WOOLLEY und SHAW 1953, DOUGLAS und TOH 1952, 1953, HEYMANS und VAN DER HEUVEL-HEYMANS 1953, PAGE 1952, McCUBBIN und Mitarbeiter 1956, SCHNEIDER und RINEHART 1956.
[15] GINZEL und KOTTEGODA 1954. [16] RAPPORT und VIRNO 1952.
[17] ERSPAMER 1961.

vermindern die fermentative Aufspaltung von Acetylcholin durch Hemmung der Cholinesterase[1]. Da gleichzeitig beobachtet werden konnte, daß 5-HT die Impulsübertragung in den Synapsen der sympathischen Ganglien fördert[2], ist anzunehmen, daß die nervalen Wirkungen des 5-HT über eine Beeinflussung des Acetylcholin-Stoffwechsels laufen. Im gleichen Sinn spricht auch die Tatsache, daß die Applikation von 5-HT in den Conjunctivalsack des Kaninchenauges den schmerzerzeugenden Effekt des Acetylcholins steigert[3].

An der isoliert durchströmten Lunge von Katzen, Kaninchen und Meerschweinchen führt 5-HT zur Bronchoconstriction. Auch an isolierten Trachealringen kann eine Kontraktion unter Serotonin beobachtet werden[4]. Vagotomie und Rückenmarksdurchtrennung haben bei Katzen keinen Einfluß auf bronchoconstrictorische Serotonineffekte[5]. Serotoninaerosole lösen dosisabhängig beim Meerschweinchen, ähnlich wie Histamin und Acetylcholin[6], eine inspiratorische und exspiratorische Dyspnoe aus[7]. Kleine Serotonindosen, die bei Gesunden noch keinerlei Wirkungen auf die Atmung besitzen, rufen bei Asthmatikern eine starke Bronchoconstriction mit Beeinträchtigung der Atemfrequenz und der Vitalkapazität hervor[8]. Auch beim Karzinoidsyndrom sind Asthma-Attacken relativ häufig[9]. Wie tierexperimentelle Analysen zeigen, wird hauptsächlich die glatte Muskulatur der Bronchiolen beeinflußt.

Nach i.v. Injektion von 5-HT und seiner Vorstufe ist bei Versuchstieren und am Menschen eine Motilitätssteigerung im Dünndarmbereich zu beobachten. Diese wird allerdings weniger auf eine unmittelbare Beeinflussung der glatten Muskulatur, als vielmehr der afferenten Receptoren des Peristaltikreflexes bezogen[10]. Im Bereich des Magens und des Dickdarms bewirkt Serotonin beim Menschen eine Motilitätshemmung[11].

Auch andere Organe mit glatter Muskulatur, wie Uterus, Ureter und Harnblase reagieren bei den verschiedenen Species zumeist mit einem Tonusanstieg[12]. Mit dem vasoconstrictorischen Effekt des 5-HT ist zugleich eine Verminderung des Sauerstoffverbrauches in den Geweben gekoppelt[13]. Hierauf wird im übrigen die Schutzwirkung des Serotonins gegenüber Schädigungen durch Röntgenstrahlen zurückgeführt.

Nach hohen Serotonindosen tritt bei Ratten und Kaninchen eine Hyperglykämie infolge einer Glykogenolyse ein[14]. Ähnlich wie Histamin setzt auch Serotonin aus dem Nebennierenmark Adrenalin frei[15]. Im Gegensatz zu Histamin bewirkt Serotonin keine Freisetzung von Nebennierenrindenhormonen beim Menschen[16]. In excessiven Dosen (20—120 mg/kg) führt Serotonin bei Ratten über eine Stresswirkung, d. h. wahrscheinlich infolge einer ACTH-Ausschüttung zur Eosinopenie[17]. Untersuchungen über die Spezifität von 5-HT-Receptoren an isolierten Milzstreifen der Katze haben gezeigt, daß Serotonin mit Adrenalin über gleiche Receptoren zur Wirkung gelangen können. Nach Innes (1962) besteht der Wirkungsmechanismus des 5-HT im wesentlichen in einer Freisetzung von gespeichertem Noradrenalin, zum geringeren Teil in einem direkten Effekt auf Adrenalinreceptoren.

In vitro soll Serotonin den Blutgerinnungsprozeß durch Beschleunigung der Retraktionszeit sowie der Fibrinbildung und durch Hemmung des Heparineffektes, d. h. durch Verkür-

---

[1] Erdös und Mitarbeiter 1957.   [2] Hertzler 1961.
[3] Rossignol und Boulu 1956.
[4] Freyburger und Mitarbeiter 1952, Gaddum und Mitarbeiter 1953, Bhattacharya 1955, Sinha und West 1953, Brocklehurst 1957.
[5] Comroe und Mitarbeiter 1953, Konzett 1956.
[6] Douglas und Toh 1952.
[7] Herxheimer 1953, Scheiffarth und Mitarbeiter 1959, 1960, Zicha und Mitarbeiter 1959, 1960.
[8] Michelson und Hollander 1956.
[9] Kähler und Heilmeyer 1961, Thorson 1958.
[10] Bülbring und Mitarbeiter 1957, 1959, Schmid und Kinzlmeier 1959.
[11] Schmid und Mitarbeiter 1960.
[12] Übersicht bei Erspamer 1961.   [13] Földes und Komlós 1959.
[14] Correll und Mitarbeiter 1952, Rapport und Virno 1952.
[15] Reid und Rand 1952.   [16] Schmid, Scheiffarth, Zicha und Siede 1960.
[17] Bertelli und Mitarbeiter 1954.

zung der Antithrombinzeit beeinflussen. Von anderen wird dieser Effekt auf die Hämostase allerdings bestritten[1]. In vivo konnten derartige Wirkungen jedenfalls nicht beobachtet werden[2].

Schließlich besitzt 5-HT nach REDDY, ADAMS und BAIRD (1963) teratogene Eigenschaften, wie tierexperimentelle Prüfungen an schwangeren Ratten gezeigt haben. Im gleichen Sinne sprechen Mißbildungen, oder schwere tödlich verlaufende respiratorische Insuffizienzen bei menschlichen Feten, deren Mütter an einem Karzinoid erkrankt waren.

Die Aktivität des Serotonins im lebenden Organismus hängt im übrigen vom Ionenmilieu ab. Im decalcifizierten Blutplasma wird Serotonin unwirksam. Der Zusatz von Calcium stellt die Serotoninwirkung wieder her[3]. Die Kontraktionseffekte an der glatten Muskulatur sind außer von Calcium auch vom Gehalt an Magnesium sowie von Kaliumionen abhängig[4]. Möglicherweise beruht die ionenbedingte Serotoninaktivierung auf einem gleichzeitigen Anstieg der PhosphorylaseAktivität mit einer raschen und spezifischen Zunahme der Bildung des Adenosin-3,5-Phosphat.

Im Verlauf anaphylaktischer Reaktionen besteht ferner eine interessante Beziehung zwischen den Serotonineffekten und dem Komplement. Serotoninfreisetzung und Komplementbindung gehen zeitlich parallel. Erhitzen von Plasma auf 56° C für 30 min bewirkt andererseits eine gleichzeitige Komplementaktivierung und einen Aktivitätsschwund von Serotonin[5]. Die zeitweilig vertretene Meinung, daß gewisse Schockreaktionen, die im Anschluß an eine Bluttransfusion beobachtet werden, auf der Freisetzung von Serotonin beruhen, ist inzwischen widerlegt.

Bekanntlich kommt es nach einer Transfusion von Frischblut zu einem massiven Thrombocytenzerfall. Die damit bisweilen einhergehenden Schocksymptome wurden ehedem auf die Wirkung der Freundschen Früh- und Spätgifte bezogen. Da später in anderem Zusammenhang gezeigt werden konnte, daß die sog. Früh- bzw. Spätgifte[6] mit dem aus Thrombocyten freigesetzten Serotonin identisch sind[7], wurde angenommen, daß die erwähnten posttransfusionellen Reaktionen als Serotonineffekt zu werten sind. Inzwischen konnte jedoch bewiesen werden, daß eine frische Blutkonserve mit etwa 500 cm³ Blut maximal 50γ Serotonin enthält, wobei diese Menge mit fortlaufendem Thrombocytenzerfall und mit Inaktivierung des dabei freigesetzten Serotonins sehr rasch abnimmt. Es darf somit als sicher angenommen werden, daß derartige Konzentrationen nicht ausreichen, um posttransfusionelle Schocksymptome ursächlich auf Serotonineffekte beziehen zu können.

4. Biologische Inaktivierung und Gegenregulation.

Der Abbau von Serotonin vollzieht sich in der Hauptsache über eine oxydative Desaminierung. Für Tryptamin konnte dieser Desaminierungsprozeß bereits wesentlich früher bewiesen werden[8]. Als Stoffwechselendprodukt des 5-HT nach oxydativer Desaminierung entsteht unter dem Einfluß einer Monoaminoxydase 5-Hydroxyindolessigsäure. Sie wird mit dem Harn ausgeschieden. Dieser Abbauweg (vgl. Abb. 2) konnte für den Menschen und für verschiedene Tierspecies (Hunde, Ratten, Igel, Ziegen und Lämmer) nachgewiesen werden[9].

Die Monoaminoxydase vermag ebenso eine Reihe von Indolalkylaminen, wie Tryptamin, N-methyl-Tryptamin, N-methyl-5-HT, Bufotenin und auch Tyramin und Katecholamine abzubauen[10]. Dieses Enzym kommt in Darm, Lunge, Leber und in den Nieren von Säugern

---

[1] FENICHEL und SEEGERS 1955, BALLERINI 1955, MILNE und COHN 1957, KELLER 1958, MAGALINI und STEFANINI 1956.
[2] SHORE und Mitarbeiter 1956.
[3] HUMPHREY und JAQUES 1953.
[4] WOOLLEY 1958.　　[5] ERSPAMER 1961.
[6] FREUND 1920.　　[7] RAPPORT 1949.
[8] EWINS und LAIDLAW 1913, GUGGENHEIM und LÖFFLER 1916.
[9] ERSPAMER 1954.
[10] BLASCHKO 1952, 1954, BLASCHKO und HELLMANN 1953, BLASCHKO und PHILPOT 1953, BRADLEY und Mitarbeiter 1950, ERSPAMER 1954, FREYBURGER und Mitarbeiter 1952, GOVIER, HOWES und GIBBONS 1953.

vor[1]. Die Aminoxydaseaktivität in vitro hängt vom Partialdruck des Sauerstoffs ab. Das pH-Optimum liegt, je nach Substrat, zwischen pH 6,2—10,0, für 5 HT als Substrat bei etwa 8,1. Insbesondere scheinen Sulfhydrylgruppen für die Wirksamkeit des Enzyms notwendig zu sein. Zweiwertige Metallionen wie Kupfer, Kadmium, Quecksilber und Eisen erhöhen in bestimmten Konzentrationen die Aktivität[2]. Die Monoaminoxydase kann durch eine Reihe chemischer Substanzen, z. B. durch INH-Derivate in vivo und in vitro gehemmt werden, wodurch es zu einem Serotoninrückstau, aber auch zum intracellulären Konzentrationsanstieg anderer Amine, wie Tryptamin und Noradrenalin kommt. Die pharmakologischen Effekte der Monoaminoxydaseinhibitoren dürften z. T. auf einem ähnlichen Wirkungsmechanismus beruhen[3].

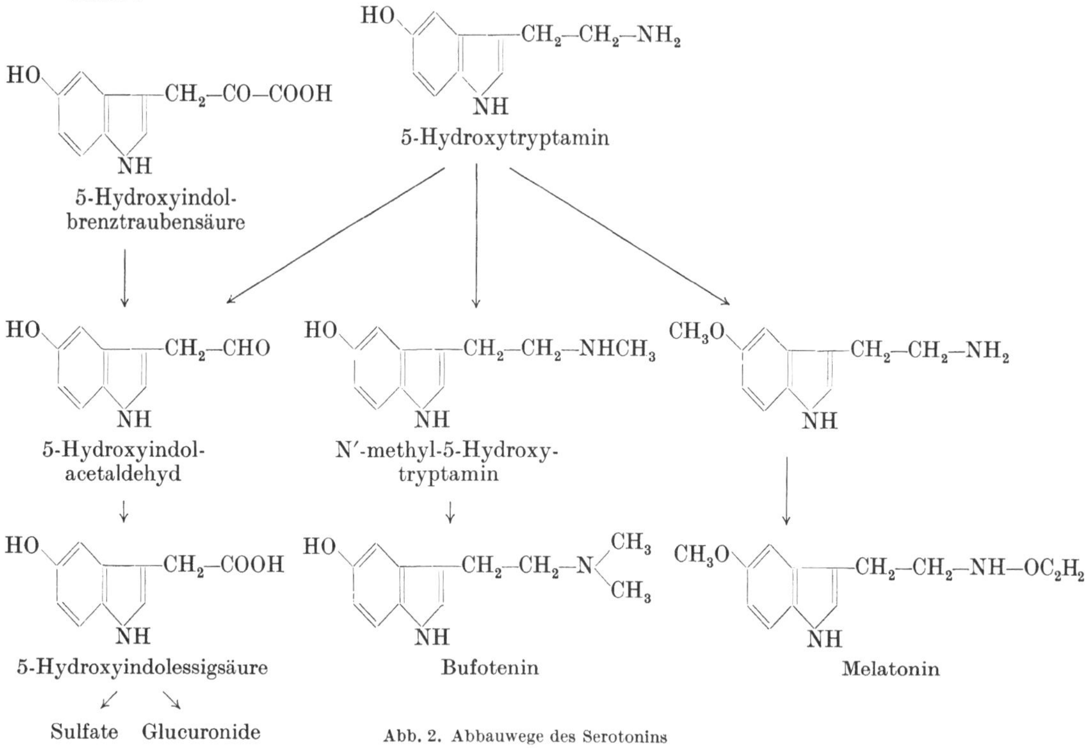

Abb. 2. Abbauwege des Serotonins

Ein weiterer Abbauweg des 5-HT führt über eine Methylierung durch Einwirkung einer N-methyl-Transferase zum N-methyl-5-HT. Dieses kann entweder zu Bufotenin oder zur N-methyl-Hydroxyindolessigsäure abgebaut werden[4]. Weitere Abbauwege des 5-HT verlaufen über eine N-Acetylierung, wobei 5-Metoxy-N-acetyl-tryptamin (= Melatonin) über N-acetyl-5-HT entsteht. Neben einer Dehydrogenierung besteht ferner die Möglichkeit der Veresterung mit Sulfat- und Glucuronsäureradikalen. Diese Prozesse vollziehen sich in Leber und Nieren sowie im Zentralnervensystem[5]. Für den Abbau der Indolalkylamine soll im übrigen die gleiche Diaminoxydase wirksam sein, die auch Histamin abbaut. Ihre spezifische Aktivität ist allerdings für Serotonin geringer als für Histamin.

Eine temporäre biologische Inaktivierung von 5-HT erfolgt ferner durch gewisse Bindungsformen in Blut und Gewebe, d. h. in Thrombocyten und Mastzellen. Insbesondere aber

---

[1] Erspamer 1954, Titus und Udenfriend 1954.
[2] Übersicht s. bei Pletscher, Gey und Zeller 1960.
[3] Brodie und Mitarbeiter 1956, Besendorf und Pletscher 1956, Sjoerdsma und Mitarbeiter 1955, Zeller und Mitarbeiter 1955, Schmid und Scheiffarth 1961.
[4] Bumpus und Page 1955.
[5] Wieland und Motzel 1953, Blaschko und Philpot 1953, Erspamer 1961.

besteht für 5-HT ebenso wie für Histamin die Möglichkeit einer Bindung an Serumfaktoren, wie γ-Globulin und Albumin[1]. Andererseits vermag das Coeruloplasmin Serotonin abzubauen, wobei bislang unbekannte Stoffwechselprodukte entstehen[2].

Die Rolle der Nebenniere im Serotoninstoffwechsel ist experimentell und auch klinisch erwiesen. Bei adrenalektomierten Ratten nimmt der Serotoningehalt der Gewebe auf das dreifache des Ausgangswertes zu[3]. Glucocorticoide bewirken eine Abnahme des 5-HT-Gehaltes im Gewebe auf normale Werte. Beim Menschen kommt es nach Anwendung dieser Steroide zu einem Anstieg des Serotoninblutspiegels, u. U. auf ein Mehrfaches des Ausgangswertes. Dieser Effekt beruht auf einer Zunahme der Bindung von Serotoninkreatininsulfat in den Thrombocyten[4]. Lokale Effekte des Serotonins an Mesenterialgefäßen von Meerschweinchen, Kaninchen und Ratten können durch Vorbehandlung mit Cortisonderivaten gehemmt werden[5]. Auch an der Bronchialschleimhaut werden Wirkungen des Serotonins, gemessen am Modell des Meerschweinchenasthmas, durch Glucocorticoide antagonistisch beeinflußt[6]. Die Ausscheidung des Metaboliten 5-Hydroxyindolessigsäure nimmt im Verlauf einer Glucocorticoidbehandlung zu[7]. Damit wird also der Stoffwechsel des Serotonins unter Glucocorticoidapplikation grundsätzlich in gleicher Weise beeinflußt wie dies auch für Histamin nachgewiesen werden konnte[8].

Pharmakologisch läßt sich 5-HT hauptsächlich durch Derivate der Mutterkornalkaloide, wie Lysergsäurediäthylamid (LSD 25), dessen bromiertes Derivat (Bol 148), sowie insbesondere durch Methylmethergin (UML 491, Deseril) hemmend beeinflussen. In vivo sind ferner Chlorpromazin sowie Cyproheptadine effektive Serotoninantagonisten, wogegen den Antihistaminen, den Sympathikomimetika und -lytica, den Ganglienblockern, Spasmolytica, Morphinderivaten und auch Antikoagulantien u. a. m. nur eine geringe Bedeutung am Ganztier zukommt[9]. Der antagonistische Effekt dieser verschiedenen pharmakologischen Substanzen ist dabei in den einzelnen Versuchsanordnungen von unterschiedlicher Intensität.

In sehr hohen Dosen vermag 5-HT auch durch seine Vorstufen eine Eigenhemmung zu bewirken. Schließlich konnten dem Serotonin strukturverwandte Antimetaboliten synthetisiert werden, die eine Serotoninhemmung über eine Beeinflussung des Serotoninstoffwechsels hervorrufen[10]. Die höchste Wirksamkeit unter diesen Substanzen besitzt das Melamin, ein 2-Methyl-3-äthyl, 5-Aminoindol[11].

5. Anaphylaxie und Serotonin.

Die Tatsache, daß einerseits gewisse Histaminliberatoren wie 48/80 neben Histamin bei einer Reihe von Tierspecies auch Serotonin aus Thrombocyten und Mastzellen freisetzen, und andererseits mit der Liberierung dieser biogenen Amine bei entsprechenden Species, hauptsächlich bei Ratten und Mäusen, Schocksymptome auftreten, hat maßgeblich dazu beigetragen, auch dem Serotonin bei anaphylaktischen Reaktionen eine entscheidende Rolle beizumessen. Diese Vorstellung fand eine weitere wesentliche Förderung durch die Befunde von HUMPHREY und JAQUES (1955), die zeigen konnten, daß bei einer Antigen-Antikörper-Reaktion aus den Thrombocyten von Kaninchen Serotonin, zusammen mit Histamin, freigesetzt wird. Dem entsprach umgekehrt auch die Tatsache, daß eine intravenöse Vorbehandlung mit LSD den Effekt einer Antigen-Antikörper-Reaktion bei Meerschweinchen signifikant abschwächt[12]. Da auch an

---

[1] PARROT und LABORDE 1956, KERP und Mitarbeiter 1961, 1962.
[2] MARTIN und Mitarbeiter 1958, ZARAFONETIS und KALOS 1960.
[3] HICKS und WEST 1958   [4] SCHMID und Mitarbeiter 1960.
[5] LECOMTE 1956, GEMÄHLICH und Mitarbeiter 1958.
[6] ZICHA und Mitarbeiter 1960—1962, SCHEIFFARTH und Mitarbeiter 1960.
[7] SCHMID und Mitarbeiter 1961.   [8] LATIF und SHIHY 1962.
[9] Übersicht s. bei ERSPAMER 1954, 1961, PATON 1958, PAGE 1958.
[10] SHAW und WOOLLEY 1953—1954.
[11] PAGE und McCUBBIN 1953, SPIES und STONE 1952.
[12] PALLOTTA und WARD 1957.

isolierten Organen, wie dem sensibilisierten Ratten- und Mäuseuterus, entsprechende Reaktionen nachweislich auf Serotonineffekte zurückgeführt werden konnten, schien zunächst die Beweiskette für die These einer Mitbeteiligung des Serotonins bei der Anaphylaxie geschlossen. Auch konnte bei Ratten gezeigt werden, daß eine Serotoninentspeicherung der Gewebe durch Reserpin die morphologisch faßbaren Rückwirkungen einer Antigenreinjektion auf Herz und Lungengefäße abschwächt.

Im Rahmen weiterer Untersuchungen über die Bedeutung des Serotonins für das Auftreten lokaler oder generalisierter Schockeffekte konnte jedoch gezeigt werden, daß insbesondere beim Menschen Serotonin, wenn überhaupt, nur eine untergeordnete Rolle bei Erkrankungen allergischer Genese hat. So fand sich vor allem der Serotoninspiegel im Blut von Allergikern gegenüber Gesunden nicht verändert[1]. Ferner gab auch die Tatsache zu denken, daß die beim Karzinoidsyndrom des Menschen auftretenden Symptome vom Karzinoid—„Asthma" abgesehen, mit dem Erscheinungsbild allergischer Reaktionen, keinerlei Wesensverwandtschaft zeigen. Außerdem konnten Riley und West (1956) an bioptischem Material nachweisen, daß bei der sog. Urticaria pigmentosa zwar der Histaminspiegel des Gewebes stark erhöht ist, Serotonin jedoch entweder gar nicht oder nur in geringen Mengen vorhanden war und auch die Ausscheidung von 5-Hydroxyindolessigsäure im Harn normal ist. Tierexperimentell ließ sich andererseits zeigen, daß der tödlich verlaufende Schock nach Applikation von 48/80 durch gleichzeitige Vorbehandlung mit Antihistaminen und Antiserotoninen auch in höchsten Dosen nicht verhindert werden konnte[2]. Lediglich lokale Effekte des 48/80 an den Mesenterialgefäßen von Meerschweinchen und Ratten wurden bei dieser Vorbehandlung gering gehemmt. Umgekehrt konnte nach Histamin- und Serotoninentspeicherung eines sensibilisierten Meerschweinchenorganismus durch 48/80 und auch durch Reserpin der tödliche anaphylaktische Schock nach Antigenreapplikation nicht verhindert werden. Selbst eine maximale Schockgiftentspeicherung, wie sie nach Polymyxin B eintritt, verhindert den anaphylaktischen Schock sensibilisierter Tiere nicht[3]. Im gleichen Sinne sprechen ferner auch Untersuchungsergebnisse, über die Brocklehurst, Humphrey und Perry (1960) berichtet haben. Diese Autoren konnten feststellen, daß trotz maximaler Histamin- und Serotoninentspeicherung bei sensibilisierten Ratten weder die nach Antigenreinjektion auftretende Ödemreaktion noch das Arthus-Phänomen verhindert werden. Schließlich fand Geratz (1965), daß Serotonin die autokatalytische Aktivierung von Trypsinogen und damit die Proteolyse erheblich antagonistisch beeinflußt.

Während Serotonin somit auf Grund zahlreicher klinisch-experimenteller Erfahrungen bei anaphylaktischen Reaktionen des Menschen allenfalls die Rolle eines unbedeutenden Teilfaktors spielen dürfte, wird diesem biogenen Amin bei protrahiert verlaufenden Prozessen vom Spättyp eine gewisse pathogenetische Bedeutung zugemessen. Inwieweit für eine allergisch bedingte Migräne dem Serotonin eine kausale Bedeutung zukommt, wie dies auf Grund einer erhöhten 5-Hydroxyindolessigsäureausscheidung im Anschluß an einen Migräneanfall angenommen wird[4], bedarf noch der Bestätigung. Immerhin könnten zugunsten dieser Vorstellung Therapieerfolge bei der Migräne mit Serotoninantagonisten vom Typ des Methylmethergins oder nach Serotoninentspeicherung mit 48/80 sprechen[5].

Für andere allergische, bzw. immunologische Prozesse, wie die Colitis ulcerosa, die primär chronische Polyarthritis und die Kollagenosen im engeren Sinne dürfte dem Serotonin

---

[1] Schmid, Scheiffarth und Zicha 1959.   [2] Scheiffarth und Mitarbeiter 1958.
[3] Sanyal und West 1959.   [4] Sicuteri und Mitarbeiter 1961.   [5] Heyck 1960.

allerdings keine pathogenetische Bedeutung zukommen. So war der Gehalt an 5-HT und an argentaffinen Zellen der Darmmucosa von Patienten mit einer Colitis ulcerosa erheblich vermindert. Bei Patienten mit primär chronischer Polyarthritis oder Kollagenosen liegt sogar eine tiefgreifende Störung im Tryptophanstoffwechsel vor. Nach SCHMID u. Mitarb. (1961) sind der Blutserotoninspiegel und die 5-Hydroxyindolessigsäureausscheidung im Harn dieser Patienten extrem vermindert. Diese Beobachtungstatsache beruht auf einer enzymatischen Störung, wobei statt Serotonin vorwiegend 3-Hydroxyanthranilsäure gebildet wird.

Ob und in welchem Ausmaß schließlich 5-HT für die Symptomatologie im Ablauf von Magen-Darmallergien verantwortlich gemacht werden kann, bleibt noch Gegenstand weiterer Forschung. Zweifelsohne würden die im Bereich der Darmschleimhaut gespeicherten Serotoninmengen ausreichen, um erhebliche Störungen u. a. der Motilität hervorzurufen.

III. Adenylsäurederivate.

Der Zustand einer Zelle ist eng mit dem Stoffwechsel der Nucleotide gekoppelt. Je gesünder und je biologisch aktiver eine Zelle ist, umso größer ist ihr Gehalt an Kernsubstanzen. Die Energie für die nötigen Stoffwechselfunktionen einer Zelle wird, je nach Milieubedingungen aus dem Dickens-Horrecker- oder dem Embden-Meyerhof-Cyclus bezogen. Ist ein Energieüberschuß vorhanden, etwa während einer Erholungsphase, so wird dieser über eine Synthese von energiereichen Phosphatverbindungen gespeichert.

Zusammen mit Histamin, Serotonin, Heparin oder anderen Schocksubstanzen werden im Rahmen einer Zellschädigung bzw. durch Änderung der Zellmembranpermeabilität auch hochaktive energiereiche Phosphatverbindungen liberiert. Zu einer Freisetzung derartiger Adenosin- oder Kreatinphosphate kann es somit einerseits im Gefolge einer Antigen-Antikörper-Reaktion, andererseits unter dem Einfluß von Trypsin, Schlangengiften oder Bakterientoxinen kommen[1]. Die Liberierung z. B. von Adenosinphosphorsäureverbindungen kann auch im Rahmen der Blutgerinnung aus Erythrocyten erfolgen. Die Rolle der Erythrocyten in diesem Zusammenhang wird offenkundig, wenn man bedenkt, daß rund 90% des im Blut enthaltenen ATP und ADP in den roten Blutkörperchen gespeichert ist. Immerhin beträgt die Konzentration dieser Adenylsäurederivate im Blut 52 mg-%. Die plötzliche Freisetzung größerer Mengen von Adenosinderivaten, wie Muskeladenylsäure, Guanylsäure, ATP, ADP, Adenosin oder von Purinen wie Guanin, Adenin, Inosin, Xanthin und Hypoxanthin führt dazu, daß generalisierte Schockerscheinungen mit Blutdruckabfall und Gefäßerweiterung im Bereiche des Großkreislaufs, und schließlich Darmlähmung eintreten[2]. Am Herzen kommt es bei lokaler Applikation zu einer Schädigung des Reizleitungs- und Reizbildungssystems mit a.-v.-Block bereits nach kleinsten Dosen, z. B. beim Meerschweinchen etwa nach 5 γ[3]. Dabei tritt zugleich durch Schädigung des Sinusknotens Bradykardie auf. Über eine Myokardschädigung kommt es außerdem zu einer Abnahme der Vorhofkontraktionen. Energiereiche Phosphorverbindungen verstärken ferner die Erregungsübertragung an Ganglien und bewirken in hoher Dosierung eine Apnoe.

Wie erwähnt stellen diese aktiven Phosphate die Energiereserve lebender Zellen dar. Ihr Gehalt geht der intracellulären Kaliumkonzentration parallel. Unter den Bedingungen einer Permeabilitätsstörung, d. h. eines Zellschadens, verläßt neben den Adenosinderivaten ATP zusammen mit Kalium die Zelle, wodurch Schockgiftwirkungen verstärkt werden.

---

[1] FELDBERG und KEOGH 1937, KELLAWAY, REID und TRETHEWIE 1941.
[2] ZIPF 1930—1932, GORDON 1961, GORDON und HESSE 1961.
[3] THER, MUSCHAWECK und HERGOTT 1957.

Die energiereichen Phosphatverbindungen werden normalerweise von Dephosphorylasen biologisch inaktiviert. Ist die Aktivität dieser Phosphat-abspaltenden Enzyme pathologisch erhöht, kommt es zu erheblichen Störungen im Muskelstoffwechsel, wie dies etwa bei der progressiven Muskeldystrophie der Fall ist[1]. Die potentiellen Dephosphorylasemengen dürften jedoch kaum ausreichen, um die erheblichen Mengen an Phosphatverbindungen zu entgiften, die in das Gewebe und Blut während einer massiven Permeabilitätsstörung liberiert werden können.

B. Biologisch aktive Eiweiß-Spaltprodukte.

Neben den im anaphylaktischen Schock oder im Rahmen einer hyperergischen Entzündung aus Zellen liberierten Substanzen wie Histamin, Serotonin, Heparin und energiereichen Phosphaten konnte für bestimmte Peptide eine Beeinflussung akuter und protrahiert verlaufender allergischer Prozesse unter Beweis gestellt werden. Derartige im wesentlichen enzymatisch entstandenen Eiweißspaltprodukte, wie etwa die *slow reacting substances*, können aus Gewebszellen freigesetzt werden. Andere werden aus Bluteiweißkörpern liberiert, wie z. B. Anaphylatoxin, die aktiven Peptide von MILES oder die Kinine. Diese während der Proteolyse entstandenen Substanzen wirken z. T. über eine Freisetzung von bekannten Schockgiften, oder sie besitzen direkte Effekte auf Organe mit glatter Muskulatur und auf die Zell- bzw. Gefäßpermeabilität. Die Proteolysetheorie von UNGAR (1949—1955) hat durch neuere Erkenntnisse über die Entstehung derartiger hochaktiver Peptide erneut an Bedeutung gewonnen.

Interessant sind in diesem Zusammenhang neuere Untersuchungsergebnisse von MURAOKA u. Mitarb. (1961, 1962) sowie von SCHAUER und EDER (1961), wonach im Rahmen einer enzymatischen proteolytischen Aktivierung Histamin nach folgendem Schema aus einer Dinucleotidbindung liberiert werden kann:

$$\text{DPN} + \text{Histamin} \xrightarrow{\text{DPNase}} \text{Histamin-dinucleotid} + \text{Nicotinamid} + \text{H}^+,$$

$$\text{Histamin-dinucleotid} \xrightarrow{\text{Phosphodiesterase}} \text{Histamin-ribotid} + \text{AMP}.$$

Das entstandene Histaminribotid besitzt nun im Gegensatz zum freien Histamin einen etwas verzögerten Wirkungseintritt und einen protrahierten Effekt. Damit zeigt der Histaminribotidkomplex eine nahe Verwandtschaft zu den biologisch aktiven Eiweißspaltprodukten vom Typ der Kinine.

I. Anaphylatoxin.

1. Geschichte.

Als erster hat FRIEDBERGER (1909) Anaphylaxiephänomene auf die Bildung eines bestimmten Serumfaktors bei der Antigen-Antikörper-Reaktion (AAR) zurückgeführt. Es gelang ihm der Nachweis, daß diese Anaphylatoxin genannte Substanz nach Zusatz von Antigen zum Serum sensibilisierter Tiere, aber auch nach Zugabe von Serumpräzipitaten zu einem Normalserum *in vitro* freigesetzt wird, und bei Übertragung auf normale unvorbehandelte Meerschweinchen tödliche Schockreaktionen hervorruft. FRIEDBERGER verlegte also die Schockgiftentstehung bei der Anaphylaxie in das Blut und begründete damit die „humorale Theorie" der AAR.

Zunächst dominierte die Vorstellung, daß es sich bei der AAR um einen Vorgang handele, der mit der Proteolyse von Antigeneiweiß unter dem enzymatischen Effekt des Antikörpers

---

[1] Übersicht: BRAUNHOFER, ZICHA und WINTER 1961, ZICHA, SCHEURER und BRAUNHOFER 1964.

einhergehe, wobei Anaphylatoxin über eine Antitrypsinhemmung aktiviert wird. Gleichzeitig sollten normalerweise im Plasma vorkommende aktivierte Proteasen die Entstehung peptonartiger toxischer Substanzen hervorrufen[1]. Es konnte allerdings bereits zum damaligen Zeitpunkt gezeigt werden, daß Anaphylatoxin, nicht nur spezifisch entsteht, sondern auch im Serum nicht sensibilisierter Tiere d. h. also unspezifisch gebildet werden kann, wenn man solchen Seren in vitro Polysaccharide wie Inulin oder Agar-Agar zusetzt[2]. Kaolin, Bariumsulfat oder lediglich der Zusatz von Aqua dest. führen gleichfalls zu einer Anaphylatoxinaktivierung[3]. Es zeigte sich somit, daß die proteolytische Anaphylatoxinaktivierung nur eine der Bildungsmöglichkeiten darstellt.

Als in den folgenden Jahren durch die Untersuchungsergebnisse von DALE und KELLAWAY (1922) die Rolle des Histamins als Schockgift in den Vordergrund trat, geriet die Anaphylatoxintheorie weitgehend in Vergessenheit. Erst im letzten Jahrzehnt wurde die Anaphylatoxinforschung durch HAHN sowie ROCHA E SILVA wieder aufgegriffen.

2. Bildung und Aktivierung.

Hochmolekulare Substanzen wie Dextran und Kollidon setzen ebenso wie Inulin oder Agar-Agar nach Zusatz zu einem Meerschweinchen- oder Rattenserum in vitro Anaphylatoxin frei[4]. Die Wirksamkeit der Polysaccharide wird hierbei durch Sulfatgruppen gehemmt. So verlieren Inulin oder Agar-Agar ihren Anaphylatoxin aktivierenden Effekt, wenn sie mit Sulfatgruppen gekoppelt werden[5]. Enzymatisch kann Anaphylatoxin durch Trypsin und Papain aktiviert werden. Im übrigen ist die Anaphylatoxinaktivierung temperaturabhängig; wird die Reaktionstemperatur in vitro um 10^0 C vermindert, so nimmt die Aktivierungszeit um das Doppelte zu. Auch Zugabe von NaCl und eine dadurch bedingte Erhöhung der Ionenstärke führt zur Anaphylatoxinaktivierung.

Gehemmt wird dieser Prozeß durch Serumdialyse gegen Salzlösungen, Citrat- oder Oxalatzusatz, durch Ca^{++}-Entzug, Erhitzen des Serums auf 56^0 C sowie durch Abkühlung auf 2^0 C. Auch eine intravenöse Vorbehandlung mit Proteuspolysacchariden führt bei Ratten zu einer Hemmung der Anaphylatoxinbildungsfähigkeit: Seren so vorbehandelter Tiere lassen bei Untersuchungen am isolierten Meerschweinchenileum und bei Capillarpermeabilitätstesten an der Meerschweinchenhaut eine Abschwächung der Anaphylatoxinwirkung erkennen, die abhängig ist von der Dosis des Polysaccharids und der Zeit nach seiner i.v. Applikation[6]. Vorbehandlung von Versuchstieren mit Glucocorticoiden hat keinen Einfluß auf die Anaphylatoxinentstehung.

Die Anaphylatoxinbildung steht somit unter dem Einfluß physikalischer und chemischer Faktoren, wobei in beiden Fällen dem Ionenmilieu entscheidende Bedeutung zukommt. Der Einfluß von Ca, Mg und K-Ionen wird allerdings nach GIERTZ und HAHN (1958) bezweifelt. Wegen der Wirkungsabhängigkeit des Anaphylatoxins von der Temperatur vermutete bereits FRIEDBERGER (1909) einen Zusammenhang zwischen Anaphylatoxin und Komplement. Aus dem gleichen Grunde wurde von ROCHA E SILVA (1955) die Reaktion erneut auf enzymatische Serumfaktoren bezogen. Eine inaktive Vorstufe des Anaphylatoxins — der sog. Precursor — sollte nach diesen Vorstellungen durch Änderung der Ionenstärke in das aktive Anaphylatoxin umgewandelt werden, wobei die Aktivierung des Serumfaktors durch die bereits erwähnten Substanzen bzw. Milieubedingungen erfolge. Von GIERTZ und HAHN wurde ebenfalls 1958 wegen des Vorhandenseins von Komplementkomponenten in Anaphylatoxinfraktionen ein Zusammenhang zwischen Anaphylatoxinaktivierung und Komplement angenommen. Am Anaphylatoxinbildungsvorgang ist nach diesen Autoren jedoch nicht das gesamte Komplement beteiligt, da auch ammoniak- oder kongorotinaktivierte — und somit komplementfreie Seren — Anaphylatoxin liberieren können. Während

---

[1] JOBLING und PETERSEN 1914, BRONFENBRENNER 1915.
[2] BORDET 1913, KEYSSER und WASSERMANN 1911, NATHAN 1913—1915, NOVY und DE KRUIF 1917.
[3] KEYSSER und WASSERMANN 1911.   [4] HAHN und OBERDORF 1950, ROCHA E SILVA 1951.
[5] PATON 1958.   [6] JAQUES 1961.

Osler (1959) eine Abhängigkeit der Anaphylatoxinbildung von der Komplementkomponente C_3' nachgewiesen zu haben glaubt, ist Becker (1958) der Ansicht, daß an diesem Aktivierungsprozeß z. T. die C_1'-Komponente beteiligt sei.

Ein Zusammenhang mit dem Properdinsystem wurde zunächst abgelehnt, wenngleich Properdin sowohl den thermolabilen Eiweißkörper als auch die Affinität zu Polysacchariden mit Anaphylatoxin gemeinsam hat. Diese Komplexbindung mit Polysacchariden und mit der Komplementkomponente C_3 findet jedoch beim Komplement im Gegensatz zum Anaphylatoxin nur bei Temperaturen über 20^0 C und in Anwesenheit sämtlicher Komplementkomponenten wie auch der Magnesiumionen statt[1]. Außerdem enthält Rattenserum 25mal mehr Properdin, hat aber nur ein viermal stärker wirksames Anaphylatoxin als Meerschweinchenserum. Heparin hemmt neben einer Reihe von Enzymen die Wirkungen des Komplements und des Properdins und damit auch die Bildung des Anaphylatoxins. Die inhibitorischen Effekte des Heparins sind nach Giertz und Hahn (1958) unspezifisch. Wie bereits in anderem Zusammenhang dargelegt, hemmt Heparin Histamineffekte. Es könnte also die anaphylatoxininhibitorische Wirkung des Heparins außerdem auf einer Bindung des liberierten Histamins beruhen (s. S. 321). Auch Jones (1960) hält einen komplementabhängigen Aktivierungsprozeß für erwiesen. Nach seiner Untersuchung ist das Aktivierungsprinzip in der Euglobulinfraktion enthalten. Es wird jedoch bei der Euglobulinpräzipitation nicht ausgefällt. Während die Inaktivierung von Anaphylatoxin im neutralen Bereich ihr Optimum hat, wobei sie bei einem pH von 6 stark gehemmt, bei pH 9 völlig aufgehoben ist, bleibt das aktivierte Anaphylatoxin gegen diese Änderungen des pH-Bereiches annähernd unempfindlich.

3. Physikalische und chemische Eigenschaften.

Die Erhitzung von Serum auf 60^0 C für die Dauer von 1 Std vor Agarzusatz zerstört die Anaphylatoxinaktivität völlig. Dagegen ist das fertige Anaphylatoxin relativ temperaturbeständig. Zweistündiges Erhitzen auf 60^0 C oder einstündiges Erhitzen auf $65—70^0$ C vermindert seine Aktivität nur etwa um die Hälfte, gewertet an der freigesetzten Histaminmenge (s. S. 324.) Erst die Präzipitation der Proteine durch 70%igen Alkohol bei 65^0 C oder Kochprozesse können die Anaphylatoxinaktivität zum Verschwinden bringen[2]. Durch Cellophanmembranen ist es nicht dialysabel. Es läßt sich mit Ammoniumsulfat und Alkohol ausfällen[3]. Elektrophoretisch handelt es sich bei Anaphylatoxin um ein langsam wanderndes Protein. Nach neueren Untersuchungen von Hahn und Giertz (1950—1962) liegt jedoch Anaphylatoxin nicht als ein einzelnes Protein vor. Unter Verwendung des Cohnschen Fällungsverfahrens kann gezeigt werden, daß Anaphylatoxin in den Globulinfraktionen I—II—III und I—III enthalten ist. Die wesentliche Aktivität wurde in den Unterfraktionen III—0 und I—III, 1, 2, 3, gefunden.

Die Fraktion III—0 erwies sich als thermolabil. Sie kann bei Erhitzen auf 56^0 C inaktiviert werden. Da erst die Vereinigung der Fraktionen III—0 und I—III, 1, 2, 3 spezifische Anaphylatoxinwirkungen zeigt, wird der thermolabilen Fraktion III, 0 die Rolle einer enzymatischen Komponente zugeschrieben. I—III, 1, 2, 3, — nach Hahn die Matrix genannt — scheint also mit dem Precursor von Rocha e Silva identisch zu sein. Während der Entstehung des aktiven Anaphylatoxins kommt es im übrigen zu einer Eiweißverschiebung. Der Eiweißgehalt der Fraktion III—0 ist in anaphylatoxinhaltigem Rattenserum höher als in einem normalen Vergleichsserum. In der Fraktion I—III, 1, 2, 3 ist es umgekehrt. Es konnte gezeigt werden, daß das Ausmaß der Verschiebung von der Fraktion I—III, 1, 2, 3, zur Fraktion III—0 während der Anaphylatoxinbildung 1,5% des gesamten Serumeiweißes

[1] Pillemer und Mitarbeiter 1954.
[2] Hahn und Mitarbeiter 1950—1956, Giertz und Mitarbeiter 1950—1964.
[3] Rocha e Silva und Aronson 1952.

beträgt. Bereits die Inkubierung der Fraktion I—III, welche beide wirksamen Prinzipien enthält, mit Dextran, führt zur Bildung eines anaphylatoxinwirksamen Eiweißkomplexes. Auch die gemeinsame Applikation von Fraktion I—III, 1, 2, 3 und III—0 führt zur Anaphylatoxininwirkung, sofern sie aus entsprechend vorbehandelten Seren gewonnen wurden. Damit ist bewiesen, daß bei der Anaphylatoxinentstehung lediglich die genannten zwei Serumkomponenten beteiligt sind. Es müssen außerdem beide Teile des Anaphylatoxins aus einem Serum stammen, das durch Dextran oder ähnliche Verbindungen vorbehandelt wurde. Nimmt man eine der beiden Fraktionen von einem unvorbehandelten Serum, die andere von einem dextranbehandelten Serum, so entsteht kein wirksames Anaphylatoxin.

Verdünnung des Serums mit Thyrodelösung um das Vierfache beeinflußt die Aktivität des gebildeten Anaphylatoxins nicht wesentlich. Werden von den Fraktionen III—0 und I—III, 1, 2, 3, jeweils verschiedene Mengen verwendet, so sinkt die Anaphylatoxinaktivität ab, jedoch nicht so stark, wie es dem Verdünnungsgrad des einen Anteils entsprechen würde. Der in der Fraktion III—O enthaltene enzymatische Faktor ist zinkempfindlich, während der in Fraktion I—III, 1, 2, 3, zinkunempfindlich ist. Dies könnte auf eine Wirksamkeit von SH-Gruppen in der Fraktion III—0 schließen lassen. Allerdings weist Zink auch eine gewisse Affinität zu Imidazolverbindungen auf. Monojodacetat, ein weiteres SH-Gruppengift, kann u. a. auch die Histaminliberierung bei der AAR hemmen. SCHILD (1936), konnten außerdem feststellen, daß typische SH-Gruppengifte sowohl Anaphylatoxineffekte als auch die Rückwirkungen einer AAR verhindern. Schließlich gelang STEGEMANN u. Mitarb. (1964, 1965) die Analyse der Aminosäurezusammensetzung des Anaphylatoxins der Ratte und des Schweins. Die Ergebnisse dieser Versuche sind in Tabelle 5 zusammengefaßt.

Tabelle 5. *Verhältniszahlen der analytisch ermittelten Aminosäuren in Ratten- bzw. Schweineplasma. Einfachanalyse bei Ratte, Doppelbestimmung bei Schwein*

	Mol-Verhältnisse der Aminosäuren in %	
	Ratte	Schwein
Cysteinsäure (Artefakt ?) .	1,7	3,4
?	?	1,8
Asparaginsäure.	11,2	12,0
Threonin	$7,2_6$	4,0
Serin	$8,5_9$	6,8
Glutaminsäure	$12,5_5$	14,0
Prolin.	$5,3_3$	5,2
Glycin	8,0	9,4
Alanin	8,0	8,2
Valin	$6,2_1$	5,0
Isoleucin	3,1	3,2
Leucin	$9,4_4$	6,0
Tyrosin	2,1	1,8
Phenylalanin	$3,2_6$	2,6
Lysin	$4,1_4$	8,2
Histidin.	$3,8_5$	3,4
Arginin	$5,6_2$	5,0
Tryptophan	nicht bestimmt	
Hydroxyprolin	< 0,01	< 0,01
Cystein	< 0,1 > 0,01	< 0,1 > 0,01
Amid-N	20	20
NH_4 nach saurer Hydrolyse	28	26

4. Effekte und Wirkungsmechanismus.

Wie HAHN und OBERDORF bereits 1950 zeigen konnten, beruht die Anaphylatoxin-Wirkung in einer Histaminliberierung. Das Ausmaß des Schocks geht hierbei der Menge des liberierten Histamins parallel.

Bei Durchströmungsversuchen an Lungen wurde Tyrodelösung und schließlich anaphylatoxinreiches Serum verwendet. Innerhalb der ersten 2 min wurden 47 γ, innerhalb der folgenden 10 min 103 γ liberiertes Histamin nachgewiesen[1]. Nachdem bei der ersten Durchströmungsreihe durchschnittlich innerhalb der ersten 6 min 23,5 γ freigesetzt wurden, ging die Menge des liberierten Histamins bei einer Wiederholung in einer zweiten Serie auf durchschnittlich 10,4 γ zurück. Dies spricht dafür, daß die Histaminspeicher durch mehrmalige Anaphylatoxingaben weitgehend entleert werden.

Entgegen der früheren Ansicht von Dale und Kellaway (1922) ist es unwahrscheinlich, daß das Plasmahistamin im wesentlichen aus zerfallenen Leuko- und Thrombocyten stammt, da keinerlei Proportionalität zwischen Blutzellzerfall und Histaminliberierung festgestellt werden konnte. Für eine Wirkung des Anaphylatoxins auf Gewebszellen spricht dagegen die Tatsache, daß es, ähnlich wie eine AAR, noch in blutfrei durchströmten Geweben entsprechende Reaktionen auslöst. Außerdem konnten Hahn und Oberdorf (1950) in ihren Versuchen die Anaphylatoxinwirkungen durch Antihistamine verhindern. Damit sind sämtliche, in älteren Arbeiten erörterten Streitfragen über den Wirkungsmechanismus des Anaphylatoxins gegenstandslos geworden. Schließlich haben Riley und West (1952, 1953) festgestellt, daß die Gewebsmastzellen durch Anaphylatoxin zerstört werden, was später auch von anderen Autoren bestätigt werden konnte[2]. Diese Mastzellenzerstörung läßt sich ebenfalls durch Antihistamine verhindern oder durch Glucocorticoidderivate weitgehend hemmen[3].

Auch vitalmikroskopische Untersuchungen an den Mesenterialgefäßen von Meerschweinchen weisen darauf hin, daß Anaphylatoxin Histaminwirkungen entfaltet. Bei Ratten, die relativ histamin-unempfindlich sind, ist dieser Effekt nicht zu beobachten[4]. Sowohl die nach lokaler als auch die nach intrakardialer Applikation von Anaphylatoxin bei Meerschweinchen auftretenden Schockreaktionen lassen sich durch Antihistamine und durch Prednisonvorbehandlung verhindern bzw. stark hemmen. Es gelang ferner, Kontraktionswirkungen durch Anaphylatoxin am Darm, am Diaphragma, an den Samenblasen und der Aorta von Meerschweinchen hervorzurufen, die auf einer Histaminliberierung beruhen, und die auch durch Antihistamine verhindert werden können. Die hierzu verwendeten Dosen betragen 0,1 bis 0,2 cm^3 einer $^1/_3$ Verdünnung der Inkubationslösung.

5. Die Rolle des Anaphylatoxins bei anaphylaktischen Reaktionen.

Das Anaphylatoxin entfaltet am Respirationstrakt von Meerschweinchen Wirkungen im Sinne eines Asthmas, die durch Antihistamine antagonistisch beeinflußt werden[5]. Schild (1939) gelang sogar der Nachweis, daß die Schocksymptome nach Antigenreapplikation durch gleichzeitige Anaphylatoxininjektion beim sensibilisierten Meerschweinchen verdoppelt werden können.

Auffallend sind ferner gewisse Parallelen zwischen dem Anaphylatoxinschock und anaphylaktischen Schockreaktionen an der Lunge: starke Anaphylatoxine bewirken, ähnlich wie der schwere anaphylaktische Schock, eine Lungenblähung. Bei schwächer wirksamen Anaphylatoxinpräparaten, wie auch bei nicht letalem anaphylaktischen Schock, werden dagegen nur Ödeme und hämorrhagische Reaktionen ohne Lungenblähung beobachtet. Die Frage, ob und in welchem Ausmaß das Anaphylatoxin bei der AAR beteiligt ist, muß allerdings offen bleiben. Als Argument gegen seine alleinige Bedeutung für den anaphylaktischen Schock wurde von den Gegnern der Friedbergerschen Theorie ehedem die Tatsache angeführt, daß aus isoliert durchströmten Organen sensibilisierter Tiere Histamin freigesetzt werden kann, wenn das entsprechende Antigen der *blutfreien* Durchströmungsflüssigkeit zugegeben wird[6]. Im Gegensatz dazu konnte später

<hr>

[1] Rocha e Silva, Bier und Aronson 1951.
[2] Keller 1957, Mota 1959, Archer 1959—1960.
[3] Gemählich, Frenger und Scheiffarth 1958.
[4] Scheiffarth und Mitarbeiter 1958, Gemählich und Mitarbeiter 1958.   [5] West 1961.
[6] Bartosch, Feldberg und Nagel 1932, Schild 1939, Emmelin und Mitarbeiter 1941.

jedoch nachgewiesen werden, daß für die Auslösung von Schockäquivalenten an blutfreien, isolierten Organen des Hundes Serumfaktoren unbedingt nötig sind[1]. Ähnlich dürften auch die Untersuchungsergebnisse von UNGAR u. Mitarb. (1953) zu deuten sein, der fand, daß die Histaminfreisetzung nach Antigenreapplikation bei durchströmten Lungen durch Serumzusatz gesteigert wird. Die dazu erforderlichen Antihistamindosen entsprechen in ihrer Größenordnung den gleichen Dosen, die zur Hemmung von Histamineffekten erforderlich sind[2].

Gegen eine alleinige Bedeutung des Anaphylatoxins im Rahmen anaphylaktischer Prozesse sprechen andererseits eine Reihe von Untersuchungsergebnissen: So wirkt Anaphylatoxin am Meerschweinchenuterus viel schwächer als die Antigenreapplikation. An der Lunge ist es umgekehrt, gemessen an der Menge der Histaminfreisetzung. Im anaphylaktischen Schock soll ferner der Histaminspiegel höher sein als im Anaphylatoxinschock. Nach GIERTZ und HAHN (1955, 1958) gelang es nicht, eine Abhängigkeit zwischen den im inversen anaphylaktischen Schock auftretenden Phänomenen (Leukocyten- und Plättchenschwund, Gerinnungsverzögerung und Hämolyse) und der Abnahme des Anaphylatoxinbildungsvermögens zu finden.

HALPERN u. Mitarb. gelang ferner der Nachweis, daß Dextran auch über eine unmittelbare Wirkung auf Gewebszellen eine Histaminliberierung bedingt. ROCHA E SILVA und ROTSCHILD (1955) berichteten schließlich, daß Dextran und Ovomucoid bei anaphylatoxinvorbehandelten Ratten zu 48% noch Hautreaktionen auslösen, wogegen dies bei den gleichen Species nach Antigenreapplikation nicht mehr möglich ist.

Auf Grund derartiger Ergebnisse der neueren Anaphylatoxinforschung läßt sich somit zusammenfassend feststellen, daß es sich bei diesem Serumfaktor um ein histaminliberierendes Prinzip handelt, dessen Aktivierung sowohl unspezifisch, d. h. durch eine Reihe physikalischer und chemischer Einflüsse, als auch spezifisch, d. h. im Ablauf der AAR erfolgen kann. Während mehrere Tierspecies über sehr aktive Anaphylatoxine verfügen, hat dieses Peptidspaltprodukt jedoch beim Menschen nur geringe biologische Aktivität.

II. Kinine.

1. Geschichte.

ROCHA E SILVA u. Mitarb. beschrieben bereits 1949 einen biologisch aktiven Serumfaktor, der unter Einwirkung von Trypsin oder von Schlangengiften entsteht, und dessen Wirkung in einer langsamen Kontraktion glattmuskeliger Organe zum Ausdruck kommt. Dieser Serumfaktor wurde *Bradykinin* genannt[3]. Er findet sich in einer als *Bradykininogen* bezeichneten inaktiven Vorstufe in den Serumglobulinen, und zwar in einer der Cohn-Fraktion IV angehörigen Komponente[4], bzw. in den α-Globulinen[5]. Mittels enzymatischer Abspaltung und verschiedener physikalisch-chemischer Trennverfahren ist es einer Reihe von Forschern gelungen, Bradykinin aus Tier- und Menschenserum zu isolieren[6]. Seine Strukturaufklärung gelang ELLIOT (1960) sowie BOISSONNAS, GUTTMANN, JAQUENOUD, KONZETT und STÜRMER (1960). Die gleichen Autoren konnten schließlich ein synthetisches Bradykinin gewinnen, das mit dem natürlichen Produkt biologisch und chemisch völlige Übereinstimmung zeigt[7]. Es handelt sich bei Bradykinin um ein niedermolekulares Peptid, das auf Grund seiner 9 Aminosäuren als Kinin 9[8] bzw. als Nonapeptid oder auch als Kallidin 9 bezeichnet wurde[9] (chemische Formel s. Abb. 5).

Neben Bradykinin kann aus der gleichen Vorstufe eine weitere biologisch aktive Substanz proteolytisch aktiviert werden. Es handelt sich hierbei um den 1948 von WERLE als *Kallidin* bezeichneten Serumfaktor.

---

[1] ROCHA E SILVA 1955. [2] GIERTZ und Mitarbeiter 1961. [3] ROCHA E SILVA 1955.
[4] C. G. VAN ARMAN 1952. [5] HABERMANN, 1963
[6] ELLIOT 1960, HAMBERG 1962, HABERMANN 1961.
[7] BOISSONNAS, GUTTMANN, JAQUENOUD und PLESS 1963,
[8] HABERMANN 1963. [9] WEBSTER und PIERCE 1962.

Bereits 1937 konnten Werle u. Mitarb. feststellen, daß das wesentlich früher in Pankreas und Speicheldrüsen, sowie im Harn von Tieren und Menschen nachgewiesene *Kallikrein*[1] durch Serumzusatz in seiner Wirkung vielfach verstärkt wird. Später konnte gezeigt werden, daß dieser Effekt auf der proteolytischen Aktivierung eines Serumfaktors beruht, der zunächst als Substanz DK, später als Kallidin, als Kallidin II und auch als Kallidin 10 bezeichnet wurde. Inzwischen gelang auch seine Isolierung und Strukturaufklärung. Es handelt sich um ein Dekapeptid, das sich vom Bradykinin durch eine zusätzlich Aminosäure unterscheidet (s. Abb. 5). Auf Grund der Sandrin und Boissonnas (1962) gelungenen Synthese von Kallidin gelang der Nachweis, daß dieses mit dem natürlicherweise im Organismus vorkommenden Produkt identisch ist. Seither ist eine Reihe weiterer chemisch nahe verwandter Kinine synthetisiert worden, deren Wirkungsweise prinzipiell gleichartig, deren Wirkungsintensität meist jedoch nur gering ist.

Da Bradykinin einerseits im Ablauf allergischer Allgemeinreaktionen im Serum gefunden wird[2], andererseits gewisse Parallelen zwischen den Effekten des Bradykinins und anderer Schockgifte an glattmuskeligen Organen und an Zellmembranen bestehen, scheint es gerechtfertigt, die Plasmakinine in die Diskussion der am anaphylaktischen Schock sowie insbesondere der bei der Spätphase der Permeabilitätsstörung beteiligten Faktoren einzubeziehen.

2. Vorkommen und Aktivierung.

Bradykinin und Kallidin werden aus den α_2-Globulinen freigesetzt[3]. Ihre Vorstufen Bradykininogen bzw. Kallidinogen sind vermutlich identisch. Die Aktivierung dieser Precursoren zu den wirksamen Kininen kann durch zahlreiche Stoffe erfolgen (s. Abb. 4) und zwar im wesentlichen enzymatisch durch Trypsin, Schlangengifte und Bakterien, aber auch durch Kallikrein.

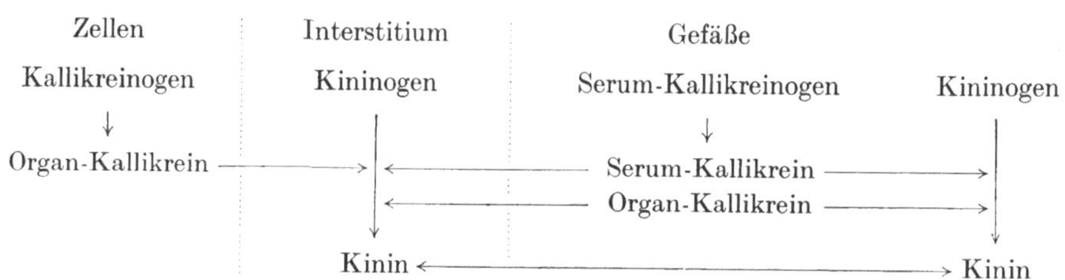

Abb. 3. Kininaktivierung in Zellen, Interstitium und Gefäßen.

Kallikreine sind niedermolekulare Proteine mit enzymatischer Aktivität, die nach intravenöser Injektion beim Versuchstier zu einer Blutdrucksenkung, gemessen am Carotisdruck des Hundes, führen[4]. Sie kommen in drüsigen Organen (Pankreas, Parotis) und in verschiedenen Körperflüssigkeiten (Harn, Blut) und Sekreten, z. B. Speichel vor[5]. Im Blut sind Kallikreine in einer inaktiven Vorstufe vorhanden, die als Kallikreinogen bezeichnet wird. Die Umwandlung von Kallikreinogen zum Kallikrein wird im übrigen als I. Phase des Kininsystems bezeichnet (s. Abb. 4). Am Aktivierungsprozeß des Kallikreinogens können verschiedene chemische und physikalische Faktoren beteiligt, sein. So bewirken einerseits proteolytische Enzyme wie Trypsin, Globuline mit permeabilitätssteigernder Wirkung und der sog. Hageman-Faktor eine Freisetzung. Andererseits kann Kallikreinogen pharmakologisch durch Papain und durch organische Lösungsmittel wie Aceton aktiviert werden. Schließlich wird der Freisetzungvorgang durch physikalische Faktoren, z. B. durch Adsorption an Casein, Oberflächenkontakt mit Glas und Celite oder Serumverdünnung entscheidend beeinflußt.

Das entstandene Kallikrein scheint bezüglich seiner chemischen Struktur nicht einheitlich zu sein. Einzelne Kallikreine lassen sich auf Grund ihrer unterschiedlichen Molekular-

[1] Frey, Kraut und Werle 1950.   [2] Beraldo 1950.   [3] Holtz 1960.
[4] Elliot und Nuzum 1934.
[5] Bhoola, Morley und Schachter 1961, Werle und Trautschold 1960.

gewichte (zwischen 24000—33000), ihrer verschiedenen Wanderungsgeschwindigkeiten im elektrischen Feld, ihrer immunologischen Eigenschaften sowie auf Grund ihres unterschiedlichen Verhaltens gegenüber Inhibitoren charakterisieren. Im Gegensatz zu Histamin und Serotonin liegt ihr isoelektrischer Punkt im Bereich des Sauren.

Die Kallikreine vermögen, ebenso wie Trypsin und Schlangengifte, N-substituierte Aminosäurenreste zu spalten. Das aktive Zentrum dieser esterolytischen

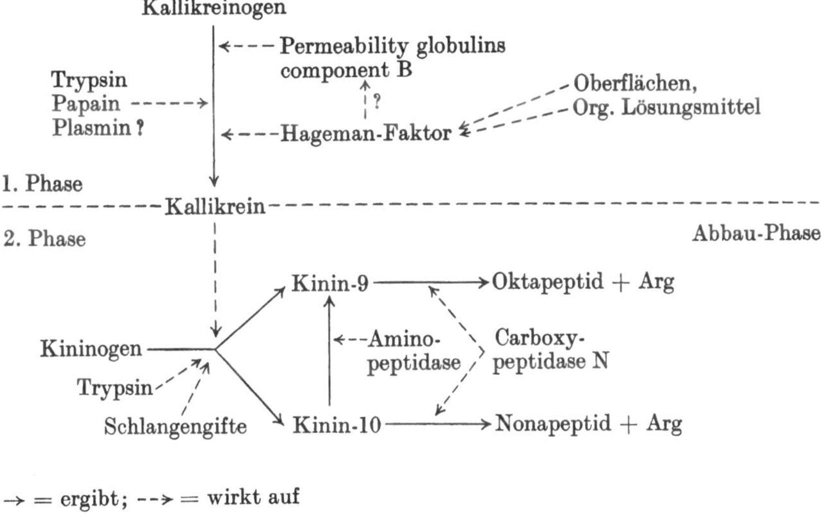

Abb. 4. Bildung der Kinine.

Faktoren ist noch nicht aufgeklärt. Die esterolytische Spezifität ist unterschiedlich. Sie ist am höchsten bei den Kallikreinen, die bereits in geringen Konzentrationen zu einer Kininogenaktivierung führen, wogegen zum gleichen Effekt eine vielfach höhere Konzentration von Trypsin erforderlich ist. Dieses

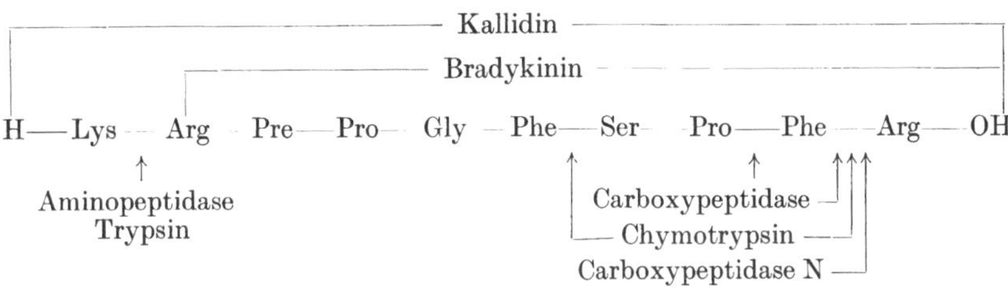

Abb. 5. Aminosäuresequenz und enzymatischer Abbau von Kallidin und Bradykinin.

kann auf Grund seiner geringen Spezifität an verschiedenen Stellen des Kininogenmoleküls angreifen. Beim Aktivierungsprozeß werden aus dem Kininogen mit einem Molekulargewicht von etwa 50000 die niedermolekularen Kinine, Bradykinin und Kallidin abgespalten (II. Phase des Kininsystems).

Neben esterolytischen Wirkungen lassen Kallikrein sowie Trypsin und Schlangengifte auch eine proteolytische Aktivität erkennen. Durch Hitzebehandlung kann z. B. die proteolytische Aktivität von Schlangengiften weitgehend gestört werden, wogegen der esterolytische Effekt unbeeinflußt bleibt[1]. Die Kinine können, wie HOLTZ und RAUDONAT (1956) gezeigt haben, sowohl esterolytisch als auch proteolytisch aktiviert werden. Die Mengenanteile der beiden Kinine, die bei dem Aktivierungsprozeß anfallen, sind unterschiedlich groß. Auf welche

---

[1] HAMBERG und ROCHA E SILVA 1957.

Faktoren dies zu beziehen ist, läßt sich vorerst nicht klären. Es ist daher auch nicht möglich, die selektive Aktivierung entweder des Nona- oder des Dekapeptids zu erreichen. Die Wirksamkeit von Nona- und Dekapeptiden ist deshalb einerseits vom Substrat andererseits von den aktivierenden Enzymen abhängig[1].

Tabelle 6. *Aktivitätsvergleich zwischen identischen Mengen von synthetischem Kallidin und Bradykinin* (nach Stürmer und Berde 1962)

Testobjekt	Aktivität von Kallidin (Bradykinin = 100%)
Isoliertes Meerschweinchenileum .	33 ± 8
Isoliertes Rattenduodenum . . .	50
Isolierter Rattenuterus	60
Blutdruck Katze	60 ± 12
Capillarpermeabilität	100
Blutdruck Kaninchen	190 ± 40
Isoliertes Hühnercoecum.	200
Isoliertes Kaninchenduodenum . .	200
Antidiuretische Wirkung Ratte. .	280 ± 30
Blutdruck Ratte	330 ± 80

Nach bisherigen Feststellungen kommen die Kinine nicht nur im Plasma, sondern auch im Nervengewebe[2] als Neurokinine, im Colostrum[3] als Colostrokinine und im besonderen auch im menschlichen Harn[4] vor. Im Harn beträgt die Ausbeute 20—30 γ/24 Std an reinem Bradykinin[5]. Auch im Insektenorganismus kommen Kinine vor. So enthält Wespengift neben Histamin und Serotonin größere Mengen an Kinin, wahrscheinlich Bradykinin. Die Insektenkinine sollen, im Gegensatz zu den Plasmakininen, keiner enzymatischen Aktivierung bedürfen, d. h. sie kommen im Insektenorganismus offenbar bereits als niedermolekulares Peptid präformiert vor.

3. Pharmakologische Wirkungen.

Die Kinine sind als einheitliche Wirkstoffgruppe aufzufassen, deren pharmakologische Effekte qualitativ gleichartig sind, und die sich nur quantitativ unterscheiden. Das Wirkungsspektrum der Kinine ist sehr mannigfaltig. Sie beeinflussen direkt Organe mit glatter Muskulatur, steigern die Capillarpermeabilität, aktivieren die Diapedese, greifen in die Kreislaufregulation ein und besitzen Reizwirkungen auf sensible Receptoren.

a) Effekte auf Organe mit glatter Muskulatur.

Von sämtlichen bislang diskutierten Wirkstoffen lösen die Kinine die stärksten Effekte an Organen mit glatter Muskulatur aus. Am isolierten Rattenuterus und Meerschweinchenileum bewirken sie Kontraktionen bereits bei 10^{-11} g/ml, am Kaninchenduodenum oder am Meerschweinchenileum bei Dosen von 10^{-9} g/ml. Der Reaktionsverlauf ist langsam. Daher wurden die Kinine auch den slow reacting substances (SRS) zugeordnet.

Am Rattenduodenum und -colon bewirken sie in gleichen Dosen eine Relaxation. Bei Meerschweinchen, Kaninchen, Katzen und Ratten kommt es, im Gegensatz zu Hunden, nach Applikation von Bradykinin und Kallidin zu einem Bronchospasmus. Nach Inhalation eines Bradykinin-Aerosols tritt beim Asth-

---

[1] Habermann 1963.   [2] Chapman, Goodell und Wolff 1959, Hamberg 1960.
[3] Werle und Trautschold 1960,   [4] Gomes 1955, Jensen und Venneröd 1962.
[5] Horton 1959.

matiker, nicht aber beim Gesunden eine Bronchoconstriction auf[1]. In vivo ist Bradykinin, gemessen am Bronchospasmus des Meerschweinchens, etwa 100mal wirksamer als Acetylcholin in gleichen Dosen[2].

Der Wirkungsmechanismus der Kinine auf glattmuskelige Organe scheint im wesentlichen in einer direkten spezifischen Beeinflussung glattmuskeliger Zellen zu bestehen. Eine Bindung an Organ-Homogenate erfolgt nicht[3]. Bradykinin scheint über zwei Receptoren zur Wirkung zu gelangen, von denen nur einer durch Antipyretica und Analgetica gehemmt werden kann.

b) Permeabilität und Diapedese.

Nach intracutaner Injektion von Kininen kommt es zu einer lokalen Ödemreaktion infolge gesteigerter Gefäßpermeabilität[3]. Da auch nach lokaler Applikation von Kallikrein eine solche Reaktion eintritt, ist anzunehmen, daß die Kinine auch lokal, d. h. endogen freigesetzt werden (s. u.). Das Ausmaß der lokalen Quaddel- und Erythemreaktion ist abhängig von der Quantität und Qualität des applizierten Kinins: Bradykinin ist wirksamer als Kallidin. Der Bradykinineffekt unterscheidet sich von Histaminwirkungen oder auch lokalen Effekten einer Antigenreinjektion durch das Fehlen von Juckreiz. Andererseits ist der Permeabilitätseffekt von Bradykinin etwa 15mal stärker als der des Histamins in entsprechenden Dosen. Bradykinin bewirkt an der Rattenpfote bei lokaler Applikation ein Ödem, ähnlich dem Dextranödem[4]. Dem Permeabilitätseffekt der Kinine geht eine Gewebsleukocytose am Ort der Injektion parallel[5].

c) Kreislaufwirkungen.

Infolge ihres vasodilatatorischen Effektes verursachen die Kinine beim Menschen bereits in Dosen von 0,1 γ/kg Körpergewicht eine intensive Senkung des systolischen und diastolischen Druckes, infolge einer Verminderung des peripheren Widerstandes. Zugleich nehmen Herzfrequenz und Schlagvolumen zu[6]. Gleichzeitig kommt es zu einem flush-artigen Gesichtserythem. Bei höheren Dosen tritt eine diffuse Rötung der gesamten Körperoberfläche auf. Subjektiv werden Kopfschmerz und Stenokardie angegeben. Die Stromgebiete des Hirnkreislaufs, der Coronarien und auch des Lungenkreislaufs sind unter Bradykinin im Tierversuch erweitert. Auch die Extremitätengefäße werden bei lokalisierter intraarterieller Injektion stark erweitert[7]. Der Wirkungseintritt ist dosisunabhängig. Bradykinin weist bei Vergleich mit anderen vasoaktiv wirksamen Substanzen, wie Histamin, Acetylcholin u. a., eine hohe spezifische Aktivität auf. Die Kreislaufwirksamkeit der Kinine ist relativ kurz. Ihre Halbwertszeit beträgt nach *i.v.* Applikation 30 sec.

d) Reizwirkungen auf sensible Receptoren.

Bei *lokaler* Applikation löst Bradykinin einen Schmerzreiz bereits in Dosen von 0,1 γ/ml aus, weshalb es auch den sog. „pain producing substances" (PPS) zugeordnet wird[8]. Ähnliche Schmerzwirkungen zeigt auch Kallikrein, wohl infolge einer endogenen Kininfreisetzung[9]. Bradykinin löst in Dosen von 1—4 γ pro kg, i.v. über eine Beeinflussung afferenter vagaler Receptoren eine Tachy- und Hyperpnoe beim Menschen und im Tierversuch (Hund) aus; nach höheren Dosen kommt es zu einer Apnoe[10]. Diese Effekte lassen sich sowohl bei peripherer

---

[1] LECOMTE und Mitarbeiter 1962.   [2] COLLIER und SHORLEY 1963.
[3] ELLIOT, HORTON und LEWIS 1960.   [4] STÜRMER und CERLETTI 1961.   [5] LEWIS 1961.
[6] STÜRMER und BERDE 1962, SAAMELI und ESKES 1962.
[7] FOX, GOLDSMITH, KIDD und LEWIS 1960.   [8] KEELE 1960.   [9] HABERMANN 1963.
[10] GERSMEYER und SPITZBARTH, 1961, GJURIŠ, HEICKE, HOLTZ und WESTERMANN 1962,

Applikation als auch nach intraventrikulärer Infiltration im Tierversuch reproduzieren[1]. Die Wirkung von Bradykinin kann einerseits durch Sympathicolytica (Chlorpromazin, Reserpin) infolge einer Blockade der Katecholaminreceptoren (Dibenzylin) andererseits durch Katecholamine selbst potenziert werden. Die Katecholamine aktivieren das kininbildende Proteasesystem und sind damit an der Kininfreisetzung beteiligt[2].

4. Abbau, Ausscheidung und Hemmung der Kinine.

Während über Inhibitoren, die in die 1. Phase der Kininbildung eingreifen, wenig bekannt ist, bestehen verschiedene Möglichkeiten, die 2. Phase der Kininbildung zu hemmen.

Pharmakologisch läßt sich die 2. Phase der Kininbildung durch Benzoyl-argininäthylester sowie durch Toluolsulfonylargininmethylester in vitro unterdrücken. Dabei ist erwähnenswert, daß sowohl diese Substanzen als auch alle anderen Kallikreininhibitoren wie insbesondere Trasylol, zugleich zu einer Trypsininaktivierung führen[3]. Anders als die genannten Substrathemmstoffe entfaltet Diisopropylfluorophosphat seine Wirkungen; es unterdrückt in vitro sämtliche pharmakologischen und enzymatischen Kallikreinwirkungen über eine Esterasehemmung. Ferner konnten Kallikreininhibitoren in verschiedenen tierischen Substraten nachgewiesen werden, so etwa in der Rinderparotis, im Warmblüterplasma und im Hühnereiklar[4]. Schließlich besitzt der aus Sojabohnen isolierte Trypsininhibitor auch einen Hemmeffekt gegenüber Kallikrein.

Insbesondere konnte nachgewiesen werden, daß es möglich ist, speciesspezifische Antikörper zu erzeugen, die den Effekt von Kallikreinen unterdrücken. Diese Antikörper haben z. T. organspezifische Eigenschaften insofern, als sie beispielsweise beim Schwein Pankreaskallikrein hemmen, Serumkallikrein jedoch unbeeinflußt lassen[5].

Der physiologische Abbau der Kinine spielt sich in 2 Phasen ab: in der 1. Phase kommt es, wie erwähnt, zur Inaktivierung des liberierenden Enzyms; die 2. Phase besteht in der Überführung des Dekapeptids in das Nonapeptid; in der 3. Phase werden die Kinine enzymatisch abgebaut (vgl. Abb. 4). Auf die Inaktivierung des liberierenden Enzyms wurde bereits kurz eingegangen. In der 2. Phase läßt sich durch Abspaltung des N-terminalen Lysins unter Einwirkung von Aminopeptidasen, Trypsin und enzymatischen Komponenten, die im Harn vorkommen, Kinin-10 in Kinin-9 überführen[6]. Die weitere Aufspaltung und damit die biologische Inaktivierung erfolgt unter dem Einfluß von Kininasen, die, je nach Substratspezifität, als Kallidinase oder Bradykinase bezeichnet werden. Eines der wichtigsten dieser Enzyme ist die Carboxypeptidase-N. Sie ist in der Cohnschen Fraktion IV/1 des menschlichen Plasmas enthalten und wird durch Zink- und Kobaltionen aktiviert, während Chelatbildner sie hemmen. Die Carboxypeptidase-N spaltet bei Kallidin und bei Bradykinin den Argininrest ab. Zwei weitere Fermente sind am Abbau dieser Kinine beteiligt: Chymotrypsin und eine Carboxypeptidase-B[7]. Letztere konnte bislang nur im Pankreas nachgewiesen werden. Beide Fermente greifen am Argininrest an. Sie vermögen aber auch noch an anderen Stellen des Kininmoleküls anzugreifen, und zwar sprengt Chymotrypsin die Phenylalanin-Serum-Bindung, während die Carboxypeptidase-B nach Arginin auch Phenylalanin hydrolytisch abspaltet. Während Pepsin und Trypsin sich als unwirksam erwiesen haben, vermag Papain ebenfalls Kinine abzubauen[8]. Cysteinzusatz vermag den Effekt der Abbauenzyme in vitro zu hemmen[9].

---

[1] Corrado und Ramon, (1961).   [2] Rocha e Silva 1963,
[3] Werle, Appel und Happ 1958.
[4] Kraut und Mitarbeiter 1960, Frey, Kraut und Werle 1950.
[5] Habermann 1961.   [6] Erdös und Mitarbeiter 1963.
[7] Boissonnas und Mitarbeiter 1960; Elliot und Mitarbeiter 1960.
[8] Habermann 1962.   [9] Werle, Kehl und Koebke 1950.

Ein physiologischer Antagonismus gegenüber den Kinineffekten wird durch Katecholamine bewirkt: Kinine sind einerseits befähigt, Katecholamine zu liberieren; andererseits hemmen Katecholamine die kininbildenden Enzyme[1] und Sympathicolytica wie Dibenzylin, Chlorpromazin oder Reserpin potenzieren Bradykinineffekte.

Pharmakologisch lassen sich die Kinine durch eine Reihe von Analgetika und Antipyretika antagonistisch beeinflussen, wobei sich zeigt, daß die antagonistischen Effekte dieser Substanzen species- und organspezifisch sind. So hemmt beispielsweise Phenylbutazon bei einzelnen Nagetieren (Ratten und Meerschweinchen)[2], nicht jedoch bei Hunden den blutdrucksenkenden Effekt von Bradykinin. Acetylsalicylsäure und Antitrypsin andererseits hemmen zwar Bradykinin im Bereich der glatten Muskulatur des Bronchialtraktes, nicht aber im Bereich anderer glattmuskeliger Organe[3]. Cortison hat keinerlei hemmenden Einfluß auf Bradykininwirkungen im Bereich des Respirationstraktes.

Kinine werden vorwiegend über den Harn in Mengen bis zu 30 γ/24 Std ausgeschieden[4]. In wieweit diese Urokinine unmittelbar aus dem Serum eliminiert worden sind, oder ob es sich dabei z. T. um eine Neubildung handelt, die im proximalen Tubulus erfolgt ist, wie das WERLE und VOGEL (1960) annehmen, ist noch ungewiß. Da im Harn, wie inzwischen sichergestellt werden konnte, auch eine Aminopeptidase[5] vorkommt, darf als sicher gelten, daß die Urokininaktivität unter einem ständig wachsendem Einfluß von Abbauenzymen steht[6].

5. Die Rolle der Kinine im lebenden Organismus.

Über die Bedeutung der Kinine im lebenden Organismus unter physiologischen und pathologischen Bedingungen sind auf Grund vorliegender Forschungsergebnisse folgende Vorstellungen entwickelt worden: normalerweise regulieren die Kinine lokal das Gefäßkaliber und die Permeabilitätsverhältnisse der Gefäßwände, insbesondere im Bereich exkretorischer Drüsen. Ferner scheinen sie am Tonus glattmuskeliger Organe und auch bei der Erregung sensibler Nervenelemente beteiligt zu sein. So konnte beispielsweise im Tierversuch (Katze) gezeigt werden, daß nach lokaler physikalischer und pharmakologischer Reizung sympathischer Elemente im Speichel und im Perfusat der Submandibulardrüsen Kallikrein in höherer Konzentration vorkommt. Die lokale intraarterielle Applikation dieses Kallikreins führt bei anderen Versuchstieren zu einer selektiven Steigerung der Durchblutung über eine Kininaktivierung. Gleiche Reaktionen konnten u. a. auch für das Pankreas[7] und die Schweißdrüsen[8] nachgewiesen werden. Dabei zeigte sich, daß die Durchblutungsgröße um 200% ihres Ausgangswertes zunimmt. Bemerkenswerterweise vermag auch die Inkubation von Serum mit Schweiß Kinine zu aktivieren. Besondere Bedeutung kommt den Kininen bei der Milchsekretion zu: das beim Saugakt mechanisch freigesetzte Kolostrokinin bewirkt über eine Durchblutungssteigerung des Mammaparenchyms eine vermehrte Produktion und Sekretion von Milch.

Die Kinine sind außerdem an der Uteruskontraktion während des Geburtsaktes maßgeblich beteiligt. Der Plasmakininogengehalt sinkt während dieser Phase ab[9].

Da die Kinine bei lokaler Applikation eine Reihe von Einzelwirkungen, wie Schmerzreiz, Permeabilitätssteigerung, insbesondere Leukodiapedese, Hyperämie und Ödem hervorrufen, liegt es nahe, ihre Rolle unter pathologischen Bedingungen, insbesondere für den Entstehungsmechanismus und Ablauf lokaler Entzündungs-

---

[1] ROCHA E SILVA 1963.   [2] LECOMTE und Mitarbeiter 1962.
[3] COLLIER und Mitarbeiter 1963, 1964.   [4] HORTON 1960.
[5] WEBSTER und PIERCE 1962.   [6] HORTON 1959.   [7] FREY und Mitarbeiter 1950.
[8] ALLWOOD 1960.   [9] DINIZ und CARVALHO 1963.

prozesse zu diskutieren. Zugunsten dieser Annahme spricht z. B. die Tatsache, daß eine Abnahme des Gewebe-pH unter 6,5, wie sie im entzündlichen Gewebe angetroffen wird, die kininabbauenden Enzyme hemmt[1]. Der Bildungsmechanismus der Kinine wird hierbei nicht beeinflußt. Ferner ist bemerkenswert, daß nach einer experimentellen, physikalischen, d. h. traumatischen, thermischen oder ischämischen Gewebsschädigung bei Hunden in der abfließenden Lymphe ein erhöhter Gehalt an kininaktivierenden Fermenten nachweisbar ist[2].

Rocha e Silva (1961) fand nach lokalen Hautverbrennungen bei Ratten im Perfusat neben Histamin und Serotonin auch einen erhöhten Bradykiningehalt. Möglicherweise kommt dem hierbei gleichzeitig nachgewiesenen Histamin eine besondere Bedeutung insofern zu, als sich inzwischen zeigen ließ, daß eine intraarterielle Histamininfusion über eine Kallikreinausschüttung zu einer Kininaktivierung führt und Antihistamine dies verhindern können[3]. Beim Menschen wurden nach intracutaner Histamininjektion in der Subcutis Kinine und ihre aktivierenden Enzyme nachgewiesen[4]. Es ist jedoch unzweifelhaft, daß sich bei diesen Prozessen die Kininbildung nicht nur unter dem Einfluß von Histamin vollzieht, sondern daß Bradykinin im Gefolge thermischer Gewebsschädigungen, z. T. bei Ratten auftreten kann, auch dann, wenn eine gleichzeitige Histamin- oder Serotoninaktivierung vermißt wird[5].

Eine besondere Bedeutung kommt den Kininen bei der akuten Pankreatitis zu. Die bei diesem Krankheitsbild vielfach eindruckvolle Kreislaufsymptomatologie mit Schockerscheinungen wird im wesentlichen auf die explosionsartige Freisetzung von Kininen zurückgeführt. Bei der akuten Pankreatitis geht dem Ausmaß der Pankreasnekrose eine enorme Aktivierung von Trypsin und Kallikrein mit entsprechendem Anstieg der Kinine im Serum parallel[6]. Bereits 1950 konnte erstmals durch Beraldo unter Beweis gestellt werden, daß der Bradyniningehalt während des anaphylaktischen Schocks und im Peptonschock im Hundeblut erhöht ist. Dem entspricht die Tatsache, daß die Inkubation von Plasma mit Pepton in vitro zu einer Freisetzung von Kininen führt[7]. Andererseits sinkt nach Antigenreinjektion der Kininogengehalt in kürzester Zeit um etwa 50% ab, wie dies an sensibilisierten Kaninchen gezeigt werden konnte[8]. Dem entspricht auch die Beobachtungstatsache, daß bei Hunden im Endotoxinschock der Kallidinogengehalt im Serum abnimmt. Die gleichzeitige Anwendung von Trypsin-Kallikreininhibitoren hemmt den nach Endotoxinapplikation sonst auftretenden Blutdruckabfall. Daß durch Phenylbutazon Kreislaufwirkungen einer Antigenreinjektion ebenso wie solche einer unmittelbaren Bradykininapplikation gehemmt bzw. unterdrückt werden können, spricht im gleichen Sinne[9]. Ferner können kininbildende Enzyme aus Haut und Lungengewebe sensibilisierter Meerschweinchen nach Zugabe der entsprechenden Antigene gewonnen werden[10]. Das Shwartzman-Phänomen wird durch intra- venöse Injektion von Bradykinin unmittelbar vor einer Endotoxinapplikation verstärkt. Andererseits lassen sich Shwartzman- und Sanarelli-Phänomene durch den Bradykininhemmstoff Amidopyrin inhibieren. Verschiedene Untersuchungsergebnisse sprechen außerdem dafür, daß Bradykinin und Anaphylatoxin durch bestimmte biochemische Faktoren gleichzeitig aktiviert werden. So entfaltet beispielsweise Kallikrein neben seiner bradykininaktivierenden Wirkung auch einen anaphylatoxinaktivierenden Effekt. Andere Substanzen, die als klassische Anaphylatoxinbildner bekannt sind, so Dextran, haben auf die Aktivierung von Plasmakinin allerdings keinen Einfluß[11].

---

[1] Edery und Lewis 1962, Trautschold, und Rüdel 1963.
[2] Lewis 1963.   [3] Edery 1965, und Lewis 1962.   [4] Chapman und Mitarbeiter 1959.
[5] Rocha e Silva 1963.   [6] Lewis 1961, Werle und Mitarbeiter 1955, 1958.
[7] Rocha e Silva 1960.   [8] Diniz und Carvalho 1963.
[9] Lecomte und Mitarbeiter 1959.   [10] Brocklehurst und Lahiri 1962.
[11] Netzer und Vogt 1962.

Ähnlich wie Histamin werden also offenbar auch die Kinine bei allergischen Reaktionen endogen aus dem Gewebe freigesetzt. Ihr Anstieg im Blut ist für gewöhnlich nur kurzfristig, da genügend Abbauenzyme und gegenregulatorische Faktoren zur Paralysierung der Kinineffekte verfügbar sind. Damit erklärt sich auch die Beobachtungstatsache, daß bei lokalen entzündlichen, bzw. allergischen Reaktionen keine Rückwirkungen auf den Gesamtkreislauf beobachtet werden. Dagegen reichen die gegenregulatorischen Reserven bei einer massiven Kininausschüttung in das Blut, wie sie etwa bei einer akuten Pankreatitis oder im anaphylaktischen Schock erfolgt, offenbar nicht mehr aus, um Kreislaufrückwirkungen zu kompensieren.

Das Beispiel der Kininwirkungen offenbart erneut, daß am Pathomechanismus entzündlicher und insbesondere auch hyperergisch-allergischer Reaktionen nicht ein Einzelfaktor, etwa nur das Bradykinin allein beteiligt ist, sondern daß es stets mehrere Varianten bzw. gruppenverwandte Proteine und ihre Spaltprodukte sind, die bei diesen Prozessen wirksam werden.

Die ältere Pharmakologie hat bekanntlich eine Reihe von biologisch aktiven Peptiden beschrieben, die je nach ihrem dominierenden Effekt als Permeabilitätsglobuline bzw. Permeabilitätsfaktoren (= PF), als pain producing substances (PPS), als slow reacting substances (SRS) oder als Darmstoff benannt worden sind. Dazu zählen ferner die von MENKIN beschriebenen sog. Entzündungsstoffe, wie Leukotaxin, Leukopenin, Nekrosin, Pyrexin und schließlich auch die von EULER und GADDUM (1931) beschriebene Substanz P. Während man auf Grund der Wirkungsunterschiede, die derartige Faktoren aufweisen, von der Annahme ausging, daß es sich dabei um einzelne chemisch differenzierte Stoffe handele, konnte auf Grund genauerer biochemischer Untersuchungsmethoden, insbesondere an Hand von Elementaranalysen wahrscheinlich gemacht werden, daß viele dieser Faktoren untereinander chemisch verwandt, und teilweise sogar mit inzwischen strukturell aufgeklärten Substanzen identisch sind. Eine Identität scheint auch zwischen den als PF und PPS bezeichneten Faktoren und gewissen Kininen zu bestehen[1]. Das gleiche dürfte schließlich auch für die von MILES und WILHELM (1955) beschriebenen Permeabilitätsfaktoren im Bereich der α-Globuline zutreffen, bei denen es sich wahrscheinlich um Kinine handelt[1].

III. Slow reacting substances.

Zu den bei anaphylaktischen Reaktionen freigesetzten Substanzen mit Peptidcharakter zählen auch die von FELDBERG und KELLAWAY bereits 1938 beschriebenen slow reacting substances (SRS). Diese konnten sowohl bei Durchströmungsversuchen von Lungen sensibilisierter Meerschweinchen nach Antigenzugabe zur Perfusionslösung als auch im Perfusat von menschlichen Asthmatikerlungen nachgewiesen werden[2]. Während man früher unter dem Begriff der SRS differenzierte Substanzen zusammenfaßte, die durch ein gemeinsames Kriterium gekennzeichnet waren, den verzögerten Wirkungseintritt nach einer gewissen Latenzphase einerseits und die protrahierte Wirkungsdauer andererseits, ist man in den jüngsten Jahren der chemischen Aufklärung der SRS im engeren Sinne näher gekommen. Es handelt sich hierbei, im Gegensatz zu verschiedenen fermentativ liberierten proteinen Wirkstoffen, nicht um ein Polypeptid: Kochprozesse, pH-Änderungen und insbesondere proteolytische Enzyme wie Trypsin, Pepsin oder aktiviertes Papain haben keinen Einfluß auf die Wirk-

---

[1] HABERMANN 1963.   [2] KELLAWAY und TRETHEWIE 1940.

samkeit der SRS[1]. Auch die übrigen Fällungsverfahren, wie die Cohnsche Fraktionierungsmethode sind ohne Einfluß. Demgegenüber ergab sich auf Grund elektrophoretischer Analyse, daß es sich bei der SRS im engeren Sinne um ein zur Anode wanderndes Protein handelt, wobei zugleich festgestellt werden konnte, daß von Menschen gewonnene SRS die gleichen elektrophoretischen Eigenschaften besitzen, wie die von Meerschweinchen isolierten, d. h. mit diesen zumindest nahe verwandt sein dürften. Papierelektrophoretisch verhalten sich die SRS sauer[2]. Auf Grund von infrarotspektrophotometrischen Analysen entsprechender Gewebssubstrate, die SRS enthalten, z. B. von Lungengeweben, handelt es sich um eine niedermolekulare Substanz. Amylacetat und Alkohol in Konzentrationen ab 70% hemmen die Aktivität der SRS, offenbar durch Abtrennung bzw. Elution eines Lipoids. Lecithinzusatz übt dabei eine passive Schutzfunktion für die Erhaltung der Aktivität der SRS aus. Daraus geht insgesamt hervor, daß gewissen Lipoiden für die Wirksamkeit dieser Substanz eine besondere Bedeutung zukommt. Nach Brocklehurst (1962) enthalten die SRS vorwiegend Cholesterin. Schließlich führt die Zugabe von Peroxyden zu einer Inaktivierung der SRS.

Der Komplex SRS + Lipoid bindet sich sehr leicht an Zellmembranen insbesondere auch an Fasern mit glatter Muskulatur. Durch die Adsorption wird ein Ionenfluß ausgelöst. Die Aktivität der SRS ist dabei abhängig von der unterschiedlichen Geschwindigkeit, mit der die Autoxydationsprozesse für die Hydroperoxyde hochungesättigter Fettsäuren ablaufen[3]. Möglicherweise bestehen hierbei gewisse Parallelen zu den von Westphal untersuchten Bakterien-Lipopolysacchariden[4]. Die SRS wirken nur bei lokaler Applikation. Sie werden bei intravenöser Injektion offenbar durch Serumproteine gebunden. Histamineffekte können durch SRS-Zusatz oder durch Vorbehandlung mit SRS verstärkt werden. Der Liberierungsprozeß kann durch Zusatz von α-Lecithinase gehemmt werden, was ebenfalls für die Rolle der Lipoide bei der Wirksamkeit des SRS spricht.

Nach Brocklehurst (1956) entfalten die SRS ihre Wirkungen an der glatten Muskulatur des Darmes und der Bronchien. Jedoch zeigen diese Wirkungen eine gewisse Speciesspezifität. Es läßt sich beispielsweise die Bronchoconstriction, die beim Menschen eindrucksvoll zutage tritt, bei Meerschweinchen und anderen Tierspecies nicht reproduzieren.

Weniger aufgeklärt sind ihrer biochemischen Struktur nach die bereits erwähnten Polypeptidkomplexe, die Menkin beschrieben hat. Es handelt sich bei diesen Stoffen zum Teil um niedermolekulare Peptide, so z. B. bei dem sog. *leukocytosis promoting factor* (LPF) oder wie bei Exsudin um Nucleopeptide. Sie gehören zum Teil zur Gruppe der α-Globuline. Spector (1951) vertritt die Ansicht, daß die Wirkungsqualität von der Anzahl der Aminosäuren in der Peptidkette abhängig sei. Diese Stoffe wirken, wie Westphal u. Mitarb. (1953) es ausgedrückt haben, als „endogene Reizstoffe" im weitesten Sinne des Wortes, d. h. sie rufen bestimmte am Entzündungsvorgang beteiligte Einzelerscheinungen, wie Fieber, Blutbildverschiebungen und örtliche Reaktion der terminalen Strombahn und des Gewebes mit Änderungen der Permeabilität sowie Zellde- und -regenerationen hervor. Es liegt auf der Hand, daß im Rahmen proteolytischer Prozesse eine Reihe niedermolekularer Peptide als Spaltprodukte anfallen mit unterschiedlicher Wirkungsqualität und Wirkungsdauer, deren pharmakologische und chemische Aufklärung noch im Gange ist.

---

[1] Brocklehurst 1960, Miles 1961.   [2] Chakravarty 1959.
[3] Dakhill und Vogt 1962.   [4] Westphal 1952—1956.

IV. Substanz P.

1931 haben v. EULER und GADDUM ein weiteres biologisch aktives Polypeptid im Serum beschrieben, das sie als „Substanz P" bezeichnet haben. Die Substanz P ist bereits in Konzentrationen von 0,05—0,1 γ/ml wirksam. Ihre pharmakologischen Effekte setzen mit einer gewissen Latenz ein. Sie bestehen in einer ausgeprägten Blutdrucksenkung sowie in der Kontraktion der Darmmuskulatur und des Uterus verschiedener Versuchstierspecies, insbesondere des Meerschweinchens[1]. Nach HOLTZ (1960) wird Substanz P ebenso wie die Kinine aus α-Globulinen freigesetzt. Die Substanz P ist hitze- und säurestabil, im alkalischen Milieu sinkt ihre Aktivität ab. Sie wird durch Trypsin inaktiviert. Durch Cellophan ist sie dialysabel. Bei pH 6,4 wandert sie im elektrischen Feld kathodisch, bei 7,4 anodisch. Ihr Vorkommen zeigt bemerkenswerte Parallelen zum Acetylcholin; zur Cholinacetylasekonzentration in Geweben verhält sie sich umgekehrt proportional. ROCHA E SILVA (1955) nimmt an, daß die Substanz P ebenso wie Histamin auch im Rahmen allergischer Prozesse liberiert werden kann. Nach MATUSSEK (1959) ist sogar Histamin ein Bestandteil der Substanz P.

C. Die Bedeutung der neurovegetativen Tonuslage für anaphylaktische Reaktionen.

I. Acetylcholin.

1. Einleitung.

Die Rolle des Acetylcholins (ACh) als Überträgersubstanz nervaler Impulse, insbesondere seine Funktion als „Vagusstoff" bzw. seine parasympathischen Wirkungen haben verhältnismäßig frühzeitig zu der Vorstellung geführt, daß diesem Cholinester im Rahmen allergischer Prozesse, vor allem im anaphylaktischen Schock, eine entscheidende Bedeutung zukommt[2]. Die vegetative Regulation weist bei allergischen Reaktionen eine Verschiebung im Sinne einer Steigerung des Vagustonus unter Mitbeteiligung von ACh auf[3]. Diese Änderung der vegetativen Tonuslage kann auf verschiedenen Wegen zustande kommen und zwar

1. durch Erregung zentripetaler Nerven und damit durch eine Zunahme des zentralen vegetativen Tonus,

2. durch Änderung des kolloidalen Gewebsmilieus und die damit einhergehende Zunahme der Erregbarkeit dieses Erfolgsorgans für Acetylcholin,

3. durch Hemmung des Acetylcholinabbaus infolge einer vermehrten Histaminfreisetzung und Mobilisation von Kaliumionen.

Auf diese Zusammenhänge bleibt noch näher einzugehen. Insbesondere konnte auch experimentell gezeigt werden, daß nach Zufuhr des spezifischen Antigens in einem sensibilisierten Organismus eine Zunahme der Erregbarkeit bestimmter Organe gegenüber Vagusreizen und eine Erhöhung der gesamten Tonuslage eintritt.

Daß hierbei ACh als wesentlicher Wirkstoff beteiligt ist, konnte inzwischen erwiesen werden. Im übrigen führt ACh, ähnlich wie Histamin und Serotonin, bei lokaler Applikation an der Bronchialschleimhaut zu einer Bronchoconstriction und damit zur Auslösung eines Asthmaanfalls[4]. Asthmatiker andererseits zeigen eine erhöhte Ansprechbarkeit ihres Respirationstraktes gegenüber ACh.

---

[1] GADDUM 1936, GADDUM und SCHILD 1934, v. EULER 1936, VOGT 1958 LUDÁNY und Mitarbeiter 1960, STÜRMER und FRANZ 1961

[2] DANIELOPOLU und Mitarbeiter 1941—1948.

[3] HEIM 1939.   [4] FRIEBEL 1950—1960, ZICHA und Mitarbeiter 1962.

ACh wurde 1867 erstmalig durch v. Bayer aus Cholin und einem Essigsäurerest synthetisiert. Hunt (1899) isolierte aus Nebennierenextrakten Cholin und konnte später zeigen, daß das acetylierte Cholinderivat gegenüber Cholin eine bis zu 2×10^4 höhere Wirksamkeit im biologischen Versuch entfaltet[1]. Seither ist durch eine Vielzahl von Versuchsanordnungen der pharmakologische Nachweis erbracht worden, daß ACh seinerseits lokale Effekte sowohl an der glatten als auch an der quergestreiften Muskulatur entfaltet und andererseits an der vegetativen Gesamtregulation, hier vor allem des Kreislaufapparates, z. T. über synaptische Reflexmechanismen maßgeblich beteiligt ist. Damit lag zugleich der Schluß nahe, daß ACh nicht nur an lokalen, sondern auch an generalisierten Phänomenen der Anaphylaxie bzw. Allergie maßgeblich beteiligt sein müsse. Im gleichen Sinne wurde insbesondere auch die Ähnlichkeit bestimmter Wirkungen des ACh mit lokalen Histamin- und Serotonin-Effekten bewertet. Für eine gewisse Verwandtschaft mit diesen biogenen Aminen spricht im übrigen auch die Beobachtungstatsache, daß bestimmte Änderungen des Ionenmilieus, wie etwa eine Zunahme der K-Konzentration, die zur Freisetzung und Wirkungssteigerung von Histamin bzw. Serotonin führen, gleichzeitig auch die Wirksamkeit des ACh verstärken.

2. Vorkommen und Bindung von Acetylcholin.

ACh kommt im tierischen Organismus in gebundener und freier Form, hauptsächlich im Nervensystem vor[2]. Der weitaus größere Teil des ACh findet sich im Zentralnervensystem und zwar in wasserlöslichem Zustand gespeichert. Mit eserinhaltiger Ringerlösung lassen sich nur geringe Mengen extrahieren[3]. Durch diese Bindungsform ist ACh vor seinem Abbau durch die Cholinacetylase geschützt. Physiologische Glucosekonzentration und Sauerstoff fördern die Stabilität der ACh-Bindung. Im Cytoplasma scheint es an Eiweiß- bzw. Lipoproteinkomplexe gebunden zu sein. Bei ultrazentrifugierten Gewebshomogenaten findet man es infolgedessen im Überstand. Für eine Eiweißkomplexbindung spricht im übrigen auch die Tatsache, daß ACh nicht dialysabel und nicht diffusibel ist[4]. Dieser Komplex ist unlöslich in Aceton und Äther, jedoch alkohol- und wasserlöslich. Er ist bei pH 4,0 am stabilsten. Die Eiweißbindung des ACh wird bei einer Zellschädigung, etwa im Rahmen einer Dysproteinämie oder bei Gewebsanoxie gehemmt. Überschuß an freiem ACh führt gleichzeitig zu einer Vermehrung des gebundenen ACh, wobei freies ACh den Bindungsvorgang katalysiert. Freies und gebundenes ACh befinden sich also in einem Gleichgewichtszustand, wobei dem gebundenen das freie quasi als labiles ACh gegenübersteht. Freigesetztes ACh wird im Ruhezustand erneut gebunden und zwar in Form einer Komplexbindung an ein spezifisches Protein, vermutlich an das synthetisierende Apoenzym[5]. In vitro gelingt es, durch Zusatz eiweißhaltiger Organextrakte oder von Serumalbumin freies ACh in eine Komplexverbindung überzuführen[6]. Ein Sechstel des gesamten ACh im Hirn konnte ferner als ein lipotroper Komplex extrahiert werden[7].

Der ACh-Gehalt der Hirnrinde zeigt speciesspezifische Unterschiede, wobei gewisse Beziehungen zur Menge bzw. Aktivität der Abbauenzyme bestehen. Er ist ferner abhängig von Reizzuständen des Nervensystems. Im Rattenhirn konnten unter physiologischen Bedingungen 1,15 γ, während der Narkose 1,75 γ, im Schlaf 1,41 γ, im Erregungszustand 0,97 γ und im Elektroschock nur noch 0,54 γ/g Gewebe nachgewiesen werden. Damit stimmen Untersuchungsergebnisse am Kaninchenhirn überein, wonach der ACh-Gehalt im Strychninkrampf um etwa die Hälfte absinkt.

Im Liquor cerebrospinalis kommt normalerweise kein ACh vor. Man findet es bei Menschen nur nach Hirntraumen und im Elektroschock. Bei Hunden konnte es nach Vorbehandlung mit Eserin im Liquor nachgewiesen werden[8]. Außerhalb des Zentralnervensystems findet sich ACh in verschiedenen nervalen Substraten und zwar in parasympathischen

[1] Hunt und de M. Taveau 1906.
[2] Mann, Tennenbaum und Quastel 1938, Elliot, Swank und Henderson 1950, Elliot und Henderson 1951.
[3] Loewi 1937.   [4] Mann, Tennenbaum und Quastel l. c.
[5] Corteggiani und Mitarbeiter 1936—1939.   [6] Hobbiger 1948, 1949.
[7] Übersicht s. bei Holtz 1960, Nachmansohn 1955, Loewi 1932/33, Feldberg 1950/51.

und sympathischen Ganglien, besonders in den Schaltstellen und präganglionären Fasern des parasympathischen Systems, u. a. auch im Carotissinus, im N.-Opticus und in der Retina[1]. Auch die Nebenniere weist einen gewissen Gehalt an ACh auf, dieser ist im Mark höher als in der Rinde.

Ferner enthalten sämtliche Organe mit glatter Muskulatur sowie Herz und quergestreifte Muskulatur unterschiedliche Mengen an ACh. Relativ reichhaltig an ACh ist auch der Darm, insbesondere das Jejunum. In der Darmwand soll das ACh in einer Salzbindung vorkommen. Eines der an ACh reichsten Organe ist die menschliche Placenta. Sie weist in der ersten Hälfte der Gravidität den höchsten Gehalt mit Mengen bis zu 400 γ/g Gewebe auf[2]. Als Hauptquelle der ACh-Bildung kommt hier das Chorionepithel in Frage[3].

In Organen mit glatter Muskulatur ist der Gehalt an ACh abhängig vom Ermüdungszustand eines Organs. Untersuchungen am Kaninchenherzohr haben beispielsweise gezeigt, daß ACh in diesem Gewebe mit zunehmender Ermüdung bis auf ein Drittel des Ausgangswertes abnehmen kann[4]. Wie groß allerdings die ACh-Reserven sein können, beweisen die Untersuchungen der Arterienwand, deren Gehalt an ACh normalerweise 500fach größer ist, als für die Auslösung eines maximalen Reizeffektes am Herzen erforderlich wäre.

Während der Erregungsphase eines Organs steigt bei abnehmendem ACh-Gehalt des Organgewebes die Konzentration im abfließenden venösen Blut an. Unter normalen Ruhebedingungen ist im Blut keinerlei ACh meßbar. Erst nach nervöser Reizung eines Organs findet es sich in Konzentrationen von 10^{-7} bis 10^{-8} g/cm³ Venenblut. Nach Durchtrennung von peripheren Nerven fehlt der Anstieg im venösen Blut und der ACh-Gehalt nimmt im peripher gelegenen Abschnitt des durchtrennten Nerven ab. Dagegen bleibt die ACh-Menge eines durchtrennten motorischen Nerven und ebenso der entsprechende Abschnitt der Skeletmuskulatur relativ unbeeinflußt.

Schließlich gelang der Nachweis, daß ACh in einer Reihe pflanzlicher Nahrungsmittel, z. T. zusammen mit Histamin und Serotonin, vorkommt. Es ist wahrscheinlich, daß dieses in der Nahrung vorkommende ACh nach seiner Resorption im Organismus durch Bindung oder fermentative Spaltung normalerweise inaktiviert wird. Ob bei einer Nahrungsmittelallergie Krankheitssymptome auf eine mangelhafte ACh-Inaktivierung zu beziehen sind, muß offen bleiben.

3. Bildung von Acetylcholin.

ACh entsteht im Organismus durch enzymatische Acetylierung von Cholin[5]. Cholin, ein Trimethyl-oxyäthyl-Ammoniumhydroxyd, kommt in der Natur als Bestandteil des Lecithins und anderer Phospholipoide vor. Es entsteht bei Tieren über eine Methylierung von Äthanolamin durch Methionin und ist an Transmethylierungsprozessen beteiligt.

Nur sehr geringe Cholinmengen kommen in freier Form vor. So konnte bei Menschen, Katzen und Hunden ein Plasmaspiegel von 0,1—0,2 mg-% und bei Kaninchen von 0,15 bis 0,52 mg-% festgestellt werden[6]. Etwas höher ist die Konzentration in Urin, Herz- und Skeletmuskel. Nach den Untersuchungen von FARBER und Mitarbeitern (1944) ist Cholin bei anaphylaktischen Reaktionen nicht erhöht. Es kann aus Lecithin durch Putrefaktion oder Autolyse freigesetzt werden. Im übrigen wird es sehr rasch im Organismus abgebaut[7], wobei Mg-Ionen den oxydativen Abbau des Cholins kontrollieren.

Am Acetylierungsvorgang des Cholins sind mindestens zwei Enzyme beteiligt:
1. die Cholinesterase, die zwar im wesentlichen den hydrolytischen Zerfall des Acetylcholins bedingt, jedoch auch in rückläufigem Sinne wirken kann, und
2. die Cholinacetylase, das eigentliche ACh-synthetisierende Ferment.

4. Cholinacetylase.

Die Cholinacetylase konnte im Hirn, im gesamten Nervensystem, im N. ischiadicus und N. opticus von Kaninchen, im Brustmuskel der Taube, im

[1] BANISTER und SCRASE 1950.   [2] CHANG und Mitarbeiter 1940.
[3] CHANG und Mitarbeiter 1933—1940.   [4] BÜLBRING 1960.
[5] AMMON und KWIATKOWSKI 1934.   [6] BLIGH 1952.
[7] GUGGENHEIM und LÖFFLER 1916, DE LA HUERGA und POPPER 1952,

Skeletmuskel des Meerschweinchens sowie schließlich auch im Herzmuskel und in der Darmwand[1] verschiedener Species nachgewiesen werden. Sie wirkt anaerob, bei Gegenwart von Eserin auch in zellfreiem homogenisiertem Gehirnbrei[2] und in wäßrigen Extrakten aus acetongetrockneten Gehirnen[3]. Über die Struktur des Enzyms ist wenig bekannt. Man weiß lediglich, daß es Sulfhydrylgruppen enthält. Seine Aktivität ist abhängig von Ionenmilieu, Vitaminen, Fermenten und bestimmten Aminosäuren.

Zusatz von 0,025 Mol Kaliumionen zu Gehirnschnitten verdoppelt die ACh-Bildung auf 40 γ/g Gewebe und Stunde. Bei Tauben setzen Kaliumionen das zunächst an die Cholinacetylase komplex gebundene ACh in überlebenden Hirngewebsschnitten frei. Neben dem Kalium sind Adenosintriphosphorsäure[4] und Mg-Ionen für die Wirksamkeit der Acetylase unbedingt erforderlich. Die Wirkung der Magnesiumionen ist abhängig von einem genügenden Citronensäureangebot[5]. Magnesium läßt sich hierbei durch Mangan, nicht aber durch Zink ersetzen. Die ACh-Bildung kann durch Magnesium um das 20fache gesteigert werden. Coenzym A steigert ebenfalls die Fermentaktivität bis auf das siebenfache durch eine vermehrte ATP-Bildung. Pyruvat und Acetoacetat, 1-Glutaminsäure, 1-Alanin, Cocarboxylase sowie Glucose und Fructose mit Nicotylamidzusatz zur Verhinderung der Coenzym-I-Inaktivierung fördern gleichfalls die ACh-Bildung durch Cholinacetylase. Ähnlich wie die Citronensäure wirken auch Cis-Aconitat und Isocitrat. Die Wirkung von Citronensäure und Verbindungen aus dem Citronensäurecyclus wird über eine Hemmung der Adenosintriphosphatase erklärt, die den Acetylierungsaktivator ATP zerstört. Den gleichen Wirkungsmodus hat auch Natriumfluorid, das die ATPase blockiert. Für eine maximale ACh-Synthese werden 3 n Mol/g ATP Gewebe und Stunde hierzu benötigt. Somit reichen die ATP-Mengen aus der Glykolyse ohne weiteres für die Acetylcholinbildung aus. Bei genügendem Angebot an K und Brenztraubensäure wirkt auch Vitamin B_1 in den Gehirnschnitten B_1-frei ernährter Tiere aktivierend. Es läßt sich somit sagen, daß die Acetylcholinbildung vorwiegend durch Kohlenhydratabbauprodukte aktiviert wird[6].

In der Wirkungsstärke sind Glucose und Mannose gleich, während Fructose und Galaktose weniger stark wirken. Die optimale ACh-Synthese erfolgt bei Blutzuckerkonzentrationen von etwa, 10 mg-% höhere Glucosekonzentrationen hemmen im Sinne der „Glucosebremse" die ACh-Synthese. Die Insulinkrämpfe werden daher auch über eine ACh-Wirkung erklärt.

Die Aktivität der Cholinacetylase ist ferner abhängig vom pH. Das Optimum der Reaktion liegt bei pH 7,0. Bei pH 5,0 bzw. 9,0 beträgt die Enzymaktivität bereits 0, im alkalischen Milieu nimmt sie rascher als im sauren Milieu ab.

Die Cholinacetylase scheint im übrigen nicht ganz spezifisch zu sein. Alkylierte Äthanolamine, mit Ausnahme des Dimethylderivates Dimethylaminoäthylacetat, ergeben bei der Acetylierung biologisch aktive, dem ACh wirkungsverwandte Substanzen. Propionsäure, Essigsäure und Glutaminsäure werden gleichfalls durch dieses Ferment verestert. Auch das Acetat kann durch Acetylester von Glykokoll, 1-Alanin, 1-Lysin oder durch Thiolacetate ersetzt werden[7].

Den Acetyldonator bei der Acetylierung des Cholins durch die Cholinacetylase stellt das Acetylcoenzym A dar. Während der Acetylcholinsynthese, bzw. des Acetylierungsvorganges werden stöchiometrischen Mengen von Sulfhydrylgruppen frei, wodurch die wichtige Rolle des Coenzyms A an diesem Vorgang betont wird[8]. Coenzym A reaktiviert außerdem die dialysierte Cholinacetylase[9].

Die Bindung des Acetylrestes mit dem Coenzym A erfolgt in Form eines Thioesters. Die bei der Spaltung von Acetyl-Coenzym A sich ändernde freie Standardenergie (AF^0) ist erheblich: Sie beträgt zwischen 10 000 und 12 000 Calorien[10]. Die wichtige Rolle des Coenzyms A wurde auch durch eine Reihe weiterer Untersuchungen bestätigt[11]. Die Bildung des Acetyl-Coenzyms A erfolgt durch das Ferment Acetylkinase. Bei Verwendung von Thioessigsäure

[1] Bergman und Mitarbeiter 1952.   [2] Nachmansohn und Machado 1943.
[3] Feldberg und Mann 1945, 1946.   [4] Harpur und Quastel 1949.
[5] Feldberg und Hebb 1945.
[6] Minz 1947, Harpur und Quastel 1949, Mann und Quastel 1940, Korkes und Mitarbeiter 1952, Balfour und Hebb 1951, Hebb 1963, Nachmansohn 1963.
[7] Nachmansohn und Mitarbeiter 1952.   [8] Korkes und Mitarbeiter l. c.
[9] Nachmansohn 1946.   [10] Stern, Ochoa und Lynen 1952, Stadtman 1952.
[11] Lipmann, Kaplan, Novelli, Tuttle und Guirard 1947, Brown, Craig und Snell 1950, Baddiley und Thain 1951.

statt Essigsäure ist hierbei ATP nicht notwendig[1]. Bei der Transacetylase dient nicht ATP sondern Acetylphosphat als Energiequelle.

Die Aufgabe der Cholinacetylase besteht somit in der Übertragung des Acetylrestes von Acetyl- Coenzym A auf das Cholin. Es konnte errechnet werden, daß für die Aktivierung einer motorischen Endplatte im M. sartorius beim Frosch bereits $5 \times 10^{-8} \gamma$ Cholinacetylase genügen[2]. Die Dissoziationskonstante zwischen Cholinacetylase und Cholin beträgt 5×10^{-4} M, mit Acetyl-Coenzym A $1,6 \times 10^{-3}$ M. Sie ist also größenmäßig ähnlich der von ACh-Esterase und von ACh[3] (s. u.). Bereits relativ geringe Verschiebungen des Ionengleichgewichts und/oder der Zellpermeabilität können zu erheblichen Änderungen der Enzymaktivität und damit der ACh-Bildung führen.

Der Acetylierungsvorgang wird durch α-Ketokarbonsäuren 10^{-3} bis 10^{-4} M, Acetylphosphat, N-Senfgas[4] sowie durch Hydroxylamin, welches die Acetylgruppen als Acetylhydroxaminsäure abfängt, gehemmt und durch Jodacetat, 2-Methylnaphtochinonsulfonsäure, verdünnte Jodlösungen und Spuren von Kupfer inaktiviert, wahrscheinlich durch eine Blockade der Sulfhydrylgruppen[5].

Zu einer Hemmung der Cholinacetylase führt auch die Zugabe von Calciumionen, sie heben die Kaliumionenwirkung auf. Dialyse vermindert die Aktivität der Cholinacetylase um 80—85%. Die Reaktivierung durch K-Ionen ist dann nur unvollständig.

Durch Fällungen mit Ammonsulfat konnte aus acetongetrocknetem Kaninchenhirn ein Extrakt von Cholinacetylase gewonnen werden, der in einer Lösung von Cholin, Acetat, ATP, Cystein, Co-Enzym A und bei einem bestimmten Gehalt an Elektrolyten bei 37° C und pH 7—7,2 in einer Stunde pro Gramm gelösten Eiweißes die biologische Aktivität am Froschrectum wesentlich steigert. Der aktivitätssteigernde Effekt entspricht hier der Bildung von 180 mg ACh. Es ließ sich jedoch feststellen, daß nur die Hälfte der biologischen Aktivität dem ACh zukommt. Der Rest entfällt auf ein cholinfreies Acetylderivat, dessen Bildung durch eine besondere Fraktion des Enzyms bedingt ist, die sich mit 25—36% Ammonsulfat ausfällen läßt[6]. Diese Verbindung besitzt zwar die biologischen Eigenschaften des Acetylcholins, unterscheidet sich jedoch chemisch von ihm.

Wegen der Vielzahl von Faktoren, die die Cholinacetylaseaktivität beeinflussen erscheint es nicht verwunderlich, daß in verschiedenen Hirn- und Nervenbezirken erhebliche Aktivitätsunterschiede dieses Enzyms bestehen.

Bei einer Nervendegeneration nimmt die Cholinacetylaseaktivität innerhalb von 3 Tagen um $^1/_3$ ab. Nach Resektion des Truncus sympathicus betrug die ACh-Bildung nach 40 Std 40%, nach 70 Std 20%, nach 4 Tagen 15% und nach 4 Wochen nur noch 2% des Ausgangswertes.

Hypophysektomie setzt bei Ratten die ACh-Bildung um 56% herab, ACTH normalisiert wieder die Bildungsrate. Kobragifte steigern, vermutlich über Lecithinasen oder Phospholipasen die ACh-Synthese bis um 100%. Die Acetylcholinsynthese scheint hier nicht über die Cholinacetylase zu erfolgen[7]. Im Gehirn kann ferner die ACh-Bildung pharmakologisch durch Alkaloide beeinflußt werden. Ephedrin, Ergotamin und Cocain aktivieren in niedrigen Konzentrationen und hemmen im großen den Bildungsmechanismus.

Wie bereits erwähnt, ist die Cholinacetylase nicht streng spezifisch. Interessanterweise konnte im Hirn neben ACh auch Butyrylcholin nachgewiesen werden[8]. Die Synthese dieses Esters verläuft jedoch viel langsamer als die von 2—3 C-kettigen Säuren der Acylgruppe. Aber auch die Hydrolyse ist hier um das 140fache langsamer. Wesentlich für die Angreifbarkeit und die Geschwindigkeit des Acetylierungsvorganges ist insbesondere die 3. Methylgruppe des Cholins. Die entsprechende Dimethylverbindung wird nur mit 8% der Geschwindigkeit des ACh acetyliert, während bei der Monomethylverbindung nur noch 2% festgestellt werden konnten[9].

Dies wird auf eine Verminderung der van der Waalsschen Kräfte bei der Bindung an das Enzym zurückgeführt, wie dies auch für die noch zu besprechende

---

[1] NACHMANSOHN, KOREY und BERMAN 1952.   [2] NASTUK 1953.
[3] BERMAN-REISBERG 1955.   [4] BARRON und Mitarbeiter 1948.
[5] NACHMANSOHN, JOHN und WAELSCH 1943.
[6] NACHMANSOHN, ESTRIN und VORIPAIEFF 1949.   [7] BRAGANZA und QUASTEL 1952.
[8] HOLTZ und SCHÜMANN 1954.   [9] NACHMANSOHN 1955, 1963.

Acetylcholinesterase zuzutreffen scheint. Die Spezifität der Cholinacetylase hängt somit einerseits von der Anzahl der Methylgruppen am Stickstoff, andererseits von der Kettenlänge des Säureradikals ab.

5. Freisetzung.

Das an Eiweiß- und Lipoidkomplexe des Gewebes gebundene ACh kann, ähnlich wie Histamin und Serotonin, auf physikalischem und chemischem Wege freigesetzt werden. So läßt es sich in vitro durch Ansäuern, Ausfrieren oder Austrocknen, oder durch Zusatz organischer Lösungsmittel zu Gewebssubstraten aus seiner Komplexbindung liberieren[1]. Auch durch Änderung des Ionenmilieus, etwa durch Erhöhung der Kaliumkonzentration, wird ACh freigesetzt[2].

Der physiologisch wichtigste Freisetzungsmechanismus in vivo findet an den Enden cholinergischer Nerven statt. Die Mobilisierung des gebundenen ACh im Bereich dieser cholinergischen Nervenendigungen erfolgt nach Nachmansohn (1945—1948) durch den nervalen Impuls. Außerdem kommt es durch die Herabsetzung der Membranresistenz in diesem Gebiet und durch die damit einhergehende Verminderung des Aktionspotentials benachbarter Nervenabschnitte zu einem Stromfluß, der erneut zu einer ACh-Freisetzung im Bereich dieser Nervenabschnitte führt. Das freigesetzte ACh kann an der Zelloberfläche nachgewiesen werden[3]. Dabei werden immerhin je Gramm Leitungsstrecke 10^{-7} g ACh freigesetzt[4]. Mit der Anzahl der Erregungswellen im Nerven nimmt diese Menge zu[5]. Sie kann bei tetanischer Reizung präganglionärer Fasern auf das Zehnfache des Ausgangswertes ansteigen[6]. Entsprechende Zahlenangaben im anaphylaktischen Schock fehlen bislang.

Die Erregbarkeit eines Nerven setzt im übrigen einen bestimmten Mindestgehalt an gebundenem ACh voraus. Sinkt die Menge des ACh auf Werte von weniger als 10% der Norm ab, so ist eine Erregungsbildung unmöglich. Obwohl in cholinergischen Nervenfasern etwa gleiche Mengen an ACh/g Gewebe wie in den Synapsen liberiert werden, wird seine Bedeutung für die Nervenleitung von einigen Autoren in Frage gestellt. Als Gegenargument gegen diese Rolle des ACh wird einerseits der niedrige ACh-Gehalt der sensiblen Fasern und andererseits die Nichtansprechbarkeit sensibler Nerven auf höhere ACh-Dosen angeführt[7].

Verhältnismäßig gut analysiert ist der Freisetzungsmechanismus des ACh an der motorischen Endplatte. Elektronenmikroskopisch konnte gezeigt werden, daß in diesem Gebiet die Freisetzung des ACh an bestimmte morphologisch faßbare Substrate, d. h. an Bläschen von etwa 300 Å Durchmesser gebunden ist. Diese Bläschen sind um die Endplattenmembran der Nerven gruppiert[8]. Sie enthalten jeweils mehrere 1000 ACh-Moleküle. Etwa 100 derartige Bläschen bilden eine physiologische Einheit, d. h. sie verursachen durch ACh-Freisetzung normalerweise bei einem Erregungsimpuls ein Endplattenpotential. Mit spezieller Methodik läßt sich nachweisen, daß dieses Endplattenpotential aus Miniaturpotentialen aufgebaut ist, und daß jedem solchen Miniaturpotential ein bestimmtes Quantum von ACh entspricht[9]. Depolarisation der Nervenendigungen erhöht die Frequenz der Miniaturpotentiale.

Auch im anaphylaktischen Schock werden Reaktionen beobachtet, die z. T. auf eine Freisetzung von ACh schließen lassen[10]. Es wird unterstellt, daß gewebsgebundenes ACh mit dem Antikörper eine lockere Komplexbindung ein-

[1] Kahane und Lévy 1936, Corteggiani und Mitarbeiter 1937.
[2] Elliot und Henderson 1951.   [3] Loewi 1937.
[4] Muralt, v. 1945—1947, Binet und Minz 1934, Minz 1947.   [5] Muralt 1937, 1942.
[6] Brown und Feldberg 1936.   [7] Brecht u. Corsten 1941.
[8] Castillo und Katz 1955.   [9] Castillo und Katz 1955.
[10] Danielopolu, Popescu und Mezinesco 1941—1945, 1948, Danielopolu 1943—1948.

geht, und daß es nach Antigenreinjektion zu einer ACh-Freisetzung nach folgendem Schema kommt:

$$Ag + AK \cdot ACh + Alexin = AK\text{-}Alexin + ACh$$

Nach Durchströmung von Herzen sensibilisierter Meerschweinchen mit Antigen wird Cholin liberiert. Umgekehrt wird die Desensibilisierung bzw. Immunisierung ihrem Wesen nach auf eine ACh-Verarmung im Gewebe zurückgeführt. Allerdings nimmt die Ansprechbarkeit sensibilisierter glattmuskeliger Organe gegenüber ACh im Ablauf der Sensibilisierung nicht zu[1]. Da andererseits nicht in jedem Falle von experimentell auslösbarem anaphylaktischen Schock freies ACh vermehrt nachweisbar ist, blieb die Theorie von DANIELOPOLU nicht unwidersprochen. Berücksichtigt man, daß proteingebundenes ACh durch Veränderungen des Ionenmilieus, insbesondere durch eine Vermehrung des extracellulären K freigesetzt wird, und daß derartige Veränderungen auch im Rahmen anaphylaktischer Reaktionen erfolgen, so resultiert, daß im Ablauf derartiger Prozesse dem ACh und damit den nervalen Erregungsvorgängen allenfalls eine sekundäre, wenn auch im Einzelfalle vielleicht bedeutsame Rolle zufällt. Eine besondere Bedeutung dürfte in diesem Zusammenhang der Mobilisierung des adrenergischen Systems, d. h. von Katecholaminen durch ACh zukommen. Die gegenregulatorischen Reserven in Gestalt des sympathischen Nervensystems unter Einbeziehung des Angiotensins und des Hypophysen-Nebennierenrindensystems bestimmen hierbei wesentlich das Ausmaß anaphylaktischer und allergischer Reaktionen (vgl. S. 377, 381). Hierbei wird verständlich, daß bei einem primären Überwiegen des Vagotonus die Ausgangslage wesentlich ungünstiger wird.

6. Wirkungsmechanismus und pharmakologische Effekte des ACh.

Die physiologische Rolle des ACh besteht in der sog. neurohumoralen Übertragung, d. h. Weiterleitung von Impulsen präganglionärer Fasern über die Synapsen der vegetativen Ganglien, in der Vermittlung von Impulsen motorischer Nervenfasern an die motorischen Endplatten, sowie in der Übertragung von Impulsen parasympathischer Nerven auf entsprechende Erfolgsorgane.

Der Begriff der neurohumoralen Übertragung wurde bereits 1905 von ELLIOT geprägt. Im Verlauf der weiteren Jahrzehnte konnte der Wirkungsmechanismus von ACh im wesentlichen durch die Untersuchungen von FELDBERG, DALE, NACHMANSOHN sowie v. MURALT aufgeklärt werden.

Die Existenz eines spezifischen ACh-Receptors wurde zunächst von CLARK (1937) postuliert. Sie konnte schließlich auch nachgewiesen werden[2]. Der ACh-Receptor besteht nach übereinstimmender Auffassung aus einem Eiweißkomplex in der Zellmembran, der eine bestimmte Affinität zu ACh und verwandten Verbindungen aufweist.

Die Zellmembranen haben im allgemeinen eine Schichtdicke von etwa 100—211 mμ, so daß anzunehmen ist, daß sie aus monomolekularen Filmen bestehen. MEYER (1937) hat die Permeabilität bestimmter Ionen an monomolekularen Filmen untersucht und festgestellt, daß Aminogruppen die Permeabilität von Anionen, Karboxylgruppen dagegen die von Kationen erhöhen (s. auch [3]). Bekanntlich besteht ein erhebliches Konzentrationsgefälle zwischen intracellulärem und extracellulärem Kalium sowie extra- und intracellulärem Na. Während die Kaliumionenkonzentration in der Zelle etwa 10—20mal höher ist als außerhalb, ist es beim Na umgekehrt. Ferner ist die Zellinnenfläche gegenüber der Zellaußenfläche negativ geladen[4]. NACHMANSOHN nimmt nun an, daß die basischen Aminogruppen auf der Außenseite der Zellmembran gelagert sind, und somit das Eindringen von Na-Ionen in die Zelle verhindern,

---

[1] SCHEIFFARTH und Mitarbeiter 1962.
[2] ALTAMIRANO, SCHLEYER, COATES und NACHMANSOHN 1955, SCHLEYER 1955.
[3] FLECKENSTEIN 1955.
[4] CURTIS und COLE 1942, HODGKIN und HUXLEY 1945.

während an der Membraninnenfläche Phosphat- und Karboxylgruppen für die negativen Ladungen verantwortlich sind. Das Eiweißmolekül des ACh-Receptors soll sich um die Methylgruppen des ACh „falten" und seine Struktur durch eine Neuordnung von sauren und basischen Gruppen ändern. Dies hat dann nach Nachmansohn (1955) eine vermehrte Durchlässigkeit von Natriumionen zur Folge. Auf Grund dieser Permeabilitätsänderung kommt es durch Ionenwanderung zur Depolarisation. Die Permeabilitätsänderung konnte erstmalig von Curtis und Cole quantitativ an der Riesenfaser des Tintenfisches auf Grund der Impedanzänderung gemessen werden. Die Autoren konnten feststellen, daß während der Aktivitätsphase der Membranwiderstand von ca. 1000 Ohm auf etwa 40 Ohm/cm^2 absinkt. Durch die erfolgende Ionenwanderung wird die Innenseite der Zellen positiv, die Außenseite negativ[1]. Der Beweis wurde mit Elektroden erbracht, die in ein Axon eingeführt wurden.

Daß ACh ein elektrisches Potential erzeugt, konnte von Feldberg u. Mitarb. (1940) am elektrischen Organ des Torpedofisches nachgewiesen werden, wobei die Aktionspotentiale etwa doppelt so hoch wie die Ruhepotentiale waren.

Für die biologische Wirksamkeit der dem ACh chemisch verwandten Verbindungen besteht eine Abhängigkeit von der Anzahl der Methylgruppen. Zum Beispiel beträgt die Dimethylamino-äthyl-acetat-Wirkung auf den Musculus rectus abdominis des Frosches nur 1/100 der des ACh. Diese stärkere Wirkung der quaternären Stickstoffgruppe wird auf ihre tetrahydrale Struktur zurückgeführt[2]. Die quaternären Stickstoffderivate verursachen eine Blockierung des Receptors mit gleichzeitiger Depolarisation, mit Ausnahme des d-Tubocurarin. Die quaternären Ammoniumbasen bewirken zugleich einen Anstieg der Acetylierungsrate. Von den tertiären Stickstoffverbindungen bewirkt nur das tertiäre ACh-analogon Block und Depolarisation, während die anderen Verbindungen nur einen Block ohne Depolarisation hervorrufen[3]. Die Wirkung quaternärer Ammoniumbasen ist abhängig vom Ionisationsgrad. Ist die Ionisation bei pH 7 noch unvollständig, so kann der Effekt durch Variation des pH zwischen 6,4 und 7,6 modifiziert werden.

Je Impuls und je Quadratzentimeter treten etwa 4×10^{-12} Mol Natriumionen während der Depolarisation in die Zellen[4]. Eine entsprechende Kaliummenge verläßt die Zellen[5]. Nach neueren Untersuchungen ist die Permeabilitätszunahme für Natriumionen während der aktiven Phase um das 500fache des Ausgangswertes erhöht[6].

Während der Reizung erfolgt ein Wärmeanstieg, der z. B. für den Froschischiadicus maximal bei ständiger Reizung 40×10^{-6} einer Grammcalorie je Gramm Nerv und Sekunde beträgt[7]. Auffallend kurzdauernd ist die während der Aktionsphase auftretende Ionenwanderung. Sie spielt sich innerhalb von etwa $^1/_{1000}$ sec ab. Die Kaliumauswanderung folgt lediglich dem Konzentrationsgefälle, stellt also einen einfachen physikalischen Prozeß dar. Dagegen erfordert die Potentialaufladung eine aktive Zell-Leistung.

Der ACh-Receptor kehrt nach der hydrolytischen Spaltung des ACh wieder in seine Ausgangslage zurück. Dies scheint sehr rasch zu erfolgen, da die „turn over number" für den ACh-Abbau 20 Mill./min beträgt[8]. Nach Ritchie und Straub (1957) kommt es unter tetanischer Reizung und dadurch bedingter Depolarisation der Membranen zu einer posttetanischen Hyperpolarisation.

Diese wird durch 2,4-Dinitrophenol sowie durch Austausch von LiCl gegen NaCl oder Chlorionen gegen NO_3 unterdrückt. Sofern der Natriumgehalt der Lösung sinkt, wird die Hyperpolarisation verlängert; dagegen verschwindet sie rasch in kaliumarmen Lösungen. Für das Zustandekommen dieser Hyperpolarisation ist die aktive Natriumeliminierung durch die Zellen Voraussetzung. Auch dem Calcium kommt für diese Prozesse eine besondere Bedeutung zu. Niedrige Ca-Konzentrationen führen zu einer Muskelkontraktion des depolarisierten Rattenuterus, wobei ein additiver Effekt mit ACh zu beobachten ist. Sowohl die durch Depolarisation als auch die durch ACh-Applikation bedingte Muskelkontraktion ist von der Ca-Konzentration abhängig[9]. Ähnliche additive Effekte von Ca und ACh sind auch an der Speicheldrüse (Submaxillaris) von Katzen beobachtet worden, wogegen hier Mg einen gegensinnigen Effekt zeigte[10].

Ein anderer Wirkungsmechanismus des ACh am Receptor soll auf besonderen Effekten der Trialkylammoniumgruppe beruhen. So haben quaternäre Ammo-

---

[1] Curtis und Cole 1942, Hodgkin und Huxley 1945   [2] Nachmansohn 1955.
[3] Altamirano und Mitarbeiter 1955.   [4] Rothenberg 1949, 1956, Nachmansohn 1950.
[5] Keynes und Lewis 1951. [6] Hodgkin und Huxley 1953, Huxley 1954. [7] Feng 1936.
[8] Nachmansohn 1955.   [9] Edman und Schild 1961.   [10] Douglas und Poisner 1963.

niumbasen eine isolierende Wirkung. Die Cholingruppe ist in Lipoiden unlöslich und soll auch keinen Einfluß auf die Oberflächenspannung besitzen. Es wird angenommen, daß die Bindung dieser Substanzen an Zelleiweiß keinen Adsorptionsvorgang darstellt, sondern daß die Trialkylammoniumgruppe quaternärer Ammoniumbasen wie bestimmte Elektrolyte, insbesondere wie Kaliumionen, wirken. Die quaternären Ammoniumverbindungen sollen hierbei anorganische Kationen vom Receptor verdrängen und eine ionare Bindung mit diesem eingehen. [1]

Für diese Ionenaustauschtheorie könnte auch sprechen, daß der Kationenanteil des Cholins Calcium aus Calcium-Zeolit verdrängt[2], FATT und KATZ (1952) bezweifeln jedoch, daß soviel ACh-Moleküle bei der neuromuskulären Übertragung frei werden, daß sie andererseits eine genügende Menge von anorganischen Kationen für die Auslösung der elektromotorischen Erregungswelle, liberieren. v. MURALT (1939, 1942, 1946) vertritt die Auffassung, daß dem ACh an den Nervenendigungen die Rolle eines Mediators, auf der Leitungsstrecke die einer Aktionssubstanz zukommt.

Die auf ACh ansprechenden Gewebe werden in zwei Gruppen eingeteilt und zwar 1. in solche, die durch postganglionäre cholinergische Nerven beeinflußt werden, dazu gehören das Herz und die glatte Muskulatur sowie exokrine Drüsenzellen, 2. in solche, die durch präganglionäre Nerven bzw. motorische Nerven innerviert werden, wie die autonomen Zellen des Nebennierenmarks und die Skeletmuskelfasern. Die Wirkungen pharmakologischer Substanzen auf diese zwei Gruppen werden als Muscarin- und Nicotineffekte erkannt[3]. Atropin blockiert lediglich die Muscarineffekte, während Nicotin in hohen Dosen ebenso wie Curare die Nicotineffekte blockiert.

Die verschiedenen physiologischen Vaguswirkungen müssen als bekannt vorausgesetzt werden. Es soll hier vorwiegend der Einfluß des ACh auf Reglerkreise des Kreislaufs, der Atmung und des ZNS beim Menschen berücksichtigt werden, d. h. Faktoren, die im akuten Schockgeschehen beim Menschen beteiligt sind.

Typische kardiovasculäre Reaktionen können nur nach relativ hohen i.v. ACh-Dosen beobachtet werden. So bewirken Mengen von 60 mg/min einen geringen Blutdruckabfall und eine Gefäßdilatation[4]. Die maximale ACh-Dosis, die bei intravasaler Injektion toleriert wird, beträgt 90—140 mg/min. Kreislaufanalysen nach 30 mg ACh zeigten eine Tachykardie, vorübergehenden Blutdruckabfall, geringgradige Volumenzunahme an Ohr und Hand und schließlich bei Beginn des Blutdruckanstieges eine deutliche Abnahme der Sauerstoffsättigung und der Hauttemperatur am Finger[5].

Diese verhältnismäßig geringe Wirkung von pharmakologisch appliziertem zugeführtem ACh in den genannten Dosen wird allgemein auf seinen raschen Abbau zurückgeführt. Bei Versuchen, in denen durch Physostigmin oder Eserin der ACh-Abbau gehemmt wurde, führen bereits Dosen von 10 mg zu deutlichen Kreislaufreaktionen, wie Pulsfrequenzanstieg bis 140/min. Die Blutdrucksenkung ist geringer, der sekundäre Blutdruckanstieg deutlicher ausgeprägt, Ohrvolumen, Ohrtemperatur und Sauerstoffsättigung nehmen zunächst zu. Während des Blutdruckanstieges erfolgt eine Abnahme des Ohrvolumens unter den Ausgangswert. Die Atmung ist beschleunigt und vertieft. Der sekundäre Blutdruckanstieg wird auf eine Adrenalinausschüttung bzw. eine Erregung von sympathischen Ganglien durch ACh zurückgeführt, wobei der Carotissinus gleichfalls beteiligt ist[6].

Weitere Wirkungen sind im wesentlichen abhängig von Dosis und Applikationsgeschwindigkeit. So werden Hautrötungen, Wärmegefühl, Temperaturanstieg, Palpitationen, Schwitzen, Speichel- und Tränenfluß, inspiratorische

[1] ROTHENBERG, SPRINSON und NACHMANSOHN 1948, BULLOCK, NACHMANSOHN und ROTHENBERG 1946, v. MURALT 1939, 1942, 1946.
[2] ROEPKE und WELCH 1936.   [3] DALE 1914.
[4] ELLIS und WEISS 1932, WEISS und ELLIS 1934.   [5] MATTHES 1951.
[6] FELDBERG und MINZ 1932a und b, KOPPANYI, LINNEGAR und HERWIG 1940.

Dyspnoe, leichter Husten, Nausea, klopfender Kopfschmerz und Brechreiz beobachtet. Im Bereich der Atmungsorgane bewirkt ACh Bronchospasmus und vermehrte Sekretabsonderung der Bronchialdrüsen. Hyper- und Tachypnoe können durch direkte Wirkung auf Chemoreceptoren im Bereich der Aorta und des Carotissinus erzeugt werden[1]. Inspiratorische Dyspnoe und Hustenreiz können nach intravenöser und insbesondere nach inhalatorischer Applikation beobachtet werden. Auch diese ACh-Wirkungen können durch Atropin völlig blockiert werden. Während bei Normalpersonen die Wirkungen nur schwach ausgeprägt sind, wirkt ACh bei Asthmatikern wesentlich stärker, man kann sogar typische Asthmaanfälle auslösen[2].

Auf den Magen-Darmtrakt hat ACh nur in oberen Grenzdosen eine Kontraktions- und Peristaltiksteigerung zur Folge. Die Sekretion im gastrointestinalen Trakt wird gesteigert. In hohen Dosen bewirkt ACh ferner bei intraarterieller Injektion asynchrone Kontraktionen der Skeletmuskulatur in der entsprechenden Extremität, während bei gewissen Störungen des Muskelstoffwechsels wie der myotonischen Dystrophie oder der Myasthenia gravis tetanische Kontraktionen oder fibrilläre Zuckungen erfolgen. Bei intracutaner Injektion kommt es zu einer gesteigerten Pilomotorenaktivierung, was auf einen gesteigerten Axonreflex zurückgeführt wird. Ein antidiuretischer Effekt des ACh wird auf eine vermehrte Adiuretinausscheidung zurückgeführt.

Die Tatsache, daß neben ACh auch Histamin in größeren Konzentrationen im Nervengewebe vorkommt[3] hatte zur Annahme histaminergischer Nervenfasern geführt. Insbesondere sollte bei der Impulsübertragung in postganglionären sympathischen Fasern Histamin beteiligt sein. Nach v. Euler (1956) ist es zwar möglich, daß Histamin u. a. bei dem Erregungsvorgang die Zellen verläßt. Diesem Vorgang wird jedoch nur eine untergeordnete physiologische Bedeutung zugeschrieben.

7. ACh-Abbau und Gegenregulation, Cholinesterase.

ACh wird durch Fermente hydrolytisch gespalten. Wie eingangs angedeutet, sind hierzu zwei verschiedene Fermentsysteme befähigt: Die echte spezifische Acetylcholinesterase und die sog. Pseudocholinesterasen. Während die spezifische Cholinesterase (Acetylcholinesterase, AchE) nur Cholinester aufspaltet, wirken die Pseudocholinesterasen auch auf andere Ester[4]. Die AchE kann allein die in vivo gebildeten ACh-Mengen hydrolysieren, wogegen in vitro beide Fermente zur Wirkung gelangen[5]. Sie unterscheiden sich im übrigen auch durch die spezifischen Substrate; Acetyl-β-methylcholin für die echte, Benzoylcholin für die Pseudocholinesterase. Eine weitere Differenzierungsmöglichkeit besteht in der Ermittlung der optimalen Substratkonzentrationen. Die echte AchE wirkt nur bei Konzentrationen von 3×10^{-3} m [6], während die Pseudo-ChE nur bei höheren ACh-Konzentrationen zur Wirkung gelangt. Eine Trennungsmöglichkeit besteht schließlich in der Anwendung verschiedener Cholinesterasehemmer.

Die AchE des Gehirns ist nach Augustinsson (1948) ein Lipoproteid bzw. an einen Lipoproteidkomplex assoziiert. Seine Wirksamkeit ist im wesentlichen abhängig von den zweiwertigen Kationen Ba, Ca, Mg und Mn[7]. $CaCl_2$ in niedrigeren Konzentrationen kann die AchE um mehr als 100% aktivieren. Für den Wirkungsmechanismus dieses Enzyms sollen insbesondere SH-Gruppen verantwortlich sein. Allerdings scheint die Reaktivierung des Ferments durch Ionen nicht über eine Reduktion von S-S-Gruppen zu erfolgen, da gezeigt werden

[1] Weiss und Ellis l. c. Wiemer 1962.
[2] Herxheimer 1955, Werner und Fuhrmann 1962, Tiffenau 1950.
[3] Euler, v. 1949, Euler, v. und Aström 1948.
[4] Mendel und Rudney 1945, Mendel, Mundell und Strelitz 1943.
[5] Augustinsson 1949.   [6] Mendel und Mitarbeiter 1943.   [7] Nachmansohn 1940.

konnte, daß die aktivierende Wirkung von Glutathion und Mg^{++} der Summe der Einzelwirkungen entsprach. Die einwertigen Kationen Natrium und Kalium aktivieren nur sehr schwach und dann auch nur in sehr hohen Konzentrationen. Das pH-Optimum der AchE liegt im Bereich von 7—9[1].

Die Bildung der AchE erfolgt vermutlich in der Leber. Es scheint ein Zusammenhang mit den Serumalbuminen zu bestehen. Jedenfalls wird bei Leberschäden eine gewisse Proportionalität zwischen Albumingehalt und AchE-Spiegel beobachtet. Hiermit ergeben sich auch interessante Parallelen zum Vagotonus bei bestimmten Erkrankungen.

Der Nachweis von AChE gelang in allen motorischen sensiblen, zentralen und peripheren, cholinergischen und nichtcholinergischen Nervengeweben von Wirbeltieren und auch Wirbellosen. Beim Menschen findet sich in der weißen Substanz des Großhirns mehr unspezifische Cholinesterase. In der grauen Substanz überwiegt die spezifische AchE. Die Menge der AchE wird an Hand der Fermentaktivität gemessen. Von NACHMANSOHN (1950) wurde ein Cholinesterasequotient (Q) eingeführt, der die Menge ACh angibt, die von 100 mg Trockengewebe in 1 Std bei 20⁰ hydrolisiert wird. In der grauen Substanz mit ihren Zellkörpern und Synapsen beträgt Q = 1,2—7,0, während in der weißen Substanz ein Q von nur 0,2—0,3 festgestellt wurde. Die höchsten Werte konnten im Nucleus caudatus und lentiformis (Q = 30—69) ermittelt werden (vgl. Tabelle 7). Für das Hirn verschiedener Species gibt NACHMANSOHN (1950) folgende Werte an:

Tabelle 7. *Hydrolyse von ACh in mg/g Gewebe je Stunde.*

	Kaninchen	Hund	Ochse	Mensch
Cortex cerebri	60—80	20—50	20—30	12
Weiße Substanz (Hemisph.) . .	—	3	2—3	—
Nucleus caudatus	350	500—600	400	300
Nucleus lentiformis (Putamen) .	—	—	680	460
Cerebellum	90—100	120—150	24—40	80
Thalamus opticus	120	60	50	30
Pons.	130	70—80	—	60
Corpora quadrig. ant.	250	140	100—120	60
Corpora quadrig. post.	130	50	40	30
Retina	—	150	140—200	—

Während somit erhebliche Speciesunterschiede im AchE-Gehalt innerhalb der verschiedenen Hirnabschnitte bestehen, ist der Gehalt bei gleichen Hirnarealen derselben Species auffallend konstant. Die in den Ganglien vorhandenen Mengen AchE vermögen $3—6 \times 10^{12}$ Moleküle ACh/Millisekunde zu spalten[2].

Ferner sind die motorischen Endplatten sehr reich an AchE. An einem einzigen Nervenende können $2 \times 10^{-6} \gamma$ ACh, das sind etwa 8×10^9 Moleküle, gespalten werden[3]. Die quergestreifte Muskulatur enthält nur sehr geringe Mengen AchE.

Durch Ammonsulfatfällung und hochtouriges Zentrifugieren gereinigte AchE spaltet über 75 mg ACh je g Protein/Stunde. Das Molekulargewicht der AchE wurde auf Grund der Sedimentation mit 3 Millionen errechnet. Daraus ergibt sich eine Wechselzahl von über 20 Millionen/min. Somit vermag 1 Molekül AchE 1 Mol ACh in 3—4 μsec zu spalten. Die Beteiligung der AchE am Leitungsvorgang darf demnach als bewiesen gelten, da die Schnelligkeit der Impulspassage eine Spaltungsgeschwindigkeit von nur 100 μsec voraussetzt[4].

Der physikalisch-chemische Vorgang der fermentativen hydrolytischen Spaltung soll auf der Esterseite des Fermentes stattfinden, die andere Molekülseite ist elektrisch negativ. Die Fermentaktivität ist vorwiegend abhängig von drei funktionellen Gruppen an der Fermentoberfläche: Ein anionisches Zentrum mit negativer Ladung geht mit dem kationischen Anteil von Substraten oder Hemmstoffen Reaktionen ein, bei denen im wesentlichen Coulombkräfte wirken. Auf der Esterseite konnten zwei wirksame Gruppen nachgewiesen werden. Die eine hiervon hat basischen Charakter und geht mit dem elektrophilen Kohlenstoff des Estercarboxyls des ACh eine Bindung ein. Die andere ist sauer und soll mit einer der Sauerstoffgruppen des Carboxyls reagieren. Von der aktiven Seite des Fermentmoleküls können

---

[1] WILSON und BERGMAN 1950.   [2] MACINTOSH 1938.   [3] NACHMANSOHN 1945.
[4] BERGMAN, WILSON und NACHMANSOHN 1952, WILSON 1951.

Protonen sowohl aufgenommen als auch abgegeben werden. Die aktive Oberfläche scheint optisch asymmetrisch zu sein, da von den Aminosäuren nur die 1-Formen als Hemmstoffe wirken können. Nicotinsäure stellt einen Hemmstoff der AchE dar, was auf eine Reaktion seiner indissoziierten Carboxylgruppe mit der Fermentesterseite sowie seinem kationischen N mit der anionischen Fermentseite zurückgeführt wird. Die negative Ladung des Carboxylions soll die Affinität zur Esterseite durch Herabsetzung des elektrophilen Charakters des Carboxyl-kohlenstoffes einschränken, da nur undissoziierte Moleküle ein elektrophiles C-Atom zur Bildung des initialen Komplexes enthalten[1]. Kationenbildner besitzen stärkere Hemmwirkung als Basen ohne elektrische Ladung. Dies wird auf die anionische Gruppe im Bereich der aktiven Fermentoberfläche zurückgeführt.

Das Substrat wird vom Ferment somit an zwei Punkten gebunden: An der kationischen Esterseite mit dem elektrophilen C der Carboxylgruppe und am anionischen Teil der Fermentoberfläche mit der kationischen Ammoniumgruppe. Durch Erhöhung der elektrophilen Eigenschaften des Carboxyl-Kohlenstoffes wird die Reaktion des entsprechenden Stoffes mit dem Ferment umso intensiver[2].

Die beiden aktiven Gruppen des Ferments sind räumlich und funktionell getrennt. Ihr Abstand soll 8 Å betragen. Es wird angenommen daß eine direkte Proportionalität zwischen dem positiv geladenen ACh und den negativen Ladungen des Enzyms besteht. Mit gesteigerter Negativität, wie sie an der Neutronenoberfläche bei der Depolarisierung zustande kommt, kann die optimale Substratkonzentration erniedrigt und somit physiologische Verhältnisse erreicht werden[3].

Im Schock erfolgt eine *Verminderung* der AchE-Aktivität. Während normalerweise $3\text{---}6 \times 10^{12}$ Moleküle ACh/Millisekunde gespalten werden können, sinkt das Spaltungsvermögen im Schock auf nur $1\text{---}3 \times 10^{11}$/Millisekunde. Ein Absinken der AchE im Nervengewebe auf 8—10% des physiologischen Gehalts führt zu einer Aufhebung der Erregungsleitung und zum Tode[4]. Damit kann es im anaphylaktischen Schock nicht nur über eine vermehrte ACh-Bildung oder eine Zunahme der Wirkungsintensität sondern auch durch eine Abbauhemmung zu einer erheblichen Verschiebung der vegetativen Tonuslage kommen. Auf Grund derartiger Befunde rückt das Acetylcholin nicht nur in den Bereich der Schocksubstanzen sensu strictiori, sondern es dürfte ihm sogar auf Grund seiner ubiquitären Effekte im Organismus eine Sonderstellung eingeräumt werden.

Physiologisch kann die AchE durch Spuren von Schwermetallen, insbesondere Kupfer, ferner das Adrenalin in Konzentrationen von 10^{-3} Mol gehemmt werden[5]. Pharmakologisch hemmen läßt sich die AchE durch verdünnte Jodlösungen, Alloxan, Maleinsäure[6], Arsenit, Dioxyphenylarsinoxyd, Coffein und zahlreiche weitere Substanzen[7]. Eine irreversible Inhibition wird durch Ester der Methansulfonsäure sowie durch Dimethylcarbamylfluorid und schließlich durch die klassischen Vertreter, Eserin und Prostigmin sowie verwandte Stoffe[8] so beispielsweise durch Pyridostigminbromid, bewirkt.

Ein Teil der sog. Anticholinesterasen greift am gleichen Receptor wie ACh an. Nach Feldberg (1956) besteht sogar die Möglichkeit, daß dies auch am funktionellen Receptor in der Zelle geschieht, wodurch acetylcholinartige Wirkungen unabhängig von der AchE-Hemmung zustande kommen können.

Neben der AchE und den biologisch aktiven Katecholaminen besitzen auch die Glucocorticoide einen gewissen Schutzeffekt gegenüber lokalen Wirkungen des ACh. So gelang der Nachweis einer Hemmung des ACh-Asthmas bei Meerschweinchen nach vorheriger i.p. Applikation verschiedener Glucocorticoidester. Ähnliche Schutzwirkungen besitzen auch gewisse Antiphlogistica, wie das Oxyphenbutazon sowie das Monophenylbutazon und insbesondere die Muskelrelaxantien. Auch die i.p. Applikation bestimmter Proteinfraktionen vermag eine Hemmung von ACh-Effekten hervorzurufen[9].

---

[1] Adams und Whittaker 1950.
[2] Wilson 1951.   [3] Augustinsson 1948.   [4] Nachmansohn 1945.
[5] Benson 1948.   [6] Koelle und Gilman 1949.
[7] Collier und Allen 1942, Nachmansohn 1955, 1965, Burgen 1949.
[8] Aeschlimann und Reinert 1931, Easson und Stedman 1933, Schweitzer, Stedman und Wright 1939, Stedman 1926.
[9] Scheiffarth und Mitarbeiter 1961, 1962, 1963, Zicha und Mitarbeiter 1963.

II. Vagotonin.

Eine weitere Substanz mit parasympathikomimetischer Wirkung konnte aus Rohinsulin gewonnen werden, die Vagotonin genannt wurde[1]. Es handelt sich hierbei um einen eiweißartigen Stoff, der empfindlich ist gegen Alkali, Säuren und Hitze. Am Kaninchen führt er zu einer allgemeinen Erregbarkeitssteigerung des Parasympathikus. Beim Hund konnte die Substanz nach Injektion im Harn wiedergefunden werden. Sie besteht aus zwei Komponenten. Die eine wirkt überwiegend parasympathikomimetisch, die andere unmittelbar auf das Atemzentrum. Es kommt ferner durch Vagotonin zu einer Verstärkung der Histaminquaddel[2]. Die üblichen Eiweißreaktionen, z. B. Ninhydrinreaktion, Biuret usw. sind bei Vagotonin positiv. Bei der Grundstoffanalyse zeigt es folgende Zusammensetzung: C 48—49,2%, H 7,5—7,8%, N 13,9—14,3%, S 3,18—3,27%, Asche 0,5—0,7%; Phosphor konnte nicht festgestellt werden. Löslich ist Vagotonin in Wasser, warmem Phenol, Chloroform, Xylol, Benzol, Toluol, Formalin, wäßrigem Alkohol und Pyridin. Aus wäßrigen Lösungen läßt es sich durch NaCl, KCl, sowie Na_2SO_4-Sättigung fällen.

D. Gegenregulatorische Faktoren.

Für quantitative und qualitative Nuancen des anaphylaktischen Schocks oder seiner Schockäquivalente besitzen neben den einzelnen Schocksubstanzen insbesondere auch die gegenregulatorischen Faktoren eine Bedeutung. Hierzu gehören das sympathicoadrenale System, Angiotensin, das Hypophysen-Nebennierenrindensystem sowie die natürliche Barriere durch bestimmte Bindegewebssubstanzen, wie etwa der Mucopolysaccharide in der Intercellularsubstanz oder in der Capillarwand.

I. Sympathicoadrenales System.

1. Katecholamine.

Auf die besondere Rolle der biologisch aktiven Katecholamine für Ausmaß und Ablauf eines anaphylaktischen Schocks, aber auch von cellulären Reaktionen vom Früh- und Spättyp wurde an anderer Stelle hingewiesen. Zahlreiche Schockgifte können direkt oder indirekt zu einer Mobilisierung von Adrenalin und/oder Noradrenalin führen. Der physiologische und damit auch wichtigste Mediator des Freisetzungsprozesses von Katecholaminen ist jedoch das Acetylcholin. Unter seiner Einwirkung wird aus dem Nebennierenmark vorwiegend Adrenalin und aus peripheren sympathischen Ganglien Noradrenalin liberiert[3]. Während Adrenalin bei der Kreislaufregulation insbesondere die Blutverteilung beeinflußt und Acetylcholineffekten im Bereich der vegetativen Funktionskreise entgegenwirkt[4], kommt dem Noradrenalin die Bedeutung eines Gefäßtonus regulierenden Hormons zu[5]. Die sehr rasche Liberierung dieser Tyrosinderivate bei Notfallsreaktionen, z. B. während eines Blutdruckabfalles, bei körperlichen oder emotionellen Stressreaktionen[6], aber auch durch bestimmte metabolische Situationen, wie etwa eine Hypoglykämie[7] führte schließlich zu der Annahme, daß Katecholamine als erste gegenregulatorische Faktoren auch in den komplizierten Mechanismus eines anaphylaktischen Schocks eingreifen. Sie wirken einerseits permeabilitätshemmend und schränken dadurch die Ausbreitung von Schockgiften über die Intercellularsubstanz oder das Gefäßsystem ein. Celluläre Reaktionen mit Mastzellvermehrung werden ebenso gehemmt wie durch Glucocorticoide[8]. Anderer-

---

[1] SANTENOISE 1932. [2] SPILLMANN und Mitarbeiter 1939. [3] BROWN 1960, HOLTZ 1960.
[4] BÜLBRING 1960, FURCHGOTT 1960. [5] SCHÜMANN 1960.
[6] ZICHA und Mitarbeiter 1965, SCHMID und Mitarbeiter 1964, 1965.
[7] ZICHA, SCHMID, WEIST und WINKLER 1965. [8] ASBOE-HANSEN 1963.

seits werden auch die Rückwirkungen des Schocks oder seiner Äquivalente auf den Gesamtorganismus über ihre blutdruckregulatorischen Eigenschaften reduziert. Im Stoffwechsel wird außerdem durch eine Mobilisierung der Glykogenvorräte

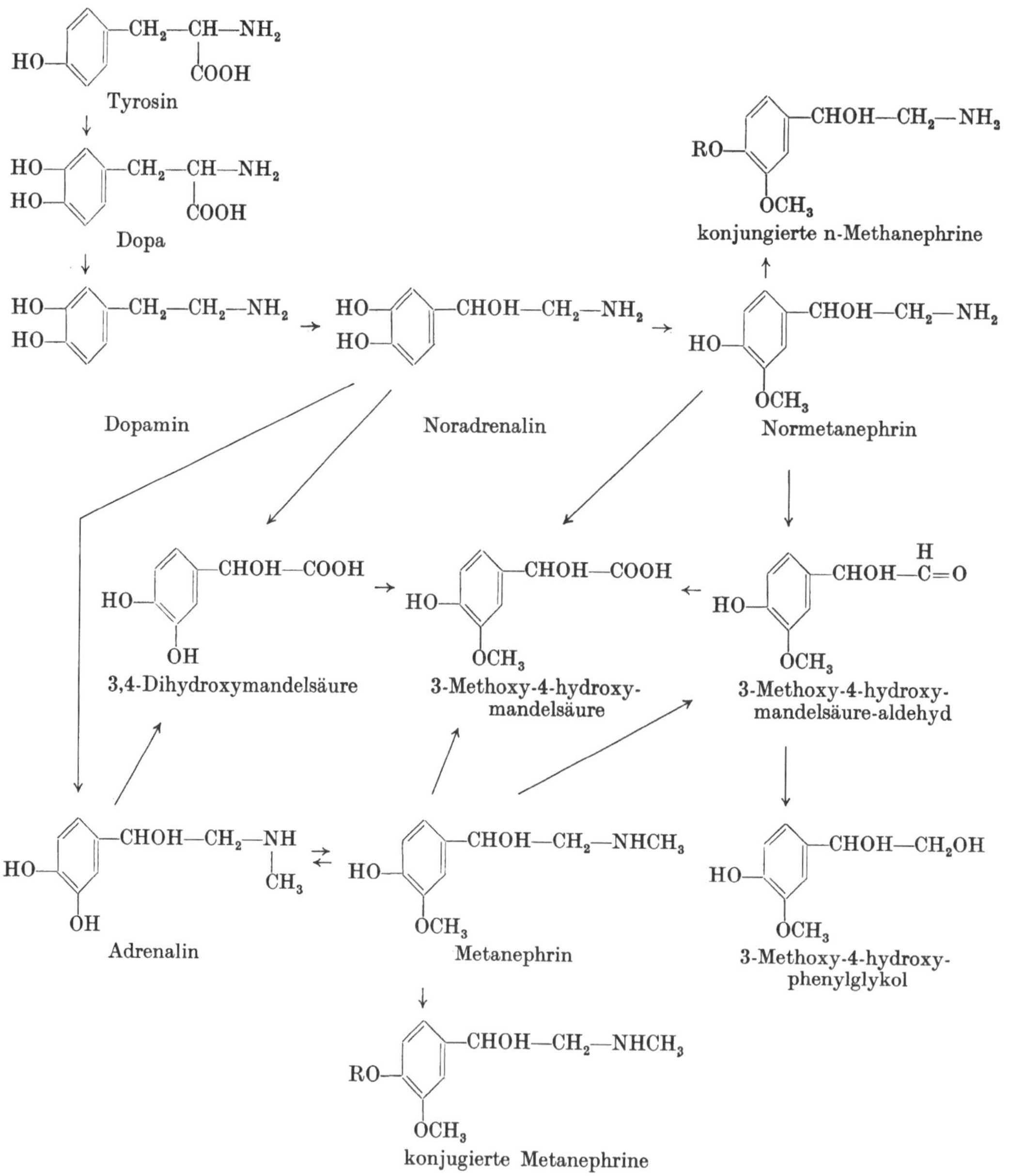

Abb. 6. Bildung und Abbau des Adrenalins und Noradrenalins.

vermehrt Glucose aus der Leber und Muskulatur für einen erhöhten energetischen Bedarf zur Verfügung gestellt, so daß insbesondere Zellen mit einem beschleunigten Stoffwechsel vor Energieverlusten geschützt werden.

Schließlich kann über zentrale Regulationsmechanismen auch der Reglerkreis des CRF (corticotropin releasing factor) -ACTH und der Glucocorticoide entscheidend beeinflußt werden. Die früher von SELYE (1936—1939) über den Stressmechanismus aufgestellten Thesen konnten vor kurzem weitgehend bestätigt werden[1], so daß die Konzeption einer funktionellen Einheit des sympathikoadrenalen Systems nach wie vor gültig bleibt. Nach der Sofortreaktion durch die Katecholamine übernimmt das träger reagierende Hypophysennebennierenrindensystem weitere Funktionen der Gegenregulation (s. S. 380). Die Regeneration der Katecholaminreserven z. B. nach einer maximalen Insulin- oder Acetylcholinbelastung dauert je nach Ausgangslage und Versuchstier von einigen Stunden bis zu mehreren Tagen[2]. Die jeweiligen Reserven an Katecholaminen bestimmen jedoch nicht allein den Sympathikotonus eines Organismus; vielmehr werden derartige Funktionszustände wesentlich durch den Stoffwechsel dieser Substanzen (s. Abb. 6) und nicht zuletzt durch die Ansprechbarkeit der spezifischen und möglicherweise auch unspezifischer Receptoren beeinflußt[3]. Ein Gleichgewichtszustand, der auf einer niedrigeren Stufe des Reglerkreises im Katecholaminstoffwechsel eingestellt ist, führt zwangsläufig zu einem Überwiegen des Parasympathikotonus mit den erwähnten Rückwirkungen auf anaphylaktische und allergisch-hyperergische Prozesse.

2. Angiotensin.

Aus den α_2-Globulinen des Plasmas werden nicht nur Schocksubstanzen vom Typ des Bradykinins freigesetzt, sondern es können unter dem Einfluß von Renin auch Stoffe liberiert werden, die eine pharmakologische Wirkung auf glattmuskelige Organe und auf den Blutdruck besitzen. Hierzu gehört das Angiotensin, auch Hypertensin oder Angiotonin genannt. Es handelt sich um eine pressorische Substanz, die 2—3mal wirksamer als Noradrenalin ist. Bezüglich seiner Struktur bestehen speciesspezifische Unterschiede[4]. Angiotensin ist ein Peptid mit einem Molekulargewicht von 2700. Die Aufklärung der chemischen Struktur sowie die chemische Synthese dieses Wirkstoffes sind im wesentlichen ein Verdienst von PEART, ELIOT sowie RITTEL u. Mitarb.[5]. Für die Entstehung des Hypertensins ist eine Vorstufe, das Hypertensinogen sowie ein wahrscheinlich in den vasculären Elementen der Niere gebildetes Renin notwendig. Während nun tierisches Renin nach Zusatz menschlichen Hypertensinogens nicht zu einer Bildung von Angiotensin führt, so gelingt es durch eine Behandlung von Hunden mit Schweinerenin ein Antirenin zu gewinnen[6].

Die nach einer Applikation von Renin beim Menschen beobachtete Blutdrucksteigerung nimmt nach mehreren Injektionen bald ab, was auf eine Verminderung der Hypertensinogenreserven zurückgeführt wird. Eine Drosselung der Nierenarterie, eine Abnahme der Pulsamplitude sowie das Absinken des Blutdrucks, etwa bei einem hämorrhagischen Schock, führt zu einer vermehrten Reninelimination in die Nierenvene[7]. Das Versagen der Gegenregulation während eines anaphylaktischen Schocks kann somit, zumindest teilweise, auch darauf beruhen, daß die Hypertensinogenbildung und damit auch die Hypertensinogenreserven rasch abnehmen und Angiotensin nicht mehr zur Verfügung steht. Da

---

[1] LUNDHOLM und MOHME-LUNDHOLM 1960, DOMER und FELDBERG 1960, YATES und URQUHART 1962, TAMM 1964, ZICHA, SCHMID, SÜSS, WEISS und BERGNER 1965.
[2] HÖKFELT und MCLEAN 1950, BUTTERWORTH und MANN 1957, KRONEBERG und SCHÜMANN 1957a und b.
[3] AXELROD 1960, BÜLBRING 1960, FURCHGOTT 1960, GINSBURG und COBBOLD 1960, KIRSHNER 1960, WILLOUGHBY und SPECTOR 1960.
[4] SKEGGS, KAHN und SHUMWAY 1956.
[5] BUMPUS, GREEN und PAGE 1954, PEART 1955, ELLIOT und PEART 1957, RITTEL und Mitarbeiter 1957.
[6] JOHNSON und WAKERLIN 1940, 1941.   [7] KOHLSTAEDT und PAGE 1940.

Desoxycorticosteron sowie hohe Kochsalzdosen zu einer Ausschüttung von Renin führen, andererseits das Renin sich bald erschöpft, wird der Zusammenbruch der Blutdruckregulation verständlich, der schließlich zum Kreislaufversagen führt.

II. Das Hypophysen-Nebennierenrindensystem.

Seitdem die Vorstellungen von Selye (1936—1955) über den Stress in ihrer ursprünglichen Konzeption durch neuere Befunde im wesentlichen bestätigt werden konnten, sind auch die Beziehungen zwischen Schock- und Entzündungsfaktoren einerseits und ihren gegenregulatorischen Faktoren andererseits im Sinne des Adaptationssyndroms erneut in den Blickpunkt einer anderen Betrachtungsweise dieser Prozesse gerückt. So gilt es heute als erwiesen, daß neben Angiotensin und den Katecholaminen der Reglerkreis des Cortisols mit dem Rückkopplungsmechanismus über den CRF (corticotropin releasing factor) und ACTH das wichtigste gegenregulatorische Prinzip bei allergischen Reaktionen vom Sofort- und delayed type darstellt. Die Abb. 7 gibt eine Übersicht über die ver-

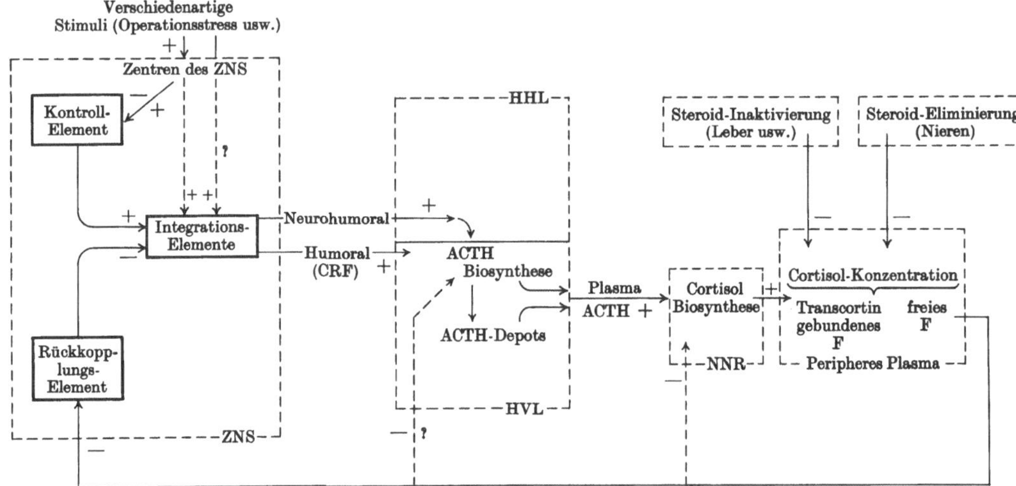

Abb. 7. Vereinfachtes Schema der NNR-Regulation (modifiziert nach Yates u. Urquhart 1962).

schiedenen Möglichkeiten einer Aktivierung bzw. Hemmung des Hypophysen-Nebennierenrindensystems. Zahlreiche Untersuchungsergebnisse, insbesondere seit der Einführung von Cortison in die Therapie durch Hench u. Mitarb. (1949) haben erwiesen, daß die Glucocorticoide im Rahmen anaphylaktischer und entzündlich-allergischer Prozesse erst jenseits der Antigen-Antikörperreaktion ihre wesentlichen Schutzfunktionen ausüben. In den einzelnen Schockgiftkapiteln wurde bereits darauf hingewiesen, daß Cortisol und seine Derivate die Bildung und Freisetzung bestimmter biogener Amine sowie ihrer Effekte an Organen mit glatter Muskulatur zu hemmen sowie ihre Elimination bzw. biologische Inaktivierung zu fördern vermögen. Bindegewebsreaktionen können ferner günstig beeinflußt werden. Dem jeweiligen Funktionszustand der Nebennierenrinde kommt damit eine besondere Rolle für die gesamten bei anaphylaktischen und allergisch-hyperergischen Prozessen beteiligten Reglerkreise zu.

1. Adaptationssyndrom.

Während einer Infektion bzw. im Ablauf eines Entzündungsvorganges lassen sich im Bereich des Hypophysen-Nebennierenrindensystems verschiedene Phasen abgrenzen, die unter dem Deckbegriff des allgemeinen Adaptationssyndroms zusammengefaßt werden[1]. Die erste dieser Phasen besteht aus der Alarmreaktion bzw. Schockphase, während der noch keine Anpassung an die durch einen Infektionsprozeß ausgelöste Stressreaktion erfolgt ist. Während der zweiten Phase, die als Stadium des Widerstandes bzw. als Gegenschockphase bezeichnet wird, hat dagegen eine Anpassung stattgefunden. Diese ersten beiden Stadien werden im übrigen von Tonutti (1938—1954) als progressive Transformation, das zweite von Goormaghtigh (1953) als kompensierte Aktivität der Nebennierenrinde bezeichnet.

Sofern der Organismus den ausgesetzten Belastungen nicht gewachsen ist, kommt es während eines dritten Stadiums zu einer Erschöpfung mit Dekompensation des Hypophysen-Nebennierenrindensystems. Dieser Prozeß geht mit einer weitgehenden Entspeicherung an Lipoiden in der Nebennierenrinde einher, die man auch bei vielen Stress-Situationen und insbesondere auch bei schweren chronischen Erkrankungen zu finden vermag. So liegt bei der primär chronischen Polyarthritis eine relative Nebennierenrindeninsuffizienz vor[2]. Auch bei dekompensierten Vitien[3], sowie bei der experimentellen Tuberkulose[4] läßt sich sehr häufig eine derartige Erschöpfung des Nebennierenrindensystems feststellen.

Eine besondere Bedeutung haben in diesem Zusammenhang insbesondere die Untersuchungsergebnisse von Tonutti (1949—1954). Er fand, daß hypophysektomierte Meerschweinchen gegenüber Diphtherietoxin wesentlich empfindlicher sind als nicht vorbehandelte Tiere. Eine Adrenalektomie führt bei Ratten nach einer Infektion mit Tuberkelbacillen zu einem wesentlich schwereren Krankheitsbild als bei intakten Versuchstieren[4]. Andererseits verliefen derartige Reaktionen während eines Stress viel milder, was bereits für eine Hemmung von Entzündungsreaktionen und ihrer morphologischen Substrate durch Glucocorticoide spricht. Hierfür lassen sich viele Beispiele anführen: Durch einen Stress wird z. B. die Symptomatologie einer Formalinarthritis gehemmt[5]. Hierbei werden Phagocytose, Leukodiapedese und die Gewebspermeabilität antagonistisch beeinflußt. Schayer 1961 wies schließlich darauf hin, daß während einer Stressreaktion ein gewisses Gleichgewicht im Organismus zwischen Katecholaminen, Histamin und Glucocorticoiden angestrebt wird, was auch Mathies (1959) auf Grund seiner Untersuchungen betont.

Die günstige Auswirkung eines funktionstüchtigen Hypophysennebennierenrindensystems, bzw. die einer Cortisolapplikation bei adrenalektomierten oder hypophysektomierten Tieren auf den Ablauf lokaler und allgemeiner Infektionsprozesse hatte zunächst zu der Vorstellung geführt, daß der Nebennierenrinde eine kausale Bedeutung auch in der Pathogenese immunologischer Reaktionen zukommen könnte. Diese Annahme hat sich jedoch nicht bestätigt. Damit ergibt sich auch keine Möglichkeit, mit Hilfe von Nebennierenrindenhormonen *kausal* in diese Vorgänge einzugreifen.

Die Vielfalt der Angriffspunkte von Glucocorticoiden bei der Bildung, Speicherung, Bindung und im Wirkungsmechanismus verschiedener Schockgifte weist bereits auf den unspezifischen Effekt der Glucocorticoide im Rahmen eines anaphylaktischen Prozesses hin. Auch hierbei scheint dem permeabilitätshemmenden Effekt der Glucocorticoide eine besondere Bedeutung zuzukommen. Während die Freisetzung von Histamin und ähnlichen Schockgiften durch eine Vorbehandlung mit Cortisonderivaten zwar nicht verhindert werden kann, so wird doch das Vordringen dieser Substanzen in das Gewebe über eine Hyaluronidasehemmung gebremst. Dadurch kann aber gleichzeitig auch die Potenzierung

---

[1] Selye 1936—1955.   [2] Zicha, Scheiffarth, Schmid und Engelhardt 1961.
[3] Liebegott 1947.   [4] Rössler 1953.   [5] Selye 1949.

durch mehrere Schockgifte oder durch gleichzeitig freiwerdendes Kalium verhindert werden.

2. Einfluß von Glucocorticoiden auf Bindegewebe und die an der Entzündung beteiligten Zellsysteme.

Unter einer Applikation von Cortison und dessen Derivaten nimmt die Synthese von Mucopolysacchariden ab[1], wodurch gleichzeitig sowohl die Grundsubstanz des Mesenchyms als auch die Faserbildung vermindert wird[2]. Es wird jedoch nicht nur die Bildung von Mucopolysacchariden in den Fibroblasten gehemmt, sondern es wird gleichzeitig auch der prozentuale Anteil verschiedener Bindegewebskomponenten verändert. So nimmt nach Wright u. Mitarb. (1960) der Hexosamin-Kollagen-Quotient während einer Glucocorticoidtherapie ab. Gleichzeitig sinkt auch die Anzahl der Gewebemastzellen[3]. Die Hyaluronidase, die Zell- und Capillarmembranen entpolymerisiert, kann durch ACTH, Nebennierenrindenextrakte oder Glucocorticoide gehemmt werden[4]. Hat eine Entzündung allerdings einen gewissen Grad überschritten, sinkt hierbei das pH in diesem Gewebe unter 6, dann kann Cortison auch zu einer Steigerung der Hyaluronidaseaktivität führen[5]. Die Sauerstoffaufnahme durch ein Granulationsgewebe wird ferner durch Cortisol vermehrt[6]. Köhler und Scharf (1951) wiesen bereits auf die Cortisoneffekte im Ablauf der anaeroben Glykolyse hin, sowie auf die Bedeutung dieses Befundes für bestimmte Formen einer Entzündung.

Die wesentlichen entzündungshemmenden Effekte der Glucocorticoide sind somit im Bereich der Membranen zu suchen. So konnte Cortison nach thermischer Schädigung beim Meerschweinchen die Diapedese von Erythrocyten sowie Exsudation antagonistisch beeinflussen[7]. Nach Meier (1959) wird ferner die Gewebedurchwanderung von eosinophilen Granulocyten, Monocyten und Histiocyten gehemmt. Eine gesteigerte Leukocytenemigration durch Bakterienpolysaccharide wird ebenfalls durch Glucocorticoide antagonistisch beeinflußt[8]. Die Hemmung der Permeabilität findet jedoch nicht nur am Capillarsystem, sondern auch im Bereich verschiedener Zellmembranen u. a. auch an Erythrocyten statt. Die Wirkung der Irritation wird hierbei von Glucocorticoiden und lokalen Reizstoffen gehemmt[9]. Der antagonistische Effekt am Granulombeutel[10] ist ebenfalls auf eine Wirkung im Bereich der Capillarendothelien, sowie der Intercellularsubstanz zurückzuführen. Hierbei nimmt die Natrium- und Kaliumkonzentration im Exsudat zu, die Calciumkonzentration bleibt unverändert.

Durch eine Inhibierung des Zellstoffwechsels und insbesondere auch der Phagocytose der Leukocyten und Makrophagen durch Glucocorticoide, andererseits aber auch durch eine im Rahmen des Eiweißkatabolismus nachweisbare Hemmung der Antikörperbildung, kommt es zu einer verminderten Resistenz. Bakterien und Viren können sich daher stärker vermehren[11]. Die verminderte Antikörperbildung spielt bei diesen Vorgängen jedoch nicht die Rolle, die ihr von manchen Autoren beigemessen wird. Den besten Beweis hierfür bildet die Transplantationsimmunität. Es ist bisher nicht gelungen selbst mit höchsten Dosen von Glucocorticoiden die Abstoßung transplantierten hetero- oder homologen Gewebes zu verhindern. Nach Scheiffarth u. Mitarb. (1957) geht das

---

[1] Layton 1952.   [2] Taubenhaus 1953, Dorfman und Schiller 1958.
[3] Asboe-Hansen 1950, 1963, Frenger u. Mitarb. 1958.
[4] Seifter und Mitarbeiter 1949, 1952, Benditt und Mitarbeiter 1950, Gibian 1956, Mathies 1956—1960.
[5] Dirscherl und Krüskemper 1952.   [6] Heim und Mitarbeiter 1955.
[7] Gordon und Katsh 1949.   [8] Meier 1959.   [9] Taubenhaus und Amromin 1953.
[10] Selye 1953.   [11] Ludány 1955.

Ausmaß der Antikörperbildungshemmung mit dem eiweißkatabolen, bzw. antianabolen Effekt der Glucocorticoide parallel. Somit beruhen aber die entzündungshemmenden Eigenschaften der Cortisonderivate vorwiegend auf der erwähnten Einwirkung auf Zell- und Bindegewebsfaktoren. Die Wirkung der Glucocorticoide ist jenseits der Antigen-Antikörper-Reaktion zu suchen. Nach Fischel (1950) werden die toxischen Effekte des Antigen-Antikörper-Komplexes im Gewebe verhindert bzw. gehemmt. Wird beispielsweise bei einer experimentellen Nephritis im Tierversuch ein Antinierenserum verabreicht, bleiben die Entzündungsreaktionen während einer Glucocorticoidapplikation aus, treten jedoch sofort nach abruptem Absetzen der Cortisonbehandlung auf. Die Vielzahl schädigender Noxen, Zellgifte und Entzündungsstoffe, wird im übrigen durch Glucocorticoide nicht direkt, etwa über eine Komplexsalzbindung neutralisiert, vielmehr wird auch hierbei der Wirkungsmechanismus des Cortisons in der Hemmung der Bindegewebsreaktionen gesehen.

Ferner wird auch die Proliferation von Gefäßen und die Bildung von Granulationsgewebe durch Glucocorticoide gehemmt[1]. Abscesse, die während einer Glucocorticoidbehandlung entstehen, haben sehr dünne Fibrocytenwälle. Die Epithelproliferation wird dagegen kaum beeinflußt. Nach Baker u. Mitarb. (1950) sollen die Glucocorticoide schließlich bei der Entzündung die gleichen Gewebselemente hemmen wie in einem gesunden Organismus. Aus der Vielfalt der Angriffspunkte des Cortisol und seiner Derivate wird es verständlich, daß diese Steroide auch in verschiedenen Stadien einer Entzündung eingreifen können. Die Glucocorticoide hemmen sämtliche Gefäßzell- und Bindegewebsreaktionen insbesondere im Anfangsstadium einer Entzündung. Die erwähnte Hemmung des Granulationsgewebes führt allerdings auch gleichzeitig zu einer Protrahierung des Heilungsprozesses[2]. Unter einer Glucocorticoidapplikation werden ferner die Zellkerne der Fibroblasten kleiner. Nucleolen fehlen, und die Mitosen nehmen ab. Die Apposition axialer Faserperioden ist vermindert. Die Neubildung von Gefäßen im Granulationsgewebe nimmt ab, die Capillaren sind nicht radiär angeordnet.

Schließlich soll auch der Alterungsprozeß des Bindegewebes durch eine Glucocorticoidapplikation beschleunigt werden. Andererseits sind diese Cortisone bei der Behandlung bzw. zur Prophylaxe bei akutem rheumatischem Fieber, perikarditischer Schwielenbildung und anderen Bindegewebsprozessen von großem Nutzen[3].

Ein weiterer wesentlicher Wirkungsmechanismus der Glucocorticoide ist in ihrer Fähigkeit zu suchen eine Induktion von Fermenten zu bewirken[4]. Nach Wacker u. a. Autoren (1964) gehen Glucocorticoide mit Desoxyribonucleinsäuren eine Komplexsalzbindung ein, wodurch die *messenger*-Ribonucleinsäuren z. T. blockiert werden. Über diesen antianabolen Effekt kann nicht nur die Antikörperbildung gehemmt werden, sondern auch die Entstehung sekundärer Entzündungsstoffe aus dem Eiweißstoffwechsel. Die Verminderung der Mitoseaktivität, sowie hämolytische Effekte beruhen wahrscheinlich auf diesem Wirkungsmechanismus. Unerwünscht in diesem Zusammenhang ist eine Hemmung der Phagocyten durch Cortison, wodurch Bakteriämien zunehmen[5].

Auch die Abnahme der Lymphocyten und der Plasmazellen sowie der Mastzellen beruht im wesentlichen auf einem antianabolen bzw. katabolen Glucocorticoideffekt. Über die Beeinflussung der Lymphocyten und Plasmazellen dürfte im übrigen die Normalisierung pathologisch erhöhter Serumglobulinspiegel nach Glucocorticoidmedikation zurückzuführen sein, was bereits früher

---

[1] Gordon und Katsh 1949.   [2] Ebert und Wissler 1951.
[3] Heilmeyer und Kähler 1962.   [4] Hübener 1962.   [5] Ludány 1955.

Fischel (1950) betont hat. Die Abnahme der eosinophilen Leukocyten im Blut und Gewebe nach einer ACTH- oder Glucocorticoidapplikation bleibt dagegen noch ungeklärt. Die Vermehrung der Leukocytenzahlen durch Glucocorticoide beruht nach Hills u. Mitarb. (1948) auf einer Zunahme der Granulocyten. Dieser Effekt ist allerdings nur temporär und beruht offenbar auf einem Schutz der Leukocyten vor dem Angriff von Abbauenzymen. Die unspezifischen Bakterienhemmstoffe der Granulocyten, wie Lysozym, Phagocytin, sowie Histone werden hierbei ebensowenig durch Glucocorticoide in ihrer Aktivität verändert wie Bakterizidine oder Opsonine[1]. Der Anstieg der Erythrocyten im Blut wird dagegen als Sekundäreffekt gedeutet.

III. Die Bedeutung des Bindegewebes im anaphylaktischen Schock sowie bei der hyperergischen Entzündung.

Sowohl bei anaphylaktischen Reaktionen als auch im Ablauf entzündlicher Prozesse reagieren neben den cellulären Elementen wie z. B. den Mastzellen, den Leukocyten oder Thrombocyten und neben dem Blutgefäß- und Kreislaufsystem auch Substanzen des Intercellulargewebes, hier insbesondere Mucopolysaccharide über eine Beeinflussung von Enzymen, die den Polymerisationsgrad dieser Substanzen regulieren. Im Gegensatz zu früheren Anschauungen besitzt das Bindegewebe einen regen Stoffwechsel, wobei neben Ionen und Flüssigkeit auch Nahrungsstoffe transportiert werden können. Das Zwischengewebe besteht aus einer eiweißhaltigen Flüssigkeit, Salzen, der kollagenen Grundsubstanz, kollagenen und elastischen Fasern sowie schließlich der Basalmembran, die die Rolle des Vermittlers zwischen der Intercellularsubstanz sowie cellulären Elementen und den Gefäßen herstellt. Der extracelluläre Raum umfaßt immerhin ein Viertel des Körpergewichtes, woraus bereits eine besondere Bedeutung für die Regulierung des Flüssigkeitshaushaltes hervorgeht. Tatsächlich können Mucopolysaccharide über eine Erhöhung des Polymerisationsgrades und eine Verminderung der Permeabilität entquellend wirken, andererseits wurde ihnen eine besondere Bedeutung im Rahmen entzündlicher Reaktionen zugemessen. Physikalisch-chemische Reize führen aber auch mehrere der eingangs besprochenen Schock- und Entzündungssubstanzen zu einer Depolymerisierung der Mucopolysaccharide mit einer vermehrten Wasseraufnahme und damit Ödemneigung und einer Zunahme der Durchlässigkeit für niedermolekulare Substanzen und Spaltprodukte. Zahlreiche Noxen sind imstande, eine derartige vermehrte Gewebsdurchlässigkeit zu bedingen. Es wird somit verständlich, daß die im Rahmen einer anaphylaktischen Reaktion blitzartig hervorgerufene Freisetzung hochaktiver gefäßwirksamer Substanzen oder von Zellgiften auf Grund der zusätzlichen erhöhten Durchlässigkeit der Intercellularsubstanz zu einer rascheren Verbreitung dieser Schockgifte führt und sowohl celluläre Elemente zu zerstören als auch über die Blutbahn Allgemeinreaktionen auszulösen vermag[1].

Einen besonders starken depolymerisierenden Effekt besitzen insbesondere Fermente. Hierzu gehören Bakterien, Polysaccharide mit hyaluronidase-ähnlichen Effekten, aber auch Proteasen, Lipasen, Phosphatasen, Lecithinasen, Proteinasen aus Schlangengiften, das Lysolecithin, das nach Einwirkung von Bienengiften entsteht, und andere mehr.

Neben den erwähnten Faktoren dürfte auch das bei der Anaphylatoxinentstehung wirksame Enzym eine Aktivierung der Hyaluronidase hervorrufen können. Eine weitere Möglichkeit, das Bindegewebe negativ zu beeinflussen, besteht neben der Depolymerisierung oder Quellung und Auflösung des Gewebes

---

[1] Hirsch 1956, 1960.

in einer Eiweißfällung. Substanzen, welche den isoelektrischen Punkt und die Wasserbindungsfähigkeit von Kolloiden des Grundgewebes zu ändern vermögen, wie z. B. gewisse Gerbstoffe, Säuren, konzentrierte Salzlösungen oder auch Schwermetalle, können über eine Denaturierung des Kollagens schwere Störungen im Bereiche der Mucopolysaccharide hervorrufen.

Nach neueren Untersuchungen ändert sich im Ablauf einer entzündlichen Reaktion die Zusammensetzung der Intercellularsubstanz in quantitativer und auch in qualitativer Hinsicht. So nimmt bei der Ratte z. B. der Gehalt des Kollagens, gemessen am Hydroxyprolingehalt im entzündeten Gaumengewebe nach 8—14 Tagen ab (auf 70%) und nimmt später dann wieder zu[1]. Hierbei soll die wasserunlösliche Kollagenfraktion enzymatisch hydrolisiert werden. Derartige Prozesse lassen sich interessanterweise während eines Stress oder durch eine Glucocorticoidapplikation ebenfalls hervorrufen. Nach BAZIN und DELAUNAY (1960, 1963, 1964) steigt bei der allergischen Entzündung der Gehalt an Mucopolysacchariden, und zwar sowohl die neutrale als auch saure Fraktion, infolge einer lokalen Ansammlung von Serumglucoproteiden stark an. Diese Zunahme der Mucopolysaccharidfraktionen ging parallel der Geschwindigkeit der Bildung des experimentell hervorgerufenen Granuloms. Interessanterweise finden sich auch deutliche Unterschiede im Verhalten des Kollagens bei schnell und langsam wachsenden Granulomen: Bei den rasch wachsenden Granulationsgeweben fand sich in 3—10 Tagen eine Abnahme auf etwa 40% der Norm, nach 25 Tagen ein Anstieg auf 150% und eine schließliche Normalisierung. Dagegen zeigte sich beim langsam wachsenden Granulom ein Wiedererreichen des Normalwertes nach einem gleichmäßigen Anstieg erst nach 8 Wochen.

IV. Die Frühphase der Permeabilitätssteigerung.

Die besondere Rolle der Schockgifte, insbesondere des Histamins, im Anfangsstadium einer vasculären Frühreaktion allergischer Reaktionen steht zweifelsohne fest. So fand SANYAL (1961) nach einer sterilen Entzündung bei Ratten während eines Granulomtests einen deutlichen Anstieg des Histamingehaltes der Haut. Wurden jedoch vorher der Histamin- und Serotoninvorrat der Haut durch Reserpin vermindert, so kam es zu einer Hemmung sowohl der exsudativen als auch der reparativen Entzündungsphase. Andere Stoffe, wie z. B. die von MENKIN isolierten Substanzen, aber auch Kinine, wie z. B. Bradykinin oder das fibrinolytisch wirksame Enzymplasmin kommen dagegen erst in der Spätphase einer Permeabilitätssteigerung zur Wirkung. In die Diskussion dieser Substanzen müssen ferner auch die von MILES u. Mitarb. (1955) beschriebenen Stoffe gezählt werden. Er nahm an, diese Substanzen könnten ein Glied in der Aktivierungskette bilden, an deren Ende die niedermolekularen Mediatoren stehen. Im Plasma des Menschen und einiger Laboratoriumstiere lassen sich deren zwei feststellen: 1. der Globulindurchlässigkeitsfaktor, oder PF/Dil., weil er bei Plasmaverdünnung auftritt und 2. das Plasmakallikrein. Vermutlich wirken beide Esterasen. Die Rolle des Globulindurchlässigkeitsfaktors, eines Enzyms, ist noch unklar. SPECTOR und WILLOUGHBY (1957, 1958) z. B. fanden ihn im durch Terpentin verursachten Pleuraexsudat. Es muß jedoch noch offen bleiben, ob er Ursache oder Folge der Exsudation ist. Interessanterweise können Salizylate seine Wirkung in vitro hemmen. Von einem anderen Enzym, der C-Esterase, einem Bestandteil menschlichen Komplementes, konnten SMINK u. Mitarb. (1964) nachweisen, daß es die Gefäßdurchlässigkeit der Meerschweinchenhaut steigert. Diese Autoren halten es für möglich, daß es gemeinsam mit anderen humoralen Substanzen eine Entzündung auslösen kann.

[1] ASBOE-HANSEN 1963, GIBIAN 1956.

Auch aus Lymphknoten konnten Spector und Willoughby (1958, 1959) einen Extrakt isolieren, den LNPF = lymphnode permeability factor, der vermehrte Gefäßdurchlässigkeit verursacht und sowohl die unmittelbare als auch die langanhaltende Leukocytenauswanderung in Gang setzen kann. Außerdem fördert er die Ablagerung eines Stoffes im Gewebe, das dem Fibrinoid des Bindegewebes ähnlich ist. Moses u. Mitarb. (1964) gaben außerdem vor kurzem an, sie hätten eine Substanz identifiziert, die sowohl auf die Gefäßdurchlässigkeit als auch auf die Leukocytenemigration einwirke. Sie gewinnen ihre Granulocytensubstanz durch die in vitro Inkubation von Granulocyten aus entzündlichem Exsudat und halten ihre Identität mit dem Leukocytenpyrogen für möglich, da sie Entzündung und Fieber hervorrufen kann. Hayashi u. Mitarb. (1964) fanden einen weiteren Permeabilitätsfaktor, der weder Polypeptid, noch Protease, sondern ein Pseudoglobulin ist, das durch Verletzung aus Zellen freigesetzt wird.

Die während einer Zellschädigung, sei es bei einer Zellruptur im Rahmen eines anaphylaktischen Schocks oder bei einer entzündlichen Gewebsreaktion freigesetzten proteinartigen Substanzen dürften somit mannigfaltig sein. Die Art der Reaktion einerseits, sowie das Ausmaß andererseits dürften hierbei sowohl von der Größe des Peptids, d. h. damit auch von seiner Permeierungsmöglichkeit als auch von seiner spezifischen Struktur, d. h. von seinem Gehalt an bestimmten Stoffen und eventuell auch von der Aminosäuresequenz abhängig sein. Ihre weitere Aufklärung und Spezifizierung wird noch Aufgabe weiterer tierexperimenteller, klinischer und physikalisch-chemischer Forschung sein.

Schlußfolgerung und Epilog.

Lokalisation, Ausmaß und Qualität anaphylaktischer und allergisch-hyperergischer Reaktionen werden von zahlreichen Einzelfaktoren richtunggebend beeinflußt. Neben den Antigenen selbst, ihrer Metabolisierung, Eiweißkoppelung und Wechselwirkung in einem Organismus, dem Sensibilisierungsmodus oder der Applikation von Adjuvantien zeigt sich insbesondere auch eine Abhängigkeit von der Bildung, Konzentration und Bindung von Schockgiften in den betroffenen Geweben, ihrer biologischen Inaktivierung sowie schließlich der Summe gegenregulatorischer Faktoren. Die Verschiebung der vegetativen Ausgangslage mit einem Überwiegen des Parasympathikotonus vermag hierbei nicht nur Schockgifteffekte zu verstärken, sondern auch gegenregulatorisch wirksame Systeme zu erschöpfen. Inwieweit ein Organismus jedoch anergisch norm- oder hyperergisch auf einen Reiz reagiert, hängt auch noch davon ab, inwieweit sich der auslösende Vorgang, in diesem Falle die Antigen-Antikörperreaktion, primär in bestimmten Geweben oder in der Blutbahn bzw. im Capillarsystem abspielt. So kommt es bei der Anaphylaxie auf Grund einer hohen Geschwindigkeit des Reaktionsablaufes zu einem lawinenartigen Prozeß, wobei sowohl Blut- als auch gewisse Gewebsfaktoren eine wichtige Bedeutung erlangen können. Sofern die Reaktion im Blut stattfindet, werden Schockgifte, wie z. B. die Kinine sofort auf das gesamte Blut-Kreislaufsystem verteilt und können auf Grund relativ hoher Konzentrationen zum Schocktod führen, ohne daß die Gegenregulation maßgebend zu reagieren vermag. Anders können Prozesse ablaufen, die zunächst auf ein bestimmtes Gewebe beschränkt sind. Es muß hierbei nach wie vor daran festgehalten werden, daß für diesen Reaktionstyp dem Histamin der Mastzellen, aber auch dem an Kernbruchstücke der Haut gebundenen Histamin, die größte Bedeutung zukommt. Das gleichzeitig liberierte Kalium vermag dann Schockgifteffekte zu potenzieren. ATP, ADP und andere energiereiche Phosphatverbindungen aktivieren die erwähnten Prozesse zusätzlich. Neben der lokalen Zellschädigung kommt es ferner über eine Aktivierung von Mucopolysaccharidasen zu einer gesteigerten Permeabilität der Intercellularsubstanzen und gleichzeitig zu einer Gefäßpermeabilitätsstörung mit den Phänomenen des Ödems, der Leukodiapedese und schließlich allgemeinen Kreislaufreaktionen. Wie wichtig für diese im Prinzip langsamer verlaufenden Reaktionstypen die gegenregulatorischen Reserven des Organismus sind, geht daraus hervor, daß die Gesamtreaktion durch Applikation der einzelnen Schutzstoffe meist in jedem Stadium abgegrenzt oder unterbrochen werden kann. Dies wurde im Rahmen der Darstellungen über Katecholamine, des Angiotensin, des Hypophysennebennierenrindensystems oder der pektischen Eigenschaften des Blutes zum Ausdruck gebracht. Damit besteht durchaus die Möglichkeit, daß der Organismus selbst richtunggebend eingreift, wenn auch im wesentlichen erst jenseits der Antigenantikörperreaktion, die selbst ihren eigenen Gesetzen der Prozeßautonomie unterworfen ist.

Es mag bei dieser Betrachtungsweise zunächst scheinen, daß die Begriffe der Anaphylaxie sowie der Reaktionstypen mit zellgebundenen bzw. gewebsgebundenen Antikörpern nicht genügend scharf gegeneinander abgegrenzt sind. Man muß jedoch im Prinzip gleiche Reaktionsmechanismen für beide Phänomene annehmen, wobei die jeweiligen Milieubedingungen des Gewebes und/oder des Blutes mit all den erwähnten einzelnen Komponenten richtunggebend für den Sofort- oder Spättyp, bzw. den anaphylaktischen oder hyperergisch-entzündlichen Verlauf sind. Es muß neben derartigen grundsätzlichen Fragen innerhalb des Reaktionstyps im gleichen Organismus ferner auch der unterschiedliche Ablauf bei verschiedenen Organismen und insbesondere anderer Species berücksichtigt werden; der gleiche Reaktionstyp kann bei einer anderen Tierspecies durch differente Schocksubstanzen hervorgerufen werden, wie an Hand von Versuchen an Ratten und Mäusen einerseits sowie Meerschweinchen und Kaninchen andererseits gezeigt werden kann. So hat bei den ersterwähnten beiden Species das Serotonin die Rolle des Histamins übernommen. Auch das Kininsystem zeigt große Unterschiede innerhalb der einzelnen Tierspecies und die Summe der gegenregulatorischen Einzelkomponenten beweist ebenfalls, daß qualitative und quantitative Unterschiede innerhalb der einzelnen Tiergruppen bestehen. Es wird somit immer schwierig bleiben, wenn man die Ergebnisse mit einer Tierspecies verallgemeinern möchte. Aber auch die Variabilität unter den einzelnen Individuen ist so erheblich, daß Voraussagen über den jeweiligen Ablauf einer Reaktion nicht möglich sind. Die für den Menschen wichtigen biogen wirksamen Substanzen dürfen schließlich nie isoliert betrachtet werden. Sollte es im Rahmen dieses Schockgiftkapitels gelungen sein, die Beziehungen zwischen den einzelnen Faktoren, ihren Regulationsmechanismen, biochemischen Effekten und ihren gegenregulatorischen Faktoren aufzuzeigen, so wäre damit ein Beitrag gegen die unitarische Betrachtungsweise komplizierter Mechanismen, wie sie die Allergie nun einmal darstellt, geliefert.

Literatur.

ABDERHALDEN, E.: Diagnose der Schwangerschaft mit Hilfe der optischen Methode und dem Dialysierverfahren. Münch. med. Wschr. 24, 1305 (1912). — ACKERMANN, D.: Über den bakteriellen Abbau des Histidins. Hoppe Seylers Z. physiol. Chem. 65, 504 (1910). ~ Zur Frage des Vorkommens von Histamin im normalen Harn. Zur Wirkungsweise des Histamins. Zur Kenntnis der Beziehung des Histamins zum anaphylaktischen Schock. Naturwissenschaften 27, 515 (1939). — ACKERMANN, D., u. F. KUTSCHER: Untersuchungen über die physiologische Wirkung einer Secalebase und des Imidazoläthylamins. Z. Biol. 54, 387 (1910). — ADAM, H. M.: Excretion of histamine in human urine. Quart. J. exp. Physiol. 35, 281 (1950). — ADAM, H. M., D. C. HARDWICK, and K. E. V. SPENCER: A method of estimating histamine in plasma. Brit. J. Pharmacol. 12, 397 (1957). — ADAM, H. M., R. B. HUNTER, and T. W. G. KINNEAR: Observations on urinary excretion of histamine in urticaria. Quart. J. exp. Physiol. 36, 49 (1950). — ADAMS, D. H., and V. P. WHITTAKER: Cholinesterases of human blood; forces acting between enzyme and substrate. Biochim. biophys. Acta (N.Y.) 4, 543 (1950). — Adelsberger, L.: Was ist Allergie und wie heilt man sie? Dtsch. med. Wschr. 1936, 733. — Aeschlimann, J. A., and M. Reinert: Pharmacological action of some analogues of physostigmine. J. Pharmacol. exp. Ther. 43, 413 (1931). — Alam, M., G. V. Anrep, G. S. Barsoum, M. Talaat, and E. Weininger: Liberation of histamine from sceletal muscle by curare. J. Physiol. (Lond.) 95, 148 (1939). — Allwood, M. J.: Affect smooth muscles and blood vessels, p. 266. Oxford: Pergamon Press 1960. — Altamirano, M.: Effect of acetylcholine in the electroplax of electric eel. Biochim. biophys. Acta (Amst.) 20, 323 (1956). — Altamirano, M., C. W. Coates, H. Grundfest, and D. Nachmansohn: Electrical activity in electric tissue. III. Modifications of electrical activity by acetylcholine and related compounds. Biochim. biophys. Acta (Amst.) 16, 449 (1955). — Altamirano, M., W. L. Schleyer, C. W. Coates, and D. Nachmansohn: Electrical activity in electric tissue. I. The difference between tertiary and quaternary nitrogen compounds in relation to their chemical and electrical activities. Biochim. biophys. Acta (Amst.) 16, 268 (1955). — Amin, A. H., T. B. B. Crawford, and J. H. Gaddum: The distribution of 5-hydroxytryptamine and substance P in the central nervous system. Abstr. XIX. Int. Congr. Physiol. 1953, p. 165. — Ammon, R., u. H. Kwiatkowski: Die Bildung von Acetylcholin in Serum und Embryonalextrakt. Pflügers Arch. ges. Physiol. 234, 269 (1934). — Angervall, L., T. Bjurö, and H. Westling: The effect of adrenalectomy on the urinary excretion of histamine in the rat. Acta endocr. (Kbh.) 36, 467 (1961). — Annoni, G., M. Leone,. A. Longaretti, G. Longo e D. Lucchelli: Prime ricerche cliniche con la serotonina. Clin. ter. 8, 125 (1955). — Andrade, S. O., C. R. Diniz, and M. Rocha e Silva: Assay and purification of bradykinin by chromatography. Arch. int. Pharmacodyn. 95, 100 (1953). — Anrep, G. V., G. S. Barsoum, and M. Talaat: Blood histamine in experimental obstruction of common bile duct. Abstr. XIX. Int. Physiol. Congr. Montreal 1953, p. 171. — Archer, G. T.: The release of histamine from the mast cells of the rat. Aust. J. exp. Biol. med. Sci. 37, 383 (1959). ∼ Release of histamine from mast cells by antigen-antibody reactions in vitro. Aust. J. exp. Biol. med. Sci. 38, 147 (1960). — Archer, G. T., and N. Bosworth: Phagocytosis by eosiniphils following antigen-antibody-reactions in vitro. Aust. J. exp. Biol. med. Sci. 39, 157 (1961). — Archer, R. K.: A hypothesis on the mechanism of production of eosinophilia and eosinopenia VII. Congr. Int. ges. Haematol. Rom 1958. — Arman, C. G. van: The origin of bradykinin. Proc. Soc. exp. Biol. (N.Y.) 79, 356 (1952). — Armstrong, D., R. M. L. Dry, C. A. Keele, and J. W. Markham: Pain-producing actions of tryptamine and 5-hydroxytryptamine. J. Physiol. (Lond.) 117, 70P (1952). ∼ Observations on chemical excitants of cutaneous pain in man. J. Physiol. (Lond.) 120, 326 (1953). — Asboe-Hansen, G. A.: Variability in hyaluronic acid content of dermal connective tissue under influence of thyroid hormone; mast cells-peripheral transmitters of hormonal action. Acta derm.-venerol. (Stockh.) 30, 221 (1950). ∼ Connective tissue. Ann. Rev. Physiol. 25, 41 (1963). — Asboe-Hansen, G., and O. Wegelius: Serotonin and connective tissue. Nature (Lond.) 178, 262 (1956). — Augustinsson, K. B.: Cholinesterases; study in comparative enzymology. Acta physiol. scand. 52, 15, 1 (1948). ∼ Cholinesterases. Nature (Lond.) 162, 194 (1948). ∼ Substrate concentration and specifity of cholinester-splitting enzymes. Arch. Biochem. 23, 111 (1949). — Austen, F., and J. H. Humphrey: Mechanism of the anaphylactic release of histamine and slow reacting substance. In: Mechanism of cell and tissue damage produced by immune reactions. II. Int. Symp. on Immunopathology, Brook Lodge (Michigan, U.S.A.) 1961. Basel u. Stuttgart: Benno Schwabe & Co. 1962; p. 93. — Axelrod, J.: The rate of adrenaline and noradrenaline. Ciba-Found. Symp. on Adrenergic Mechanisms, p. 28. London: J. & A. Churchill 1960. — Aziz, A. A.: Histamine inactivation in rat kidney slices. Biochem. J. 80, 50 (1961).

Baddiley, J., and E. M. Thain: Coenzyme A. Part. II. Evidence for its formulation as a derivative of pantothenic acid-4'-phosphate. J. chem. Soc. 1951, 2253. — Baker, B. L.: In: R. C. Christman, Ed., Pituitary-adrenal function, p. 88. Am. Ass. Advanc. Sc., Washington 1950. — Ballerini, G.: 5-OH-triptamina e retrazione del coagulo. Progr. med. (Napoli) 11, 455 (1955). — Balfour, W. E., and C. O. Hebb: Mechanism of acetylcholine synthesis. J. Physiol. (Lond.) 118, 94 (1952). — Banister, J., and M. Scrase: Acetylcholine synthesis in normal and denervated sympathetic ganglia of cat. J. Physiol. (Lond.) 111, 437 (1950). — Barger, G., and H. H. Dale: The presence in ergot and physiological activity of β-imidazolyl-ethylamine. J. Physiol. (Lond.) 40, 38 (1910). ∼ Die physiologische Wirkung einer Secalebase und deren Identifizierung als Imidazolyläthylamin. Zbl. Physiol. 24, 886 (1910). — Barron, E. S. G., G. R. Bartlett, and Z. B. Miller: Effect of nitrogen mustards on encymes and tissue metabolism; effect on encymes. J. exp. Med. 87, 489 (1948). — Barron, E. S. G., G. R. Bartlett, Z. B. Miller and others: Effect of nitrogen mustards on encymes and tissue metabolism; effect on tissue metabolism. J. exp. Med. 87, 503 (1948). — Barsoum, G. S., and J. H. Gaddum: Pharmacological estimation of adenosine and histamine in blood. J. Physiol. (Lond.) 85, 13P (1935). — Bartosch, R., W. Feldberg u. E. Nagel: Das Freiwerden eines histaminähnlichen Stoffes bei der Anaphylaxie des Meerschweinchens, und: Versuche über das Freiwerden eines histaminähnlichen Stoffes aus der durchströmten Lunge sensibilisierter Meerschweinchen. Pflügers Arch. ges. Physiol. **230**, 129 (1932); **231**, 616 (1933). — BAZIN, S., and A. DELAUNAY: Biochemistry of inflammation. I. The hexosamines at the level of Arthus and Shwartzman skin reactions. Ann. Inst. Pasteur **98**, 494 (1960). ~ Biochémie de l'inflammation. IV. Variation du taux des mucopolysaccharides avec acide sialique, dans des foyers inflammatoires à évolution lente ou rapide. Ann. Inst. Pasteur **105**, 624 (1963). ~ Biochémie de l'inflammation. V. Tenneur en tyrosine de foyers inflammatoires d'évolution lente ou rapide. Ann. Inst. Pasteur **106**, 329 (1964). — BECKER, E. L.: Enzymatic mechanisms in the action of complement. J. Allergy **29**, 191 (1958). — BENDA, R., et D. A. URQUIA: Recherches expérimentales sur l'asthme. Leurs applications au diagnostic et au traitement. 1 vol., p. 83. Paris: Maloine 1950. — BENDITT, E. P., S. SCHILLER, H. WONG, and A. DORFMAN: Influence of ACTH and cortisone upon alteration in capillary permeability induced by hyaluronidase in rats. Proc. Soc. exp. Biol. (N.Y.) **75**, 782 (1950). — BENSON, W. M.: Inhibition of cholinesterase by adrenaline. Proc. Soc. exp. Biol. (N.Y.) **68**, 598 (1948). — BERALDO, W. T., and M. ROCHA E SILVA: Biological assay of antihistaminics, atropine and antispasmodics upon guinea pig gut. J. Pharmacol. exp. Ther. **97**, 4 (1949/50). — BERALDO, W. T.: Formation of bradykinin in anaphylactic and peptone shock. Amer. J. Physiol. **163**, 283 (1950). — BERGER, W., u. F. J. LANG: Ein histopathologischer Beitrag zur Histamin-hypothese der allergischen Reaktionen. Z. ges. Hyg. **113**, 206 (1931). — BERGMAN, R., I. B. WILSON, and D. NACHMANSOHN: Choline acetylase specifity in relation to biological function. Biochem. biophys. Acta (Amst.) **12**, 315 (1952). — BERMAN-REISBERG, R.: Characteristics and mode of action of choline acetylase. Doctoral Thesis, Columbia Univ. New York 1955. — BERTELLI, A., G. CANTON e L. MARTINI: Acione della serotonina sull'asse ipofisi-surrene. Atti Soc. lombarda Sci. med. biol. **9**, 10 (1954). — BESENDORF, H., u. A. PLETSCHER: Beeinflussung zentraler Wirkungen von Reserpin und 5-Hydroxytryptamin durch Isonicotin-säurehydrazide. Helv. physiol. pharmacol. Acta **14**, 383 (1956). — BEST, C. H.: The disappearance of histamine from autolysing lung tissue. J. Physiol. (Lond.) **67**, 256 (1929). — BHATTACHARYA, B. K.: A pharmacological study on the effect of 5-hydroxytryptamine and its antagonists on the bronchial musculature. Arch. int. Pharmacodyn. **103**, 357 (1955). — BHATTACHARYA, B. K., and G. P. LEWIS: The effects of reserpine and compound 48/80 on the release of amines from the mast cells of rats. Brit. J. Pharmacol. **11**, 411 (1956). ~ The release of 5-Hydroxytryptamine by histamine liberators. Brit. J. Pharmacol. **11**, 202 (1956). — BHOOLA, K. D., R. M. M. YI, J. MORLEY, and M. SCHACHTER: J. Physiol. (Lond.) **159**, 34 P (1961). — BIER, O., u. M. ROCHA E SILVA: Untersuchung über Entzündung. I. Mechanismus der Erhöhung der Capillarpermeabilität bei der Entzündung mit besonderer Berücksichtigung der Rolle des Histamins. Virchows Arch. path. Anat. **303**, 33 (1939). — BINET, L., et B. MINZ: Sur une substance sensibilisant à l'acétylcholine, formée dans le trouc du nerf vague au cours de l'excitation électrique. C.R. Soc. Biol. (Paris) **116**, 1029 (1934). — BIOZZI, G., G. MENÉ et Z. OVARY: L'histamine et la granulopexie de l'endothélium vasculaire. Rev. Immunol. (Paris) **12**, 320 (1948). — BIRKE, G.: Dermal spreading of hyaluronidase and streptococci under influence of stress (cold), ACTH, cortisone and desoxycorticosterone acetate. Acta med. scand. **144**, 455 (1953). — BLASCHKO, H.: Encymic oxidation of 5-hydroxytryptamine in mammalian and cephalopod tissue. Biochem. J. **52**, 10 P (1952). ~ Observations on amine oxidase in cephalopods. J. Physiol. (Lond.) **118**, 88 (1952). ~ Amine oxidase and amine metabolism. Pharmacol. Rev. **4**, 415 (1952). ~ Metabolism of epinephrine and norepinephrine. Pharmacol. Rev. **6**, 23 (1954). — BLASCHKO, H., and K. HELLMANN: Pigment formation from tryptamine and 5-hydroxytryptamine in tissues; a contribution to the histochemistry of amine oxidase. J. Physiol. (Lond.) **122**, 419 (1953). —BLASCHKO, H., and F. J. PHILPOT: Encymic oxydation of tryptamine derivatives. J. Physiol. (Lond.) **122**, 403 (1953). — BLIGH, J.: Level of free choline in plasma. J. Physiol. (Lond.) **117**, 234 (1952). — BLISS, J. Q., and J. D. WALKER: Histamine release by homologous plasma in the dog. Canad. J. Biochem. **37**, 371 (1959). — BOGDANSKI, D. F., H. WEISSBACH, and S. E. UDENFRIEND: Pharmacological effects of 5-hydroxytryptophan, the precursor of serotonin. Fed. Proc. **15**, 402 (1956). ~ The distribution of serotonin, 5-hydroxytryptophan decarboxylase and monoamine oxidase in brain. J. Neurochem. **1**, 272 (1957). — BOIS, P., and H. SELYE: Production of anaphylactoid inflammation and gastric ulcers with 5-hydroxytryptamine. Rev. canad. Biol. **15**, 238 (1956). — BOISSONNAS, R. A., J. FRANZ, and E. STÜRMER: On the chemical characterization of substance P. Ann. N.Y. Acad. Sci. **104**, 376—377 (1963). — BOISSONNAS, R. A., ST. GUTTMANN, P. A. JAQUENOUD, H. KONZETT, and E. STÜRMER: Synthesis and biological activity of peptides related to bradykinin. Experientia (Basel) **16**, 326 (1960). — BOISSONNAS, R. A., S. GUTTMANN, P. A. JAQUENOUD, J. PLESS, and E. SANDRIN: The synthesis of bradykinin and of related peptides. Ann. N.Y. Acad. Sci. **104**, 5—14 (1963). — BORDET, J.: Gélose et anaphylatoxine. C.R. Soc. Biol. (Paris) **74**, 877 (1913). — BORN, G. V. R.: The breakdown of adenosine triphosphate in blood platelets during clotting. J. Physiol. (Lond.) **133**, 61 (1956). — BORN, G. V. R., u. R. E. GILLSON: Diskussion zum Vortrag: R. S. STACEY, Platelets and 5-hydroxytryptamine. In: 5-hydroxytryptamine, ed. G. P. LEWIS. London: Pergamon Press 1958. — BORN, G. V. R., G. I. C. INGRAM, and R. S. STACEY:

The proportionality between the amounts of 5-hydroxytryptamine and adenosine triphosphate in blood platelets. J. Physiol. (Lond.) 135, 63 (1957). ~ The relationship between 5-hydroxytryptamine and adenosine triphosphate in blood platelets. Brit. J. Pharmacol. 13, 62 (1958). — Borst, H. G., E. Berglund, and M. McGregor: The effect of pharmacologic agents on the pulmonary circulation in the dog. Studies on epinephrine, norepinephrine, 5-hydroxytryptamine. J. clin. Invest. 36, 669 (1957). — Bovet, D.: Antihistamine agents in allergy; introduction to antihistamine agents and antergan derivatives. Am. N.Y. Acad. Sci. 50, 1089 (1950). — Bracco, M., P. C. Curti e G. Ballerini: Azione del fattore vasoconstrittore piastrinico (5-idrossitriptamina) sulla resistenca capillare. Farmaco, Ed. sci. 9, 318 (1954). — Bradley, T. R., R. F. Buttenworth, G. Reid, and E. M. Trautner: Nature of the lung enzyme which inactivates serum vasoconstrictor. Nature (Lond.) 166, 911 (1950).— Braganza, B. M., and J. H. Quastel: Action of snake venom on acetylcholine synthesis in brain. Nature (Lond.) 169, 695 (1952). — Braunhofer, J., L. Zicha u. P. Winter: Pathogenetische und therapeutische Probleme der Dystrophia musculorum progressiva ERB. Med. Welt 1961, 509. — Brecht, K., u. M. Corsten: Azetylcholin in sensiblen Nerven. Pflügers Arch. ges. Physiol. 245, 160 (1941). — Briscoe, S., and J. H. Burn: Acetylcholine. Formation of acetyl-choline-like substance by isolated rabbit heart. J. Physiol. (Lond.) 126, 181 (1954). — Brocklehurst, W. E.: A slow reacting substance in anaphylaxis-SRS-A. In: Histamine, p. 175—179. Ciba Found. Symp. on Histamine. London: Churchill 1956. ~ The action of 5-hydroxytryptamine on smooth muscle. In: 5-hydroxytryptamine, ed. by G. P. Lewis, p. 172. London: Pergamon Press 1957. ~ The release of histamine and formation of a slow-reacting substance (SRS-A) during anaphylactic shock. J. Physiol. (Lond.) 151, 416 (1960). — Brocklehurst, W. E., J. H. Humphrey, and W. L. M. Perry: The role of histamine in cutaneous antigen-antibody reactions in the rat. J. Physiol. (Lond.) 129, 205 (1955). ~ Cutaneous antigen-antibody reaction in the rat. J. Physiol. (Lond.) 150, 489 (1960). — Brocklehurst, W. E., and S. C. Lahiri: The production of bradykinin in anaphylaxis. J. Physiol. (Lond.) 160, 15P (1962). — Brodie, B. B., A. Pletscher, and P. A. Shore: Possible role of serotonin in brain function and in reserpine action. J. Pharmacol. (Kyoto) 116, 9 (1956). — Brodie, B. B., and P. A. Shore: A concept for a role of serotonin and norepinephrine as chemical mediators in the brain. Ann. N.Y. Acad. Sci. 66, 631 (1957). — Bronfenbrenner, J.: The nature of anaphylatoxin. J. exp. Med. 21, 480 (1915). ~ On the mechanism of anaphylaxis and anti-anaphylaxis. Proc. Soc. exp. Biol. (N.Y.) 13, 19 (1915). ~ Specific parentral digestion and its relation to phenomena of immunity and anaphylaxis. J. Lab. clin. Med. 16, 573 (1915). — Brown, D. D., J. Axelrod, and R. Tomchick: Enzymatic N-Methylation of histamine. Nature (Lond.) 183, 680 (1959). — Brown, G. L.: Release of sympathetic transmitter by nerve stimulation. Ciba Found. Symp. on Adrenergic Mechanisms, p. 116. London: J. &. A. Churchill 1960. — Brown, G. M., and W. Feldberg: Reactions of normal mammalian muscle to acetylcholine and to eserine. J. Physiol. (Lond.) 84, 265 (1936).— Brown, G. M., J. A. Craig, and E. E. Snell: Relation of the lactobacillus bulgaricus factor to pantothenic acid and coenzyme A. Arch. Biochem. 27, 473 (1950).— Bülbring, E.: Biophysical changes produced by adrenaline and noradrenaline. Ciba-Found. Symp. on Adrenergic Mechanisms, p. 275. London: J. & A. Churchill 1960. — Bülbring, E., and A. Crema: The action of 5-hydroxytryptamine, 5-hydroxytryptophan and reserpine on intestinal peristalsis in anesthetized guinea pigs. J. Physiol. (Lond.) 146, 29 (1959). — Bülbring, E., and R.C.Y. Lin: The action of 5-hydroxy-tryptamine (5HT) on peristalsis. J. Physiol. (Lond.) 138, 12P (1957). — Bullock, T. H., H. Grundfest, D. Nachmansohn, and M. A. Rothenberg: Generality of role of acetylcholine in nerve and muscle conduction. J. Neurophysiol. 10, 11 (1947). — Bullock, T. H., D. Nachmansohn, and M. A. Rothenberg: Effects of inhibitors of choline esterase on the nerve action potential. J. Neurophysiol. 9, 9 (1946). — Bumpus, F. M., A. A. Green, and I. H. Page: Purification of angiotensin. J. biol. Chem. 210, 287 (1954). — Bumpus, F. M., and I. H. Page: Serotonin and its methylated derivatives in human urine. J. biol. Chem. 212, 111 (1955). — Burgen, A. S. V.: Assay of anticholinesterase drugs by chromodacryorrhoea response in rats. Brit. J. Pharmacol. 4, 219 (1949). — Burn, J. H.: Acetylcholine and the heart beat. Lancet 1953I, 1161. ~ Nervus system visceral functions. Ann. Rev. Physiol. 17, 299 (1955). — Burn, J. H., and H. H. Dale: The vasodilator action of histamine and its physiological significance. J. Physiol. (Lond.) 61, 815 (1926). — Burstein, M., and J. L. Parrot: Élévation de l'histaminémie chez le chien à la suite de l'injection d'une forte dose d'atropine. C.R. Soc. Biol. (Paris) 143, 251 (1949). — Butterworth, K. R., and M. Mann: The adrenaline and noradrenaline content of the adrenal gland of the cat following depletion by acetylcholine. Brit. J. Pharmacol. 12, 415 (1957). ~ The release of adrenaline and noradrenaline from the adrenal gland of the cat by acetylcholine. Brit. J. Pharmacol. 12, 422 (1957). — Buxton, J., and H. M. Sinclair: Pyridoxalphosphate as a Coenzyme of 5-Hydroxytryptophandecarboxylase. Biochem. J. 68, 1P (1956).— Buzard, J. A., and P. D. Nytch: Some characteristics of rat kidney 5-hydroxytryptophan decarboxylase. J. biol. Chem. 227, 225 (1957). ~ The effect of norepinephrine on the 5-hydroxytryptophan decarboxylase activity of rat kidney. J. biol. Chem. 234, 884 (1959).

CARNOT, P., W. KOSKOWSKI et E. LIBERT: Action de l'histamine sur les sucs digestifs chez l'homme. C. R. Soc. Biol. (Paris) **86**, 670 (1922). — CARRIER, E. B.: Studies on the physiology of capillaries. V. The reaction of the human skin capillaries to drugs and other stimuli. Amer. J. Physiol. **61**, 528 (1922). — CARRYER, H. M., and C. F. CODE: Release of histamine during hemolytic reactions in the blood of rabbits. Proc. Soc. exp. Biol. (N.Y.) **73**, 452 (1950). — CASTILLO, J. DEL, and L. ENGBACK: Nervous system conduction und transmission. Ann. Rev. Physiol. **17**, 261 (1955). — CASTILLO, J. DEL, and B. KATZ: On the localization of acetylcholine receptors. J. Physiol. (Lond.) **128**, 157—187 (1955). — CAVANAUGH, D. J., and J. Z. HEARON: The kinetics of acetylcholine action on sceletal muscle. Arch. int. Pharmacodyn. **100**, 68—78 (1954). — CERLETTI, A., u. B. BERDE: Die Wirkung von D-Lyserg-Säure-diäthyl-amid (LSD-25) und 5-Oxytryptamin auf die Chromatophoren von Poecilia reticulatus. Experientia **11**, 312 (1955). — CERLETTI, A., u. H. KONZETT: Spezifische Hemmung von 5-Oxytryptamin-Effekten durch Lysergsäurediäthylamid und ähnliche Körper. Naunyn-Schmiedebergs Arch. exp. Path. Pharmacol. **228**, 146 (1956). — CERLETTI, A., and E. ROTH-LIN: Role of 5-hydroxytryptamine in mental disease and its antagonism to lysergic acid derivatives. Nature (Lond.) **176**, 785 (1955). — CHAKRAVARTY, N.: A method for the assay of slow reacting substance. Acta physiol. scand **46**, 298—313 (1959). — CHAMBERS, R., and B.W. ZWEIFACH: Capillary endothelial cement in relation to permeability. J. cell. comp. Physiol. **15**, 255 (1940). ~ Intercellular cement and capillary permeability. Physiol. Rev. **27**, 436 (1947). — CHANG, H. C., W. M. HSIEH, T. H. LI, and R. K. S. LIM: Studies on tissue acetylcholine; liberation of acetylcholine from nerve trunks during stimulation. Clin. J. Physiol. **14**, 19 (1939). — CHANG, H. C., L. Y. LEE, and C. W. MENG: Studies on tissue acetylcholine; on release of acetylcholine from human placenta. Clin. J. Physiol. **15**, 343 (1940). — CHANG, H. C., and A. WONG: Studies on tissue acetylcholine; origin, significance and fate of acetylcholine in human placenta. Clin. J. Physiol. **7**, 151 (1933). — CHAPMAN, L. F., H. GOODELL, and H. G. WOLFF: Studies of the function and pathological significance of bradykinin. Proc. XXIst Internat. Congr. Physiol. Sci. 1959, p. 60. — CHRISTENSEN, L. R., and C. M. MACLEOD: Proteolytic enzyme of serum; characterization, activation and reaction with inhibitors. J. Physiol. (Lond.) **28**, 559 (1945). — CLARK, A.: General pharmacology. In: Handbuch Experimenteller Pharmakologie, Bd. IV. Hrsg. W. HEUBNER u. G. SCHUELLER. Berlin: Springer 1937. — CLARK, W. G.: Studies on inhibition of L-dopa decarboxylase in vitro and in vivo. Pharmacol. Rev. **11**, 330 (1959). — COCA, A. F.: The mechanism of the anaphylactic reaction in the rabbit. J. Immunol. **4**, 219 (1919). — CODE, C. F.: The source in blood of the histamine-like constituent. J. Physiol. (Lond.) **90**, 349 (1937). ~ The histamine-like activity of white blood cells. J. Physiol. (Lond.) **90**, 485 (1937). ~ Histamine content of blood of guinea pigs and dogs during anaphylactic shock. Amer. J. Physiol. **127**, 78 (1939). ~ Histamine in blood. Physiol. Rev. **32**, 47 (1952). — CODE, C. F., and J. L. JENSEN: Comparison of histamine content of blood and bone marrow. Amer. J. Physiol. **131**, 768 (1940/41). — CODE, C. F., and A. D. MCDONALD: The histamine-like activity of blood. Lancet **1937**II, 730. — CODE, C. F., J. U. KEATING, and M. D. LEAVITT: Antihistamine agents in allergy, mode of action of antihistaminic agents in skin. Ann. N.Y. Acad. Sci. **50**, 1177 (1950). — COHN, A. E., and A. G. MACLEOD: The effect of acetylcholine on the mammalian heart. Amer. Heart. J. **21**, 356 (1941). — COLLIER, H. B., and D. E. ALLEN: Enzyme inhibition by derivatives of phenothiazine: inhibition of cholinesterase. Canad. J. Res. **20**B, 189 (1942). — COLLIER, H. O. J., and P. G. SHORLEY: Antagonism by mefenamic and flufenamic acids of the broncho-constrictor action of kinins in the guinea pig. Brit. J. Pharmacol. **20**, 345 (1963). — COLLIER, H. O. J., A. R. HAMMOND, and S. HORWOOD-BARRETT: Rapid induction by acetylcholine, bradykinin and potassium of a nociceptive response in mice and its selective antagonism by aspirin. Nature (Lond.) **204**, 1316 (1964). — COMROE, J. H.: Direct and reflex cardiopulmonary effects of serotonin (5-OH-tryptamine) their relation to pulmonary embolism. Amer. J. Physiol. **171**, 715 (1952). — COMROE, J. H. jr., B. VAN LINGEN, R. C. STROUD, and A. RONCORINI: Reflux and direct cardiopulmonary effects of 5-OH-Tryptamine (serotonin). Amer. J. Physiol. **173**, 379 (1953). — CORRADO u. RAMON: J. Pharmacol. exp. Ther. **132**, 10 (1961). — CORREALE, P.: Azione dell'enteramina (5-idrossi-triptamina) sulla pressione sistemica e sull'emostasie del'ratto. Arch. int. Pharmacodyn. **97**, 106 (1954). — CORRELL, J. T., L. F. LYTH, S. LONG, and J. C. VANDERPOEL: Some physiologic responses to 5-hydroxytryptamine creatinine sulfate. Amer. J. Physiol. **169**, 537 (1952). — CORTEGGIANI, E.: Recherche sur l'acétylcholine libre et combinée dans le cerveau. C. R. Soc. Biol. (Paris) **124**, 1197 (1937). ~ Influence de l'ésérine sur la stabilité du complexe libérant l'acétylcholine par chauffage. C. R. Soc. Biol. (Paris) **125**, 944 (1937). — CORTEGGIANI, E., A. CARAYON-GENTIL, J. GAUTRELET et A. KASWIN: Un complexe précurseur d'acétylcholine; caractère et répartition dans la sérine animale. J. Physiol. Path. gén. **37**, 19 (1939). ~ Reconstitution in vitro du complexe libérant l'acétylcholine — du cerveau. C. R. Soc. Biol. (Paris) **125**, 945 (1937). — COUTEAUX, R., and D. NACHMANSOHN: Cholinesterase at end-plates of voluntary muscle after nerve degeneration. Nature (Lond.) **142**, 481 (1938). — CRAPS, L., and T. INDERBITZIN: Histamine cutanée et réactions inflammatoires. Arch. belges Derm. **13**, 1 (1957). ~ Anaphylaxie cutanée et protéolyse. Dermatologica **114**, 218 (1957). — Curtis, H. J., and K. S. Cole: Membrane resting and action potentials from the squid giant axon. J. cell. comp. Physiol. **19**, 135 (1942).

Dakhill, T., and W. Vogt: Hydrogen peroxide as the carrier of the intestinal stimulating effect of polyunsaturated fatty acids. Naunyn-Schmiedebergs Arch. exp. Path. Pharmak. **243**, 174 (1962). — Dale, H. H.: Die anaphylaktische Reaktion der glatten Muskulatur des Meerschweinchens. J. Pharmacol. exp. Ther. **4**, 167 (1913). ~ The effect of varying tonicity on the anaphylactic and other reactions of plain muscle. J. Pharmacol exp. Ther. **4**, 517 (1913). ~ The occurrence in ergot and action of acetyl-choline. Proc. physiol. Soc. **48**, III (1914). ~ Capillary poisons and shock. Bull. Johns Hopk. Hosp. **31**, 257 (1920). ~ Anaphylaxis. Bull. Johns Hopk. Hosp. **31**, 310 (1920). ~ The biological significance of anaphylaxis. Proc. Roy. Soc. B **91**, 126 (1920). ~ Some chemical factors in the control of the circulation. Lekt. I, II and III. Lancet **1929 I**, 1179, 1232, 1285. ~ Vasomotor hormones. Histamine aetylcholine. Lancet **1929 I**, 1259. ~ Histamine. Lancet **1929 I**, 1233. ~ Croonian lectures on some chemical factors in the control of the circulation. Lectures III: Local vasodilatator reactions — histamine — acetylcholine — conclusion. Lancet **1929 I**, 1285. ~ The pharmacology of histamine: with a brief survey of evidence for its occurrence, liberation, and participation in natural reactions. Ann. N.Y. Acad. Sci. **50**, 1017 (1950). ~ Reizübertragung durch chemische Mittel im peripheren Nervensystem. Wien 1935. ~ Antihistamine substances. Brit. med. J. **1948 II**, 281. ~ Dale, H., and Dudley: Presence of histamine and acetylcholine in spleen of ox and horse. J. Physiol. (Lond.) **68**, 97 (1929). — Dale, H. H., and C. H. Kellaway: Anaphylaxis and anaphylatoxins. Phil. Trans. roy. Soc. (Lond.) **211**, 273 (1922). — Dale, H. H., and P. P. Laidlaw: The physiological action of β-iminazolylethylamine. J. Physiol. (Lond.) **41**, 318 (1910). ~ Further observations on the action of β-iminazolylethylamine. J. Physiol. (Lond.) **43**, 182 (1911). ~ Histamine shock. J. Physiol. (Lond.) **52**, 355 (1918/19). — Dale, H. H. and A. N. Richards: The vasodilatator action of histamine and of some other substances. J. Physiol. (Lond.) **52**, 110 (1918). — Dalgliesh, C. E.: The 5-hydroxyindoles. Advanc. clin. Chem. **1**, 193 (1958). — Dalgliesh, C. E., and R. W. Dutton: The site of formation of 5-hydroxytryptophan. Biochem. J. **65**, 21 P (1957). — Dammin, G. J., and S. C. Bukantz: Modification of biologic response in experimental hypersensitivity. J. Amer. med. Ass. **139**, 358 (1949). — Danielopolu, D.: Anaphylaktischer Schock durch diphtherisches Toxin-Antitoxin hervorgerufen beim eserinierten Meerschweinchen. Klin. Wschr. **22**, 740 (1943). ~ Identität der anaphylaktischen Phänomene mit Azetylcholinwirkung. Paraphylaktischer Schock. Dtsch. med. Wschr. **1943**, 529. ~ Phylaxie-paraphylaxie et maladie spécifique. Paris: Masson & Cie. 1946. ~ Rôle respectif de l'acétylcholine et de l'histamine dans la choc paraphylactique (anaphylactique). Schweiz. med. Wschr. **1948**, 567. — Danielopolu, D., u. M. Patzak: Umkehr der Acetylcholinwirkung nach Adrenalisierung des Uterus. Stud. Ceret. Fiziol. **4**, 449—503 (1953). — Danielopolu, D., M. Popescu et E. Mezinesco: Action inverse de l'atropine dans la paraphylaxie (anaphylaxie), déductions thérapeutiques. J. Physiol. Path. gén. **38**, 232 (1941/45). — Davies, G. E., and J. S. Lowe: A permeability factor released from guinea pig serum by antigen-antibody precipitation. Brit. J. exp. Path. **41**, 335 (1960). ~ The effects of guinea-pig gamma globulins on capillary permeability and serum complement. Immunol. (Lond.) **4**, 289 (1961). ~ Further studies on a permeability factor released from guinea-pig serum by antigen-antibody precipitates: Relationship to serum complement. Int. Arch. Allergy **20**, 235 (1962). — Delaunay, A.: La diapédèse leucocytaire, ses facteurs et son mécanisme. The mechanism of Inflammation, p. 200. Montreal: Acta Inc. 1953. — Diniz, C. R., and I. F. Carvalho: A mikromethod for determination of bradykininogen under several conditions. Ann. N.Y. Acad. Sci. **104**, 77 (1963). — Dirscherl, W., u. H. L. Krüskemper: Steroidhormone und Hyaluronidase. Ein Beitrag zur Frage der Wirkungsweise der Nebennierenrindenhormone. 32. Mitt. über Sexualhormone, Steroide und Sterine. Biochem. Z. **323**, 1 (1952). — Döllken: Zur Therapie und Pathogenese der Migräne. Münch. med. Wschr. **75**, 291 (1928). — Doepfner, W., and A. Cerletti: Comparison of lysergic acid derivatives and antihistamines as inhibitors of the edema provoked in the rats paw by serotonin. Int. Arch. Allergy **12**, 89 (1958). — Domer, F. R., and W. Feldberg: Some central actions of adrenaline and noradrenaline when administered into the cerebral ventricles. Ciba Found. Symp. on Adrenergic Mechanisms, p. 386. London: J. & A. Churchill 1960. — Dorfman, A., and S. Schiller: Effects of hormones on the metabolism of acid mucopolysaccharides of connective tissue. Recent Progr. Hormone Res. **14**, 427 (1958). — Douglas, W. W., and A. M. Poisner: The influence of calcium on the secretory response of the submaxillary gland to acetylcholine or to noradrenaline. J. Physiol. (Lond.) **165**, 528 (1963). — Douglas, W. W., and C. C. Toh: The effect of 5-hydroxytryptamine (serotonin) on respiration in the dog. J. Physiol. (Lond.) **117**, 71 P (1952). ~ The respiratory stimulant action of 5-HT (serotonin) in the dog. J. Physiol. (Lond.) **120**, 311 (1953). — Dragstedt, C. A.: Anaphylaxis. Physiol. Rev. **21**, 565 (1941). — Dragstedt, C. A., M. R. Arellano, and A. H. Lawton: Relationship of histamine to anaphylaxis in rabbit. Science **91**, 617 (1940). — DRAGSTEDT, C. A., and E. GEBAUER-FUELNEGG: Studies in anaphylaxis. I. The appearance of physiologically active substance during anaphylactic shock. Amer. J. Physiol. **102**, 512 (1932). — DRENNAN, J. M.: The mast cells in urticaria pigmentcsa. J. Path. Bact. **63**, 513 (1951). — DUNER, H., and B. PERNOW: Histamine and leukozytes in blood during muscular work in man. Scand. J. clin. Lab. Invest. **10**, 394 (1958). ~ The correlation between the occurence of histamine in blood and urine. Scand. J. clin. Lab. Invest. **10**, 390 (1958). ~ Histamine in man under physiological and pathological conditions. Acta med. scand. **168**, 307 (1960).

EASSON, L. H., and E. STEDMAN: Studies on relationship between chemical constitution and physiological activity; molecular dissymetry and physiological activity. Biochem. J. **27**, 1257 (1933). — EBBECKE, U.: Die lokale vasomotorische Reaktion (L.V.R.) der Haut und der inneren Organe. Pflügers Arch. ges. Physiol. **169**, 1 (1917). — EBERT, R. H., and R. W. WISSLER: In vivo observations of effects of cortisone on vascular reaction to large doses of horse serum using rabbit ear chamber technique. J. Lab. clin. Med. **38**, 497 (1951). — ECKENHOFF, J. E., J. K. HAFKENSCHEIL, and C. M. LANDMESSER: The coronary circulation in the dog. Amer. J. Physiol. **148**, 582 (1947). — EDERY, H.: Further studies of the sensitization of smooth muscle to the action of plasma kinins by proteolytic enzymes. Brit. J. Pharmacol. **24**, 485 (1965). — EDERY, H., and G. P. LEWIS: Inhibition of plasma kininase activity at slightly acid pH. Brit. J. Pharmacol. **19**, 299 (1962). — EDLUND, T., B. LÖFGREN, and L. VALI: Toxicity of dextran in rats. Nature (Lond.) **170**, 125 (1952). — EDMAN, K. A. P., and H. O. SCHILD: Interaction of acetylcholine, calcium, and depolarization in the contraction of smooth muscle. Nature (Lond.) **190**, 350—352 (1961). — EHRICH, W. E., and D. GLICK: Immunity and hypersensivity relation to diseases in man. Rep. 9th M. and R. Ped. Res. Conf. Columbus, Ohio, 1955. — EHRLICH, E.: In: Handbuch der allgemeinen Pathologie, Bd. VII/1. Berlin-Göttingen-Heidelberg: Springer 1956. — ELLIOT, A. H., and F. R. NUZUM: Urinary excretion of depressor substance (kallikrein of Frey and Kraut) in arterial hypertension. Endocrinology **18**, 462 (1934). — ELLIOT, K. A. C., and N. HENDERSON: Factors affecting acetylcholine found in excised rat brain. Amer. J. Physiol. **165**, 365 (1951). — ELLIOT, K. A.C., R. L. SWANK, and N. HENDERSON: Effects of anesthetics and convulsants on acetylcholine content of brain. Amer. J. Physiol. **162**, 469 (1950). — ELLIOT, T. R.: The action of adrenalin. J. Physiol. (Lond.) **32**, 401 (1905). — ELLIOTT, D. F.: In: Polypeptides which affect smooth muscles and blood vessels (M. SCHACHTER, ed.), p. 266. London: Pergamon Press 1960. — ELLIOTT, D. F., E. W. HORTON, and G. P. LEWIS: Actions of pure bradykinin. J. Physiol. (Lond.) **153**, 473 (1960). ~ The isolation of bradykinin a plasma kinin from ox blood. Biochem. J. **78**, 60 (1961). — ELLIOTT, D. F., G. P. LEWIS, and E. W. HORTON: The structure of bradykinin. Biochem. J. **76**, 16P (1960). — ELLIOTT, D. F., and W. S. PEART: The amino acid sequence in a hypertension. Biochem. J. **65**, 246 (1957). — ELLIS, L. B., and S. WEISS: Study of cardiovascular responses in man to intravenous and intra-arterial injection of acetylcholine. J. Pharmacol. exp. Ther. **44**, 235 (1932). — EMMELIN, N., G. KAHLSON, and K. LINDSTRÖM: Liberation of histamine from skin during anaphylactic reaction in guinea pig. Acta physiol. scand. **2**, 78 (1941). — EMMELIN, N., G. KAHLSON, and F. WICKSELL: Histamine in plasma and methods of its estimation. Acta physiol. scand. **2**, 123 (1941). — EMMELIN, N., and F. C. MacINTOSH: The release of acetylcholine from perfused sympathetic ganglia and skeletal muscles. J. Physiol. (Lond.) **131**, 477—496 (1956). — EPPINGER, H.: Die Permeabilitätspathologie. Wien: Springer 1942. — EPPINGER, H., H. KAUNITZ u. H. POPPER: Die seröse Entzündung, eine Permeabilitätspathologie. Wien: Springer 1935. — ERDÖS, E. G., N. BAART, F. F. FÖLDES, and E. K. ZSIGMOND: Activation of enzymatic hydrolysis of benzoylcholine by tryptamine. Science **126**, 1177 (1957). — ERDÖS, E. G., F. F. FÖLDES, N. BAART, and S. P. SHANOR: Activating effect of tryptamine benzylamine and histamine on plasma cholinesterase. Fed. Proc. **16**, 294 (1957). — ERDÖS, E. G., A. G. RENFREW, E. M. SLOANE, and J. R. WOHLER: Enzymatic studies on bradykinin and similiar peptides. Ann. N.Y. Acad. Sci. **104**, 222 (1963). — ERSPAMER, V.: Pharmakologische Studien über Enteramin. I. Über die Wirkung von Azetonextrakten der Kaninchenmagenschleimhaut auf den Blutdruck und auf isolierte überlebende Organe. II. Über einige Eigenschaften des Enteramins sowie über die Abgrenzung des Enteramins von den anderen kreislaufwirksamen Gewebsprodukten. Naunyn-Schmiedebergs Arch. exp. Path. Pharmakol. **196**, 343, 366 (1940). ~ Pharmakologische Studien über Enteramin. IV. Über die Inaktivierung des Enteramins durch tierisches Gewebe. Naunyn-Schmiedebergs Arch. exp. Path. Pharmakol. **200**, 43 (1942). ~ Über den Enteramingehalt der menschlichen Milz in normalen und pathologischen Zuständen. Virchows Arch. path. Anat. **310**, 59 (1943). ~ Pharmakologische Studien über Enteramin. VI. Weitere Untersuchungen über die Inaktivierung des Enteramins durch tierisches Gewebe. Naunyn-Schmiedebergs Arch. exp. Path. Pharmakol. **201**, 377 (1943). ~ Enteramine e 5-metossi-triptamina. Tossicita, azione sulla diuresi, sulla pressione del sangue e su alcuni organi a muscolatura liscia. Ric. sci. **22**, 694 (1952). ~ Physiologische Bedeutung des Enteramins. Naunyn-Schmiedebergs Arch. exp. Path. Pharmacol. **218**, 92 (1953). ~ Über den

5-Hydroxytryptamin-(Enteramin-)Gehalt des Magen-Darm-Traktes bei den Wirbeltieren. Naturwissenschaften **40**, 318 (1953). ~ Il sistemo cellulare entero-chromaffine e l'enteramina (5-idrossitriptamina). R.C. Sci. Farmital. **1**, 1 (1954). ~ Pharmacology of indolealkylamines. Physiol. Rev. **6**, 425 (1954). ~ Observations on the metabolism of endogenous 5-hydroxytryptamine (enteramine) in the rat. Experientia (Basel) **10**, 471 (1954). ~ Quantitative estimation of 5-hydroxytryptamine in gastrointestinal tract, spleen and blood of vertebrates. Ciba Found. Symp. on Hypertension, p. 78. London: J. Churchill 1954. ~ Observations on the 5-hydroxytryptamine (enteramine) release caused by reserpine in the rat. Experientia (Basel) **12**, 63 (1956). ~ Release of 5-hydroxytryptamine by reserpine. Lancet **1956**I, 511. ~ Recent research in the field of 5-hydroxy-tryptamine and related indolealkylamines. Fortschr. Arzneimittelforsch. **3**, 151 (1961). — Erspamer, V., and B. Asero: Identification of enteramine, specific hormone of enterochromaffin cell system, as 5-hydroxytryptamine. Nature (Lond.) **169**, 800 (1952). — Erspamer, V., and F. Chiretti: The action of enteramine on the heart of molluscs. J. Physiol. (Lond.) **115**, 470 (1951). — Erspamer, V., u. F. Faustini: Über den 5-Hydroxytryptamin-(Enteramin-, Serotonin-) gehalt des Serums und des Milzgewebes bei Wirbeltieren sowie der Hämolymphe bei Octopoden. Naturwissenschaften **40**, 317 (1953). — Erspamer, V., and A. Ottolenghi: Antidiuretic action of enteramine. Experientia (Basel) **6**, 428 (1950). ~ Preliminary researches on the mechanism of the antiduretic action of enteramine. Experientia (Basel) **7**, 191 (1951). ~ Pharmacological studies on enteramine. VIII. Action of enteramine on the diuresis and the renal circulation of the rat. Arch. int. Pharmacodyn. **93**, 293 (1953). — Euler, U. S. v.: Adrenalinelike action in extracts from prostatic and related glands. J. Physiol. (Lond.) **81**, 102 (1934). ~ Untersuchungen über Substanz P, die atropinfeste, darmerregende und gefäßerweiternde Substanz aus Darm und Hirn. A. e. P.P. **181**, 181 (1936). ~ Histamine and nerves. Acta physiol. scand. **19**, 85 (1949). ~ Histamine and nerves. In: Ciba Found. Symp. on Histamine, p. 235. London: J. Churchill 1956. — Euler, U. S. v., and A. Aström: Liberation of histamine and sympathin by stimulation of isolated splenic nerves from cattle. Acta physiol. scand. **16**, 97 (1948). — Euler, U. S. v., and J. H. Gaddum: Unidentified depressor substance in certain tissue extracts. J. Physiol. (Lond.) **72**, 74 (1931). — Ewins, A. J., and P. P. Laidlaw: The fate of indolethylamine in the organism. Biochem. J. **7**, 18 (1913).

Farber, S., A. Pope, and E. Landsteiner: Acetylcholine. Role of acetylcholine in anaphylactic process. Arch. Path. **37**, 275 (1944). — Fatt, P., and B. Katz: The effect of sodium ions on neuromuscular transmission. J. Physiol. (Lond.) **118**, 73 (1952). — Feinberg, S. M., S. Malkiel, and A. R. Feinberg: The antihistamines. Chicago: The Year Book Publ. 1950. — Feldberg, W.: The action of histamine on the blood vessels of the rabbit. J. Physiol. (Lond.) **63**, 211 (1927). ~ The action of bee venom, cobra venom and lysolecithin on the adrenal medulla. J. Physiol. (Lond.) **99**, 104 (1940). ~ Histamine and anaphylaxis. Ann. Rev. Plant. Physiol. **3**, 671 (1941). ~ Gegenwärtige Probleme auf dem Gebiet der chemischen Übertragung von Nervenwirkungen. Naunyn-Schmiedebergs Arch. exp. Path. Pharmak. **212**, 64 (1950). ~ Physiology of neuromuscular transmission and neuromusculai shock. Brit. med. J. **1951**I, 967. ~ Distribution of Histamine in the Body, p. 4. Ciba Found. Symp. on histamine. London: Churchill Ltd. 1956. — Feldberg, W., A. Fessard, and D. Nachmansohn: The cholinergic nature of the nervous supply to the electrical organ of the torpedo (torpedo marmorata). J. Physiol. (Lond.) **97**, 3 (1940). — Feldberg, W., and C. O. Hebb: Effect of magnesium ions on the enzymic formation of acetylcholine. Proc. physiol. Soc. **104**, 42 (1945). — Feldberg, W., and C. H. Kellaway: Liberation of histamine and formation of lysolecithin-like substances by cobra venom. J. Physiol. (Lond.) **94**, 187 (1938). — Feldberg, W., and W. V. Keogh: Liberation of histamine from the perfused lung by staphylococcal toxin. J. Physiol. (Lond.) **90**, 280 (1937). — Feldberg, W., and T. Mann: Formation of acetylcholine in cell-free extracts from brain. J. Physiol. (Lond.) **104**, 8 (1945). ~ Properties and distribution of enzyme system which synthesizes acetylcholine in nervous tissue. J. Physiol. (Lond.) **104**, 411 (1946). — Feldberg, W., u. R. Minz: Die blutdrucksteigernde Wirkung des Acetylcholins an Katzen nach Entfernen der Nebennieren. Naunyn-Schmiedebergs Arch. exp. Path. Pharmak. **165**, 261 (1932). — Feldberg, W., and M. Schachter: Histamine release by horse serum from skin of the sensitized dog and the non-sensitized cat. J. Physiol. (Lond.) **118**, 124 (1952). — Feldberg, W., u. E. Schilf: Histamin. Seine Pharmakologie und Bedeutung für die Humoralphysiologie. Berlin: Springer 1930. — Feldberg, W., and S. L. Sherwood: Intraventricular injections of acetylcholine and 5-hydroxytryptamine. J. Physiol. (Lond.) **120**, 12 (1953). ~ Injections of drugs into the lateral ventricle of the cat. J. Physiol. (Lond.) **123**, 148 (1954). — Feldberg, W., and A. N. Smith: Release of histamine by tryptamine and 5-HT. J. Physiol. (Lond.) **122**, 62 (1953); Brit. J. Pharmacol. **8**, 406 (1953). — Feldberg, W., and J. Talesnik: Reduction of tissue histamine by compound 48/80. J. Physiol. (Lond.) **120**, 550 (1953). — Feldberg, W., and C. C. Toh: Distribution of 5-hydroxytryptamine (serotonin, enteramine) in the wall of the digestive tract. J. Physiol. (Lond.) **119**, 352 (1953). — Fellman, J. H.: Inhibition DOPA decarboxylase by aromatic acids associated with phenylpyruvic oligophrenia. Proc. Soc. exp. Biol. (N.Y.) **93**, 403 (1956). — FENG, T. P.: The heat production of nerve. Ergebn. Physiol. **38**, 73 (1936). — FENICHEL, R. L., and W. H. SEEGERS: Bovine platelets, serotonin and the retraction of bovine plasma clots. Amer. J. Physiol. **181**, 19 (1955). — FEYRTER, F.: Carcinoid und Carcinom. Ergebn. allg. Path. path. Anat. **29**, 305 (1934). ~ Über den Nachweis eines blutdrucksteigernden Stoffes im Carcinoid. Virchows Arch. path. Anat. **298**, 187 (1937). — FINEBERG, S. M., S. MALKIEL, and A. R. FINEBERG: The antihistamines; their clinical application. Chicago: Yearbook Publ., Inc. 1950. — FINGL, E., and J. H. GADDUM: Hydroxytryptamine blockade by dihydroergotamine in vitro. Fed. Proc. **12**, 320 (1953). — FISCHEL, E. E.: Relationship of adrenal cortical activity to immune responses. Bull. N.Y. Acad. Med. **26**, 225 (1950). — FLECKENSTEIN, A.: Der Kalium-Natrium-Austausch als Energieprinzip in Muskel und Nerv. Berlin-Göttingen-Heidelberg: Springer 1955. — FÖLDES, I., and E. KOMLÓS: Die Wirkung von Serotonin (5-Hydroxytryptamin) auf den Gasstoffwechsel und die Körpertemperatur weißer Ratten. Arch. int. Pharmacodyn. **120**, 121 (1959). — FORMAN, C., E. MERTENS, M. GRAUB, and W. E. EHRICH: Blood histamine, leucocytes and platelets in experimental serum disease in rabbits. Proc. Soc. exp. Biol. (N.Y.) **72**, 439 (1949). — FORMAN, C., J. SEIFTER, and W. E. EHRICH: Effects of salicylates and other drugs on experimental serum disease in rabbits. Proc. Soc. exp. Biol. (N.Y.) **72**, 439 (1949). — FOX, R. H., R. GOLDSMITH, D. J. KIDD, and G. P. LEWIS: Bradykinin as a vasodilator in man. J. Physiol. (Lond.) **154**, 16 (1960). — FRANCK, C., R. GRANDPIERRE et E. STANKOPF: Élimination urinaire, après administration de vagotonine, d'une substance vagotonisante. C.R. Soc. Biol. (Paris) **131**, 324 (1939). — FRENGER, W., u. M. GEMÄHLICH: Studien zur Morphologie der Gewebsmastzellen beim Meerschweinchen nach einem Anaphylatoxinschock unter wechselnden Bedingungen. Vortrag Internat. Allergiekongr., Paris 1958. — FREUND, H.: Über die pharmakologische Wirkung des defibrinierten Blutes. Naunyn-Schmiedebergs Arch. exp. Path. Pharmak. **86**, 266 (1920). ~ Über die pharmakologische Wirkung des defibrinierten Blutes. 2. Mitt. Naunyn-Schmiedebergs Arch. exp. Path. Pharmak. **88**, 39 (1920). ~ Studien zur unspezifischen Reiztherapie. Naunyn-Schmiedebergs Arch. exp. Path. Pharmak. **91**, 272 (1921). — FREUND, J., A. A. MILES, P. J. MILL, and D. L. WILHELM: Vascular permeability factors in the secretion of the guinea pig coagulating gland. Nature (Lond.) **182**, 174 (1958). — FREY, E. K., H. KRAUT u. E. WERLE: Kallikrein, Padutin. Stuttgart: Ferdinand Enke 1950. — FREYBURGER, W. A., B. E. GRAHAM, M. M. RAPPORT, P. H. SEAY, W. M. GOVIER, O. F. SWOAP, and M. J. VAN DER BROOK: The pharmacology of 5-hydroxytryptamine (serotonin). J. Pharmacol. exp. Ther. **105**, 80 (1952). — FRIEBEL, H.: Histamin und anaphylaktischer Schock. ~ Untersuchungen am tierexperimentellen Asthma. Habil.-Schr. Bonn 1952. ~ Über spezifische Anwendungsbereiche des durch Histamin und Antigene hervorgerufenen Meerschweinchen-Asthmas bei der Arzneimittelprüfung. Naunyn-Schmiedebergs Arch. exp. Path. Pharmak. **218**, 98 (1953). Studien am langdauernden Asthma des Meerschweinchens. Naunyn-Schmiedebergs Arch. exp. Path. Pharmak. **217**, 21 (1953). ~ Über das steuerbare Meerschweinchenasthma. Naunyn-Schmiedebergs Arch. exp. Path. Pharmak. **217**, 13 (1953). ~ Über die Prüfung von Antihistaminkörpern am tierexperimentellen Asthma. Naunyn-Schmiedebergs Arch. exp. Path. Pharmak. **217**, 35 (1953). ~ Über das experimentelle allergische Asthma des Meerschweinchens und seine Beziehungen zum Asthma des Menschen. 1. u. 2. Mitt. Int. Arch. Allergy **5**, 377 u. 401 (1954). ~ Tierexperimentelle Untersuchungen im Rahmen der Asthmaforsch. Klin. Wschr. **1955**, 1—4. ~ Histamin und anaphylaktischer Schock. Stuttgart: Schattauer 1956. — FRIEBEL, H., u. B. LUND: Bakterien als Ursache allergischer Asthmaanfälle (Versuche mit Keimen aus der Klebsiella-Gruppe). Z. Hyg. Infekt.-Kr. **142**, 240 (1956). — FRIEBEL, H., u. P. NETTESHEIM: Zur Wirkung von ACTH, Hydrocortison und Prednison auf das Asthma allergischer Meerschweinchen. Allergie u. Asthma **4**, 353 (1958). — FRIEDBERG, K. D., G. ENGELHARDT u. F. MEINECKE: Über die Tachyphylaxie der Anaphylatoxinreaktion und ihre Bedeutung für die Anaphylaxie. Transact. Colleg. Allerg. 5th Symp. Freiburg i. Br. 1962. Int. Arch. Allergy **22**, 166 (1963). — FRIEDBERGER, E.: Kritik der Theorien über die Anaphylaxie. Z. Immun.-Forsch. **2**, 208 (1909). — FRIEDEMANN, U.: Weitere Untersuchungen über den Mechanismus der Anaphylaxie. Z. Immun.-Forsch. **2**, 591 (1909). — FRIEDLAENDER, S., and A. S. FRIEDLAENDER: Effect of pituitary adrenocorticotrophic hormone (ACTH) on histamine intoxication and anaphylaxis in guinea pig. J. Allergy **21**, 303 (1950). — FURCHGOTT, R. F.: Receptors for sympathomimetic amines. Ciba Found. Symp. on Adrenergic Mechanisms, p. 246. London: J. & A. Churchill 1960.

GADDUM, J. H.: Gefäßerweiternde Stoffe der Gewebe. Leipzig: Georg Thieme 1936. ~ Tryptamine receptors. J. Physiol. (Lond.) **119**, 363 (1953). ~ Antagonism between lysergic acid diethylamide and 5-hydroxytryptamine. J. Physiol. (Lond.) **121**, 15 (1953). ~ Free and conjugated histamine. Ciba Found. Symp. on Histamine, p. 36. London: J. & A. Churchill 1956. ~ The origin of histamine in the body. Ciba Found. Symp. on Histamine, p. 285. London: J. & A. Churchill 1956. — GADDUM, J. H., and H. J. GIARMAN: Preliminary studies on the biosynthesis of 5-HT. Brit. J. Pharmacol. **11**, 88 (1956). — GADDUM, J. H., and K. A.

Hameed: Drugs which antagonise 5-hydroxytryptamine. Brit. J. Pharmacol. 9, 240 (1954).
Gaddum, J. H., K. A. Hameed, D. E. Hathway, and F. Stephens: Quantitative studies
of antagonists for 5-hydroxytryptamine. Quart. J. exp. Physiol. 40, 49 (1955). — Gaddum,
J. H., C. O. Hebb, A. Silver, and A. A. B. Swan: 5-Hydroxytryptamine, Pharmacological
action and destruction in perfused lungs. Quart. J. exp. Physiol. 38, 255 (1953). — Gaddum,
J. H., and H. Schild: Depressor substances in extracts of intestine. J. Physiol. (Lond.) 83,
1 (1934). — Garcia-Arocha, H.: Liberation of 5-hydroxytryptamine and histamine in the
anaphylactic reaction of the rat. Canad. J. Biochem. Physiol. 39, 403 (1961). — Garcia-
Arocha, H., J. G. Ashwin, and A. L. Grossberg: Release of histamine by protamine and
polylysine. Int. Physiol. Congr. Montreal 1953, p. 378. — Gemählich, M., W. Frenger u.
F. Scheiffarth: Untersuchungen zur Morphologie der Mastzellen im Anaphylatoxinschock
beim Meerschweinchen. Int. Arch. Allergy 13, 370 (1958). — Gemählich, M., F. Scheif-
farth u. W. Frenger: Histopathologische Untersuchungen der Serotonin- und Histamin-
quaddel in der Kaninchenhaut. Allergie u. Asthma 3, 203 (1957). ~ Elektrophoretische
Studien an fluorochromierten Serum- und Organproteinen. Z. ges. exp. Med. 130, 312 (1958).
Gemählich, M., L. Zicha, F. Scheiffarth u. W. Frenger: Untersuchungen über den
Wirkungsmechanismus des Anaphylatoxins. IV. Vitalmikroskopische Untersuchungen der
Gefäßreaktionen von hormon- und antihistaminvorbehandelten Meerschweinchen und Ratten
nach lokaler Applikation von Anaphylatoxin, Histamin und Serotonin. Z. Immun.-Forsch.
115, 449 (1958). — Geratz, J. D.: Serotonin, a strong inhibitor of the autocatalytic activation
of trypsinogen. Experientia (Basel) 21, 699 (1965). — Gersmeyer, E. F., u. H. Spitzbarth:
Über Kreislaufwirkungen von synthetischem Bradykinin beim Menschen und beim wachen
Hund. Klin. Wschr. 39, 1227 (1961). — Gibian, H.: Chemie und Stoffwechsel von Binde-
und Knochengewebe, S. 53. Berlin-Göttingen-Heidelberg: Springer 1956. — Giertz, H.:
Anaphylatoxin und Anaphylaxie. Habil.-Schr. Düsseldorf 1959. ~ Wirkstoffbeteiligung an
allergischen Reaktionen. Transact. Colleg. int. Allerg. 5. Symp. Freiburg/Br. 1962. Int. Arch.
Allergy 22, 170 (1963). — Giertz, H., u. F. Hahn: Die inverse Anaphylaxie vom Standpunkt
der Histamintheorie der Anaphylaxie. Int. Arch. Allergy 6, 23 (1955). ~ Über den heutigen
Stand der Anaphylaxieforschung. Allergie u. Asthma 4, 38 (1958). ~ Weitere Untersuchungen
über die Bildung und die Natur des Anaphylatoxins. Int. Arch. Allergy 19, 94 (1961). —
Giertz, H., F. Hahn, H. Hahn u. W. Schmutzler: Über den Plasmahistamingehalt bei der
Meerschweinchenanaphylaxie. Klin. Wschr. 40, 598 (1962). — Giertz, H., F. Hahn, I. Jurna
u. W. Schmutzler: Vergleichende Untersuchungen über den anaphylaktischen Schock und
den Anaphylatoxinschock am intakten Meerschweinchen. Naunyn-Schmiedebergs Arch. exp.
Path. Pharmak. 242, 65 (1961). — Giertz, H., F. Hahn, I. Jurna u. A. Lange: Zur Frage
der Beteiligung des Anaphylatoxins im anaphylaktischen Schock. Int. Allergy 13, 201 (1958).
Giertz, H., J. Hahn u. A. Lange: Über die Natur und Bildung von Rattenserumana-
phylatoxin. Naunyn-Schmiedebergs Arch. exp. Path. Pharmak. 229, 366 (1956). — Giertz,
H., F. Hahn, W. Opferkuch u. W. Schmutzler: Vergleichende Untersuchungen über den
anaphylaktischen Schock und den Anaphylatoxinschock an der isolierten Meerschweinchen-
lunge. Naunyn-Schmiedebergs Arch. exp. Path. Pharmak. 242, 42 (1961). — Giertz, H.,
F. Hahn u. W. Schmutzler: Untersuchungen über die Beziehungen zwischen der Intensität
der anaphylaktischen Reaktionen des Meerschweinchens und dem Zeitintervall zwischen
Erst- und Re-Injektion des Antigens. Int. Arch. Allergy 19, 178 (1961). — Gilbert, R. P.:
Mechanism of the hemodynamic effects of endotoxin. Physiol. Rev. 40, 245 (1960). —
Gilbert, R. P., L. B. Hinslaw, H. Kuida, and M. B. Visscher: The effects of histamine,
5-hydroxytryptamine and epinephrine on pulmonary hemodynamics with particular reference
to arterial and venous segment resistances. Amer. J. Physiol. 194, 165 (1958). — Ginsburg,
J., and A. F. Cobbold: Effects of adrenaline, noradrenaline and isopropylnoradrenaline in
man. Ciba Found. Symp. on Adrenergic Mechanisma, p. 173. London: J. & A. Churchill
1960. — Ginzel, K. H., and S. R. Kottegoda: A study on the vascular actions of 5-HT,
tryptamine, adrenaline and noradrenaline. Quart. J. exp. Physiol. 38, 225 (1953). ~ The
action of 5-hydroxytryptamine and tryptamine on aortic and carotid sinus receptors in the
cat. J. Physiol. (Lond.) 123, 277 (1954). — Gjuriš, V., B. Heicke, P. Holtz u. E. Westermann: Stimulierung der Atmung durch Bradykinin und Kallidin. Experientia (Basel) 18,
385 (1962). — Goble, A. J., D. R. Hay, and M. Sandler: 5-Hydroxytryptamine metabolism
in acquired heart-disease associated with argentaffin carcinoma. Lancet 1955 II, 1016—1017.
Goldberg, L. I.: Differential effects of methylphenidate and monoamine oxidase inhibitors
on the cardiac actions of endogenous amines. Fed. Proc. 18, 396 (1959). — Goldberg, L. I.,
and A. Sjoerdsma: Effects of several monoamine oxidase inhibitors on the cardiovascular
actions of naturally occurring amines in the dog. J. Pharmacol. exp. Ther. 127, 212 (1959). —
Gomes, F. P.: A slow contracting substance in normal human urine. Brit. J. Pharmacol. 10,
200 (1955). — Goormaghtigh, N.: The mechanism of inflammation. Montreal: Acta inc.
Medical Publ. 1953. — Gordon, A. S., and G. F. Katsh: Relation of adrenal cortex to
structure and phagocytic activity of macrophagic system. Ann. N.Y. Acad. Sci. 52, 1 (1949).—

GORDON, D. B.: Basis of the depressor action of adenosine phosphates. Amer. J. Physiol. 201, 1126 (1961). — GORDON, D. B., and D. H. HESSE: Blood pressure lowering action of adenosine diphosphate and related compounds. Amer. J. Physiol. 201, 1123 (1961). — GOVIER, W. M., W. A. FREYBURGER, A. J. GIBBONS, B. G. HOWES, and E. SMITS: The relation of the choline cycle to cardiac decompensation: Acetylcholine metabolism in the dog heart-lung-preparation. Amer. Heart. J. 45, 122 (1953). — GOVIER, W. M., B. G. HOWES, and A. J. GIBBONS: The oxidative deamination of serotonin and other 3-(beta-aminoethyl-)indoles by monoamine oxidase and the effect of these compounds on the deamination of tyramine. Science 118, 596 (1953). — GRANSER, G., G. HERTTING, E. RISSEL u. F. WEWALKA: Untersuchungen über die Beeinflußbarkeit des Sphincter Oddi. Arch. int. Pharmadyn. 105, 389 (1956). — GRANT, R. P., and R. H. S. THOMPSON: Nervous system: Visceral function. Ann. Rev. Physiol. 17, 295 (1955). ~ Nervous system: visceral functions: Transmission of sensory impulses. Ann. Rev. Physiol. 17, 301 (1955). — GRANT, R. T., and J. E. WOOD: Histamine and leucocyte emigration. J. Path. 31, 1 (1928). — GRASSO, E., P. BIANCHI, P. F. CROSTI, and E. ERMACORA: The pathogenesis of haemorrhages in newborn babies. Experimental observations of the platelet serotonin. Panminerva med. 3, 49 (1961). — GRAY, J. A. B., and W. D. M. PATON: The circulation time in the cat, studied by a conductivity method. J. Physiol. (Lond.) 110, 173 (1949). — GROSS, R., u. P. GEDIGK: Die eosinophilen Leukocyten in: Physiologie und Physiopathologie der weißen Blutzellen, S. 1. Stuttgart: Georg Thieme 1959. — GREGG, D. E.: The coronary circulation. Physiol. Rev. 26, 28 (1946). — GROVER, R. F., S. K. OLSON, and S. G. BLOUNT jr.: Pulmonary vascular response to serotonin in man. Clin. Res. 6, 62 (1958).— GUGGENHEIM, M.: Die pharmakotherapeutischen Wirkungen des Acetylcholins und Prostigmins in biochemischer Betrachtung. Schweiz. med. Wschr. 77, 657 (1947); — Dtsch. med. Wschr. 1/2, 29 (1948). — GUGGENHEIM, M., u. W. LÖFFLER: Das Schicksal proteinogener Amine im Tierkörper. Biochem. Z. 72, 325 (1916).

HAAS, H.: Histamin und Antihistamine. Aulendorf: Editio Cantor 1951. — HABERMANN, E.: The relationship of the pharmacological and enzymatic effects of kallikrein and snake venom determined by means of diisopropylfluorophosphate and electrophoresis. Naunyn-Schmiedebergs Arch. exp. Path. Pharmak. 240, 552 (1961). ~ On the relation between the pharmacological and enzymatic effects of kallikrein and viperidene poisons. Naunyn-Schmiedebergs Arch. exp. Path. Pharmak. 241, 202 (1961). ~ Unterscheidung von Kallikreinen und Kallikreinvorstufen mittels Antiseren und Diisopropylfluorophosphats. Hoppe-Seylers Z. physiol. Chem. 328, 24 (1962), ~ Trennung und Reinigung von Pankreaskallikreinen. Hoppe-Seylers Z. physiol. Chem. 328, 15 (1962). ~ Fortschritte auf dem Gebiet der Plasmakinine. Naunyn-Schmiedebergs Arch. exp. Path. Pharmak. 245, 230 (1963). — HAEGER, K., G. KAHLSON, and H. WESTLING: Evidence of a regulatory mechanism controlling the levels of histamine and histaminase in the gastro-intestinal tract. Acta physiol. scand. 111, 177 (1953). — HAGEN, P.: The intracellular distribution of histamine in dogs liver. Brit. J. Pharmacol. 9, 100 (1954). HAGEN, P., N. WEINER, S. ONO, and F. L. LEE: Aminoacid decarboxylases of mouse mastocytoma tissue. J. Pharmacol. 130, 9 (1960). — HAHN, F., u. H. GIERTZ: Theoretische Grundlagen der Allergie. Arch. Ohr.-, Nas.- u. Kehlk.-Heilk. 176, 1, 413 (1960). ~Kongreßber. 1960 (Bremen), Teil II. Berlin-Göttingen-Heidelberg: Springer. — HAHN, F., H. GIERTZ u. W. SCHMUTZLER: Studien über die anaphylaktische und anaphylatoide Histaminfreisetzung in der Meerschweinchenlunge. Int. Arch. Allergy 18, 62 (1961). — HAHN, F., A. LANGE u. H. GIERTZ: Anaphylaktoide Reaktionen durch künstliche Blutersatzstoffe. Naunyn-Schmiedebergs Arch. exp. Path. Pharmak. 222, 603 (1954). — HAHN, F., and A. OBERDORF: Antihistaminica und anaphylaktoide Reaktionen. Z. Immun.-Forsch. 107, 528 (1950). — HAINING, C. G.: Histamine release in rabbit blood by dextran and dextran sulphate. Brit. J. Pharmacol. 10, 87 (1955). ~ The release of cellular histamine in rabbit blood by dextran and dextran sulphate. Ciba Found. Symp. on Histamine, p. 160. London: J. & A. Churchill 1956. — HALPERN, B. N.: The mechanism of inflammation. Montreal: International Symp. Acta Inc. 1953. — HALPERN, B. N.: Histamine release by big chain molecules. Hist. Symp. 92 (1956). HALPERN, B. N., and M. BRIOT: Mécanisme histaminique de l'action de la polyvinylpyrrolidone chez le chien. C.R. Soc. Biol. (Paris) 147, 643 (1953). — HAMBERG, U.: Cerebrospinal fluid and bradykinin release. Biochem. Pharmacol. 3, 169 (1960). ~ Isolation of bradykinin from human plasma. Ann. Acad. Sci. Fenn., Ser. A, II, Chemica 113, 7 (1962). — HAMBERG, U., and M. ROCHA E SILVA: Studies of enzymatic inactivation of bradykinin. Acta physiol. scand. 30, 215 (1954). ~ On the release of bradykinin by trypsin and snake venoms. Arch. int. Pharmacodyn. 110, 222 (1957). — HAMLIN, K. E., and F. E. FISCHER: The synthesis of 5-hydroxytryptamine. J. Amer. chem. Soc. 73, 5007 (1951). — HANSEN, K.: Allergie, S. 134. Stuttgart: Georg Thieme 1957. — HARDISTY, H. M., and R. S. STACEY: 5-Hydroxytryptamine in normal human platelets. J. Physiol. (Lond.) 130, 711 (1955). — HARDISTY, R. M., G. I. C. INGRAM, and R. S. STACEY: Reserpine and human platelet 5-hydroxytryptamine. Experientia (Basel) 12, 424 (1956). — HARPUR, R. P., and J. H. QUASTEL: Relations between acetylcholine synthesis and metabolism of carbohydrates and d-glucosamine in central nervous system.

Nature (Lond.) **164**, 779 (1949). — Hayashi, H., Y. Kinuwaki, M. Koono et al.: The release of vascular permeability factors by homologous antigen and by soluble antigen-antibody complexes in tissue cultures and its biologic significance. Lab. Invest. **13**, 1124 (1964). — Hazra, M., S. Benson, and M. Sandler: Blood 5-hydroxytryptamine levels in the newborn. Arch. Dis. Childh. **40**, 513 (1965). — Hebb, C. O.: Formation, storage and liberation of acetylcholine. In: Handbuch der experimentellen Pharmakologie, Erg.-Bd. 15. Berlin-Göttingen-Heidelberg: Springer 1963. — Hedinger, C., u. H. Langemann: Ausgesprochene Thrombocytose bei Ratten unter Behandlung mit 5-Oxytryptamin. Schweiz. med. Wschr. **85**, 368 (1955). — Hegglin, R., u. H. Langemann: Über klinische Symptomatologie und Nachweis von 5-Oxytryptamin und der 5-Oxyindolessigsäure beim metastasierenden Dünndarmcarcinoid. Helv. med. Acta **22**, 463 (1955). — Heilmeyer, L., u. H. J. Kähler: Die Entzündung und ihre Steuerung. Basel u. Stuttgart: Benno Schwabe & Co. 1962. — Heilmeyer, L., H. A. Kühn, R. Clotten u. A. Lip: Metastasierendes Dünndarmcarcinoid mit Nachweis von Oxyindolessigsäure im Blut und Harn durch Hochspannungselektrophorese. Dtsch. med. Wschr. **1955**, 501. — Heim, F.: Änderung der Acetylcholinwirkung durch Adsorption an Eiweißkörper. Naunyn-Schmiedebergs Arch. exp. Path. Pharmak. **192**, 276 (1939). — Heim, H. C., R. A. Deitrich, and J. G. McDonald: Effect of hydrocortisone on oxygen uptake of inflamed tissue. J. Pharmacol. exp. Ther. **114**, 51 (1955). — Heinlein, H.: Entzündung und körpereigene Wirkstoffe. Beitr. path. Anat. **108**, 58 (1943). — Heinzelmann, W. C. Anthony, D. A. Lyttle, and J. Szmuszkovicz: The synthesis of α-methyltryptophan and α-alkyltryptamines. J. organ. Chem. **25**, 1548 (1960). — Hench, P. S., E. C. Kendall, C. H. Slocumb, and H. F. Polley: Effect of hormone of adrenal cortex (17-hydroxy-11-dehydrocorticosterone; compound E) and of pituitary adrenocorticotropic hormone on rheumatoid arthritis. Preliminary report, Proc. Staff Meet. Proc. Mayo Clin. **24**, 181 (1949). — Herberts, G.: Proteolytic activity in organ extracts after anaphylactic shock. Acta Soc. med. Upsal. **60**, 246 (1955). — Hershberger, L. G., and L. M. Hansen: Effect of hydrocortisone on activation and activity of anaphylatoxin in vitro. Proc. Soc. exp. Biol. (N.Y.) **98**, 150 (1958). — Hertzler, E. C.: Serotonin and transmission in sympathetic ganglia. Fed. Proc. **20**, 317 (1961). — Herxheimer, H.: The bronchial reaction of guinea pigs to 5-HT (serotonin). J. Physiol. (Lond.) **120**, 65P (1953). ~ Influence of 5-hydroxytryptamine in bronchial function. J. Physiol. (Lond.) **122**, 49P (1953). ~ Repeatable "microshocks" of constant strenghth in guinea pig anaphylaxis. J. Physiol. (Lond.) **117**, 251 (1952). ~ 5 HT shock in guinea pig. J. Physiol. (Lond.) **128**, 435 (1955). — Herxheimer, H., and E. Stresemann: The effect of bradykinin aerosol in guinea-pig and in man. J. Physiol. (Lond.) **158**, 38 (1961). — Hess, S. M., B. G. Redfield, and S. Udenfriend: The effect of monoamine oxidase inhibitors and tryptophan on the tryptamine content of animal tissues and urine. J. Pharmacol. exp. Ther. **127**, 178 (1959). ~ Tryptamine in animal tissues following administration of iproniacid. Fed. Proc. **18**, 402 (1959). — Heyck, H.: Serotoninantagonisten in der Behandlung der Migräne und der Erythroprosopalgie Bings oder des Horton-Syndroms. Schweiz. med. Wschr. **90**, 203 (1960). — Heymans, C., and van den Heuvel-Heymans: Sur la pharmacologie de l'hydroxytryptamine (sérotonine) et d'une substance analogue. Arch. int. Pharmacodyn. **93**, 95 (1953). — Hicks, R., and G. B. West: Adrenalectomy and tissue amines. Nature (Lond.) **181**, 1342 (1958). ~ Adrenal cortical hormones and the formation of histamine and 5-hydroxytryptamine. Nature (Lond.) **182**, 401 (1958). — Higginbotham, R. D.: Influence of adrenalectomy and cortisol on resistance of mice to histamine, serotonin, anaphylactic and endotoxin shocks. J. Allergy **33**, 35 (1962). — Hills, A. G., P. H. Forsham, and C. A. Finch: Changes in circulating leukocytes induced by administration of pituitary adrenocorticotrophic hormone (ACTH) in man. Blood **3**, 755 (1948). — Hirose, K.: Relation between the platelet count of human blood and its vasoconstrictor action after clotting. Arch. intern. Med. **21**, 604 (1918). — Hirsch, J. G.: Phagocytin: bactericidal substance from polymorphonuclear leukocytes. J. exp. Med. **103**, 589 (1956). — Hobbiger, F.: Über eine ätherlösliche Zustandsform des Acetylcholins im Zentralnervensystem von Warmblütern. Z. Vitamin-, Hormon- u. Fermentforsch. **2**, 253 (1948/49). — Hodgkin, A. L.: The ionic basis of electrical activity in nerve and muscle. Biol. Rev. **26**, 338 (1951). — Hodgkin, A. L., and A. F. Huxley: Resting and action potentials in single nerve fibers. J. Physiol. (Lond.) **104**, 176 (1945). ~ Properties of nerve axons. I. Movement of sodium and potassium ions during nervous activity. Cold Spr. Harb. Symp. quant. Biol. **17**, 43 (1953). — Högberg, B., and B. Uvnäs: Further observations on the disruption of rat mesentery mast cells caused by compound 48/80, antigen-antibody reaction, lecithinase A and decylamine. Acta physiol. scand. **48**, 133 (1960). — Hökfelt, B.: Noradrenaline and adrenaline in mammalian tissues. Distribution under normal and pathological conditions with special reference to the endocrine system. Acta physiol. scand., Suppl. **92**, 25 (1951). — Hökfelt, B., and J. McLean: Adrenaline and noradrenaline content of suprarenal glands of rabbit under normal conditions and after various forms of stimulation. Acta physiol. scand. **21**, 258 (1950). — Hoffman, B. F., and E. E. Suckling: Cardiac cellular potentials: effect of vagal stimulation and acetylcholine. Amer. J. Physiol. **173**, 312 (1953). — Hollander, W.,

A. L. Michelson, and R. W. Wilkins: Serotonin and antiserotonins. I. Their circulatory, respiratory, and renal effects in man. Circulation 16, 246 (1957). — Holtz, P.: Acetylcholin, Adrenalin, Noradrenalin, Histamin. 59. Tagg der Dtsch. Ges. f. Inn. Med. v. 13.—16. 4. 1953 in Wiesbaden. ~ Gewebshormone in Fermente. Hormone, Vitamine, Bd. II, Hormone. (Hrsg. R. Ammon u. W. Dirscherl), S. 796. Stuttgart: Georg Thieme 1960. — Holtz, P., u. Raudonat: Über Beziehungen zwischen proteolytischer Aktivität und blutcoagulierender sowie bradykinin-freisetzender Wirkung von Schlangengiften. Naunyn-Schmiedebergs Arch. exp. Path. Pharmak. 229, 113 (1956). — Holtz, P., u. H. J. Schümann: Butyrylcholin in Gehirnextrakten. Naturwissenschaften 41, 306 (1954). — Horton, E. W.: Human urinary kinin excretion. Brit. J. Pharmacol. 14, 125 (1959). ~ Polypeptides which affect smooth muscles and blood vessels, p. 263. Oxford: Pergamon Press 1960. — Hotovy, R., and E. Roesch: Zur Pharmakologie der Kreislaufwirkung von 5-Hydroxytryptamin. Naunyn-Schmiedebergs Arch. exp. Path. Pharmak. 232, 369 (1958). — Hübener, H. J.: Die physiologische Funktion der Nebennierenrinden-Hormone als Enzyminduktoren. Dtsch. med. Wschr. 87, 438 (1962). — Huerga, J. de la, and H. Popper: Factors influencing choline absorption in intestinal tract. J. clin. Invest. 31, 598 (1952). — Humphrey, J. H., and R. Jaques: Liberation of histamine and serotonin from platelets by antigen-antibody reaction. J. Physiol. (Lond.) 119, 43P (1953). ~ The histamine and serotonin content of the platelets and polymorphonuclear leucocytes of various species. J. Physiol. (Lond.) 124, 305 (1954). ~ The release of histamine and 5-hydroxytryptamine (serotonin) from platelets by antigen-antibody reactions (in vitro). J. Physiol. (Lond.) 128, 9 (1955). — Humphrey, J. H., and C. C. Toh: Absorption of serotonin (5-hydroxytryptamine) and histamine by dog platelets. J. Physiol. (Lond.) 124, 300 (1954). Hunt, R.: A note on a blood pressure lowering body in the suprarenal gland. Amer. J. Physiol. 3, XVIII—XIX (1899—1900). — Hunt, R., et R. de M. Taveau: On the physiological action of certain choline derivatives and new methods for detecting choline. Brit. med. J. 1906 II, 1788. — Huxley, A. F.: Electrical processes in nerve conduction. In ion transport across membranes, p. 23. New York: Acad. Press H. T. Clarke 1954.

Inderbtizin, Th.: The relationship of lymphocytes, delayed cutaneous allergic reactions and histamine. Int. Arch. Allergy 8, 150 (1956). ~ Histamine in allergic responses of the skin. In: Henry Ford Hosp. Symp. on mechanisms of hypersensitivity (J. H. Shaffer, G. A. Co Grippo and M. M. Em), p. 494—499. Boston: Little Brown 1959. ~ Allergie und Immunität. Schweiz. med. Wschr. 90, 1027 (1960). ~ The mechanisms involved in histamine release and histamine increase in allergic skin reactions. Transact. Colleg. int. Allerg., 4th Symp., Rome 1959. Int. Arch. Allergy 18, 85 (1961). ~ Studies on the permeability increasing factor (PIF) in skin extracts. Int. Arch. Allergy 24, 332—341 (1964). — Inderbitzin, Th., and V. Dobrić: Histamine in skin anaphylaxis. Int. Arch. Allergy 14, 325 (1959). — Inderbitzin, Th., F. Maag, and T. Chorzelski: Studies on the permeability increasing factor (P.I.F.). Int. Arch. Allergy 26, 181—189 (1965). — Innes, I. R.: Smooth muscle receptors for amphetamine and 5-hydroxytryptamine. Proc. Int. Union Physiol. Sci. 2 Abstr. 591 (1962). ~ An action of 5-hydroxytryptamine on adrenaline receptors. Brit. J. Pharmacol. 19, 427 (1962). — Irvine, W. T., H. L. Duthie, H. D. Ritchie, and N. G. Waton: The liver's role in histamine absorption from the alimentary tract. Its possible importance in cirrhosis. Lancet 1959, 1064. — Irvine, W. T., H. L. Duthie, and N. G. Waton: Urinary output of free histamine after a meat meal. Lancet 1959, 1061. — Iversen, M., and B. Bull: The effect of 2,3-dimethyl-5-aminoindole on blood pressure. Acta pharmacol. (Kbh.) 9, 253 (1953).

Jancsó, M.: Histamine as a physiological activator of the reticuloendothelial system. Nature (Lond.) 160, 227 (1947). — Janeway, T. G., H. B. Richardson, and E. A. Park: Experiments on the vasoconstrictor action of blood serum. Arch. intern. Med. 21, 565 (1918).— Jancsó, N., u. A. Jancsó-Gábor: Die Speicherung von Blutproteinen in den Histiocyten nach vorhergehender Histamineinwirkung. Experientia (Basel) 10, 256 (1954). — Jaques, R.: The anaphylatoxin-forming capacity of rat serum as influenced by proteus polysaccharides. Further pharmacodynamic differentiation of anti-allergic polysaccharides and steroids. Transact. Colleg. int. Allerg., 4th Symp. Rome 1959. Int. Arch. Allergy 18, 75 (1961). — Jaques, R., H. J. Bein, and R. Meier: 5-Hydroxytryptamine antagonists with special reference to the importance of sympathomimetic amines and isopropyl-noradrenaline. Helv. physiol. acta 14, 269 (1956). — Jensen, K. B., S. F. Rinvik, and A. M. Venneröd: Experiments of the in vitro inactivation of plasma kinins by carboxypeptidase B, plasma kininase or erythrocyte kininase in the presence of disulfiram. Acta pharmacol. (Kbh.) 2, 187 (1965). — Jensen, K. B., and A. M. Venneröd: Pharmacological and chromatographic differentiation between a secondary kinin from human urine and bradykinin. Acta pharmacol. (Kbh.) 19, fasc. 4, 337 (1962). — Jobling, J. W., and W. Petersen: The mechanism of anaphylatoxin formation. J. exp. Med. 20, 37 (1914). — Jobling, J. W., W. F. Petersen u. A. A. Eggstein: Z. Immun.-Forsch. 24, 459 (1916). — Johansson, S. A.: 5-Hydroxytryptamine in burns. Acta physiol. scand. 48, 126 (1960). — Johnson, C. A., and G. E. Wakerlin: Antiserum for renin. Proc. Soc. exp. Biol. Med. (N.Y.) 44, 277 (1940). ~ Reduction in the blood pressures of renal hypertensive dogs with hog renin. Science **93**, 332 (1941). — JONES, J. H.: Studies on the activation of anaphylatoxin. Int. Arch. Allergy **17**, 99 (1960). — JORPES, J. E.: Heparin. London: Oxford Univ. Press 1946. ~ Heparin, 2. Aufl. London-New York-Toronto 1946. — JORPES, E., u. I. YAMASHINA: Die Mucopolysaccharide und Glycoproteide des Bindegewebes. 7. Colloquium der Ges. f. Physiol. Chemie. Berlin-Göttingen-Heidelberg: Springer 1956. — JUNQUEIRA, L. C. U., and B. BEIGUELMAN: In vitro action of compound 48/80 on rat mast cells. Tex. Rep. Biol. Med. **13**, 69 (1955).

KABINS, S. A., C. MOLINA, and N. KATZ: Pulmonary vascular effects of serotonin (5-OH-tryptamine) in dogs: its role in causing pulmonary edema. Amer. J. Physiol. **197**, 955 (1959).— KÄHLER, H. J., u. L. HEILMEYER: Klinik und Pathophysiologie des Karzinoids und Karzinoidsyndroms unter besonderer Berücksichtigung der Pharmakologie des 5-Hydroxytryptamins. Ergebn. inn. Med. Kinderheilk., N.F. **16**, 292 (1961). — KÄMMERER, H.: Die Behandlung allergischer Krankheiten. Med. Welt **1937**, 1172. — KAHANE, E., et J. LÉVY: Sur la présence à l'état dissimulé d'une substance acétylcholinique dans le sang normal. C.R. Acad. Sci. (Paris) **202**, 1210 (1936). — KALLÓS, P., u. W. PAGEL: Experimentelle Untersuchungen über Asthma bronchiale. Acta med. scand. **91**, 292 (1937). — KAPELLER-ADLER, R.: Investigations on the activity of the histaminase in normal and toxaemic pregnancy. Biochem. J. **38**, 270 (1944). ~ Studies on histaminase. Biochem. J. **44**, 70 (1949). ~ A new volumetric method for the determination of histaminase activity in biological fluids. Proc. XVIII Internat. Physiol. Congr. Copenhagen 1950, p. 289. Biochem. J. **49**, 99 (1951). ~ Zur Kenntnis der Histaminase. II. Int. Congr. Biochem. Résumés des communications 1952, p. 132. Naunyn-Schmiedebergs Arch. exp. Path. Pharmak. **219**, 491 (1953). ~ The effect of sex hormones on histaminase. Symp. on Histamine, p. 272. London: J. & A. Churchill 1956. ~ Is histaminase identical with diamine oxidase ? Symp. on Histamine, p. 356. London: J. & A. Churchill 1956. — KARADY, S., B. ROSE, and J. S. L. BROWNE: Decrease of histamine in tissue by adrenalectomy and its restoration by cortico-adrenal extract. Amer. J. Physiol. **130**, 539 (1940). — KARJALA, S. A.: The partial characterization of a histamine metabolite from rat and mouse urine. J. Amer. chem. Soc. **77**, 504 (1955). — KATZ, G.: Histamine release from blood cells in anaphylaxis in vitro. Science **91**, 221 (1940). — KATZ, L. N., E. LINDNER, W. WEINSTEIN, D. I. ABRAMSON, and K. JOACHIM: Effects of various drugs on coronary circulation of denervated isolated heart of dog and cat. Observations on epinephrine, acetylcholine, acetyl-β-methylcholine, nitroglycerine, sodium nitrite, pitressin an histamine. Arch. int. Pharmacodyn. **59**, 399 (1938). — KEELE, C. A.: Nervous System: visceral functions-substances causing pain. Ann. Rev. Physiol. **17**, 305 (1955). — KELEMEN, E.: The inhibition by sodium salicylate of oedema of the hind paw of the rat induced by 5-hydroxytryptamine. Brit. J. Pharmacol. **12**, 28 (1957). — KELLAWAY, C. H., G. REID, and E. R. TRETHEWIE: Circulatory and other effects of the toxin of Cl. septique. Aust. J. exp. Biol. med. Sci. **19**, 297 (1941). — KELLAWAY, C. H., and E. R. TRETHEWIE: The liberation of a slow reacting smooth muscle stimulating substance in anaphylaxis. Quart. J. exp. Physiol. **30**, 121 (1940). — KELLER, R.: Histamin und 5-Hydroxytryptamin in den Gewebemastzellen der Albinoratte. Helv. physiol. Acta **15**, 371 (1957). ~ Beeinflussung der Gerinnungswirkung von Heparin durch Serotonin und Tryptamin. Experientia (Basel) **14**, 181 (1958). ~ Mast cells and anaphylaxis. Experientia (Basel) **18**, 286 (1962). — KENDALL, A. I.: Relaxation of histamine contractions in smooth muscle by certain aldehydes; studies in bacterial metabolism. J. infect. Dis. **40**, 689 (1927). ~ Action of formaldehyde upon physiologically active, histamine-like substance produced by gas bacillus. Proc. Soc. exp. Biol. (N.Y.) **24**, 316 (1927). — KERP, L.: Bedeutung von Zink für die Histaminspeicherung in Mastzellen. Int. Arch. Allergy **22**, 112 (1963). — KERP, L., u. G. STEINHAEUSER: Über einen ternären Heparin-Metall-Histamin-Komplex. Klin. Wschr. **39**, 762 (1961). — KEYNES, R. D., and P. R. LEWIS: The sodium and potassium content of cephalopod nerve fibers. J. Physiol. (Lond.) **114**, 151 (1951). — KEYSSER, F., u. M. WASSERMANN: Über Toxopeptide. Z. Hyg. Infekt.-Kr. **68**, 535 (1911). — KIM, K. S.: Sex difference in histamine metabolism in rats. Amer. J. Physiol. **197**, 1258 (1959). ~ Testosterone propionate and histamine metabolism in rats. Amer. J. Physiol. **201**, 740 (1961). ~ Anabolic agents and histamine metabolism. Nature (Lond.) **191**, 1368 (1961). — KIMURA, E. T., P. R. YOUNG, and K. RICHARDS: Interaction of histamine serotonin and heparin with hexadimethrine bromide, a mast cell fragmentor. Proc. Soc. exp. Biol. (N.Y.) **107**, 19 (1961). — KIRSHNER, L. B.: Nervous system: Visceral function. Action of acetylcholin on sodium transport. Ann. Rev. Physiol. **17**, 299 (1955). — KIRSHNER, N.: Formation of adrenaline and noradrenaline. Ciba Fo. nd. Symp. on Adrenergic Mechanisms, p. 17. London: J. & A. Churchill 1960. — KLAMERTH, O.: Zur Frage der Histaminbindung an Plasmaproteine. Biochem. Z. **327**, 62—71 (1955). — KÖHLER, V., u. J. SCHARF: Kohlehydratstoffwechsel und Entzündung. Med. Wschr. **5**, 113 (1951). — KOELLE, G. B., and A. GILMAN: Anticholinesterase drugs. J. Pharmac. exp. Ther. **95**, 166 (1949). — KOHLSTAEDT, K. G., and I. H. PAGE: Liberation of renin by perfusion of kidneys following reduction of pulse pressure. J. exp. Med. **72**, 201 (1940). — KONZETT, H.: The effects of 5-hydroxytryptamine and its antagonists on tidal air. Brit. J. Pharmacol. **11**, 289 (1956). —

KONZETT, H., and E. STÜRMER: Biological activity of synthetic polypeptides with brady-kinine-like properties. Brit. J. Pharmacol. 15, 544 (1960). — KOPPANYI, TH., CHR. R. LINNE-GAR, and R. P. HERWIG: Analysis of vasopressor and other "nicotinic" actions of acetylcholin. Amer. J. Physiol. 130, 346 (1940). — KORKES, S., A. DEL CAMPILLO, and S. OCHOA: Pyruvate oxidation system of heart muscle. J. biol. Chem. 195, 541 (1952). — KRAUT, H., W. KÖRBEL, W. SCHOLTAN u. F. SCHULZ: Versuche zur Isolierung des Kallikrein-Inaktivators. III. Elektro-phoretische Reinigung und Molekulargewichtsbestimmung in der Ultrazentrifuge. Hoppe-Seylers Z. physiol. Chem. 321, 90 (1960). — KRONEBERG, G., u. H. J. SCHÜMANN: Die Wir-kung des Reserpins auf den Hormongehalt des Nebennierenmarks. Naunyn-Schmiedebergs Arch. exp. Path. Pharmak. 231, 349 (1957). ∼ Der Einfluß der Rauwolfia-Alkaloide Reser-pin, Rescinnamin und Canescin auf den Katecholamingehalt des Nebennierenmarks. Arznei-mittel-Forsch. 7, 279 (1957). — KUIDA, H., L. B. HINSHAW, R. P. GILBERT, and M. P. VISSCHER: Effect of gramnegative endotoxine on pulmonary circulation. Amer. J. Physiol. 192, 335 (1958). — KUTSCHER, F.: The physiological action of a secal base and of Imidozolyl-ethylamine. Zbl. Physiol. 24, 163 (1910).

LABORDE, CL., J. L. PARROT et D. A. URQUIA: Le pouvoir histaminopexique du sérum sanguin. Technique de mesure. Presse méd. 1953, 6 (I), 1151—1152. — LANDGREN, S., G. LILJESTRAND, and Y. ZOTTERMAN: The effect of certain autonomic drugs on the action potentials of the sinus nerve. Acta physiol. scand. 26, 264 (1952). — LANGEMANN, H.: Aminoacid decarboxylase and amine oxidase in carcinoid tumor. In: 5-Hydroxytryptamine (Ltd. G. P. LEWIS), p. 153. London: Pergamon Press 1958. — LAST, M. R., and E. R. LOEW: Effect of antihistamine drugs on increased capillary permeability following intradermal injections of histamine, horse serum and other agents in rabbits. J. Pharmacol. exp. Ther. 89, 81 (1947). — LATIF, A. A. A., and A. W. A. H. SHIHY: Effect of dexamethasone on histamine metabolism. Ann. Allergy 20, 578 (1962). — LAURENTACI, G., e G. MASELLI CAMPAGNA: Sul significato delle variazioni post-operatoire dell'istaminemia. Studio sperimentale. Minerva chir. 1959, 1. — LAYTON, L. L.: Effect of cortisone upon tissue synthesis of acid muco-polysaccharide. Bull. Schweiz. Akad. med. Wiss. 8, 74 (1952). — LECOMTE, J.: Sensibilisation à l'adrénaline par la 5-hydroxytryptamine. Arch. int. Physiol. 61, 84 (1953). ∼ Pouvoir histamino-libérateur de la chloroquine. C.R. Soc. Biol. (Paris) 149, 1693 (1955). ∼ Contribu-tion à l'étude du rôle de l'histamine en anaphylaxie humaine. Rev. belge Path., Suppl. 11 (1956). ∼ Libération d'histamine au cours du choc anaphylactique du lapin. C.R. Soc. Biol. (Paris) 151, 1786 (1957). ∼ Stimulation corticosurrénalienne par libération de l'histamine endogène. C.R. Soc. Biol. (Paris) 152, 1215 (1958). ∼ Verh. III. Internat. Tagg. für Allergie. Paris: Flammarion 1958. — LECOMTE, J., H. VAN CAUWENBERGE et M. PALEM-VLIERS: Stimulation cortico-surrénalienne par libération de l'histamine endogène chez l'homme. Acta allerg. 14, 291 (1959). — LECOMTE, J., H. VAN CAUWENBERGE et M. VLIERS: Stimulation corticosurrénalienne par libération de l'histamine endogène. C.R. Soc. Biol. (Paris) 152, 1215 (1958). — LECOMTE, J., et P. FISCHER: Libération de l'histamine endogène chez l'homme et excrétion urinaire d'acide 5-hydroxy-indolacétique. Acta allerg. 12, 240 (1958). — LECOMTE, J., et J. M. PETIT: Effets de l'histamine et des processus d'histamino-libération sur la fonction pulmonaire. Int. Arch. Allergy 17, 10 (1960). — LECOMTE, J., J. M. PETIT, J. MÉLON, J. TROQUET et R. MARCELLE: Arch. int. Pharmacodyn. 137, 232 (1962). — LEMBECK, F.: 5-Hydroxytryptamine in a carcinoid tumor. Nature (Lond.) 172, 910 (1953). ∼ Über den Nachweis von 5-Oxytryptamin (Enteramin, Serotonin) in Carcinoidmetastasen. Naunyn-Schmiedebergs Arch. exp. Path. Pharmak. 221, 50 (1954). ∼ Die Beeinflussung der Darm-motilität durch Hydroxytryptamine. Pflügers Arch. ges. Physiol. 265, 567 (1958). — LEMESSURIER, D. H., C. J. SCHWARTZ, and R. F. WHELAN: Cardiovascular effects of intra-venous infusions of 5-hydroxytryptamine in man. Brit. J. Pharmacol. 14, 246 (1959). — LETTERER, E.: Über normergische und hyperergische Entzündung. Dtsch. med. Wschr. 78, 759 (1953). ∼ Die allergisch-hyperergische Entzündung. In: Handbuch der allgemeinen Pathologie, Bd. VII/1. Berlin-Göttingen-Heidelberg: Springer 1956. ∼ Allgemeine Pathologie. Stuttgart: Georg Thieme 1959. — LEWIS, G. P.: Bradykinin. Nature (Lond.) 192, 596 (1961). ∼ Pharmacological actions of bradykinin and its role in physiological and pathological conditions. Ann. N.Y. Acad. Sci. 104, 236 (1963). — LEWIS, T.: The blood vessels of the human skin and their responses. London: Shaw & Sone 1927. — LEWIS, T., and R. T. GRANT: Vascular reactions of the skin to injury. Part II. The liberation of histamine — like substance in injured skin; the underlying cause of factitious urticaria and of wheals produced by burning; and observations upon the nervous control of certain skin reactions. Triple response. Heart 11, 209 (1924). — LIEBEGOTT, G.: Studien zur Orthologie und Pathologie der Neben-nieren. Beitr. path. Anat. 109, 93 (1947). — LINDELL, S. E., and K. VISKE: A note on the distribution of C^{14}-histamine added to blood. Brit. J. Pharmacol. 17, 131 (1961). — LIPMANN, F., N. O. KAPLAN, G. D. NOVELLI, L. C. TUTTLE, and B. M. GUIRARD: Coenzyme for acetyla-tion, a pantothenic acid derivative. J. biol. Chem. 167, 869 (1947). — LOEWI, O.: The humoral transmission of nervous impulses. Harvey Lect. 28, 218 (1932/33). ∼ Die chemische Übertragung der Nervwirkung. Schweiz. med. Wschr. **67**, 850 (1937). ~ On the intraneural state of acetylcholine. Experientia (Basel) **12**, 331—333 (1956). — Lorente de Nó, R., F. Vidal, and H. Larramendi: Restoration of sodium-deficient frog nerve fibers by Onium ions. Nature (Lond.) **179**, 737 (1957); siehe auch Nature (Lond.) **178**, 316 (1956). — Ludány, G.: Die Entzündung und die Leukozytenphagozytose. Verh. dtsch. Internistentagg Leipzig 1955. — Ludány, G., T. Gati, J. Rigo u. H. Szabó: Substanz P und die Darmzottenbewegung. Pflügers Arch. ges. Physiol. **270**, 499 (1960). — Ludány, G., u. J. Vajda: Die Wirkung von Histamin und Antihistaminen auf die Phagozytose der Leukozyten. Arch. int. Pharmacodyn. **85**, 484 (1951). — Ludwig, C., u. A. Schmidt: Arbeiten aus der Physiol. Anstalt Leipzig, p. 1. Leipzig: S. Hirzel 1868. — Ludwig, G. D.: Inhibition of serotonin production by isonicotinic acid hydrazide with control of symptoms in the malignant carcinoid syndrome. J. clin. Invest. **39**, 1008 (1960). — Ludwig, G. F.: Inhibition of 5-hydroxyindolacetic acid excretion by isonicotinic acid hydrazide in a patient with malignant carcinoid. Clin. Res. **8**, 30 (1960). — Lundholm, L., and E. Mohme-Lundholm: The action of adrenaline on carbohydrate metabolism in relation to some of its pharmacodynamic effects. Ciba Found. Symp. on Adrenergic Mechanisms, p. 305. London: J. & A. Churchill 1960.

MacCanon, D. M., and S. M. Horvath: Hemodynamic effects of 5-HT injected ino the pulmonary artery of anaesthetized dogs. Fed. Proc. **13**, 92 (1954). — McCawley, E. L., P. E. Leneque, and H. L. H. Dick: Certain actions of serotonin (5-hydroxytryptamine creatinine sulfate) on cardiac rhythm. J. Pharmacol. exp. Path. **106**, 406 (1952). — McCubbin, J. W., J. H. Green, G. C. Salmoiraghi, and I. H. Page: The chemoreceptor stimulant action of serotonin in dogs. J. Pharmacol. exp. Ther. **116**, 191 (1956). — McGaff, Ch., and W. R. Milnor: Effects of serotonin an pulmonary blood volume in the dog. Amer. J. Physiol. **202**, 957 (1962). — McIntire, F. C.: The mode of histamine binding in animal tissues. Ciba Foundation Symposium on Histamine, p. 170. London: J. & A. Churchill 1956. ~ The mechanism of histamine release. Ciba Foundation Symposium on Histamine, p. 416. London: J. & A. Churchill 1956. — McIntire, F. C., L. W. Roth, and M. Sproull: In vitro histamine release from sensitized rabbit blood cells. Evidence against participation of fibrinolysin. Proc. Soc. exp. Biol. (N.Y.) **73**, 605 (1950). ~ Mechanism of anaphylaxis in the rabbit. Further evidence against plasma protease mechanism. Proc. Soc. exp. Biol. (N.Y.) **81**, 691 (1952). — MacIntosh, F. C.: Liberation of acetylcholine by perfused superior cervical ganglion. J. Physiol. (Lond.) **94**, 155 (1938). ~ Histamine and intracellular particles. Ciba Foundation Symp. on Histamine, p. 20. London: C. & A. Churchill 1956. — MacIntosh, F. C., and W. D. M. Paton: The liberation of histamine by amidines and other components. Proc. 17th int. physiol. Congr. **1947**, p. 240. — Mackay, D., and D. M. Shepherd: A study of potential histidine decarboxylase inhibitors. Brit. J. Pharmacol. Chemother. **15**, 552 (1960). — Magalini, S. I., and M. Stefanini: A platelet factor responsible for clot retraction. Lancet **1956 I**, 246. ~ Clot retraction promoting factor in platelets and tissues. Fed. Proc. **15**, 123 (1956). — Maggi, G. C., e S. Noli: L'azione della 5-hydrossitriptamine sul preparato cuore-polmoni. Boll. Soc. ital. Biol. sper. **34**, 1290 (1958). — Mann, P. J. G., and J. H. Quastel: Vitamin B$_1$ and acetylcholine formation in isolated brain. Nature (Lond.) **145**, 856 (1940). — Mann, P. J. G., M. Tennenbaum, and J. H. Quastel: On mechanism of acetylcholine formation in brain in vitro. Biochem. J. **32**, 243 (1938). — Marquard, P., u. H. Falk: Die Biosynthese des Acetylcholins im tierischen Gewebe. Arzneimittel-Forsch. **6**, 309—322 (1956). — Marshall, P. B.: Influence of adrenal cortical deficiency on histamine content of rat tissues. J. Physiol. (Lond.) **102**, 180 (1943). ~ Effect of sex hormones on the excretion of free histamine by male and female rats. Brit. J. Pharmacol. Chemother. **16**, 50 (1961). — Martin, G. M., E. P. Benditt, and N. Eriksen: Enzymic oxidation of the indole nucleus of 5-hydroxytryptamine properties of an enzyme in human serum and of the products of oxidation. Arch. Biochem. **90**, 208 (1960). — Martin, G. M., N. Eriksen, and E. P. Benditt: Oxydation of 5-hydroxytryptamine by human serum and its inhibition by iproniazid. Fed. Proc. **17**, 447 (1958). — Mathies, H.: Tierexperimentelle Untersuchungen zur hyaluronidasehemmenden Wirkung der Antirheumatica. Z. Rheumaforsch. **18**, 205 (1959). — Mathies, H., u. A. Jankowski: Experimentelle Untersuchungen über die Bedeutung des Nebennierenmarkes für die Hyaulronidasehemmung. Klin. Wschr. **35**, 892 (1957). — Mathies, H., u. G. Schlierf: Abhängigkeit der Hyaluronidasehemmung von der Katecholamindynamik. Med. exp. (Basel) **2**, 333 (1960). — Matthes, K.: Kreislaufuntersuchungen am Menschen mit fortlaufend registrierenden Methoden. Stuttgart: Georg Thieme 1951. — Matussek, N.: Über Beziehungen zwischen Substanz P und Histamin. Hoppe Seylers Z. physiol. Chem. **316**, 241 (1959). — Mautner, H., and E. P. Pick: Über die durch „Schockgifte" erzeugten Zirkulationsstörungen. Münch. med. Wschr. **1915**, 1141. ~ Über die durch Schockgifte erzeugten Zirkulationsstörungen. II. Das Verhalten der überlebenden Leber. Biochem. Z. **127**, 72 (1922). ~ Über die durch Schockgifte erzeugten Zirkulationsstörungen. III. Der Einfluß der Leber auf Blutdruck und Schlagvolumen. Naunyn-Schmiedebergs Arch. exp. Path. Pharmak. **142**, 271 (1929). — Maxwell, G. M., C. A. Castillo, J. E. Clifford, C. W. Crumpton, and G. G.

Rowe: Effect of serotonin (5-hydroxytryptamine) on the systemic and coronary vascular bed of the dog. Amer. J. Physiol. **197**, 736 (1959). — Mayer, M. M.: Studies on the mechanism of haemolysis by antibody and complement. Progr. Allergy **5**, 215 (1958). — Mayer, R. L.: The activity of pyribenzamine and related compounds with special reference to their mode of action. J. Allergy **20**, 159 (1950). — Mayer, R. L., and D. Broesseau: Antihistaminic substances in histamine poisoning and anaphylaxis of mice. Proc. Soc. exp. Biol. (N.Y.) **63**, 187 (1946). — Meier, R.: Biochemische Kausalzusammenhänge des Entzündungsvorganges. Medizinische Grundlagenforschung, Bd. II. Stuttgart: Georg Thieme 1959. — Mendel, G., D. B. Mundell, and F. Strelitz: Cholinesterase and electrolytes. Nature (Lond.) **144**, 479 (1939). — Mendel, G., and H. Rudney: Some effects of salts on true cholinesterase. Science **102**, 616 (1945). — Menkin, V.: Lokal acidosis in inflammation. Amer. J. Path. **12**, 729 (1936). ~ Dynamics of inflammation. New York 1940. ~ Newer concepts of inflammation. Springfield (Ill.): Ch. C. Thomas 1950. ~ Biochemical mechanisms of inflammation. Springfield (Ill.): Ch. C. Thomas 1956. — Meyer, K. H.: La permeabilité des membranes. V. Sur l'origine des courantes bioélectriques. Helv. chim. Acta **20**, 634 (1937). — Michelson, A. L., and W. Hollander: The effect of serotonin on respiration in asthmatic and non-asthmatic subjects. J. clin. Invest. **35**, 724 (1956). — Michelson, A. L., W. Hollander, and F. C. Lowell: The effect of 5-hydroxytryptamine (serotonin) on the respiration of nonasthmatic subjects. I. J. Lab. clin. Med. **51**, 57 (1958). — Miles, A. A., and D. L. Wilhelm: Enzyme like globulins from serum reproducing the vascular phenomena of inflammation. An activable permeability factor and its inhibitor in guinea pig serum. Brit. J. exp. Path. **36**, 71 (1955). — Miles, A. A.: Mediators of the vascular phenomena of inflammation. Lect. Sci. Basis Med. **8**, 198—225 (1958/59). ~ Local and systemic factors in shock. Fed. Proc. **20** (Suppl. 9), 141—157 (1961). — Milne, W. L., and S. H. Cohn: Role of serotonin in blood coagulation. Amer. J. Physiol. **189**, 470 (1957). — Minard, D.: The presence and distribution of histamine-like substances in blood. ~ Histamine like substances in blood following trauma. Amer. J. Physiol. **119**, 375 (1937). ~ Presence and distribution of histamine in blood. Amer. J. Physiol. **132**, 327 (1941). — Minz, B.: La transmission chimique de l'influx nerveux. Edit. Médicales Flammarion 1947. — Mitchell, R. G., and R. Cass: Histamine and 5-hydroxytryptamine in the blood of infants and children. J. clin. Invest. **38**, 595 (1959). — Mongar, J. L.: Measurement of histamine-releasing activity. Ciba Found. Symp. on Histamine, p. 74. London: C. & A. Churchill 1956. — Mongar, J. L., and H. O. Schild: Quantitative measurement of the histamine releasing activity of a series of mono — alkylamines using minced guinea pig lung. Brit. J. Pharmacol. **8**, 103 (1953). ~ Inhibition of histamine realse in anaphylaxis. Nature (Lond.) **176**, 163 (1955). ~ Effect of temperature on the anaphylactic reaction. J. Physiol. (Lond.) **135**, 320 (1957). — Moon, V. H.: Mechanism of acute inflammation. Arch. Path. **20**, 561 (1935). — Morlunghi, C., e U. Volpi: Azione della serotonina (5-idrossitriptamina) sui vasi oculari in coniglie normali, castrate e gravide. Ann. Oftalmol. Clin. ocul. **85**, 453 (1959). — Moses, J. M., R. H. Ebert, R. C. Graham, and K. L. Brine: Pathogenesis of inflammation. I. The production of an inflammatory substance from rabbit granulocytes in vitro and its relationship to leucocyte pyrogen. J. exp. Med. **120**, 57 (1964). — Mota, I.: The mechanism of action of anaphylatoxin. Its effect on guinea pig mast cells. Immunology **2**, 403 (1959). — Mott, J. C., and A. S. Paintal: The action of 5-hydroxytryptamine on pulmonary and cardiovascular vagal afferent fibres and its reflex respiratory effects. Brit. J. Pharmacol. **8**, 238 (1953). — Muralt, A. v.: Gibt es Aktionssubstanzen bei der Nervenerregung? Naturwissenschaften **27**, 265 (1939). ~ Über den Nachweis von Aktionssubstanzen der Nervenerregung. Pflügers Arch. ges. Physiol. **245**, 604 (1942). ~ Die Signalvermittlung in Nerven. Basel: Birkhauser 1946. ~ Excitation and conduction in peripheral nerves. Annal Rev. Physiol. **16**, 305 (1954). — Muraoka, S., M. Inque, and H. Yamasaki: Enzymatic formation of histamine ribotide from histamine dinucleotide. Nature (Lond.) **190**, 532 (1961). — Muraoka, S., M. Sugiyama, and H. Yamasaki: Histamine metabolism via the nucleotide pathway. Nature (Lond.) **196**, 441 (1962).

Nachmansohn, D.: Changements de la cholinestérase dans le muscle strié. C. R. Soc. Biol. **128**, 599 (1938). ~ Action of ions on cholinesterase. Nature (Lond.) **145**, 513 (1940). ~ The role of acetylcholine in mechanism of nerve activity. Vitamins and Hormones **3**, 337 (1945). ~ Chemical mechanism of nerve activity. Ann. N.Y. Acad. Sci. **47**, 395 (1946). ~ Chemical control of nervous activity. Hormones II, 515 (1950). In: G. Pincus u. K. V. Thimann. New York: Academic Press 1950. ~ Die Rolle des Acetylcholins in den Elementarvorgängen der Nervenleitung. Ergebn. Physiol. **48**, 575—683 (1955). ~ Choline Acetylase. In: Handbuch der experimentellen Pharmakologie, Erg.-Bd. 15. Berlin-Göttingen-Heidelberg: Springer 1963. — Nachmansohn, D., S. H. Estrin, and H. Voripaieff: Enzymatic synthesis of a compound of acetylcholine biological activity. J. biol. Chem. **180**, 875 (1949). — Nachmansohn, D., H. M. John, and H. Waelsch: Effect of glutamic acid on the formation of acetylcholine. J. biol. Chem. **150**, 485 (1943). — Nachmansohn, D., S. R. Korey, and R. Berman: Choline acetylase. VI. Substitution of ATP acetate by thiolacetate. J. biol. Chem. **194**, 613 (1952). — Nachmansohn, D., et E. Lederer: Sur quelques propriétés chimiques de la cholinestérase. C. R. Soc. Biol. (Paris) **130**, 321 (1939). — Nachmansohn, D., and A. L. Machado: Formation of acetylcholine. New enzyme "cholin acetylase". J. Neurophysiol. **6**, 397 (1943). — Nachmansohn, D., I. B. Wilson, S. R. Korey, and R. Berman: J. biol. Chem. **195**, 25 (1952). — Nahas, G. G.: Effects of norepinephrine and 5-HT on pulmonary circulation of the spinal dog. Fed. Proc. **17**, 115 (1958). — Nahas, G. G., and MacDonald: Effects of norepinephrine and 5-hydroxytryptamine on the pulmonary circulation of the spinal dog. Amer. J. Physiol. **196**, 1045 (1959). — Nasmyth, P. A., and H. C. Stewart: The release of histamine by opium alkaloids. J. Physiol. (Lond.) **111**, 19P (1950). — Nastuk, W. L.: Membrane potential changes at a single muscle end-plate produced by transitory applications of acetylcholine with an electrically controlled microjet. Fed. Proc. **12**, 102 (1953). — Nathan, E.: Über Anaphylatoxinbildung durch Agar. Z. Immun.-Forsch. **17**, 478 (1913). ~ Über Anaphylatoxinbildung durch Stärke. Z. Immun.-Forsch. **18**, 636 (1913). ~ Über Anaphylatoxinbildung durch Inulin. Z. Immun.-Forsch. **23**, 204 (1915). — Netzer, W., u. W. Vogt: Über Anaphylatoxinbildung. Naunyn-Schmiedebergs Arch. exp. Path. Pharmak. **243**, 363 (1962). — Novy, F. G., and P. H. de Kruif: Anaphylatoxin and anaphylaxis. IV. Agar anaphylatoxin: Rat serum. J. infect. Dis. **20**, 589 (1917). ~ Anaphylatoxin and anaphylaxis. IX. Specific anaphylactic shock. J. infect. Dis. **20**, 776 (1917).

O'Connor, J. M.: Über den Adrenalingehalt des Blutes. Arch. exp. Path. (Leipzig) **67**, 195 (1912). — Ord, M. G., and R. H. S. Thompson: Preparation of soluble cholinesterases from mammalian heart and brain. Biochem. J. **49**, 191 (1951). — Osler, A. G., H. G. Randall, B. M. Hill, and Z. Ovary: Studies on the mechanism of hypersensitivity phenomena. III. The participation of complement in the formation of anaphylatoxin. J. exp. Med. **110**, 311 (1959).

Page, I. H.: The vascular action of natural serotonin, 5- and 7-hydroxytryptamine and tryptamine. J. Pharmacol. exp. Ther. **105**, 58 (1952). ~ Cardiovascular effects of serotonin, 5- and 7-hydroxytryptamine and tryptamine. Fed. Proc. **11**, 116 (1952). ~ Serotonin (5-hydroxytryptamine). Physiol. Rev. **34**, 563 (1954). ~ Serotonin (5-hydroxytryptamine); the last four years. Physiol. Rev. **38**, 277 (1958). — Page, I. H., and A. C. Corcoran, S. Udenfriend, A. Sjoerdsma, and H. Weissbach: Argentaffinoma as endocrine tumor. Lancet **1955 I**, 198. — Page, I. H., and J. W. McCubbin: The variable arterial pressure response to serotonin in laboratory animals and man. Circul. Res. **1**, 354 (1953). ~ Arterial pressure response to infused serotonin in normotensive dogs, cats, hypertensive dogs and man. Amer. J. Physiol. **184**, 256 (1956). — Paintal, A. S.: Effects of drugs on vertebrate mechanoreceptors. Pharmacol. Rev. **16**, 341 (1964). — Pallotta, A. J., and J. W. Ward: Protection against anaphylaxis by LSD-25. J. Pharmacol. exp. Ther. **119**, 174 (1957). — Palm, D.: Über die Hemmung der Dopa-Decarboxylase durch Isonicotinsäurehydrazid. Naunyn-Schmiedebergs Arch. exp. Path. Pharmak. **234**, 206 (1958). — Parrat, J. R., and G. B. West: Inhibition of edema production in the rat. J. Physiol. (Lond.) **137**, 179 (1957). — Parrot, J. L.: Absence de pouvoir histaminopexique du sérum dans le rhumatisme articulaire aigu. Assises Méd. **8**, 160 (1953). ~ Histaminolyse et histaminopexie. Actualités pharmacologiques publiées sous la direction de René Hazard et Jean Cheymol, 11. sér., 1, 350 p., voir 233—257. Paris: Masson & Cie. 1958. — Le pouvoir histaminopexique du plasma sanguin chez l'homme normal et chez l'homme allergique. Rapport au Congr. d'Allergologie. Paris: Flammarion 1958. — Parrot, J. L., N. Flavian et J. Thouvenot: Pouvoir histaminopexique du sérum. Étude colorimétrique. C. R. Acad. Sci. (Paris) **244**, 2865 (1957). — Parrot, J. L., et Cl. Laborde: Captation de l'histamine par l'héparine. C. R. Soc. Biol. (Paris) **145**, 1047 (1951). ~ Le pouvoir histaminopexique du sérum chez le rat normal et surrénalectomisé. C. R. Soc. Biol. (Paris) **146**, 1049 (1952). ~ Action du cortex surrénal sur le pouvoir-histaminopexique du sérum. C. R. Soc. Biol. (Paris) **146**, 1662 (1952). ~ Le pouvoir histaminopexique du sérum sanguin. Recherches sur la régulation. J. Physiol. (Paris) **45**, 211 (1953). ~ Le pouvoir histaminopexique du sérum sanguin (demonstration). J. Physiol. (Paris) **45**, 243 (1953). ~ Le PHP du sérum sanguin. Son absence chez les sujets allergiques. Presse méd. **61**, 1267 (1953). ~ Modifications du pouvoir histaminopexique du sérum provoquées chez l'homme allergique et chez le cobaye par l'injection du sérum humain normal. Soc. Biol. **1953**, 1203. ~ Le pouvoir histaminopexique du sérum sanguin. Les modifications à la suite d'une injection de sérum humain normal ou d'une azoprotéine d'histamine. J. Physiol. (Paris) **46**, 492 (1954). ~ Inhibition of histidine decarboxylase in vivo by derivates of benzyl-l-isoquinoline. Ciba Foundation Symp. on Histamine, p. 57. London: J. & A. Churchill 1956. ~ Histaminopexic action of blood serum. Ciba Foundation Symp. on Histamine, p. 52. London: J. & A. Churchill 1956. ~ Restitution du pouvoir histaminopexique du sérum sanguin par le salicylate de sodium chez le rat surrénalectomisé et hypophysectomisé. C. R. Soc. Biol. (Paris) **150**, 2103 (1956). — Parrot, J. L., P. Mozziconacci, C. Danelatos et Cl. Laborde: Le pouvoir histaminopexique du sérum au cours du rhumatisme aigu. Sem. Hôp. Paris **33**, 2157 (1957). — Parrot, J. L., A. Sidi, Cl. Reinberg, Cl. Laborde et A. Lebel: Le PHP du sérum sanguin et ses variations au cours de l'eczéma diathésique, Congr. Intern. Dermatol. 1957, vol. III., p. 77—80. — PARROT, J. L., D. A. URQUIA et CL. LABORDE: Captation de l'histamine par le sérum humain normal. Défaut de captation par le sérum d'asthmatique. C.R. Soc. Biol. (Paris) 145, 1045 (1951). ∼ Action histaminopexique du sérum humain et son pouvoir protecteur à l'égard de l'histamine. I. Modification par la dialyse ou par l'addition d'histamine. C.R. Soc. Biol. (Paris) 146, 1052 (1952). — PATON, W. D. M.: Compound 48/80 potent histamine liberator. Brit. J. Pharmacol. 6, 499 (1951). ∼ The mechanism of histamine release. Ciba Foundation Symp. on Histamine, p. 59. London: Churchill 1956. ∼ The release of histamine. Progr. Allergy 5, 79 (1958). — PATON, W. D. M., and W. L. M. PERRY: Nervous system (conduction, transmission). Ann. Rev. Physiol. 17, 260 (1955). — PEART, W. S.: A new method of large-scale preparation of hypertensin with a note on its assay. Biochem. J. 59, 300 (1955). — PEART, W. S., T. M. ANDREWS and J. I. ROBERTSON: Carcinoid syndrome. Serotonin release induced with intravenous adrenaline or noradrenaline. Lancet 1, 577—578 (1961). — PERNOW, B., and J. WALDENSTRÖM: Paroxysmal flushing and other symptoms caused by 5-hydroxytryptamine and histamine in patients with malignant tumors. Lancet 1954 II, 951. — PFEIFFER, H., u. A. JARISCH: Zur Kenntnis der Eiweißzerfallstoxikosen. Z. Immun.-Forsch. 16, 38 (1913). — PHILLIPS, J. H., G. E. BURCH, and R. G. HIBBS: Significance of tissue chromaffin cells and mast cells in man. Circulat. Res. 8, 692 (1960). — PICKERING, G. W.: Observations on mechanism of headache produced by histamine. Clin. Sci. 1, 77 (1933). ∼ Experimental observations of headache. Brit. med. J. 1, 907 (1939). — PICKLES, V. R.: Acceleration by 5-hydroxytryptamine of haemolysis in hypotonic solutions. J. Physiol. (Lond.) 128, 22 (1955). ∼ The effects of 5-hydroxytryptamine on hypotonic haemolysis, and on the potassium loss from erythrocytes during cold storage. J. Physiol. (Lond.) 134, 484 (1956). ∼ The effects of 5-hydroxytryptamine on the passage of water, sodium, and potassium through the isolated amphibian skin. J. Physiol. (Lond.) 138, 495 (1957). — PICKLES, V. R., and J. F. SUTKLIFF: The effects of 5-hydroxytryptamine, indole-3-acetic acid, and some other substances, on pigment effusion, sodium uptake, and potassium efflux, by slices of red betroot in vitro. Biochim. biophys. Acta (Amst.) 17, 244 (1955). — PILLEMER, L., L. BLUM, I. H. LEPOW, O. A. ROSS, E. W. TODD, and A. C. WARDLAW: The properdin system and immunity. I. Demonstration and isolation of a new serum protein, properdin, and its role in immune phenomena. Science 120, 279 (1954). — PIRQUET, C. v.: Allergie. Münch. med. Wschr. 1906, 1457. ∼ Allergie. Ergebn. inn. Med. Kinderheilk. 1, 420 (1908). ∼ Allergie. Berlin: August Hirschwald 1910. ∼ Allergie des Lebensalters. In: Die bösartigen Geschwülste. Leipzig: Georg Thieme 1930. — PIRQUET, C. v., u. B. SCHICK: Die Serumkrankheit. Wien: Franz Deuticke 1905. — PIRWITZ, J., E. HAAF u. H. T. SCHMITT: Die colorimetrische Bestimmung von ADP und ATP im menschlichen Blut. Naunyn-Schmiedebergs Arch. exp. Path. Pharmak. 232, 387 (1958). — PLETSCHER, A., K. F. GEY u. P. ZELLER: Monoaminoxydase-Hemmer. Biochemie, Chemie, Pharmakologie, Klinik, Fortschr. Arzneimittel-Forsch. 2, 417 (1960). — PLETSCHER, A., P. A. SHORE, and B. B. BRODIE: Serotonin release as a possible mechanism of reserpine action. Science 122, 374 (1955). ∼ Serotonin as mediator of reserpine action in brain. J. Pharmacol. exp. Ther. 116, 84 (1956). — POPIELSKI, L.: β-Imidazolyläthylamin und die Organextrakte. Naunyn-Schmiedebergs Arch. exp. Path. Pharmak. 178, 214 (1920). — PORTIER, P., et C. RICHET: De l'action anaphylactique de certain venins. C.R. Soc. Biol. (Paris) 54, 170 (1902). ∼ Nouveaux faits d'anaphylaxie ou sensibilisation aux venins par doses réitérées. C.R. Soc. Biol. (Paris) 54, 548 (1902). — PROUVOST-DANON, A., and H. MOUSSATCHÉ: Influence of anaerobic glycolysis on release of histamine in the guinea pig and rat anaphylactic reaction in vitro. Nature (Lond.) 192, 361 (1961).

QUIVY, D.: Sur la coagulation plasmatique après injection intraveineuse de trypsine. C.R. Soc. Biol. (Paris) 144, 693 (1950).

RAHMAN, S.: L'histaminopexie sérique chez l'enfant atteint de rhumatisme articulaire aigu. Acta allerg. (Kbh.) 18, 495 (1963). — RAHMAN, S., et P. MOZZICONACCI: Le pouvoir histaminopexique du sérum chez les enfants atteints de rhumatisme articulaire aigu. Sem. Hôp. Paris (Ann. Pédiat.) 39, No 43/10, 1963, pp. 1959/P. 467 — 1966/P 474. — RAMOS, A. O., L. F. CHAPMAN, A. P. CORRADO, V. A. FORTES, and A. M. FIORILLO: Inhibition of the local Shwartzman phenomenon by the administration of epsilon amino capronic acid. Arch. int. Pharmacodyn. 132, 274 (1961). — RAND, M., and G. REID: Source of "serotonin" in serum. Nature (Lond.) 168, 385 (1951). ∼ On the presence in rabbit serum of thrombotonin (thrombocytin or serotonin). Aust. J. exp. Biol. med. Sci. 30, 153 (1952). — RANDOLPH, T. G., and F. M. RACKEMANN: Blood histamine level in asthma and in eosinophilia. J. Allergy 12, 450 (1941). — RAPPORT, M M.: Serum vasoconstrictor (serotonin). V. The presence of creatinine in the complex. A proposed structure of the vasoconstrictor principle. J. biol. Chem. 180, 961 (1949). — RAPPORT, M. M., A. A. GREEN, and I. H. PAGE: Crystalline serotonin. Science 108, 329 (1948). ∼ Partial purification of the vasoconstrictor in beef serum. J. biol. Chem. 174, 735 (1948). ∼ Serum vasoconstrictor (serotonin). III. Chemical inactivation. J. biol. Chem. 176, 1237 (1948). ∼ Serum vasoconstrictor (serotonin). IV. Isolation and characterization. J. biol. Chem. **176**, 1243 (1948). — Rapport, M. M., and G. B. Koelle: The action of antihistaminics and atropine in blocking the spasmogenic activity of serotonin on the Guinea pig ileum. Arch. int. Pharmacodyn. **92**, 464 (1952). — Rapport, M. M., and M. Virno: Metabolic effect of serotonin in the rat. Proc. Soc. exp. Biol. (N.Y.) **81**, 203 (1952). — Reddy, D. V., F. H. Adams, and C. Baird: Teratogenic effects of serotonin. J. Pediat. **63**, 394 (1963). — Reid, G., and M. Bick: Pharmacologically active substances in serum. Aust. J. exp. Biol. med. Sci. **20**, 33—46 (1942). — Reid, G.: The pharmacology of tryptamine. Aust. J. exp. Biol. med. Sci. **29**, 101 (1952). — Reid, G., and M. Rand: Pharmacological actions of synthetic 5-hydroxytryptamine (serotonin, thrombocytin). Nature (Lond.) **169**, 801 (1952). ~ Physiological actions of the partially purified serum vasoconstrictor (serotonin). Aust. J. exp. Biol. med. Sci. **29**, 401 (1952). — Riesser, O.: Histaminstudien. Naunyn-Schmiedebergs Arch. exp. Path. Pharmak. **187**, 1 (1937). — Riley, J. F., and G. B. West: Histamine in tissue mast cells. J. Physiol. (Lond.) **117**, 72P (1952). ~ Mast cells and histamine in tissues. J. Physiol. (Lond.) **119**, 44P (1953). ~ The presence of histamine in tissue mast cells. J. Physiol. (Lond.) **120**, 528 (1953). ~ The effects of histamine liberators on the mast cells of the rat. J. Path. Bact. **65**, 471 (1953). ~ Tissue mast cells; studies with a histamine — liberator of low toxicity. J. Path. Bact. **69**, 269 (1955). ~ Skin histamine, its location in the tissue mast cells. Arch. Derm. (Chic.) **74**, 471 (1956). — Ritchie, J. M., and R. W. Straub: The hyperpolarization which follows activity in mammalian nonmedullated fibres. J. Physiol. (Lond.) **136**, 80 (1957). — Rittel, W., B. Iselin, H. Kappeler, B. Riniker u. R. Schwyzer: Synthese von Hypertensin-II-peptiden. Angew. Chem. **69**, 179 (1957). — Roberts, R. C., K. A. Crockett, and T. C. Laipply: Effects of salicylates and benadryl on experimental anaphylactic hypersentitive vascular and cardiac lesions. Arch. intern. Med. **83**, 48 (1949). — Robertson, P. A.: Potentiation of 5-hydroxytryptamine by the true-cholinesterase inhibitor 284C 51. J. Physiol. (Lond.) **125**, 37P (1954). — Rocha e Silva, M.: Beziehungen zwischen Trypsin und Histamin. Arch. Inst. biol. (S. Paolo) **9**, 145 (1938). ~ Beiträge zur Pharmakologie des Trypsins. I. Naunyn-Schmiedebergs Arch. exp. Path. Pharmak. **194**, 335 (1940). ~ Anaphylaxis in the rabbit. J. Immunol. **38**, 333 (1940). ~ Wirkung des Trypsins auf die glatten Muskeln des Dünndarms und die Gebärmutter von Säugetieren. Die Freisetzung von Histamin nach Durchströmung der Meerschweinchenlunge mit Trypsin. Proc. Soc. exp. Biol. (N.Y.) **45**, 586 (1940). ~ Wirkung des Trypsins auf den Blutkreislauf bei Katze, Kaninchen und Hund. Naunyn-Schmiedebergs Arch. exp. Path. Pharmak. **194**, 351 (1940). ~ Concerning the mechanism of anaphylactic and tryptic shock. J. Immunol. **40**, 399 (1941). ~ Histamina e Anafilaxia. Sao Paulo: Ldtda. Edigraf 1946. ~ Activation by polysaccharides of a histamine liberator (anaphylatoxin) in blood plasma. The mechanism of inflammation (Jasmin and Robert), p. 237. Montreal: Acta Inc. 1953. ~ Anaphylatoxin and histamine release. Quart. Rev. Allergy **8**, 220 (1954). ~ Histamine, its role in anaphylaxis and allergy. Springfield (Ill.): Ch. C. Thomas 1955. ~ Histamine release by naturally occuring substances. Ciba Foundation Symposium on Histamine, p. 124. London: J. & A. Churchill 1956. ~ Biochemistry and pharmacology of bradykinin. In: Polypeptides which affect smooth muscles and blood vessels (ed. M. Schachter), p. 210. London: Pergamon Press 1960. ~ On the nature of the receptors for histamine. Chemotherapia **3**, 544 (1961). ~ Antagonistas da Bradicinina. Thesis, Fac. Med. Ribeirãa Preto (1963). — Rocha e Silva, M., and S. O. Andrade: Histamine and proteolytic enzymes; liberation of histamine by papain. J. biol. Chem. **149**, 9 (1943). — Rocha e Silva, M., and M. Aronson: Histamine release from the perfused lung of the guinea-pig by serotoxin (anaphylatoxin). Brit. J. exp. Path. **33**, 577 (1952). — Rocha e Silva, M., W. T. Beraldo, and G. Rosenfeld: Bradykinin, a hypotensive and smooth muscle stimulating factor released from plasma globulin by snake venoms and by trypsin. Amer. J. Physiol. **156**, 261 (1949). — Rocha e Silva, M., u. O. Bier: Untersuchungen über Entzündung. Beiträge zur Kenntnis der chemotaktischen Wirkung von Entzündungsexsudaten. Virchows Arch. path. Anat. **303**, 343 (1939). — Rocha e Silva, M., O. G. Bier, and M. Aronson: Histamine release by anaphylatoxin. Nature (Lond.) **168**, 465 (1951). — Rocha e Silva, M., and A. M. Rothschild: Anaphylatoxin, histamine depletion and skin reactions in the rat. Nature (Lond.) **175**, 987 (1955). — Rocha e Silva, M., R. M. Teixeira, and S. O. Andrade: Role played by leucocytes, platelets and plasma trypsin in peptone shock in dog. Proc. Soc. exp. Biol. (N.Y.) **61**, 376 (1946). — Rocha e Silva, M., J. R. Valle, and Z. P. Picarelli: A pharmacological analysis of the mode of action of serotonin upon the guinea pig ileum. Brit. J. Pharmacol. **8**, 378 (1953). — Roepke, M. H., and A. De M. Welch: Comparative study of choline and certain of its analogues, cationic exchange as means of reaction of choline, acetylcholine and their analogues with cells. J. Pharmac. exp. Ther. **56**, 319 (1936). — Rössler, H.: Beziehungen zwischen Tuberkulose und Endokrinium. Beitr. Klin. Tuberk. **108**, 164 (1953). — Rose, B.: Histamine, hormones and hypersensitivity. Recent Progr. in Hormone Res. **7**, 375 (1952). ~ Allergic inflammation. The mechanism of inflammation (Jasmin and Robert), p. 247. Montreal: Acta Inc. 1953. ~ Allergic inflammation: In: The mechanism of inflammation. Montreal: Acta Inc. 1953. — Rose, B., and J. S. L.

BROWNE: One the distribution and rate of disappearance of injected histamine in normal and adrenalectomized rats. Amer. J. Physiol. **123**, 175 (1938). ~ Effect of adrenalectomy on histamine content of tissues of rat. Amer. J. Physiol. **131**, 589 (1941). ~ Studies on release of histamine from blood cells of rabbits by addition of horse serum or egg albumin in vitro. J. Immunol. **41**, 403 (1941). — ROSE, B., and P. WEIL: Blood histamine in rabbit during anaphylactic shock. Proc. Soc. exp. Biol. (N.Y.) **42**, 494 (1939). — ROSE, J. C., and E. J. LAZARO: Pulmonary vascular responses to serotonin and effects of certain serotonin antagonist. Circul. Res. **6**, 283 (1958). — ROSENFELD, G.: Stimulative effect of acetylcholine on the adrenocortical function of isolated perfused calf adrenals. Amer. J. Physiol. **183**, 272 (1955).— ROSENKRANTZ, H.: A direct influence of 5-hydroxytryptamine on the adrenal cortex. Endocrinology **64**, 355 (1959). — ROSENTHAL, S. R., and D. MINARD: Experiments on histamine as the chemical mediator for cutaneous pain. J. exp. Med. **70**, 415 (1939). — ROSSIGNOL, P., et R. BOULU: Sérotonine et anesthésie locale. C. R. Soc. Biol. (Paris) **150**, 2126 (1956). — ROTHENBERG, M. A.: Studies on permeability of nerve membranes to ions. Trans. Amer. neurol. Ass. **1949**, 230. ~ Ionic movement across axonal membranes. Biochim. biophys. Acta (Amst.) **4**, 96 (1956). — ROTHENBERG, M. A., D. B. SPRINSON, and D. NACHMANSOHN: Site of action of acetyl-choline. J. Neurophysiol. **11**, 111 (1948). — ROTHSCHILD, A. M., and M. ROCHA E SILVA: Activation of a histamine-releasing agent (anaphylatoxin) in normal rat plasma. Brit. J. exp. Path. **35**, 507 (1954). — ROWLEY, D. A., and E. P. BENDITT: 5-hydroxytryptamine and histamine as mediators of the vascular injury produced by agents which damage mast cells in rats. J. exp. Med. **103**, 399 (1956). — RUDOLPH, A. M., and M. H. PAUL: Pulmonary and systemic vascular responses to 5-hydroxytryptamine (serotonin). Fed. Proc. **16**, 110 (1957). ~ Pulmonary and systemic vascular response to continuous infusion of 5-hydroxytryptamine (serotonin) in the dog. Amer. J. Physiol. **189**, 263 (1957).

SAAMELI, K., and T. K. ESKES: Bradykinin and cardiovascular system: estimation of half-lifes. Amer. J. Physiol. **203**, 261 (1962). — SALA, G., u. E. CASTEGNARO: Influence of enteramine (5-hydroxytryptamine) on renal function of the dog. Proc. Soc. exp. Biol. (N.Y.) **82**, 621 (1953). — SALMOIRAGHI, G. C., I. H. PAGE, and J. W. McCUBBIN: Cardiovascular and respiratory response to intravenous serotonin in rats. J. Pharmacol. exp. Ther. **118**, 477 (1956). — SAMTER, M.: The effect of adrenocorticotrophic hormone (ACTH) on patients with allergic diseases; facts and speculations. J. Allergy **21**, 296 (1950). — SANDLER, M., A. DAVIES, and C. RIMINGTON: Effect of phenylacetic acid on the carcinoid syndrome. Lancet **1959 II**, 318. — SANDLER, M., and P. J. D. SNOW: An atypical carcinoid tumor secreting 5-hydroxytryptophan. Lancet **1958 I**, 137. — SANDRIN, E., and R. A. BOISSONNAS: Synthesis of eledoisin. Experientia **18**, 59—61 (1962). — SANO, J., Y. KAKIMOTO u. T. OKAMOTO: Der Einfluß von Phenothiazinderivaten auf den Serotoninabbau. Hemmung der Desaminierung von Serotonin durch Chlorpromazin. Nervenarzt **28**, 363—364 (1957). — SANTENOISE, D.: Sur l'individualité hormonale de la vagotonine. C. R. Acad. Sci. (Paris) **194**, 572 (1932). ~ Isolement et préparation de la vagotonine. Bull. gén. Thérap. **183**, 249 (1932). — SANTENOISE, T., M. POLONOVSKI et G. MICHEL: Fractionement de la vagotonine en deux hormonés d'activités physiologiques distinctes. C. R. Acad. Sci. (Paris) **232**, 447 (1951). — SANYAL, R. K.: Histamine sensitivity in man. Transact. Colleg. int. Allerg. 4th Symp. Rome, 1959. Arch. Allergy **18**, 197 (1961). — SANYAL, R. K., and G. B. WEST: The relationship of histamine and 5-hydroxytryptamine to anaphylactic shock in different species. J. Physiol. (Lond.) **144**, 525 (1958). ~ The effect of splenectomy on the production of anaphylactic shock in the guinea pig and the rat. J. Pharm. Pharmacol. **11**, 17 (1959). — SCHACHTER, M.: The release of histamine by pethidine, atropine, quinine and other drugs. Brit. J. Pharmacol. **7**, 646 (1952). — SCHAUER, A.: Die Histo- und Biochemie der akuten Entzündung. Münch. med. Wschr. **17**, 799 (1964). ~ Die Mastzelle (The mast cell). Stuttgart: Gustav Fischer 1964. — SCHAUER, A., u. M. EDER: Nachweis und Bedeutung der Bindung von Histamin an Adenosin-5-Triphosphorsäure und andere Phosphatverbindungen. Klin. Wschr. **39**, 76 (1961). — SCHAUER, A. E., u. E. WERLE: Zur histochemischen Darstellung des Histamins der Mastzellen. Z. ges. exp. Med. **131**, 100 (1959).— SCHAYER, R. W.: Biogenesis of histamine. J. biol. Chem. **199**, 245 (1952). ~ Studies on histamine metabolising enzymes in intact animals. J. biol. Chem. **203**, 787 (1953). ~ Formation and binding of histamine by free mast cells of rat peritoneal fluid. Amer. J. Physiol. **186**, 199 (1956). ~ Discussion. Ciba Foundation Symposion on Histamine, p. 295. London: J. & A. Churchill 1956. ~ The origin and fate of histamine in the body. Ciba Foundation Symposion on Histamine, p. 183. London: J. & A. Churchill 1956. ~ The origin of histamine in the body. Ciba Foundation Symposion on Histamine, p. 298. London: J. & A. Churchill 1956. ~ Hypophysektomie bedingt Hemmung der l-Histidin decarboxylase. Amer. J. Physiol. **189**, 533 (1957). ~ Catabolism of physiological quantities of histamine in vivo. Physiol. Rev. **39**, 116 (1959). ~ Relationship of stress-induced histidine decarboxylase to circulatory homeostasis and shock. Science **131**, 226 (1960). ~ Relationship of induced histidine decarboxylase activity and histamine synthesis to shock from stress and from endotoxin. Amer. J. Physiol. **198**, 1187 (1960). ~ Proceedings of conference on recent progress and present problems in the field of shock. Fed. Proc. **20**, 154, 207 (1961). ~ Significance of induced synthesis of histamine in physiology and pathology. Chemotherapia (Basel) **3**, 128 (1961). ~ Evidence that induced histamine is an intrinsic regulator of the microcirculatory system. Amer. J. Physiol. **202**, 66 (1962). ~ Induced synthesis of histamine, microcirculatory regulation and the mechanism of action of the adrenal glucocorticoid hormones. Progr. Allergy **7**, 187 (1963). — Schayer, R. W., K. J. Davis, and R. L. Smiley: Binding of histamine in vitro and its inhibition by cortisone. Amer. J. Physiol. **182**, 54 (1955). — Schayer, R. W., and R. L. Smiley: Binding and release of radioactive histamine in intact rats. Amer. J. Physiol. **177**, 401 (1954). — Scheiffarth, F.: Ergebnisse der Medizinischen Grundlagenforschung. Der gegenwärtige Stand der Allergieforschung. 1956, S. 445. ~ Die Transplantationsimmunität. Med. Welt **1962**, 1874. ~ Immunologische Probleme der Organtransplantation. Vortr. Scuola medica di Trieste, Triest 1963. — Scheiffarth, F., G. Berg, F. Legler u. E. Schuler: Zur Frage des Einflusses des ACTH und Cortison auf die Antikörperbildung. Arzneimittel-Forsch. **7**, 360 (1957). — Scheiffarth, F., M. Gemählich, L. Zicha u. W. Frenger: Untersuchungen über den Wirkungsmechanismus des Anaphylatoxins. III. Vitalmikroskopische Untersuchungen der Gefäßreaktionen des Meerschweinchens und der Ratte nach lokaler Applikation von Anaphylatoxin, Histamin und Serotonin. Z. Immun.-Forsch. **115**, 373 (1958). — Scheiffarth, F., H. Götz u. D. Leis: Zur Frage der sogenannten infektionsallergisch rheumatischen Polyserositis. Med. exp. (Basel) **9**, 335 (1963). — Scheiffarth, F., H. Götz, L. Zicha u. M. Peseschgmehr: Experimentelle serologische Studien an einem Histamin-Gammaglobulin-Komplex. Allergie u. Asthma **10**, 84 (1964). — Scheiffarth, F., R. Hesse, L. Zicha u. E. Schmid: Serienangiographische Studien über die Wirkungen des Histamin, Serotonin und der Substanz 48/80 auf den Leberkreislauf von Ratten und Meerschweinchen. Int. Arch. Allergy **17**, 289 (1960). — Scheiffarth, F., E. Schmid, L. Zicha u. J. F. Schmid: Zur Frage des Wirkungsmechanismus eines Histaminfreisetzers (Substanz 48/80). Z. ges. exp. Med. **131**, 514 (1959). — Scheiffarth, F., H. Warnatz, W. Frenger, I. Halfar u. K. D. Tympner: Das Verhalten zirkulierender Antikörper und des Properdins bei Sensibilisierung mit homologen Gewebsantigenen. Z. ges. exp. Med. **138**, 81 (1964). — Scheiffarth, F., H. Warnatz u. C. Rohde: Fluoreszenzserologische Studien zum Nachweis eines zellulär fixierten Antikörpers bei der Transplantationsimmunität. Med. exp. (Basel) **9**, 115 (1963). — Scheiffarth, F., u. L. Zicha: Untersuchungen über die Wirksamkeit eines Histamin-Globulin-Komplexes beim Meerschweinchenasthma. Vortr. 67. Kongr. Dtsch. Ges. Inn. Med. Wiesbaden 1961. Arzneimittel-Forsch. **11**, 595 (1961). ~ Die Rolle der Schockgifte in der Allergie. Allergie u. Asthma **8**, 154 (1962). — Scheiffarth, F., L. Zicha, M. Gemählich u. E. Schmid: Untersuchungen über den Wirkungsmechanismus des Präparates 48/80. I. Mitt. Vitalmikroskopische Untersuchungen der Gefäßreaktion von unbehandelten und von Hormon- und Antihistamin-vorbehandelten Meerschweinchen und Ratten nach lokaler Applikation von 48/80 und von Reserpin. Allergie u. Asthma **4**, 80 (1958). ~ Untersuchungen über den Wirkungsmechanismus des Präparates 48/80. II. Mitt. Der Einfluß einer Vorbehandlung mit Serotonin- und Histamin-Antagonisten auf Allgemein- und Gefäßreaktionen bei Ratten und Meerschweinchen nach 48/80. Allergie u. Asthma **4**, 87 (1958). — Scheiffarth, F., L. Zicha, G. Schott, E. Schmid u. U. Alms: Untersuchungen über den Wirkungsmechanismus eines Histamin-Globulinkomplexes am Meerschweinchen. Arzneimittel-Forsch. **11**, 595 (1961). — Schild, H. O.: Histamine release in anaphylactic shock from various tissues of guinea pigs. J. Physiol. (Lond.) **95**, 393 (1939). ~ Origin of histamine-like substance in anaphylactic shock. J. Physiol. (Lond.) **86**, 50 (1936). ~ pAx and competitive drug antagonism. Brit. J. Pharmacol. **4**, 277 (1949). — Schild, H. O., and R. A. Gregory: Histamine liberation by various substances. Proc. XVIIth Int. physiol. Congr. 1947, p. 288. — Schild, H. O., D. F. Hawkins, J. L. Mongar, and H. Herxheimer: Reactions of isolated human asthmatic lung and bronchial tissue to a specific antigen. Histamine release and muscular contraction. Lancet **1951 II**, 376. — Schleyer, W. L.: Electrical activity in electric tissue. II. Evaluation of esterase activity in intact electroplax. Biochim. biophys. Acta (Amst.) **16**, 396 (1955). — Schmid, E., K. Bachmann, H. Haas, K. Schmerwitz, W. Süss, P. Winter u. L. Zicha: Untersuchungen über die Harnausscheidung des Katecholamin-Metaboliten 3-Methoxy-4-hydroxymandelsäure (Vanillinmandelsäure) bei verschiedenen Formen körperlicher und emotioneller Belastung. Verh. dtsch. Ges. inn. Med. **70**, 443 (1964). — Schmid, E., K. Bachmann u. G. Schmerwitz: Über die sympathiko-adrenale Reaktion bei der Herzsondierung. Untersuchungen über die Harnausscheidung des Katecholamin-Metaboliten Vanillinmandelsäure. Z. Kreisl.-Forsch. **54**, 521 (1965). — Schmid, E., u. H. Kinzelmeier: Das Verhalten der Magenacidität und der Motilität im Verdauungstrakt des Menschen bei Infusion von Serotonin. Naunyn-Schmiedebergs Arch. exp. Path. Pharmak. **236**, 51 (1959). ~ Über die Wirkung von Serotonin (5-Hydroxytryptamin) auf die Azidität des Magens und die Motilität im Verdauungstrakt. Gastroenterologie (Basel) **91**, 254 (1959). — Schmid, E., H. Kinzlmeier u. I. Seng: Der Serotoningehalt im Blut bei Magenresezierten. Experientia (Basel) **15**, 230 (1959). — Schmid, E., u. Chr. Meythaler: Untersuchungen über die sympathicoadrenale Reaktion bei Autofahrern mit Hilfe der Vanillinmandelsäure-

Bestimmung im Harn. Klin. Wschr. 1964, 139. — Schmid, E., K. Meythaler jr., H. Schön u. N. Henning: Untersuchungen über die Ausscheidung von 5-Hydroxyindolessigsäure im Harn beim experimentell ausgelösten Dumping Syndrom. Klin. Wschr. 40, 908 (1962). — Schmid, E., W. Ordnung, H. Schön, S. Witte u. Ch. Meythaler: Weitere Untersuchungen über den Serotoninstoffwechsel bei hämatologischen Erkrankungen. Blut 7, 129 (1961). — Schmid, E., u. F. Scheiffarth: Zur Anwendung von Monoaminoxydase-Inhibitoren in der inneren Medizin. Arzneimittel-Forsch. 11, 612 (1961). — Schmid, E., F. Scheiffarth, S. Witte u. W. Roschinsky: Zur spasmolytischen Wirkung von Heparin und Thrombocid. Arzneimittel-Forsch. 1958, 246. — Schmid, E., F. Scheiffarth, and L. Zicha: Blood-serotonin in rheumatic disease. Lancet 1959 II, 354. — Schmid, E., F. Scheiffarth, L. Zicha u. H. Siede: Untersuchungen über die Rolle des 5-Hydroxytryptamin bei allergischen und rheumatischen Erkrankungen sowie über die Beeinflußbarkeit des Blutserotoninspiegels durch ACTH und Glucocorticoide. Z. ges. exp. Med. 133, 1 (1960). — Schmid, E., u. K. Schmerwitz: Untersuchungen über die Aktivierung des sympathikoadrenalen Systems bei Basketballsportlern an Hand der Vanillinmandelsäure-Bestimmung im Harn. Sportarzt u. Sportmedizin 15, 399 (1964). — Schmid, E., I. Seng, N. Henning u. K. Heinkel: 5-Hydroxytryptamin und Erkrankungen der Verdauungsorgane. Gastroenterologia (Basel) 93, 235 (1960). — Schmid, E., J. Stern, S. Witte, K. Th. Schricker u. N. Henning: Untersuchungen über die Thrombocytenpathologie mit Hilfe der Serotoninbestimmung. Folia haemat., N. F. 4, 4 (1960). — Schmid, E., G. Süss, L. Zicha, E. Süss u. P. Weiss: Über den Einfluß der emotionellen Belastung zahnärztlicher Behandlungsmaßnahmen auf die Reaktion des sympathico-adrenalen Systems. Arzneimittel-Forsch. 14, 852 (1964). — Schmid, E., N. A. Tautz, P. Winter u. L. Zicha: Untersuchungen über den Einfluß des Rauchens auf die Ausscheidung von Metaboliten biogener Amine im Harn. Verh. dtsch. Ges. inn. Med. 71, 701 (1965). — Schmid, E., H. Waltz u. G. Freund: Zur Kreislauf- und Atmungswirkung von Serotonin (5-Hydroxytryptamin) am wachen Hund. Naunyn-Schmiedebergs Arch. exp. Path. Pharmak. 228, 307 (1956). — Schmid, E., S. Witte u. J. Stern: Erhöhung der Serotoninkonzentration im Blut bei Ausschluß eines Carcinoidsyndroms. Klin. Wschr. 37, 1073 (1959). — Schmid, E., S. Witte, J. Stern u. K. Th. Schricker: Untersuchungen über den Serotoningehalt des Blutes bei hämatologischen Erkrankungen. Verh. Dtsch. Ges. inn. Med. 65. Kongr. 1959. — Schmid, E., L. Zicha u. F. Scheiffarth: Über die Wirkung von 5-Hydroxytryptophan auf den Magendarmtrakt des Menschen. Med. exp. (Basel) 2, 266 (1960). — Schmidt, F.: Histaminbindung. Wiss. Z. Univ. Jena, math.-nat. Reihe 5, 303 (1956). — Schmidt, H.: Allergie, S. 61. Stuttgart: Georg Thieme 1957. — Schneider, J. A., R. Gaunt, and A. E. Earl: Effect of adrenal cortical and medullary factors on the cardiovascular response to serotonin in the dog. J. Pharmacol. exp. Ther. 110, 45 (1954). — Schneider, J. A., and R. K. Rinehart: Circulatory interactions of serotonin und reserpine (serpasil) in dogs. Arch. int. Pharmacodyn. 105, 253 (1956). — Schneider, J. A., and F. F. Yonkman: Action of serotonin (5-hydroxytryptamine) on vagal afferent impulses in the cat. Fed. Proc. 12, 128 (1953). ~ Species differences in the respiratory and cardiovascular response to serotonin. XIX. Internat. Physiol. Congr. Montreal (1953) Abstr. of Papers 1953, p. 738, J. Pharmacol. exp. Ther. 111, 84 (1954). — Schofield, B. M., and J. M. Walker: Perfusion of the coronary arteries of the dog. J. Physiol. (Lond.) 122, 489 (1953). — Schricker, K. Th., E. Schmid, Ch. Meythaler u. S. Witte: Führt 5-Hydroxytryptamin zu Transfusionsreaktionen. Ber. 9. Tagg Dtsch. Ges. Bluttransf., Braunschweig 1960. Bibl. haemat. (Basel) 12, 351 (1961). — Schröder, E., and R. Hempel: Bradykinin, Kallidin, and their synthetic analogous. Experientia (Basel) 20, 529 (1964). — Schümann, H. J.: Formation of adrenergic transmitters, Ciba Found. Symposium on Adrenergic Mechanisms, p. 6. London: J. & A. Churchill 1960. — Schweitzer, H., E. Stedman, and S. Wright: Central action of anticholinesterases. J. Physiol. (Lond.) 96, 302 (1939). — Seifter, J.: Effect of hyaluronidase on some physiological and pathological processes. Bull. schweiz. Akad. med. Wiss. 8, 67 (1952). — Seifter, J., D. H. Baeder, and A. Dervinis: Alteration in permeability of some membranes by hyaluronidase and inhibition of this effect by steroids. Proc. Soc. exp. Biol. (N.Y.) 72, 136 (1949). — Selye, H.: Syndrome produced by diverse noxious agents. Nature (Lond.) 138, 32 (1936). ~ Relation of the adrenal cortex to arthritis. Lancet 1946 I, 942. ~ Further studies concerning participation of adrenal cortex in pathogenesis of arthritis. Brit. med. J. 1949 II, 1129—1135. ~ Das allgemeine Adaptationssyndrom als Grundlage für eine einheitliche Theorie der Medizin. Dtsch. med. Wschr. 76, 965 (1951). ~ Das allgemeine Adaptationssyndrom als Grundlage für eine einheitliche Theorie der Medizin. Dtsch. med. Wschr. 76, 1001 (1951). — Selye, H., and P. Bois: Morphologische Studien über den Synergismus zwischen dem somatotropen Hormon und den Mineralocorticoiden. Virchows Arch. path. Anat. 327, 235 (1955). — Shaw, E., and D. W. Woolley: The synthesis of nitro- and aminoindoles analogous to serotonin. J. Amer. chem. Soc. 75, 1877 (1953). ~ Yohimbine and ergot alkaloids as naturally occurring antimetabolites of serotonin. Fed. Proc. 12, 293 (1953). ~ Pharmacological properties of some antimetabolites of serotonin having unusually high activity on isolated tissues. J. Pharmacol. exp. Ther. 111, 43 (1954). — Shimkin, M. B., and H. R. Bierman: Blood histamine in leukemia. Amer. J. Med. 8, 542 (1950). — Shimkin, M. B., L. Sapirstein, F. R. Goetzl, P. M. Wheeler, and N. I. Berlin: Blood histamine in leukemia and erythremia. J. nat. Canc. Inst. 9, 379 (1949). — Shoemaker, W. C., H. Kleckner, M. Perlow, and G. Galansino: Effect of serotonin on regional metabolism. Fed. Proc. 20, 314 (1961). — Shore, P. A., and B. B. Brodie: LSD-like effects elicited by reserpine in rabbits pretreated with iproniazid. Proc. Soc. exp. Biol. (N.Y.) 94, 433 (1957). — Shore, P. A., A. Pletscher, F. G. Tomich, R. Kuntzman, and B. B. Brodie: Release of blood platelet serotonin by reserpine and lack of effect on bleeding time. Pharmacol. 117, 232 (1956). — Shore, P. A., St. L. Silver, and B. B. Brodie: Interaction of serotonin and LSD in the CNS. Experientia (Basel) 9, 272 (1955). — Shoulders jr., H. H., and H. C. Meng: Release of histamine like substance from mast cells following intraperitoneal administration of fat emulsion in rats. Proc. Soc. exp. Biol. (N.Y.) 104, 657 (1960). — Sicuteri, F., and R. Monfardini: Protected histamine release in man; first therapeutical experiments with 48/80. 3rd Congr. Int. Allergy, Paris 1958. Excerpta Medica 1958. — Sicuteri, F., G. Franchi e S. Michelacci: Prime osservazioni sull'effetto della bradichinina sul circolo cerebrale dell'unomo. Settim. med. 49, 7 (1961). — Sicuteri, F., M. Ricci, R. Monfardini e M. Ficini: Cefalea sperimentale da istamina endogena. Settim. med. 44, 583 (1956). — Sinha, Y. K., and G. B. West: The antagonism between local anesthetic drugs and 5-hydroxytryptamine. J. Pharm. Pharmacol. 5, 370 (1953). — Sjoerdsma, A.: Serotonin. New Engl. J. Med. 261, 181, 231 (1958). — Sjoerdsma, A., L. A. Gillespie, and S. Udenfriend: A method for measurement of monoamine oxidase inhibition in man: application to studies on hypertension (discussion). Ann. N.Y. Acad. Sci. 80, 969 (1959). — Sjoerdsma, A., and S. Udenfriend: Studies on indole metabolism in patients with malignant carcinoid (argentaffinoma). J. clin. Invest. 34, 914 (1955). — Sjoerdsma, A., H. Weissbach, and S. Udenfriend: Simple test for diagnosis of α-metastatic carcinoid (argentaffinoma). J. Amer. med. Ass. 159, 397 (1955). ~ Clinical physiologic and biochemical study of patients with malignant carcinoid (argentaffinoma). Amer. J. Med. 20, 520 (1956). — Skeggs, L. T., I. R. Kahn, and N. P. Shumway: Preparation and function of hypertensin-converting enzyme. J. exp. Med. 103, 295 (1956). — Slater, I. H., K. H. Davis, D. E. Leary, and E. S. Boyd: The action of serotonin and LSD on spinal reflexes. J. Pharmacol. exp. Ther. 113, 48 (1955). — Smink, R. D. Jr., R. W. Abernethy, O. D. Ratnoff and I. H. Lepow: Enhancement of vascular permeability by mixtures of cholinesterase and normal serum. Proc. Soc. exp. Biol. a. Med. 116, 280 (1964). — Smith, A. N.: The effect of 5-hydroxytryptamine on acid gastric secretion. In: 5-Hydroxytryptamine. Proceedings of a Symp. London, April 1957, ed. J. P. Lewis, p. 183. London: Pergamon Press 1957. — Smith, A. N., J. W. Black, and E. W. Fisher: Inhibitory effects of 5-hydroxytryptophan on acid gastric secretion. Nature (Lond.) 180, 1127 (1957). — Smith, D. J.: Physiology of the vasa vasorum. Fed. Proc. 12, 133 (1953). — Smith, G., and A. N. Smith: The role of serotonin in experimental pulmonary embolism. Surg. Gynec. Obstet. 161, 691 (1955). — Smith, S. E.: The pharmacological actions of 3,4-dihydroxyphenyl-α-methylalanine (α-methyldopa), an inhibitor of 5-hydroxytryptophan decarboxylase. Brit. J. Pharmacol. 15, 319 (1960). — Snow, P. J. D., J. E. Lennard-Jones, G. Curzon, and R. S. Stagey: Humoral effects of metastasising carcinoid tumors. Lancet 1955 II, 1004. — Sparrow, E. M., and D. L. Wilhelm: Species differences in susceptibility to capillary permeability factors: histamine 5-HT and compound 48/80. J. Physiol. (Lond.) 135, 51 (1957). — Spector, W. G.: The role of some higher peptides in inflammation. J. Path. Bact. 63, 93 (1951). ~ Substances which affect capillary permeability. Pharmacol. Rev. 10, 475 (1958). — Spector, W. G., and D. A. Willoughby: Histamine and 5-hydroxytryptamine in acute experimental pleurisy. J. Path. Bact. 74, 57 (1957). ~ Experimental suppression of increased capillary permeability in thermal burns in rats. Nature (Lond.) 182, 949 (1958). ~ Experimental suppression of the acute inflammatory changes of thermal injuries. J. Path. Bact. 78, 14 (1959). — Speirs, R. S., and M. E. Dreisbach: Quantitative studies of the cellular responses to antigen injections in normal mice. Technic for determining cells in the peritoneal fluid. Blood 11, 44 (1956). — Speirs, R. S., and R. K. Meyer: A method of assay in adrenal cortical hormones based on a decrease in the circulating eosinophil cells of adrenalectomized mice. Endocrinology 48, 316 (1951). — Spies, T. D., and R. E. Stone: Effect of serotonin on blood pressure and lack of effect of antimetabolite. J. Amer. med. Ass. 150, 1599 (1952). — Spillmann, L., J. L. Créhange, C. Franck, et J. David: Sensibilité de la réaction cutanée à l'histamine et à la vagotonine. C.R. Soc. Biol. (Paris) 131, 317 (1939). — Stadtman, E. R.: The net enzymatic synthesis of acetyl-coenzyme A. J. biol. Chem. 196, 535 (1952). — Staub, A. M., et D. Bovet: Action de la thymoxyéthyldiéthylamine (929 F) et des éthers phénoliques sur le choc anaphylactique du cobaye. C.R. Soc. Biol. (Paris) 125, 818 (1937). — Staub, H.: Die Adrenalin-Histaminregulation gleichzeitig Beitrag zum Antistinmechanismus. Helv. physiol. pharmacol. Acta 4, 539 (1946). — Stedman, E.: Studies on the relationship between chemical constitution and physiological action. I. Position isomerism in relation to the miotic activity of some synthetic urethanes. Biochem. J. **20**, 719 (1926). — STEGEMANN, H., G. BERNHARD u. J. A. O'NEIL: Endgruppen von Anaphylatoxin. Einfache Sequenzanalyse von carboxylendständigen Aminosäuren. Hoppe-Seylers Z. physiol. Chem. **339**, 9 (1964). — STEGEMANN, H., R. HILLE-BRECHT u. W. RIEN: Zur Chemie des Anaphylatoxins. Hoppe Seylers Z. physiol. Chem. **340**, 11 (1965). — STERN, J. R., S. OCHOA, and F. LYNEN: Enzymatic synthesis of citric acid. J. biol. Chem. **198**, 313 (1952). — STERN, P., S. HUKOVIĆ, and G. MUAĆEVIĆ: Über die antagonistische Wirkung des Adrenochroms auf Serotonin an glattmuskeligen Organen. Naturwissenschaften **43**, 162 (1956). — STERN, P., A. NIKULIN, A. MISIRLIJA u. M. CIGLAR: Histamin im Entzündungsprozeß. Naunyn-Schmiedebergs Arch. exp. Path. Pharmak. **227**, 522 (1956). — STERN, P., u. E. G. NIKULIN: 5-Hydroxytryptamin und Histamin im Entzündungsprozeß. Int. Arch. Allergy **16**, 157 (1960). — STÜRMER, E., u. B. BERDE: Kallidin und Bradykinin, vergleichende pharmakologische Untersuchungen. Naunyn-Schmiedebergs Arch. exp. Path. Pharmak. **243**, 355 (1962). — STÜRMER, E., and A. CERLETTI: Bradykinin. Amer. Heart J. **62**, 149 (1961). — STÜRMER, E., u. J. FRANZ: Über pharmakologische Eigenschaften hochgereinigter Substanz P aus Pferdedarm. Med. exp. **5**, 37 (1961). — SWEDIN, B.: Untersuchungen über das Diaminoxydaseferment („Histaminase"). Acta med. scand. **114**, 210 (1943). — SZCZYGIELSKI, J.: Die adrenalinabsondernde Wirkung des Histamins und ihre Beeinflussung durch Nikotin. Arch. exp. Path. Pharmak. **166**, 319 (1932).

TABOR, H.: The fate of histamine in the body. Ciba Foundation Symp. on Histamine, p. 318. London: J. & A. Churchill 1956. — TABOR, H., and O. HAYAISHI: The excretion of imidazoleacetic acid riboside following the administration of imidazoleacetic acid or histamine to rats. J. Amer. chem. Soc. **77**, 505 (1955). — TABOR, H., A. H. MEHLER, and R. W. SCHAYER: Isotopic measurements on the oxidation of histamine to imidazoleacetic acid in vivo. J. biol. Chem. **200**, 605 (1953). — TABOR, H., and G. MOSETTIG: Isolation of acetylhistamine from urine following oral administration of histamine. J. biol. Chem. **180**, 703 (1949). — TAMM, J.: Die Pathophysiologie des Cushing-Syndroms. Wachstumshormon und Wachstumsstörungen. Das Cushing-Syndrom. 11. Symp. Dtsch. Ges. Endokrinologie in Düsseldorf vom 5.—7. 3. 1964, S. 97. Berlin-Göttingen-Heidelberg-New York: Springer 1965. — TAUBENHAUS, M., and G. D. AMROMIN: Further studies of the hormonal regulation of granulation tissue formation. In: The mechanism of inflammation. Montreal: Acta Inc., Med. Publ. 1953. — THAM, R.: Histaminas och histamininaktivering. Särtryk ur Nord. Med. **64**, 1153 (1960). — THER, L., R. MUSCHAWECK u. J. HERGOTT: Antagonismus zwischen Adenosin und Methyl-Xanthinen am Reizleitungssystem des Herzens. Naunyn-Schmiedebergs Arch. exp. Path. **231**, 586—590 (1957). — THIERSCH, J. B.: Histamine and histaminase in chronic myeloid leukaemia of man; histamine in blood of chronic myeloid leukaemia. Austr. J. exp. Biol. med. Sci. **25**, 73 (1947). ~ Histamine and histaminase in blood of cases of lymphoid and monocytic leukaemia. Aust. J. exp. Biol. med. Sci. **25**, 79 (1947). — THORSON, Å. H.: Studies on carcinoid disease. Acta med. scand. **161**, Suppl. **334**, 1—132 (1958). — TIFFENEAU, R.: Détection d'une production occulte de médiateurs bronchoconstrictifs déclenchée par action allergénique chez l'asthmatique sensibilisé. Int. Arch. Allergy **14**, 254—263 (1959). — TITUS, E., and S. UDENFRIEND: Metabolism of 5-hydroxytryptamine (serotonin). Fed. Proc. **13**, 411 (1954). — TONUTTI, E.: Zur Analyse der pathophysiologischen Reaktionsmöglichkeiten des Organismus. Vorläufige Mitteilung. Diphtherietoxin und Intoxikation nach Verbrennung. Klin. Wschr. **27**, 569 (1949). ~ Spezifische und unspezifische Auswirkungen des Diphtherietoxins und anderer bakterieller Giftstoffe bei der Entstehung örtlicher Krankheitserscheinungen. Med. Klin. **49**, 281 (1954). — TONUTTI, E., u. S. FETZER: Einfluß von Desoxycorticosteron und Cortison auf das Resistenzvermögen gegen Giftstoffe des Tuberkelbazillus. Münch. Med. Wschr. **94**, 2161 (1952). — TONUTTI, E., u. J. WALRAFF: Vitamin C — Nachweis im tuberkulösen Herd. Klin. Wschr. **17**, 855 (1938). — TRAUTSCHOLD, I., u. R. RÜDEL: Neuere Ergebnisse auf dem Gebiet der Plasmakinine. Klin. Wschr. **41**, 297 (1963). — TRENDELENBURG, P.: Über die Adrenalinkonzentration im Säugerblut. Naunyn-Schmiedebergs Arch. exp. Path. Pharmak. **79**, 154 (1915). TRENDELENBURG, U.: The action of 5-hydroxytryptamine on the nictitating membrane and on the superior cervical ganglion of the cat. Brit. J. Pharmacol. **11**, 74 (1956). ~ Modification of transmission through the superior cervical ganglion of the cat. J. Physiol. (Lond.) **132**, 529 (1956). ~ The action of morphine on the superior cervical ganglion and on the nictitating membrane of the cat. Brit. J. Pharmacol. **12**, 79 (1957). — TRETHEWIE, E. R.: Comparison of haemolysis and liberation of histamine by two Australian snake venoms. Aust. J. exp. Biol. med. Sci. **17**, 145 (1939). ~ Fundamental aspects of allergy. Med. J. Aust. **1954**, 388. — TWAROG, B. M., and I. H. PAGE: Serotonin content of some mammalian tissues and urine. Amer. J. Physiol. **175**, 157 (1953).

UDENFRIEND, S., C. T. CLARK, and E. TITUS: Hydroxylation of the 5-position of tryptophan as first step in its metabolic conversion to 5-hydroxytryptamine. Fed. Proc. **12**, 282 (1953). ~ 5-Hydroxytryptophan decarboxylase, a new route of metabolism of tryptophan. J. Amer. chem. Soc. **75**, 501 (1953). — UNGAR, G.: The inhibition of histamine release by a pituitary-adrenal mechanism. J. Physiol. (Lond.) **103**, 333 (1944). ~ Release of proteolytic enzyme in anaphylactic and peptone shock in vitro. Lancet 1947 I, 708. ~ Biochemical mechanism of the allergic reaction. Int. Arch. Allergy 4, 258 (1953). ~ The mechanism of inflammation. Internat. Symposium, ed. G. Jasmin u. A. Robert. Montreal Canada 1953. ~ Mechanism of histamine release. In: Ciba Foundation Symp. on Histamine, p. 431. London: J. & A. Churchill 1956. — Ungar, G., and E. Damgaard: Tissue reactions to anaphylactic and anaphylactoid stimuli; proteolysis and release of histamine and heparin. J. exp. Med. 101, 1 (1955). — Ungar, G., E. Damgaard, and F. P. Hummel: Activation of profibrinolysin by antigen-antibody reaction and by anaphylactoid agents; its relation to complement. J. exp. Med. 98, 291 (1953). — Ungar, G., and S. H. Mist: Observations on the release of serum fibrinolysin by specific antigen, peptone and certain polysaccharides. J. exp. Med. 90, 39 (1949). — Urbach, K. F.: Nature and probable origin of conjugated histamine excreted after ingestion of histamine. Proc. Soc. exp. Biol. (N.Y.) 70, 146 (1949).

Valentine, W. N., and J. S. Lawrence: Studies on blood histamine; partition of blood histamine before and after clotting in health and disease states. Amer. J. med. Sci. 216, 619 (1947). — Verity, M. A., S. M. Mellinkoff, M. Frankland, and M. Greipel: Serotonin content and argentaffin and Paneth cell changes in ulcerative colitis. Gastroenterology 43, 24 (1962). — Vogt, W.: Über die stoffliche Grundlage der Darmbewegungen und des Vagusreizes am Darm. Naunyn-Schmiedebergs Arch. exp. Path. Pharmak. 206, 1 (1949). ~ Über die Beziehung des Darmstoffs zur Substanz P. Naunyn-Schmiedebergs Arch. exp. Path. Pharmak. 210, 31 (1950). ~ Zum Einfluß biogener Stoffe auf die Darmmotilität. Naunyn-Schmiedebergs Arch. exp. Path. Pharmak. 219, 138 (1953). ~ Über die Beziehung des Darmstoffs zur Substanz P III. Naunyn-Schmiedebergs Arch. exp. Path. Pharmak. 220, 365, 377 (1953). ~ Darmstoff, a gut stimulating compound occuring in intestinal wall. Pharm. Rev. 6, 117 (1954). Identifizierung von Substanz DS mit 5-Oxytryptamin. Naunyn-Schmiedebergs Arch. exp. Path. Pharmak. 222, 427 (1954). ~ Naturally occurring lipid-soluble acids of pharmacological interest. Pharmacol. Rev. 10, 407 (1958). — Vries, K. de, J. T. Goei, H. Booy-Noord, and N. G. M. Orie: Changes during 24 hours in the lung function and histamine hyperreactivity of the bronchial tree in asthmatic and bronchitic patients. Int. Arch. Allergy 20, 93 (1962).

Waalkes, T. P., and H. Coburn: The role of platelets and the release of serotonin and histamine during anaphylaxis in the rabbit. J. Allergy 30, 394 (1959). — Waalkes, T. P., H. Coburn, and L. L. Terry: The effect of reserpine on histamine and serotonin. J. Allergy 30, 408 (1959). — Waalkes, T. P., A. Sjoerdsma, C. R. Creveling, H. Weissbach, and S. Udenfriend: Serotonin, norepinephrine and related compounds in bananas. Science 127, 648 (1958). — Waalkes, T. P., H. Weissbach, J. Bozicevich, and S. Udenfriend: Serotonin and histamine release during anaphylaxis in the rabbit. J. clin. Invest. 36, 1115 (1957).— Wacker, A.: Wirkung und Anwendung anaboler Steroide. Kolloquium vom 4.—6. 4. 1963. Berlin: Medicus-Verlag 1964, S. 404. — Wallenfels, K., L. Kerp u. H. Sund: Über die Histaminbindung im Serum von Normalen und Allergikern. Klin. Wschr. 36, 772 (1958). — Warnatz, H., F. Scheiffarth, E. Schmid u. L. Zicha: Untersuchungen zur Trennbarkeit und quantitativen biologischen Bestimmung von Histamin-Serotoningemischen. Med. exp. (Basel) 3, 101 (1960). — Webster, M. E., and J. V. Pierce: Conf. Structure and function of biologically active peptides: bradykinin, kallidin and congeners. New York Acad. Sci., March 1962. — Wedd, A. M.: Action of certain choline derivatives on coronary flow. J. Pharmacol. exp. Ther. 57, 179 (1936). — Wégria, R.: Pharmacology of the coronary circulation. Pharmacol. Rev. 3, 197 (1951). — Weidmann, H., u. A. Cerletti: Untersuchungen über die pressorische Wirkung des 5-Hydroxytryptamin (Serotonin). Arch. int. Pharmacodyn. 111, 98 (1957). — Weiss, S., and L. B. Ellis: Comparative effects of intravenous administration to man of acetylcholine and acetyl-β-methylcholine. J. Pharmacol. exp. Ther. 52, 113 (1934). — Wells, J. A., H. C. Morris, and C. A. Dragstedt: Modification of anaphylaxis by benadryl. Proc. Soc. exp. Biol. (N.Y.) 61, 104 (1946). — Welsh, J. H.: Excitation of the heart of Venus mercenaria. Naunyn-Schmiedebergs Arch. exp. Path. Pharmak. 219, 23 (1953). ~ Hydroxytryptamine: a neurohormone in the invertebrates. Fed. Proc. 13, 162 (1954). ~ Marine invertebrate preparation useful in the bioassay of acetylcholine and 5-hydroxytryptamine. Nature (Lond.) 173, 955 (1954). ~ Serotonin as a possible neurohumoral agent: evidence obtained in lower animals. Ann. N.Y. Acad. Sci. 66, 618—630 (1957). — Werle, E.: Histamine in nerves. Ciba Foundation Symposium on Histamine, p. 264. London: J. & A. Churchill 1956. ~ In: General discussion. Ciba Foundation Symposium on Histamine, p. 451. London: J. & A. Churchill 1956. ~ Vortrag, Histamin-Symp., Dresden 28. 6. 1957. ~ Bildung und Schicksal des Histamins im Organismus. Allergie u. Asthma 3, 335 (1957). ~Hemmung der Histidindecarboxylase durch α-Methyldopa. Naturwissenschaften 48, 54 (1961). — Werle, E., u. R. Amann: Zur Physiologie der Mastzellen als Träger des Heparins und Histamins. Klin. Wschr. 34, 624 (1956). — Werle, E., W. Appel, and E. Happ: Hemmkörper für Trypsin und Kallikrein im Blut der Weinbergschnecke (Helix pamatia) und über eine Kreislaufschockwirkung des Schneckenblutes. Naunyn-Schmiedebergs Arch. exp. Path. Pharmak. 234, 364 (1958). — Werle, E., u. D. Auris: Über die Reinigung und Spezifität der DOPAdekarboxylase. Hoppe Seylers Z. physiol. Chem. **316**, 55 (1959). — WERLE, E., M. M. FORRELL u. L. MAIER: Zur Kenntnis der blutdrucksenkenden Wirkung des Trypsins. Naunyn-Schmiedebergs Arch. exp. Path. Pharmak. **225**, 369 (1955). — WERLE, E., R. KEHL u. K. KOEBKE: Über Bradykinin, Kallidin und Hypertensin. Biochem. Z. **320**, 372 (1950). ~ Trypsin, Chymotrypsin, Kallidin und Bradykinin. Biochem. Z. **321**, 213 (1950). — WERLE, E., u. K. KRAUTZUN: Über die Bildung von Histamin aus Histidin durch tierische Gewebe. Biochem. Z. **296**, 315 (1938). — WERLE, E., u. G. MENNIKEN: Über die Bildung von Tryptamin aus Tryptophan und von Tyramin aus Tyrosin durch tierisches Gewebe. Biochem. Z. **291**, 325 (1937). — WERLE, E., u. E. v. PECHMAN: Über die Diamin-Oxydase der Pflanzen und ihre adaptive Bildung durch Bakterien. Justus Liebigs Ann. Chem. **562**, 44 (1949). — WERLE, E., and I. TRAUTSCHOLD: Determination of the kallikrein inactivator "Trasylol" in the blood and organs and its distribution following injections. Münch. med. Wschr. **103**, 773 (1961). — WERLE, E., and R. VOGEL: On the excretion of kallikrein in urine after experimental kidney injury. Arch. int. Pharmacodyn. **126**, 171 (1960). — WERLE, E., u. G. WEICKEN: Histamin in Nerven. Biochem. Z. **319**, 457 (1949). — WERNER, M., u. H. FUHRMANN: Quantitative Untersuchungen zum Acetylcholin-Bronchospasmus. Transact. Colleg int. Allerg. 5th Symp. Freiburg i. Br. 1962. Int. Arch. Allergy **22**, 150—155 (1963). — WEST, G. B.: Histamine and mastcells. Ciba Found. Symp. on Histamine, p. 14. London: J. & A. Churchill 1956. ~ 5-Hydroxytryptamine, tissue mast cells and skin oedema. Int. Arch. Allergy **10**, 257 (1957). ~ Chemical nature and possible role of mediators in allergic reactions. Int. Arch. Allergy **18**, 66 (1961). ~ A pharmacological approach to allergy. Progr. Drug Res. **3**, 409 (1961). — WESTERMANN, E., H. BALZER u. J. KNELL: Hemmung der Serotoninbildung durch α-Methyl-DOPA. Naunyn-Schmiedebergs Arch. exp. Path. Pharmak. **234**, 194 (1958). — WESTLING, H., and H. WETTERQVIST: Methylation of ^{14}C-histamine by the rat kidney in vitro. Med. exp. (Basel) **7**, 51 (1962). — WESTPHAL, O.: Pyrogens. In: F. SPRINGER (ed.), Polysaccharides in biology. Trans. 2nd Conf., April 25—27, 1956. Josiah Macy jr. Fd., p. 115. — WESTPHAL, O., O. LÜDERITZ u. F. BISTER: Über die Extraktion von Bakterien mit Phenol-Wasser. Z. Naturforsch. **7b**, 148—155 (1952). — WESTPHAL, O., O. LÜDERITZ, B. KICKHOFEN, E. EICHENBERGER u. W. KEIDERLING: The mechanism of inflammation. Symp. ed. G. JASMIN u. A. ROBERT, 1953, p. 187. — WIEGERSHAUSEN, B., u. A. REINCKE: Einfluß von synthetischem Bradykinin und Kallidin auf die Chemorezeptoren der Gefäße der hinteren Extremität der Katze. Experientia (Basel) **22**, 90 (1966). — WIELAND, TH., u. W. MOTZEL: Über das Vorkommen von Bufotenin im gelben Knollenblätterpilz. Justus Liebigs Ann. Chem. **581**, 10 (1953). — WIEMER, W.: Zur Wirkung des Acetylcholin auf die Atmung. Pflügers Arch. ges. Physiol. **275**, 579—587 (1962). — WILLOUGHBY, D. A., and W. G. SPECTOR: Adrenergic mechanisms in inflammation. Ciba Found. Symp. on Adrenergic Mechanisms, p. 466. London: J. & A. Churchill 1960. — WILSON, A.: The effect of adrenalectomy on the blood histamine of rabbits. J. Physiol. (Lond.) **99**, 241 (1941). — WILSON, C. W. M.: The metabolism of histamine as reflected by changes in its urinary excretion in the rat. J. Physiol. (Lond.) **125**, 534 (1954). ~ Factors influencing the urinary excretion of histamine in the rat. J. Physiol. (Lond.) **126**, 141 (1954). — WILSON, I. B.: Mechanism of enzyme hydrolysis. I. Role of acidic groups in the esteratic site of acetyl-cholinesterase. Biochem. biophys. Acta (Amst.) **7**, 466—470 (1951). ~ Mechanism of hydrolysis. II. New evidence for an acylated enzyme as intermediate. Biochim. biophys. Acta (Amst.) **7**, 520—525 (1951). — WILSON, I. G., and F. BERGMAN: Studies on cholinesterase. VII. The active surface of acetylcholine esterase derived from effects of pH on inhibitors. J. biol. Chem. **185**, 479 (1950). — WINDAUS, A., and W. VOGT: Synthese des Imidazolyl-aethylamins. Ber. dtsch. chem. Ges. **40**, 3691 (1907). — WODNIANSKY, P.: Histaminopexie und Ekzema. Congrès int. Dermatol., Stockholm 31. 7.—6. 8. 1957. — WOOLLEY, D. W.: Serotonin-entwicklungsgeschichtlich das tierische Gegenstück des pflanzlichen Heteroauxins. Chemiker-Ztg. **82**, 77 (1958). — WOOLLEY, D. W., and E. SHAW: Some antimetabolites of serotonin and their possible application to the treatment of hypertension. J. Amer. chem. Soc. **74**, 2948 (1952). ~ An antiserotonin which is orally effective. J. Amer. chem. Soc. **74**, 4220 (1953). ~ An antiserotonin which is active when fed. J. Pharmacol. exp. Ther. **108**, 87 (1953). ~ Yohimbine and ergotoxin as naturally occurring antimetabolites of serotonin. Fed. Proc. **12**, 293 (1953). ~ Antimetabolites of serotonin. J. biol. Chem. **203**, 69 (1953). ~ A biochemical and pharmacological suggestion about certain mental disorders. Proc. nat. Acad. Sci. (Wash.) **40**, 228 (1954). ~ Some neurophysiological aspects of serotonin. Brit. med. **1954 II**, 122. ~ Evidence for the participation of serotonin in mental processes. Ann. N.Y. Acad. Sci. **66**, 649 (1957). — WRIGHT, E. T., H. SOBEL, and N. H. NELSON: Hexosamine-collagenratio of skin biopsies in patients receiving systemic corticosteroids. Proc. Soc. exp. Biol. (N.Y.) **103**, 117 (1960).

YATES, F. E., S. E. LEEMAN, D. W. GLENISTER, and M. F. DALLMAN: Interaction between plasma corticosterone concentration and adrenocorticotropine releasing stimuli in the rat: evidence for the reset of an endocrine feedback control. Endocrinology **69**, 67 (1961). — YATES, F. E., and J. URQUHART: Control of plasma concentrations of adrenocortical hormones. Physiol. Rev. **42**, 359 (1962). — YOUNG, L. E.: The extractable histamine content of gastric mucosa and lung before and after parenteral histamine administration. Yale J. Biol. Med. **21**, 499 (1949). — Yuwiller, A., E. Geller, and S. Eiduson: Studies on 5-hydroxytryptophan decarboxylase. I. In vitro inhibition and substrate interaction. Arch. Biochem. **80**, 162 (1959).

Zarafonetis, C. J. D., and J. P. Kalos: Serotonin degradation by ceruloplasmin and its inhibition by isoniazid and iproniazid. Amer. J. med. Sci. **239**, 203 (1960). — Zbinden, G., A. Pletscher u. A. Studer: Hemmung der Reserpin-bedingten 5-Hydroxytryptamin-Freisetzung im enterochromaffinen System durch Isopropyl-Isonicotinsäurehydrazid. Klin. Wschr. **35**, 565 (1957). ~ Regionäre Unterschiede der Reserpinwirkung auf enterochromaffine Zellen und 5-Hydroxytryptamin-Gehalt im Magendarmtrakt. Schweiz. med. Wschr. **87**, 629 (1957). — Zeilhofer, R., u. E. Schmid: Die Beurteilung der Strömungsdynamik des Bronchialspasmus nach dem Druck-Stromstärkediagramm. Int. Arch. Allergy **13**, 317 (1958). — Zeller, E. A.: The fate of histamine in the body, with particular reference to the enzymology of histamine oxidation. Ciba Foundation Symposion on Histamine, p. 339. London: J. & A. Churchill 1956. — Zeller, E. A., J. Barsky, and E. R. Berman: Inhibition of monoamine oxidase by 1-isonicotinyl-2-isopropyl hydrazine. J. biol. Chem. **214**, 267 (1955). — Zeller, E. A., J. Barsky, J. R. Fouts, and J. C. Lazanas: Structural requirements for the inhibition of amine oxidases. Biochem. J. **60**, V (1955). — Zeller, E. A., J. R. Fouts, and W. Voegtli: On the identity of histaminase and diamine oxidase. Abstr. XIX Int. physiol. Congr., p. 913, 1953. Fed. Proc. **12**, 295 (1953). — Zetler, G., u. L. Schlosser: Über das Vorkommen von 5-Hydroxytryptamin (Enteramin oder Serotonin) im Gehirn von Säugern. Naunyn-Schmiedebergs Arch. exp. Path. Pharmak. **222**, 345 (1954). ~ Über die Verteilung von Substanz P und Cholinacetylase im Gehirn. Naunyn-Schmiedebergs Arch. exp. Path. Pharmak. **224**, 159 (1955). — Zicha, L.: Histamin und chemisch verwandte Substanzen. Vortr. Hamburg/Wedel 1961. — Zicha, L., F. Scheiffarth, K. Metzler, D. Bergner u. F. Schepp: Der Acetylcholin-Antagonismus von Histaglobin, Milzextrakt und Histaminase am Meerschweinchen-Asthma. Arzneimittel-Forsch. **13**, 460 (1963). — Zicha, L., F. Scheiffarth u. E. Schmid: Vergleichende Untersuchungen über die Beeinflussung des Histamin- und Serotonin-Asthma am Meerschweinchen mit verschiedenen neueren Corticoidderivaten. Vortrag VII. Kongr. Dtsch. Ges. f. Allergieforsch., Bad Lippspringe 1959. Zicha, L., F. Scheiffarth, E. Schmid u. M. Engelhardt: Serotoninstoffwechsel bei akutem und chronischem Gelenkrheumatismus. 10. Internat. Rheumatologenkongreß in Rom, 4.—7. 9. 1961. — Zicha, L., F. Scheiffarth, E. Schmid, N. Graf u. H. Koschera: Vergleichende Untersuchungen über Wirkungseintritt und Wirkungsdauer neuer Dexamethason- und Prednisolonester am Histamin- und Serotoninasthma des Meerschweinchens. 2. Mitt. Arzneimittel-Forsch. **10**, 831 (1960). — Zicha, L., F. Scheiffarth, E. Schmid, H. Koschera u. N. Graf: Vergleichende Untersuchungen mit neueren Corticoid-Derivaten am Histamin- und Serotoninasthma des Meerschweinchens. 1. Mitt. Arzneimittel-Forsch. **10**, 728 (1960). — Zicha, L., F. Scheiffarth, E. Schmid u. W. Weschta: Vergleichende Untersuchungen über Wirkungseintritt und Wirkungsdauer von Glukokortikoiden am Histamin- und Serotoninasthma des Meerschweinchens. Arzneimittel-Forsch. **10**, 890 (1960). — Zicha, L., F. Scheiffarth u. E. Schulze: Weitere Untersuchungen über den Wirkungsmechanismus des Histaglobins. Arzneimittel-Forsch. **12**, 1177 (1962). — Zicha, L., G. Scheurer u. J. Braunhofer: Pathogenese und Probleme des Stoffwechsels bei der Dystrophia musculorum progressiva ERB. Med. Welt **1964**, 2477. — Zicha, L., E. Schmid, E. Süss, G. Süss, P. Weiss u. D. Bergner: Über das Verhalten der Nebennierenrinden-Steroidausscheidung im Harn und ihre Beziehungen zur Vanillinmandelsäure bei emotioneller Belastung durch zahnärztliche Behandlungsmaßnahmen. Endokrinologie **47**, 281 (1965). — Zicha, L., E. Schmid, F. Weist u. E. Winkler: Der Einfluß von Glukagon, Insulin, Adrenalin und Sulfonylharnstoffen auf Blutzucker und Vanillinmandelsäure im Harn bei gesunden Kontrollpersonen, Leberkranken und anderen Patienten mit Dysproteinämie. Dtsch. Int. Kongr. Wiesbaden 1965, Kongr.-Bd. 71. — Zipf, K.: Die chemische Natur des Frühgiftes. Naunyn-Schmiedebergs Arch. exp. Path. Pharmak. **157**, 97 (1930). ~ Über die physiologische und pharmakologische Bedeutung kreislaufwirksamer, intermediärer Stoffwechselprodukte. Klin. Wschr. **10**, 1521 (1931). — Zon, L., E. T. Ceder, and C. Crigler: Presence of histamine in platelets of rabbit. Publ. Hlth. Rep. (Wash.) **54**, 1978 (1939). ~ Presence of histamine in inflammatory lesions. Arch. Path. **33**, 452 (1942). — Zucker, F. T., u. G. N. Stewart: Beobachtungen über vasokonstriktorische Wirkungen des Blutes. Zbl. Physiol. **27**, 85 (1913). — Zucker, M. B.: Release of vasoconstrictor substance from platelets. Fed. Proc. **10**, 151 (1951). ~ Serotonin: haematological aspects. Progr. Hemat. **2**, 206 (1958). — Zucker, M. B., B. K. Friedman, and M. M. Rapport: Identification and quantitative determination of serotonin (5-hydroxytryptamine) in blood platelets. Proc. Soc. exp. Biol. (N.Y.) **85**, 282 (1954). — Zucker, M. B., and M. M. Rapport: Identification and quantitative determination of serotonin (5-hydroxytryptamine) in platelets, the source of serum serotonin. Fed. Proc. **13**, 170 (1954).

Namenverzeichnis.

Die kursiv gedruckten Seitenzahlen beziehen sich auf die Literatur.

Abderhalden, E. *387*
Abell, R. G., u. H. P. Schenk
39, *226*, 268, *299*
Abernethy, R. W. s. Smink jr.,
R. D. 385, *410*
Abrami, P. s. Widal, F. 22, 39,
48, *252*
Abramson, D. I. s. Katz, L. N.
400
Ackermann, D. 9, *226*, 319, *387*
— u. F. Kutscher *387*
Adam, H. M. *387*
— D. C. Hardwick u. K. E. V.
Spencer 321, *387*
— R. B. Hunter u. T. W. G.
Kinnear *387*
Adams, D. H., u. V. P.
Whittaker 331, 376, *387*
Adams, F. H. s. Reddy, D. V.
345, *405*
Adams, J. s. Heidelberger, M.
266, *306*
Adelsberger, L. 331, *388*
Adler, F. L. 284, *299*
Aeschlimann, J. A., s.
M. Reinert 376, *388*
Agate, F. J. s. Beiser, S. M.
259, *300*
Ahern, J. F., W. R. Barclay
u. R. H. Ebert 125, *226*
Aisenberg, A. C. s.
Heidelberger, M. 259, *306*
Alam, M., G. V. Anrep, G. S.
Barsoum, M. Talaat u.
E. Weininger 323, *388*
Albertini, A. v. 5, 6, 24, 99,
100, 101, 102, 103, 105,
106, 107, 108, 172, 173,
180, 182, *226*
— u. A. Vogel 105, 108, *226*
Albrecht, H. J. s. Hauss,
W. H. *235*
Albus, G. 9, *226*
Algire, G. H. 289, *299*
— M. L. Borders u. V. I.
Evans 52, 55, *226*
— I. M. Weaver u. R. T.
Prehn 52, 55, 144, *226*
Allen, D. E. s. Collier,
H. B. 376, *391*
Allen, P. Z., u. E. A. Kabat
259, *299*
Allison, A. C., u. J. H.
Humphrey 261, *299*
Allwood, M. J. 361, *388*
Alms, U. s. Scheiffarth, F. *408*

Altamirano, M. *388*
— C. W. Coates,
H. Grundfest u.
D. Nachmansohn *388*
— W. L. Schleyer, C. W.
Coates u. D. Nachmansohn
371, 372, *388*
Altshuler, C. H., u.
M. Angevine 72, 73, 105,
106, *226*
Alvord, E. C. s. Kies, M. W.
209, *238*
Amann, R., s. Werle, E. 321, *412*
Amano, S. 108, *226*
— M. Hirata u. A. Fujii *226*
— G. Unno u. M. Hanoaka
226
Amin, A. H., T. B. B.
Crawford u. J. H. Gaddum
388
Ammon, R., u.
H. Kwiatkowski 367, *388*
Amos, D. B., u. J. D.
Wakefield 52, *226*
— s. Hattler, B. G. *235*
Amromin, G. D. s.
Taubenhaus, M. 382, *411*
Anderson, J. F., u. M. J.
Rosenau 270, *299*
— s. Rosenau, M. J. 266, 270,
313
Anderson, J. R., R. B.
Goudie, K. G. Gray u.
G. C. Timbury 295, *299*
Anderson, W. A. F. 158, *226*
Andrade, S. O., C. R. Diniz u.
M. Rocha e Silva *388*
— s. Rocha e Silva, M. 325,
327, *406*
Andres, G. A., C. Morgan,
K. C. Hsu, R. A. Rifkind u.
B. C. Seegal 294, *300*
Andrews, T. M. s. Peart, W. S.
340, *405*
Andrus, F. C. s. Fingerman,
D. H. 90, 221, *231*
Angervall, L., T. Bjurö u.
H. Westling *388*
Angevine, M. s. Altshuler,
C. H. 72, 73, 105, 106, *226*
Annoni, G., M. Leone,
A. Longaretti, G. Longo u.
D. Lucchelli 343, *388*
Anrep, G. V., G. S. Barsoum
u. M. Talaat 323, *388*
— s. Alam, M. 323, *388*

Anthony, W. C. s.
Heinzelmann 339, *398*
Apitz, K. 66, 76, 124, 125,
127, 129, 211, 213, 215, *226*
Appel, S. H., u. M. B.
Bornstein, 208, *226*
Appel, W. s. Werle, E. 338,
360, 362, *412*
Apt, L. s. Janeway, C. A. 282,
307
Arase, M. s. Benditt, E. P. 70,
227
Aratake, H. 107, 108, 126,
227
Arcasoy, M. s. Fischel, E. E.
285, *304*
Archer, G. T. 332, *388*
— u. N. Bosworth 332, *388*
Archer, O. s. Sutherland,
D. E. R. 88, *250*
Archer, R. K. 332, 354, *388*
Arellano, M. R. s. Dragstedt,
C. A. 326, *392*
Arias-Stella, J. s. Mellors,
R. C. 190, *242*
Arjona, E. s. Jimenz Diaz, C.
166, *237*
Arman, C. G. van 355, *388*
Armstrong, D., R. M. L. Dry,
C. A. Keele u. J. W.
Markham 329, *388*
Arnason, B. C. s. Jankovic,
B. D. 258, *307*
Arndt, J. s. Bolk, F. 219, *228*
Aronson, J. D. 42, 56, *227*,
286, *300*
Aronson, M. s. Rocha e Silva,
M. 352, 354, *406*
Arras, H., u. S. Thierfelder
85, 92, *227*
Arsdel, P. P. van siehe Van
Arsdel
Arthus, M. 275, *300*
— u. M. Breton 2, 39, *227*,
300
Asboe-Hansen, G. A. 70, 377,
382, 385, *388*
— u. O. Wegelius 341, *388*
Aschoff, L. 14, 174, *227*
Asero, B. s. Erspamer, V. 336,
394
Asherson, G. L. 294, *300*
Ashwin, J. G. s.
Garcia-Arocha, H. 322, *396*
Ashworth, C. T. s. Hess, E. V.
198, 199, *235*

27*

Meng, C. W. s. Chang, H. C.
  367, *391*
Meng, H. C. s. Shoulders jr.,
  H. H. 324, *410*
Menk, W. 200, *242*
— s. Pfeiffer, E. F. 199, *245*
— s. Sandritter, W. *247*
Menkin, V. 273, *310*, 363, 364,
  385, *403*
Menniken, G. s. Werle, E.
  338, 356, *413*
Menzel, A. E. O. s. Cooke,
  R. A. 296, *302*
Merchant, D. J., u. R. E.
  Chamberlain 42, *242*
Merk, W. s. Pfeiffer, E. F.
  198, *245*
Merrill, J. P. 146, *242*
— s. Hume, D. M. 298, *307*
Mertens, E. s. Ehrich, W. E.
  56, *231*
— s. Forman, C. 321, 334,
  335, *395*
Meskauskas, M. s. Pirani,
  C. L. 81, *245*
Metalnikoff, S. 49, *242*
Metaxas, M. N., u.
  M. Metaxas-Bühler 47,
  152, 220, *242*, 287, *310*
Metaxas-Bühler, M. s.
  Metaxas, M. N. 47, 152,
  220, *242*, 287, *310*
Metschnikoff, M. E. 42, 49,
  60, *242*
Metzler, K. s. Zicha, L. 332,
  334, 376, *414*
Meyer, K. 72, *242*, 371, *403*
— u. H. Loewenthal 42, 56,
  57, *242*
— J. W. Palmer,
  R. Thomson u. D. Khorozo
  283, *310*
— R. Thompson, J. W.
  Palmer u. D. Khorozo 283,
  310
Meyer, R. K. s. Mueller, A. P.
  258, *310*
— s. Speirs, R. S. 332, *410*
Meyer, W. W. 105, 106, 182,
  242
Meyers, W. M. s. Burdon,
  K. L. 269, *301*
Meyeserian, M. s. Kaplan,
  M. H. 294, *308*
Meythaler, Chr. s. Schmid, E.
  347, 349, *409*
— s. Schricker, K. Th. *409*
Meythaler jr., K. s.
  Schmid, E. 337, *409*
Mezinesco, E. s. Danielopolu,
  D. 365, 370, *392*
Michaels, L. s. Glynn, A. A.
  163, *233*
Michel, G. s. Santenoise, T.
  407

Michel, H. s. Kämmerer, H.
  11, *237*
Michelacci, S. s. Sicuteri, F.
  348, *410*
Michelson, A. L., u.
  W. Hollander 344, *403*
— — u. F. C. Lowell *403*
— s. Hollander, W. Z. 342,
  399
Middleton jr., E. 296, *310*
— s. van Arsdel, P. P. 296,
  315
Miescher, A., u. P. Miescher,
  242
— s. Miescher, P. 36, 38, 45,
  187, 199, *242*
Miescher, G. 182, *242*
Miescher, P. 38, 187, 203, *242*
— N. S. Cooper u.
  B. Benacerraf 294, *310*
— u. M. Fauconnet 294, *310*
— u. R. Straessle *242*
— — u. A. Miescher 36, 38,
  45, 187, 199, *242*
— u. K. O. Vorländer 188,
  242
— s. Grabar, P. 255, *305*
— s. Miescher, A. *242*
— s. Strässle, R. 39, 187,
  250
Miles, A. A. 364, *403*
— u. D. L. Wilhelm 350, 363,
  385, *403*
— s. Freund, J. *395*
— s. Wilson, G. S. 161, 255,
  267, 282, 283, *316*
Milgrom, F. s. Schultz, R. T.
  85, *248*
— s. Witebsky, E. 295, *316*
Mill, P. J. s. Freund, J. *395*
Millberger, H., u. A. Goetzke
  218, *242*
Miller, B. F. s. Hume, D. M.
  298, *307*
Miller, F., B. Benacerraf,
  R. T. McCluskey u. J. L.
  Potter 194, *242*
— s. McCluskey, R. T. *310*
Miller, J. F. A. P. 258, *310*
Miller, Z. B. s. Barron, E.
  S. G. 369, *388*
Milne, W. L., u. S. O. Cohn
  345, *403*
Milnor, W. R. s. McGaff, Ch.
  342, *402*
Minard, E. 321, *403*
— s. Rosenthal, S. R. 329,
  407
Minz, B. 368, 370, *403*
— s. Binet, L. 370, *389*
Minz, R. s. Feldberg, W. 373,
  394
Misirlija, A. s. Stern, P. 330,
  341, *411*
Missmahl s. Delank *230*

Missmahl, H. P. 92, 93, 97,
  242
— u. J. Gafni 97, *242*
— — u. E. Sohar 97, *242*
— u. M. Hartwig 197, *243*
— s. Heller, H. *235*
Mist, S. H. s. Ungar, G. *412*
Mitchell, R. G., u. R. Cass
  338, *403*
Mitsui, T., M. Nishida u.
  T. Kasumido 126, *243*
Miyasaki, K. s. Noltenius, H.
  193, *244*
Modolell, M. s. Munder, P. G.
  243
Möllendorf, W. v. 60, *243*
Moeschlin, S., J. R. Pelaez,
  F. Hugentobler,
  R. Báguena, J. Báguna u.
  B. Demiral 68, *243*
Mohme-Lundholm, E. s.
  Lundholm, L. 379, *402*
Mohos, S. C., u. J. G. Kidd
  293, *310*
Molina, C. s. Kabins, S. A.
  342, *400*
Moll, F. C. s. Schwab, L.
  215, *248*, 280, 283, *313*
Monfardini, R. s. Sicuteri, F.
  410
Mongar, J. L. 323, *403*
— u. H. O. Schild 323, *403*
— s. Schild, H. O. 18, *248*,
  271, *310*, 333, *408*
Monné, L. 48, *243*
Montgomery, P., u. E. E.
  Muirhead 105, *243*
Moon, H. D. s. Rosenau, W.
  56, *246*
Moon, V. H. 329, *403*
Moore, D. H. s. Davis, B.
  81, *230*, 285, *302*
— s. Eisen, H. N. 283, *303*
Morandi, L. s. Essellier, A. F.
  231
— s. Marti, H. R. 46, *241*
More, R. H., u. H. Z. Movat
  243
— s. Movat, H. Z. 105, *243*
Morgan, C. s. Andres, G. A.
  294, *300*
Morgan, H. R. s. Gangarosa,
  E. J. 286, *304*
Morgan, I. M. 291, 293, *310*
Morgan, W. T. J. 265, 269, *310*
Morley, J. s. Bhoola, K. D.
  356, *389*
Morlunghi, C., u. U. Volpi
  342, *403*
Morris, H. C. s. Wells, J. A.
  325, *412*
Morrison, L. R. 293, *310*
Morton, R. s. Hargraves,
  M. M. 45, *234*
Moschcowitz, E. 189, *243*